神经脊柱外科学

Surgery of the Spine and Spinal Cord：A Neurosurgical Approach

原　著　Erik Van de Kelft

主　译　菅凤增

副主译　王作伟　陈　赞　吴　浩　王兴文

北京大学医学出版社

SHENJING JIZHU WAIKEXUE

图书在版编目（CIP）数据

神经脊柱外科学 / 菅凤增主译；（德）埃里克·范·德·凯尔夫特（Erik Van de Kelft）原著. —北京：北京大学医学出版社，2021. 1

书名原文：Surgery of the Spine and Spinal Cord A Neurosurgical Approach

ISBN 978-7-5659-2301-2

Ⅰ. ①神…　Ⅱ. ①菅…　②埃…　Ⅲ. ①脊柱病 - 外科学　Ⅳ. ① R681.5

中国版本图书馆 CIP 数据核字（2020）第 209915 号

北京市版权局著作权合同登记号 :01-2018-2337

神经脊柱外科学

主　　译： 菅凤增
出版发行： 北京大学医学出版社
地　　址：（100083）北京市海淀区学院路 38 号　北京大学医学部院内
电　　话： 发行部 010-82802230；图书邮购 010-82802495
网　　址： http://www.pumpress.com.cn
E-mail： booksale@bjmu.edu.cn
印　　刷： 北京信彩瑞禾印刷厂
经　　销： 新华书店
责任编辑： 刘陶陶　**责任校对：** 靳新强　**责任印制：** 李　啸
开　　本： 889 mm × 1194 mm　1/16　**印张：** 38.75　**字数：** 1105 千字
版　　次： 2021 年 1 月第 1 版　2021 年 1 月第 1 次印刷
书　　号： ISBN 978-7-5659-2301-2
定　　价： 380.00 元

译者名单

主　　译：菅凤增　首都医科大学宣武医院神经外科脊柱中心

副 主 译：王作伟　首都医科大学宣武医院神经外科脊柱中心
陈　赞　首都医科大学宣武医院神经外科脊柱中心
吴　浩　首都医科大学宣武医院神经外科脊柱中心
王兴文　首都医科大学宣武医院神经外科脊柱中心

译者名单：（按姓名汉语拼音排序）
邓永兵　重庆市急救中心神经外科
杜越崎　首都医科大学宣武医院神经外科脊柱中心
段婉茹　首都医科大学宣武医院神经外科脊柱中心
高　俊　北京协和医院神经外科
关　健　首都医科大学宣武医院神经外科脊柱中心
韩　锋　贵州医科大学附属医院神经外科
胡　岳　首都医科大学宣武医院神经外科脊柱中心
黄　勇　首都医科大学宣武医院神经外科脊柱中心
菅　丰　墨尔本大学公共卫生系
李　振　中国医科大学盛京医院神经外科
林彦达　山东第二医科大学附属千佛山医院神经外科
刘晓东　山西医科大学第一附属医院神经外科
刘振磊　首都医科大学宣武医院神经外科脊柱中心
卢　峰　福建省立医院神经外科
陆云涛　南方医科大学南方医院神经外科
罗鹏宇　首都医科大学宣武医院神经外科脊柱中心
齐腾飞　首都医科大学宣武医院神经外科脊柱中心
孙海梁　首都医科大学宣武医院神经外科脊柱中心
王　凯　首都医科大学宣武医院神经外科脊柱中心
王　鹏　河北医科大学第二医院神经外科
王　曲　贵州省人民医院神经外科
夏之远　首都医科大学宣武医院神经外科脊柱中心
谢青松　首都医科大学宣武医院神经外科脊柱中心

晏　怡　重庆医科大学第一附属医院神经外科
姚庆宇　首都医科大学宣武医院神经外科脊柱中心
张　璨　首都医科大学宣武医院神经外科脊柱中心
张　晶　首都医科大学附属北京友谊医院神经外科
张　科　安徽医科大学第一附属医院神经外科
赵兴华　首都医科大学宣武医院神经外科脊柱中心
周旭东　山东大学齐鲁医院神经外科

主译简介

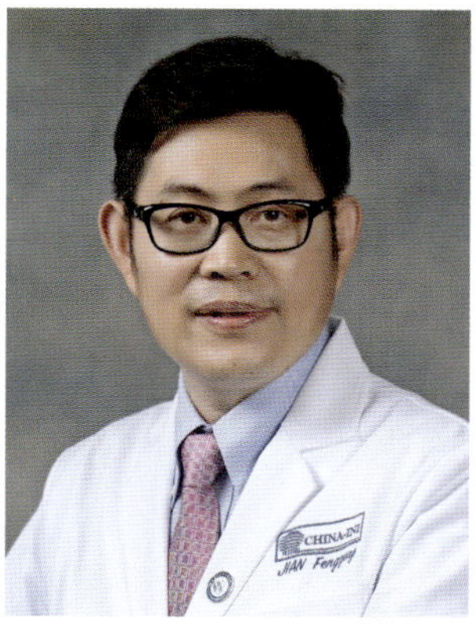

菅凤增，主任医师，教授，博士生导师。首都医科大学宣武医院神经外科副主任，中国国际神经科学研究所神经脊柱中心主任。

1990年毕业于山东医科大学（山东大学医学院），后进入北京医院工作。1997年被派往罗马大学“La Sapienza”学习，在Cantore教授的指导下，于2002年获得神经外科专家文凭（临床医学博士）。

2004年回国后应凌锋教授邀请，加入首都医科大学宣武医院神经外科，并在凌锋教授及Samii教授指导下，于2005年创建了国内第一个神经脊柱外科专业，以显微外科技术为主，与国际脊柱外科的先进理念与技术接轨，将脊柱手术的安全性及有效性提高到了一个崭新的高度。目前，该专业在专家规模、收治患者数量及科研教学等各方面，已经成为全国最大的神经脊柱外科中心，形成了包括博士生导师、硕士生导师在内的人才梯队，并进一步成立了颈椎研究组、腰椎研究组、肿瘤研究组、脊髓损伤研究组。近年来，腰椎研究组在国内率先开展了微创腹膜后入路椎体间融合技术用于治疗腰椎管狭窄及腰椎畸形等，取得了良好的效果。颈椎研究组利用3D打印技术在治疗上颈椎畸形、肿瘤，以及颈椎后纵韧带骨化等领域，也取得了令人瞩目的成绩。脊髓损伤研究组在国际上报告了首个可逆性脊髓空洞的动物模型，为进一步开展脊髓慢性损伤研究奠定了基础；另外，在硬膜外电刺激恢复下肢行走功能的实验研究中，也取得了阶段性成果。

2005年率领团队在国内率先开展了“前路/后路椎间孔扩大治疗颈椎病”“一侧入路双侧减压治疗腰椎管狭窄”等微创理念和技术。2010年在国际上率先发表了“直接后路复位固定治疗颅底凹陷合并寰枢椎脱位”这一新理念及新技术，从根本上降低了手术风险及手术难度，经过不断的技术改良，2018年又在国际上提出了“寰枢椎脱位治疗流程”，强调应根据MRI，而不是CT或X线确定治疗策略。目前这一理念及技术已经在国内外得到广泛接受和应用。

首次在国内高校开设研究生课程《神经脊柱外科学》。自2006年开始，连续举办脊柱显微（微创）外科及内固定技术学习班，培养了大批从事脊柱外科的神经外科及骨科人才。与此同时，宣武医院神经脊柱中心每年接受

20~24 名来自神经外科及骨科的进修医生，许多人学成后成为省级乃至国家级学术带头人。

目前担任世界神经外科联合会脊柱委员会委员，亚太地区颈椎学会执行委员，AO 脊柱中国区教育理事（神经），曾任中国医师协会神经外科分会脊柱脊髓专家委员会主任委员，中华医学会神经外科分会脊柱脊髓学组副组长，中国医促会骨科分会内镜学组副主任委员。已在国内外发表论文 70 余篇，主编《简明脊柱内固定图谱》《脊柱显微外科教程》，主译《简明神经外科学》等，并参编住院医生规划性培训教程《神经外科学》等专著 7 部。拥有专利 6 项。

译者前言

在这样一个信息化时代，科技文献的传播和获取极为方便，在医学领域尤其如此，脊柱外科也不例外。随着新技术的快速发展，医生越来越多地依靠影像学进行检查，如利用 MRI、CT 等来诊断和治疗脊柱疾病。科技进步的确整体促进了医学的发展，但另一方面，也带来了许多新的值得关注的领域，如在脊柱 MRI 检查中，椎间盘的异常影像学改变非常常见，但哪些与症状有关？哪些又需要进一步治疗呢？另外，过多地依赖影像学检查手段进行治疗，容易忽略生活的本真，在脊柱外科领域，也许站在技术之上，才能更好地帮助患者改善生活质量。

正是基于这样的考虑，多年前我们就想整理和总结团队在脊柱外科的临床工作中的一些体会，并与大家分享交流，但由于多种原因未能完成。当我们看完编辑推荐的这本从神经外科角度撰写的脊柱外科学专著时，颇为惊喜。本书由世界上最具影响力的脊柱神经外科、脊柱骨科医生共同撰写，有更高的权威性。正如原著者所说，“本书是日常临床工作的一些反思，并提供了循证证据，供读者参考。”需要指出的是，撰写出版一本书需要时间，加上翻译出版的时间，因此一些循证证据也许已经发生了变化。但无论怎样，书中的一些基本理论与知识没有改变，甚至对现今的临床更具有指导意义，如将腰椎滑脱看作是腰椎畸形的一部分等；另外原著者也给我们提供了一种学习的思路和方法，通过结合最新的文献阅读，不断地更新我们对这些疾病的认识。

为了保证翻译的相对准确及统一，译者均为来自首都医科大学宣武医院神经外科的脊柱专科医生、研究生和进修医生，在此对大家的付出表示感谢。期间多次向华盛顿大学西雅图港景医院神经外科的张方逸教授、北京协和医院骨科仉建国教授等请教，在此予以衷心感谢。

本书注重基本理论、基础知识，以及基本技能的学习，适合来自神经外科及骨科的广大脊柱外科医生阅读。毋庸讳言，由于对原文的理解及译者的水平有限，欠准确甚至错误之处在所难免，敬请广大读者及同仁批评指正。

菅凤增　医学博士

主任医师，教授，博士生导师

首都医科大学宣武医院神经外科副主任

中国国际神经科学研究所脊柱中心主任

原 著 序

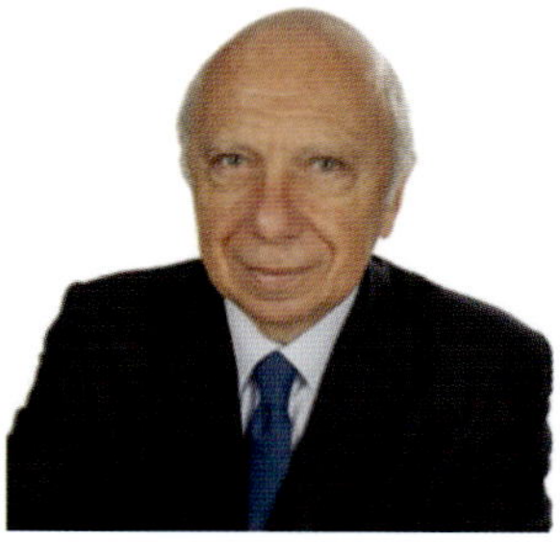

当 Erik Van de Kelft 教授邀我为本书撰写序时，我立即欣然应允。因为除了脑部手术，脊柱手术涵盖了我们日常工作中非常大的一部分。我非常喜欢“神经脊柱外科学”这个概念，即邀请骨科、神经外科医生共同阐述他们的观点和主张。许多脊柱疾病患者，需要神经外科和骨科医生共同参与，才能为其健康管理带来裨益。脊柱疾病谱每年都在变化，在西方国家，腰背痛是 40 岁以下患者失去工作能力的首要原因。

回首过往，我们可能会说医学影像学的发展彻底改变了包括脊柱退行性变导致的脊髓病变及椎管内肿瘤等大多数疾病的诊断及手术后的生活质量。同时，新的手术方法及技术也极大地提高了手术疗效。

尽管椎间盘修复的未来可期，但我们应该在预防腰背痛方面投入更多。另外，在许多脊髓疾病的治疗方面，干细胞治疗提供了更多的可能性。

说回本书，我要祝贺 Erik Van de Kelft 教授成功邀请到全世界最知名的神经放射、神经外科及骨科资深专家为本书供稿。世界上所有从事脊柱专业的外科医生应当阅读或参阅本书，因为本书提供了现今及不远的将来，在脊柱外科临床实践中重要的观点、详细的技术描述及准确的建议。相信本书将很快成为神经脊柱外科学中的经典著作及脊柱手术的参照。

Jacques Brotchi, MD, PhD
比利时布鲁塞尔 Erasme 神经外科医院终身教授
“World Neurosurgery” 联合发起人
世界神经外科联合会（WFNS）名誉主席

原著者名单

Franck Accadbled, PhD Department of Neurosurgery, Hôpital des Enfants, Toulouse, France

Xavier Armoiry, MD Department of PHRC Steering committee, Hospices Civils de Lyon, Lyon, France

Richard Assaker, MD, PhD Department of Neurosurgery, CHRU de Lille, Lille, France

Lukasz Augsburg, MD Department of Radiology, Antwerp University Hospital, University of Antwerp, Antwerp, Belgium

Céderic Barrey, MD, PhD Department of Neurosurgery and Spine Surgery, P. Wertheimer Hospital, Lyon, France

Uli H. Beese, MD, PhD Department of Anesthesiology, University Medical Centre Groningen, University of Groningen, Groningen, The Netherlands

Edward C. Benzel, MD Center for Spine Health, Neurological Institute, Cleveland Clinic, Cleveland, OH, USA

Julien Berthiller, MD Department of PHRC Steering Committee, Hospices Civils de Lyon, Lyon, France

Christopher Brenke, MD Department of Neurosurgery, Knappschaftskrankenhaus Bochum, Ruhr-University of Bochum, Bochum, Germany

Helena Brisby, MD, PhD Department of Orthopaedic Surgery, Institute of Clinical Sciences, Sahlgrenska Academy, University of Gothenburg, Gothenburg, Sweden

Department of Orthopaedics, Sahlgrenska University Hospital, Gothenburg, Sweden

Jacques Brotchi, MD, PhD Department of Neurosurgery, Erasme Hospital, Brussels, Belgium

Michaël Bruneau, MD, PhD Department of Neurosurgery, Erasme Hospital, Brussels, Belgium

Mohamad Bydon, MD Department of Neurosurgery, John Hopkins Hospital, Baltimore, MA, USA

Jean-Claude Cajot, MD Department of Neurosurgery, Erasme Hospital, Brussels, Belgium

Ken Carpentier, MD Department of Radiology, Antwerp University Hospital, University of Antwerp, Antwerp, Belgium

Paulo Tadeu Maia Cavali, MD Department of Scoliosisi, associaçao de Assisntência à Criança Deficiente Unversidade Estadual de Caminas (Unicampt Campinas), Hospital Alemao Oswalda Cruz (HAOC), Sao Paulo, Brazil

Erwin M.J. Cornips, MD Department of Neurosurgery, Maastricht UMC+, Maastricht, The Netherlands

Kristiaan D'Août, PhD Department of Musculoskeletal Biology, Institue of Ageing and Chronic Disease, University of Liverpool, Liverpool, UK

Agnes d'Entremont, BEng, MASc, PhD Department of Orthopaedics, Faculty of Medicine, University of British Columbia, Vancouver, Canada

Frank De Belder, MD Department of Radiology, Antwerp University Hospital and University of Antwerp, Antwerp, Belgium

Bruno De Potter, MD Department of Radiology, Antwerp University Hospital, University of Antwerp, Antwerp, Belgium

Daniela Diesing, MD Department of Neurosurgery, Regional Spine Center, Moers/Kempen, Germany

Peter Dubruel, PhD Department of Polymer Chemistry and Biomaterials Research Group (PBM-Ugent), University of Ghent, Ghent, Belgium

Antonio A. Faundez, MD Department of Neurosurgery, Hôpital La Tour en Hôpitaux Universitaires de Genève, Genève, Switzerland

Marguerite Faure, MD Department of Radiology, Antwerp University Hospital and University of Antwerp, Antwerp, Belgium

Roque Fernandez, MD Department of Spine Surgery, Hochtaunuskliniken and Neurosurgical Associates, Bad Homburg, Germany

Richard G. Fessler, MD, PhD Department of Neurosurgery, Rush University Medical Center, Chicago, IL, USA

Vincent Fiere, MD Department of PHRC Steering Committee, Hospices Civils de Lyon, Lyon, France

Charles G. Fisher, MD Department of The Combined Neurosurgical and Orthopedic Spine Program, Vancouver Coastal Health and the University of British Columbia, Vancouver, BC, Canada

Patrick Fransen, MD Department of Neurosurgery, Clinique du Parc Léopold – Chirec, Brussels, Belgium

Bernard George, MD Department of Neurosurgery, Lariboisière Hospital, Paris, France

Carter S. Gerard, MD Department of Neurosurgery, Rush University Medical Center, Chicago, IL, USA

Ziya L. Gokaslan, MD Department of Neurosurgery, The Warren Alpert Medical School of Brown University, Providence, RI, USA

Gerbrand J. Groen, MD, PhD Department of Anesthesiology, University Medical Centre Groningen, University of Groningen, Groningen, The Netherlands

Rob J.M. Groen, MD, PhD Department of Neurosurgery, University Medical Centre Groningen, University of Groningen, Groningen, The Netherlands

Jef Huyskens, MD Department of Radiology, Antwerp University Hospital and University of Antwerp, Antwerp, Belgium

Ricky Kalra, MD Department of Neurosurgery Clinical Neurosciences Center, University of Utah, Salt Lake City, UT, USA

Manish K. Kasliwal, MD, PCh Department of Neurosurgery, Rush University Medical Center, Chicago, IL, USA

Thomas Kosztowski, MD Department of Neurosurgery, John Hopkins Hospital, Baltimore, MA, USA

Virginie Lafage, MD Department of PHRC Steering Committee, Hospices Civils de Lyon, Lyon, France

New York Hospital for Joint Disease, New York, NY, USA

Patricia Larouche, MD, FRCSC, MHSc Department of Orthopaedic Surgery, University of British Columbia, Vancouver, BC, Canada

Department of Orthopaedics, Faculty of Medicine, British Columbia Children's Hospital, Vancouver, BC, Canada

Jean-Charles Le Huec, MD Department of Neurosurgery, Hôpital Pellegrin, Bordeaux, France

Richard J. Mannion, FRCS (Surgical Neurology), PhD Department of Neurosurgery, Cambridge University Hospitals, Cambridge, UK

Frederic Martens, MD Department of Neurosurgery, OLV Hospital, Aalst, Belgium

Tobias A. Mattei, MD Department of Neurosurgery, Brain Spine Center, InvisionHealth, Buffalo, NY, USA

Koen Melis, MD Department of Medical and Molecular Imaging, AZ Nikolaas, Sint Niklaas, Belgium

Ehud Mendel, MD Department of Neurosurgery, Ohio State University Medical Center – James Cancer Center, Columbus, OH, USA

Jeffrey P. Mullin, MD Department of Neurological Institute, Cleveland Clinic, Cleveland, OH, USA

Kristoff Muylle, MD Department of Medical and Molecular Imaging, AZ Nikolaas, Sint Niklaas, Belgium

Kishore Mulpuri, MBBS, MS(Ortho), MHSc(Epi) Department of Orthopaedic, Faculty of Medicine, British Columbia Children's Hospital, University of British Columbia, Vancouver, Canada

Paul M. Parizel, MD, PhD Department of Radiology, Antwerp University Hospital, University of Antwerp, Antwerp, Belgium

Gilles Perrin, MD Department of Neurosurgery and Spine Surgery, P. Wertheimer Hospital, Lyon, France

Nicolas Plais, MD Department of Neurosurgery, Hôpital Pellegrin, Bordeaux, France

Ingrid Preissl, MD Department of Spine Surgery, Hochtaunuskliniken and Neurosurgical Associates, Bad Homburg, Germany

Adam Prince, BS Department of Neurosurgery, Drexel University College of Medicine, Philadelphia, PA, USA

Amir Qaseem, MD, PhD, MHA, FACP Department of Clinical Policy, American College of Physicians, Philadelphia, PA, USA

Frank Ramon, MD Department of Medical and Molecular Imaging, AZ Nikolaas, Sint Niklaas, Belgium

Julien Rigal, MD Department of Neurosurgery, Hôpital Pellegrin, Bordeaux, France

Mattéo Riva, MD Department of Neurosurgery, Erasme Hospital, Brussels, Belgium

Daniel Rosenthal, MD Department of Spine Surgery, Hochtaunuskliniken and Neurosurgical Associates, Bad Homburg, Germany

Pierre Roussouly, MD Department of Orthopaedic and Spine Surgery, Clinique des Massues, Lyon, France

Khalid M.I. Salem, MD Department of the Combined Neurosurgical and Orthopedic Spine Program, Vancouver Coastal Health and the University of British Columbia, Vancouver, BC, Canada

Jérôme Sales de Gauzy, MD Department of Neurosurgery, Hôpital des Enfants, Toulouse, France

Judith Scheman, PhD Center for Neurological Restoration, Neurological Institute, Cleveland Clinic, Cleveland, OH, USA

Kai-Michael Scheufler, MD Department of Neurosurgery, Regional Spine Center, Moers/Kempen, Germany

Fréderic Schils, MD Department of Neurosurgery, Cinique Générale Beaulieu – Clinique La Colline, Geneva, Switzerland

Meic H. Schmidt, MD, MBA. Department of Neurosurgery, Clinical Neurosciences Center, University of Utah, Salt Lake City, UT, USA

Kristen Schmieder, MD Department of Neurosurgery, Knappschaftskrankenhaus Bochum, Ruhr-University of Bochum, Bochum, Germany

Laura A. Snyder, MD Department of Neurosurgery, Rush University Medical Center, Chicago, IL, USA

Lee A. Tan, MD Department of Neurosurgery, Rush University Medical Center, Chicago, IL, USA

Alisson R. Teles, MD Department of Neurosurgery, Hospital Sao José, Santa Case de Porto Alegre, Porto Alegre, Brazil

Hugo Thienpont, Ir, PhD Department of Brussels-Photonics Research Group (B-PHOT), University of Brussels, Brussels, Belgium

George Thompson, MD Department of Pediatric Orthopaedics, Rainbow Babies and Children's Hospitals, University Hospitals Case Medical Center, Case Western Reserve University, Cleveland, OH, USA

Vincent C. Traynelis, MD Department of Neurosurgery, Rush University Medical Center, Chicago, IL, USA

Tsung-Hsi Tu, MD Department of Neurosurgery, Taipei Veterans General Hospital, Faculty of Medicine, National Yang-Ming University, Taipei, Taiwan

Wim Van Biesen, MD, PhD Department of Renal Division, Ghent University Hospital, Ghent, Belgium

Jean Pierre Van Buyten, MD Multidisciplinary Pain Center AZ Nikolaas, Sint Niklaas, Belgium

Erik Van de Kelft, MD, PhD Department of Neurosurgery, AZ Nikolaas, Sint Niklaas, Belgium

Luc Van Den Hauwe, MD Department of Radiology, Antwerp University Hospital & University of Antwerp, Antwerp, Belgium

Johan W.M. Van Goethem, MD, PhD Department of Radiology, Antwerp University Hospital and University of Antwerp, Antwerp, Belgium

Department of Medical and Molecular Imaging, AZ Nikolaas, Sint Niklaas, Belgium

Jasper Van Hoorick, MSc Department of Polymer Chemistry and Biomaterials Research Group (PBM-Ugent), University of Ghent, Ghent, Belgium

Department of Brussels-Photonics Research Group (B-PHOT), University of Brussels, Brussels, Belgium

Sandra Van Vlierberghe, PhD Department of Polymer Chemistry and Biomaterials Research Group (PBM-Ugent), University of Ghent, Ghent, Belgium

Department of Brussels-Photonics Research Group (B-PHOT), University of Brussels, Brussels, Belgium

Caroline Venstermans, MD Department of Radiology, Antwerp University Hospital and University of Antwerp, Antwerp, Belgium

Jean Marc Vital, MD Department of PHRC Steering Committee, Hospices Civils de Lyon, Lyon, France

Department of Neurosurgery, CHU Pellegrin, Bordeaux, France

Michael Winking, MD, PhD Department of Neurosurgery, ZWO Spine Center Osnabrueck, Osnabrueck, Germany

Jean-Paul Wolinsky, MD Department of Neurosurgery, Oncology and Orthopaedic Surgery, Johns Hopkins University, Baltimore, MA, USA

Jau-Ching Wu, MD, PhD Department of Neurosurgery, Taipei Veterans General Hospital, Taipei, Taiwan

目　录

第一部分
总　论

为什么编写这本神经脊柱外科学专著?

1

Erik Van de Kelft

在这样一个充满数字化信息的时代，我们中多数医生都有机会前往世界各地参观访问同行的工作，全球各地也在组织脊柱相关的学习班及会议，与此同时，我们也在读脊柱相关的专业杂志，因此，一部专业书似乎成了不合潮流的过时产物。但在我眼里，它们并非不合时宜。科学书籍是某一特定主题的集中反思，就本书而言，该主题即神经脊柱外科学。尽管这一领域已经出版了许多书籍，相信在未来还会更多。日常临床工作中，我们被大量随之而来的资料和信息淹没，因此，我们有时需要放松下来进行反思和归纳，本书正是基于这一想法而作。

毫无疑问，脊柱疾病及其外科治疗正处在一个巨变的时代。过去，我们可以依靠科学技术的进步来汲取手术技巧和知识，但是这些进步并非总是受欢迎的，尤其是对于那些需要为此买单的人。人们，包括我们在内，正在寻求使我们工作更有价值的方法。健康管理当局、保险业者，以及纳税人促使我们的决策过程要从追求数量向质量为本进行转变。如今，如果我们做了一个没有循证依据的脊柱手术，付费会变得困难重重。当关注于外科技能时，我们中大多数常常忘记，我们想要的最终临床工作的结果是什么；当关注于外科治疗时，我们常常没有足够的兴趣放在如何改进慢性腰背痛的诊断流程。为了改善患者在我们工作中的就医体验，我们必须致力于发展除手术外的其他事情。创新、研究、循证依据及教育都将成为影响未来医疗的关键。

本书从创新开始讲起。当读到与组织工程有关的章节时，我非常高兴，这一技术在不远的将来会是那么迷人！作为脊柱外科医生，我们了解脊柱相关的疾病和患者，因此，我们应当参与到这些技术的变革之中。在随后的数年中，创新的重点在于如何预防而不是修复脊柱退变。创新将关注每一个患者的个体需求。如今，利用组织工程替代患者个体的髓核、纤维环，甚至整个椎间盘的技术已经存在。另外，本书中还有一章介绍应用个体化制作的棒以恢复脊柱矢状位序列的创新技术。

在关于腰背痛的章节，我们了解到，尽管经过这么多年的研究，我们仍存在较大的知识不足，因为对于 80% 的患者，我们关心的仍然是他们是否获得了正确的诊断。为了了解不同的病理生理发生过程，需要对不同的疼痛机制及诊断过程进行更多的研究。如果我们不能了解疼痛机制，不能确定疼痛发生器，就不应该进行外科治疗。这些章节对不同的疼痛发生机制及选用先进又合适的影像学诊断技术都做了很好描写。这些对帮助我们外科医生更好地诊断患者非常重要。

在本书，我和各位作者努力总结了大量的外科治疗相关的循证证据。但不得不承认，多数的治疗指征没有循证证据（有时甚至从没有提到过）或循证证据极弱。因为在评价外科有效性时循证证据是关键之一，因此本书增加了对这一话题具有有意义的两章。作为脊柱外科医生，我们应该知道循证医学的意义，为什么有时循证不能体现证据？为什么有时没有循证证据但治疗却很有价值？在这些“蓝箱（blue boxes）”里，在有些章节的后面，如果有循证证据，我尽量做了总结。

教育并不意味着我们能够吸收所有新信息，世界范围内的“脊柱治疗团体”每天还在不断地发展并发表文章。教育意味着作为外科医生，我们应该不断完善自己，应该很容易地获取包含有价值的知识和技能的信息。从这一方面，本书就像建筑科学殿堂的一块砖，一个脊柱病理及相关治疗所在的地方。

最后，为什么以“神经脊柱外科学”为名进行编写是因为出版商 Springer 要求我编写的是有关神经外科领域的脊柱书籍。当看到本书来自世界各地的撰稿人的时候，你可能会注意到，除了神经外科医生，也包括许多骨科医生。当编写这本书的时候，我惊奇于脊柱外科的多层面、多方位。本书也只是包含了脊柱疾病的一部分，成人脊柱的创伤、炎症，以及小儿脊柱不包含在内。脊柱相关的知识、手术技能，以及前面提到的各种挑战，对个人提出了相当高的要求，这就需要我们在面对新进展时，神经外科和骨科医生共同面对。另外，凭借其他的技能而成为一名优秀的脊柱外科医生是很难的。因此，本书使用“脊柱外科医生（spine surgeon）”这一表述。

本书为今天及未来愿意接受挑战的脊柱外科医生而作。

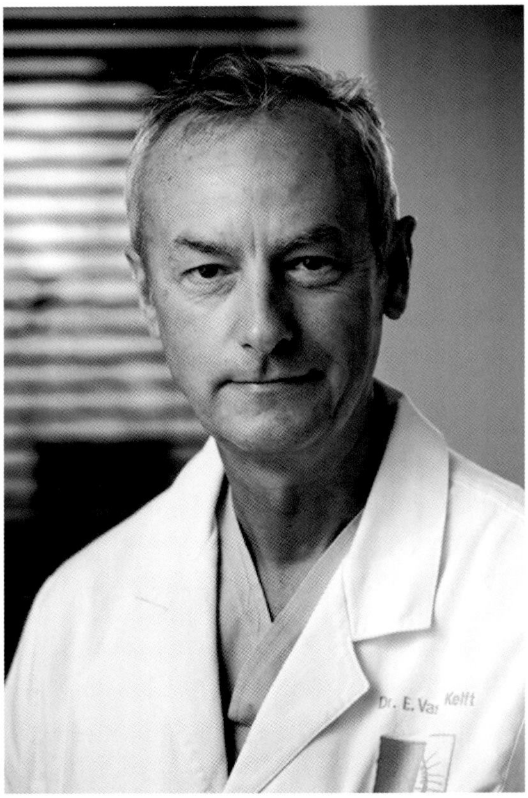

（菅 丰 菅凤增 译）

脊柱的进化 2

Kristiaan D'Août

2.1 引言

人体脊柱具备两个主要功能：支撑和保护。脊柱提供身体纵向支撑（同时保持一定的活动度），连接头和四肢，提供肌肉附着点并保护脊髓。在本章中，我们将探讨这些功能如何进化，以及作为唯一一种两足哺乳动物的人类，其脊柱有哪些独特的结构。

2.2 哺乳动物基本脊柱结构的起源

许多水生动物的身体不需要硬性结构支撑，例如海蜇，其在水中自然漂浮，利用喷水的反作用力推进身体。其他动物，例如许多软体动物和昆虫，利用某些类型的外骨骼作为支撑，而脊椎动物是以其内骨骼及分节的脊柱而得名。若想了解脊柱的起源，我们必须了解比脊椎动物更原始的物种：脊索动物。在这组最原始的动物成员中，纵向身体支撑由脊索提供，脊索是一个由纤维结缔组织围绕流体核心形成的未分节的支撑结构。这个“静水骨架”，在鳗类和文昌鱼中仍然可以见到，能够提供纵向的韧性支撑，但不提供肌肉附着点。脊索在所有脊椎动物的胚胎发育过程中仍然可以看到，并且确立了身体的轴线，躯体的轴向骨架围绕着脊索形成。在一些脊椎动物成年时也可以看到脊索结构，例如肺鱼，而在哺乳动物，包括人类，椎间盘的髓核即为未退化的脊索结构。

椎体分节首先发生在腹侧弓（脉弓，haemal arch）和背侧弓（神经弓，neural arch），分别保护血管和神经管。脊柱支撑功能是后来才出现的。

下一个进化阶段就是发展出两个椎体中心（椎侧体，pleurocentrum；椎间体，intercentrum），锥体中心支持腹侧弓，但它们没有完全包围脊索。这种结构可以在原始的颌口类动物（gnathostomes）中见到[1]。到目前为止，我们可以看到的椎体骨依然存在这种基本结构，由弓和椎体中心组成（图 2.1）。进化过程中每种结构有不同的变化，有些结构增大，而有些结构减小了，这也可以解释我们今天可以观察到的大部分的脊柱多样性。

在进化过程中，椎体成为坚硬的结构（特别是因为椎体中心的扩大），替代脊索成为基础支撑结构。与此同时，椎体也出现了节段分化。鱼类有两个节段（躯干和尾部），而羊膜动物（两栖类、爬行类、鸟类和哺乳类）分化出多达五个节段，分别为颈椎、胸椎、腰椎、骶椎和尾椎，每个节段又有不同的椎体数目。

羊膜动物以椎侧体发育为主并形成每个椎体。而椎间体最初形成软骨性椎间盘，但在哺乳动物中，椎间体最终退化为肋骨小头。这些椎体最终在椎间韧带的作用下连接起来，形成中轴的脊柱。椎体间关节的形状决定了关节面的形态及相应节段脊柱的运动平面。关节形状在物种之间，甚至在同一个体内也有很大差异，尽管很多物种因其双凹或凹 / 凸的关节形状表现出很高的椎体间活动度，但在哺乳动物中，平坦的关节形

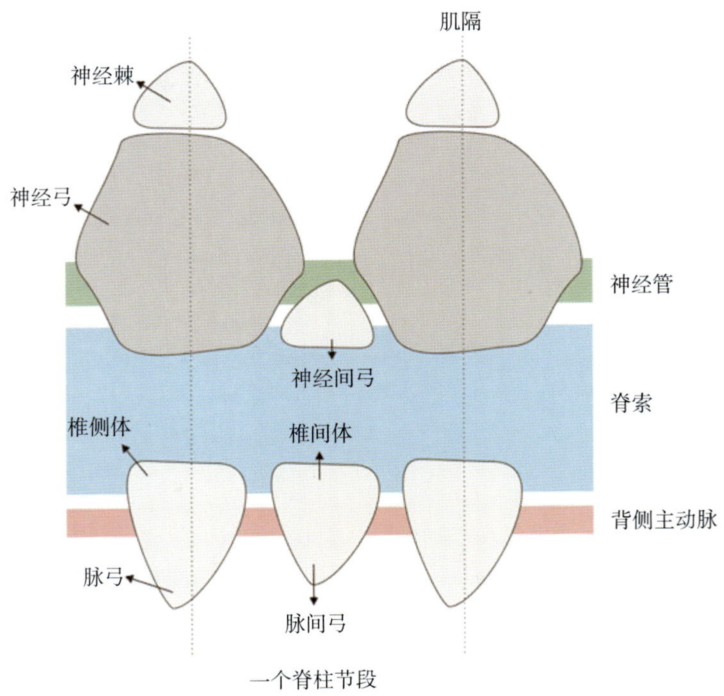

图 2.1 颌口类动物原始脊柱结构示意图[1]

状使其活动度下降，但能承受很强的压力。

鱼类、蜥蜴和蛇的脊柱运动特征是侧向蠕动。鳄鱼的脊椎还可以像哺乳动物一样进行背腹方向上的运动。海豚与鱼类不同，其脊柱在水中是背腹方向运动的，这也佐证了海豚是哺乳动物而非鱼类。

在进化过程中，腹侧弓的重要性逐渐下降或消失（例如在哺乳动物中，仅仅偶尔会在尾部发现），而背侧弓则占主导地位。背侧弓作为脊椎弓在哺乳动物身上，包括人类体内保留下来。脊柱的作用是保护脊髓，并为其腹侧和背侧的肌肉组织提供附着点。

除了椎体和椎弓之外，椎骨还进化出很多突起 - 骨突。其中一些（前和后关节突，pre-and post-zygapophyses）可提供抗扭曲力。

其他骨突提供肋骨附着点，肋骨起到运动、呼吸和保护作用。基底骨突（basapophyses）是脉弓基底部的遗迹，在鱼类可能与腹肋相关节，腹肋很可能就是脉弓的同源物。四足动物仅保留背肋（称为躯干肋），背肋有两个关节：腹侧关节头（肋骨小头）与椎侧体（大多数爬行类和鸟类）相关节，在哺乳动物则与椎间体相关节；背侧关节头（肋骨结节）与横突相关节。横突是神经弓的一个突起。

骨性突起的形态也因物种或脊柱节段的不同而不同，例如哺乳动物的脊柱，随着向尾端的靠近，骨突逐渐消失而仅保留椎体结构。

哺乳动物的脊柱高度区域化，椎体数目也较其他物种更为保守。

颈椎通常是 7 块椎体，很少有变异。与其他羊膜动物类似，前两块椎体（寰椎与枢椎）是高度特异性的，可支持头颅，同时保证较大的活动性。通常，脊椎动物胸椎及腰椎共有 15 ～ 20 块，2 ～ 3 块骶椎（人类为 5 块），而尾椎的数目则有很大的差异[2]。人类脊柱的基本结构与其他的哺乳动物类似。

目前，研究者比较肯定的是脊柱的进化是复杂的，根据种系进化的进程及动物活动的需要，脊柱的某些结构变得重要，而另一些结构则被淘汰。因此，我们在此首先概述了人类与其他灵长类脊柱的一些重要不同，接下来讨论人类脊柱的进化。

2.3　灵长类脊柱

人类是古猿（hominoid）灵长类动物（类人猿），可以通过研究现存的灵长类动物的脊柱，以此为参照物来理解我们祖先们的脊柱结构，之后在进化中为了适应我们的生活方式与独特的活动方法——习惯性地使用两足直立行走方法（灵长类动物形态学的进化细节可参照文献[3]）。

普遍来说，灵长类动物的脊柱包括一个发育良好的椎体及椎弓（也被称为背侧弓）。椎弓由一对椎弓根构成基底，并与成对的椎板相连，而椎板上有棘突伸出（棘突不成对，但是末端可能分叉[4]）。不同动物的棘突的长度、强度和方向均可不同。

椎弓的侧面有横突和关节突（zygapophyses）。

椎间盘有重要的作用，构成人类骶椎以上脊柱长度的 1/4，但是其厚度与形状有很大差异。

2.3.1　灵长类动物不同区域的椎体结构变化

颈椎（cervical，C）的椎间孔最大，而且颈椎中有通过横突的横突孔。前两个脊椎——寰椎（C1）和枢椎（C2）形状不规则，是高度演化的产物，而且二者之间没有椎间盘。寰椎没有椎体或棘突，它将头颅的重量从枕髁（可进行矢状面上的活动，如点头动作）传至枢椎。枢椎有指向颅侧的齿突，与寰椎的腹侧椎弓紧密相连。寰枢椎之间的运动是围绕纵轴的转动（如摇头动作）。不同的灵长类动物齿突的方向不同，典型的四足动物（pronograde quadrupeds）是后屈的，配合枕骨大孔的形状，使得头部与椎体在同一直线上。用前肢支撑行走的动物（knuckle walkers，如非洲猿的前肢较后肢长许多）齿突是轻微弯曲的，而二足直立行走的动物（人类）的齿突则是完全平行于纵轴的，使得头部与椎体保持垂直，利于平衡。

通常，C3 ~ C6 颈椎椎体在横截面上是肾形的，头侧有钩突与上位椎体相关节。

C7 与典型的颈椎不同，其棘突很长，不分叉。所有灵长类动物，与哺乳动物相似，都有 7 节颈椎。

胸椎（thoracic，T）在横截面上通常是心形的，其椎体及横突都有关节面（椎体两侧各有 2 个半关节面，头侧和尾侧各 1 个）与肋骨相关节。一根肋骨通常与相同节段及上位椎体的半关节面相关节，肋骨结节与横突相关节。然而，人类 T1 与肋骨的关节，及人类和猿类的最后两节胸椎与肋骨的关节仅有一个关节面，而非两个半关节面（图 2.2）。

尾侧的胸椎较颅侧的更大（更长，更宽），不同的动物差别程度不一。而尾侧椎弓的尺寸较颅侧的通常会更小（不恒定）。

因为其功能，上、下关节突在形态上非常有意思。尽管头端基本是冠状面走向，但通过移行椎（或膈椎，diaphragmatic vertebra）到腰椎会有突然的转变（即角度很大）[5,6]，这使得该区域非常稳定。膈膜椎前的区域可进行旋转运动，而膈膜椎后则不能。

通常，胸椎的功能区比肋骨承载域短。从比较学的观点来看，肋骨的性质变化也非常有意思，但不属于本章的范围。棘突的走行通常是向尾侧有一个偏角，程度不一，（例如人类比非人类灵长类动物的角度更大）。

腰椎（lumbar，L）具有较大的横突及关节突，使得上下椎体连接紧密。这种结构提高了稳定性并限制了旋转运动（但允许屈伸运动）。一些灵长类动物的后关节突上还有副突（accessory process），与下位椎体的前关节突形成关节。腰椎的棘突更加发达，通常向头侧有一定角度（与胸椎区域偏向尾侧不同）。

需要注意，灵长类动物的腰椎比其他哺乳动物更健壮，这与其更直立的姿势有关（如果不是习惯性的话）[7]。

骶骨（sacral，S）的椎体、椎弓和神经棘（部分或完全）完全融合，没有椎间盘。因此，骶骨是一个僵硬的节段。

灵长类动物的尾骨高度变异。只有头几节尾椎具有完全发育的椎弓，但大多数还具有保护尾动脉的腹侧弓（通过韧带连接到椎体）。

虽然这里概述的脊柱节段的基本解剖和功能适用于所有灵长类动物，但灵长类动物的不同物

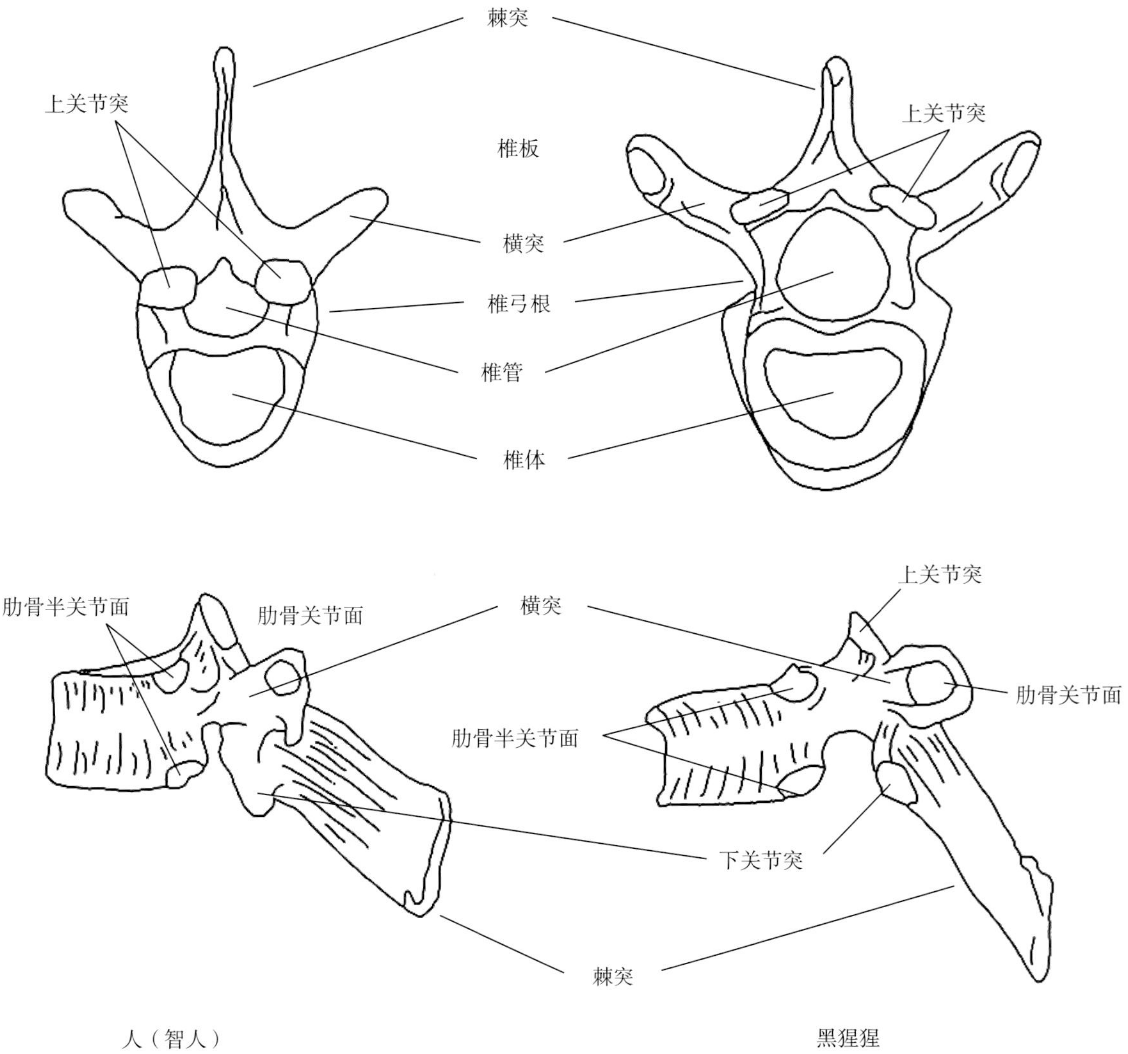

图 2.2　黑猩猩和人类第六胸椎（T6）示意图。上图，轴位；下图，侧位[8]

种间存在显著差异，我们将在这里概述一些人科动物（猿，包括人类）的变异，说明它们与其他灵长类动物的区别。

一个主要变化点在于每个区域的椎体数量，表现出物种间（有时在物种内）的不同。我们将集中在胸椎、腰椎和骶骨区域，因为颈椎区域是高度恒定的 7 个椎体（这种恒定甚至跨越了哺乳动物），而尾椎区域是高度可变的（例如某些长臂猿没有尾椎，而蜘蛛猴的尾椎可以多达 30 多节），但与人类不太相关。有趣的是，猿类的胸椎、腰椎和骶骨的总数通常为 22，甚至猴子也是如此[9]，只是不同区域的椎体数目不同（表 2.1，修改自 Schultz[10]）。

类人猿及其他非人灵长类动物通常有 12 个以上的胸椎（例如黑猩猩为 14 个，新大陆猴为 16 个）。有趣的是，对于腰椎区域来说与人类亲缘关系最近的类人猿，比人类的腰椎数目少（通常为 3 或 4），这增加了腰椎的硬度，以适应攀登的需要，但灵长类动物通常有 5 个以上的腰椎（例如在旧大陆猴子中最多 9 个腰椎）。腰椎数目较多可能是灵长类动物的原始状态，而类人猿比较独特[10-12]。以前已经说过，早期的人类有 6 个腰椎，但是就算他们有 5 个腰椎[6]，也比一般的类人猿多 1 个腰椎。

类人猿骶骨数量有些变异，但通常为 5 ～ 6 个。因此，与其他类人猿相比，人类通常具有更

表2.1 一些灵长类动物不同椎体区域的椎体数目

	胸椎	腰椎	骶椎	尾椎	胸腰合计	胸腰骶合计
人类	12.0	5.0	5.2	4.0	17	22.2
	(11 ~ 13)	(4 ~ 6)	(4 ~ 7)	(2 ~ 5)		
黑猩猩	13.2	3.6	5.7	3.3	16.8	22.5
	(12 ~ 14)	(3 ~ 4)	(4 ~ 8)	(2 ~ 5)		
大猩猩	13.0	3.6	5.7	3	16.6	22.3
	(12 ~ 14)	(3 ~ 5)	(4 ~ 8)	(1 ~ 5)		
非洲猩猩	11.9	4.0	5.4	2.6	15.9	21.3
	(11 ~ 13)	(3 ~ 5)	(4 ~ 7)	(1 ~ 5)		
长臂猿	13.1	5.1	4.6	2.7	18.2	22.8
	(12 ~ 14)	(4 ~ 6)	(3 ~ 6)	(0 ~ 6)		
恒河猴	12.1	6.9	3.0	17.0	19	22.0
	(12 ~ 13)	(6 ~ 8)	(2 ~ 4)	(5 ~ 28)		
蜘蛛猴	13.8	4.2	3.0	31.1	18	21.0
	(13 ~ 15)	(4 ~ 5)	(2 ~ 4)	(28 ~ 35)		

转自 Schultz[10]。

长的腰椎（+1 或 2 个椎体），但是具有较短的胸椎（-1 个椎体），有时骶骨也较短（-1 个椎体）。

人类进化偏离一般灵长类动物的模式还表现在其他方面。

在颈椎区域，背侧的棘突非常发达，特别是在最大的个体（如雄性大猩猩和非洲猩猩），其中第七颈椎的棘突是最长的，这与人类一样。

与非人灵长类动物相反，人类的胸椎和（特别是）腰椎区域，从头侧到尾侧椎体的体积增加主要是由于椎骨的面积扩大而非高度增加。这通常被认为这与直立的姿势有关，并且也与胸腔更加宽阔有关。

腰骶结合部的关节面极度扩大，特别是在人类（图 2.3）。

与成年人类相比，非人灵长类动物，包括猿类，具有相对直的脊柱，通常有比较小的腰椎前凸和胸椎后凸，这在与人类亲缘关系最近的黑猩猩中是可以见到的。然而，应该注意的是，脊柱可以显示一定程度的前凸和很长的腰椎区域，例如恒河猴[13]。

2.4 古人类脊柱

前一节讲述的是现存物种，现在我们将重点放在已灭绝的古人类（人类及其直系祖先），试图说明我们的谱系中典型的人类脊柱解剖结构如何演变。然而，人类脊椎的化石记录是非常稀缺和零碎的。我们有上新世（plio-pleistocene）五个古人类物种的椎体化石，不包括最近的、在脊柱进化的框架中不太重要物种，如尼安德特人（H. neanderthalensis）和智人（H. sapiens）。五个物种中，非洲南方古猿（Australopithecus africanus）和直立人（Homo erectus）和最近的南方古猿源泉种（Australopithecus sediba），属文献记录保存最好、细节最完整的[5]，然而比较遗憾的是，对于所有这些物种，我们都缺乏一个完整的脊柱化石。

据我们知道的上新世古人类的化石，与现代人相比，棘突和横突更加发达。

阿法南方古猿（Australopithecus afarensis）（400 ~ 300 万年前）是我们对人类进化整体理解的关键物种。

AL 288-1 号标本“露西”有 15 个椎体标本，

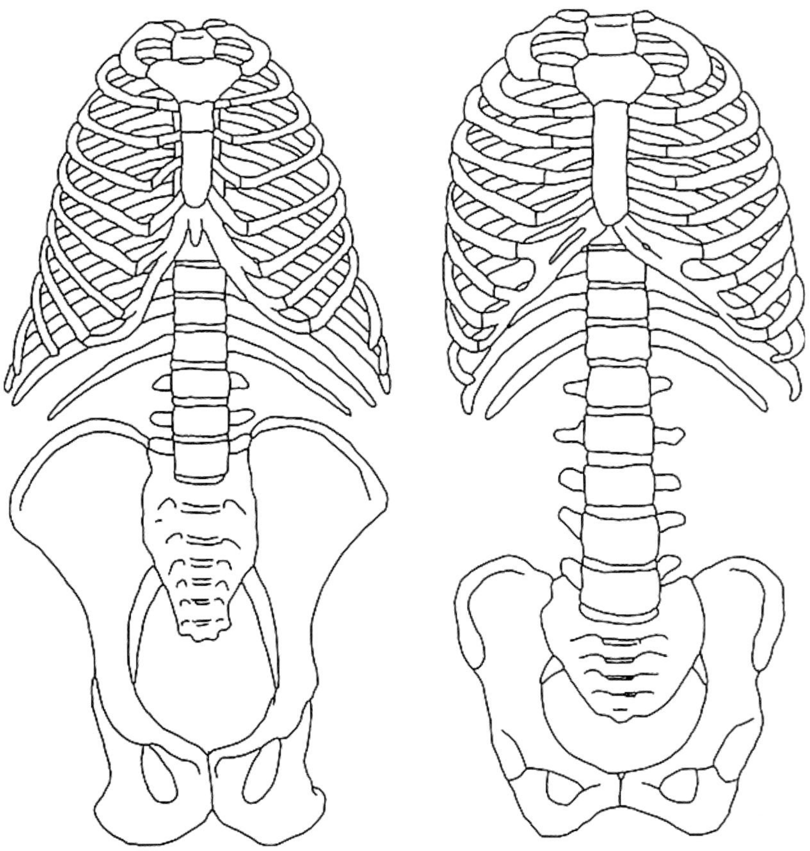

图 2.3 黑猩猩与人类脊柱、胸廓及骨盆示意图（冠状面观）。与人类相比，黑猩猩的骨盆更高，腰椎区域更短，肋骨与髂嵴间的距离更短[10]

AL 333 号标本“第一个家族”有 9 个椎体标本。他们的颈椎，也可能包括上胸椎的棘突很长，提示其竖脊肌、菱形肌和斜方肌特别发达[14]。

非洲南方古猿（Australopithecus africanus）（300 ~ 200 万年前）的脊椎化石有 Sts 14 号标本（15 个椎体）和 Stw 431 号标本（12 个椎体）[15]，以及 Sts 65 和 Sts 73 各一个椎体化石标本。该物种的腰椎具有非常长的横突（图 2.4）（特别是 L3），L3 和 L4 的横突向上弯曲显著[16]。Sts 14 号标本有 5 个腰椎[15]。

傍人属（Paranthropus）椎体化石只有 3 块，来自南非 Swartkrans（SK 3981b 号标本[17]，约 190 万年前），而且保存得不好。与南方古猿类似，它们也有很长的骨性突起。末位腰椎有横突，横突向上弯曲（与非洲南方古猿类似），与非洲南方古猿和现代人类相比，横突非常长；然而，通常认为傍人属不是后二者的直接祖先。

直立人（Homo erectus）脊椎化石最著名的是 KNM-WT 15000 号“Turkana 男孩”标本（约 150 万年前），样本包括 14 个骶前的椎骨。Haeusler 等人[18]将这个脊柱描述为一个整体上相当现代的类似人类的结构，具有 5 个腰椎和与人类类似的脊柱活动度及腰椎前凸（需要注意的是，这个标本与现代人类和非洲南方古猿相比，有更明显的楔形腰椎）。

南方古猿源泉种（约 200 万年前）最近报道描述了 2 个椎体化石：MH1 号标本（少年男性）和 MH2 号标本（成年女性）[19]。他们显示出非常明显的楔形腰椎（因而存在脊柱前凸），与直立人相似。

古人类脊椎进化的轮廓仍然是非常零碎的，但是从现有的化石标本可以看出古人类的一些特征：脊柱前凸[20-22]、下腰椎关节面的锥形轮廓，以及宽而弯曲的骶骨等。在一些物种（非阿法南

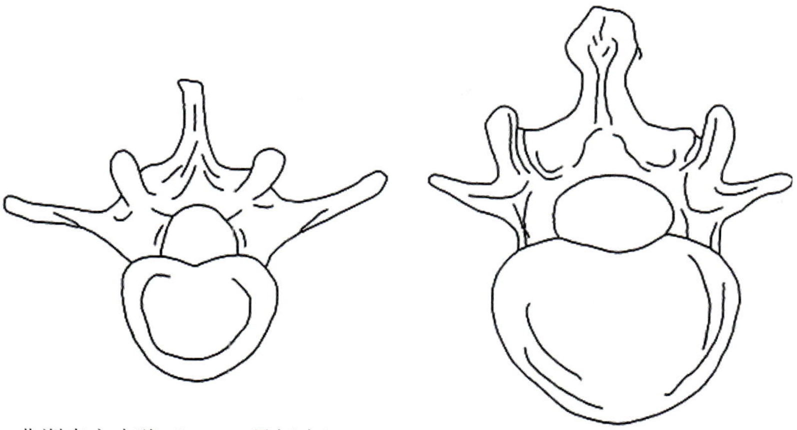

图 2.4 非洲南方古猿和现代人 L2 椎体示意图 [16]

方古猿及非洲南方古猿），观察到相对大的腰骶椎椎体 [19]。总体而言，下面详细描述的与习惯性双足行走相关的主要特征可以在所有古人类化石中看到。

2.5 人类脊柱：特征和功能

我们已经描述了人类脊柱的基本解剖，它如何进化演变，并且概述了人类的一些独有的特征。在最后一节中，我们将尝试将一些最引人注目的特征与功能联系起来。这并非总是很直观的，因为解剖结构不仅仅由功能决定，而且还由进化限制决定。即使功能要求也是多重的，尤其是人类对大产道的强烈要求决定了盆腔形状，其次也决定了脊柱的结构（见“脊柱弯曲”）。然而，对人类脊柱而言有一个共识，即习惯性的直立运动是主要的驱动因素（从进化和发育角度），稳定性和活动度的要求也是重要的（二者也可能是冲突的）。

2.5.1 脊柱的生理弯曲

为了使人类能够高效、直腿、直立的运动，躯干需要完全直立，其重心必须直接落于支撑底部的上方。这是通过两种方式实现的。首先，通过坐骨 - 髂骨的前凸（不在本章的范围，可参考 [23]），其次是腰椎前凸（图 2.5）。

人类腰椎前凸（前向凸起）在很大程度上是由于直立行走而形成的表型特征。证据如下，首先因为它在婴儿身上看不到。在有行走能力之前，脊柱的所有部分都显示出背凸 [24]，并且在永久性卧床的成年人身上也看不到腰椎前凸。其次，非人灵长类动物可以在发育过程中发展出类似人类的脊柱弯曲，例如在进行双足行走训练的日本猴子身上可以看到腰椎的前凸（尽管脊柱前凸很大程度上是椎间盘压缩的结果，而不是楔形椎体的结果），例如，参考文献 [25]。

除了显著的腰椎前凸外，人类脊柱还显示胸

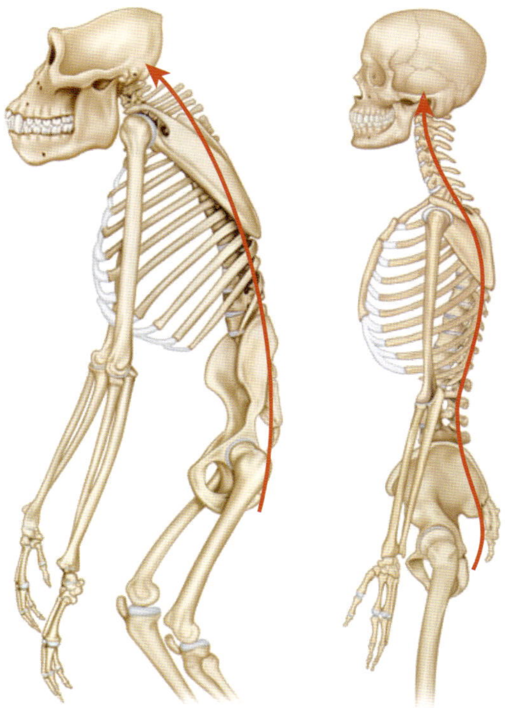

图 2.5 注意人类腰椎的前凸，使得脊柱能够保持直立姿势（右图），而类人猿的脊柱是整体后凸的（左图）

椎后凸（向后凸起），以及颈椎前凸和骶骨后凸。脊柱的组合弯曲也有助于（与椎间盘一同）吸收冲击。有趣的是，女性的平均腰椎前凸对男性的吸引力似乎最大（见第 39 章）。

解剖学上，腰椎前凸是 L4 和 L5（男性）和 L3 ~ L5（女性[26]）椎体背侧楔形变，以及椎间盘形态可变的结果。此外，这个部位的椎间盘腹侧比背侧更厚。腰椎重建手术时需要考虑这一点。

2.5.2 脊柱的运动

猿类和人类脊椎的第二个根本区别在于其整体的活动度增加。这是由于脊柱本身活动度增加，以及肋骨和骨盆的形状在人和猿中也是非常不同的。

人的脊柱活动度增加主要是因为腰椎数量增加，许多其他特征也对此有所贡献。大猿类的骨盆比人类的骨盆要高得多，髂骨翼几乎包围着最低位的腰椎。这种髂骨结构与延伸的肋骨（这种肋骨结构进一步减少胸椎的屈伸运动）导致它们之间的间隙非常小，有时仅为几厘米（图 2.3）。这进一步限制了猿类总体的躯干活动度。而人类不同，人类的腰椎区域活动度是相当大的，仅次于颈椎区域。既然与我们有共同祖先的大猿类的躯干如此僵硬（适合树栖运动），有人认为，人类起源于同样短的躯干；然而，也有人提出不同观点，认为猿类的短的腰椎是从更加原始的灵长类动物独立进化而来[11]。

活动度在很大程度上也由关节突决定。人类具有相对较短的横突和棘突（棘突的角度比猿类更陡峭），这为肌肉提供了较短的杠杆作用，但是增强了活动度。此外，关节突的方向也影响活动度，腰椎的关节突关节面为矢状方向，带一定的曲率，有利于腰椎进行屈伸运动，而胸椎区域的关节突关节面为冠状方向，也更加平坦，主要允许侧向弯曲和旋转，而对屈伸有很大限制。

2.5.3 强壮的腰骶部

腰椎椎体尺寸向尾侧逐渐增加；人类腰椎成对关节突（非常发达）的关节面之间的左右距离也逐渐增加，而猿类并非如此[8]。这对于与宽的骶骨相关节（见下文）是必需的。在腰骶关节处，下关节突的关节面方向重新定向以防止整个脊柱从高度倾斜的骶骨滑脱（发达的骶棘韧带防止滑脱）。

与猿类相比，人类骶骨绝对和相对增大（特别是宽度）；它更弯曲，并且与骨盆形成较大的关节（耳关节面）。与猿类相比，人类腰椎的部分骶化比较少见[9]。

人双足步行需要更好的稳定性（由于涉及更多的负荷）和更大的活动度。这两个要求是相互冲突的，这些要求连同其他一些特别是产科因素，在人类进化过程中塑造了人类脊柱。这导致了一种折中的解剖学特征（参见 Putz 等人[27]），以及相对发育较差的竖脊肌，一同可能有助于解释人类下背部损伤的易感倾向[28]。

（刘振磊 菅凤增 译）

参考文献

1. Kardong K (2012) Vertebrates: comparative anatomy, function, evolution. McGraw-Hill, New York
2. Galis F (1999) Why do almost all mammals have seven cervical vertebrae? Developmental constraints, Hox genes, and cancer. J Exp Zool 285:19–26
3. Fleagle J (2013) Primate adaptation and evolution, 3rd edn. Academic Press, San Diego
4. Ankel-Simons F (2007) Primate anatomy, 3rd edn, An introduction. Academic Press, San Diego
5. Williams SA (2012) Placement of the diaphragmatic vertebra in catarrhines: implications for the evolution of dorsostability in hominoids and bipedalism in hominins. Am J Phys Anthropol 148:111–122
6. Haeusler M, Martelli SA, Boeni T (2002) Vertebrae numbers of the early hominid lumbar spine. J Hum Evol 43:621–643
7. Rose M (1975) Functional proportions of primate lumbar vertebral bodies. J Hum Evol 4:21–38
8. Aiello L, Dean C (1990) An introduction to human evolutionary anatomy. Academic, London
9. Abitbol MM (1987) Evolution of the sacrum in hominoids. Am J Phys Anthropol 74:65–81
10. Schultz A (1961) Vertebral column and thorax. In: Schultz A (ed) Primatologia. Karger, Basel, pp 1–66
11. McCollum MA, Rosenman BA, Suwa G, Meindl RS, Lovejoy CO (2010) The vertebral formula of the last common ancestor of African apes and humans. J Exp Zool B Mol Dev Evol 314:123–134
12. Williams S (2011) Evolution of the hominoid vertebral column. University of Illinois, Urbana

13. Le Gros Clark W (1962) The antecedents of man. University of Edinburgh Press, Edinburgh
14. Cook DC, Buikstra JE, DeRousseau CJ, Johanson DC (1983) Vertebral pathology in the afar australopithecines. Am J Phys Anthropol 60:83–101
15. Toussaint M, Macho G, Tobias P, Partridge T, Hughes A (2003) The third partial skeleton of a late pliocene hominin (stw 431) from Sterkfontein, South Africa. South Afr J Sci 99:215–223
16. Robinson J (1972) Early hominid posture and locomotion. University of Chicago Press, Chicago
17. Susman R (1988) New postcranial remains from swartkrans and their bearing on the functional morphology and behavior of paranthropus robustus. In: Grine F (ed) Evolutionary history of the "robust" " australopithecines". Aldine de Gruyter, New York, pp 149–172
18. Haeusler M, Schiess R, Boeni T (2011) New vertebral and rib material point to modern bauplan of the Nariokotome Homo erectus skeleton. J Hum Evol 61:575–582
19. Williams SA, Ostrofsky KR, Frater N, Churchill SE, Schmid P, Berger LR (2013) The vertebral column of Australopithecus sediba. Science 340:1232996
20. Been E, Barash A, Marom A, Kramer PA (2010) Vertebral bodies or discs: which contributes more to human-like lumbar lordosis? Clin Orthop Relat Res 468:1822–1829
21. Been E, Gomez-Olivencia A, Kramer PA (2012) Lumbar lordosis of extinct hominins. Am J Phys Anthropol 147:64–77
22. Been E, Gomez-Olivencia A, Kramer PA (2014) Brief communication: lumbar lordosis in extinct hominins: implications of the pelvic incidence. Am J Phys Anthropol 154:307–314
23. Schlosser TP, Janssen MM, Vrtovec T, Pernus F, Oner FC, Viergever MA, Vincken KL, Castelein RM (2014) Evolution of the ischio-iliac lordosis during natural growth and its relation with the pelvic incidence. Eur Spine J 23:1433–1441
24. Paulsen F, Waschke J (2013) Sobotta atlas of human anatomy, vol 1, 15th edn, General anatomy and musculoskeletal system (english version with english nomenclature). Elsevier, Urban & Fischer Verlag, München
25. Hirasaki E, Ogihara N, Hamada Y, Kumakura H, Nakatsukasa M (2004) Do highly trained monkeys walk like humans? A kinematic study of bipedal locomotion in bipedally trained Japanese macaques. J Hum Evol 46:739–750
26. Whitcome KK, Shapiro LJ, Lieberman DE (2007) Fetal load and the evolution of lumbar lordosis in bipedal hominins. Nature 450:1075–1078
27. Putz RL, Muller-Gerbl M (1996) The vertebral column – a phylogenetic failure? A theory explaining the function and vulnerability of the human spine. Clin Anat 9:205–212
28. Lovejoy CO (2005) The natural history of human gait and posture. Part 1. Spine and pelvis. Gait Posture 21:95–112

3 细胞再生：当前知识与演进

Jasper Van Hoorick，Hugo Thienpont，
Peter Dubruel，and Sandra Van Vlierberghe

3.1 引言

3.1.1 问题描述

腰背痛是现代西方社会最常见的病痛之一[1-5]。10% 的患者可能发展为慢性残疾，常使患者丧失自主生活的能力，成为社会的巨大经济负担。由于腰痛常伴随椎间盘退变（intervertebral disk，IVD）[3,4,6]，所以针对椎间盘退变的组织工程学解决方案在过去的十年中日益受到重视。

脊柱是人体骨骼的最大组成部分之一。它具有双重作用，一方面提供躯干灵活性，同时支持上身重量[7,8]。此外，它还要保护脊髓和神经根[9]。在人体内，脊椎由 33 个堆叠的椎体组成，大部分椎体之间含有椎间盘。其中 24 个椎体形成一个弹性部分，其余 9 个椎体在骨盆内形成一个刚性部分[7]。

椎间盘作为关节存在于单独的脊柱椎体之间。在此结构中，椎间盘被两个位于脊柱背侧的关节突关节（小关节）支撑并形成一个三联复合体[10]。这个三联复合体负责整个脊柱的弹性和负荷传递[5]。当椎间盘退化时，其高度下降，这可能影响整个脊柱，导致背部疼痛、脊柱活动性的丧失，甚至发展至节段性失稳。从长远来看，老年人神经源性跛行的主要原因是脊柱失稳和随后的椎管狭窄[2]。本章主要讨论（腰椎）椎间盘的病理生理学和理论上的组织工程学解决方案。

椎间盘退变的原因尚未完全确定，目前人们推测是由于自然老化、机械压缩、遗传因素、代谢物运输不足、酶活性水平、吸烟、负荷史等因素导致的综合结果[4,5,11-17]。与其他肌肉骨骼组织的退化相比，椎间盘退变通常发生在早期阶段。在年龄 11 ~ 16 岁人群中，已经有大约 20% 的人可以观察到退变的早期征象[2,6]。

3.2 椎间盘解剖与生理学

3.2.1 椎间盘解剖学

椎间盘是一个基本无血管的系统[8]，由三个主要区域组成，包括髓核（nucleus pulposus，NP）、纤维环（annulus fibrosus，AF）和软骨终板[2]（图 3.1，左图）。

髓核是椎间盘的凝胶状核心[3]，主要成分为水（占总重量的 65% ~ 85%）[2,5,18]。它含有随机排列的胶原纤维和放射状排列的弹性蛋白纤维，它们位于高度水合的蛋白聚糖（proteoglycan，PG）凝胶中。主要的蛋白聚糖是聚集蛋白聚糖，可产生渗透压。这种压力源自于负责水合作用的硫酸软骨素和硫酸角质素链[2,11,14]。此外，髓核还包含低密度的软骨细胞样细胞，其嵌入在主要由Ⅱ型胶原纤维组成的混杂基质中。它表现出的性质类似流体，但在机械载荷时表现为弹性固体[19]。其剪切模量 G* 值为 7 ~ 21kPa[20]，而其压缩弹性模量为 3 ~ 15kPa[21]。

纤维环呈纤维状，由 15 ~ 20 个呈同心圆排列的纤维层构成。这些层次包含平行排列的胶原纤维，主要是Ⅰ型胶原纤维，其在纤维环边缘相

对于脊柱轴线以 62° 的角度定向排列。纤维环的中心主要由相对于脊柱轴线约 45° 角定向排列的Ⅱ型胶原纤维组成 [3,7,18,22]。与上一层的纤维相比，每层的纤维角度旋转超过 180°(图 3.1) [19]。此外，纤维环通过蛋白聚糖和弹性蛋白连接不同层次，从而产生高的轴向强度 [22]。除了胶原蛋白和弹性蛋白纤维外，纤维环还含有细长的成纤维细胞样细胞，它们与胶原纤维平行排列 [2,14]。细胞维持复杂的细胞外基质（extracellular matrix，ECM）结构以保护纤维环的生物力学性质 [5]。纤维环的剪切模量 G * 为 540kPa[23]。

最后，软骨终板是由外层骨组织和内侧透明软骨组成的水平薄层 [8]。中心区域包含胶原纤维加固的水合蛋白聚糖凝胶 [8]。它可以将营养物质和废物输入或者输出椎间盘 [19]。软骨终板作为椎间盘与椎体之间的连接，可以防止髓核凸起进入椎体 [8]。与其他椎间盘组分类似，它们主要由与椎体平行排列的胶原纤维组成 [2]。软骨终板的特征在于其剪切模量 G * 为 440kPa[23]。

胶原蛋白是椎间盘的主要成分，占椎间盘干重的 90%。它吸收水分时具有重要的机械性能。这种蛋白质与蛋白聚糖一起产生膨胀压力，这个压力足以维持负重的椎体之间的距离。压缩载荷主要由髓核的内压支撑，结合纤维环的最小水力渗透性，从而防止髓核爆裂。脊柱上的弯曲和剪切应力主要由纤维环的机械强度承担 [5]。另外，软骨终板内的胶原纤维具有将椎间盘锚定于椎体的功能 [2]。

在观察椎间盘组织时，可以看到一些有趣的特征：

- 首先，可以观察到长而薄的胞质细胞突起，通常在任何其他关节软骨的细胞中都不存在这种现象，可以推断它们是作为组织内机械应变的传感器和通信装置的 [2]。
- 其次，在自身未退变的椎间盘中，几乎完全没有血管和神经。如果存在，它们只能在外层被观察到 [2,8]。这个特征导致整个椎间盘的营养供应不足。因为细胞所需的营养物质完全依赖于通过被动扩散穿过软骨终板和细胞外基质 [11,24]，所以椎间盘的再生能力十分差。因此营养物质的运输情况非常依赖于细胞外基质的组成 [2]。
- 最后，与关节软骨相比，椎间盘含有较高含量的蛋白聚糖。

3.2.2 椎间盘的病理生理学

退行性椎间盘疾病（degenerative disk disease，DDD）对椎间盘的三个部分有明显的影响。然而，由于这种变性发生在每个个体中，并且椎间盘退变程度与症状之间不存在相关性，因此“疾病”一词似乎不适合用于该正常退变过程。在骨骼成熟期间，髓核和纤维环之间的边界开始模糊，髓核纤维化越来越严重，失去凝胶状特征，弹性降低 [27,28]；后者导致椎间盘的生物力学性质

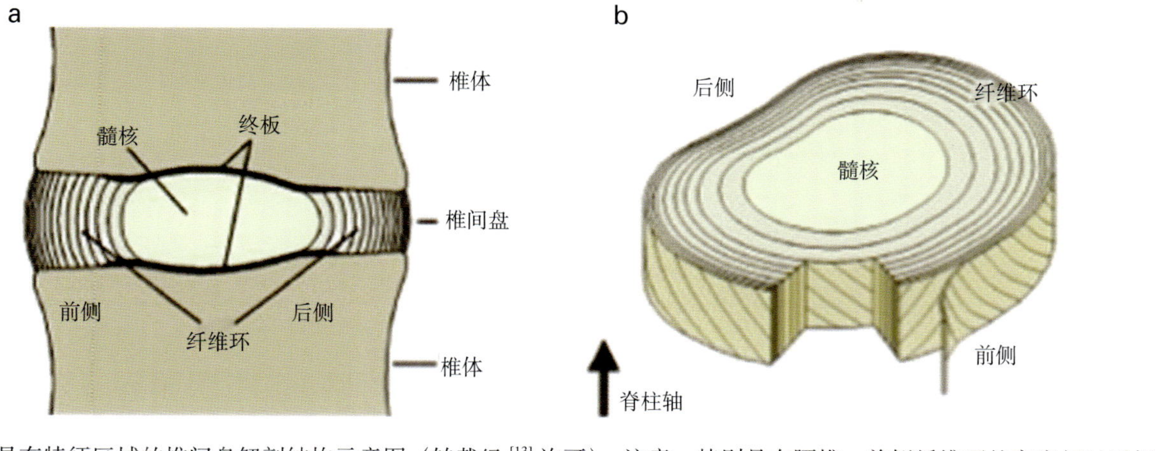

图 3.1 具有特征区域的椎间盘解剖结构示意图（转载经 [13] 许可）。注意，特别是在腰椎，前侧纤维环的高度超过后侧纤维环，形成腰椎前凸

急剧下降[3]。退行性椎间盘疾病的另一个重要特征是软骨终板钙化的增加和转运到椎间盘的相关营养物减少[29]。

这些现象的起因可以追溯到椎间盘内发生的一系列变化。早期，脊索细胞存在于椎间盘[12,13]（参见第1章），这些细胞可以产生大量的细胞外基质。然而成熟后，这些细胞逐渐消失，细胞外基质（再）产生减少[14]。此外，蛋白多糖的酶分解导致髓核中的水合作用降低[14]。在软骨终板钙化与幼儿期的血液供应减少的相互协同作用下，运输至髓核和纤维环的营养物质减少，导致合成细胞外基质的软骨细胞坏死[14]。上述过程导致细胞外基质再生减少，最终蛋白聚糖降解进一步加快[2,29-31]。最后，在髓核内观察到Ⅱ型胶原蛋白含量下降，而Ⅰ型胶原蛋白增加[20,30]。

椎间盘退变可能导致几种类型的椎间盘病变，包括纤维环发生撕裂，这可能导致椎间盘膨出（纤维环的外层保持完整；然而由于内层损伤，髓核会对损伤的纤维环施加压力，并引起椎间盘膨出）、椎间盘突出（纤维环的外层不再是完整的；在压力下，髓核将部分突出或挤压）（参见第21章）和椎间盘高度下降（化学变化使髓核变干，相关的液压下降导致椎间盘变薄）[5]（图3.2和图3.3）。

由于在髓核中存在的蛋白聚糖含量减少导致其水分损失，在机械载荷下保持渗透压的能力降低。后者进一步加重液体的损失和施加在纤维环上的应力，这导致了椎间盘压缩。此外，髓核压力的降低阻碍了蛋白多糖合成，这进一步降低髓核的水合作用，从而导致其无法自动修复受损组织[32]。另外，一个椎间盘的高度减少会导致脊柱其他部位的应力水平升高，促使发生脊柱并发症

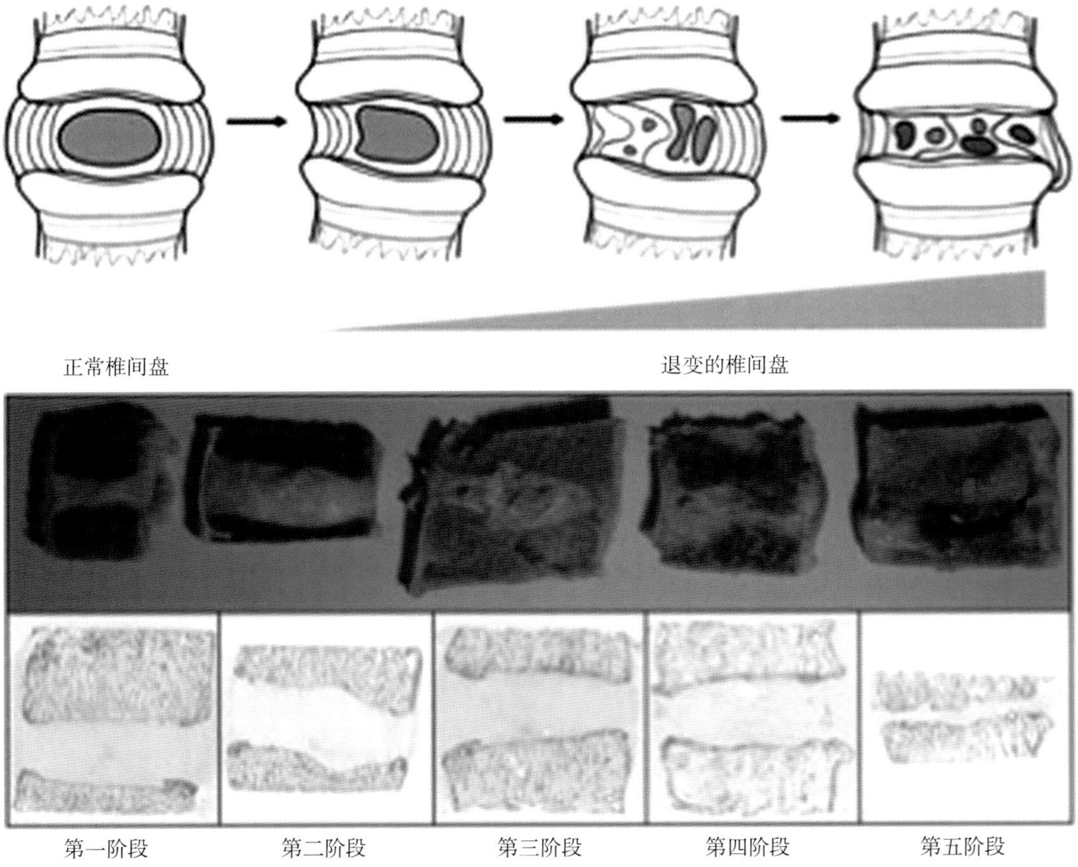

图3.2 （上图）IVD退化阶段：①健康的椎间盘；②髓核失压，髓核需复压/置换；③纤维环破裂，纤维环需要置换；④髓核和纤维环均降解，终板已经钙化，椎间盘高度严重损失，需要全IVD替换（转载自Chan等[25]，并得到Elsevier的许可）。（下图）在几个退化阶段的IVDs的大体外观和显微CT图像（转载自Rutges JPHJ等[26]，并得到Elsevier的许可）

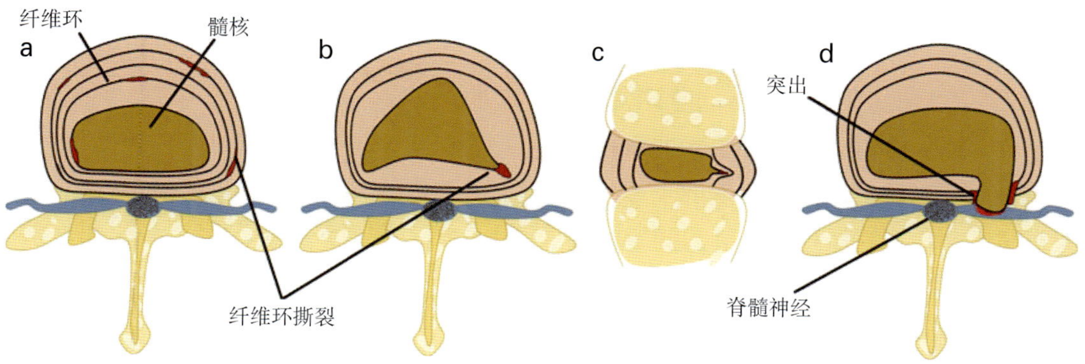

图 3.3 常见类型的纤维环撕裂：同心的撕裂或纤维环分层（a），径向撕裂（b，c），没有完全中断纤维环（d）。图像（b）和（c）描绘了由于纤维环中的径向撕裂引起的椎间盘膨出，图像（d）描绘了压迫脊神经的椎间盘突出

（骨融合后的邻椎病）[2]。这些脊柱并发症可以包括对其他椎间盘及腰椎关节突关节（小关节）的退行性影响[33]。这些小关节还起着负荷作用（特别是颈椎），并且可以替代退化的椎间盘发挥部分作用。在椎间盘健康的情况下，小关节承担了高达 33% 的压缩力，而在椎间盘退化的情况下，这个数字可以达到 70%[33]。因此，可以同时观察到骨赘形成和软骨下小关节骨密度的增加[34]。这个过程可以引起与脊髓系统相关的一系列问题，包括全层软骨坏死、溃疡、纤维化、骨质象牙化、异常关节运动、骨质肥大，以及最终椎管狭窄和（或）主要的节段性不稳定[33]。椎管狭窄可能是由小关节骨赘形成、椎间盘突出、黄韧带肥大、节段性不稳定和脊柱轮廓变化引起的[10]。此外，聚集蛋白聚糖的存在，主要是蛋白聚糖的存在可预防血管和神经向椎间盘内生长[35,36]。因此，蛋白聚糖的降解导致更多的血管和神经向内盘内生长，这预示着身体将增强营养供应以修复受损的椎间盘[8,37]。然而，由于这些痛觉神经存在于负荷系统中，神经受到压缩力，导致产生额外的初始背疼症状[2,14,38,39]（另见第 22 章）。

退行性椎间盘疾病的另一个重要方面是纤维环内的胶原蛋白纤维排列紊乱，这在很大程度上影响其生物力学性质[2]。纤维环的生物力学性能的下降可能导致在负载时形成同心撕裂（cfr. 椎间盘分层）和径向撕裂[2,14,40]（图 3.3）。通过这些撕裂，髓核可以（部分地）影响纤维环的轮廓，导致椎间盘的隆起和突出（突出 / 挤压）[30]，从而对相邻神经造成压迫导致急性和慢性疼痛[2,41]。

最后，软骨终板损坏会导致髓核向软骨终板内突出。另外，由于髓核内压力降低，纤维环可能在机械载荷下塌陷到髓核区域[14]。

3.3 传统的临床疗法

当前，与椎间盘退变相关的腰背痛的保守治疗旨在减轻患者的不适和症状，而不是修复椎间盘的机械功能[2,3]。它们通常不能解决椎间盘高度的损失和与椎间盘退化相关的机械功能[3,13]，甚至可以进一步诱导由于生物力学改变而引起的退化[3]，这导致患者需要额外的外科干预[42]。

第一类治疗是常规的无创技术，包括口服镇痛药、非甾体抗炎药（NSAID）和物理疗法。然而，这些治疗往往更侧重于缓解疼痛，而不是解决发病的成因。此外，通常需要数月才能获得“令人满意的”结果，目前没有证据表明这些治疗对病程是有益的[2]。

第二类治疗是一些微创技术，旨在减少由于椎间盘膨出和突出而引起的对神经的压力。这些技术包括髓核切除术、（微创）椎间盘切除术和椎间盘外环整形术，常需要部分椎间盘（通常是髓核的一部分）切除以减小施加在神经上的压力[2,30,38,43]。虽然在短期内可以观察到即时的疼痛得以缓解，但是由于椎间盘的再生性能差，且在较长时间内可能发生额外的椎间盘退化，这些技术可能会失去疗效[22]。

与微创技术对应，有两种主要的开放手术方法来治疗椎间盘病变[42]。首先，可以进行脊椎关节固定术[19]，以便将损伤的椎间盘周围的两个或更多个相邻的椎体融合。这种手术的最终目标是促进骨性融合。因此，这种类型的干预应该称为“关节固定术”（字面上是关节的固定）而不是“融合”手术。融合是在最佳条件下关节固定的结果。此外，阐明这种融合效果并不简单，融合得好未必有好的术后结果，而未融合也未必一定有不好的术后结果。虽然这种技术目前被认为是退行性椎间盘疾病的标准治疗方法，但从长期看，没有证据表明其比保守治疗对患者更有利（参见第23和24章）[9]。另外，这种手术增加了对脊柱周围区域的应力，这可能导致如上所述的其他问题，邻椎病确实存在[34,44]。第二种技术是完全手术切除受损的椎间盘，再用人工或置换的方法重建，称为人工椎间盘置换术（total disk replacement，TDR）[4,9,32,43-47]。这种技术已经成为脊柱融合的替代方案，以治疗已经损失了生物力学性质的椎间盘。其术后结果与融合术的效果相当，在颈椎中，术后结果甚至比颈椎关节融合术好。最近，通过应用快速制造/成型（通常称为3D打印）作为构建患者特异性植入物的工具，已经实现了长足的进步[48]。虽然这种技术在理论上较脊柱融合更具优势，但仍然存在显著缺点，包括生物相容性差（取决于所应用的材料），在脊柱上引起额外应力的不协调的力学特征[45]，固定性较差，可能导致植入物的半脱位或相反的融合[46,49]，以及在重复的机械负荷下产生磨损碎片［通常是聚乙烯（PE）］，可能引起炎症反应等（见表3.1）[5,22,47,49-51]。

3.4 组织工程学疗法

组织工程学是一类科学研究领域，旨在开发新技术，以解决处理组织修复时面临的众多挑战。一方面，它针对传统的器官移植及其相关障碍寻找合适的替代方案。另一方面，替代治疗也针对一些当前不满意的治疗方案，包括椎间盘退变[64]。今天，没有证据表明这些治疗方案比椎间盘自然病史或保守治疗方案能产生更好的长期结果。然而，在这方面，将生物材料作为功能性支架的原料是一种有希望的方法。理想情况下，开发的支架应与天然细胞外基质极度相似，同时显示出预定的大体形状。它们可以在组织缺损部位引入[30]，作为干细胞黏附、分化和增殖的支持，以最终引导新组织的产生（图3.4）[64-68]。

由于缺乏根本的治疗，且一直以来支持保守式手术对患者有益的证据不足，最近越来越多的人开始关注替代疗法，这是一种更可持续的治疗方法，通过组织工程学的方法，将治疗重点放在恢复椎间盘高度和生物力学功能上[2,19,30,69,70]。

组织工程椎间盘的首要方面是整个器官的培养[71]。因此，重点是理解椎间盘退变背后的机制和体外增强椎间盘再生的因素。在这方面，通过研究已经发现了几个影响因素，包括施加的机械应力、营养供应对细胞活力的影响[24]、椎间盘不同区域细胞增殖增加或减少等。上述研究是实现椎间盘再生的关键[5]。

目前研究椎间盘再生的三种方法，包括纤维环修复、髓核修复或更换，以及椎间盘置换。不同方法的选择和成功率通常取决于观察到的退化的时间和性质[5]（图3.2）。

3.4.1 可用的细胞来源概述

椎间盘的组织工程学治疗方案（tissue engineering，TE）需要大量的临床合适的细胞[3]，这是迄今为止的主要障碍之一[3,27,30,42]。因为即使在健康的椎间盘，尤其是在髓核中，细胞浓度也很低。此外，从健康的椎间盘提取细胞以修复退行性椎间盘会导致健康椎间盘退化加剧[27]。由于成功的椎间盘再生需要的细胞数量，远大于从单个椎间盘所能获得的细胞数量，因此必须处理好细胞来源这一问题[3,6,72]。

目前，正在考虑使用不同的细胞来源来满足椎间盘的组织工程学治疗方案。首先，可以从非脊柱部位获得自体软骨细胞[27,42]，自体盘状软骨细胞通常通过椎间盘切除术或经皮活检进行收获[73]。这些细胞的优势在于它们与椎间盘软骨细胞十分相似[27]。此外，使用自体细胞可免除自身

表3.1 临床（前）椎间盘退变应用治疗方法概述

方法	描述	优点	缺点	图例
椎间盘退变治疗法				
保守治疗法	将口服镇痛药、锻炼、感知修复和理疗相结合[2]	+ 无创 + 无需循证医学重新验证 EBM + NSAIDs：B[52] + 锻炼：B[53] + 物理治疗：B[54]	- 症状治疗 - 需要几个月才能获得“满意”的疗效 - 适用患者有选择性	
微创治疗法				
溶核术				
化学溶核术	* 治疗椎间盘突出 * 直接将木瓜凝乳蛋白酶注入髓核，溶解蛋白聚糖，收缩凸起椎间盘，纤维环完好无损[2,43,55]	+ 背痛立即消失 + 微创手术 + EBM：B[56]	- 并发症（过敏反应） - 髓核切除术的术后愈合过程中，在撕裂软骨性终板处形成血管组织，可引起疼痛	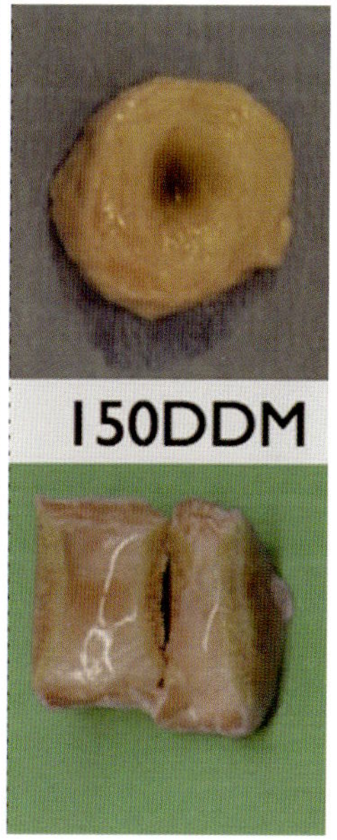 在注射木瓜蛋白酶 115U/ml 后 10 天内，髓核退化。椎间盘的俯视图和侧视图（转载并获得 Elsevier 的许可[43]）

续表

方法	描述	优点	缺点	图例
臭氧髓核消融术	* 治疗椎间盘突出 * 将臭氧 / 氧气混合物注入椎旁肌肉组织和突出区域 [2]	+ 无痛 + 耐受性良好	– 治疗有效性的证据不充分 – 无 EBM	
椎间盘外环成形术				
椎间盘内电热疗法（intradiskal electrothermal therapy，IDET）	* 治疗慢性椎间盘性下腰痛 * 增加胶原蛋白，使椎间盘收缩，同时血管和神经内生减少 * 将电极插入受损区域并加热至 90℃ [2,57]	+ 微创 + 患者在当天出院 + 可以减少环形龟裂 + 可以提高椎间盘自身的稳定性 + 低成本	– 长期随访结果有限 – 环形壁内的痛觉感受器发生热凝固 – 可能的并发症：导管破裂，IDET 治疗后椎间盘突出、感染、脓肿、神经元损伤 – 治疗有效性的证据不充分 – EBM：B[58]	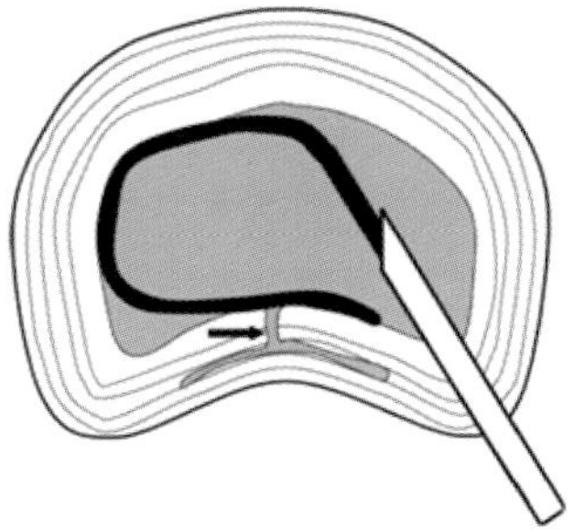 示意图展示将电极引入椎间盘（转载并获得 Elsevier 许可 [59]）
射频消融纤维环成形术（radiofrequency annuloplasty，RFA）	* 治疗慢性腰痛患者 *DiscTRODE™ 套管在 X 线引导下插入外侧椎间盘组织 * 射频电流流过电极，局部加热相邻组织，凝固和增厚胶原蛋白 [2]	+ 微创 + 低成本 + 与外科手术相比，几乎没有副作用	– 并发症：导管破裂、神经根损伤、椎间盘炎、椎间盘突出、疝气、硬膜外脓肿、胸部和颈部脊髓损伤 – 只有短期收益 – EBM：短期 B[58]	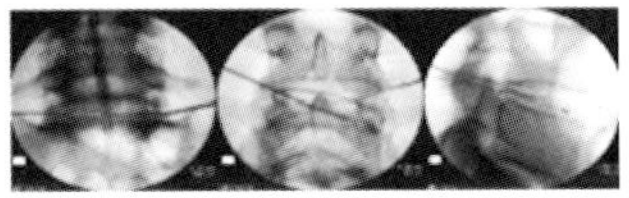 X 线片代表为了监测温度升高的加热导管和热电偶放置（转载并获得 Elsevier 许可 [60]）

续表

方法	描述	优点	缺点	图例
双极射频纤维环成形术（intradiskal biacuplasty，IDB）	* 新型椎间盘外环成形术 * 使用两个 RF 电极的双极系统 * 电极放置在受损纤维环对侧的后外两侧 [2,38]	+ 微创 + 与 IDET 相比，峰值温度较低，具有更好的耐受性 + 过程耗时短 + 可用于先前手术过的椎间盘 + 与 RFA 和 IDET 相比，电极放置相对容易	- 治疗是否长期有效的数据不充分 - 无 EBM[58]	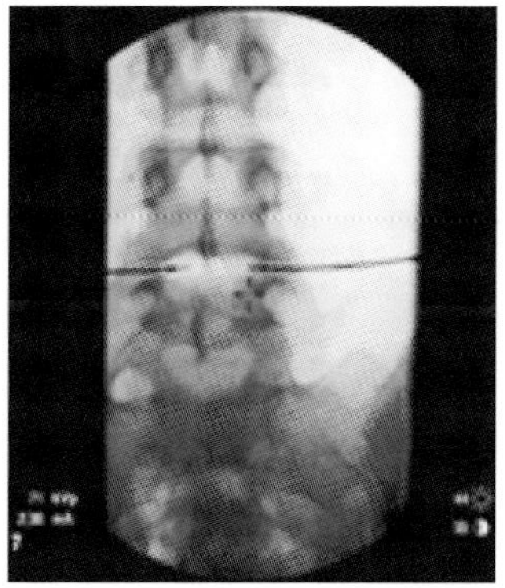 X 线片展示两个电极的放置（2009 年世界疼痛研究所转载，并获得 John Wiley and Sons 许可 [38]）
经皮椎间盘减压术				
经皮激光椎间盘减压术	* 治疗椎间盘突出患者 * 在透视下将激光射入髓核 * 激光照射，去除小部分的髓核，使突出缩小 [2,61]	+ 微创 + 患者可以在当天出院 + 仅去除局部的组织 + 可应用于脊柱狭窄和 IDD 患者（椎间盘破裂）	- 缺乏临床试验 - 对外科医生而言，学习曲线陡峭 - 增加外科医生手术难度 - 仅有部分成功案例 - 无 EBM[43]	
低温等离子射频消融术（等离子椎间盘切除术）	* 治疗椎间盘突出患者 * 由透视引导设备进入髓核 * 引入设备时，髓核通过射频切除 * 通过分子解离将组织转移到气体中，然后通过针吸出 * 移除设备后，通过管道的热处理进行凝血，导致神经纤维变性 [2]	+ 微创	- 不适用于椎管狭窄患者 - 椎间盘高度损失 50%，严重椎间盘退变 - 仅有部分成功案例 - 无 EBM[56]	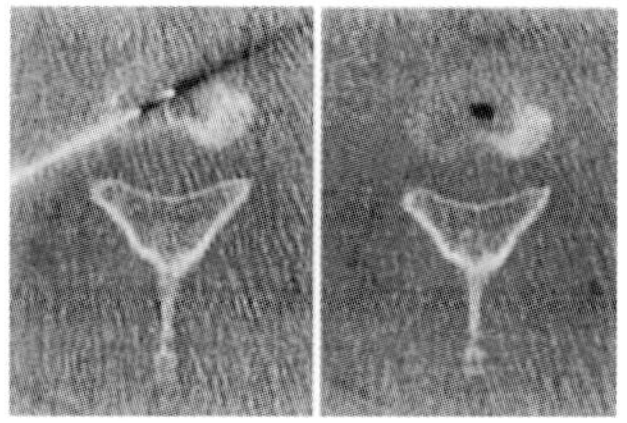 在椎间盘中放置设备之前（左）和消融后（右）的 CT 图像（转载并获得 Elsevier 许可 [62]）

续表

方法	描述	优点	缺点	图例
机械腰椎间盘减压术 插入探针，手动切吸经皮腰椎间盘切除术（PLD）	经皮椎间盘切除器是一种手持式设备，连接到螺旋探头，探头旋转，从而从髓核中吸出碾磨的组织 * 在透视镜指导下将经皮椎间盘切除器放入椎间盘 [2]	+ 微创 + 手术时间短	- 此方法的结果仍然有限 - 仅有部分成功案例 - EBM：D[63]	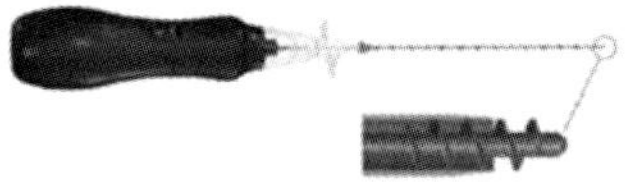 手持设备的图片（转载并获得 Elsevier 许可 [64]）
	* 插入探针，在椎间盘中的切碎组织，随后进行抽吸 [2]	+ 微创 + 手术时间短	- 术后结果不一致 - EBM：B[56]	
区域内镜技术				
腰椎间盘切除术	* 使用通过工作管道插入的内窥镜，可以在直接（或视频）的视野下，去除突出椎间盘的特定部分 [2]	+ 微创脊柱手术的极限形式 + 患者可以在 24h 内回家	- 与经典显微椎间盘切除术相比长期临床疗效无差异 - EBM：与保守治疗相比在短期内为 A[56] - 在较长的随访中不优于显微椎间盘切除术	
开放手术方法				
脊柱内固定术				
	使用内固定器械和植骨，固定脊柱上相邻的椎体	+ 适用于脊柱不稳定甚至稳定性丧失的患者	- 无法恢复椎间盘功能 - 邻椎病 - 改变脊柱的生物力学性质 - 作为慢性特异性腰痛治疗的 EBM：D[62]	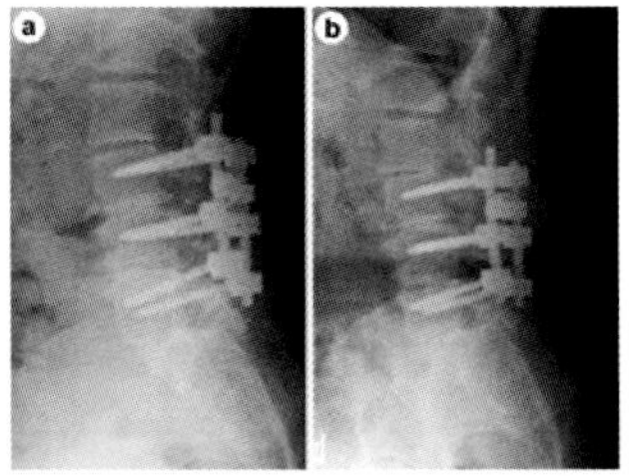 经减压和脊柱关节融合术后（a）和术后 2 年（b）的 X 线片（转载并获得 Elsevier 许可 [63]）

续表

方法	描述	优点	缺点	图例
人工椎间盘置换术，全椎间盘置换术（total disk replacement，TDR）				
	* 手术切除病变的椎间盘，并用人工椎间盘替代[9,48]	+ 恢复椎间高度和一定运动能力	- 不能承受压力 - 产生磨损碎片 - 压力转移到椎骨 - 有植入失败的可能性 - 长期效果不佳 - 在治疗腰椎间盘退变疾病方面，就腰椎而言并没有明显优于内固定术，但肯定不会更差 - 与腰椎间盘退变疾病的保守治疗相比，全椎间盘置换术没有 EBM	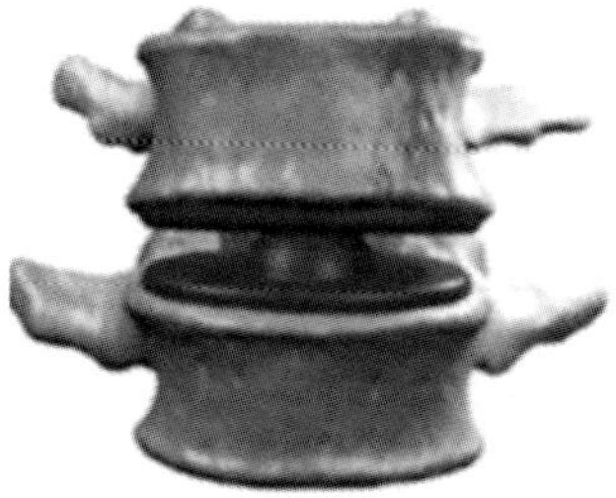 通过快速制造生产的椎间盘植入物模型（转载并获得 Elsevier 许可[50]）

* 重点，+ 优点，- 缺点

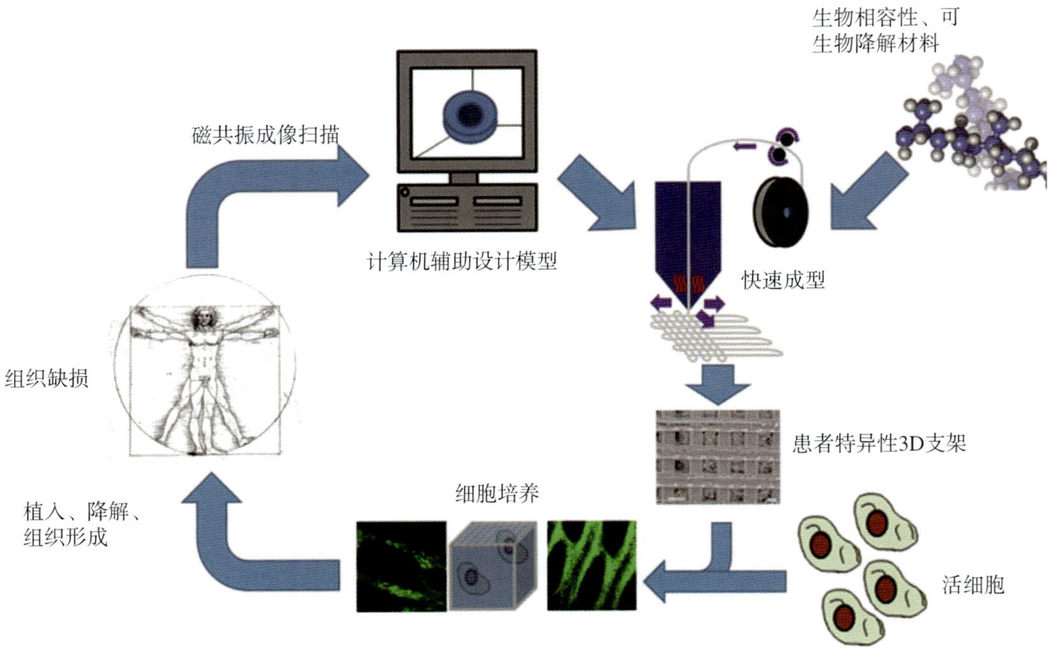

图 3.4 组织工程原理的方案展示

的免疫原性反应 [73]。其次，一些研究人员研究了同种异体椎间盘细胞（即来自不同个体的细胞）的使用，但是这种方法带来了一系列问题，包括免疫反应、细胞培养和保存困难，以及潜在的疾病传播风险 [74]。此外，该过程可能导致供体中的椎间盘退变 [74]。最后，还可以应用间充质干细胞（mesenchymal stem cells，MSC）[3,6,11,31,43,75-78] 或骨髓基质细胞（bone marrow stromal cells，BMSCs），因为它们的特点是尚未分化且具有多能分化潜能（cfr. 能够分化为大量细胞类型）[11,72]。间充质干细胞用于椎间盘再生具有以下优点 [3,11,31]：

- 从骨髓中收获相对容易。
- 体外培养较容易。
- 自我更新和繁殖的能力。
- 低免疫原性，排除植入后组织排斥。
- 分化成各种细胞，包括纤维环和髓核中存在的细胞类型。

遗憾的是，间充质干细胞的应用也存在一些风险，因为这些细胞表现出转化成多种细胞的能力，所以当其从植入部位泄漏并形成骨赘时可能造成问题 [42]。在植入前，细胞的体外操作（与髓核细胞共培养）提供了可行的替代方案，可以产生大量适当的细胞，实现髓核的组织工程学治疗方案 [3,6]。

3.4.2 髓核置换

由于椎间盘退变的早期症状可归因于髓核内发生的变化，所以许多研究集中在研究如何增加或再生髓核 [27,42,79,80]。一般来说，研究旨在提高蛋白聚糖的含量以恢复髓核内的液压，这对其机械功能至关重要 [5,70]。在退行性椎间盘疾病的早期阶段，纤维环降解之前，髓核的再生十分有用（图 3.2）[81]。

当前存在两种方法来实现蛋白聚糖含量的增加。首先，可以通过施用转化生长因子 β（TGF-β）和骨形成蛋白 2（BMP-2）等生长因子来刺激存在于髓核中的细胞，上调细胞外基质的产生 [3,6,31,68,70]。遗憾的是，虽然这些生长因子可以增加 ECM 的主要组分——胶原和糖胺聚糖（glycosaminoglycans，GAGs）[6,31,68,70] 的含量，但它们也可能导致纤维环的骨化 [82]。此外，想在髓核中成功引入生长因子也是相当具有挑战性的，因为直接注入产生的效应期十分短 [22,70]。最优方法是通过例如转基因治疗的方法，将生长因子以更永久的方式引入机体 [6]。应用这种方法意味着将负责生长因子生成的基因引入靶细胞，理想地维持细胞内持续产生生长因子[2]。或者，可以考虑引入新的细胞材料，因为椎间盘组织的特征在于非常低的细胞密度，并且退行性椎间盘疾病甚至进一步降低了这种密度。因此，原生细胞中细胞外基质产生的刺激并不会产生足够的细胞外基质[3]。为了解决这种细胞缺陷，专家们还将进行一系列研究，以探究将新细胞组织引入椎间盘的可能性[73]。将生长因子与引入新细胞组织联合的双重方法，预计将给出最好的结果[27,31]。

为了引入细胞，可以应用可注射的生物材料或含有细胞的支架。前者通常是原位可交联水凝胶，能展现出与天然髓核相似的生物力学性质[29,81,83]。其次，含有细胞的支架可用于更广泛的损伤[5]。材料和细胞来源的粗略概述如表 3.2 所示。

与外科植入的方法相比，注射手术展现出一些优势。首先，注射过程是微创的，从而减少潜在的炎症反应[84,85]。此外，因手术干预而出现的最轻微的组织损伤都可以在机械负荷时加重，这导致更快的退变[27]。其次，注射生物材料要确保将整个椎间盘中存在的空隙都填满[20,21]，从而改善植入物的固定并降低植入物迁移的风险[23]。然而，注射生物材料进行治疗的成功率也受到纤维环注射后的再密封策略的影响[42]。在穿刺密封不当时，髓核可以在机械负荷时通过孔排出[86,87]。要实现良好的密封，使用市面上有售的植入物，包括 Inclose© 或 Xclose©，被认为是具有锚点的改良缝合线[88]。但是，这些缝合线仅发挥其机械作用，而不能维持生物纤维环的结构或阻止纤维环退变[42]。目前，一些研究小组正在评估通过使用可生物降解的聚合物，以更耐用的方式修复纤维环损伤[89,90]。虽然有些研究仅停留在注射细胞阶段[73,91]，但是由于髓核失压阻碍了蛋白聚糖合成[14,32]，所以通过将细胞与可注射的生物材料结合以增加其生存能力，通常可获得更好的结果。以此为目的，目前已经应用了多种水凝胶材料，包括胶原蛋白[11,75,92,93]、纤维素复合物[81]、明胶[31]、透明质酸（hyaluronic acid，HA）- 凝胶 - 己二酸二酰肼[20]、透明质酸[18]、聚乙二醇 / 透明质酸 / 聚戊糖多硫酸盐（polyethylene glycol/hyaluronic acid/pentosan polysulfate，PEG/HA/PPS）[21]，阿魏酸 - 明胶 / 壳聚糖 / 磷酸甘油[94]、Ⅱ型胶原 / 聚乙二醇 / 透明质酸[85]、氧化透明质酸 / 己二酸二酰肼（oxidized hyaluronic acid/adipic acid dihydrazide，oxi-HA / ADH）[23]、聚乙二醇（PEG）[87]，富血小板血浆（PRP）[55] 和壳聚糖[29]（见表 3.2）。

用于髓核再生的支架也具有一些优势，因为它们在细胞增殖期间提供额外的支持以承受施加在椎间盘上的机械负荷，从而增加细胞活力[12,43,86]。理想情况下，应用的支架应具有与天然组织相似或略高的刚度。相反，在刚度超过临界值的情况下，支架可能会通过终板发生沉降[86,95]。支架的第二个优点是，它为新细胞和细胞外基质提供了合成空间，同时与注射方法相比能够扩散营养物和废物[79]。然而支架的应用需要侵入性手术，从而可能增加炎症反应的发生[84]，同时增加植入时神经和相邻组织损伤的风险。此外，由于支架不能完全覆盖整个空隙，所以可能存在支架迁移相关的风险[23]。因此，植入式支架的成功非常依赖于植入程序[86]。迄今为止，已经有许多材料正在被考虑用于生产合适的髓核支架，包括藻酸盐[30]、胶原蛋白[70,86]、丝光纤透明质酸（HA）复合材料[27]、聚乙醇酸 / 透明质酸 / HA）[28]、Ⅱ型胶原 / 透明质酸 / 软骨素 -6- 硫酸复合物[74,79] 和聚乳酸 / 乙醇酸（poly-lactic/glycolic acid，PLGA）[12]（表 3.2）。

3.4.3 纤维环再生

由于椎间盘的生物力学性质是髓核和纤维环相组合产生的特性，所以单独的髓核增加不会使任何一种椎间盘退变产生令人满意的结果[22]。此外，在引入人工髓核后，纤维环的损伤常常导致纤维环退变的进一步增加，这可以引起髓核的失压[5]。为了解决这些问题，纤维环的修复研究也在进行中[5,22,68,95]（表 3.3）。

开发合适的纤维环支架的关键问题之一是模拟层状结构，因为这一结构为纤维环提供了关键的机械性能[22,69]。在没有良好排列的支架结构（包括相对于脊柱轴线的角度走向）的情况下，细胞无法使它们的细胞外基质在纤维环中高度组

表3.2　用于髓核组织工程的材料（目前，所有这些“疗法”都是实验性的，因此，没有给出循证医学证据）

材料分类	应用材料	材料特性	细胞来源	描述	优点 / 缺点	时期	图例
可注射材料							
胶原蛋白	胶原蛋白	* 蛋白质 *ECM 主要成分	* 兔髓核细胞 * 人间充质干细胞（MSCs）	兔和人间充质干细胞包裹在含有兔髓核蛋白的胶原微球中，随后注射入兔椎间盘[75,92]	+ 有较高的水合作用 + hMSCs 存活并合成新的 ECM + 增加 Ⅱ 型胶原蛋白和 GAG 的含量 - 需要进一步优化培养条件	* 体外 24 天 * 体内 6 个月	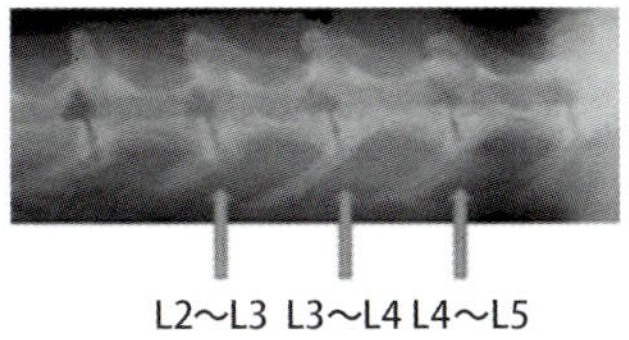 在兔髓核中植入材料的 X 线片（转载并获得 Elsevier 许可[75]）
	Ⅱ 型胶原蛋白 / 聚乙二醇（PEG）/ 透明质酸（HA）	*ECM 成分 *4S-starPEG 是无毒交联剂	* 兔脂肪干细胞	* Ⅱ 型胶原水凝胶原位交联 4S-starPEG 交联剂[85]	+ 髓核细胞活力高 + 透明质酸刺激 ECM 合成、增殖、迁移和表型的维持 +HA 有抗炎和抗血管新生作用 + 临床应用的理想凝固时间（1 h） + 培养稳定 - 非交联 Ⅱ 型胶原蛋白的机械性能较差	* 体外 14 天	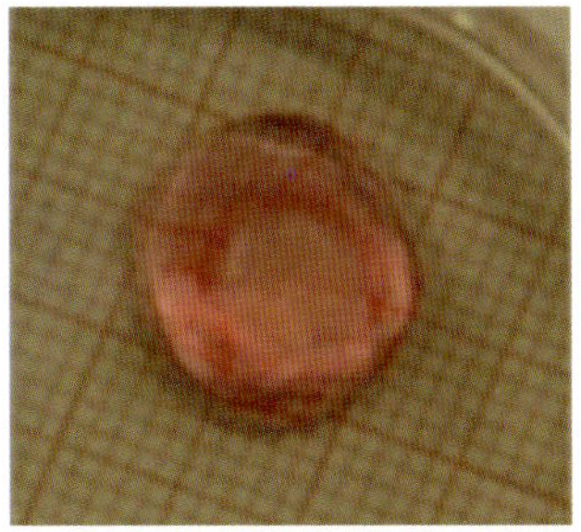 一个种植于髓核的水凝胶图像（转载并获得 Elsevier 许可[85]）
	去端肽胶原	* 髓核中 ECM 成分	* 兔间充质干细胞 * 牛的髓核	* 可注射且原位交联 * 使用 mTGase 的酶交联[11,93]	+ 适用于注射 + 良好的生物相容性 - 动物来源，有疾病转移的风险 - 机械性能差 - 不易降解 - 7 天后观察支架尺寸减小	* 体内 8 周	

续表

材料分类	应用材料	材料特性	细胞来源	描述	优点 / 缺点	时期	图例
纤维素	纤维素复合材料	* 多糖纤维调节机械性能	* 人、胚胎软骨细胞	缺少细胞的情况下，注射在髓核中	+ 长期保持机械性能 + 在新手术方法中，原位紫外光固化 + 生物相容性	* 体外 1 周	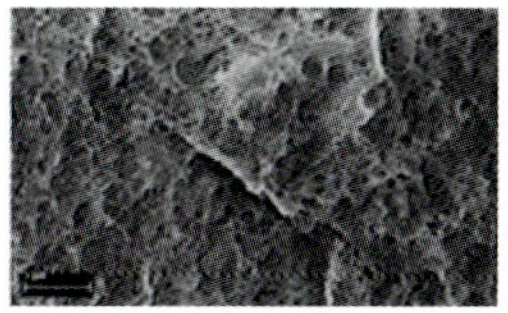 复合水凝胶的 C-ryo-SEM 图像，显示出多孔结构（转载并获得 Elsevier 许可 [81]）
明胶	明胶	* 来源于胶原（ECM 成分）	* 兔间充质干细胞	在髓核中注射纤维素凝胶、间充质干细胞、生长因子	+ 减缓椎间盘高度的降低速度 + 增加聚集蛋白聚糖和 II 型胶原蛋白含量 + 减少 I 型胶原蛋白 + 降低凋亡率 + 可注射使用	* 体内 12 周	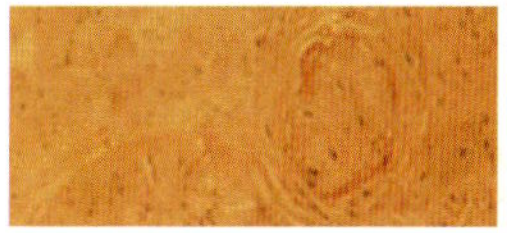 12 周后髓核中存在大量纺锤体细胞（转载并获得 Elsevier 许可 [31]）
	阿魏酸 - 明胶 / 壳聚糖 / 磷酸甘油酯	* 治疗作用，抗炎，抗氧化	* 兔髓核细胞	* 室温下热敏水凝胶作为髓核修复中阿魏酸的载体，室温下为液体，生理温度下变成凝胶 * 阿魏酸通过形成酰胺键附着于明胶 [94]	+ 无细胞毒性 + 良好的凝胶化和便于临床上操作 + 阿魏酸使炎症减少 + 上调 II 型胶原蛋白和聚集蛋白聚糖含量 + 阿魏酸防止蛋白多糖变性	* 体外 3 天	——
	透明质酸 - 明胶己二酸二酰肼水凝胶	* 髓核中 ECM 的组分	* 兔髓核细胞	注射水凝胶与 NP 细胞结合并用 EDC 和 NHS 交联 [20]	+ 可灭菌 + 相对较好的黏弹性 - 需要交联 - 未反应的醛基使细胞活力轻微下降	* 体外 1 周	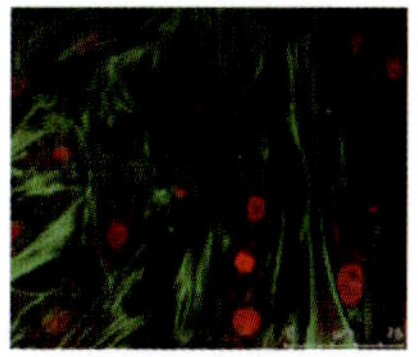 培养 5 天后细胞形态的共聚焦图像（转载并获得 Elsevier 许可 [20]）

续表

材料分类	应用材料	材料特性	细胞来源	描述	优点 / 缺点	时期	图例
透明质酸	透明质酸 HYAFF 120 和 HYADD 3	* 髓核的主要组分	* 猪骨髓干细胞	* 注射透明质酸和同源骨髓干细胞 [18]	+ 无需更换纤维组织、不使软骨终板破裂 + 椎间盘中心的软骨细胞数量大 + 无坏死或炎症反应 + 良好的细胞活力 + 直接 + 高性价比	* 体内 6 周	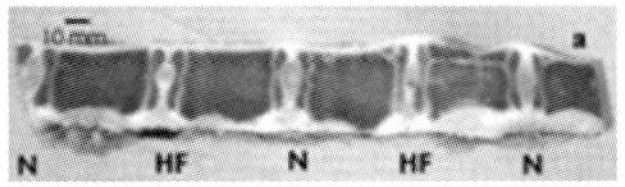注射 HYAFF 120（HF）治疗雾化后的髓核，6 周后相邻正常（N）椎间盘和注射后椎间盘的外观对比。注意椎间盘中央部分的双凸［转载并获得 Springer Science and Business Media 许可（图 3-3）[18]］
	氧化透明质酸 / 已二酸二酰肼（Oxi-HA/ADH）	* ECM 组分	* 6 月龄兔髓核细胞	* 注射氧化透明质酸 / 己二酸二酰肼 [23]	+ 数分钟内从液体转变为固体 + 可以保持其形状至少 5 周后才能降解 + 形成Ⅱ型胶原蛋白和聚集蛋白聚糖 + 良好的机械性能 + 良好的生物相容性 – 一些细胞毒性；ADH 百分比增加时未观察到	* 体外 72h	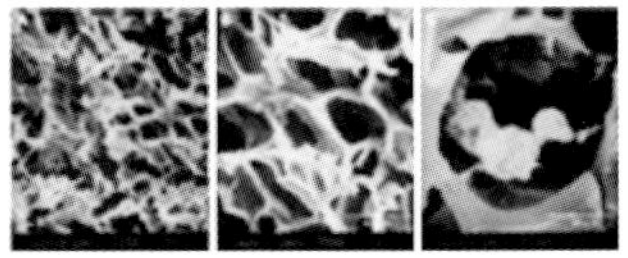移植水凝胶的冻干 SEM 图像（转载并获得 Elsevier 许可 [23]）
聚乙二醇	聚乙二醇 / 透明质酸 / 戊聚糖多硫酸酯（PEG/HA/PPS）	* 透明质酸是 ECM 组分 * 聚乙二醇是亲水性聚醚材料	* 人间充质干细胞	* PEG 和 HA 使用辣根过氧化物酶进行交联 [21]	+ PPS 有助于间充质干细胞的活力和软骨形成 + 增加 ECM 含量 + 无明显的免疫原性反应 + 能生理条件下发生交联 + 与天然髓核相似 + 上调 ECM 含量 + 无需生长因子 – PPS 降低胶凝速度并减少肿胀 – PPS 的有无对活力差异影响小	* 体外 21 天 * 体内 14 天	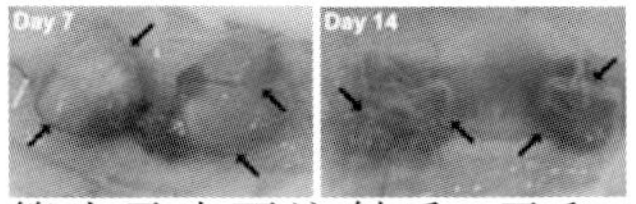箭头示皮下注射后 7 天和 14 天后的体内植入物（转载并获得 Elsevier 许可 [21]）

续表

材料分类	应用材料	材料特性	细胞来源	描述	优点 / 缺点	时期	图例
	层黏蛋白功能修饰的聚乙二醇	* 聚乙二醇是亲水性聚醚材料 * 层粘连蛋白是 ECM 中 存在的蛋白质	* 猪髓核细胞	* 可注射用的层黏蛋白修饰的聚乙二醇	+ 凝胶化时间合适（20 min） + 层粘连蛋白诱导黏附，存活，迁移和分化 + 增加细胞保留量 + 可调的机械性能 + 不需要引发剂（添加游离硫醇和 PEG 丙烯酸酯）	体外 14 天 * 体内 15 h	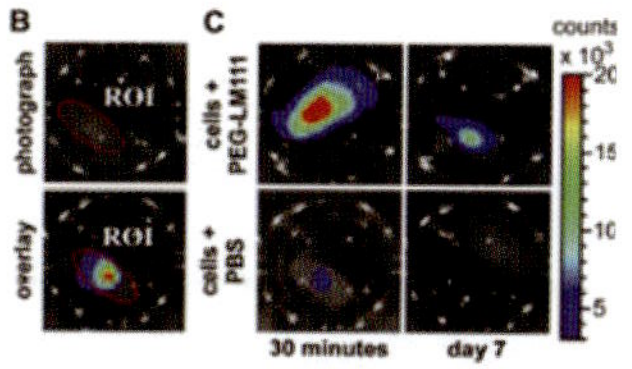 发光实验显示纤维素载体（上文）和无载体导入之间，体外实验细胞保留量对比（转载并获得 Elsevier 许可 [87]）
富血小板血浆（PRP）	PRP	* 富含血小板的血浆	* 猪骨髓间充质干细胞	注射骨髓间充质干细胞与富含血小板血浆的混合物 [55]	+ 增加椎间盘高度 +mRNA 含量增加 + 合成 ECM + 增加 Ⅱ 型胶原和聚集蛋白聚糖含量 + 良好的生物交互性 + 低免疫原性 - 7 天后成骨	* 体外 4 周 * 体内 2 个月	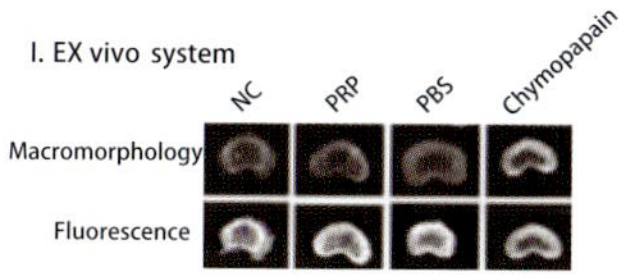 来自不同处理下的不同椎间盘体外实验：正常对照组（NC），PRP，PBS，木瓜凝乳蛋白酶（用于诱导降解的木瓜凝乳蛋白酶）（转载并获得 Elsevier 许可 [55]）
壳聚糖	壳聚糖	* 具有抗菌性能的线性多糖	* 牛髓核细胞	* 注射壳聚糖 * 使用京尼平进行原位交联 [29]	+ 微创 + 良好的免疫原性 + 温度诱导凝胶化（37℃） + 未检测到从纤维环泄漏 + 可调式交联时间，适合注射用 - 壳聚糖在生理 pH 下可溶 - 良好的机械性能	* 体外 24 h * 体内 4 个月	

续表

材料分类	应用材料	材料特性	细胞来源	描述	优点 / 缺点	时期	图例
支架介绍							
海藻酸盐	海藻酸盐	* 阴离子多糖	* 奶山羊髓核细胞	*2D 海藻酸盐椎间盘	+ 模拟髓核的机械性能和细胞黏附性能 + 价格低 + 无组织不良反应 – 随着时间推移，失去刚性 – 细胞 - 支架偶联性差	体外 4 周	
胶原蛋白	胶原蛋白	*ECM 蛋白	无	* 从牛犊尸体中移植支架引入椎间盘 * 植入物 = 胶原基质 [86]	+ 增强和支持核细胞培养 + 增加椎间盘高度 + 与天然髓核机械稳定性相当 – 通过手术引起的植入物挤压，将诱导纤维环在机械应力下受损	体外	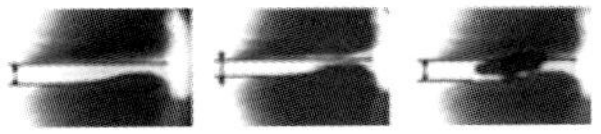 在完整状态（h = 0），髓核切开术后和植入后椎间盘高度（h）的放射照片［转载并获得 Science and Business Media 许可（图 3.3）[86]］
	去端肽胶原蛋白	*ECM 蛋白	* 兔髓核细胞	通过冻干、加入 TGF-β1 和 BMP-2 制备支架[70]	+ 增加 30%ECM + 良好的生物相容性 + 良好的免疫原性 - 胶原蛋白由动物制备，具有疾病传播的风险	体外 2 周	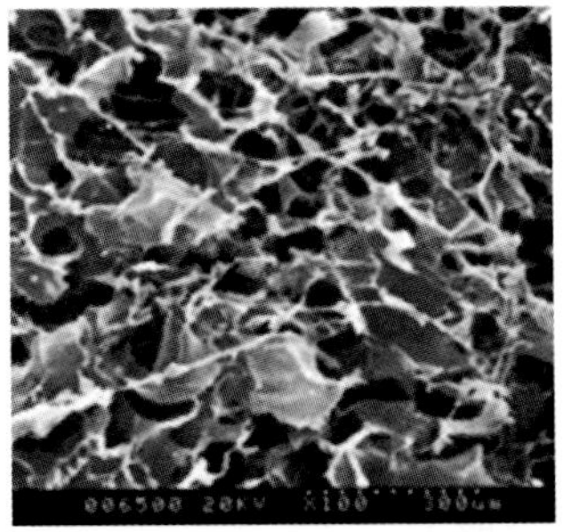 接种去端肽胶原蛋白支架的 SEM 图像（转载并获得 Lippincott Williams & Wilkins 许可 [70]）

续表

材料分类	应用材料	材料特性	细胞来源	描述	优点 / 缺点	时期	图例
	Ⅱ型胶原 / 透明质酸 / 6-硫酸-软骨素复合材料	*ECM 组分	* 兔髓核细胞	* 使用冻干法构建的支架[74,79]	+ 84 天后通过血管化肉芽组织，完成支架置换 + 产生 ECM + 减缓椎间盘高度减小 + 低免疫原性 − 需要Ⅱ型胶原交联	* 体外 7 天 * 体内 24 周	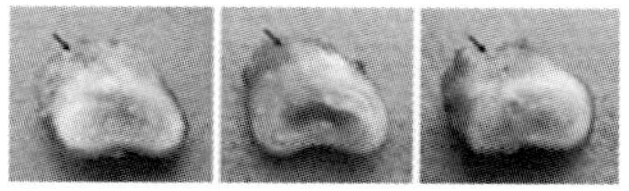 24 周后外植体的形态：A，未插入外植体组；B，插入支架植入物组；C，插入含细胞的支架组（转载并获得 Lippincott Williams & Wilkins 许可[74]）
丝	丝素蛋白透明质酸复合材料	* 丝是天然蛋白纤维 * 透明质酸是存在于软骨 ECM 中的未硫酸化的糖胺聚糖	* 人软骨细胞	* 接种丝素蛋白透明质酸复合材料的支架	+ 丝加入到透明质酸凝胶中以获得更好的机械性能 + 极好的的细胞交互作用 + 丝减缓降解速率并保持机械性能 + 卓越的机械强度 − 与透明质酸支架相比，细胞增殖轻微下降	* 体外 4 周	
聚（乙醇酸）/ 透明质酸	聚乙醇酸 / 透明质酸（PGA/HA）	* 透明质酸是存在于软骨 ECM 中的未硫酸化的糖胺聚糖 * 聚乙醇酸是一种可生物降解的脂肪族聚酯	无	聚乙醇酸支架在 HA 中温育并冷冻干燥[28]	+ 6 个月后椎间盘高度增加 + 修复椎间盘组织 + 无需稀有的供体细胞 + 只需要一次外科手术 + 支架的保质期长	* 体内 6 个月	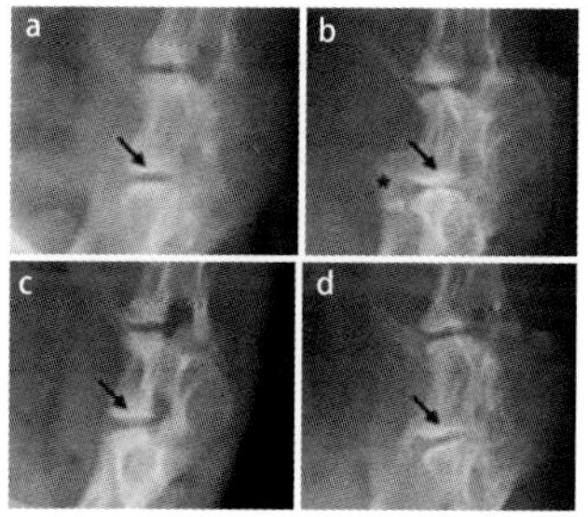 对照组动物（A，B）和植入聚乙醇酸支架（C，D）的动物的放射照片图像；观察到椎间盘高度增加（转载并获得 Lippincott Williams & Wilkins 许可[28]）

续表

材料分类	应用材料	材料特性	细胞来源	描述	优点 / 缺点	时期	图例
乳酸-羟基乙酸共聚物	乳酸-羟基乙酸共聚物（PLGA）	* 可生物降解的脂肪族聚酯	* 比格犬髓核细胞	* 在椎间盘中引入的接种细胞的乳酸-羟基乙酸共聚物支架 * 使用模具和温度梯度法生产支架，以获得微管，随后冻干 [12]	+ 减缓椎间盘退变 + 椎间盘高度增加 + 支架在 4 周后完全降解 + 增加软骨细胞样细胞和 ECM + 良好的生物相容性 + 可调谐的机械和降解性能	* 体内 12 周	

* 重点，+ 优点，- 缺点。

织化的纤维网络中有序排列，这种纤维网络确保纤维环有足够的机械性能[76]。与纤维环支架开发相关的另一个障碍是纤维环的营养不良和持续机械负荷（如剪切力），这显著降低了细胞活力。因此，体外和体内研究之间可能会产生巨大的差异[76]。

用于生产支架的应用材料通常是试图模拟存在于天然纤维环组织中的网状薄层胶原[5]。主要困难在于获得模拟天然纤维环中的胶原蛋白纤维的合适纤维走向[69]。必要的纤维可以从各种来源获得，包括合成和天然两种途径[19,69,98]（例如丝），然后加工（例如静电纺丝）[68,76,96,97]。此外，通过使用快速制造技术来高度模拟纤维环复杂的自然结构，已经获得了一些有用结果[4,101]。在支架生产中应用快速原型（rapid prototyping，RP）的方法是一种非常强大的工具，与天然纤维环相比，可以生产出结构非常准确的患者特异性支架，同时保持合适的生物力学性能[69]。此外，可以通过电纺丝获得优异的孔隙率，改善营养物质向细胞的流动[69]。因此，快速原型法更优于电纺支架[4]。

为了开发纤维环支架，目前应用了多种材料，如表 3.3 所示，包括胶原[98]、丝[19,69,99]、聚 ε- 己内酯（PCL）[76,96,103]、聚氨酯（PU）[4,100]、聚氨酯聚碳酸酯（PC）[97]、藻酸盐 / 壳聚糖[101]、纤维素[102]、聚乳酸[68,103]和乳酸 - 羟基乙酸共聚物[104]。

已经有研究揭示出在应用纤维环组织工程时可以引入一些有趣的特性。例如，精氨酸、甘氨酸、天冬酰胺（Arg-Gly-Asp；RGD）序列在丝纤维上的应用诱导产生更多的内部纤维环样细胞行为。这可能作为一种可用于局部优化支架的工具，以此来获得优异的模拟原生纤维环的性质[99]。另一个特性是引入生长因子如 TGF-β1，促进糖胺聚糖和胶原蛋白产生的增加[68]。此外，可以应用抗炎药（例如小檗碱）以减少由于植入手术而产生的炎症反应[96]。研究还发现，当支架的表面极性发生改变时，细胞的活力和胶原蛋白的产生也可能受到影响[9,7,03]。最后，研究已经表明，层间的细胞外基质对于增加纤维环支架的拉伸性能至关重要[76]。几项研究结果也显示，部分纤维环再生具有恢复局部缺陷的潜力（例如通过髓核置换产生的孔），这显著增加了髓核再生过程的成功率[68,102]。理想情况下，因为水凝胶可以原位注射和交联，所以应该适用于这种方法。当应用生物交互交联剂时，可以通过与天然组织的交联将水凝胶局部密封[102]。

3.4.4 完整的椎间盘再生 / 置换

大多数上述方法旨在恢复损伤的椎间盘。然而，如果椎间盘退化已经进入极度晚期的程度，则需要通过植入假体装置或通过应用组织工程构造进行完全置换[5]。组织工程椎间盘与传统假体对比，具有以下几个方面的优点：

- 在反复加载负荷循环时不会形成磨损碎屑[50]。
- 可调式的（长期）机械性能，可以随着时间的推移而改善[106,107]。
- 不产生抗原性且有完全生物整合的能力[72,108]。

此外，只将椎间盘的单一部分组织工程化会引起一些髓核与纤维环的连接是否适当的问题，反之亦然[109]。此外，不可能在只更换一个区域的情况下，达到不损害其他区域的效果。因此最近研究的焦点都汇聚在完整椎间盘的组织工程上[110]。为此，需要组合不同的材料和特定的步骤来模拟纤维蛋白纤维环和凝胶状的髓核[5]。

为了将两种椎间盘组分组合，目前已经存在许多种方法，包括成型法[106-108,111,112]、静电纺丝后注射法[72]或切割和交联法[109]。连同各种生产方法，一系列广泛的材料可以被应用来开发完整的椎间盘模拟支架。表 3.4 中提供了简要性概述，包括聚 ε- 己内酯 + 琼脂糖[106,110]、明胶 + 脱细胞软骨[113]、脱钙骨基质明胶（demineralized bone matrix gelatin，DBMG）/ Ⅱ型胶原 / 透明质酸盐 /6- 硫酸软骨素[109]、丝 / 纤维素 / 透明质酸[111]、胶原 / 藻酸盐[108,112,114]、聚乙醇酸（PGA）/ 藻酸盐[107,115]和聚乳酸 / 透明质酸[72]。

完整的椎间盘再生面临一些挑战，因为与仅髓核再生相比，完整椎间盘构建体的髓核内部的细胞外基质含量通常较低。这种现象估计是由于在体外和体内系统中，营养供应不足加剧而发生

表3.3 应用于纤维环组织工程的材料（目前，所有这些“疗法”都是实验性的;因此，没有给出循证医学证据）

材料分类	应用材料	材料特性	细胞来源	描述	优点 / 缺点	时期	图例
聚酯类	乳酸 - 羟基乙酸共聚物（PLGA）/ 纤维蛋白	* 纤维蛋白是参与血液凝固的非球蛋白 * PLGA 是一种具有机械功能的脂肪族聚酯	* 兔椎间盘细胞	通过溶剂浇铸 / 盐浸技术生产的支架 [104]	+ECM 增加 + 细胞分布均匀	* 体外 3 周	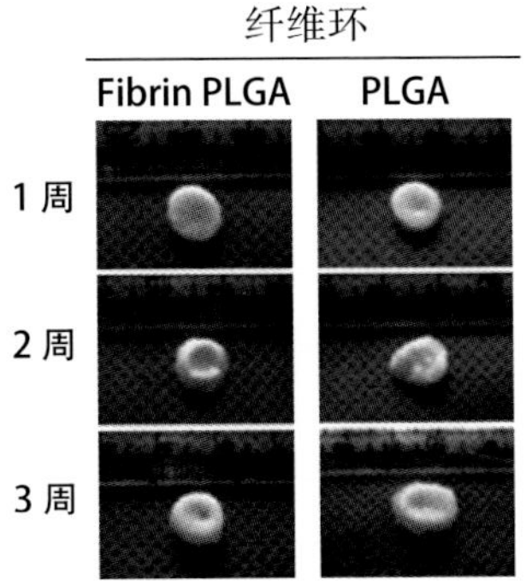 纤维蛋白 / PLGA 支架（左侧）形状保持性优于单 PLGA 支架（右侧）（转载并获得 Taylor & Francis Ltd. 许可 [104]）
	聚左旋乳酸（PLLA）	* 可降解脂肪族聚酯	* 牛纤维环细胞	* PLLA 支架 + 生长因子 TGF-β1 * 通过电纺制备支架 * 随机走向的 PLA 纤维 [68]	+ 机械性能好 + 可生物降解 + 良好的细胞活力 + 增加 GAG 和胶原蛋白含量 + ECM 层厚 + 可作为“软木塞”应用，以弥补局部缺陷	* 体外 3 周	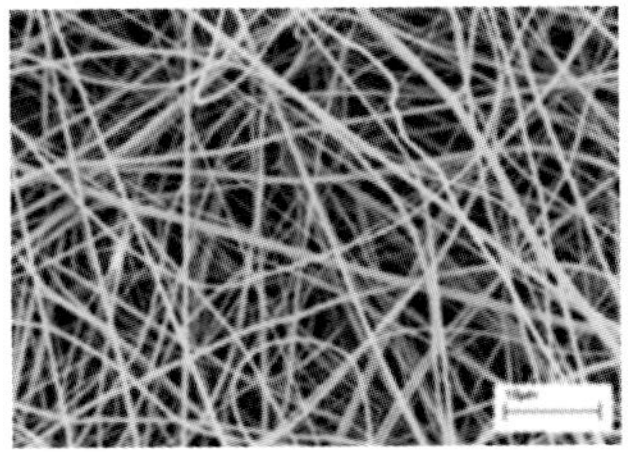 通过场发射扫描电子显微镜观察到的 PLLA / TGF 支架的典型图像（转载并获得 Springer Science and Business Media 许可 [68]）

续表

材料分类	应用材料	材料特性	细胞来源	描述	优点 / 缺点	时期	图例
	聚己内酯（PCL）	* 可降解脂肪族聚酯	* 牛骨髓间充质干细胞	* 线性电纺纤维[76,105]	+ 降解速度慢 + 10 周后 sGAG 和线性胶原蛋白积累 + 层间连接好 + 相似的拉伸模量 + 改善机械性能 − 胶原和 GAG 含量低于原生纤维环 − 不复制内膜胶原组织	* 体外 10 周	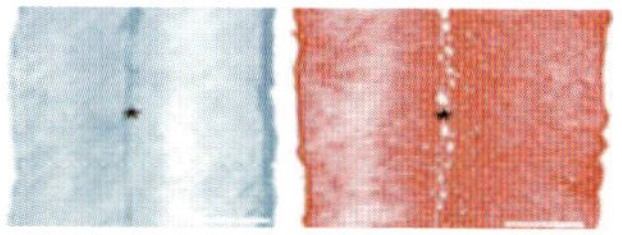 相反的双层横截面在阿利新蓝和天狼猩红染色 10 周后，呈现的层间空间（转载自 2009 年 Macmillan Publishers Ltd: Nature Materials[76]）
			* 猪纤维环细胞	* 将含有小檗碱的电纺 PCL 支架与电纺 PCL 支架相比较[96]	+ 附着在小檗碱支架上的细胞增加 + 无明显细胞死亡 + 增加 sGAG 和胶原含量	* 体外 7 天	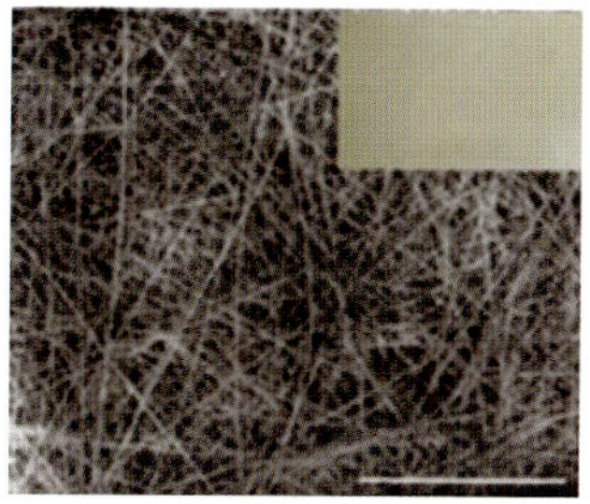 支架的形态特征。小檗碱 PCL 的 SEM 图像，比例尺代表 100 μm（转载（图 3.1b）并获得 Springer Science and Business Media 许可[96]）

续表

材料分类	应用材料	材料特性	细胞来源	描述	优点 / 缺点	时期	图例
丝	丝	* 天然蛋白纤维	* 兔骨髓间充质干细胞	* 针织真丝纤维支架相当于原生纤维环薄层 * 静态和动态设置的比较 [19]	+ 在重复机械应激下细胞能存活 + 与静态培养相比，Ⅱ型胶原蛋白增加且Ⅰ型胶原蛋白减少 + 类似的 ECM 组分 + 适当的机械性能 − 重复机械循环后细胞数量和活力下降	* 体外 4 周	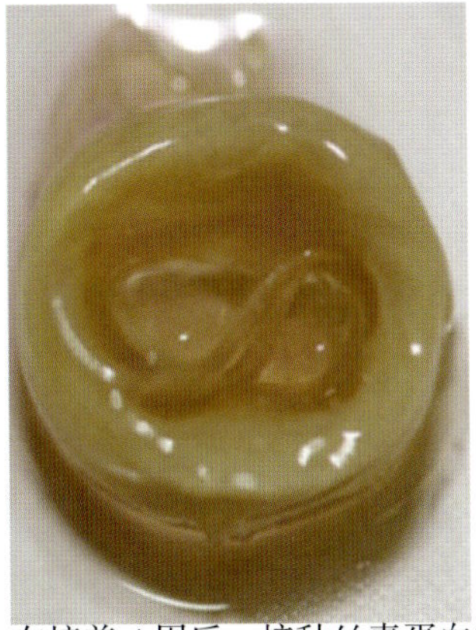 在培养 4 周后，接种丝素蛋白支架的图像（转载并获得 Elsevier 许可 [69]）
			* 人鼻软骨细胞	支架通过对角线缠绕的丝纤维，在薄层中产生胶原定向排列 [69]	+ 观察到软骨细胞和 ECM 沿纤维分布 + 支持软骨再分化 + 增加Ⅱ型胶原蛋白和 GAG 含量	* 体外 4 周	
	RGD 肽修饰的丝质材料	* 将肽固定在表面	* 牛纤维环细胞	* 通过盐浸法制作，形成薄片的支架 * 用 RGD 肽修饰的丝质支架 [99]	+ 免疫反应少 + 降解速率可控 + 增加Ⅱ型胶原蛋白和聚集蛋白聚糖 + 14 天后，RGD 修饰的支架上蛋白多糖增加 − 8 周后，没有任何显著的差异 + 在 RGD 修饰的支架上生长的细胞具有更多的内部纤维环性质 − RGD 修饰的支架在培养 8 周后，细胞计数较少	* 体外 8 周	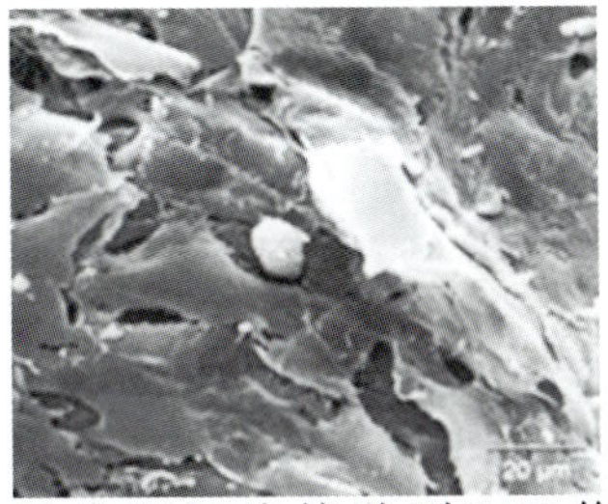 纤维环细胞接种到 RGD 修饰的支架 14 天后的 SEM 图像［转载并获得 Springer Science and Business Media 许可（图 3.3）[99]］

续表

材料分类	应用材料	材料特性	细胞来源	描述	优点 / 缺点	时期	图例
聚氨酯	聚氨酯（PU）	* 由氨基甲酸酯 / 氨基甲酸酯键连接的有机单位	* 牛椎间盘细胞	* 通过可生物降解弹性聚氨酯的快速制造法制备的聚氨酯支架[4]	+ 合适的弹性 + 非常精确模拟纤维环的自然结构 + 存在线性排列的软骨细胞 + 可再生的支架结构 − 低压范围内的压缩性能	* 体外 19 天	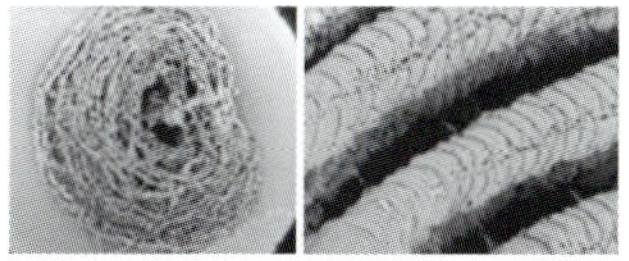 模拟天然纤维环结构的支架的 SEM 图像（IOP 出版，转载并经 IOP Publishing 许可[4]，保留所有权利）
	聚氨酯聚碳酸酯 / 阴离子二羟基低聚物（PU-PC / ADO）	* 通过碳酸酯键连接的聚碳酸酯合成热塑性聚合物 * 通过氨基甲酸酯 / 氨基甲酸酯键连接的聚氨酯有机单位	* 牛纤维环细胞	* 经 ADO 表面修饰的 PU-PC 支架 * 静电纺制的支架[97]	+ 增加 ADO 支架的细胞附着和胶原蛋白 + 球形细胞形态 + 产生 ECM + 可降解产品	* 体外 7 周	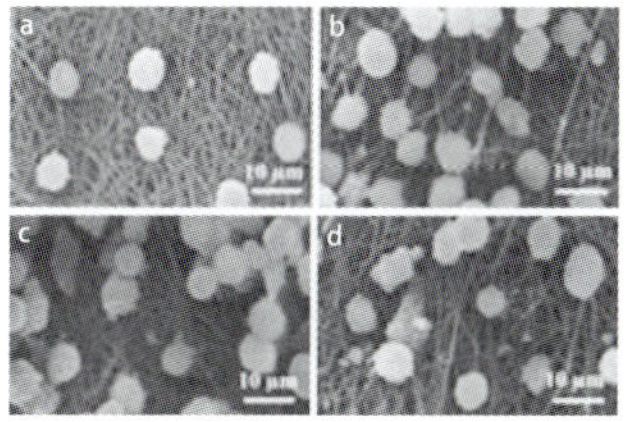 接种到支架的纤维环细胞的 SEM 图像，随着 ADO 量的增加，细胞数量增加（2009 年在 Wiley Periodicals 许可下转载[97]）
海藻酸盐	海藻酸盐 / 壳聚糖	* 从海藻获得中藻酸多糖 * 壳聚糖线性多糖	* 犬纤维环细胞	* 通过湿法纺丝，然后冷冻干燥，产生具有排列纤维的毛毡支架结构[101]	+ 良好的细胞相容性 + 可生物降解 + 抗菌功能 + 有益的支架降解时间 + 细胞排列 +ECM 累积 + 表达 Ⅰ 型和 Ⅱ 型胶原蛋白和聚集蛋白聚糖	* 体外 10 天	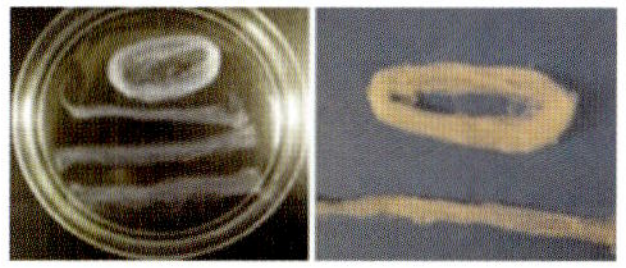 冷冻干燥前（左）和之后（右）的纤维支架的图像。（2007 年在 Wiley Periodicals 许可下转载[101]）

续表

材料分类	应用材料	材料特性	细胞来源	描述	优点 / 缺点	时期	图例
纤维蛋白	京尼平交联纤维蛋白水凝胶	* 参与血液凝固的非球蛋白	* 人纤维环细胞	* 使用京尼平作为交联剂获得可注射纤维蛋白水凝胶[102]	+ 与原生纤维环组织相似的模量 + 可调的机械性能 + 细胞相容性好 + 对纤维环组织的黏附作用，可用于缝隙填充 + 可注射用 + 京尼平具有抗炎功能 - 机械性能差	* 体外 7 天	

* 重点，+ 优点，- 缺点。

表3.4 完整椎间盘的组织工程应用材料（目前，所有这些“疗法”都是实验性的;因此，没有给出循证医学证据）

材料分类	应用材料	材料特性	细胞来源	描述	优点 / 缺点	时期	图例
聚酯类	聚左旋乳酸（PLA）+ 透明质酸（HA）	* HA 是 ECM 中未硫酸化的 GAG * PLA 是可生物降解的脂肪族聚酯	* 人间充质细胞	* 通过静电纺制造的 PLA 支架 * 应用注射器将 HA 髓核注入 [72]	+ 生物相容性 + 纤维环区域中负载的细胞均匀 + 与天然组织相比的类似细胞结构 + 产生 ECM + 产生 GAG + 具有与原生椎间盘相似的 ECM	* 体外 28 天	
	PGA/PLA+ 海藻酸盐	* PGA / PLA 是可生物降解的脂肪族聚酯 * 藻酸盐是一种阴离子多糖	* 绵羊纤维环和髓核细胞	* 由 PLA 涂覆的 PGA 纤维网制成的支架产生纤维环 * 通过注射接种藻酸盐水凝胶的髓核 [107,115]	+ 增加蛋白多糖和 GAG 含量 + 髓核中的 GAG 含量与天然组织相似 + 相似的机械性能 + 存在定向细胞结构 + 观察到 ECM 基质生成	* 体内 16/12 周	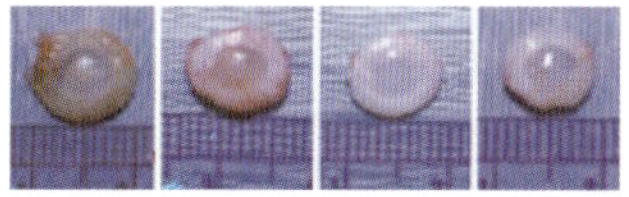 体内，生产的椎间盘在植入前，以及 4 周、6 周和 16 周后的图像（转载并获得 Elsevier 许可 [107]）
	PCL+ 琼脂糖	*PCL 是一种可生物降解的脂肪族聚酯	* 猪软骨细胞	* AF= 接种电纺丝定向的 PCL 纤维 * NP= 含细胞的琼脂糖凝胶 [110]	+ 沿着纤维细胞定向排列 + 细胞活力好 + 细胞分布良好 + 比单独使用琼脂糖凝胶具有更高的模量	* 体外	
			* 牛纤维环 / 间充质细胞	* 在定制模具几层中，定向的 PCL 支架通过静电纺丝点焊在一起，切出核心并用琼脂糖溶液代替 [106]	+ 类似于天然组织的机械行为 + 观察到与天然组织相比，不同的细胞形态 + 有序的 ECM 聚集 + 层状结构的复制 + 胶原蛋白和 GAG 含量累积 + 压缩模量增加	* 体外 6 周	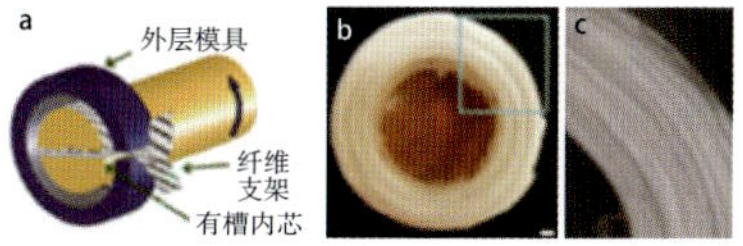 支架产品（A），获得的支架的图像（B），分层结构（C）的特写（转载并获得 Lippincott Williams & Wilkins 许可 [106]）

续表

材料分类	应用材料	材料特性	细胞来源	描述	优点 / 缺点	时期	图例
明胶	脱矿质骨基质明胶（DBMG）+ Ⅱ型胶原蛋白 / 透明质酸盐 /6- 硫酸软骨素	* 胶原蛋白 / HA / CS 是 ECM 主要的成分	* 兔纤维环和髓核细胞	* 冻干前，DBMG 由手术刀切割成 AF 形状 * CⅡ/HyA 海绵制备后通过 EDC/NHS 交联到 CS * 使用 EDC/NHS 交联髓核和纤维环 * 2 个支架区分别种植 [109]	+ 良好的生物相容性 + 类似于原生椎间盘的形态组织学性质 + 蛋白多糖和羟脯氨酸增加超过 12 周 + 观察到 ECM 的产生超过 12 周 + 观察到 12 周以上仍有良好的增殖 - DBMG 材料缺乏层状结构，表现出较差的生物力学性质	* 体内 12 周	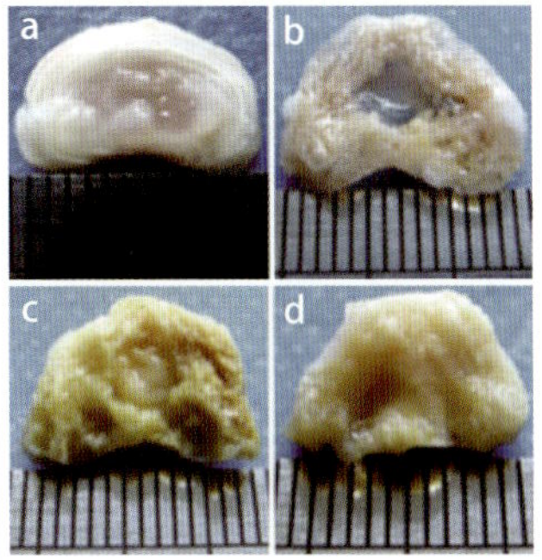 兔原生椎间盘（A）和生产的支架（B），4 周（C） 和 12 周 后（D）的比较（转载并获得 Elsevier 许可 [109]）
	骨基质明胶（BMG）- 非细胞基质（ACECM）	* 蛋白质材料来源于从细胞提取的骨基质和 ECM	* 绵羊纤维环和髓核细胞	* 由（猪）骨基质明胶生成的（AF）和脱细胞软骨外基质生成的支架（NP） * 通过冻干和交联产生 [113]	+ 无细胞毒性 + 生物相容性 + Ⅱ型胶原蛋白存在于髓核中，Ⅰ型胶原蛋白在纤维环中 - 低压缩模量，	* 体外 2 天	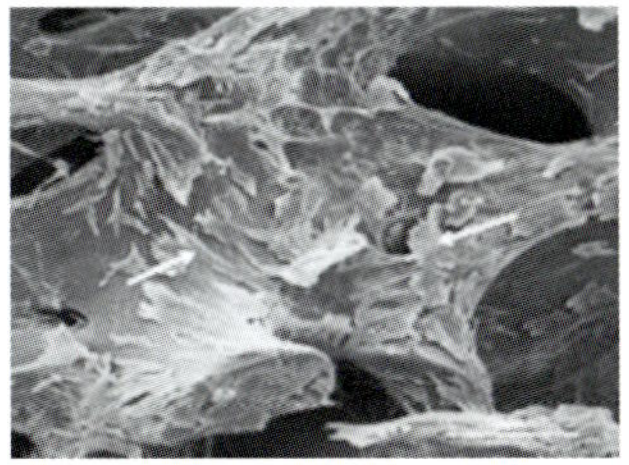 纤维环表面覆盖细胞的 SEM 图像（转载并获得 Elsevier 许可 [113]）

续表

材料分类	应用材料	材料特性	细胞来源	描述	优点 / 缺点	时期	图例
丝	丝 + 纤维蛋白 / 透明质酸	HA 是 ECM 主要组分	猪纤维环细胞 / 软骨细胞	* 通过模具生产丝状支架，产生层状和多孔结构，然后冻干 * HA / 纤维蛋白髓核[111]	+ 类纤维环组织结构 + 具有髓核表型 + 层状结构中细胞均匀分布 + 相较于原生椎间盘，纤维环和髓核之间整合形成过渡区域 + 在纤维环和髓核中增加胶原和 GAG 含量 - 丝的机械性能低于原生纤维环	体外 2 周	
胶原蛋白	胶原蛋白 + 海藻酸盐	* 胶原蛋白是 ECM 的主要成分 * 藻酸盐是一种阴离子多糖	* 绵羊纤维环和髓核细胞	* 使用通过 μ-CT 和 MRI 图像获得的模具通过注射成型的支架。 * 通过注塑成型产生的超大型髓核支架，以防止从纤维环支架滑落[108,112,114]。	+ 大小和特性上的相似的匹配 + 保持椎间盘的空间 + 与原生椎间盘组织相似的蛋白聚糖和胶原蛋白 + 良好的生物整合性 + 具有修复小缺损的潜力 - 由于手术中完整的后纵韧带手术切除，两个椎间盘迅速退变（4 周内）	体外 16 周 / 6 个月	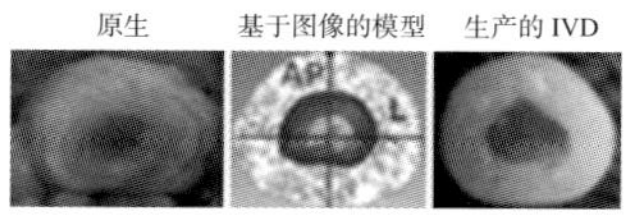 原生 IVD，基于图像的模型和生产的椎间盘之间的比较（转载并获得 © 2011 John Wiley & Sons，Ltd. 许可[108]）

* 重点，+ 优点，- 缺点。

的[106]。

为了增加支架生物交互性，当前的许多研究都集中在寻找那些存在于天然组织中，可被用作支架材料的化合物中。使用这种方法，天然椎间盘的细胞外基质可以被模仿，从而增强细胞的交互作用和分化作用[109]。

迄今为止，椎间盘组织工程主要在体外进行。然而，一些体内研究也得到了令人期待的结果，因为似乎营养供应不足和机械负荷并不会完全阻碍细胞的活力和细胞外基质的产生。此外，在生物整合方面也获得了有希望的结果[108,112]。然而，可否应用于外科手术是确定此方法成功率的主要根据，且目前已经观察到的结果是，由于植入构造物后大鼠的后纵韧带被破坏，导致大鼠的植入体失效[108]。

3.4.5 支架开发

支架是创造功能性植入物的一种十分有意思的工具，以在培养基中生长的干细胞作为来源，作为整个器官移植的替代方法[116]。它们可以从包括天然、合成和半合成聚合物这一系列材料开始进行构造[117]。

当生产出合适的支架时，可以将活细胞接种在支架中，然后使其进行细胞增殖和分化。成功增殖后，将接种的支架引入人体以取代组织缺损，从而促进新组织的修复、生长[116]（图 3.4）。

通常，支架必须在组织工程中执行若干功能。首先，它们应该作为细胞生长的指导，展示出合适的大体结构。同时，它们应该能模拟天然的细胞环境并具有合适的表面性质[65,66,117,118]。其次，支架必须维持足够的机械支撑能力，且可生物降解的支架逐渐被新生的组织所取代[66,116-118]。因此，支架需要具有生物相容性、生物交互作用（支架应允许细胞附着，能释放药物以刺激细胞增殖等）、三维和多孔的互连孔以允许营养物和废物的连续流动[119,120]。此外，支架还应具有高的表面体积比，并且拥有可控的降解速率以成为无毒可降解的产物[66]。支架也必须表现出与周围组织相当的机械强度[64,67,116,121,122]。为了生产具有上述性质的结构，目前存在几种各具有相应优点和缺点的技术。理想情况下，不同技术的组合可提供最佳选择[118,123,124]。

3.4.5.1 实体自由成形制造（3D 打印）

实体自由成形制造（solid freedom fabrication，SFF）是包含通过能量和（或）材料的顺序传送来生产物体的所有技术的通用术语。还有其他几个术语也常用于 SFF 领域，包括 3D 打印和快速原型（rapid prototyping，RP）。尽管术语“3D 打印”通常用于指所有 SFF 技术，但是严格来说，3D 打印实际上涉及将一类附加化合物沉积下来，它将粉末材料（例如石膏）结合成特定的图案。术语“RP”来源于第一个固体自由成形技术，在产品开发过程中产生了它的原型[66,125]。由于在该过程中没有材料损失，并且生产结构无需使用（有毒）溶剂，因此可被认为是快速、清洁、成本效益高、材料效率高的技术。因此，在研究的早期阶段，仅获得少量的材料时，也适用此方法[66,125,126]。

在过去几年中，实体自由成形制造已经成为一个非常热门的话题[127]，一部分原因是因为熔融沉积建模技术（fused deposition modeling，FDM）的重要专利在 2009 年到期[128]。这是实体自由成形制造设备开发热潮的起点，从而实体自由成形制造技术得以优化并降低了价格[66,125,129]。由于快速原型的普及性增加，可加工的适用材料的范围也显著的增长。

对于患者特异性组织工程支架的发展，充分的架构自由为该技术提供巨大的前景[126,130]。通过包括计算机断层扫描（computed tomography，CT）或磁共振成像（magnetic resonance imaging，MRI）的无创过程获得 3D 计算机辅助设计（computer-aided design，CAD），我们可以这一技术获得具有外在结构和良好的微结构的组织缺损的复制品[4,68,122,126,130-34,137]。当获得 3D 设计时，可以通过软件对其进行处理，该软件将此模型从数学上分割成水平层，以便使用 SFF 设备进行逐层地沉积[66,116]（图 3.4 和图 3.5）。

SFF 还可用于通过改变几何的内部结构，来调节生产的支架的机械性能[119,123]。由于这种技

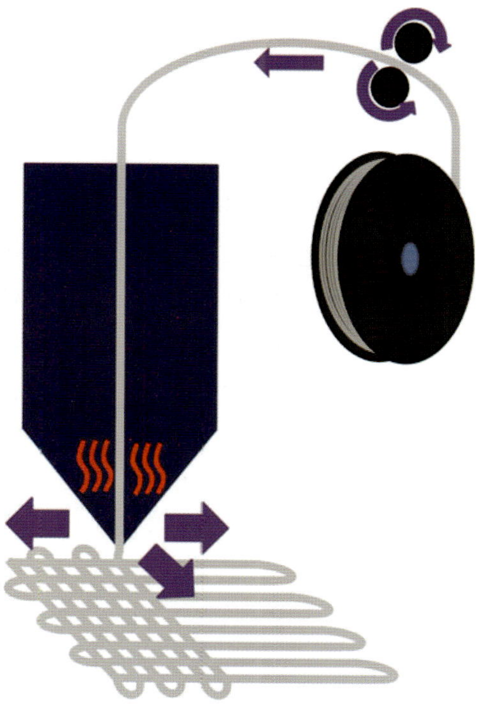

图 3.5 熔融沉积成型原理图

术可以复制非常具体的设计，所以它能够在制造3D支架的同时呈现出一个变化的多层设计，这一特征使同一支架内同时具有几个不同机械特性的区域。在脊柱修复[123,134]，尤其是在模拟胶原纤维的角度调整——从边缘向中心逐渐变化的复杂纤维环结构时[2,4]，这种特性是十分重要的。

3.4.6 静电纺丝

静电纺丝是一种在1934年出现的技术[135]，且在过去十年中受到越来越多的关注，主要包括纺织生产、过滤应用、组织工程等各种应用[136,137]。

该技术能够生产直径从几纳米至几微米范围内的聚合物纤维[137]。为了生产这些物质，将聚合物溶液放入高压直流场，该高压直流场施加在通过压力供给聚合物溶液的喷嘴和收集器之间[136,137]。施加的电场导致聚合物溶液表面上的电荷积累，直到静电排斥力克服溶液的表面张力。这促发了泰勒锥体形成，导致了聚合物材料向收集器喷射（图3.6）[136]。当聚合物熔液射流是空气传播时，溶剂蒸发，导致超微聚合物以随机排列的方式沉积到收集器上[123,136]。纤维直径和材质可以通过改变某些参数微调，包括应用的电场、聚合物溶液的流动速率和（或）其浓度、涂覆的材料、涂覆的溶剂、溶液的黏度、溶液的电导率，以及喷嘴和收集器之间的距离[123]。该技术可以应用于模拟制造纤维环中存在的复杂结构[101]。

此外，静电纺丝与快速成型技术的结合可以将电纺网作为细胞筛应用在培育支架的孔内，来大大增加细胞播种效率[123]。由于静电纺丝能够将某些生物因子结合在纤维内，因此可以增加支架生物交互性，并可以更大程度地模拟细胞外基

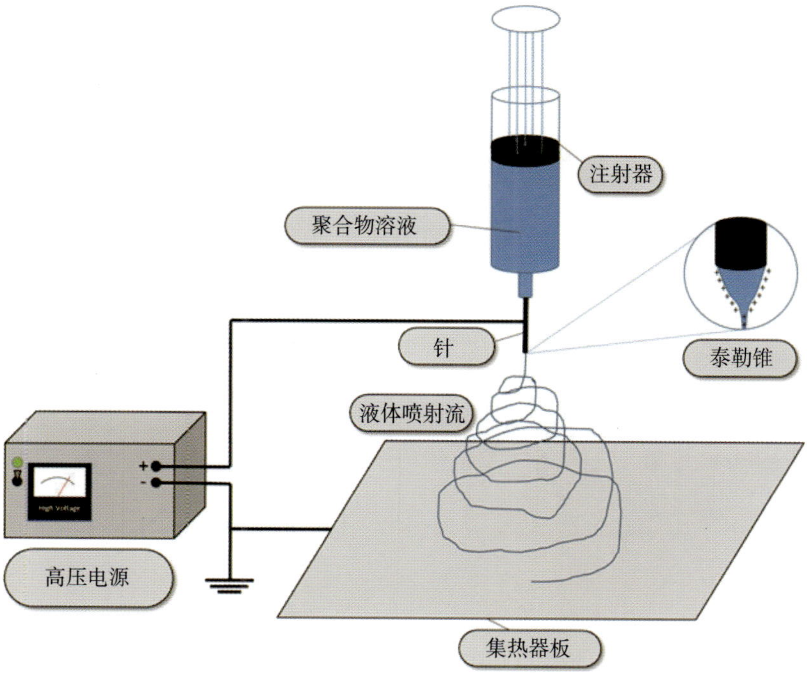

图 3.6 静电纺丝原理

质。这种能力与各种支架几何特征相结合，可以进一步调整新生组织的分化。因此，上述策略对于生产同时包含不同的椎间盘特征区域的系统非常有意义[2,123]。

3.4.7 冷冻凝胶成型

这是一种有意思的替代多孔支架的方法。更具体来说，髓核支架是应用低温处理来制造冷冻凝胶。它们可以从形成单体或可交联聚合物溶液开始，其在低于溶剂结晶点的零度以下的单步骤过程中具有凝胶化能力。在该温度下，得到适度冷冻的溶液[138-140]。结果除了存在某些解冻溶剂的区域，大部分溶剂被冷冻，即非冻液微相（nonfrozen liquid microphase，NFLMP）。在这些NFLMPs中，可交联的前体物质浓度增加（cfr. 低温浓缩法），而相对于化学或物理交联的潜力仍然存在[140,141]。只有在这些NFLMP中才会发生材料交联形成凝胶，而冷冻的溶剂晶体作为致孔剂[122,138]。在解冻这些冷冻溶剂晶体之后，多孔的互联网络被保留下来，在孔壁中展现其高聚合物凝胶的浓度，这使冷冻凝胶具有极强的机械强度。该过程已在图3.7中示意性标出[67,122,142]。

凝胶被认为是十分有前景的支架材料[122]，这得益于简单直接的加工技术，互连孔的存在[139,143]，选择合适的材料后可控的降解速率，加工无需附加（有毒的）有机溶剂这几个原因，且它们的机械强度很高，同时具有很大的弹性[67,122,142]。由于它们的机械性能，冷冻凝胶在组织工程中是一种可形成软髓核的有力工具[2]。

然而，使用冷冻凝胶时有一些缺点。由于架构是由过程驱动而不是设计驱动的，所以需要投入大量的时间和精力来优化不同的参数，包括聚合物浓度、冷冻温度和持续时间（cfr. 以产生适度的冷冻条件，以防止溶液完全冻结）、交联剂和引发剂的浓度、施加的冷冻循环次数（通过二次晶体形成以增加机械性能）等[67,141]。

3.5 未来的发展和展望

虽然人们已经在椎间盘组织工程领域进行了大量研究，但仍然存在一些主要的问题和障碍，只有在克服这些问题后才能在理想方法和最佳材料应用上达成普遍共识。以下概述了椎间盘组织工程领域的主要障碍。

已经证明，存在于创伤性椎间盘组织中的营养不良情况与存在于脊柱中的连续机械应力相结合将大大降低引入的细胞的活力[2,12,24]。因此，必须对这些条件下的细胞生长优化进行额外的研究。此外，目前针对软骨终板整合到椎间盘支架中的研究十分有限。由于终板在椎骨附着中起着关键作用，所以这可能是一个对于深入研究十分有意义的问题[106,109]。

细胞源的稀缺性和适用性仍然是椎间盘组织工程临床应用面临的主要障碍。因此，必须深入研究细胞的优化、培养和保存方法[22,92,109]。此外，将脊索细胞应用到再生的想法逐渐被人们关注[74]。这些细胞存在于胚胎期，并在其他细胞的蛋白聚糖调控中发挥组织作用，且脊索细胞作为细胞因子的来源，有助于细胞外基质的合成，但在婴儿期会消失[22,92,109]。此外，最近的研究已经表明，这些细胞可以增强其他细胞类型的基质合成。脊索细胞甚至具有将间充质干细胞诱导向髓

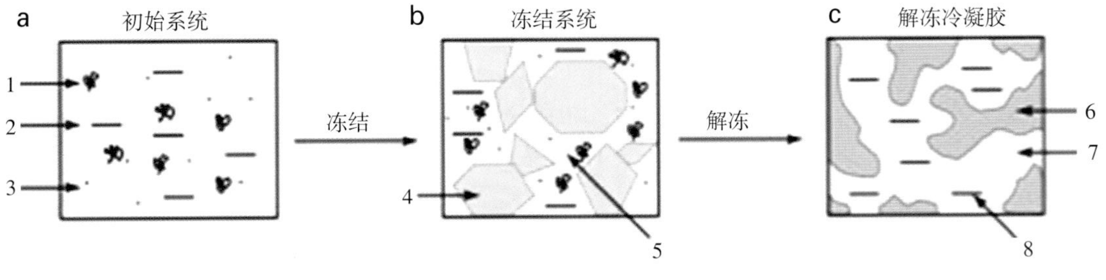

图3.7 冷冻凝胶形成原理：溶液中的1．大分子，2．溶剂，3．低分子溶质，4．冷冻溶剂多晶体，5．未冷冻的液相微相，6．冷冻凝胶聚合物框架，7．大孔和8．溶剂（转载自Lozinsky VI等[139]，并获得Elsevier许可）

核样表型的能力[144]。然而，它们在癌症发展过程中也起了一定作用，而本领域研究的主要目的是将其细胞因子产生的能力转移到椎间盘[41]。

虽然在组织工程椎间盘中观察到细胞外基质的含量增加，但此含量通常达不到天然组织中的水平，因此需要我们对增加细胞外基质的产生进行进一步研究[106]。此外，椎间盘，尤其是纤维环的复杂结构性质是影响支架生产是否成功的主要问题。预计快速成型技术将成为主要的支架生产技术[4]，这得益于其架构自由度高，具有患者特异性的潜能，和相对易使用的特性。

此外，对于几个问题急需达成共识，即是否在植入前在支架中模拟天然椎间盘的生物力学性质[28,106]，或旨在改善营养供应而不是可调谐的机械性能[108]。此外，尽管支架生产通常是成功的，但对于手术植入和固定方法优化应进一步研究，因为组织工程治疗的成功往往取决于这些步骤[22]。

尽管一个新的椎间盘组织可以通过许多种的组织工程方案完成，但这过程中仍有很多困难等待克服。此外，研究人员还必须进一步地研究在活体上实现这些特征的可能性，以便今后能够在不需要牺牲测试对象的条件下开展长期的体内研究[87]。

3.6 应用材料类概述

3.6.1 基于水凝胶的材料

水凝胶是一种能够吸收大量水分而不溶解的聚合物网络[141,145]。聚合物网络起源于通过交联点（cfr. 结节）连接多个聚合物链，防止材料在大量水分存在的情况下溶解。

因为存在几种产生水凝胶的方法，包括化学和物理方法[146]，所以水凝胶可以根据其交联过程进行分类，主要可以分为两种水凝胶类别（即物理交联的材料和化学交联的水凝胶）。

目前正在研究的各种基于水凝胶的材料均用于组织工程[141]。首先，可以考虑包括硫酸软骨素、透明质酸、壳聚糖、纤维素、藻酸盐、胶原、明胶[140,147-150]等天然聚合物。其次，还存在由合成聚合物构成的水凝胶，包括嵌段共聚物[151]、聚乙烯醇[152]、聚甲基丙烯酸羟乙酯[146]、聚乙二醇[153,154]等。

3.6.1.1 物理交联的水凝胶

物理交联的凝胶能获得不溶于水的性质是由于不同聚合物链之间存在的物理相互作用。因为这类水凝胶的交联力比化学键弱得多，所以它们通常被称为可逆型水凝胶。此外，通常可以通过改变一个或多个环境因素（包括离子强度、pH、温度等）来逆转这类交联。目前存在三种主要的物理交联机制：离子交联、通过结晶进行交联和温度诱导的交联。

（a）离子交联

离子交联可以通过引入多价阳离子交联多聚阴离子化合物，反之亦然。这种方法可以在所谓的蛋盒模型中使用二价阳离子结合两条带有单价电荷的链。这种水凝胶的典型实例是藻酸盐，在 Ca^{2+} 存在下，其甘露糖醛酸和古洛糖醛酸残基产生交联（图 3.8）。

（b）通过结晶进行交联

当存在部分能通过结晶形成结合区的聚合物链时，水凝胶可以通过结晶进行交联。这种结合区会诱导产生部分结晶的水凝胶网络，如在聚乙烯醇（PVA）[146,152]中观察到的（图 3.9）。

（c）温度诱导的交联

一些材料在温度变化时展现出凝胶化特性[141]。这些性质通常是由于包括链间氢键在内的范德华相互作用（即非共价），而导致的聚合物链排列的结果[141]。通常这些材料可以分为两种类型，包括上临界溶解温度（UCST）材料（在此温度以上，它们溶解，低于该温度，它们凝胶化）和下临界溶解温度（LCST）水凝胶（cfr.）（高于这个临界温度时，水凝胶形成）。这类水凝胶的实例是明胶和嵌段共聚物，二者分别具有 UCST 和 LCST 的特征[125,156]。

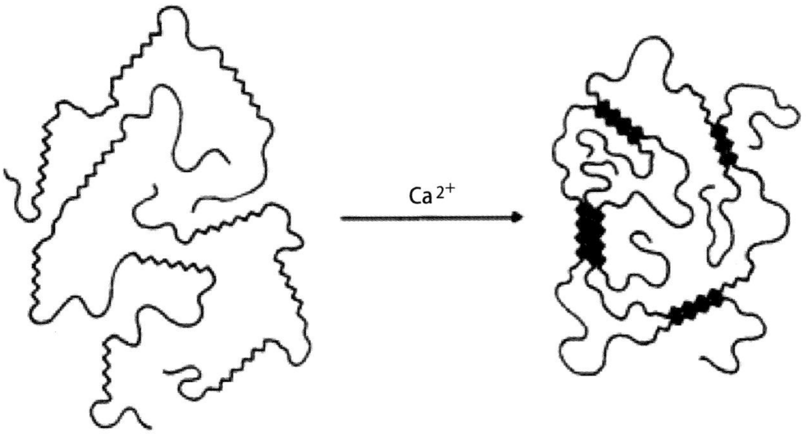

图 3.8 通过 Ca^{2+}（左）进行离子交联的藻酸盐

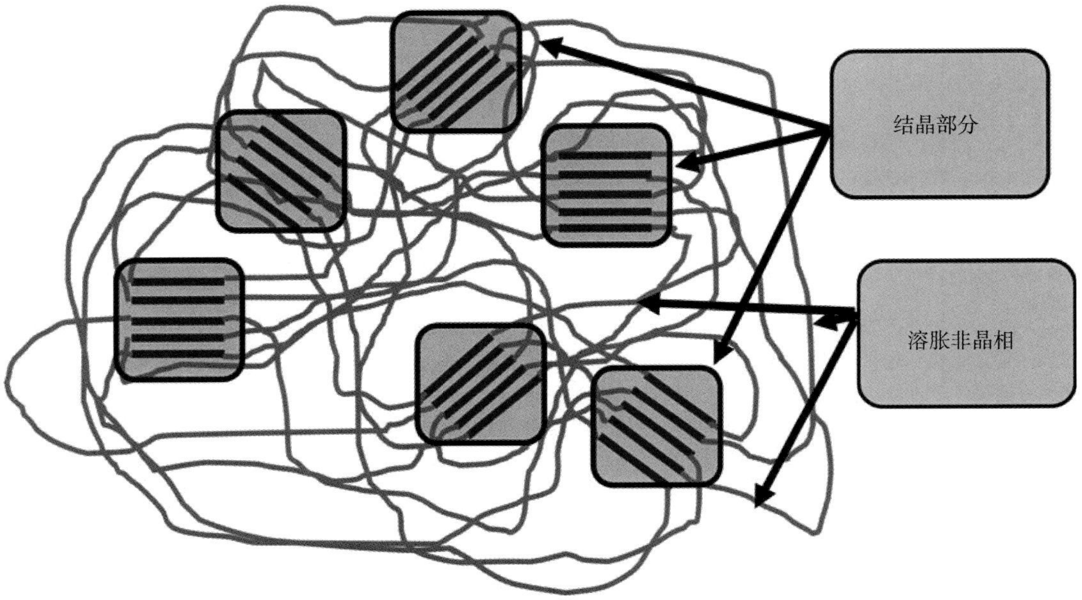

图 3.9 结晶交联方案，其结晶部分作为溶胀非晶相的连接区链（右）

3.6.1.2 化学交联的水凝胶

化学交联的水凝胶是一种通过共价键引入交联链来产生化学交联的材料。根据共价键的性质，化学交联的水凝胶可以分为两类，不可逆的交联材料和可逆的交联材料。

不可逆交联

大多数化学交联水凝胶是永久性或不可逆的水凝胶。通过在交联网络内引入共价键，将几个聚合物链相连接，以获得不可逆的水凝胶。目前存在以下几种途径形成交联网络。

（a）通过自由基聚合进行交联

这种方法是在合适的引发剂化合物中，通过切割化学键来诱导交联反应，这种反应将产生两个高活性的自由基位点。这些基团可以引发沿着聚合物主链存在的乙烯基的聚合反应，从而产生交联的聚合物网络。例如，UV- 诱导的骨水泥聚合（即 polymerization，PMMA）[146]。但是由于未反应的单体组分可能具有不利的生物效应，所以在施用此方法之前，需要除去这些单体。此外，在聚合基团衍生化之后，该技术可用于水溶性（生物）聚合物的交联 [146]（例如，用甲基丙烯酸

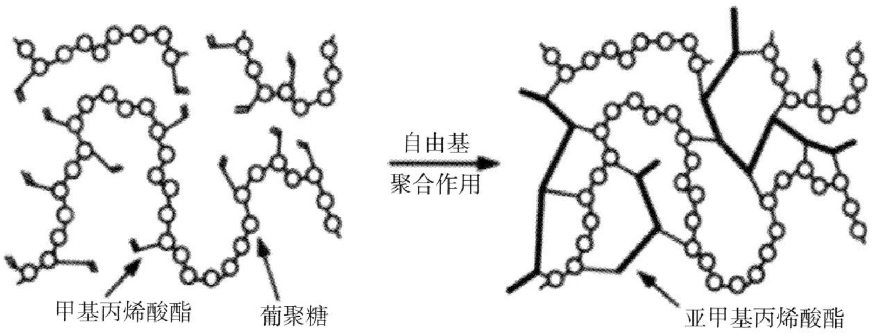

图 3.10 通过自由基聚合形成的甲基丙烯酸酯化葡聚糖的交联（转载并获得 Elsevier 许可 [146]）

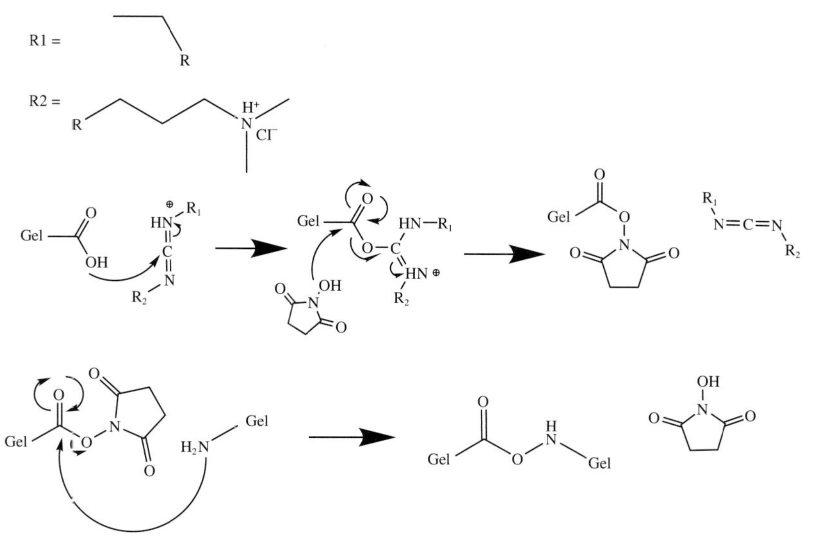

图 3.11 通过 EDC / NHS 碳二亚胺偶联化学反应的明胶交联

缩水甘油酯衍生化的葡聚糖）[157]（图 3.10）。

（b）通过互补基团的反应进行交联

许多水溶性聚合物的特征是存在包括—OH、—COOH 和—NH_2 在内的官能团。有趣的是，这些官能团可以被用于交联聚合物链，方法是使其与互补试剂反应 [146]。例如，使用常规碳二亚胺偶联化学反应，可以相当容易地促使胺与羧酸反应，以产生例如明胶水凝胶的物质 [158]（图 3.11）。

（c）通过高能辐射进行交联

应用高能辐射生产交联水凝胶通常使用的方法是高能辐射含有乙烯基官能团的聚合物溶液。高能辐射（γ 射线或电子束）将共价键裂解（即 C—H 键的均裂），在聚合物链上形成自由基。通过不同链上这些基团的重组，可以形成聚合物网络 [146]。方案 3.1 展示了在该过程中发生的最重要的反应，而方案 3.1 中的反应（2）表示实际的交联反应。

（d）酶交联

一些酶可以催化某些聚合物链之间的共价反应。例如，在（赖氨酸 - 共 - 苯丙氨酸）聚合物存在时，在聚乙二醇上引入谷氨酰胺基，能借由谷氨酰胺转移酶（TG）介导发生交联（图 3.12）[146,159]。这种方法对于开发原位注射用的交联水凝胶可能是非常有益的 [93]。

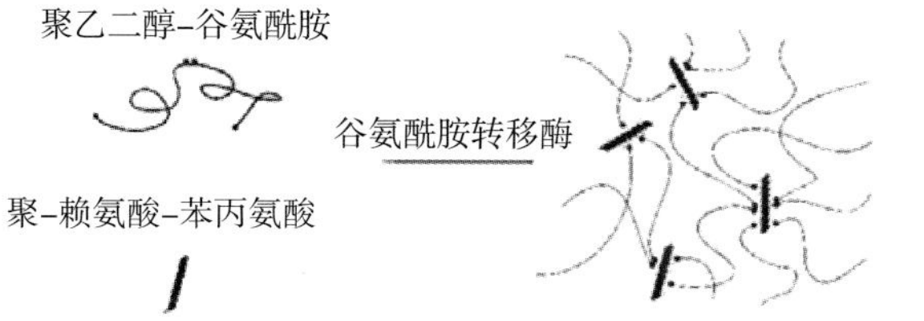

图 3.12 在聚赖氨酸 - 共 - 苯丙氨酸作用下，使用转谷氨酰胺酶将谷氨酰胺官能化的聚乙二醇进行交联（转载并获得 1997 年美国化学学会许可 [159]）

$$P \longrightarrow P^* \quad \text{（自由基形成）(1)}$$

$$P_1^* + P_2^* \longrightarrow P_1\text{–}P_2 \quad \text{（交联形成）(2)}$$

$$P^* + HOH \rightleftharpoons P + (H^* \text{ or } HO^*) \quad \text{（自由基转移到溶剂）(3)}$$

$$P_1^* + P_2 \rightleftharpoons P_1\text{–}P_2^* \quad \text{（自由基转移到其他聚合物链）(4)}$$

$$P^* + (H^* \text{ or } HO^*) \longrightarrow P\text{–}(H \text{ or } HO) \quad \text{（终止）(5)}$$

方案 3.1　最重要的反应发生在高能辐射引起的交联后

光可逆交联

通过引入一类在不同波长的照射下能可逆地发生二聚化的官能团，可以得到光可逆水凝胶（图 3.13）[160]。上述官能团的实例包括蒽[153]、香豆素[161-164]、苯基叠氮化物、肉桂酸亚乙酯[165]等[153,164]。这样获得的水凝胶将强共价相互作用与物理交联法得到的可逆水凝胶易操作性这两个优点相结合[66,164]。此外，这些材料生产水凝胶时，不需要使用有潜在毒性的光引发剂[66]。

3.6.1.3　水凝胶应用

水凝胶具有许多应用，但目前最普遍存在的是使用 pHEMA 来开发软性隐形眼镜[166]。除了眼部应用之外，水凝胶也可以用作药物递送的载体[145]，但与椎间盘再生最相关的是在组织工程领域的应用。

水凝胶适合于再生医学得益于它本身具有的几个特征。首先它的机械性能与某些组织的机械性能非常接近。此外，由于它能够运输氧、盐、营养物和代谢物，所以被认为是细胞培养的理想材料[21,27,130]。此外，水凝胶具有非常低的干燥聚合物含量（由于质量的最大部分由水组成，所以相对于体积而言实际聚合物材料的质量非常低），这意味着它们不会对患者的免疫系统[84,116]产生很大的影响。由于水凝胶可以与生物活性化合物一同作用，模拟细胞外基质以增加生物相容性，所以水凝胶非常通用[130]。如果有可能实现原位交联，那么水凝胶将被广泛用于微创手术，包括通过注射的方法引入到患者体内[20,84]。最后，水凝胶还能够纳入减少副作用的药物或增加细胞增殖的生长因子[20,21]。

水凝胶的组织工程应用的前景无限广阔，目前已经有许多研究阐明了水凝胶材料的多功能性，具体来说比如明胶[120,141,149,150,167,168]。

3.6.2　聚酯材料

因为聚酯的机械性能十分稳固，并且具有能并入骨架中的可降解酯键，所以聚酯被认为是有望能用于纤维环组织工程的材料[68,72,76,96,104,106,107,110,115]。可生物降解聚酯可分为两类，包括线性或脂肪族聚酯和芳香族聚酯（图 3.14）[169]。聚酯由依赖酯键连接的单体单元组成，通过酯键相连的水解链断裂会导致体积降解和表面侵蚀[130,170,171]。这些链可以通过羧酸和醇之间的缩聚或内酯或环状二酯的开环聚合形成[171]（图 3.15）。

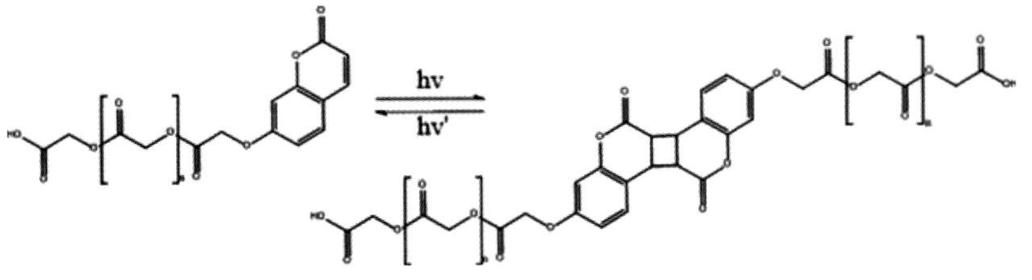

图 3.13　紫外线照射后香豆素酯的可逆光二聚化

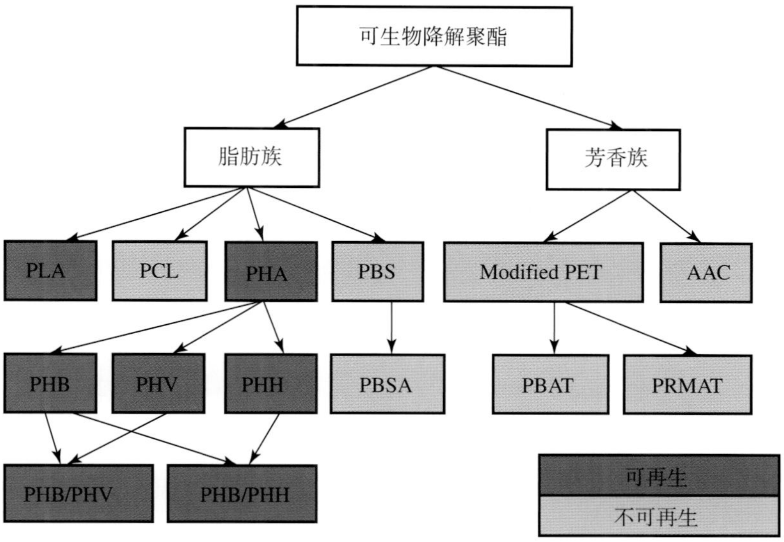

AAC – 脂肪族芳族共聚酯
PBAT – 聚（丁二醇酯/对苯二甲酸酯）
PET – 聚（邻苯二甲酸乙二醇酯）
PBS – 聚（琥珀酸丁二醇酯）
PBSA – 聚（琥珀酸丁二醇酯/已二酸酯）
PCL – 聚内酯内酯
PLA – 聚（乳酸）
PHB – 聚（羟基丁酸酯）
PHH – 聚（羟基己酸酯）
PHV – 聚（戊酸）
PTMAT – 聚（四亚甲基己二酸酯/对苯二甲酸酯）

图 3.14 可生物降解聚酯概述（转载并获得 Elsevier 许可 [147]）

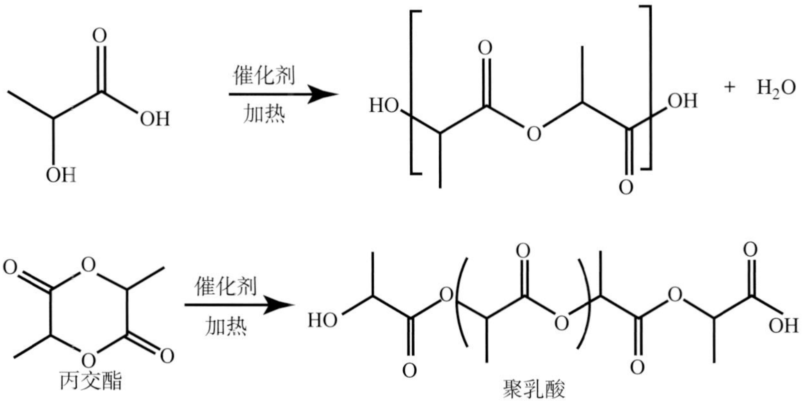

图 3.15 聚乳酸的合成方案，乳酸缩聚（上）和丙交酯开环聚合（下）

（关 健 菅凤增 译）

参考文献

1. George E (2003) Low back pain. Bull World Health Organ 81:671–676
2. Raj PP (2008) Intervertebral disc: anatomy physiology-pathophysiology-treatment. World Inst Pain Pain Pract 8:18–44
3. Richardson SM, Walker RV, Parker S, Rhodes NP, Hunt J, Freemont AJ, Hoyland J (2006) Intervertebral disc cell-mediated mesenchymal stem cell differentiation. Stem Cells (Dayt Ohio) 24:707–716
4. Whatley BR, Kuo J, Shuai C, Damon BJ, Wen X (2011) Fabrication of a biomimetic elastic intervertebral disk scaffold using additive manufacturing. Biofabrication 3:015004

5. Hudson KD, Alimi M, Grunert P, Härtl R, Bonassar LJ (2013) Recent advances in biological therapies for disc degeneration: tissue engineering of the annulus fibrosus, nucleus pulposus and whole intervertebral discs. Curr Opin Biotechnol 24: 872–879
6. Yamamoto Y, Mochida J, Sakai D, Nakai T, Nishimura K, Kawada H, Hotta T (2004) Upregulation of the viability of nucleus pulposus cells by bone marrow-derived stromal cells: significance of direct cell-to-cell contact in coculture system. Spine (Phila Pa 1976) 29:1508–1514
7. Ambrosio L, Gloria A, De Santis R (2010) Biomedical composites. pp 178–200
8. Moore RJ (2000) The vertebral end-plate: what do we know? Eur Spine J Off Publ Eur Spine Soc Eur Spinal Deform Soc Eur Sect Cervical Spine Res Soc 9:92–96
9. Martz EO, Goel VK, Pope MH, Park JB (1997) Materials and design of spinal implants – a review. J Biomed Mater Res 38:267–288
10. Kirkaldy-Willis WH, Wedge JH, Yong-Hing K, Reilly J (1976) Pathology and pathogenesis of lumbar spondylosis and stenosis. Spine 3:319–328
11. Sakai D, Mochida J, Yamamoto Y, Nomura T, Okuma M, Nishimura K, Nakai T, Ando K, Hotta T (2003) Transplantation of mesenchymal stem cells embedded in Atelocollagen® gel to the intervertebral disc: a potential therapeutic model for disc degeneration. Biomaterials 24:3531–3541
12. Ruan D-K, Xin H, Zhang C, Wang C, Xu C, Ph D, Li C, He Q (2010) Experimental intervertebral disc regeneration with tissue-engineered composite in a canine model. Tissue Eng 16:2381–2389
13. Smith LJ, Nerurkar NL, Choi K-S, Harfe BD, Elliott DM (2011) Degeneration and regeneration of the intervertebral disc: lessons from development. Dis Model Mech 4:31–41
14. Adams MA, Roughley PJ (2006) What is intervertebral disc degeneration, and what causes it? Spine 31:2151–2161
15. Battie MC, Videman T, Parent E (2004) Lumbar disc degeneration: epidemiology and genetic influences. Spine 29:2679–2690
16. Battié M, Videman T, Gill K, Moneta G, Nyman R, Kaprio J, Koskenvuo M (1991) 1991 Volvo Award in clinical sciences. Smoking and lumbar intervertebral disc degeneration: an MRI study of identical twins. Spine 16:1015–1021
17. Battie MC, Videman T, Gibbons LE, Fisher LD, Manninen H, Gill K (1995) 1995 Volvo Award in clinical sciences. Determinants of lumbar disc degeneration. A study relating lifetime exposures and magnetic resonance imaging findings in identical twins. Spine (Phila Pa 1976) 20:2601–2612
18. Revell PA, Damien E, Di Silvio L, Gurav N, Longinotti C, Ambrosio L (2007) Tissue engineered intervertebral disc repair in the pig using injectable polymers. J Mater Sci Mater Med 18:303–308
19. See EY-S, Toh SL, Goh JC-H (2011) Effects of radial compression on a novel simulated intervertebral disc–like assembly using bone marrow–derived mesenchymal stem cell cell-sheets for annulus fibrosus regeneration. Spine 36:1744–1751
20. Chen Y-C, Su W-Y, Yang S-H, Gefen A, Lin F-H (2013) In situ forming hydrogels composed of oxidized high molecular weight hyaluronic acid and gelatin for nucleus pulposus regeneration. Acta Biomater 9:5181–5193
21. Frith JE, Cameron AR, Menzies DJ, Ghosh P, Whitehead DL, Gronthos S, Zannettino ACW, Cooper-White JJ (2013) An injectable hydrogel incorporating mesenchymal precursor cells and pentosan polysulphate for intervertebral disc regeneration. Biomaterials 34:9430–9440
22. Jin L, Shimmer AL, Li X (2013) The challenge and advancement of annulus fibrosus tissue engineering. Eur Spine J Off Publ Eur Spine Soc Eur Spinal Deform Soc Eur Sect Cervical Spine Res Soc 22:1090–1100
23. Su W-Y, Chen Y-C, Lin F-H (2010) Injectable oxidized hyaluronic acid/adipic acid dihydrazide hydrogel for nucleus pulposus regeneration. Acta Biomater 6:3044–3055
24. Jackson AR, Yuan T-Y, Huang C-Y, Brown MD, Gu WY (2012) Nutrient transport in human annulus fibrosus is affected by compressive strain and anisotropy. Ann Biomed Eng 40:2551–2558
25. Chan WCW, Sze KL, Samartzis D, Leung VYL, Chan D (2011) Structure and biology of the intervertebral disk in health and disease. Orthop Clin North Am 42(4):447–464
26. Rutges JPHJ, van der Jagt OP, Oner FC, Verbout aJ, Castelein RJM, Kummer J, Weinans H, Creemers LB, Dhert WJ (2011) Micro-CT quantification of subchondral endplate changes in intervertebral disc degeneration. Osteoarthr Cartil OARS Osteoarthr Res Soc 19:89–95
27. Park S-H, Cho H, Gil ES, Mandal BB, Min B-H, Kaplan DL (2011) Silk-fibrin/hyaluronic acid composite gels for nucleus pulposus tissue regeneration. Tissue Eng A 17:2999–3009
28. Abbushi A, Endres M, Cabraja M, Kroppenstedt SN, Thomale UW, Sittinger M, Hegewald AA, Morawietz L, Lemke A-J, Bansemer V-G, Kaps C, Woiciechowsky C (2008) Regeneration of intervertebral disc tissue by resorbable cell-free polyglycolic acid-based implants in a rabbit model of disc degeneration. Spine 33:1527–1532
29. Mwale F, Iordanova M, Demers CN, Steffen T, Roughley P, Antoniou J (2005) Biological evaluation of chitosan salts cross-linked to genipin as a cell scaffold for disk tissue engineering. Tissue Eng 11:130–140
30. Bron JL, Vonk LA, Smit TH, Koenderink GH (2011) Engineering alginate for intervertebral disc repair. J Mech Behav Biomed Mater 4:1196–1205
31. Yang H, Wu J, Liu J, Ebraheim M, Castillo S, Liu X, Tang T, Ebraheim NA (2010) Transplanted mes-

enchymal stem cells with pure fibrinous gelatin-transforming growth factor-beta1 decrease rabbit intervertebral disc degeneration. Spine J Off J N Am Spine Soc 10:802–810
32. Ishihara H, McNally D, Urban J, Hall A (1996) Effects of hydrostatic pressure on matrix synthesis in different regions of the intervertebral disk. J Appl Physiol 80:839–846
33. Laplante BL, DePalma MJ (2012) Spine osteoarthritis. PM&R J Inj Funct Rehab 4:S28–S36
34. Trouillier H, Kern P, Refior HJ, Müller-Gerbl M (2006) A prospective morphological study of facet joint integrity following intervertebral disc replacement with the CHARITE Artificial Disc. Eur Spine J Off Publ Eur Spine Soc Eur Spinal Deform Soc Eur Sect Cervical Spine Res Soc 15:174–182
35. Johnson WEB, Caterson B, Eisenstein SM, Hynds DL, Snow DM, Roberts S (2002) Human intervertebral disc aggrecan inhibits nerve growth in vitro. Arthritis Rheum 46:2658–2664
36. Johnson WEB, Caterson B, Eisenstein SM, Roberts S (2005) Human intervertebral disc aggrecan inhibits endothelial cell adhesion and cell migration in vitro. Spine 30:1139–1147
37. Melrose J, Roberts S, Smith S, Menage J, Ghosh P (2002) Increased nerve and blood vessel ingrowth associated with proteoglycan depletion in an ovine anular lesion model of experimental disc degeneration. Spine 27:1278–1285
38. Kapural L, Cata JP, Narouze S (2009) Successful treatment of lumbar discogenic pain using intradiscal biacuplasty in previously discectomized disc. Pain Pract Off J World Inst Pain 9:130–134
39. Freemont AJ, Peacocl T, Goupille P, Hoyland JA, O'Brien J, Jayson M (1997) Nerve ingrowth into diseased intervertebral disc in chronic back pain. Lancet 350:178–181
40. Adams MA, Bogduk N, Burton K, Dolan P (2002) The biomechanics of back pain. Churchill Livingstone, Edinburgh
41. Videman T, Nurminen M (2004) The occurrence of anular tears and their relation to lifetime back pain history: a cadaveric study using barium sulfate discography. Spine 29:2668–2676
42. Chan SCW, Gantenbein-Ritter B (2012) Intervertebral disc regeneration or repair with biomaterials and stem cell therapy – feasible or fiction? Swiss Med Wkly 142:w13598
43. Chan SCW, Bürki A, Bonél HM, Benneker LM, Gantenbein-Ritter B (2013) Papain-induced in vitro disc degeneration model for the study of injectable nucleus pulposus therapy. Spine J Off J N Am Spine Soc 13:273–283
44. Ghiselli G, Wang JC, Bhatia NN, Hsu WK, Dawson EG (2004) Adjacent segment degeneration in the lumbar spine. J Bone Joint Surg 86A:1497–1503
45. Beaurain J, Bernard P, Dufour T, Fuentes JM, Hovorka I, Huppert J, Steib JP, Vital JM, Aubourg L, Vila T (2009) Intermediate clinical and radiological results of cervical TDR (Mobi-C) with up to 2 years of follow-up. Eur Spine J Off Publ Eur Spine Soc Eur Spinal Deform Soc Eur Sect Cervical Spine Res Soc 18:841–850
46. Harrop JS, Youssef JA, Maltenfort M, Vorwald P, Jabbour P, Bono CM, Goldfarb N, Vaccaro AR, Hilibrand AS (2008) Lumbar adjacent segment degeneration and disease after arthrodesis and total disc arthroplasty. Spine 33:1701–1707
47. Whatley BR, Wen X (2012) Intervertebral disc (IVD): structure, degeneration, repair and regeneration. Mater Sci Eng C 32:61–77
48. Beer ND, Merwe AVD (2013) Patient-specific intervertebral disc implants using rapid manufacturing technology. Rapid Prototyp J 19:126–139
49. Kurtz SM, van Ooij A, Ross R, de Waal Malefijt J, Peloza J, Ciccarelli L, Villarraga ML (2007) Polyethylene wear and rim fracture in total disc arthroplasty. Spine J Off J N Am Spine Soc 7:12–21
50. van Ooij A, Kurtz SM, Stessels F, Noten H, van Rhijn L (2007) Polyethylene wear debris and long-term clinical failure of the Charité disc prosthesis: a study of 4 patients. Spine 32:223–229
51. Hanley E, Herkowitz H (2010) Debating the value of spine surgery. … of. Bone Joint Surg 92:1293–1304
52. Roelofs PDDM, Deyo RA, Koes BW, Scholten RJPM, Van Tulder MW (2008) Non-steroidal anti-inflammatory drugs for low back pain. Cochrane Database Syst Rev (1) Art. No.: CD000369
53. Hayden J, van Tulder MW, Malmivaara A, Koes BW (2005) Exercise therapy for treatment of non-specific low back pain. Cochrane Database Syst Rev (3):CD000335
54. Assendelft WJJ, Morton SC, Yu EI, Suttorp MJ, Shekelle PG (2004) Spinal Manipulative therapy for low-back pain. Cohrane Database Syst Rev (1):CD000447
55. Chen W-H, Liu H-Y, Lo W-C, Wu S-C, Chi C-H, Chang H-Y, Hsiao S-H, Wu C-H, Chiu W-T, Chen B-J, Deng W-P (2009) Intervertebral disc regeneration in an ex vivo culture system using mesenchymal stem cells and platelet-rich plasma. Biomaterials 30:5523–5533
56. Gibson JNA, Waddel G (2007) Surgical interventions for lumbar disc prolapse. Cochrane Database Syst Rev (2):CD001350
57. Saal JA, Saal JS (2002) Intradiscal electrothermal treatment for chronic discogenic low back pain: prospective outcome study with a minimum 2-year follow-up. Spine 27:966–974
58. Kallewaard JW, Terheggen MA, Groen GJ, Sluijter ME, Derby R, Kapural L, Mekhail N, van Kleef M (2010) Discogenic low back pain. Pain Pract 10:560–579
59. Bogduk N, Lau P, Govind J, Karasek M (2005) Intradiscal electrothermal therapy. Tech Reg Anesth Pain Manag 9:25–34
60. Wright RE, Brandt SA, Barkow SH, Vilims BD, Pflueger DR (2001) Quantitative annular thermometry in humans and sheep during radiofrequency and electrothermal annuloplasty. Tech Reg Anesth Pain Manag 5:136–141

61. Choy DS (1998) Percutaneous laser disc decompression (PLDD): twelve years' experience with 752 procedures in 518 patients. J Clin Laser Med Surg 16:325–331
62. Gibson JNA, Waddel G (2005) Surgery for degenerative lumbar spondylosis. Cochrane Database Syst Rev (4):CD001352
63. Vives MJ, Bono CM, Garfin SR (2008) Management of adjacent segment degeneration and spinal stenosis (Scar). Semin Spine Surg 20:284–292
64. Ovsianikov A, Malinauskas M, Schlie S, Chichkov B, Gittard S, Narayan R, Löbler M, Sternberg K, Schmitz K-P, Haverich A (2011) Three-dimensional laser micro- and nano-structuring of acrylated poly(ethylene glycol) materials and evaluation of their cytoxicity for tissue engineering applications. Acta Biomater 7:967–974
65. Ovsianikov A, Ostendorf A, Chichkov BN (2007) Three-dimensional photofabrication with femtosecond lasers for applications in photonics and biomedicine. Appl Surf Sci 253:6599–6602
66. Melchels FPW, Feijen J, Grijpma DW (2010) A review on stereolithography and its applications in biomedical engineering. Biomaterials 31:6121–6130
67. Kathuria N, Tripathi A, Kar KK, Kumar A (2009) Synthesis and characterization of elastic and macroporous chitosan-gelatin cryogels for tissue engineering. Acta Biomater 5:406–418
68. Vadalà G, Mozetic P, Rainer A, Centola M, Loppini M, Trombetta M, Denaro V (2012) Bioactive electrospun scaffold for annulus fibrosus repair and regeneration. Eur Spine J Off Publ Eur Spine Soc Eur Spinal Deform Soc Eur Sect Cervical Spine Res Soc 21:S20–S26
69. Bhattacharjee M, Miot S, Gorecka A, Singha K, Loparic M, Dickinson S, Das A, Bhavesh NS, Ray AR, Martin I, Ghosh S (2012) Oriented lamellar silk fibrous scaffolds to drive cartilage matrix orientation: towards annulus fibrosus tissue engineering. Acta Biomater 8:3313–3325
70. Lee K-I, Moon S-H, Kim H, Kwon U-H, Kim H-J, Park S-N, Suh H, Lee H-M, Kim H-S, Chun H-J, Kwon I-K, Jang J-W (2012) Tissue engineering of the intervertebral disc with cultured nucleus pulposus cells using atelocollagen scaffold and growth factors. Spine 37:452–458
71. van Dijk BGM, Potier E, Ito K (2013) Long-term culture of bovine nucleus pulposus explants in a native environment. Spine J Off J N Am Spine Soc 13:454–463
72. Nesti LJ, Li W-J, Shanti RM, Jiang YJ, Jackson W, Freedman BA, Kuklo TR, Giuliani JR, Tuan RS (2008) Intervertebral disc tissue engineering using a novel hyaluronic acid-nanofibrous scaffold (HANFS) amalgam. Tissue Eng A 14:1527–1537
73. Meisel HJ, Ganey T, Hutton WC, Libera J, Minkus Y, Alasevic O (2006) Clinical experience in cell-based therapeutics: intervention and outcome. Eur Spine J Off Publ Eur Spine Soc Eur Spinal Deform Soc Eur Sect Cervical Spine Res Soc 15:S397–S405
74. Huang B, Zhuang Y, Li C-Q, Liu L-T, Zhou Y (2011) Regeneration of the intervertebral disc with nucleus pulposus cell-seeded collagen II/hyaluronan/chondroitin-6-sulfate tri-copolymer constructs in a rabbit disc degeneration model. Spine 36:2252–2259
75. Yuan M, Yeung CW, Li YY, Diao H, Cheung KMC, Chan D, Cheah K, Chan PB (2013) Effects of nucleus pulposus cell-derived acellular matrix on the differentiation of mesenchymal stem cells. Biomaterials 34:3948–3961
76. Nerurkar NL, Baker BM, Sen S, Wible EE, Elliott DM, Mauck RL (2009) Nanofibrous biologic laminates replicate the form and function of the annulus fibrosus. Nat Mater 8:986–992
77. Wu C-C, Yang S-H, Huang T-L, Liu C-C, Lu D-H, Yang K-C, Lin F-H (2012) The interaction between co-cultured human nucleus pulposus cells and mesenchymal stem cells in a bioactive scaffold. Process Biochem 47:922–928
78. Richardson SM, Curran JM, Chen R, Vaughan-Thomas A, Hunt JA, Freemont AJ, Hoyland JA (2006) The differentiation of bone marrow mesenchymal stem cells into chondrocyte-like cells on poly-L-lactic acid (PLLA) scaffolds. Biomaterials 27:4069–4078
79. Li C-Q, Huang B, Luo G, Zhang C-Z, Zhuang Y, Zhou Y (2010) Construction of collagen II/hyaluronate/chondroitin-6-sulfate tri-copolymer scaffold for nucleus pulposus tissue engineering and preliminary analysis of its physico-chemical properties and biocompatibility. J Mater Sci Mater Med 21:741–751
80. Paesold G, Nerlich AG, Boos N (2007) Biological treatment strategies for disc degeneration: potentials and shortcomings. Eur Spine J Off Publ Eur Spine Soc Eur Spinal Deform Soc Eur Sect Cervical Spine Res Soc 16:447–468
81. Borges AC, Eyholzer C, Duc F, Bourban P-E, Tingaut P, Zimmermann T, Pioletti DP, Månson J-AE (2011) Nanofibrillated cellulose composite hydrogel for the replacement of the nucleus pulposus. Acta Biomater 7:3412–3421
82. Haschtmann D, Ferguson SJ, Stoyanov JV (2012) BMP-2 and TGF-β3 do not prevent spontaneous degeneration in rabbit disc explants but induce ossification of the annulus fibrosus. Eur Spine J 21:1724–1733
83. Thomas JD, Fussell G, Sarkar S, Lowman AM, Marcolongo M (2010) Synthesis and recovery characteristics of branched and grafted PNIPAAm-PEG hydrogels for the development of an injectable load-bearing nucleus pulposus replacement. Acta Biomater 6:1319–1328
84. Anderson JM, Cook G, Costerton B, Hanson SR, Hensten-Pettersen A, Jacobson N, Johnson RJ, Mitchel RN, Pasmore M, Schoen FJ, Shirtliff M, Stoodley P (2004) Host reactions to biomaterials and their evaluation. Biomater Sci. Elsevier, pp 293–338
85. Collin EC, Grad S, Zeugolis DI, Vinatier CS, Clouet JR, Guicheux JJ, Weiss P, Alini M, Pandit AS (2011)

An injectable vehicle for nucleus pulposus cell-based therapy. Biomaterials 32:2862–2870
86. Wilke H-J, Heuer F, Neidlinger-Wilke C, Claes L (2006) Is a collagen scaffold for a tissue engineered nucleus replacement capable of restoring disc height and stability in an animal model? Eur Spine J 15:S433–S438
87. Francisco AT, Mancino RJ, Bowles RD, Brunger JM, Tainter DM, Chen Y-T, Richardson WJ, Guilak F, Setton LA (2013) Injectable laminin-functionalized hydrogel for nucleus pulposus regeneration. Biomaterials 34:7381–7388
88. Bron JL, Helder MN, Meisel H-J, Van Royen BJ, Smit TH (2009) Repair, regenerative and supportive therapies of the annulus fibrosus: achievements and challenges. Eur Spine J 18:301–313
89. Bron JL, van der Veen AJ, Helder MN, van Royen BJ, Smit TH (2010) Biomechanical and in vivo evaluation of experimental closure devices of the annulus fibrosus designed for a goat nucleus replacement model. Eur Spine J Off Publ Eur Spine Soc Eur Spinal Deform Soc Eur Sect Cervical Spine Res Soc 19:1347–1355
90. Hegewald AA, Knecht S, Baumgartner D, Gerber H, Endres M, Kaps C, Stüssi E, Thomé C (2009) Biomechanical testing of a polymer-based biomaterial for the restoration of spinal stability after nucleotomy. J Orthop Surg Res 4:25
91. Serigano K, Sakai D, Hiyama A, Tamura F, Tanaka M, Mochida J (2010) Effect of cell number on mesenchymal stem cell transplantation in a canine disc degeneration model. J Orthop Res Off Publ Orthop Res Soc 28:1267–1275
92. Yuan M, Leong KW, Chan BP (2011) Three-dimensional culture of rabbit nucleus pulposus cells in collagen microspheres. Spine J Off J N Am Spine Soc 11:947–960
93. Halloran DO, Grad S, Stoddart M, Dockery P, Alini M, Pandit AS (2008) An injectable cross-linked scaffold for nucleus pulposus regeneration. Biomaterials 29:438–447
94. Cheng Y-H, Yang S-H, Liu C-C, Gefen A, Lin F-H (2013) Thermosensitive hydrogel made of ferulic acid-gelatin and chitosan glycerophosphate. Carbohydr Polym 92:1512–1519
95. Cloyd JM, Malhotra NR, Weng L, Chen W, Mauck RL, Elliott DM (2007) Material properties in unconfined compression of human nucleus pulposus, injectable hyaluronic acid-based hydrogels and tissue engineering scaffolds. Eur Spine J 16:1892–1898
96. Bao J, Lv W, Sun Y, Deng Y (2013) Electrospun antimicrobial microfibrous scaffold for annulus fibrosus tissue engineering. J Mater Sci 48:4223–4232
97. Yang L, Kandel RA, Chang G, Santerre JP (2009) Polar surface chemistry of nanofibrous polyurethane scaffold affects annulus fibrosus cell attachment and early matrix accumulation. J Biomed Mater Res A 91:1089–1099
98. Pan Y, Chu T, Dong S, Hao Y, Ren X, Wang J, Wang W, Li C, Zhang Z, Zhou Y (2012) Cells scaffold complex for Intervertebral disc Anulus Fibrosus tissue engineering: in vitro culture and product analysis. Mol Biol Rep 39:8581–8594
99. Chang G, Kim H-J, Kaplan D, Vunjak-Novakovic G, Kandel RA (2007) Porous silk scaffolds can be used for tissue engineering annulus fibrosus. Eur Spine J Off Publ Eur Spine Soc Eur Spinal Deform Soc Eur Sect Cervical Spine Res Soc 16:1848–1857
100. Yeganegi M, Kandel RA, Santerre JP (2010) Characterization of a biodegradable electrospun polyurethane nanofiber scaffold: mechanical properties and cytotoxicity. Acta Biomater 6:3847–3855
101. Shao X, Hunter CJ (2007) Developing an alginate/chitosan hybrid fiber scaffold for annulus fibrosus cells. J Biomed Mater Res A 82:701–710
102. Schek RM, Michalek AJ, Iatridis JC (2011) Genipin-crosslinked fibrin hydrogels as a potential adhesive to augment intervertebral disc annulus repair. Eur Cells Mater 21:373–383
103. Helen W, Merry CLR, Blaker JJ, Gough JE (2007) Three-dimensional culture of annulus fibrosus cells within PDLLA/bioglass composite foam scaffolds: assessment of cell attachment, proliferation and extracellular matrix production. Biomaterials 28:2010–2020
104. Sha'ban M, Yoon SJ, Ko YK, Ha HJ, Kim SH, So JW, Idrus RBH, Khang G (2008) Fibrin promotes proliferation and matrix production of intervertebral disc cells cultured in three-dimensional poly(lactic-co-glycolic acid) scaffold. J Biomater Sci Polym Ed 19:1219–1237
105. Nerurkar NL, Mauck RL, Elliott DM (2008) ISSLS prize winner: integrating theoretical and experimental methods for functional tissue engineering of the annulus fibrosus. Spine 33:2691–2701
106. Nerurkar NL, Sen S, Huang AH, Elliott DM, Mauck RL (2010) Engineered disc-like angle-ply structures for intervertebral disc replacement. Spine 35:867–873
107. Mizuno H, Roy AK, Zaporojan V, Vacanti CA, Ueda M, Bonassar LJ (2006) Biomechanical and biochemical characterization of composite tissue-engineered intervertebral discs. Biomaterials 27:362–370
108. Bowles RD, Gebhard HH, Dyke JP, Ballon DJ, Tomasino A, Cunningham ME, Härtl R, Bonassar LJ (2012) Image-based tissue engineering of a total intervertebral disc implant for restoration of function to the rat lumbar spine. NMR Biomed 25:443–451
109. Zhuang Y, Huang B, Li CQ, Liu LT, Pan Y, Zheng WJ, Luo G, Zhou Y (2011) Construction of tissue-engineered composite intervertebral disc and preliminary morphological and biochemical evaluation. Biochem Biophys Res Commun 407:327–332
110. Lazebnik M, Singh M, Glatt P (2011) Biomimetic method for combining the nucleus pulposus and annulus fibrosus for intervertebral disc tissue engineering. J Tissue Eng Regen Med 5:E179–E187
111. Park S-H, Gil ES, Cho H, Mandal BB, Lw T, Min B-H, Kaplan DL (2012) Intervertebral disk tissue

engineering using biphasic silk composite scaffolds. Tissue Eng A 18:447–458
112. Bowles RD, Gebhard HH, Härtl R, Bonassar LJ (2011) Tissue-engineered intervertebral discs produce new matrix, maintain disc height, and restore biomechanical function to the rodent spine. Proc Natl Acad Sci U S A 108:13106–13111
113. Wu Y, Xu B, Yang Q, Li X, Zhang Y, Ma X, Xia Q, Xu H, Zeng C, Zhang Y (2013) A novel natural ECM-derived biphasic scaffold for intervertebral disc tissue engineering. Mater Lett 105:102–105
114. Bowles RD, Williams RM, Zipfel WR, Bonassar LJ (2010) Self-assembly of alligned tissue-engineered annulus fibrosus and intervertebral disc composite via collagen gel contraction. Tissue Eng A 16:1339–1348
115. Mizuno H, Roy AK, Vacanti CA, Kojima K, Ueda M, Bonassar LJ (2004) Tissue-engineered composites of anulus fibrosus and nucleus pulposus for intervertebral disc replacement. Spine 29:1290–1298
116. Landers R, Pfister A, Hubner U, John H, Schmelzeisen R, Milhaupt R (2002) Fabrication of soft tissue engineering scaffolds by means of rapid prototyping techniques. J Mater Sci 37:3107–3116
117. Ovsianikov A, Deiwick A, Van Vlierberghe S, Pflaum M, Wilhelmi M, Dubruel P, Chichkov B (2011) Laser fabrication of 3D gelatin scaffolds for the generation of bioartificial tissues. Materials 4:288–299
118. Ovsianikov A, Deiwick A, Van Vlierberghe S, Dubruel P, Lena M, Dräger G, Chichkov B (2011) Laser fabrication of three-dimensional CAD scaffolds from photosensitive gelatin for applications in tissue engineering. Biomacromolecules 12:851–858
119. Park S, Kim G, Jeon YC, Koh Y, Kim W (2009) 3D polycaprolactone scaffolds with controlled pore structure using a rapid prototyping system. J Mater Sci Mater Med 20:229–234
120. Billiet T, Gevaert E, De Schryver T, Cornelissen M, Dubruel P (2014) The 3D printing of gelatin methacrylamide cell-laden tissue-engineered constructs with high cell viability. Biomaterials 35:49–62
121. Woodfield TBF, Malda J, de Wijn J, Péters F, Riesle J, van Blitterswijk CA (2004) Design of porous scaffolds for cartilage tissue engineering using a three-dimensional fiber-deposition technique. Biomaterials 25:4149–4161
122. Chang K-H, Liao H-T, Chen J-P (2013) Preparation and characterization of gelatin/hyaluronic acid cryogels for adipose tissue engineering: in vitro and in vivo studies. Acta Biomater 9:9012–9026
123. Moroni L, Schotel R, Hamann D, de Wijn JR, van Blitterswijk CA (2008) 3D fiber-deposited electrospun integrated scaffolds enhance cartilage tissue formation. Adv Funct Mater 18:53–60
124. Liu X, Ma PX (2009) Phase separation, pore structure, and properties of nanofibrous gelatin scaffolds. Biomaterials 30:4094–4103
125. Billiet T, Vandenhaute M, Schelfhout J, Van Vlierberghe S, Dubruel P (2012) A review of trends and limitations in hydrogel-rapid prototyping for tissue engineering. Biomaterials 33:6020–6041
126. Mäkitie AA, Korpela J, Elomaa L, Reivonen M, Kokkari A, Malin M, Korhonen H, Wang X, Salo J, Sihvo E, Salmi M, Partanen J, Paloheimo K-S, Tuomi J, Närhi T, Seppälä J (2013) Novel additive manufactured scaffolds for tissue engineered trachea research. Acta Otolaryngol 133:412–417
127. Klein GT, Lu Y, Wang MY (2013) 3D printing and neurosurgery – ready for prime time? World Neurosurg 80:233–235
128. Crump SS (1992) Apparatus and method for creating three-dimensional object. US Patent No. 5,121,329s
129. Noritomi PY, Filho ALL, Lipson H, Cheung PYC, Kang H, Silva JVL, Butcher JT, Colangelo N, Neto PI, Malone E (2009) Construction and adaptation of an open source rapid prototyping machine for biomedical research purposes – a multinational collaborative development. Innovative developments in design and manufacturing. CRC Press, Leiria
130. Skoog SA, Goering PL, Narayan RJ (2013) Stereolithography in tissue engineering. J Mater Sci Mater Med 25:845–856
131. Saito E, Kang H, Taboas JM, Diggs A, Flanagan CL, Hollister SJ (2010) Experimental and computational characterization of designed and fabricated 50:50 PLGA porous scaffolds for human trabecular bone applications. J Mater Sci Mater Med 21:2371–2383
132. Yang S, Leong K-F, Zhaohui D, Chua C-K (2002) Review the design of scaffolds for use in tissue engineering. Part II. Rapid prototyping techniques. Tissue Eng 8:1–11
133. Xu H, Dong J-S, Chai G, Yu Z-Y, Lang W-J (2010) Rapid prototyped PGA/PLA scaffolds in the reconstruction of mandibular condyle bone defects. The Int J Med Robot Comput Assist Surg 6:66–72
134. Hutmacher DW (2000) Scaffolds in tissue engineering bone and cartilage. Biomaterials 21:2529–2543
135. Formhals A (1934) Process and apparatus for preparing artificial threads. Us patent No. 1,975,504
136. Vrieze SD, Clerck KD (2009) 80 years of electrospinning. International conference on Latest Advances in High-Tech Textiles and Textile-Based Materials, Proceedings, Ghent, Belgium, pp 60–63
137. Frenot A, Henriksson MW, Walkenstro P (2007) Electrospinning of cellulose-based nanofibers. J Appl Polym Sci 103:1473–1482
138. Rodrigues SC, Salgado CL, Sahu A, Garcia MP, Fernandes MH, Monteiro FJ (2013) Preparation and characterization of collagen-nanohydroxyapatite biocomposite scaffolds by cryogelation method for bone tissue engineering applications. J Biomed Mater Res A 101:1080–1094
139. Lozinsky VI, Galaev IY, Plieva FM, Savina IN, Jungvid H, Mattiasson B (2003) Polymeric cryogels

as promising materials of biotechnological interest. Trends Biotechnol 21:445–451

140. Van Vlierberghe S, Dubruel P, Schacht E (2010) Effect of cryogenic treatment on the rheological properties of gelatin hydrogels. J Bioact Compat Polym 25:498–512
141. Van Vlierberghe S, Dubruel P, Schacht E (2011) Biopolymer-based hydrogels as scaffolds for tissue engineering applications: a review. Biomacromolecules 12:1387–1408
142. Dainiak MB, Allan IU, Savina IN, Cornelio L, James ES, James SL, Mikhalovsky SV, Jungvid H, Galaev IY (2010) Gelatin-fibrinogen cryogel dermal matrices for wound repair: preparation, optimisation and in vitro study. Biomaterials 31:67–76
143. Vishnoi T, Kumar A (2013) Conducting cryogel scaffold as a potential biomaterial for cell stimulation and proliferation. J Mater Sci Mater Med 24:447–459
144. Korecki C, Taboas J (2010) Notochordal cell conditioned medium stimulates mesenchymal stem cell differentiation toward a young nucleus pulposus phenotype. Stem Cell Res 1:18
145. Peppas NA, Bures P, Leobandung W, Ichikawa H (2000) Hydrogels in pharmaceutical formulations. Eur J Pharm Biopharm: Off J Arbeitsgemeinschaft Pharm Verfahrenstechnik eV 50:27–46
146. Hennink WE, van Nostrum CF (2012) Novel crosslinking methods to design hydrogels. Adv Drug Deliv Rev 64:223–236
147. Dubruel P, Unger R, Vlierberghe SV, Cnudde V, Jacobs PJS, Schacht E, Kirkpatrick CJ (2007) Porous gelatin hydrogels: 2. In vitro cell interaction study. Biomacromolecules 8:338–344
148. Van Vlierberghe S, Samal SK, Dubruel P (2011) Development of mechanically tailored gelatin-chondroitin sulphate hydrogel films. Macromol Symp 309–310:173–181
149. Vanderleyden E, Van Hoorebeke L, Schacht E, Dubruel P (2011) Comparative study of collagen and gelatin coatings on titanium surfaces. Macromol Symp 309–310:190–198
150. Van Vlierberghe S, Dubruel P, Lippens E, Masschaele B, Van Hoorebeke L, Cornelissen M, Unger R, Kirkpatrick CJ, Schacht E (2008) Toward modulating the architecture of hydrogel scaffolds: curtains versus channels. J Mater Sci Mater Med 19:1459–1466
151. Schelfhout P, Dubruel P, Van Vlierberghe S (2013) Synthese en karakteristatie van polymeriseerbae Pluronic derivaten als kandidaat hudrogelen voor zachte weefselregeneratie. University of Ghent, Belgium
152. Ricciardi R, Mangiapia G, Celso FL, Paduano L, Triolo R, Auriemma F, Rosa CD, Chimica D, Uni C, Uni V (2005) Structural organization of poly(vinyl alcohol) hydrogels obtained by freezing and thawing techniques: a SANS study. Chem Mater 17:1183–1189
153. Zheng Y, Micic M, Mello SV, Mabrouki M, Andreopoulos FM, Konka V, Pham SM, Leblanc RM (2002) PEG-based hydrogel synthesis via the photodimerization of anthracene groups. Macromolecules 35:5228–5234
154. Arcaute K, Mann BK, Wicker RB (2006) Stereolithography of three-dimensional bioactive poly(ethylene glycol) constructs with encapsulated cells. Ann Biomed Eng 34:1429–1441
155. Gacesa P (1988) Alginates. Carbohydr Polym 8:161–182
156. Vandenhaute M, Schelfhout J, Van Vlierberghe S, Mendes E, Dubruel P (2014) Cross-linkable, thermo-responsive Pluronic® building blocks for biomedical applications: Synthesis and physicochemical evaluation. Eur Polym J 53:126–138
157. Edman P, Ekman B, Sjoholm I (1980) Immobilization of proteins in microspheres of biodegradable polyacryldextran. J Pharm Sci 69:838–842
158. Kuijpers AJ, van Wachem PB, van Luyn MJA, Engbers GHM, Krijgsveld J, Zaat SAJ, Dankert J, Feijen J (2000) In vivo and in vitro release of lysozyme from cross-linked gelatin hydrogels: a model system for the delivery of antibacterial proteins from prosthetic heart valves. J Control Release 67:323–336
159. Sperinde JJ, Griffith LG (1997) Synthesis and characterization of enzymatically-cross-linked poly(ethylene glycol) hydrogels. Macromolecules 30:5255–5264
160. Yuan X, Fischer K, Schärtl W (2004) Reversible cluster formation of colloidal nanospheres by interparticle photodimerization. Adv Funct Mater 14:457–463
161. Nagata M, Yamamoto Y (2008) Photoreversible poly(ethylene glycol)s with pendent coumarin group and their hydrogels. React Funct Polym 68:915–921
162. Huyck RH, Trenor SR, Love BJ, Long TE (2007) Photodimerization of coumarin functionalized poly(alkyl Acrylate) and poly(alkyl Methacrylate) random copolymers: influence of copolymer composition on photocrosslinking. J Macromol Sci A 45:9–15
163. Lee MS, Kim J-C (2011) Photodependent release from poly(vinyl alcohol)/epoxypropoxy coumarin hydrogels. J Appl Polym Sci 124:4339–4345
164. Matsuda T, Mizutani M, Arnold SC (2000) Molecular design of photocurable liquid biodegradable copolymers. 1. Synthesis and photocuring characteristics. Macromolecules 33:795–800
165. Andreopoulos FM, Beckman EJ, Russell AJ (2000) Photoswitchable PEG-CA hydrogels and factors that affect their photosensitivity. J Polym Sci A: Polym Chem 38:1466–1476
166. Wichterle O, Lim D (1960) Hydrophylic gels for biological use. Nature 185:117–118
167. Van Vlierberghe S, Cnudde V, Dubruel P, Masschaele B, Cosijns A, De Paepe I, Jacobs PJS, Van Hoorebeke L, Remon JP, Schacht E (2007) Porous

gelatin hydrogels: 1. Cryogenic formation and structure analysis. Biomacromolecules 8:331–337
168. Van Vlierberghe S, Vanderleyden E, Boterberg V, Dubruel P (2011) Gelatin functionalization of biomaterial surfaces: strategies for immobilization and visualization. Polymers 3:114–130
169. Sin LT, Rahmat AR, Rahman WAWA (2012) Polylactic acid: PLA biopolymer technology and applications. William Andrew, Norwich
170. Seppälä J, Korhonen H, Hakala R, Malin M (2011) Photocrosslinkable polyesters and poly(ester anhydride)s for biomedical applications. Macromol Biosci 11:1647–1652
171. Sisson AL, Schroeter M, Lendlein A (2011) Polyesters. In: Lendlein A, Sisson AL (eds) Handbook of biodegradable polymers: synthesis, characterization and applications. Wiley-VCH Verlag GmbH & Co. KGaA, Weinheim, pp 1–21

循证医学的基本概念

4

Patricia Larouche, Agnes d'Entremont,
George Thompson, and Kishore Mulpuri

4.1 引言

践行循证医学（evidence-based medicine，EBM）的医疗工作者一直在坚持有意识地运用最新临床证据进行医疗护理决策。在这些源于临床研究的证据中，以随机对照试验（randomized controlled trials，RCTs）最具价值。然而，在某些情况下（特别是手术），RCTs 可能并不适合，此时，就要靠其他设计完备的实验来获取关键证据。理想情况下，结合患者个体特点、临床现状、患者的治疗价值，以及方法论上无误的证据能帮助临床医生做出最佳治疗决策。

4.2 研究在医疗决策中的应用

循证医学（EBM）是指“明确、审慎、负责地运用来自卫生保健研究的最新证据做出关于个体和人群的健康决策”[1]。自 20 年前大学的临床流行病学家提出了 EBM 这一术语和概念至今[2]，EBM 的应用已经发展成为优秀临床实践的中心宗旨和框架。实践 EBM 应遵循以下五个步骤：①定义问题；②寻找证据；③严格评估文献；④应用评估结果；⑤审核结果并给出建议。

倡导循证医学的学者坚信，所有医疗活动参与者（患者、医生、保健管理人员和决策者）在做出最终决策时，都应该参考卫生保健研究中系统收集和评估的证据。这些证据必须符合多个必要条件，其中最重要的是经验有效、重复性好，并可用于临床实践。循证医学工作者倡导的这一临床决策过程乍看有悖于传统医学认知的基石，即对疾病基本机制的认识要与临床经验相结合。传统临床决策方法由个别权威（“专家”）或集体医疗权威机构如专家小组参考专家意见提出实践指南。循证医学表明就某种疾病的最佳治疗方案而言，与健全的系统观察（如健康调研）相比，专家建议往往更容易出错。近几十年来，随着新的观察和实验方法越来越多地应用于日益复杂的临床环境中，这一点变得尤为突出。应用的研究方法基于关系的可能性和干预的效应，而不是机械性解释。因此，从业人员必须能够接受不确定性并承认：合适的决策可能、甚至往往是在对疾病相对不了解的情况下做出的。

虽然倡导 EBM 的学者目前极力主张在临床中广泛使用 EBM 这一概念和技术，但 EBM 的初衷是教育、培训住院医师成为更好的医生。这与 McMaster 新的 M.D. 项目独特的医学教育模式和大学教育重在创新的哲学思想是一致的。同时他们也意识到一个繁忙的执业医师研读文献的时间十分有限，培训他们的重点应在于以高效的方法在有限的时间内从文献中提取信息。如今，医生能够通过互联网和数据库的电子检索极为准确地获取信息，并在日常医疗实践中极大程度地运用循证医学，这一点是最初设想循证医学的人难以想象的。

循证医学的一个基本假设是：临床医生在理解了实验和证据的基础上进行临床实践，比仅仅依靠病理生理和临床经验做出实践，可以为患者提供更好的医疗服务。尽管目前为止仍没有关于此效应的确凿证据，只有数个公开实验得出了与传统医疗实践模式相悖的结论，但《纽约时报》“年度回顾”仍将EBM作为2001[15]最有影响力的思想之一。至今，有许多评估关键问题的用户指南已经出版（JAMA，Oxman等人[3]，以及Bhandari系列[4-7]等），说明医学界的关注点是一个整体。

这些年来，外科手术实践的演变大多是以单中心甚至单个杰出的外科医生创新为基础的。分级外科训练的观念导致了不同的中心甚至不同的人会对同一种疾病做出不同的处理及手术方案。外科手术不断发生细微的变化并且不断地被更正，每个外科医生都会对术式做一些小的调整或创新，以解决他们个性化问题。主要的技术创新仍然倾向于以病例的形式进行报道，但糟糕的是它们构成了临床外科文献的核心。新的操作技术似乎并没有与先前临床首选的处理方法进行严格的审查或方法上的比较。事实上，常常有人指责外科医生热衷于过早应用新技术，并批评他们没有像评价新药一样评价手术中新的术式和科技。Spodick主张应设立“外科医生的FDA”[8,9]以解决这些担忧。

4.3 循证医学中患者的价值观和选择倾向

尽管越来越多的人认识到循证医学的重要性，但仍有反对者批评循证医学只注重人群而忽视个体[10,11]。然而，最新的循证医学报告指出，它不但整合了现有的最佳研究证据、临床环境，而且充分考虑了患者的价值观和选择倾向。Bassler等[12,13]描述了针对个体患者决策的EBM工具（表4.1和表4.2）。EBM仍然依赖传统的决策方法，即通过临床专家的思维和个人能力来评估临床和患者的情况，同时辅以一套严格的评估方法。这些方法使医生能够将随机对照试验（RCT）得出的研究结果应用于个体，并量化特定治疗决策对特定患者的益处和风险[12]。每个患者对参与决策的意愿并不相同，所以医生要确定患者在这方面的意愿[13]。显然，仅凭证据并不能为个别患者做出医疗决定，还要考虑到每个患者（可能还有社会）的价值观，治疗方案的制定者必须包括患者和医生。

有几种基于证据的方法可以帮助医生制定决策，包括正式的临床决策和患者辅助决策[14]。正式的临床决策分析将患者治疗结果的可能性与每个健康个体的自身价值结合起来，这是非常复杂和耗时的，尽管它在临床实践中是可行的[15]。专家医疗小组的最初目的是建立管理建议或临床指南。尽管它们越来越重要，但是在临床的实际应用遇到了很大的阻力。来自波士顿儿童医院的一个小组开发了标准化的临床评估和管理计划（SCAMPs），作为一种由临床医师来建立、实施和不断改进现有的创新性指导方针，它们在多个医学和儿科亚专科中实施，医生正对其可接受性进行进一步的研究。目前，患者辅助决策在当前的临床工作中更加现实，它们以患者可理解的方式提供可选择的治疗方案，包括不同治疗方式可能带来的后果。目前有多种决策辅助工具可以用来帮助解决各种问题，参考渥太华患者决策辅助中心的网站（http：//decisionaid.ohri.ca/）。试验表明，这些决策辅助工具增强了患者参与决策的积极性，并在循证医学的精神下逐步实现了价值观和治疗选择的一致性[16]。

临床决策首先必须包括对临床和患者身体状况的评估，以明确诊断并获得确实可行的治疗方案。其次，要进行更全面的分析，找出有效的证据，获得高效率的可用选项。第三，考虑到每种选择可能带来的后果，临床医生必须考虑患者的优先选择（根据患者所能承受的风险和收益比）。最后，需要临床专家综合考虑这些因素，提出患者可接受的治疗建议。循证医学这一术语的发展是为了鼓励医生和患者在做决定时不要过多、也不要过少地考虑当前最好的证据。另一个可能更吸引人的术语是“研究促进医疗”。无论使用哪个术语，可以明确的是：利用研究证据可以在临床工作中提高医疗质量[17]。

表4.1 研究结果用于具体患者时需要考虑的因素

患者因素	卫生保健因素	结果因素
生物学因素 （性别、伴发疾病、种族、年龄、疾病的严重性） 患者对治疗的依从性	医务人员对治疗的依从性 可用资源（如监测的可行性） 临床医生的经验	研究结果对患者重要吗？

摘自 Bassler 等[12]，版权 2008 年获 BMJ 出版集团有限公司许可。

表4.2 循证医学个性化决策过程[13]

信息资源

来自临床研究的治疗效果小结	亚组分析的结果	N-of-1随机对照试验（限于某些医学条件与环境）
循证医学的作用： 结合个体因素，评估研究结果的有效性和可行性： · 患者：生物学因素，社会经济因素，对建议的依从性 · 干预/对照：卫生保健因素 · 结果：结果因素	**循证医学的作用：** 明确是否真正存在明显差异	**循证医学的作用：** 帮助临床医生选择偏移最小的研究设计，以确定在慢性病患者中有短暂疗效的治疗效果

↓

获益：伤害比

循证工具：治疗需要的特定患者数量（patient-specific number needed to treat，NNT）或伤害需要的特定患者数量（number needed to harm，NNH）

循证医学的作用：

通过各种信息评估患者基线风险，以有效判断个体的伤害获益

↓

病人的价值观和偏好

循证医学的作用：

确定患者参与决策的程度

如果目标是患者参与决策，那么循证医学将把患者的价值观和偏好考虑在内：

· 决策协助

· 正式的决策分析

↓

基于循证证据的个体化治疗决策

摘自 Bassler 等[13]，版权 2008 年获 BMJ 出版集团有限公司许可。

4.4 证据的等级及其重要性

随机试验的系统回顾代表了最高质量的证据，而观察性研究大多被认为是较低质量的证据（图 4.1）[18]。证据质量降低可能是由于方法学的局限性（研究设计或实施）、评估的不精确性（较宽的置信区间）、结果的可变性或发表偏倚。证据质量可能会因为大样本的效应、剂量 - 反应梯度而得到提高，或者由于所有可能的偏差都明显降低了治疗效果。关键结果的存在决定了证据的整体质量。证据描述是简单、易懂的 [19]。正确使用以证据为基础的信息并不是严格遵守 RCT，而是更准确、充分和有效地使用所有类型的证据。

2003 年 1 月，《骨与关节外科杂志》美国版的编辑委员会采用了由牛津大学循证医学中心开发的证据分级系统（表 4.3）[21]。我们需要了解的是：目前关于证据水平评价的概念是基于医学模型的，外科研究有特殊性，可能更适合于基于证据的外科模型 [22]。手术干预的本质是对一些问题的挑战，包括：研究对象的选择、观察者偏差、盲区、技术标准化、学习曲线、普遍性、发病率，以及患者和外科医生之间的平衡 [22]。某些外科疾病的发病率较低，因此外科研究方法的发展需要不同科室外科医生之间的合作，以增加研究的证据水平。外科研究是复杂的，因此，对外科问题的综合考虑决定了最佳的研究设计。换句话说，在特定的情况下，强有力的建议可以基于较低水平的证据 [23]。认为 RCT 是唯一可接受的设计的观点过于狭隘，缺乏对不同方法的相对优势的认识 [24]。人们认识到：一个做得很好的观察性研究，带有最小的偏差和影响，会有更好的质量和结论，可能比一个执行不良 RCT 的结论更加可靠，更可推广。

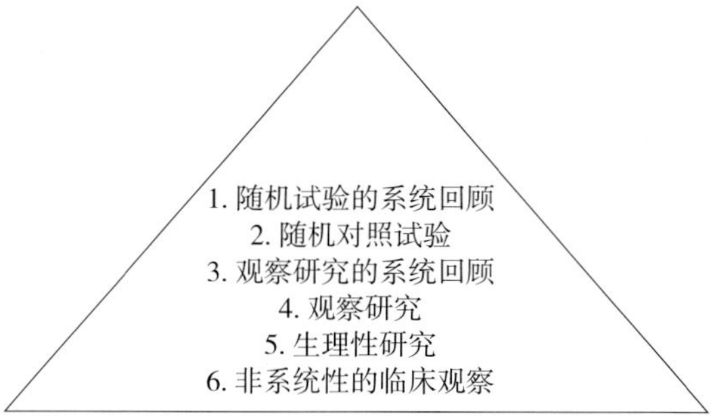

图 4.1 证据等级（摘自 Montori[18]，版权 2002 年获得 Elsevier 许可）

高水平的临床医生需要了解提出一个的研究问题的重要性，研究设计和适当结果的选择也是将最佳的现有证据用于医疗的关键（表 4.4）[25]。此外，他们应该认识到，治疗建议不仅基于严格评估和证据水平，还应考虑风险 - 收益比和成本。卫生政策制定者、编辑委员会、资助机构和资金支付者应该理解，询证医学，尤其是与外科专业相关的循证医学，RCT 并不一定是最佳研究。他们必须认识到，所提出的问题和研究环境决定了研究的设计。最后，需要认识到临床经验和患者选择在循证医学中的作用，因为它提供了在对照实验研究中常常缺乏的普遍性 [25]。

4.5 管理建议：循证医学

依照分级系统，任何建议的要点都取决于两个因素：利益与风险之间的权衡，以及质量效果预测。这种分级建议的方法可以看出在利益、危害和成本之间权衡的决定中随机误差的严亘程度。与这种权衡相关的不确定性将决定这个提议的重点。专家使用方法分出的级别有 1A、1B、1C+、1C、2A、2B、2C。如果专家能依据现有的证据，非常肯定利益可能超过或不超过危害和成本，他们将会提出强有力的建议——McMaster 一级。如果他们不那么确定好处和危害的程度及其相对影响，那么他们必须做出较弱的二级建议。二级建议是指在一般或典型患者中，患者价值取向或个体医师价值取向的差异，往往需要做出不同的治疗选择。McMaster 方法将对比获益 / 危害放在首位，将其置于推荐等级中。

A 级到 C 级的划分，即等级的第二部分取决于基于证据的方法学质量产生偏差的可能性。该方法将具有一致结果的随机对照试验分类为 A 级。如果随机试验的结果不一致，或者试验具有主要的方法学缺陷，则给予 B 级评级。C 级建议的证据来自观察性研究，以及将一组患者随机

表4-3 证据水平（OCEBM 2011年证据水平工作组）

问题	第 步 （一级[a]）	第二步 （二级[a]）	第三步 （三级[a]）	第四步 （四级[a]）	第五步 （五级[a]）
问题普遍性如何？	本地和当前随机抽样调查（或普查）	允许匹配当地情况的系统回顾调查[b]	本地非随机样本[b]	病例系列[b]	N/A
该诊断或监测试验准确吗？（诊断）	有一致的参考标准和盲照组的横断面研究的系统回顾	有一致的参考标准和盲照组的单项横断面研究	非连续研究，或研究没有一致的参考标准[b]	病例对照研究，较少或不独立使用参考标准[b]	机制为基础的推理
如果不添加治疗将会如何？（预后）	初始队列研究系统回顾	初始队列研究	队列研究或随机对照试验[c]	病例系列报告或病例对照，或质量较差的预后队列研究[b]	
该干预有效吗？（治疗获益）	随机对照或 n-of-1 试验的系统回顾	随机试验或针对显著效应的观察研究	非随机的队列研究或随访研究	病例系列，病例对照，或既往对照研究[b]	机制为基础的推理
常见伤害有哪些？（治疗伤害）	随机对照或的系统回顾，巢式病例对照研究的系统回顾，提出有关问题的患者的 n-of-1 试验，或显著效应的观测研究	单项随机试验或针对显著效应的观察研究（特殊情况下）	非随机队列 / 随访研究（上市后监控），除非有足够的数量排除一般伤害（对于长期危害，随访时间必须足够）[b]	病例系列，病例对照，或既往对照研究[b]	机制为基础的推理
少见伤害有哪些？（治疗伤害）	随机试验或 n-of-1 试验的系统回顾	随机试验或针对显著效应的观察研究			机制为基础的推理
该检测（早期检测）有价值吗？（筛选）	随机试验系统回复	随机试验	非随机对照的队列研究或随访研究[b]	病例系列，病例对照，或既往对照研究[b]	机制为基础的推理

转载获得牛津循证医学中心的许可（OCEBM 证据工作组 *。“牛津级证据 2”。牛津循证医学中心 http：//www.cebm.net/index. aspx ？ o = 5653）

[a] 研究级别可能会随研究质量、不精确性、间接性而下降（研究 PICO 不符合 PICO 的问题），因为研究之间的不一致性或因为绝对值很小；研究级别可能会因样本量大或样本影响较大而提高。

[b] 一般认为，系统评价通常比单项研究更好。

[c]OCEBM 证据水平工作组 -Jeremy Howick，Iain Chalmers（James Lind 图书馆），Paul Glasziou，Trish Greenhalgh，Carl Heneghan，Alessandro Liberati，Ivan Moschetti，Bob Phillips，Hazel Thornton，Olive Goddard 和 Mary Hodgkinson。

表4.4 研究设计类型及其优缺点[25]

研究类型	设计类型	优点	缺点
观察研究	个例报道	用于罕见的临床事件	无对照组
	病例系列报告	来自新的或者复杂治疗方法的经验	无对照组
	队列研究	类似真实临床场景	易混淆
	病例对照研究	小样本短期	易混淆及偏倚
实验性研究	随机对照研究	避免混淆	昂贵
			通用性有限
			研究对象的召集和施行困难

转载自 Fisher and Wood[25]，版权 2007 年由 Wolters Kluwer Health 许可

试验的结果引申到其他组，如表 4.5 所示。当专家对将随机试验的结论推广到另一个人群时有信心，或者发现观察性研究的数据绝对令人信服，他们选择 C 级。

我们认为，大多数批评循证医学者是由于对其目的和过程的误解。如前所述，只有通过对证据彻底、详尽和批判的评估，医生才能对干预措施做出有效和明智的判断。这一证据基础及临床专业知识，可以将患者的价值观和偏好纳入决策过程。

另一个经常遇到的误解是，只有随机对照试验或系统评价构成循证医学证据。值得谨记的是，循证医学强调考虑各种类型研究的证据，适合不同的临床问题，包括从观察性研究到荟萃分析的一切。

4.5.1 循证医学的局限性

循证医学所能解决的问题有其局限性。文献

表4.5 目前建议的分级方法

建议级别	风险 / 收益是否清楚	论据的可靠性	提示
1A	清楚	无严重局限的随机试验	强烈建议：在大多数情况下可应用于多数患者
1B	清楚	有严重局限的随机试验（结果不一致，方法学缺陷）	强烈建议：可能适用于大部分患者
1C+	清楚	非临床随机试验，但结果可由观察性研究中明确推断	强烈建议：在大多数情况下可应用于多数患者
1C	清楚	观察性研究	中等建议：当出现更有力证据时可能改变
2A	不清楚	无重大局限的临床随机试验	中等建议：取决于具体情况、患者情况、社会价值观
2B	不清楚	有严重局限的随机试验（结果不一致，方法学缺陷）	不作为主要推荐：替代方法可能更合适
2C	不清楚	观察性研究	不作为主要推荐：替代方法可能更合理

转载自 Guyatt 等[26]，版权 2001 年由美国胸科医师学会许可。

由于 B 类和 C 类研究存在缺陷，因此这三类中的大多数建议为 2 级。以下因素将决定建议是 1 级还是 2 级：治疗效果的大小和精确度，患者的目标风险甚至预防、受益的性质，与治疗相关的风险的程度，患者偏好的变化，区域资源可用性的变化，以及保健服务实践和成本考虑。不可避免的是，衡量这些因素存在主观判断。这些情况包括缺乏盲对照和存在主观结果的 RCT，这样结果测量偏倚的风险高，可能会出现大量失访等。

不能在没有常识和临床经验的条件下进行解读。一个经常被引用、没有适当应用循证医学的例子就是：没有科学证据表明救生员使用降落伞能对其生命有效保护[27]。虽然从来没有随机对照试验（RCT），甚至是精心设计的队列研究来提供证据，尽管也有案例报告，没有使用降落伞的情况下有人得以生存，而使用降落伞的情况下有人发生死亡，但谁又能说没有证据就宁愿不穿戴降落伞呢？因此需要明确，不受高质量医学证据支持的治疗并不意味着该治疗没有价值。Cochrane 小组认为只有随机对照研究可以作为医学证据的有效来源。在他们看来，没有这样的研究就等于没有证据。然而，正如 Doug Altman 所说："没有证据并不能证明证据不存在。"[28] 找不到证据可能有多个原因，从方法上可靠的 RCT 的复杂性和高昂的成本，到审查干预所固有的偏差等。在这些情况下，其他类型的临床研究（如观察性研究）可能提供有用的信息。

4.6 为什么循证医学对于脊柱外科医生而言很重要？

Bridwell 等对原发性成年人脊柱畸形矫正的现状进行了分析，以回答了手术治疗对患者是否有益的问题[29]。他们得出结论，大多数小范围的研究表明手术治疗有益于患者。然而，没有多中心前瞻性随机研究来回答这个问题。

脊柱手术涉及的领域很多，因此对目前证据重新定义将是有益的。首先，也很可能是最困难的一步，便是通过对临床实践中已经存在的不同手术方法，进行系统回顾来评估。例如，矫正原发性成人脊柱畸形、具有广泛差异的手术方法是否疗效有所不同？大量不同的手术技术证明了一个事实，即在许多情况下，技术可能并不如术者所想的那样重要。这样的问题往往会引起激烈的争论，偶尔也会有一些激烈的讨论来支持一种手术比另一种更佳。"最好的外科医生"手中可能会有"最好的解决方案"，但是我们并不清楚是否每个外科医生都能成功地完成这样一种假设性的"最佳"手术技术。一个相对不复杂的手术被大部分外科医生成功完成，可能对患者而言更好[22]。外科医生不仅要坚持采用最佳证据来管理患者，更重要的是要了解其使用新技术的局限性和适用领域。

4.6.1 基于循证的脊柱外科手术从哪里开始？

如果一个人想要在一个相对较新领域里进行循证医学的研究，可能很难知道从哪里开始。他必须阐述一个明确的研究问题，并从那里开始，从现有的关于这个课题的已知知识开始。除专家意见外，医生还会受到实验生理学知识的影响。了解身体的功能和反应是从预先设计的、旨在验证或否定假设的实验室实验中得出的。这种科学的方法是生物学、物理学和化学研究的基础。医学知识积累的方式已经随时间而变化，正如 Geoff Watts 写道："知识并不是以整齐的量子形式突然出现的，它就像一块苔藓在岩石表面上蔓延，是在数十年里不断地积累起来的。"[30] 每个关键的发展进步都是建立在早期的想法之上的。

临床实验不是最近才有的研究工具。有证据证明第一次临床实验的记载可能在 Daniel 圣经书中出现过[31]。Neuhauser 及 Diaz 在 2004 年关于这个主题的文章中提出了对原始临床实验的崭新看法。在 18 世纪进行的其他著名实验的例子集中在坏血病和天花上，这些类型的实验慢慢地进入医学文献。最初，大多数实验仅包括少数患者，有时会产生冲突或不确定的结果。而在当今的外科文献中也是如此。关键评价最初都来自评估的必要性和改进研究的方法上，以便从文献中得出适当的结论。

在同一时期，Meta 分析在社会科学领域发展起来，通过整合大量小样本的研究，在将这些数据视为一个整体时，将会肯定或否定某一假设。Chalmers 等提出了 Meta 分析在医学中的重要性[32]，Meta 分析通过整合多个个别研究来增加权重，并在一个问题上建立有意义的证据。Meta 分析现在越来越多地在医学中应用，并提供了证据等级的最高级别之一。至关重要的是第一个 Cochrane 中心的建立，解决了医学界未能根据专业建立临床试验数据库并不断更新的问题。

Cochrane 网发表了被认为具有方法学上高质量的系统评价，而他们的手册是有兴趣进行系统评估的所有人员的关键工具。所有上述工具——实验生理学、临床试验和 Meta 分析——均可有助于脊柱手术中的临床决策。然而，每个来源的证据质量不同，在给患者提出治疗建议时，循证医学从业者将更多地依赖于 Meta 分析，而不是依赖于患者看护决策中的生理学研究，并且还将进而考虑临床情况、患者价值取向，以及临床证据。

（周旭东　菅　丰　王作伟　译）

参考文献

1. Sackett D, Straus S, Richardson WJ et al (2000) Evidence-based medicine: how to practice and teach EBM, 2nd edn. Churchill Livingstone, Edinburgh
2. Guyatt G (1991) Evidence-based medicine. ACP J Club 114:A-16
3. Oxman AD, Sackett DL, Guyatt GH (1993) Users' guides to the medical literature. I. How to get started. The evidence-based medicine working group. JAMA 270:2093–2095
4. Bhandari M, Montori VM, Swiontkowski MF, Guyatt GH (2003) User's guide to the surgical literature: how to use an article about a diagnostic test. J Bone Joint Surg Am 85-A:1133–1140
5. Bhandari M, Guyatt GH, Swiontkowski MF (2001) User's guide to the orthopaedic literature: how to use an article about a surgical therapy. J Bone Joint Surg Am 83-A:916–926
6. Bhandari M, Guyatt GH, Swiontkowski MF (2001) User's guide to the orthopaedic literature: how to use an article about prognosis. J Bone Joint Surg Am 83-A:1555–1564
7. Bhandari M, Guyatt GH, Montori V, Devereaux PJ, Swiontkowski MF (2002) User's guide to the orthopaedic literature: how to use a systematic literature review. J Bone Joint Surg Am 84-A:1672–1682
8. Love JW (1975) Drugs and operations. Some important differences. JAMA 232:37–38
9. Spodick DH (1975) Numerators without denominators. There is no FDA for the surgeon. JAMA 232:35–36
10. Bensing J (2000) Bridging the gap. The separate worlds of evidence-based medicine and patient-centered medicine. Patient Educ Couns 39:17–25
11. Godlee F (2007) Milestones on the long road to knowledge. BMJ 334(Suppl 1):s2–s3
12. Bassler D, Busse JW, Karanicolas PJ, Guyatt GH (2008) Evidence-based medicine targets the individual patient, part 1: how clinicians can use study results to determine optimal individual care. Evid Based Med 13:101–102
13. Bassler D, Busse JW, Karanicolas PJ, Guyatt GH (2008) Evidence-based medicine targets the individual patient, part 2: guides and tools for individual decision-making. Evid Based Med 13:130–131
14. Guyatt G, Rennie D, Meade M, Cook D (2008) Users' guides to the medical literature: a manual for evidence-based clinical practice, 2nd edn. McGraw-Hill Medical, New York
15. Sim I, Gorman P, Greenes RA et al (2000) Clinical decision support systems for the practice of evidence-based medicine. J Am Med Inform Assoc 8:527–534
16. Stacey D, Legare F, Col NF, Bennett CL, Barry MJ, Eden KB, Holmes-Rovner M, Llewellyn-Thomas H, Lyddiatt A, Thomson R, Trevena L, Wu JH (2014) Decision aids for people facing health treatment or screening decisions. Cochrane Database Syst Rev (1):CD001431
17. Haynes RB, Devereaux PJ, Guyatt GH (2002) Physicians' and patients' choices in evidence based practice. BMJ 324:1350
18. Montori VM, Guyatt GH (2002) What is evidence-based medicine? Endocrinol Metab Clin North Am 31:521–526, vii
19. Guyatt GH, Oxman AD, Kunz R, Vist GE, Falck-Ytter Y, Schunemann HJ, Group GW (2008) What is "quality of evidence" and why is it important to clinicians? BMJ 336:995–998
20. Wright JG, Swiontkowski MF, Heckman JD (2003) Introducing levels of evidence to the journal. J Bone Joint Surg Am 85-A:1–3
21. OCEBM Levels of Evidence Working Group (2001) The Oxford 2011 levels of evidence. http://www.cebm.net/index.aspx?o=5653. http://www.cebm.net/index.aspx?o=5653. Accessed Date Accessed 2001 Accessed
22. Meakins JL (2002) Innovation in surgery: the rules of evidence. Am J Surg 183:399–405
23. Stein PD, Collins JJ Jr, Kantrowitz A (1986) Antithrombotic therapy in mechanical and biological prosthetic heart valves and saphenous vein bypass grafts. Chest 89:46S–53S
24. McNeill T (2006) Evidence-based practice in an age of relativism: toward a model for practice. Soc Work 51:147–156
25. Fisher CG, Wood KB (2007) Introduction to and techniques of evidence-based medicine. Spine (Phila Pa 1976) 32:S66–S72
26. Guyatt G, Schunemann H, Cook D, Jaeschke R, Pauker S, Bucher H, American College of Chest P (2001) Grades of recommendation for antithrombotic agents. Chest 119:3S–7S
27. Smith GC, Pell JP (2003) Parachute use to prevent death and major trauma related to gravitational challenge: systematic review of randomised controlled trials. BMJ 327:1459–1461
28. Altman DG, Bland JM (1995) Absence of evidence is not evidence of absence. BMJ 311:485
29. Bridwell KH, Berven S, Edwards C 2nd, Glassman S, Hamill C, Schwab F (2007) The problems and limitations of applying evidence-based medicine to primary surgical treatment of adult spinal deformity. Spine

(Phila Pa 1976) 32:S135–S139
30. Watts G (2007) Let's pension off the "major breakthrough". BMJ 334(Suppl 1):s4
31. Neuhauser D, Diaz M (2004) Daniel: using the bible to teach quality improvement methods. Qual Saf Health Care 13:153–155
32. Chalmers I, Enkin M, Keirse M (1989) Effective care in pregnancy and childbirth. Oxford University Press, New York

5 证据在哪里？脊柱手术的最佳方案

Wim Van Biesen

5.1 引言

循证医学（evidence-based medicine，EBM）在我们目前的医疗领域发挥着越来越重要的作用。如果我们不搞清楚循证医学的概念，循证医学将起不到任何作用。我们应该清楚以下内容：循证医学的真正意义是什么，是否应该实践循证医学，怎样实践循证医学，是否拥有足够的技能来区分可靠的论文与有偏倚的论文。

我们探讨患者恢复情况不仅要注重高质量的临床证据，而且也要了解医疗决策的整个过程。我们主张，严谨的证据是决策的基础，但在没有高质量证据的情况下，大家认可的临床指南可能更适合指导脊柱外科医生的决策。我们主张循证医学是透明公开的，而不是一成不变的陈述声明。最后很重要的一点，就是决策过程中我们为什么遵循循证医学？如何遵循循证医学？

一般认为，与以下情况越符合，得到的临床效果越符合循证指南，最后决策的结果与指南一致性也越好，如①一致的预测准确性，②患者临床相关，③患者利益优先[1,11]。

还需要特别注意的是，我们要了解循证医学如何提供指导，以及了解医疗决策过程。

5.1.1 为什么需要循证医学与指南：简要历史

所有医生，包括脊柱外科医生，都希望给予患者最好的治疗。所有患者都希望从医生那里获得最好的治疗。同样，所有医疗保健机构都希望医生为患者提供最好的治疗。但是“最好的治疗”是什么？我们如何去发现它呢？

过去某个专家的个人医学知识可以很容易地被掌握。此外对于大多数问题，所进行的治疗与结果之间都存在着直接和具体的关系，例如，感染时使用抗生素或在手术中使用无菌术。这使得有一定经验的医生可以相对容易地学习到各种情况的处理方法。而在过去的几十年中，我们看到可用的“证据”出现参差不齐的增长，产生了很多信息，但是有用信息非常少。虽然现在每个人都可以在线访问这些信息，但是很多有用信息却没有被消化理解。治疗的思维是全球性的，但是各个地方治疗方式却都不同。

我们只相信通过长时间随访的大样本试验所得到的结果（例如，使用他汀类药物降低心血管风险）。所有这些结果都需要专家对可用信息进行总结和解读。在很大程度上，我们应该知道哪些知识是无用的，哪些知识有助于我们成为更好的脊柱外科医生。这样就促成了循证医学的概念[2,3]。循证医学的概念是，所有医疗行为都应该是由对现有证据进行全面系统的搜索和分析后获得有效信息来支撑的。因此，诞生了缩写为PICOM（表5.1）的研究方法，现在称为系统回顾。PICOM的目的是进行正确识别并搜索不同的组成内容，患者、干预、比较、结果和方法。PICOM的基本思想是：对于常规科学实验，每个人都应该能够重复并得出同样的结果。

PICOM重点关注“患者”，以确保研究的

表5.1 支持系统搜索的PICOM方法

非持异性临床问题	问题类型	PICO	特异性问题
颈椎间盘突出最好的治疗是什么？	干预	**P**：成年患者患有 C5 ～ C6 椎间盘突出 **I**：手术治疗方法 A **C**：手术治疗方法 B **O**：VAS 疼痛减轻、功能恢复 **M**：随机对照研究	在经证实的患有 C5 ～ C6 椎间盘突出的成年患者中，与治疗方法 B 相比，治疗方法 A 是否能更好地降低 VAS 疼痛评分并恢复功能？
诊断颈椎间盘突出的最佳方法是什么？	诊断方法	**P**：成年患者与颈椎间盘突出的症状相符 **I**：磁共振成像（MRI） **C**：计算机断层扫描（CT 扫描） **O**：诊断颈椎间盘突出症 **M**：横截面设计	在与颈椎间盘突出症状相符的成年患者中，对诊断颈椎间盘突出症来说，与计算机断层扫描（CT 扫描）相比，磁共振成像（MRI）是否具有更高的特异性与敏感性？
吸烟是否增加患颈椎间盘突出症的风险？	病因	**P**：成年患者 **I**：吸烟 **C**：不吸烟 **O**：颈椎间盘突出症 **M**：队列研究	在成年患者中，吸烟者是否比不吸烟者患有颈椎间盘突出的概率更高？
脊膜瘤术后复发的风险有哪些？	预后	**P**：成年人 **I**：已成功进行良性脊膜瘤手术的患者 **C**：同龄的健康人 **O**：脊膜瘤复发 **M**：队列研究	脊膜瘤手术成功的成年患者，与健康年龄相符的人相比，肿瘤复发的危险因素有哪些？

我们将研究类型分为四种：干预性研究、诊断性研究、病因学研究和预后研究。这些研究类型都有一个优先的研究设计。

对于诊断性研究，需要制定一个金标准作为参考，以计算研究的敏感性、特异性，以及阳性、阴性结果预测值。当缺乏金标准时，可以将诊断性研究转化为干预性研究，例如，通过 MRI、肌电图和 CT 诊断的颈椎间盘突出症患者进行手术治疗，哪种诊断方法的手术预后更好。

P 患者人群，I 干预，C 比较，O 结果，M 试验设计方法。

有效性——研究中的患者与临床实践中的患者是否一致？许多随机对照试验具有相当严谨的排除标准，对于患有这种疾病的患者来说，研究人群可能并不具有代表性[4]。对“干预”和“比较”的描述也相当重要，应该确定其相关性、合理性，以及是否符合预期。“结果”的定义经常被忽视，“结果”的定义是至关重要的，因为它将决定“结果”与患者是否相关，以及治疗效果是否真的有意义。许多研究倾向于以定性方式（较好、改善等）的报告替代结果，这并不能说明采用了什么样措施并得到多大的改善。最好的办法是：找到研究终点的硬性指标而不是替代指标，并报告其绝对效果而不是相对变化。在叙事性回顾中，作者可以根据自己的经验和观点（也称为经验医学）对相应文献解读，但 PICO 系统回顾要求确保所有有用的证据都进行回顾，而不是仅针对支持作者观点的证据。

通过严谨的方法所得到的的数据对高质量的临床建议至关重要，虽然近些年，在收集整理数据方面有了很大的进步[5-7]，但在很多医学领域，无法获取高证据等级的信息依然是其发展的最重要阻碍因素。比如在某些特定的情况和特定的人群中，人们无法拿出非常有利的证据来支持某种理论，循证医学专家会认为没有理论依据就不能下任何结论，而对于医生，特别是脊柱外科医生来说，此时他们缺乏高质量的临床试验和高等级的证据支持他们的诊断和治疗。在这种情况下，对知识的汇总就显得格外重要。其实只要经过系统的文献搜索就会发现很多医学指南的内容是缺乏有力证据的，因为其制定过程更多的是基于共识而非证据，需要强调的是，严谨的方法学始终是最重要的，毕竟“认为”没有证据和经过系统检索后“最终得出”没有证据是两码事。有一个很好的方法可以满足人们对知识汇总的要求，那就是 PICO 方法，它可以系统地搜索并将结果客观展示，使证据及其证据等级以一种适宜阅读的方式呈现出来[8,9]。另外，像 AMSTAR 评分系统[10]这样的工具可以帮助临床医生从方法学上评估系统评价的质量（表 5.2）。对于每一个医疗工作者所必需的是，类似 Cochrane（非盈利的民间医疗保健学术组织）所进行的高质量的系统评价。现有的证据也可以通过 GRADE 评级系统进行正式评估。在 GRADE 中，研究要达到一定程度才能开始，并取决于可用的研究类型（见第 4 章）。一般来说，随机对照试验比观察性研究及病例报告拥有更高的证据等级，不过证据的等级也可以依据评价标准进行相应的升级或降级，比如一个低偏倚的高质量大型观察研究就比一个高偏倚低质量随机对照实验的证据等级要高。在 GRADE 中，证据等级分为 A，B，C，D 四类，其中 A 代表证据等级最高，也就是说其他证据等级的证据不太可能推翻 A 类研究的结论[1]。

5.1.2 系统评价、指南和临床表现有何不同?

系统评估适宜去回答一些针对个体的有明确答案的问题，但为了维持公平可持续的医疗保健水平，医疗单位必须通过透明并有说服力的方式，在更广泛的社会层面解释现有证据，并为如何解决特定的问题提供方案。指南的存在可以在治疗没有起到作用时为医生提供一种保护，当然“没起到作用”包括了很多的可能，比如治疗无作用、治疗无改善或者治疗结果不理想[11]。因为已经纳入 GRADE 评价[12]，所以临床指南可以用于指导卫生保健政策的制定，并有助于减少行业内部及公众对于临床诊断及治疗的压力。GRADE 将建议级别分为“强（recommend）”及“弱（suggest）”，它可以完全独立地对证据等级进行评估，而对不同建议级别的界定仅仅是依据对建议可取性的判断[1]。医学指南和系统评价也不一样，理想情况下，指南的制定应以系统评价为依据，但是因为指南的制定是希望在临床中可以出现某些特定的结果，因此会在健康保障策略制定方面有所取舍。

有些人可能认为，医学指南是投资人和政策决策者用来监督和评价医生所提供医疗服务质量的，但其实不然，首先所有人都应该知道指南到底指导了些什么，以及为什么要提供指导（表 5.3）。不恰当的质量控制指标，不仅涉及临床表现，还包括类似干预措施选择在内的患者个人喜好，好的指标可以评价在多大程度上帮助了共同决策的制定，以及是否需要替代治疗方案[13]。从这个角度来说，脊柱外科应该是一个包含疼痛科在内的涉及多学科的科室。此外，选择哪些指标用于监测临床表现，可能会严重影响医生治疗的临床结果[11]。比如血红蛋白最佳值“X”的设定，如果取人群中的平均值或者通过测定患者中高于“X”的比例来制定，这就会导致一大部分人或者高于“X”或者低于“X”，这都不是我们想要的。如果使用“达标患者的比例”来制定评价指标时，应该确定预设的比例在现实的临床实践中是可行的[14]，这样就不会出现违背个人意愿[15]或随机完成的可能性。

指南中使用临床症状的指标都应有充足的证据[16]。临床表现评估（CPM）会根据可行性来选择评价指标，不可避免的是可能会忽略掉很多不好被评估的临床表现。例如，在肾脏病生存质量的临床评估[17]中，最初在 114 项指标中有 36 项重点指标，但后来其中的 14 项因为可行性较低，所以并没有成为最终的评价指标。

5.1.3 循证医学存在的问题

许多人认为随机对照试验（RCTs）拥有最高的证据等级。然而，随机对照试验只有在没有偏倚的情况下才能提供证据，偏倚可被理解为，真实效果与观察效果之间出现不同的某些过程。一些形式的偏倚显而易见又很好描述，例如，没有足够的双盲干预和对照（表 5.4）。包括 Cochrane 在内的几种不同评分系统可以用来搜索并量化随机对照试验中的偏倚[18]。然而，还有一些不太明显的偏倚，有时只有那些在干预或比较方面具

表5.2 系统评价质量评估的AMSTAR评分

评估点	评估对象是什么?	为什么重要?	应该搜索什么？
1．是否提供前期设计方案?	研究问题和纳入标准应在审查进行前确定	确保清楚寻找的是哪种类型的证据，以及纳入和排除标准。这样才能降低仅仅纳入带有“预期结果”的研究所带来的风险	作者需要参考 Protocol、伦理或预先确定的前期发表的研究目标
2．纳入研究选择和数据提取是否有重复性?	至少有两名数据员分别进行数据提取，并且使分歧达成一致	多人比一人更能全面了解调查；避免（无意的）错误的数据提取和偏倚的解释	作者应该提到谁做过研究选择，谁做过数据提取，应该指出审查人员之间的分歧如何解决
3．是否进行了全面的文献检索?	应搜寻至少两个电子数据库。报告必须包括使用的年份和数据库（例如，Central EMBASE 和 MEDLINE）。关键字或医学主题词表必须说明，并提供搜索方法。应该补充文献、教科书、特定研究领域的专家的参考资料	读者应该能够重复搜索并得出相同的结果。搜索应尽可能详尽，以确保发现所有可用的证据	作者应至少提供他们搜索的两个数据库，并且保证他们的搜索方法可用
4．出版物，即灰色文献（难得到的科学技术信息），是否纳入标准中?	无论其出版类型如何，作者应声明他们搜索报告。作者应根据其出版情况、语言等，说明是否在系统评估报告中使用或者排除该出版物	为了避免出现偏倚，研究应纳入那些经过专业同行评论，但尚未发表的论文，例如会编、摘要，以及已经完成但尚未分析的试验	作者应注明他们搜索了灰色文献和未发表的文献
5．是否提供了研究对象清单（纳入和排除）？ 6．是否描述纳入研究的特征?	应提供纳入和排除的研究对象的清单。应以表格的形式，提供给参与者干预措施和结果的原始研究数据。应报告所有的研究范围，如年龄、种族、性别、相关的社会经济状况、疾病状况、病程、严重程度或其他疾病	应该清楚所有的研究，研究人群的基本特征，干预和比较的是什么，观察结果是什么。这些是非常有必要的，以便充分了解现有证据，并验证研究对象是否与本研究相符	所纳入研究的特征必须要以表格或其他系统的形式列出。对于被排除的研究对象，说明它们被排除在外的原因和参考文献
7．是否已评估并报告了研究的科学性?	应提供提前预先设计方法和参考研究（例如，为了进行有效研究，作者选择将随机、双盲、安慰剂对照研究或分配隐藏作为评价标准）；其他类型的研究和替代项目要与本研究相关	这个问题探讨了作者是否系统地评估并呈现个体研究中不同程度的偏倚风险，例如使用 Cochrane 风险偏倚评估	作者应该阐述他们如何评估个别研究的偏倚风险。应说明偏倚分析风险的结果
8．所列研究的科学性是否适当用于结论推导?	在分析和审查结论中应考虑方法学的严谨性和科学性，并在制定建议时做出明确规定	为了避免强有力的结论是基于偏倚风险高的研究	应该说明系统评价主要结论的证据及其性质

续表

评估点	评估对象是什么?	为什么重要?	应该搜索什么？
9．用于得出结论的方法是否合理?	对于汇总的结果，应进行测试以确保研究是可纳入的，评估其一致性（即一致性的卡方检验 I2）。如果存在异质性，应该使用随机效应模型或结合临床（即，结合是否合理）	如果论文探讨相同的主题和相同的干预措施，并且在可比较的人群中进行论证，那么这些论文只能一起阐释，这是为了避免苹果和橘子进行比较而得出关于香蕉的结论。该测试评估了个别研究处理类似现象的情况。如果不这样做就不会将他们集中在一起	作者应该提到他们评估异质性和目前的结果
10．是否对可能发生的发表偏倚进行了评估?	发表偏倚的评估应包括图形辅助（例如，漏斗图，其他可用测试）或统计测试（例如，Egger 回归测试、Hedges-Olken）	发表偏倚是有可能发生的，因为负面研究很有可能不被发表	寻找术语“发表偏倚”
11．是否说明相关利益冲突?	明确说明潜在的资助来源，包括系统综述分析，还有纳入的研究标准	利益冲突可能导致偏倚的结果，而利益的经济冲突是最明显的，我们也不能忽略知识冲突的影响	所有作者的影响力是否与个人研究的系统评价相结合? 作者是否提到潜在的利益冲突?

改编自 Shea 等 [10]。

每个问题有 3 个选项，即 yes，no，can’t answer。选 yes 才能得到 1 分，最高分为 11 分。

表5.3 质量绩效测量和指标

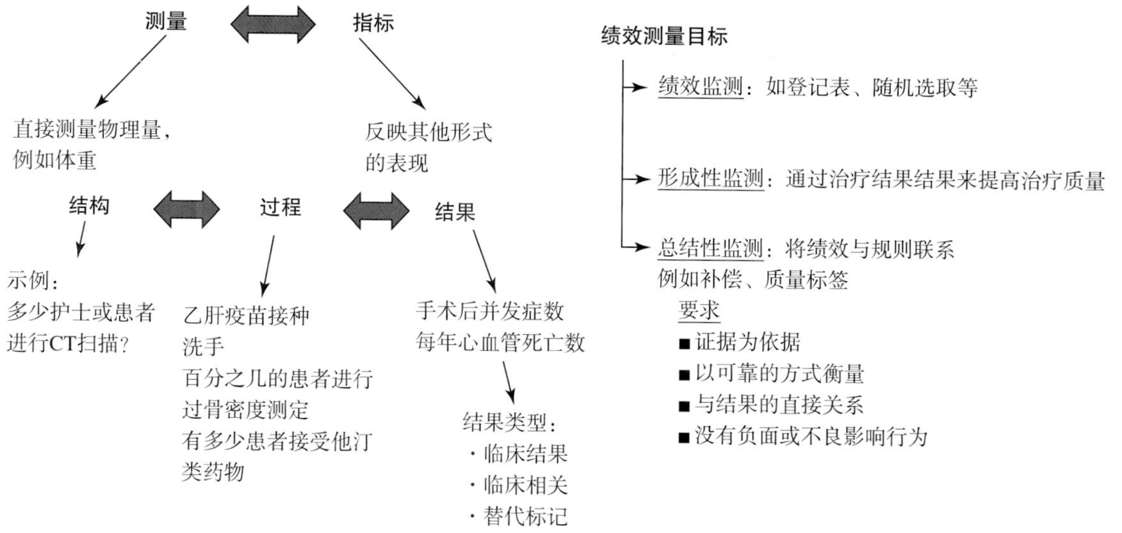

在临床表现评估（clinical performance measurement，CPM）中，应该搞清楚测量（measures）和指标（indicators）之间的区别。质量不是实际物品，所以只能通过指标来估计，因此质量总是通过指标间接估计。质量评估可以在3个不同层面上进行。
“结构（structural）”层面的评估展现某些研究的逻辑是否合理。人们应该意识到，结构模式很容易实现（尽管它们可能费用高）。大多数情况下它们是可以某种方式购买到的。然而应该明确的是，结构模式是质量的必要模式，但仅有它是不够的，因为结构性模式不会说明在实践中如何实施。
“过程（procedures）”层面的评估展现项目在临床日常实践中的实施情况。因此他们反映实际工作中的执行过程。然而这个指标可能会因为随意选取而混淆，也有忽视共同决策过程的可能。
“结果（outcome）”层面的评估似乎是评估临床表现的最直接的方法，然而结果也很容易被随机选取。如果这种评估是基于错误的指标，得出的结论就会是错误的。总结性监测通过临床表现将治疗和预后结合起来。只有所使用的指标是基于证据的有效反应，并且在实施该指标时不会忽略其他因素，指标才是可以接受的。

有实践经验，并对数据分析和流行病学有深入了解的人，才能发现这些偏倚的存在。例如，使用“接受治疗”分析和“意向治疗”分析可导致不同的结果和结论。最后随机对照试验不仅会提供有效（方法上正确）的结果，而且是相关性高的结果。人们可以分辨相对肯定的终点指标，比如死亡、生活质量、视力丧失等直接关系到患者的终点。还有一些患者没有明显反应或对患者不产生直接影响的替代终点指标。许多随机对照试验选择后者而非前者作为研究结果，是因为这样的终点指标更容易得到，以便在较短观察期之内就可得出结论，而那些相对确定的终点指标大多需要较长的观察时间。但是，很多文献中的例子都说明没有充分证据证明替代指标的改善可以导致终点指标的改变，因此实际上研究人员应该避免使用此类对患者无直接明显影响的事件作为研究的终点。除了结果本身，效果观察也是非常重要的，从临床角度来看，虽然有些结果有显著的统计学差异，但临床上可能完全没有意义。因此，应该注意更多地使用定量表达（以数字表示差异）而非定性表达（较好、改善等）。

针对硬性终点指标的高质量RCT很少，已有的RCT研究又让我们认识到另一个问题：这些研究主要由制药公司主导，且需要耗费大量经费[19,20]。这就导致了很尴尬的现状，这样的研究只会使用较新的而且通常比较贵的药物或干预措施，几乎不会在便宜的替代品上有任何花费。基于此我们无法否认，可能存在没有被发现的更加便宜的替代性药物和治疗。所以，在药企之外，这些更加便宜的替代药物的研究应该得到公共资助机构的支持，同时调查人员也应该寻求更多的成本更低的方式开展这些调查。通过系统搜索可以发现那些证据缺乏、存在误差或者有明显问题的地方，并且提示在哪些方面需要进一步的研究。在手术领域存在的一个问题是：经验差异也会影响手术干预的结果，手术难以标准化，也无法设立对照组。因此，两种不同治疗方法的成功在两个不同的手术团队之间可能存在差异。

表5.4　随机对照试验中的偏倚风险

偏倚类型	是什么？	怎样发现？	不合理的结果是什么？
顺序产生	实验组和对照组的纳入顺序是否合理？	研究者采用的随机方式是随机数生成软件、硬币投掷、投掷骰子，或是随机信封法这些，都是可以接受的。应避免可能与结果相关的参数的随机化方法	实验组和对照组之间的差异可能不是随机的
隐蔽分组	参与患者治疗的人是否都知道患者最终会在哪个组中？	中心分配（电话、无关药房等），使用密封的不透明信封	患者可能根据除随机之外的某些标准分配到组，这可能会导致组间差异
设盲	没有一个相关的人知道患者的治疗方法：患者和医师都不知道哪种治疗方法	如果结果的评估者是设盲的，患者和医师也是设盲的，并且知道设盲对于主观性非常重要，而对第三个设盲人评估的硬结果或主观结果则不那么重要	设盲可能导致效果大于实际效果，因为人们可能会高估效果
不完全 / 选择结果	以预先确定的方式报告所有结果	未报告预期结果； 未报告所有患者随机分组或评估结果； 只报告治疗分析； 只报告了非预期的结果； 缺失数据填补； 没有提到不不良反应	仅报告处于所需方向的结果，忽略与原始假设相抵触的结果； 效应大小被高估了，不良反应被低估； 报告非预期的结果会产生混杂信息
赞助偏倚风险	研究由行业赞助商资助	研究预先设计结果，研究药物将比对照产品更好（例如，应用不合理计量的对照药物） 无意义的研究（同样研究，使用无效的替代标记物）对结果进行错误或偏倚的解释	由行业赞助的研究倾向于更有可能获得有利的结果
选择性偏倚	研究人群并不代表干预所针对的人群	检查纳入和排除标准； 检查研究人群特征是否与目标人群人群特征具有可比性	选择性偏倚可能损害其外部有效性

5.2 关于患者

对于依据循证医学制定的指南来说，最困难的往往是实际执行的部分[21]，因此指南的制定应由多方商讨，涉及各个方面[22]。这个指南不是仅仅向患者解释各种选择的不同这么简单[23]，整个制定过程会因为现存的各种不确定性而变得更加复杂[24]。值得注意的是，这样的共同决策制定会涉及两种关系：一是医生和患者之间的关系，二是指南制定机构与其用户之间的关系。指导意见应以提供证据的方式来呈现，将由“我们会告诉您什么是最好的”变为“您可以根据我们提供的各种数据得出自己的结论”。如果是这样的呈现方式，指南中提供的证据越有说服力，那么决策者越有可能做出与指南制定者一致的结论，这一结果也就越有可能在 GRADE 系统中呈现[25]。不过有个值得注意的问题，评级指南中所使用的命名往往比较复杂，这使得其可用性降低了不少。GRADE 系统[1,25]的评级分为两步，一是建议强度，分为 1 级、2 级或不分级，二是支持的证据等级，分为 A、B、C 或 D。但这些评级常常被忽略，忽略指南中各种证据的质量，这可能会因为患者、医生或政策制定方所站的立场不同，使得不同人对指南的理解不同。

虽然我们信任“客观”信息的价值，但人们不可能仅仅通过理性而做出任何决定[26]，相反，情感因素在我们行为中往往会占更重要的分量。虽然做每一个决定都会经过理性的思考[27]，但每个人的性格会决定此刻他所处的情绪，以及最终做出怎样的决定。人们更在乎的是现在而不是未来，大家普遍倾向于“避免伤害”，而不是“得到潜在好处”[28]。比如，当患者当下感到不舒服，比如瘙痒难耐时，他们就会很轻易地选择药物来缓解这种不适，但如果要让他们得到潜在的好处，比如告诉他长期服药可以避免以后心血管疾病或者可以改善例如 HbA1C 这样的替代指标时，他们往往不会放在心上。同样，医生也不能摆脱“与生俱来的思维错误”。这表现在，一是“思维禁锢”，即执着于某个特定的证据，而忽略其他潜在可能更为合理的方法。二是“因果推导”，即将两个连续的事件联系在一起，例如，我吃了一种药，之后我不咳嗽了，所以这种药可以治疗咳嗽。第三是“可行性推导”，医生在以往治疗某个疾病的特殊经历，会影响今后的治疗决策，为了防止伤害的再次发生，哪怕这种严重的副作用非常罕见，医生也可能会采取一些非必要的预防策略或者不去使用可能某种更好的治疗手段。以结构化的方式寻求替代治疗的风险及获益的循证证据，可能有助于避免这些错误[29]。让医生和患者了解所有可选方式，可以避免类似思维禁锢之类的误区。考虑到决策过程中预期的情绪影响，脊柱外科医生不应该仅提供某种干预的“预测结果”，而应该告诉患者方案 A 和方案 B 的潜在不同点在哪里，这样患者可以根据自身情况做出决定。

向患者提供所有可能治疗的方式，并向其提供利弊的各种证据支持，可以让患者做出最适合自己的治疗决定。事实上，患者的个体需要从一开始就被纳入了循证医学的早期定义[3]。

5.3 小结

普遍的“最佳治疗方案”是不存在的。循证医学并不是通过死板的统计学方法来评估现有的证据，而是将批判性思维运用到患者治疗的所有过程中[9]。我们相信，以一种双方都能理解的方式，向医生和患者同时提供所有治疗方案利弊的循证证据，最后患者根据自身的具体情况来做出最适合自己的决定，才是最佳的解决方案。

作者关于循证证据的总结

如本章和前一章所述，在我们目前的医疗领域，循证医学（EBM）正在扮演越来越重要的角色。在健康保健系统里有两类人，一类是纳税人比如你和我，还有一类是决定如何支配这笔钱的人比如政治家和保险公司，大家的关注点由治疗效果如何变为怎样花钱可以获得性价比更高的疗效。一个疾病的治疗费用及医院的经济效益很难确定，相比之下，治疗的有效性就更难计算了。

各种外科治疗都是如此，特别是脊柱手术。脊柱手术中，造成证据不清楚的原因有以下几点：

- 首先，没有类似对照模拟手术组的存在。这使得对照研究困难重重。药物治疗的随机对照试验往往存在使用安慰剂的对照组。在脊柱手术中，却没有手术对照组的存在。
- 第二，脊柱手术主要是在保守治疗失败的情况下进行的。因此，在疾病自然进展、保守治疗和手术治疗之间的随机对照试验是难以实现的。大多数病例，都是从保守治疗变成手术治疗，这样很难得出有显著差异的结论。
- 第三，在脊柱手术中，疼痛是最重要的预后评价指标，而疼痛是最难以进行测量的，因为它受到很多已知或未知的因素影响。因为疼痛是一个非常主观的参数，我们通常会寻找更客观的参数进行测量，如影像学结果。遗憾的是，影像学结果和手术实际结果之间并不一定是相关的。
- 最后，在大多数临床研究中，脊柱手术后，都会报道其良好的临床结果。我未发现有过关于脊柱手术糟糕预后的研究。也许我们只在自我感觉手术预后良好的前提下才进行相关临床研究。一旦负面假设有被拒绝的风险，我们通常会接受有益的假设来调整研究方案。有时候，即使在某种手术效果“模糊”的情况下，我们仍然只会研究有预后良好的病例（如：腰椎间盘突出症，Modic 改变Ⅰ型）。不过通常微创手术确实会以最细微的方式改变疾病的自然进程，提供良好的临床结果。

如果脊柱手术治疗预后大致上不错，那么比较两种不同的手术治疗方案就变得很困难。如果我们要想证明两种很好的治疗方案之间存在显著性差异，两个研究组的参与者数量必须足够多才可行。进行这样的随机对照试验需要很多钱。大多数情况下，唯一能负担得起这笔费用的是医疗企业，他们愿意这么做的前提是可以得出以下结论，即术中应用该厂家植入物的患者预后要比对照组好很多。所以即使手术真的可以得到更好的预后，大家也会因为“赞助偏倚”而选择忽视这个结论。

不过，循证医学应该是脊柱手术研究的基石。通过这种科学方法，我们应该抛弃一成不变的陈述声明，而让工作更加透明化。优秀的科学能够经受批判性评估和新的经验性数据的考验，因此，这是一个长期持续的过程。现在的事实改变未来。然而，不能因为循证医学数据的缺乏，或者良好的科学形成需要时间，脊柱外科医生就可以随心所欲地选择他/她认为最好的治疗方案。在脊柱手术之前的每一项决策，都应该在多方同意的前提下，参考现有的循证医学研究结果或国际公认的准则来制定。这个做法似乎应该是常规且合乎逻辑的，但往往，“合乎逻辑”对任何人都不是一件容易的事情。

我们并没有接受过很好的逻辑思维教育。实际上，我们对统计学结果的思考和对单个病例的思考有很大的不同。我们的大脑更喜欢因果关系，就像我们更喜欢接受具有因果关系的统计学结果。通常从科学研究的角度来说，在随机对照试验后进行循证医学，在循证医学研究结束至少两年之后，大多数的人可以改变在处理特定病例时的态度。但是即使有非常令人信服的统计学结果，我们依然很难推翻由一个或几个病例所带来的个人经验。我们都喜欢“看一个，做一个，教一个”的手术策略。有时，个别病例出乎意料的结果比随机对照试验对我们决策的影响更大。因此，接受好的科学研究成果并将其运用到日常决策中是需要智慧的。

脊柱手术中，严谨的方法是指南制定的基石。如果没有高等级的证据支持，那么基于共识来制定指南是更好的选择。在没有证据的情况下，国际公认的指南内容应该足够明确，这样纳税人付出的钱才会实现其价值。这似乎是理所当然的，但事实并非如此。因此，除了外科技术外，本书还尝试为某些议题提供一些指南。

在后面的章节中，我将提供一些关于循证证据的说明。对于没有明确证据的脊柱疾病，我将对现有的一些指南进行解读。不过对于许多疾病，并没有国际公认的指南。

（李群喜　管　丰　王作伟 译）

参考文献

1. Atkins D, Best D, Briss PA, Eccles M, Falck-Ytter Y, Flottorp S, Guyatt GH, Harbour RT, Haugh MC, Henry D, Hill S, Jaeschke R, Leng G, Liberati A, Magrini N, Mason J, Middleton P, Mrukowicz J, O'Connell D, Oxman AD, Phillips B, Schunemann HJ, Edejer T, Varonen H, Vist GE, Williams JW Jr, Zaza S (2004) Grading quality of evidence and strength of recommendations. BMJ 328:1490
2. Fouque D, Laville M, Haugh M, Boissel JP (1996) Systematic reviews and their roles in promoting evidence-based medicine in renal disease. Nephrol Dial Transplant: Off Publ Eur Dial Trans Assoc Eur Renal Assoc 11:2398–2401
3. Sackett DL, Rosenberg WM, Gray JA, Haynes RB, Richardson WS (1996) Evidence based medicine: what it is and what it isn't. BMJ 312:71–72
4. Travers J, Marsh S, Williams M, Weatherall M, Caldwell B, Shirtcliffe P, Aldington S, Beasley R (2007) External validity of randomised controlled trials in asthma: to whom do the results of the trials apply? Thorax 62:219–223
5. http://www.thecochranelibrary.com. Accessed Date Accessed
6. webpage E. http://www.european-renal-best-practice.org. Accessed Date Accessed
7. Nagler E (2013) ERBP Guideline development methodology: towards the best possible guidelines. Nephrol Dial Transplant: Off Publ Eur Dial Trans Assoc Eur Renal Assoc
8. Rosenbaum SE, Glenton C, Nylund HK, Oxman AD (2010) User testing and stakeholder feedback contributed to the development of understandable and useful summary of findings tables for cochrane reviews. J Clin Epidemiol 63:607–619
9. Greenhalgh T, Howick J, Maskrey N (2014) Evidence based medicine: a movement in crisis? BMJ 348:g3725
10. Shea BJ, Bouter LM, Peterson J, Boers M, Andersson N, Ortiz Z, Ramsay T, Bai A, Shukla VK, Grimshaw JM (2007) External validation of a measurement tool to assess systematic reviews (AMSTAR). PLoS One 2:e1350
11. Bogdan-Lovis E, Fleck L, Barry HC (2012) 'It's NOT FAIR! Or is it? The promise and the tyranny of evidence-based performance assessment. Theor Med Bioeth 33:293–311
12. Uhlig K, Macleod A, Craig J, Lau J, Levey AS, Levin A, Moist L, Steinberg E, Walker R, Wanner C, Lameire N, Eknoyan G (2006) Grading evidence and recommendations for clinical practice guidelines in nephrology. A position statement from Kidney Disease: improving Global Outcomes (KDIGO). Kidney Int 70:2058–2065
13. Tangri N, Tighiouart H, Meyer KB, Miskulin DC (2011) Both patient and facility contribute to achieving the Centers for Medicare and Medicaid Services' pay-for-performance target for dialysis adequacy. J Am Soc Nephrol: JASN 22:2296–2302
14. Kiefe CI, Allison JJ, Williams OD, Person SD, Weaver MT, Weissman NW (2001) Improving quality improvement using achievable benchmarks for physician feedback: a randomized controlled trial. JAMA 285:2871–2879
15. Howard AD, Howard RS, Goldstein SL, Meyer KB (2012) Fistula first breakthrough initiative (FFBI): lessons about arteriovenous fistula prevalence goals. Am J Kidney Dis: Off J Natl Kidney Found
16. Kotter T, Blozik E, Scherer M (2012) Methods for the guideline-based development of quality indicators – a systematic review. Implement Sci: IS 7:21
17. Sugarman JR, Frederick PR, Frankenfield DL, Owen WF Jr, McClellan WM (2003) Developing clinical performance measures based on the dialysis outcomes quality initiative clinical practice guidelines: process, outcomes, and implications. Am J Kidney Dis: Off J Natl Kidney Found 42:806–812
18. http://ohg.cochrane.org/sites/ohg.cochrane.org/files/uploads/Riskof bias assessment tool.pdf. Accessed Date Accessed
19. Coyne DW (2007) Practice recommendations based on low, very low, and missing evidence. Clin J Am Soc Nephrol: CJASN 2:11–12
20. Snowdon C, Elbourne DR, Garcia J, Campbell MK, Entwistle VA, Francis D, Grant AM, Knight RC, McDonald AM, Roberts I (2006) Financial considerations in the conduct of multi-centre randomised controlled trials: evidence from a qualitative study. Trials 7:34
21. van der Veer SN, Tomson CR, Jager KJ. Van Biesen W. Bridging the gap between what we know and what we do in renal medicine: improving the implementability of the European Renal Best Practice guidelines. Nephrol Dial Transplant: Off Publ Eur Dial Transplant Assoc Eur Renal Assoc
22. Haynes RB, Sackett DL, Gray JM, Cook DJ, Guyatt GH (1996) Transferring evidence from research into practice: 1. The role of clinical care research evidence in clinical decisions. ACP J Club 125:A14–A16
23. Llewellyn-Thomas HA, Crump RT (2013) Decision support for patients: values clarification and preference elicitation. Med Care Res Rev: MCRR

70:50S–79S
24. Smith QW, Street RL Jr, Volk RJ, Fordis M (2013) Differing levels of clinical evidence: exploring communication challenges in shared decision making. Med Care Res Rev: MCRR 70:3S–13S
25. Balshem H, Helfand M, Schunemann HJ, Oxman AD, Kunz R, Brozek J, Vist GE, Falck-Ytter Y, Meerpohl J, Norris S, Guyatt GH (2011) GRADE guidelines: 3. Rating the quality of evidence. J Clin Epidemiol 64:401–406
26. Kahneman D, Slovic P, Tversky A (1982) Judgment under uncertainty: heuristics and biases. Cambridge University Press, Cambridge
27. Stanovich KE, West RF (2008) On the relative independence of thinking biases and cognitive ability. J Pers Soc Psychol 94:672–695
28. Rabin W (2000) Risk aversion and expected utility theory: a calibration theorem. Econometrica 68:1281
29. Herrington WG, Levy JB (2008) Metformin: effective and safe in renal disease? Int Urol Nephrol 40:411–417

第二部分
颈 椎

颈椎成像简明介绍

6

Bruno De Potter，Lukasz Augsburg，
Ken Carpentier，and Paul M. Parizel

文中的相关定义与影像特征参考北美脊柱学会、北美脊柱放射学会、北美神经放射学会联合编写的《腰椎间盘病理的命名与分类》（*Nomenclature and Classification of Lumbar Disk Pathology*）[1] 并在颈椎沿用。

6.1 颈椎正常影像学介绍

颈椎的正常解剖结构：

- 颈椎有 7 个椎体，大部分情况下向前弯曲（颈曲）。C1 和 C2 有特殊的解剖特征，故有特殊命名：寰椎和枢椎。
- C3 ~ C7 是典型的颈椎，有椎体，椎弓根，上、下关节突，横突，椎板，棘突（图 6.1a，b）。
- 关节突关节由上位椎体的下关节突和下位椎体的上关节突组成。
- Luschka 关节，又称钩椎关节，由椎体钩突与上位椎体的前后唇缘相接形成，是颈椎特征之一。
- 从 C2 ~ C3 间隙开始出现椎间盘。寰枕关节（C0 ~ C1）和寰枢关节（C1 ~ C2）没有椎间盘，但是有一组韧带支持：颈颅韧带。
- 韧带系统使颈椎保持稳定，包括：
  - 项韧带：附着于枕外粗隆到棘突。
  - 黄韧带：联结相邻两椎板。
  - 棘间韧带：联结相邻棘突。
  - 后纵韧带：位于椎管内，附着于椎体后面。
  - 前纵韧带：椎体前面延伸，上自枕骨大孔，下达骶椎（图 6.1a，b）。
- 椎管，内含脊髓，在 C1 ~ C3 处最宽（前后径 16 ~ 30 mm），向尾部延伸的过程中逐渐缩窄（14 ~ 23 mm）。
- 椎体间神经根（C1 ~ C8）除了 C8 从 T1 上方出之外，其余都从对应的椎体上方离开椎管。

6.2 颈椎的影像学评估方法

在对颈椎进行评估的时候，需要注意其他检查方法与 X 线片的不同，当行断层 CT 和 MRI 检查时，患者处于仰卧位，即一个非承重的姿势。

- 传统 X 线片：仍然是便宜的颈椎初步放射评估方法。X 线片提供的信息仅限用于评估骨性成分，它对软组织结构的对比分辨率不足。它可能会显示脊柱轮廓和病理性的不稳定。
- 计算机断层扫描（CT）：这项技术提供了更好的对比分辨率，可以区分出软组织和骨性结构；然而，软组织的对比分辨率仍然不足以区分椎管内的不同结构。
- 磁共振成像（MRI）：与 X 线片和 CT 相比，MRI 提供了对包括椎间盘和脊髓在内的软组织结构的精确评估，这得益于 MRI 对软组织超强的分辨能力 [2,3]（图 6.2a ~ c）。

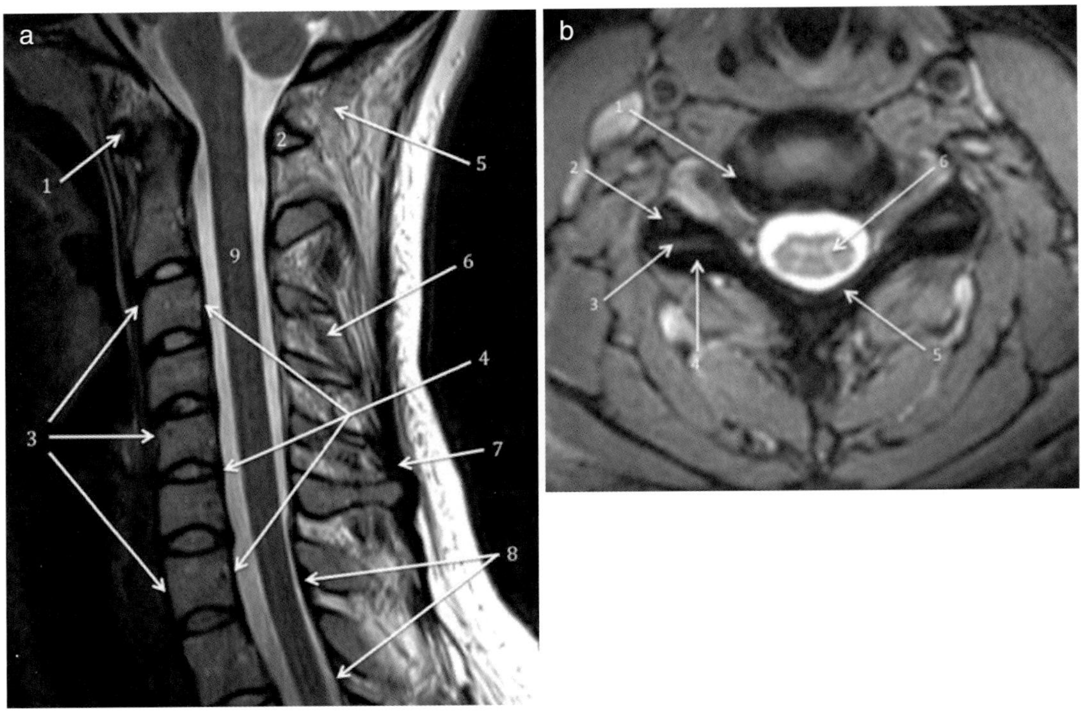

图 6.1　颈椎的正常 MRI 解剖。矢状位 T2 加权像（a）：1．C1 前弓，2．C1 后弓，3．前纵韧带，4．后纵韧带，5．黄韧带，6．棘间韧带，7．棘上韧带，8．黄韧带，9．颈髓。轴位 T2 加权像（b）：1．钩突，2．上关节突，3．关节面，4．下关节突，5．黄韧带，6．脊髓

6.3　颈椎 X 线片基础评估

- 在侧位片中，用 3 条假想的、大致平行的线检查颈椎外侧是否对齐：椎体前线、椎体后线、椎板线。这 3 条线中的任意 1 条有中断，提示可能有骨折、脱位或者严重的退行性病变（图 6.3）。
- 椎体应该是近正方形，边缘光滑且规则。
- 椎间区域有一致的高度，提示椎间盘处于健康状态。
- 在颈部 X 线侧位片中，关节面应以堆叠的平行四边形的形式存在。
- 椎前软组织阴影在 C2 ～ C3 水平上不应超过 6 mm，在 C6 ～ C7 水平上不应超过 22 mm。软组织阴影扩大可能是出血所导致，提示可能存在脊柱损伤 [4]。

6.4　椎间盘

6.4.1　正常椎间盘

解剖结构：

- 正常的椎间盘由中央部的髓核和周围部的纤维环组成。
- 胶状髓核的主要成分是水、蛋白聚糖和胶原纤维。纤维环由多层的纤维软骨以同心圆环形排列组成。
- 椎间盘周围包含椎体环边缘的骨突。
- 颈部椎间盘前面较厚，形成生理状态下的颈曲。
- 椎间盘的高度大约为相邻椎体高度的 1/4。

MRI 影像学特征：

- MRI 是评估椎间盘最灵敏的成像方法，具有出色的软组织分辨能力和多平面成像能力 [2]。
- 正常颈部椎间盘的高含水量表现为 MRI T2WI 高信号（图 6.4a）。
- 纤维环的高纤维含量表现为 MRI T2WI 低信号（图 6.4a）。

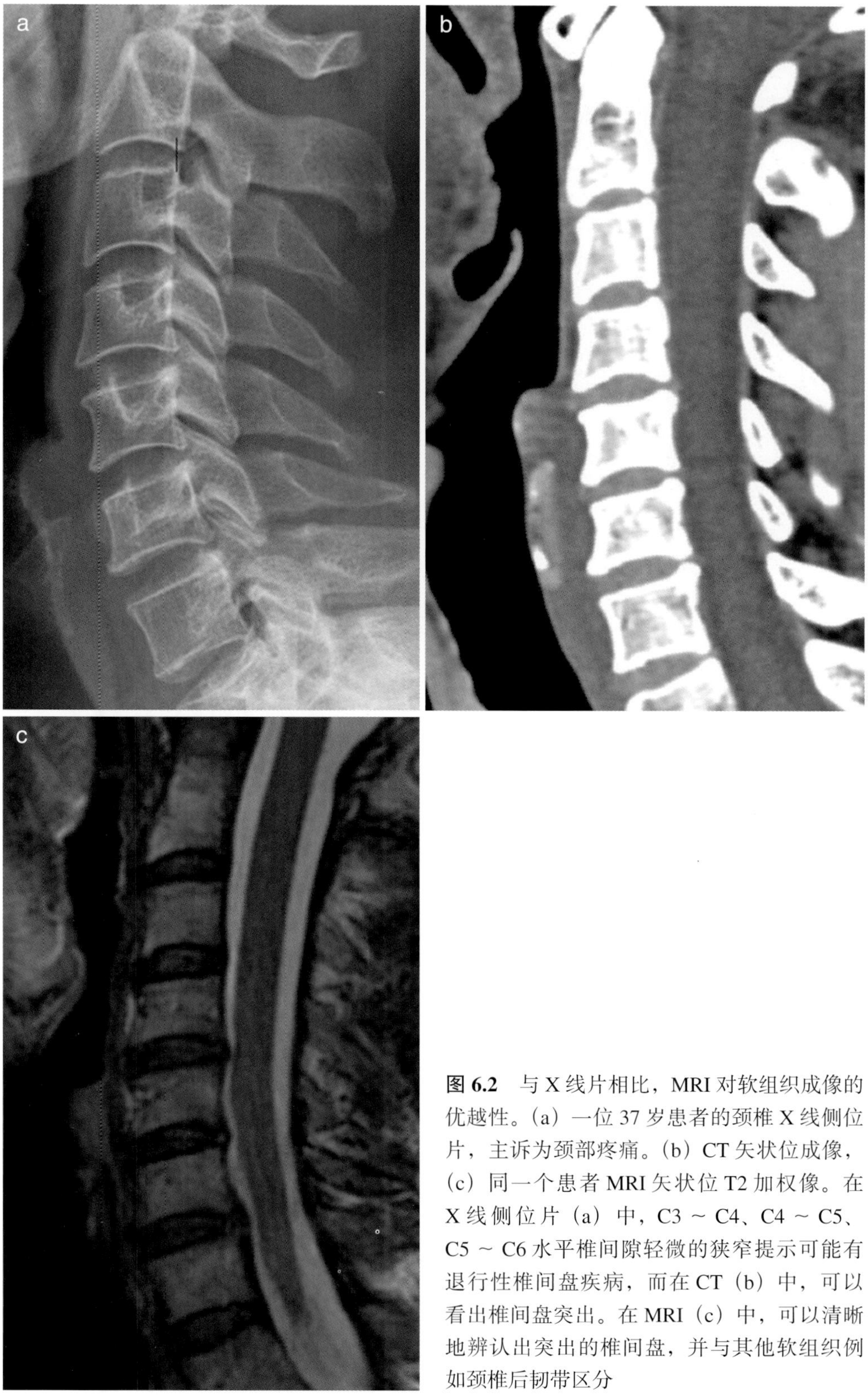

图 6.2 与 X 线片相比，MRI 对软组织成像的优越性。(a) 一位 37 岁患者的颈椎 X 线侧位片，主诉为颈部疼痛。(b) CT 矢状位成像，(c) 同一个患者 MRI 矢状位 T2 加权像。在 X 线侧位片 (a) 中，C3 ~ C4、C4 ~ C5、C5 ~ C6 水平椎间隙轻微的狭窄提示可能有退行性椎间盘疾病，而在 CT (b) 中，可以看出椎间盘突出。在 MRI (c) 中，可以清晰地辨认出突出的椎间盘，并与其他软组织例如颈椎后韧带区分

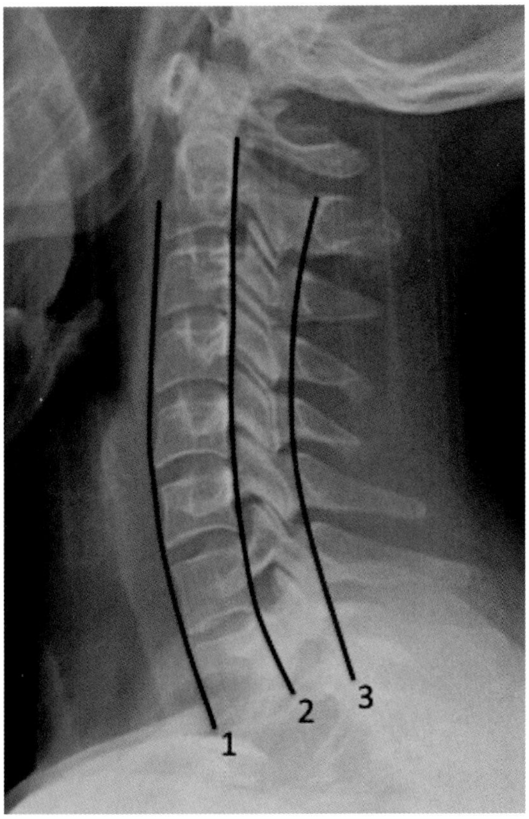

图 6.3 一位 25 岁患者的正常颈椎 X 线侧位片，显示没有错位的平滑颈椎曲度。1．椎体前线，2．椎体后线，3．椎板线

6.4.2 退行性椎间盘疾病

Resnick 等 [5] 学者指出，退行性椎间盘疾病可被分为两个子类：一种包含纤维环和相邻的椎体环骨突（“变形性椎关节强硬”），另一种影响到髓核、椎体和椎板（“椎间软骨病”）。

有证据显示“变形性椎关节强硬”反映了正常衰老过程，而“椎间软骨病”则是椎间盘的病理性恶化。

6.4.2.1 变形性椎关节强硬

病理生理学：

- 纤维环退化导致外部椎间盘移位引起颈部的变形性椎关节强硬。随后，软骨终板受到的机械压力增大，最终导致骨赘的形成 [5]。

基本特征：

- 正常的衰老过程。
- 中老年患者。
- 男性多于女性。
- 好发于 C5 ~ C6、C6 ~ C7。
- 可能导致神经根（椎间孔）症状或脊髓（椎管）压迫。

临床特征：

- 通常无症状。
- 颈部疼痛，伴或不伴神经根病变。
- 运动受限。
- 颈椎病。

CT 特征：

- 骨赘形成，从椎间盘交界几毫米处开始，主要向腹侧方向生长（图 6.5）。
- 椎间盘高度保留。
- 外周真空现象。

6.4.2.2 椎间软骨病

病理生理学：

- 髓核内纤维组织替代黏蛋白基质导致椎间盘脱水。

基本特征：

- 病理衰老过程。
- 男性和女性患者数量相当。
- 椎间盘退化在超过 1/3 的 21 ~ 40 岁健康受试者中出现。
- 发病高峰：45 ~ 65 岁。
- 好发于 C5 ~ C6、C6 ~ C7。

临床特征：

- 通常无症状。
- 颈部疼痛，伴或不伴神经根病变。
- 运动受限。

MRI 特征：

- T2 加权像中髓核处信号强度减弱（“黑色椎间盘”）（图 6.6b）。
- 椎间盘高度的变化范围从正常高度伴有轻微

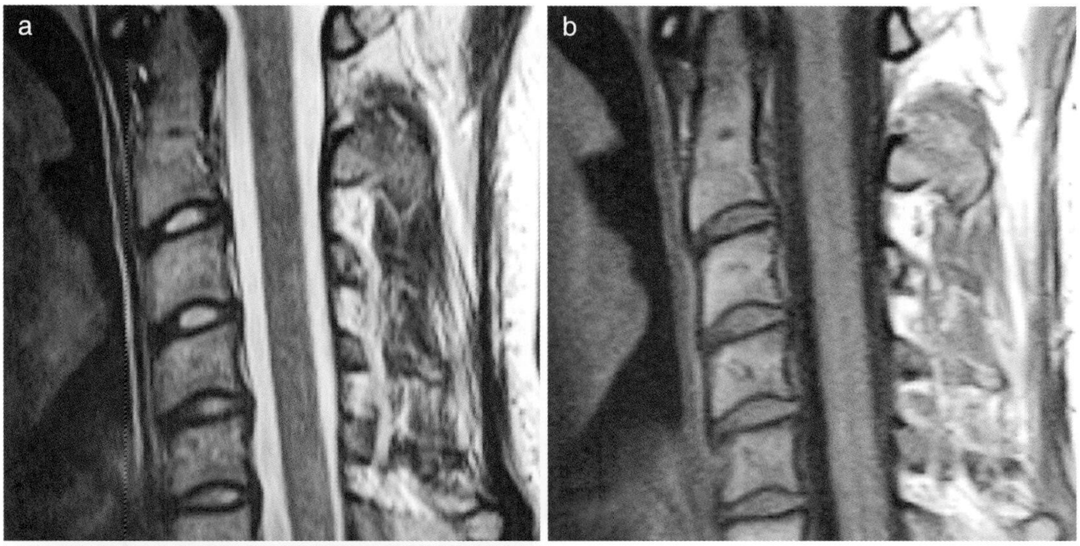

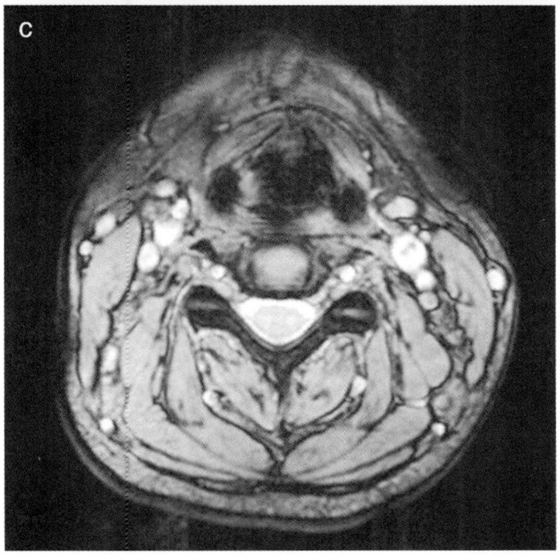

图 6.4 一位 22 岁女性的正常颈部椎间盘的 MRI。图为颈椎上段矢状位 T2 加权像（a）、T1 加权像（b）、C3 ~ C4 水平轴位 T2 加权像（c）

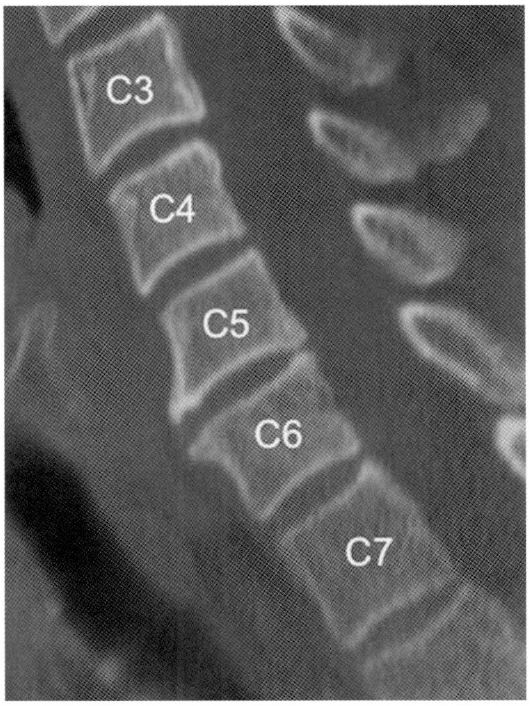

图 6.5 变形性椎关节强硬。一位 49 岁患有 C5 ~ C6 水平退行性脊椎病的男性的矢状位 CT 扫描，图中显示从距离椎间盘交界几毫米处开始，向腹侧方向形成典型的骨赘

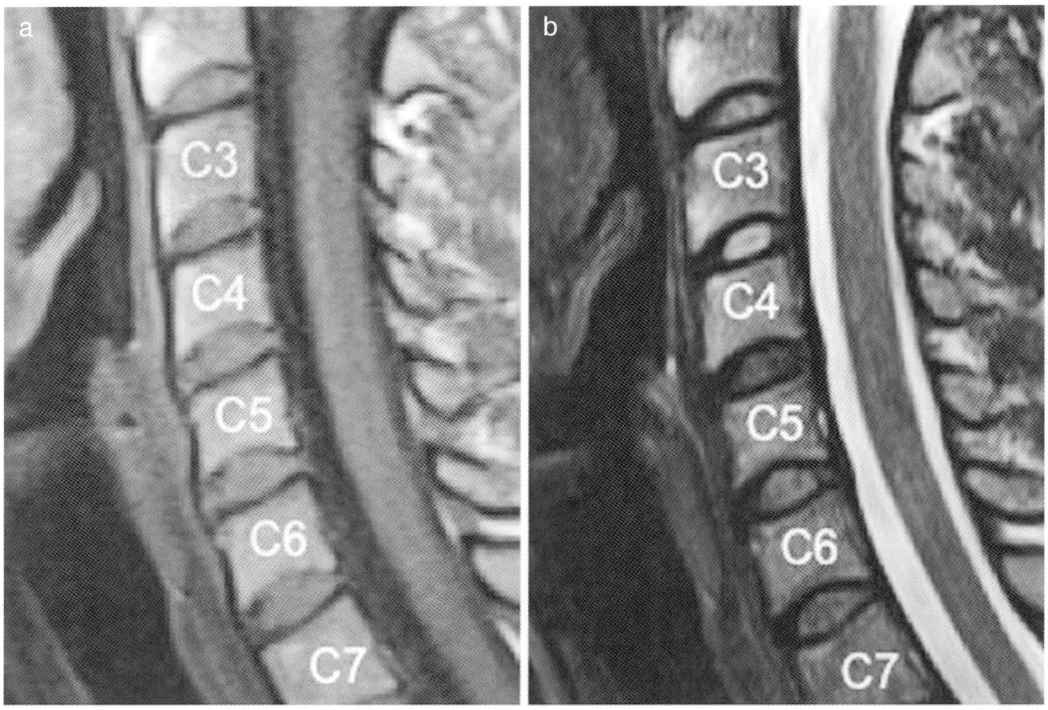

图 6.6 黑色椎间盘。一位 26 岁患者的 MRI，主诉为颈部疼痛。矢状位 T1 加权像（a）和矢状位 T2 加权像（b）显示在 C4 ～ C5 处 T2 信号强度消失（“黑色椎间盘”）。椎间盘高度还处于正常高度提示这是早期椎间盘退化

的信号丢失到高度显著丢失。

- 椎间盘退化的较晚期，在 T1 加权像中可见真空的椎间盘现象，即在椎间盘内有一个低信号区。
- 通常和退行性终板变化有关：Modic 分型Ⅰ→Ⅲ。

6.4.3 椎间盘膨出

定义：

- 大面积的椎间盘组织移位超出椎骨终板的边缘（>椎间盘周长的 50%）。

基本特征：

- 好发于 C5 ～ C6、C6 ～ C7。
- 通常超出终板边缘≤ 3 mm。
- 对称的或非对称的。

临床特征：

- 年龄：30 ～ 70 岁。
- 大部分无症状。
- 颈部疼痛，伴或不伴神经根病。
- ＞ 80% ～ 90 % 有良性自然病史。

MRI 特征：

- 椎间盘膨出在 T1 加权像和 T2 加权像中都是低信号（图 6.7a ～ c）。
- 椎间盘高度下降。

6.4.4 椎间盘突出

定义：

- 椎间盘组织移位超出椎骨终板边缘（＜椎间盘周长的 50%）。

基本特征：

- 发病高峰：30 ～ 40 岁。
- 男性多于女性。
- C6 ～ C7 最常见，其次是 C5 ～ C6。

MRI 特征：

- 移位的椎间盘与原位椎间盘 T1 加权成像信

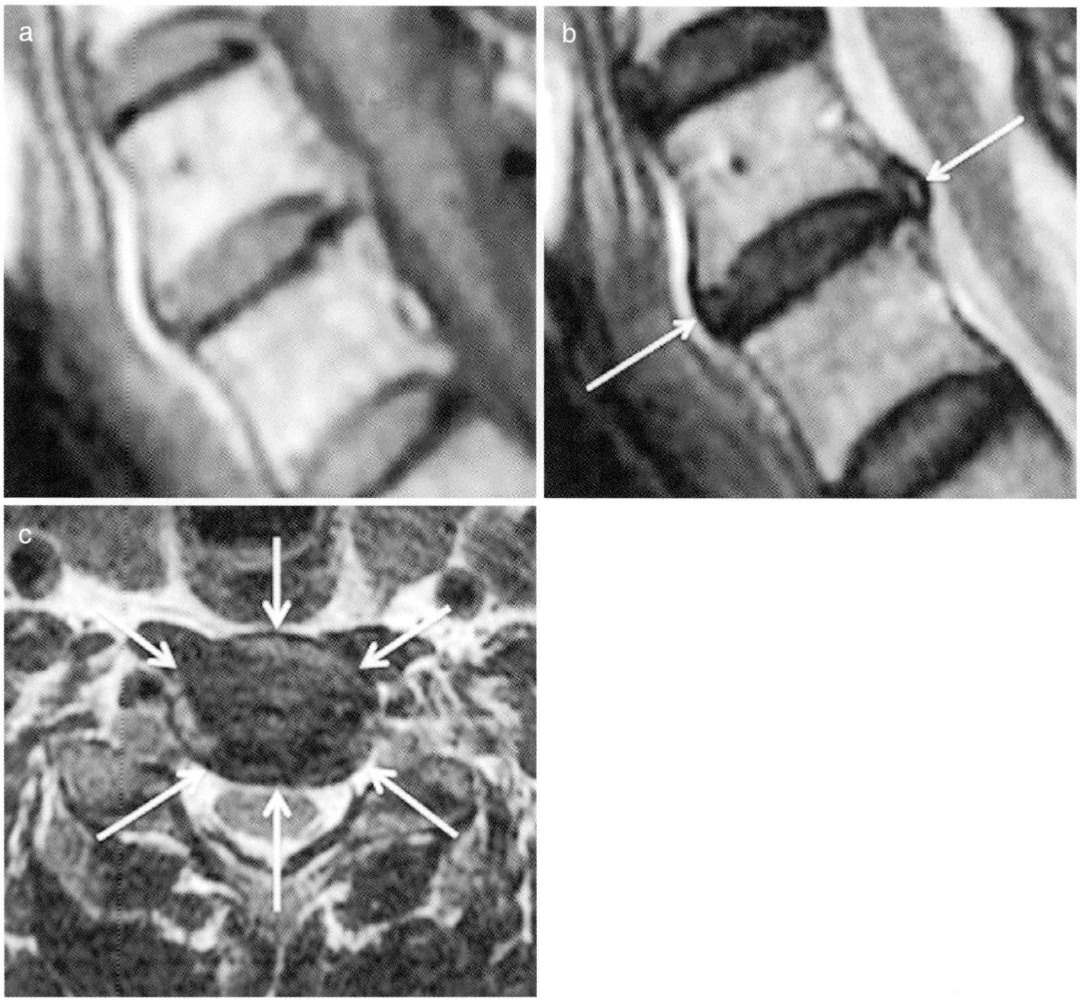

图 6.7 椎间盘膨出。一位 54 岁男性的 MRI，主诉为颈部疼痛。图为矢状位 T1 加权像（a）、矢状位 T2 加权像（b）、轴位 T2 加权像（c），成像结果显示在 C5 ~ C6 水平的一个环形椎间盘组织超过椎骨终板边缘。注意 T2 加权像中有信号强度的消失，提示椎间盘有细微裂痕

号强度一致。

- 突出较久的椎间盘：T2 加权成像中信号强度一致（图 6.8 a ~ c）。
- 新突出的椎间盘：炎症反应导致 T2 加权图像高信号（图 6.9b，c）。

临床特征：

- 临床症状取决于椎间盘突出发生的脊椎节段的高度、突出的大小和所在的位置。
- 颈部疼痛、僵硬。
- 皮肤感觉丧失。
- 神经根痛。
- 反射消失。

形状和数量不同的两种椎间盘移位的亚型：

1．突出

突出的最远距离小于在同一平面上正常椎间盘边缘（图 6.8a ~ c）（亦可见图 21.11 腰椎成像的简明介绍）。

病灶：<椎间盘周长的 25%。

边缘：>椎间盘周长的 25%，但<椎间盘周长的 50%。

2．脱出

脱出的最远距离大于在同一平面上正常椎间盘边缘（图 6.9 a ~ c）（亦可见图 21.13）。

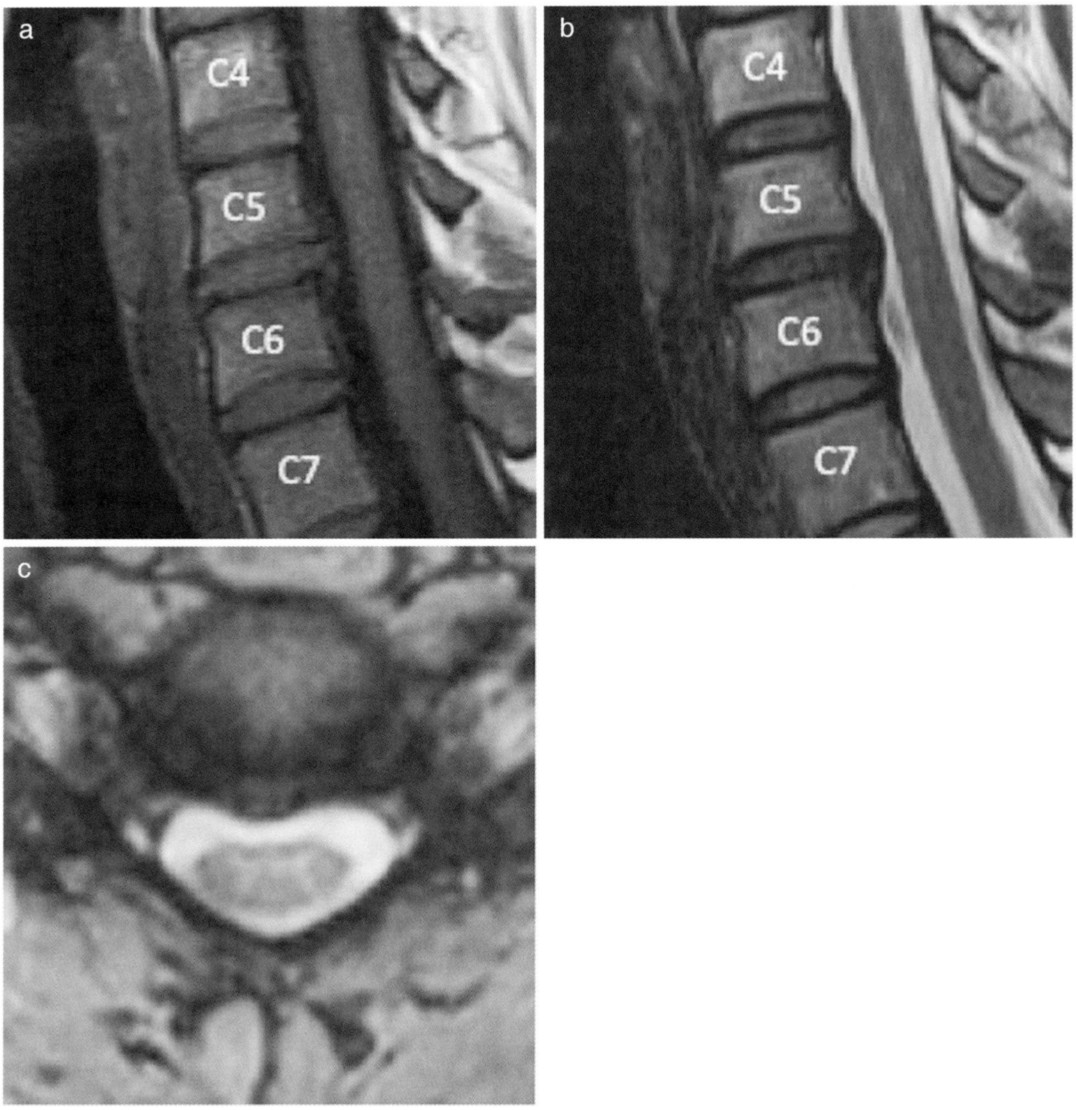

图 6.8 椎间盘突出。一位 27 岁女性患者的颈椎 MRI，主诉为颈部疼痛。图为矢状位 T1 加权像（a）、T2 加权像（b）和轴位 T2 加权像（c）。C5 ~ C6 水平突出的椎间盘显示 T2 低信号，说明椎间盘突出不是近期发生的。注意突出的椎间盘没有超出椎间盘上下边缘

6.5 关节突关节和后部结构

- 脊柱的每一节段可分为两个空间结构：前面的部分由椎体组成，后面的部分由椎弓组成。
- 后部结构与椎体一起构成椎管和神经孔。后部结构包括软组织和形成关节突关节的骨结构（图 6.10 ~图 6.12）。
- 颈椎内后部结构的退化或肥大可能导致患者的颈部疼痛，即便其他椎间盘正常。

在这个部分内我们将讨论颈椎最常见的后部结构异常情况，包括关节突关节的关节炎和黄韧带肥厚症。关节突关节和黄韧带囊肿在腰椎部分更常见，我们将在第 21 章“腰椎成像的简明介绍”中讨论。

6.5.1 关节突关节炎

基本特征：

- 关节突关节是位于相邻两个椎弓之间的滑膜关节，由上位椎体的下关节突和下位椎体的上关节突组成（图 6.10 ~图 6.12）。
- 关节突关节炎导致骨赘和软骨下囊肿形成、关节肥大、骨硬化、关节空间狭窄、真空现

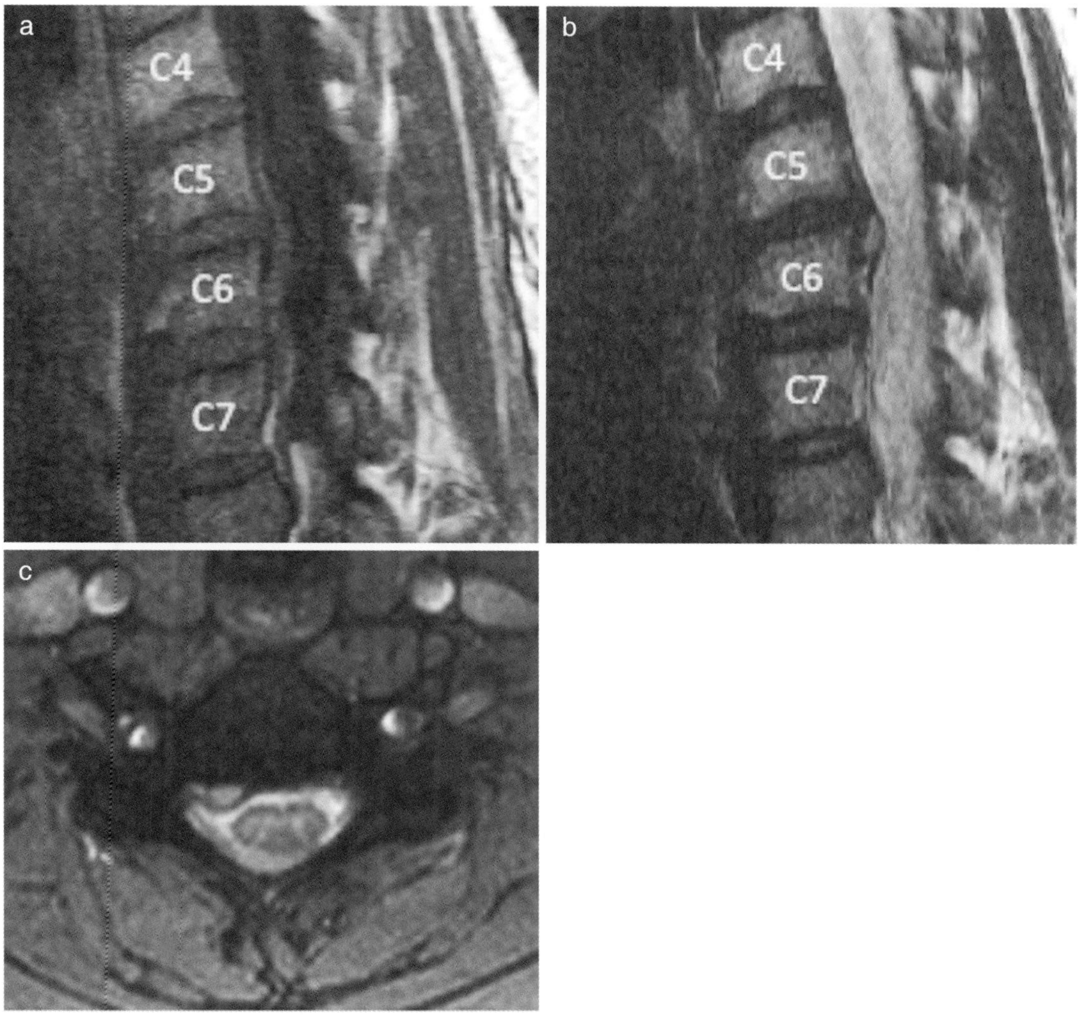

图 6.9 椎间盘脱出（向下方脱出）。一位 38 岁女性的颈椎 MRI，主诉为颈部疼痛。图为矢状位 T1 加权像（a）、T2 加权像（b）和轴位 T2 加权像（c）。C5 ~ C6 水平突出的椎间盘超出了椎间盘下侧边界，可定义为脱出。T2 加权像中的高信号显示这是一个最近形成的突出（a ~ c）

象、关节腔积液和黄韧带肥厚等。

- 关节突关节炎是导致中央、侧方椎间孔狭窄的常见原因。

影像学特征：

- MRI 和 CT 可供选择，X 线片评估关节突关节的意义有限。
- CT 和 MRI 均提供正确评估关节突关节所需的空间分辨率。应在轴位、矢状和冠状位进行成像。
- CT 在评估关节空间狭窄、骨赘和软骨下硬化方面优于 MRI（图 6.13）。
- MRI 在评估关节腔积液方面优于 CT。
- 通常使用矢状位 MRI 或重建 CT 成像评估椎管和椎间孔直径。

6.5.2 黄韧带肥厚症

基本特征：

- 黄韧带是连接相邻两椎板的韧带（图 6.11）。
- 黄韧带增厚通常与关节突关节退化相关。
- 退化过程包括正常韧带的纤维化、黄韧带变宽并最终骨化。
- 肥厚的黄韧带可能压迫脊髓和神经根。
- 在颈椎中，常同时存在后纵韧带骨化（OPLL）（图 6.14）。

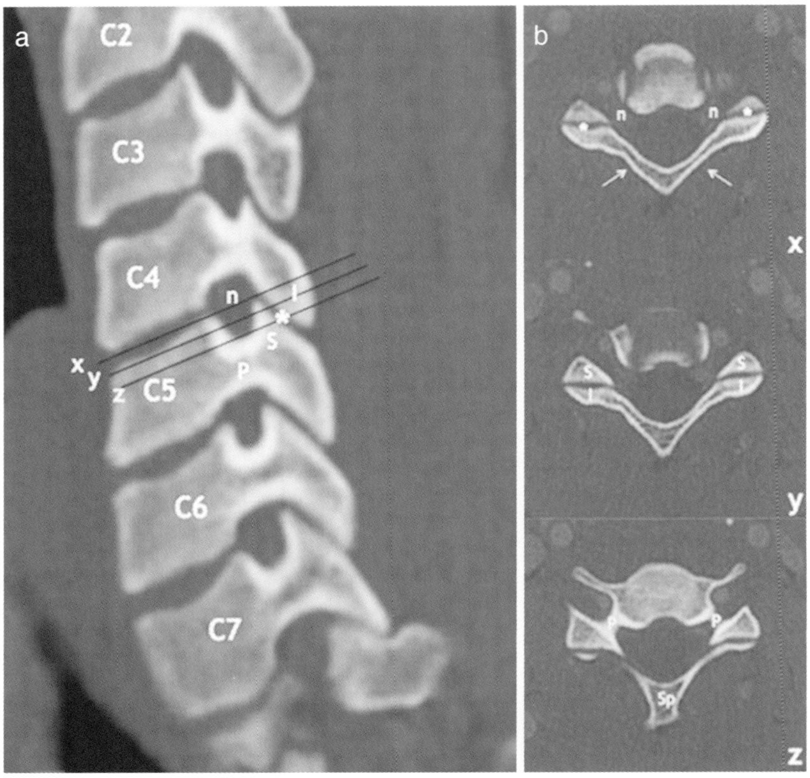

图 6.10 正常关节突关节和椎间孔的CT 解剖结构。矢状位（a）和轴位（b）重建图像显示颈椎后部结构的正常解剖。n．椎间孔，P．椎弓根，S．上关节突，I．下关节突，星号为关节突关节空间

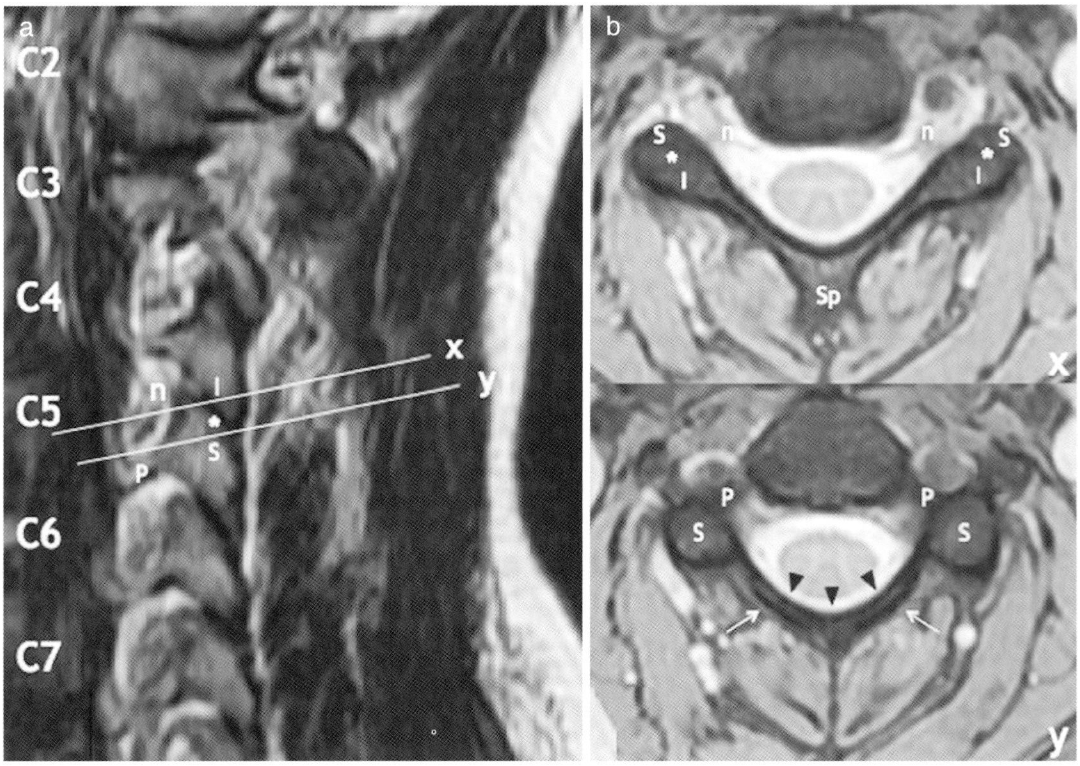

图 6.11 正常后部结构的 MRI 解剖结构。T2 加权矢状位（a）和轴位（b）重建图像显示颈椎后部结构的正常解剖。n．椎间孔，P．椎弓根，S．上关节突，I．下关节突，星号为关节突关节间隙，L．椎板，Sp．棘突。请注意黄韧带（黑色箭头）在相邻两椎板间走行（b）

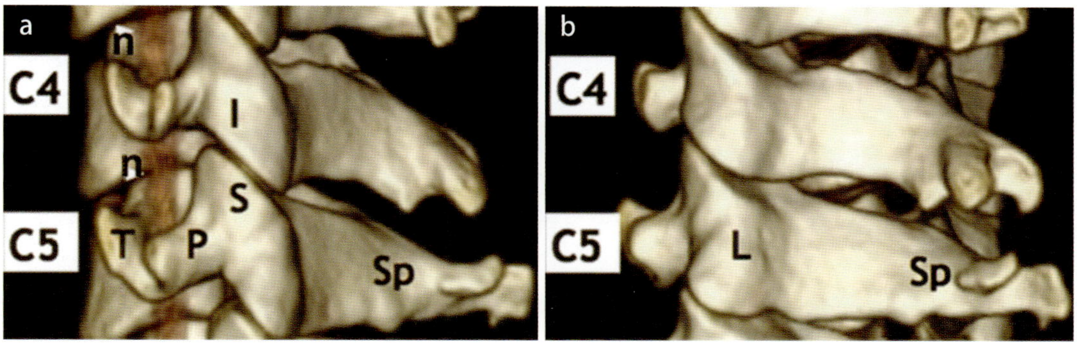

图 6.12 正常后部结构 CT 解剖结构。外侧（a）和后外侧（b）的 CT 显示颈椎 C4 ~ C5 水平的后部结构。n．椎间孔，P．椎弓根，S．上关节突，I．下关节突，L．椎板，Sp．棘突

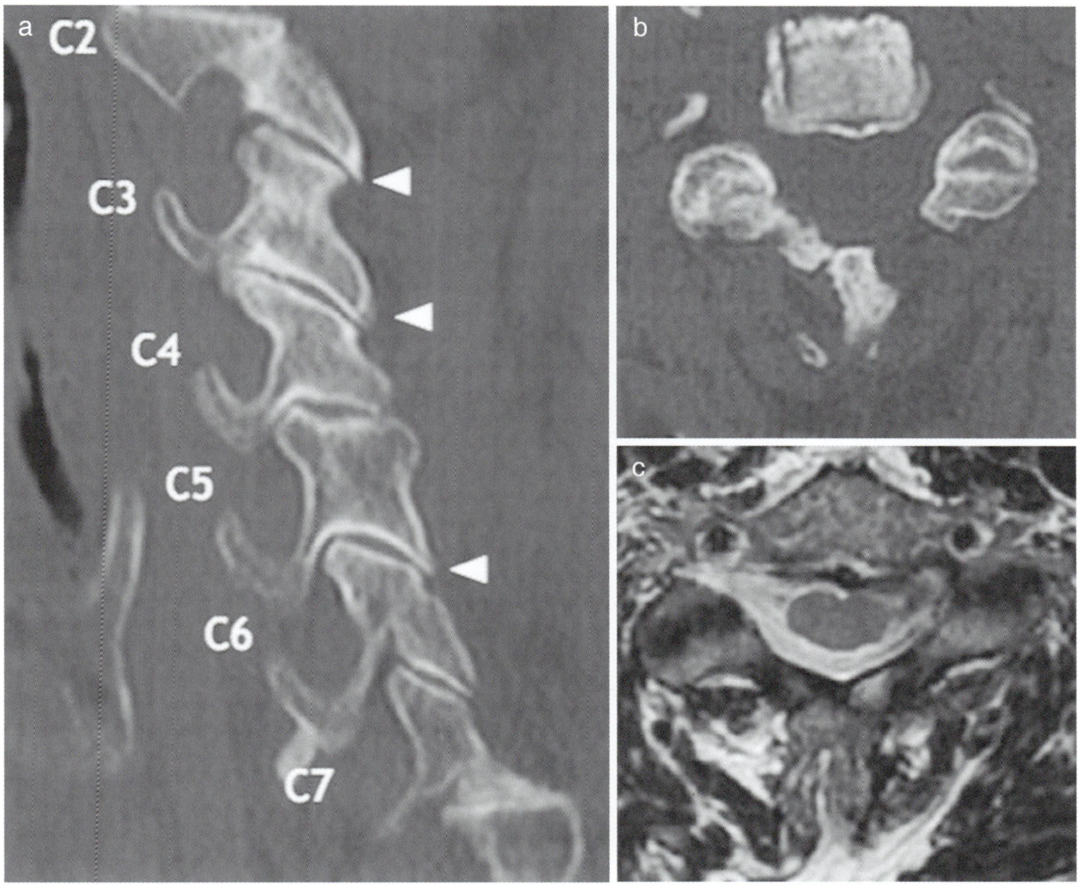

图 6.13 关节突关节退化。一位 85 岁颈部疼痛的男性颈椎 CT 和 MR 成像。矢状位（a）和轴位（b）CT 成像和 MRI 轴位 T2 加权像（c）显示关节突关节炎和以 C3 ~ C4 为主的多节段（a）的病灶（b，c）。关节的过度肥大和结构破坏在两种成像中均可看出（a ~ c）。骨赘（三角）和关节空间狭窄通常在 CT（a）影像中看得更清楚

影像学特征：

- CT 和 MRI 优于射线平片和脊髓造影。
- CT 和 MRI 可以显示黄韧带肥厚，图像中可看出黄韧带沿椎板形成 V 形（图 6.14）。
- CT 比 MRI 更容易发现钙化。
- MRI 可以发现脊髓的损伤。

6.6 获得性椎管狭窄

定义：

- 颈椎椎管多因素退行性变化（进行性椎间盘退化伴椎间盘突出、腹侧骨赘形成、黄韧带增厚、背侧关节突关节增生等）继发导致椎

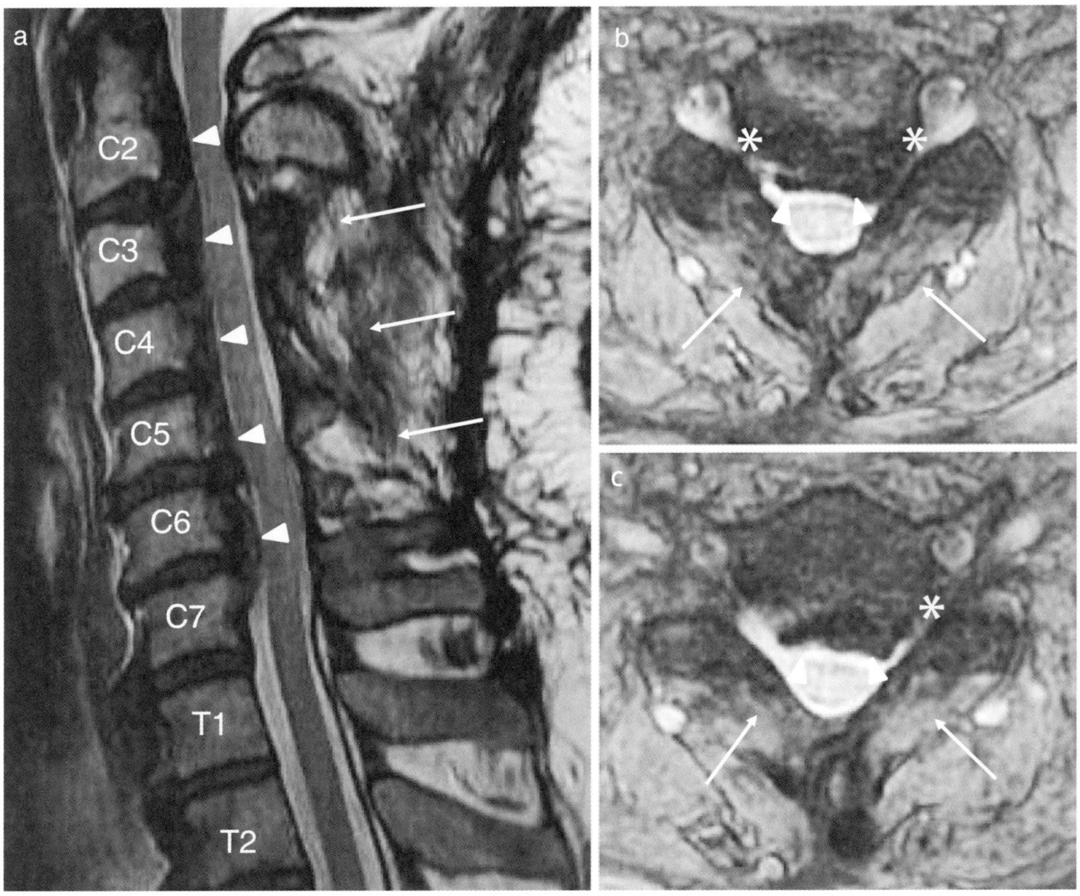

图 6.14 后纵韧带骨化（OPLL）。一位入院时有进行性颈部疼痛和下肢无力的 60 岁女性的术后 MRI。图为矢状位 T2 加权像（a）和轴位成像（b），显示椎体后侧压迫脊髓的低信号区（三角）。轴位图（c）中有一处显著的椎间孔狭窄（星号）。C2 ~ C7 双侧椎板切除术后，脊髓压迫减轻（箭头）

管和椎间孔狭窄 [7]。

基本特征：

- 年龄大于 50 岁。
- 男性多于女性。
- 颈椎椎管矢状直径< 13 mm（这个值需要参考体型和椎板间角，椎板间角较钝的患者椎管前后径更小，左右径更大）[8]。

临床特征：

- 75% 的患者有不同程度的神经功能障碍。
- 有数据表明，每年有 5% 没有症状的脊髓压迫患者出现症状 [9]。
  - 早期阶段：手部异常感觉、运动缺陷、步态异常。
  - 晚期阶段：痉挛、锥体束症状、莱尔米特征（Lhermitte sign）（图 6.15）。

MRI 特征：

- 在不同程度的脊髓压迫情况下，椎间盘水平上看不到脊髓周围蛛网膜下腔（图 6.16）。
- T2 加权像中髓内高信号提示有脊髓软化、脱髓鞘或水肿（图 6.16）。
- 椎间盘骨赘复合体会导致 T2 加权像腹侧低信号（图 6.16）。
- 黄韧带增厚会导致 T2 加权像背侧低信号（图 6.16）。

CT 特征：

- CT 中椎管狭窄的一些特征比 MRI 更清晰：

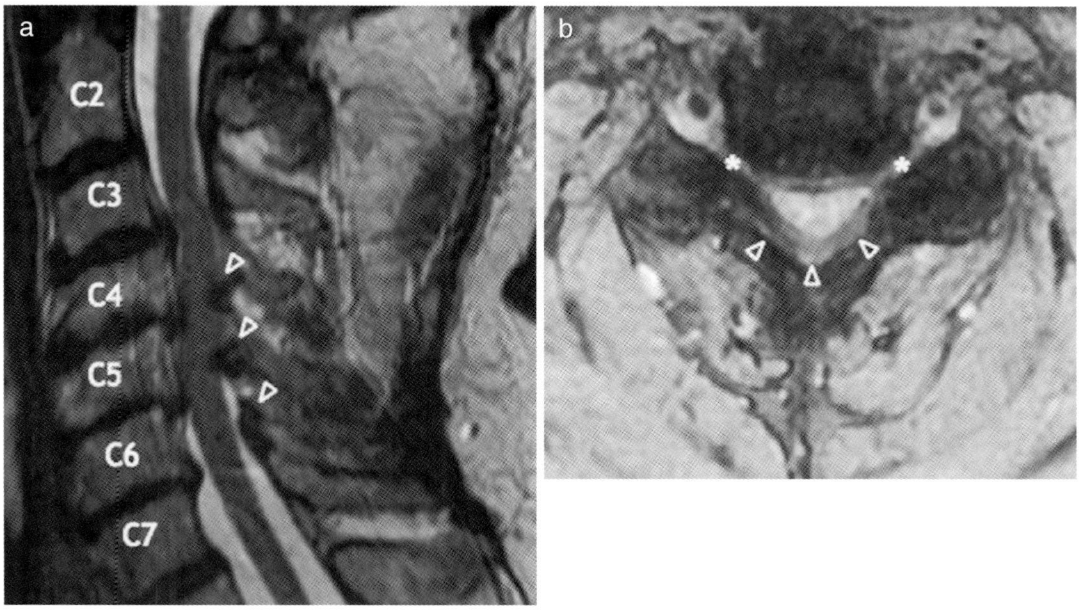

图 6.15 椎管狭窄伴多节段椎间盘退变和黄韧带肥厚。一位 65 岁神经源性跛行男性颈椎 MRI。矢状位 T2 加权像（a）及轴位梯度回波（b）MRI，提示黄韧带肥厚（箭头），引起 C4 ~ C5（b）为主的多个节段硬膜囊后外侧压迫（a）。同时提示多节段的椎间盘突出（a），以及关节突关节肥厚引起轴位（b）椎间孔狭窄（星号）

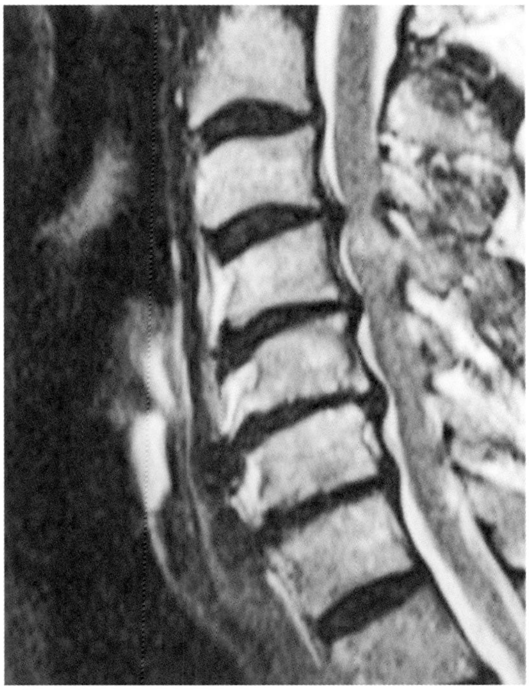

图 6.16 获得性椎管狭窄。一位 63 岁右侧轻偏瘫男性颈椎 MRI 矢状位 T2 加权像，显示严重的 C3 ~ C4、C4 ~ C5、C5 ~ C6 中央椎管狭窄，蛛网膜下腔显著缩小。C3 ~ C4 高信号提示脊髓软化或挫伤

- 椎间盘骨赘复合体。
- 椎骨钩突和关节突关节肥大。
- 椎关节强硬（腰椎中更常见）。

（段婉茹　菅凤增 译）

参考文献

1. Fardon DF, Williams AL, Dohring EJ, Murtagh FR, Gabriel Rothman SL, Sze GK (2014) Lumbar disc nomenclature: version 2.0: recommendations of the combined task forces of the North American Spine Society, the American Society of Spine Radiology and the American Society of Neuroradiology. Spine J 14:2525–2545
2. Parizel PM, Van Goethem JW, Ozsarlak O, De Schepper AM (2003) Pattern recognition of degenerative disorders in the lumbar spine. Guidelines to MR image interpretation. JBR-BTR: Organe Soc Roy Belg Radiol 86:222–226
3. Van Goethem J, van den Hauwe L, Parizel PM (2007) Spinal imaging, diagnostic imaging of the spine and spinal cord
4. Mckinnis LN (2010) Fundamentals of musculoskeletal imaging, 3rd edn. F A Davis Co, Philadelphia, United States
5. Resnick D (1985) Degenerative diseases of the vertebral column. Radiology 156:3–14

6. Sasiadek MJ, Bladowska J (2012) Imaging of degenerative spine disease – the state of the art. Adv Clin Exp Med: Off Organ Wroclaw Med Univ 21:133–142
7. Meyer F, Borm W, Thome C (2008) Degenerative cervical spinal stenosis: current strategies in diagnosis and treatment. Dtsch Arztebl Int 105:366–372
8. Kitab SA, Alsulaiman AM, Benzel EC (2014) Anatomic radiological variations in developmental lumbar spinal stenosis: a prospective, control-matched comparative analysis. Spine J 14:808–815
9. Bednarik J, Kadanka Z, Dusek L, Novotny O, Surelova D, Urbanek I, Prokes B (2004) Presymptomatic spondylotic cervical cord compression. Spine (Phila Pa 1976) 29:2260–2269

7 类风湿引起的C1 ~ C2关节退变失稳和症状性齿状突小骨：经口入路

Ricky Kalra and Meic H. Schmidt

7.1 病理生理学

7.1.1 C1 ~ C2类风湿退行性不稳定

类风湿关节炎（rheumatoid arthritis，RA）是会影响全身大多数组织的疾病。最具破坏性的脊柱病变发生在颅颈交界区，侵蚀和炎症使骨骼和韧带严重退变。在诊断后的10年内，累及颈椎的总发病率几乎达到80%[1]。少数患者会出现脊髓病变或其他神经系统症状。颈部疼痛是颈椎不稳的最常见原因，还有某些病例是由风湿病医师对类风湿关节炎患者进行影像学检查后发现的。在尸体研究中，该病对C1 ~ C2稳定性的影响最大。与侵蚀作用相关的炎症主要发生在滑膜关节。炎症过程使得纤维组织在滑膜关节积累，从而形成“关节翳”[2]。

7.1.2 齿状突小骨

1886年，Giacomini发现了齿状突和C2椎体融合失败的情况，并创造了术语“齿状突小骨（os odontoideum）”来描述这种疾病。这个发现有着重要的临床意义，因为死后标本显示，由于这种异常发育，横韧带无法有效限制C1 ~ C2关节的运动。某些患者融合失败的原因未知[3]，有些作者认为齿状突小骨属于齿状突发育不良的先天性颈椎畸形。还有作者认为，齿状突小骨是伴随慢性不愈合的远端骨折存在的[5]。不管原因如何，相当比例的齿状突小骨患者不会出现症状，只因偶然发现或在不相关的创伤评估中才引起医生注意。

7.2 诊断

7.2.1 类风湿关节炎引起的C1 ~ C2退行性不稳定

最初，对类风湿关节炎患者的筛查通过对颈椎和寰枕结合部进行正侧位X线（包括过屈过伸位X线片）检查进行，以评估颈椎序列和可能由屈曲引起的半脱位。C1 ~ C2不稳定会造成受侵蚀关节半脱位，进而使椎管变窄。而那些在平片中有正常序列，但X线片可见关节面侵蚀破坏或颈部疼痛的患者，有必要进行计算机断层扫描（CT）和磁共振成像（MRI）检查。CT会带来有关骨骼的详细信息，进而可评估齿状突和关节受侵蚀的情况[5]。MR图像可提供更多信息来评估软组织，显示出因形成关节翳后造成的脊髓压迫和关节不稳定造成的韧带损伤等。前寰枢椎间隙（anterior atlanto-dens interval，AADI）和后寰枢椎间隙（posterior atlanto-dens interval，PADI）等的标准测量可通过CT成像确定。后寰枢椎间隙（寰椎后弓前缘至齿状突后缘）与类风湿关节炎患者关系密切，可测定颈髓的空间。后寰枢椎间隙不少于14 mm的患者术后神经系统功能恢复显著。而空间越小，患者术后恢复越差[6]。使用放射性同位素的SPECT/CT成像对诊断关节的不稳定同样有效。在严重颈痛的患者中，使用锝-99的核素显像可以清楚地显示C1 ~ C2关节的骨代谢增加，并解释了颈部疼痛的原因。

7.2.2 齿状突小骨

影像学诊断通常是通过拍摄颅颈交界区的侧位 X 线片进行的。通常，在中立位 X 线片中可清晰地看到齿状突尖端的小骨和半脱位的存在。屈曲和伸展的 X 线片将进一步显示半脱位的程度。在前半脱位中，C1 相对于 C2 向前移动并压迫脊髓后部，前寰枢椎间隙会超过正常的 3mm。在非常罕见的后半脱位中，要对 C2 前部切线与 C1 前弓后缘之间的距离进行测定。任何后半脱位都被认为是病理性的。

CT 成像在诊断齿状突小骨中的作用明显，在 C1 前弓附近的齿状突尖上方会清晰显示游离的小骨。MRI 的诊断作用有限，但是在评估齿状突小骨导致的颈椎不稳患者的脊髓压迫及脊髓病变时非常有用。SPECT/CT 对诊断这些患者没有任何帮助。

7.3 手术指征

7.3.1 类风湿引起的 C1 ~ C2 退变失稳

颈部受累的第一个也经常是唯一的症状是中线脊柱 / 颈部疼痛。这些患者的影像学检查很少表明有需要对病变进行手术干预，但其可成为将来进行比较的指标。然而，随着疾病的发展，患者会出现脊髓病变。无论是因为关节翳导致的压迫，还是因为寰枢椎的半脱位，进行性脊髓病变是外科治疗的最明显的指征。预防性手术目前存在争议，而且缺乏足够的证据表明可达到预防性减压 / 固定的目的 [7]。

一些类风湿关节炎患者会出现感觉障碍，包括感觉异常、麻木和上肢本体感觉丧失大于下肢等。患者的主要症状也可能表现为莱尔米特征（Lhermitte sign）。由于外周滑膜关节严重退化，感觉异常是最可靠的神经检查指标。运动检查经常受到关节疼痛的严重限制，因而并不可靠。腱反射检查，以及霍夫曼征（Hoffman sign）和阵挛同样预示着脊髓压迫和脊髓病变 [8]。

除脊髓病变之外，关节失稳导致的严重颈部疼痛是手术的第二指征。患者通常将疼痛描述为向耳朵辐射的位于枕骨下的严重颈部疼痛。这种疼痛的最常见原因是 C1 ~ C2 不稳定，伴有 C2 神经根受压 / 刺激。保守治疗的结果往往比较有限，而外科手术固定常可减轻疼痛，长期效果良好 [9]。

7.3.2 齿状突小骨

对齿状突小骨进行手术治疗的指征存在争议，尚不明确。有症状的患者最常出现颈部疼痛或头后部疼痛。患者还会出现脊髓病变，包括肌张力下降、感觉异常、麻痹，还有上运动神经元征象——包括霍夫曼征（Hoffman sign）和阵挛，而且深腱反射亢进。这些患者的影像学检查经常显示出中度到重度的半脱位，MRI 表明有脊髓压迫。这些患者可从外科手术中受益，症状会得到长期缓解 [6]。

对无症状的齿状突小骨患者的治疗存在争议。齿状突小骨的自然史并不清楚。尽管病例报告表明，大多数患者不会出现进行性不稳定，但这些报告缺乏长期随访，也忽略了年轻成年患者的终生风险。目前的指南并不明确 [6]。我们倾向对无症状的齿状突小骨患者进行外科手术治疗。

7.4 手术技术

我们通常采用前方经口入路暴露斜坡、寰椎，以及枢椎腹侧面，特别是对于齿状突小骨和类风湿关节翳的患者。

7.4.1 相关禁忌证

- 颞下颌关节关节炎会限制张口的程度。通过面部整形协助，或在耳鼻喉外科医生的帮助下进行下颌骨切开术或下颌骨的双侧矢状分离截骨术可以让张口角度更大，扩大口腔入路。
- 急性鼻咽感染。
- 血管发育先天异常，使血管位于病变腹侧时。
- 硬膜内病变不应进行经口入路法，因为可能会出现并发症，包括脑脊液漏和脑膜炎。

7.4.2 外科解剖学

- 经口腔可以显露斜坡和寰椎 / 枢椎。硬腭对暴露斜坡上部会造成限制。
- 硬腭向后延伸为软腭，可切开软腭处理斜坡下部的病变。
- 从悬雍垂到后咽的直线通路是暴露脊柱前方的理想入路。

7.4.3 必要技术条件

- X 线和（或）术中 CT 扫描（美敦力公司的 O-arm）。
- 牵开器系统和细长手术器械，包括镊子、剥离器和磨钻。
- 一般来说，通过切除齿状突对脊髓进行颈前路减压会导致不稳，必须随后进行后路 C1 ~ C2 固定。

7.4.4 计划与准备

手术的计划阶段至关重要，治疗效果取决于口腔大小和有待切除的病变，应建立可用的手术通道。另外，在手术规划时，还应考虑患者经口手术后的后路固定。手术准备包括术中 CT，以及术前拍摄矢状面和冠状面重建的颅颈交界区 MRI，设计好入路并评估手术难度（图 7.1）。

7.4.5 患者体位固定

- 麻醉经口腔插管后，应用广谱抗生素。
- 然后将患者仰卧固定于手术台上，颈部后仰。根据外科医生的习惯和手术技巧，可选择将头部固定在 Mayfield 头架上。将口腔张开，并确认是否有足够的操作空间。类风湿关节炎患者合并颞下颌关节炎时，对张口有一定限制。在这种情况下，必须进行下颌骨分离，应用下颌骨切开或下颌骨的双侧矢状分离截骨术以扩大术野。
- Spetzler-Sonntag 牵开系统用于扩大口腔（图 7.2）。在牵开器放置过程中需注意保护牙齿，并保护舌头免受牙齿压迫。有作者提出使用鼻插管，但我们认为没有这种必要。一旦牵开器被牢固固定，就可以暴露硬腭和后咽。
- 接着将咽部填塞，以防止血液和骨骼碎屑进入食道。外科医生应将手术显微镜置于患者头顶，以便可以直接看到口咽内部。

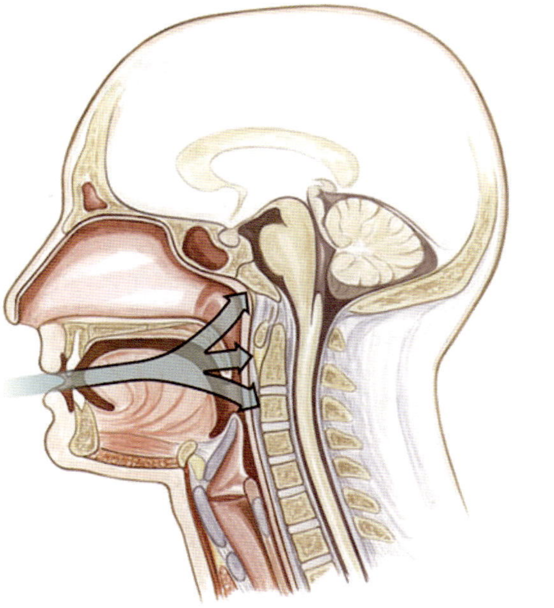

图 7.1 经口腔入路从头上到下的上颈椎切除范围（摘自 Schmidt 和 Vieweg[3]）

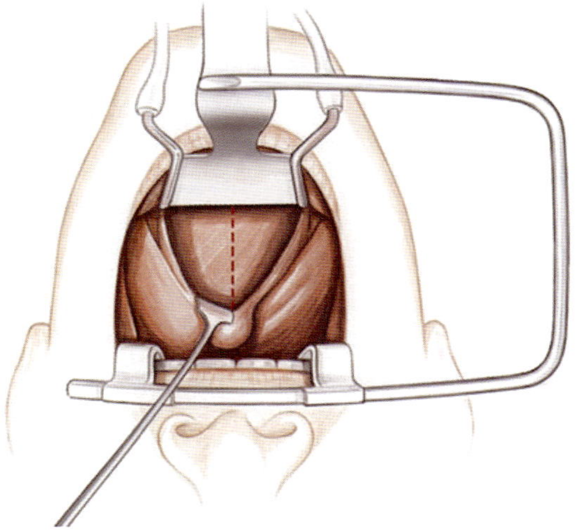

图 7.2 将软腭牵开，随后纵向切开咽后壁（摘自 Schmidt 和 Vieweg[13]）

7.4.6 操作技巧

- 咽后部的手术部位用利多卡因和肾上腺素浸润。

- 使用单极烧灼形成中线切口，切口从 C1 前弓延伸 2 ~ 3 cm 至 C2 的底部。
- 牵开器将切开的软组织牵开，并建立显露 C1 和 C2 前方骨面的通道（图 7.3）。侧向切开长度距离中线≤ 1.5 cm，以避免对椎动脉和咽鼓管造成损伤。
- 进行齿状突切除前，利用刮齿确定 C1 前弓、C2 椎体和斜坡的边界（图 7.4）。

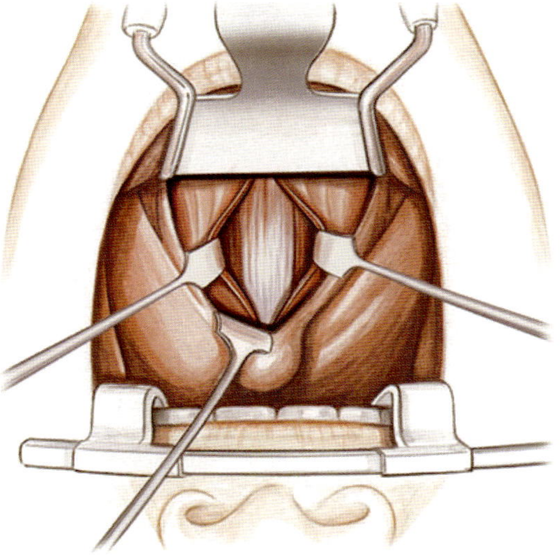

图 7.3 咽后壁切开示意图（摘自 Schmidt 和 Vieweg[13]）

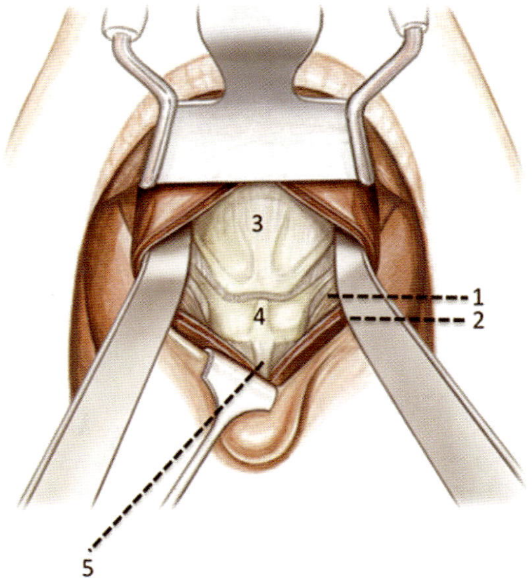

图 7.4 寰枢椎（1．为颈长肌，2．为头长肌，3．为枢椎椎体，4．为寰椎前结节，5．为寰枕前膜）（摘自 Schmidt 和 Vieweg[13]）

- 使用 Midas Rex 磨钻或 Kerrison 咬骨钳咬除 C1 前弓，暴露齿状突基底部。
- 可磨除齿状突基底部使其游离。如果存在齿突尖和翼状韧带，可锐性切除。如果此时齿状突成功游离，可通过咬骨钳将其移除。否则，使用磨钻逐渐由内向外磨除。
- 一旦齿突状被磨空，可用 Kerrison 咬骨钳咬除。
- 接着可见关节翳位于齿状突上方，并通过 Rhoton 器械进行锐性分离，将其从硬脑膜分离并移除。
- 在移除了齿突和软组织后，进行止血并用抗生素冲洗手术通道并开始缝合。
- 取走牵开器，使用 2-0 可吸收缝线间断缝合黏膜层。
- 在完成手术之前，直视下放置鼻饲管。
- 患者应该放置到重症监护室，并在第二天拔除气管插管，以减轻舌头肿胀。
- 7 天内不要经口进食，通过鼻饲管补充营养。

7.4.7 并发症

- 经口齿状突切除术最常出现的并发症是误伤硬膜。在这种情况下，将硬脑膜替代物直接放置在硬脑膜内，通过脑脊液压力将破口压至闭合。纤维蛋白胶用于固定脑膜替代物。以常规方式完成缝合。在手术室中放置腰椎引流管，以 10 ml/h 的速率引流 3 ~ 4 天，同时应用抗生素以避免中枢神经系统感染。
- 需要特别强调的是，上述手术之后应该进行 C1 ~ C2 后路固定。

7.5 提示和技巧

- 通过该切口，可切开咽部组织和椎前肌。不要分层分离这些组织，以便在缝合时可以有较厚的单一组织层可用。
- 齿状突切除时必须非常小心，以避免脑脊液漏。

7.6 循证医学与目前文献

有关上颈椎不稳患者的资料和证据表明，前路手术减压和后路内固定术改善了患者症状；不过，只有少数研究评估了患者在颈椎内固定手术后的疾病发展情况。Agarwal 等人[10]回顾性评估了 110 例患者，以确定对类风湿关节炎患者进行早期的内固定手术是否可以预防疾病进展。他们的资料表明，早期对寰枢椎半脱位患者进行固定降低了其进一步发展和颈髓压迫的风险。2008 年，Schmitt-Sody 等人[11]证实早期干预推迟或终止了 34 例类风湿关节炎患者的颈部压迫带来的损伤。2009 年，Wolfs 等人[12]对文献做了系统回顾，评估了类风湿颈椎半脱位手术和保守治疗的神经功能预后。共有 25 项研究符合纳入标准，包括 185 名接受保守治疗的患者和 852 例接受手术治疗的患者。25 项研究都是观察性的，没有发现随机对照研究。作者得出结论，“对所有颈椎受累的患者来说，手术治疗的预后优于保守治疗，而对无症状无神经功能障碍的患者来说，其疗效相似。”

（张 璨 王作伟 译）

参考文献

1. Santavirta S, Konttinen YT, Laasonen E, Honkanen V, Antti-Poika I, Kauppi M (1991) Ten-year results of operations for rheumatoid cervical spine disorders. J Bone Joint Surg 73:116–120
2. Pellicci PM, Ranawat CS, Tsairis P, Bryan WJ (1981) A prospective study of the progression of rheumatoid arthritis of the cervical spine. J Bone Joint Surg Am 63:342–350
3. VanGilder J, Menezes A, Dolan KD (1987) The craniovertebral junction and its abnormalities. Future Publishing Co., Mount Kisco
4. Klimo P Jr, Kan P, Rao G, Apfelbaum R, Brockmeyer D (2008) Os odontoideum: presentation, diagnosis, and treatment in a series of 78 patients. J Neurosurg Spine 9:332–342
5. Santavirta S, Kankaanpaa U, Sandelin J, Laasonen E, Konttinen YT, Slatis P (1987) Evaluation of patients with rheumatoid cervical spine. Scand J Rheumatol 16:9–16
6. Casey AT, Crockard HA, Pringle J, O'Brien MF, Stevens JM (2002) Rheumatoid arthritis of the cervical spine: current techniques for management. Orthop Clin N Am 33:291–309
7. Saway PA, Blackburn WD, Halla JT, Alarcon GS (1989) Clinical characteristics affecting survival in patients with rheumatoid arthritis undergoing cervical spine surgery: a controlled study. J Rheumatol 16:890–896
8. Floyd AS, Learmonth ID, Mody G, Meyers OL (1989) Atlantoaxial instability and neurologic indicators in rheumatoid arthritis. Clin Orthop Relat Res (241):177–182
9. Bouchaud-Chabot A, Liote F (2002) Cervical spine involvement in rheumatoid arthritis. A review. Jt Bone Spine 69:141–154
10. Agarwal AK, Peppelman WC, Kraus DR, Pollock BH, Stolzer BL, Eisenbeis CH Jr, Donaldson WF 3rd (1992) Recurrence of cervical spine instability in rheumatoid arthritis following previous fusion: can disease progression be prevented by early surgery? J Rheumatol 19:1364–1370
11. Schmitt-Sody M, Kirchhoff C, Buhmann S, Metz P, Birkenmaier C, Troullier H, Jansson V, Veihelmann A (2008) Timing of cervical spine stabilisation and outcome in patients with rheumatoid arthritis. Int Orthop 32:511–516
12. Wolfs JF, Kloppenburg M, Fehlings MG, van Tulder MW, Boers M, Peul WC (2009) Neurologic outcome of surgical and conservative treatment of rheumatoid cervical spine subluxation: a systematic review. Arthritis Rheum 61:1743–1752
13. Schmidt MH, Vieweg U (2012) Chapter 17, Transoral resection of the odontoid process. In: Vieweg U, Grochulla F (eds) Manual of spine surgery. Springer, Berlin, pp 111–113

8 非创伤性不稳的颅颈交界区后路内固定

Michael Winking

8.1 引言

颅颈交界区是脊柱局部活动性最好的区域。由于可以向一侧进行 40° 的轴向旋转，因此 C1 ~ C2 关节对于我们日常的头部旋转至关重要 [1]。上颈椎椎管直径较大，允许随意进行生理运动且不损伤脊髓。坚强的韧带，如 C1 横韧带、C2 翼状韧带，与关节囊紧紧相连，以确保关节稳定。一旦这一稳定性受到破坏，就可以造成脊髓急性或慢性刺激，出现神经系统功能障碍，甚至脊髓横断症状。在大多数情况下，关节不稳定会引发这些症状。轻微症状如放射到枕部的颈部疼痛，表明上颈椎出现功能障碍。比如类风湿关节炎引发的横韧带功能不全会增加颈椎屈曲过程中脊髓受压的风险。脊髓压迫症或颅底凹陷症可能引发 C0-C1-C2 关节的进行性破坏。引起颅颈交界区功能障碍的非创伤性原因包括先天畸形或发育畸形、肿瘤、感染或退行性疾病等。

8.2 诊断及术前评估

- MRI 是鉴别软组织病变和发现脊髓间接受损的最佳成像方式。随着造影剂的进一步应用，MR 在所有炎症性疾病的诊断中都有着得天独厚的优势（图 8.1）。
- 在需要固定以恢复稳定性的病例中，对颅颈交界区进行矢状位和冠状位重建 CT 扫描对术前规划至关重要，可以用它来识别 C2 的椎动脉高跨，这可能会对几种螺钉技术产生影响，也可以用这种成像方式来评估患者骨质疏松症与关节炎性破坏的情况。
- 为了避免损伤异常走行的椎动脉，应在术前进行 CT 血管造影（CTA）或磁共振血管造影（MRA）检查 [4]。
- 正位和侧位的 X 线提供的信息有限。为了评估关节的不稳定性，应进行屈 / 伸 X 线检

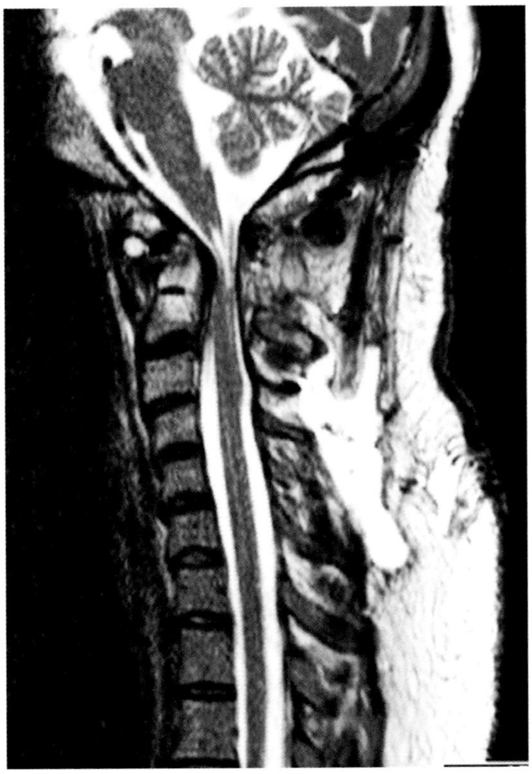

图 8.1 类风湿关节炎患者的正中矢状 T2 加权像，提示 C1 ~ C2 水平关节翳（RA）引起高位颈髓受压损害

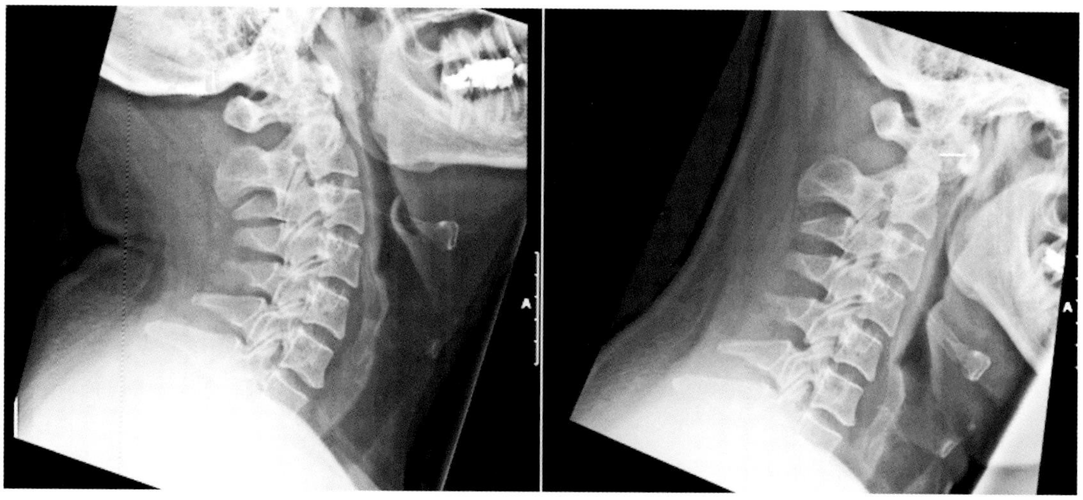

图 8.2 X 线显示前屈 / 后伸的寰齿间距（ADI）改变，高度疑似横韧带断裂。因此，这种情况应该考虑存在不稳定

查（图 8.2）。寰椎前弓的后缘和齿状突的前缘之间的距离为寰齿间距（atlanto-dental-interval, ADI），正常值是 3 mm。若距离达到 5 mm，则提示为横韧带功能不全。ADI 的进一步增加表明翼状韧带存在明显的功能不全。若 ADI 超过 10 mm，则认为横韧带断裂 [5]。

- 体感诱发电位（SEP）和运动诱发电位（MEP）的电生理学可以提供有关脊髓受累的信息。术前分别在颈椎前屈和后伸运动时进行功能电生理检查可能会有助于发现间歇性脊髓压迫的动态变化。

8.3 手术适应证

一般来说，该区域疾病主要有两种外科治疗方案。第一是通过直接或间接骨切除进行脊髓减压；第二是进行内固定，它的特点是解决颅颈交界区过高的活动度。在某些情况下，有必要同时进行减压和内固定治疗（见 7 章）。由于其解剖特征，手术首选颅颈交界区后方入路。此外，由于高感染率的原因，前方经口入路手术的并发症率更高。在颅颈交界区的手术中，手术本身也会增加该区域的不稳定性。C1 ～ C2 的内固定术将大大降低旋转的活动度。枕颈固定术还可降低颈部屈伸活动度。手术对患者生活质量造成的影响可能比患者的原发病还要严重。因此，重要的是要在术前告知患者手术会引起活动能力的丧失，并在手术时适当地调整患者头颈位置，使患者仍然能够应对日常生活 [6]。

- 类风湿关节炎寰枢椎失稳。
- 颅颈交界区关节病变。
- 齿状突的炎症破坏（类风湿关节炎，关节翳）。
- 齿状突小骨。
- 颅颈交界区肿瘤（见第 43 章）。
- 颅颈交界区畸形。
- Chiari 畸形（需要对上颈椎进行减压，或存在寰枕融合）。

8.3.1 禁忌证

- 异常的椎动脉走行
- C2 椎动脉高跨
- C2 峡部或椎弓根较窄

8.4 手术方法

进行枕颈手术和 C1 ～ C2 内固定术的先决技术条件：

- 可以模拟螺钉路径的术前三维 CT。
- 导航系统（可选）。
- 术中 X 线透视。
- Mayfield 头架。
- 空心螺钉（可选）。
- 钛金属缆线。

8.4.1 一般原则

- 多种不同技术已被成功地用于 C1 ～ C2 固定。
- Gallie 的后路钢丝固定术和 Brooks 法已经被螺钉内固定法全面取代。
- 在生物力学方面，经 C1 ～ C2 关节固定的 Magerl 技术可以提供最佳稳定性，但在技术上比钢丝内固定法、C1 侧块 -C2 椎弓根螺钉固定法的要求更高。
- Harms 和 Goel 所报告的 C1 侧块和 C2 椎弓根钉棒内固定技术，当去除植入物后，在某些情况下患者的 C1 ～ C2 仍有活动的可能性。
- 在上述两种情况下，都没有必要进行 Halo 支架外固定。

8.4.2 规划、准备、定位

在开始手术之前，有必要对颅颈交界区进行深入分析，以明确：

- 关节面的吻合度情况。
- 旋转脱位。
- 关节间隙的大小。
- 关节的软骨形成。
- ADI 距离。

8.4.3 患者体位

在对患者进行体位摆放的过程中，必须对以下因素加以考虑和调整：

- 当患者还处于仰卧位时，就应将 Mayfield 头架固定在患者的头部。确保固定点和前额，以及患者的鼻子之间有足够的距离。确定患者之前没有做过开颅手术。运送患者的推车应放置在手术床旁。需要 4 个人把患者放置到手术床上，1 人握 Mayfield 头架和患者头部，1 人站在患者胸部附近，另 1 人站在对侧，这样患者就可以抓着他们的手臂，以便在手术床上做进一步的调整。第 4 个人应该站在患者的脚边。为了减少由于潜在的不稳定造成的脊髓受压风险，应借助外支具将患者安全放置在手术床上。
- 在固定 Mayfield 头架之前，应在 X 线的帮助下，去除颈部旋转。这样可以防止切开时出现不必要的肌肉损伤，减少术中出血。如果出现寰齿间距（ADI）增加，则可以在摆放患者体位过程中尝试减少 ADI。但请记住，颅颈交界区前曲意味着潜在的脊髓压迫。另一方面，颈部后伸可能会妨碍手术入路。如果需要屈曲颈椎（这将增加 ADI），可以使用向后提拉颈椎的操作以防止脊髓受压。
- 在颈部体位最终确定后，应进行正、侧位透视检查。通过这些检查估计钻孔方向，因为解剖变异可能会影响外科手术入路，如颈胸段脊柱后凸畸形。控制定位的最好方法是在此时进行 3D 扫描。你可以借此评估 ADI 增加和关节脱位的潜在复位可能性。你将有机会进一步纠正颈椎体位以确定经关节技术或 C1-C2 Harms-Goel 技术是否是最合适的固定方法。如果能够通过术前定位调整 ADI，可优先选择 Magerl 技术。若 ADI 无法在术前缩小，应考虑 Harms-Goel 技术。使用后一种技术时，你有机会在钉棒固定过程中进行额外的术中复位。我们之后将对这两种技术进行详尽的描述。
- 当颈椎固定充分时，轻轻地将患者肩膀向下拉，抬高患者胸部（反 Trendelenburg 位）。这将减少术中静脉出血 [7]。另外，这个动作可减轻颅底凹陷。

8.5 提示和技巧

- 类风湿关节炎患者往往有肾上腺皮质激素引起的皮肤损伤。需避免胶带直接黏贴皮肤。术前用棉花将患者胳膊包扎起来。
- 由于患者取俯卧位后，头部使用 Mayfield 头架固定，所以麻醉紧急情况将难以处理。故需要就在紧急情况下如何使患者翻身这一问题与麻醉医生提前达成一致。
- 运送患者的推车应放在附近。
- 由于手术时患者被无菌手术单覆盖，麻醉医生的术中操作十分困难。因此，可同时使用有创血压测量和血压袖带测量的方法。

8.6 手术技巧

8.6.1 方法

- 由枕骨（枕外隆突）开始向下往尽可能远的方向做后正中皮肤及皮下切开，但切口很少到达 C3 或 C4 棘突（图 8.3）。
- 进行枕颈融合术时，枕外隆凸应全面暴露；对斜方肌和头半棘肌肌肉附着点应做横向和骨膜下剥离。向尾部切开皮下组织，至项韧带为止。应仔细识别并沿项韧带分离，以防止损伤肌肉和出血。用单极电刀从棘突中对夹肌和半棘肌进行切除（图 8.4）。
- 解剖双侧的下斜肌下部，并确定 C2 的椎弓。
- 从 C1 后弓中移除头后小直肌起止点。采用钝性分离，可进一步暴露椎板（图 8.4）。
- 当你确定了椎动脉沟的位置时，应在距中线约 1.5 cm 处停止。任何进一步的侧方操作都将导致动脉周围（椎旁）静脉丛过度出血。
- 确定了 C1 线缆走行后，锐性分离去除下后方寰枢筋膜。
- 为了进一步暴露解剖标志，需确定 C2 峡部皮质内侧边界并小心地用神经探子探查。
- 进行枕颈融合术时，从 C2 和 C3 的椎板上游离附着的肌肉，直到暴露出 C2 和 C3 的侧方关节为止。

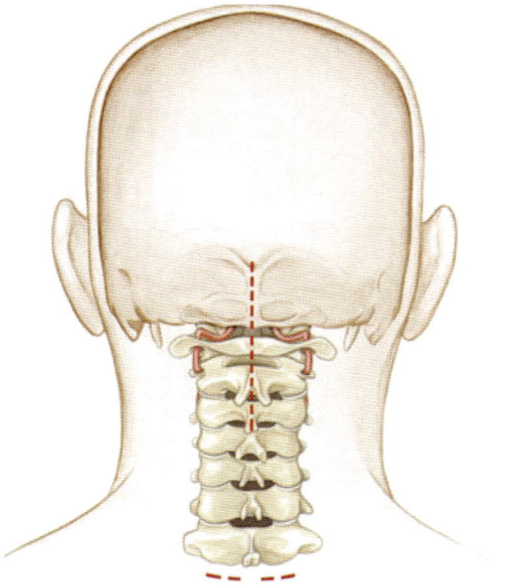

图 8.3 中线皮肤切口，C7 下方中线外侧皮肤切口示意图。必要时可行经皮下 C2 椎弓根钻孔

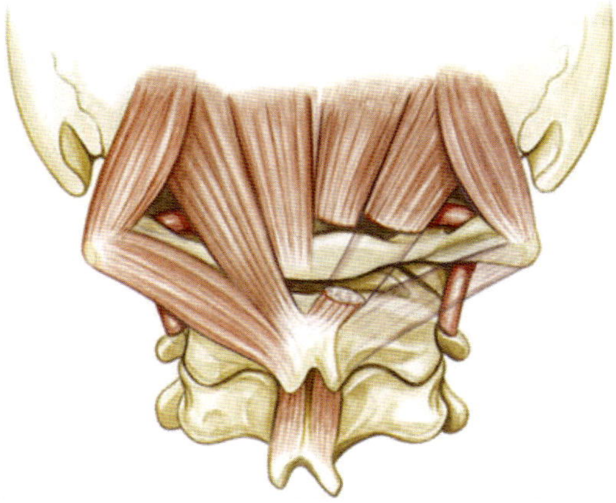

图 8.4 头后直肌、下斜肌和头斜肌切除后的解剖情况

8.7 提示和技巧

- 上颈椎肌肉附着于棘突，如果需要，可以直接从骨上切开游离肌肉。要避免在其他地方进行锐性分离。保护组织层，尽量减少组织损伤和出血。在椎板的背面，应该进行钝性分离。

8.7.1 C1 ~ C2 经关节螺钉固定术（Magerl）（图 8.5）

- 对于经关节螺钉[3]（图 8.5a，b），进钉点位于 C2 下关节突下缘头侧 2 ~ 3 mm，C2 峡部内侧皮质边缘横向 2 ~ 3 mm（图 8.6）。
- 进钉点可以用尖锥开路，也可以用高速磨钻打开。在高度不稳定的情况下，最好用高速磨钻开路，以避免额外的力量作用于不稳定节段上（图 8.7）。
- 在侧位透视下放置导丝，朝向 C1 前弓的上表面（图 8.8）。
- 根据该钻孔轨迹，有时需要在 C7 水平做一个额外的皮肤切口（图 8.3 和图 8.9）。
- 该钻孔方向轻微向内，平行于 C2 峡部内壁。正确的方向应该通过置于峡部内壁的神经探子来引导。
- 攻丝后放置长度在 38 ~ 50 mm 的螺钉（图 8.10 ~图 8.12）。

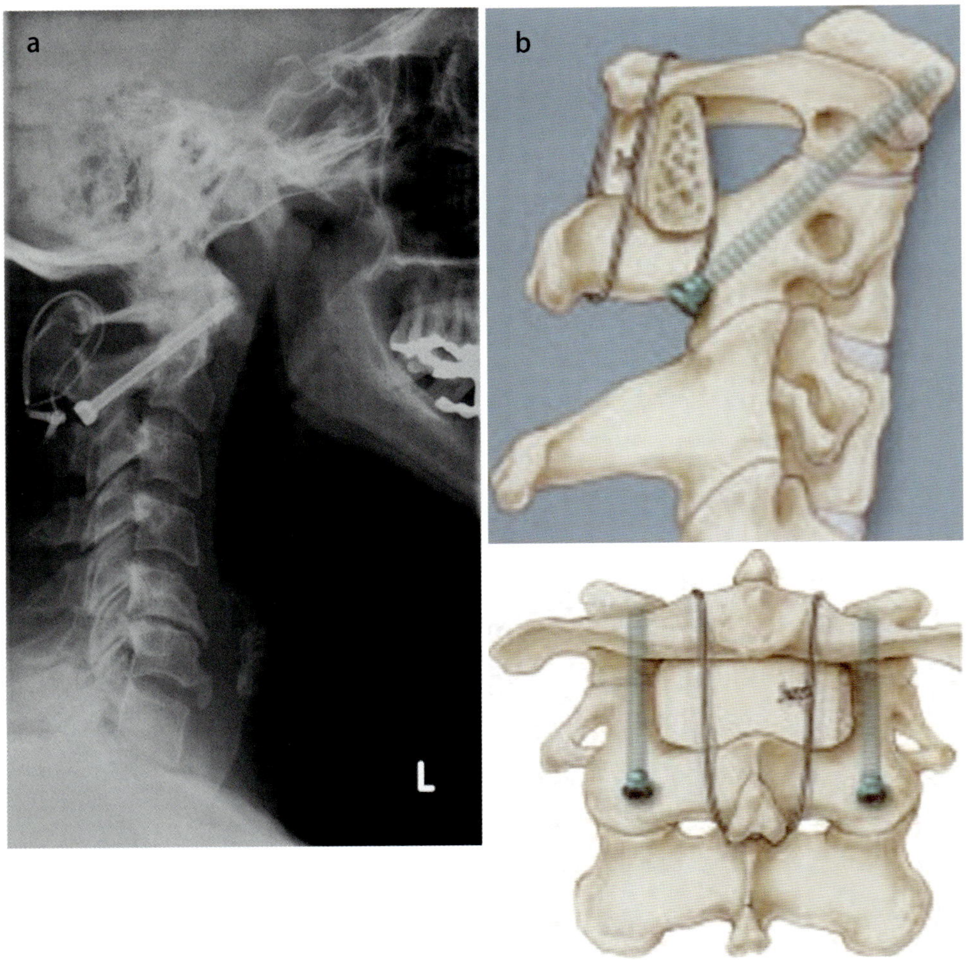

图 8.5 （a）C1 ～ C2 经关节螺钉（Magerl 技术）术后侧位 X 线片，以及钛缆固定自体骨植入术。（b）固定后侧面观（上）和后面观（下）示意图

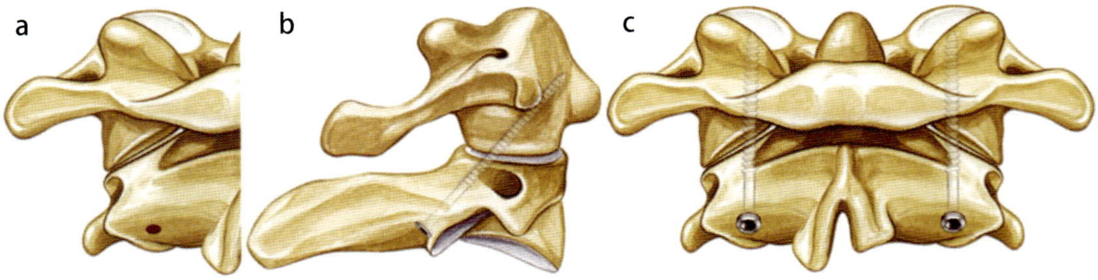

图 8.6 （a）前后视角的进钉点。（b）侧方视角下，经 C1 ～ C2 关节螺钉的钻孔方向。（c）前后视角下，手术结束时的螺钉位置

8.8 提示和技巧

- C1 ～ C2 关节软骨会妨碍导丝的通过，钻孔时不要过度用力有助于解决这一问题。术中应使用连续透视检查，观察导丝是否保持在正确的路径上。
- 保持导丝固定不动，直到螺钉通过关节。如果想要进行复位，很难在不借助导丝的情况下找到 C1 的钻孔。
- 植入导丝之后，使用 3.5 mm 钻，在连续透视下进行钻孔，以确保钻孔内的导丝未前移。经关节螺钉将提供一个非常稳定的生物

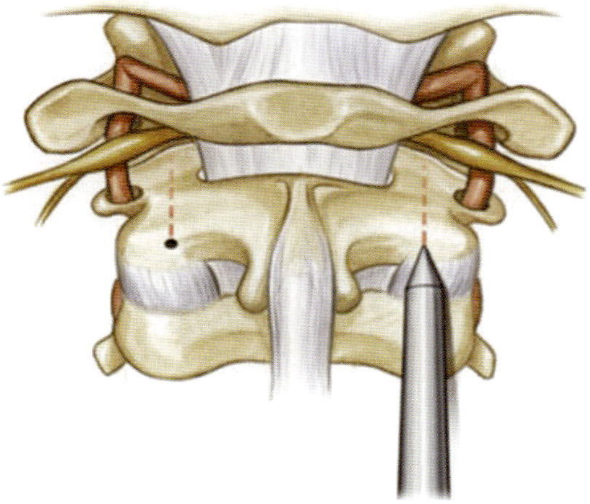

图 8.7 手术解剖细节。理想的螺钉位置刚好位于椎管的外侧。它将横穿 C2 峡部和 C1 ~ C2 关节

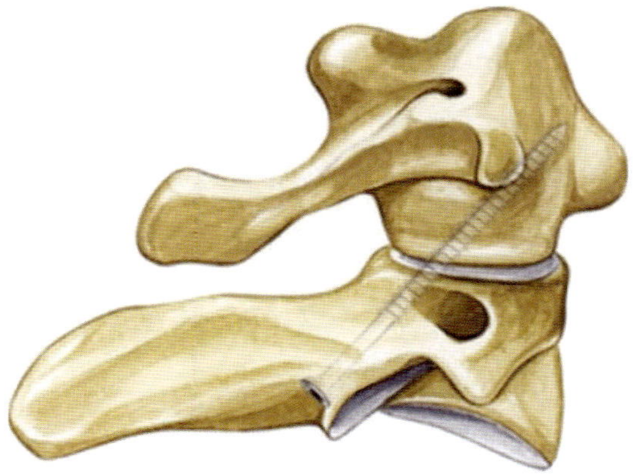

图 8.8 经 C1 ~ C2 关节螺钉的钻孔方向（Magerl 技术）

力学结构，以防止 C1 ~ C2 旋转，但对屈曲的控制较差。这会增加螺钉的应力，增加植入失败的风险。因此，该技术应与椎板间固定植骨相结合 [8,9]（如下）。

8.8.1 C1 侧块—C2 椎弓根螺钉（Harms-Goel）

8.8.1.1 C2 螺钉

- 在 C1 ~ C2 Harms-Goel 技术中 [10]，C2 椎弓根螺钉的起点在椎弓峡部偏上，比经关节螺钉的进钉点更靠外。在 C2 ~ C3 关节突的中央矢状面向上 3 ~ 5 mm 处可以找到完美的进钉点（图 8.13）。
- 打开皮质骨后，在侧位透视下进行钻孔。

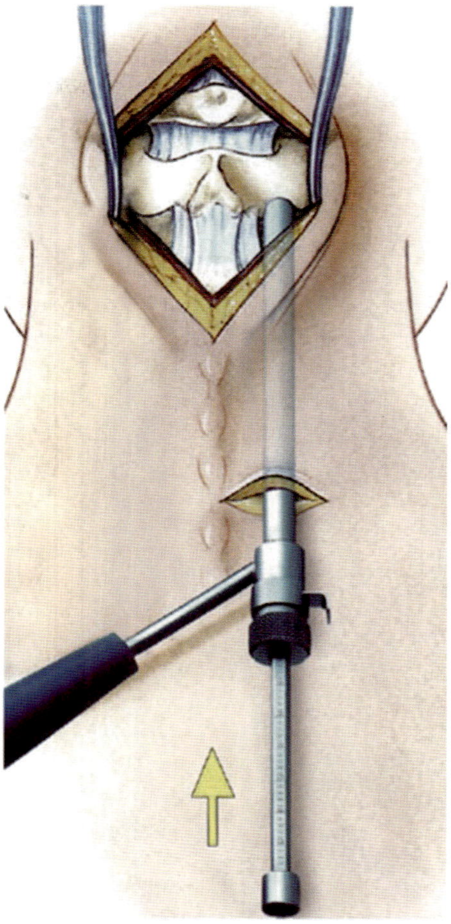

图 8.9 螺钉测量

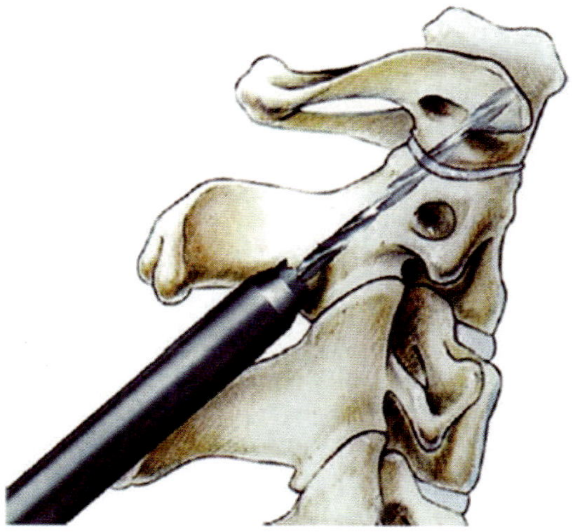

图 8.10 钻孔（经 Aesculap AF，图特林根，德国许可）

- 钻孔方向向头侧呈 20° ~ 30° 夹角，并呈 20° ~ 25° 内收。
- 另外，C2 峡部螺钉的进钉点位于 C2 ~ C3 关节突上方和侧方 2 mm 处。之后进行钻孔，

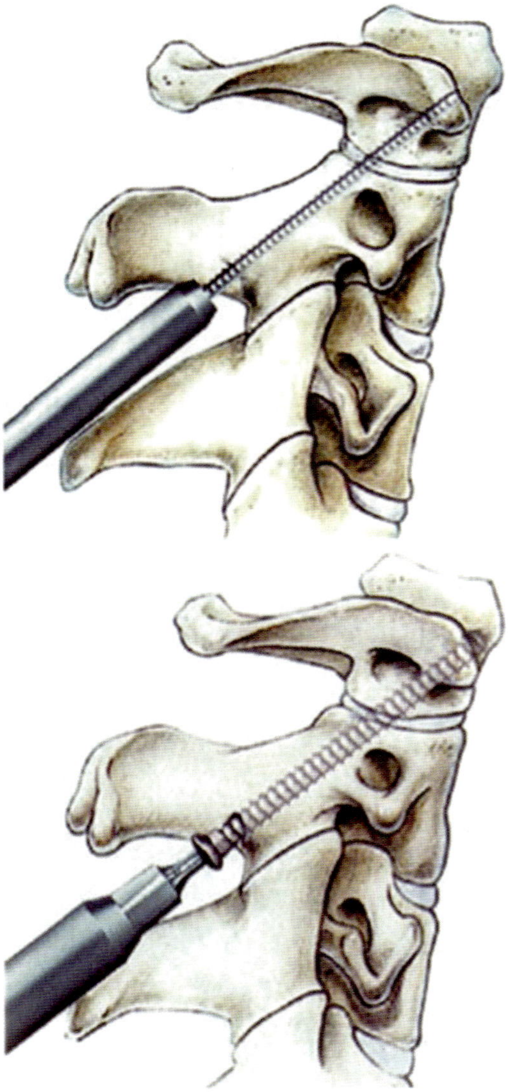

图 8.11 侧位视角下经关节螺钉的攻丝与螺钉植入（经 Aesculap AF，图特林根，德国许可）

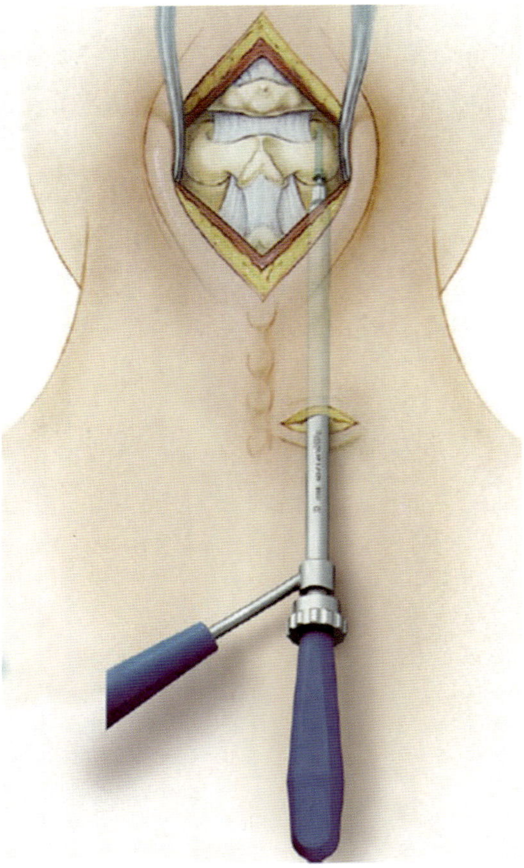

图 8.12 正位视角下经关节螺钉的植入（经 Aesculap AF，图特林根，德国许可）

并利用侧位透视或导航来对准齿状突中轴的基部（图 8.13）。

- 通常，植入长度为 22 ～ 26 mm 的万向螺钉。

8.8.1.2 C1 螺钉

- C1 螺钉是一种侧块螺钉。
- 通常，螺钉进钉点位于 C1 椎弓下方（图 8.14）。

C1 螺钉的进钉点位于 C1 后弓和 C1 侧块后下部中点的交界处（图 8.15）。

- 轻微电凝以皱缩附着的组织，这一过程中需小心，较薄的静脉丛损伤会引起大量出血。
- 在钻入或植入螺钉之前，可以向下方牵拉 C2 神经根。
- 辨认侧块背侧的最高点，因为这一点通常是完美的进钉点。
- 钻孔引导器将保护周围的组织（图 8.16）。
- 在侧块内植入导丝。即使出现静脉丛大量出血，导丝也将有助于寻找到钻孔。钻孔稍向头侧，应瞄准 C1 前弓的后缘中点。在轴位上，钻孔方向正向前。
- 使用空心钻并尝试钻开前方骨皮质以实现双皮质螺钉固定。但是要小心，若钻穿咽后壁则可引起感染。
- 成人 C1 侧块的纵径为 20 mm。
- 为了避免螺钉的螺纹对 C1 ～ C2 之间的 C2 神经造成损伤，可以在 C1 侧块优先选用部分螺纹的万向螺钉。螺钉的总长度在 28 mm ～ 34 mm，通常直径是 3.5 ～ 4 mm。

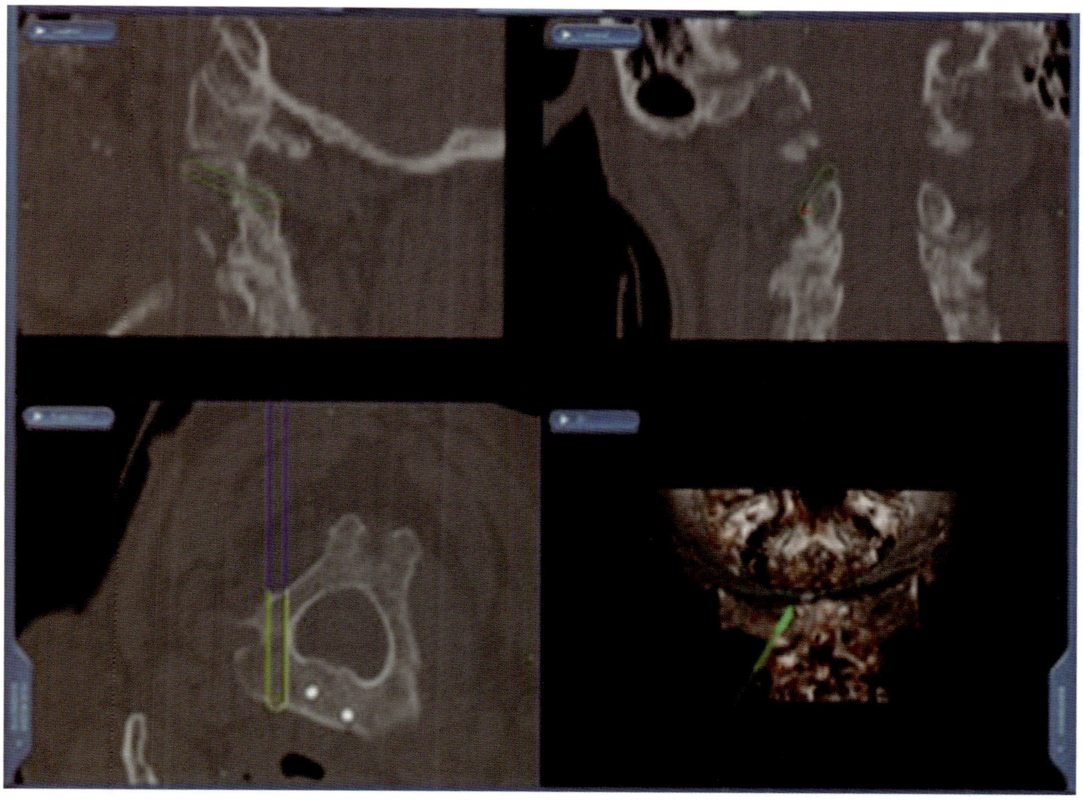

图 8.13 S7 神经导航系统（Medtronic，孟菲斯，美国）在 C2 峡部螺钉笫个平面中的投影视角。在轴向视角（左下角），可以看到椎管和椎动脉

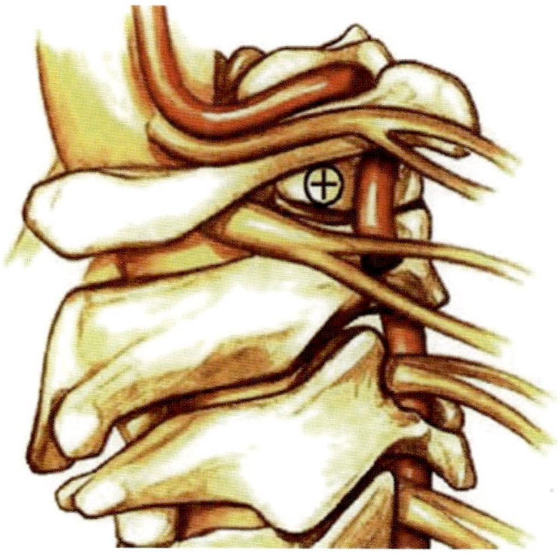

图 8.14 C1 进钉点的解剖标志，右侧 3/4 的视角。注意向侧方暴露的范围及进钉点位置（经 Aesculap AF，图特林根，德国许可）

- 为了有效固定，C1 和 C2 螺钉之间植入钛棒（图 8.17）。
- 应用钛棒复位装置，可以复位 C1 ~ C2 脱位。
- 将钛棒植入万向螺钉上，并稍微拧紧螺母。

如此一来，万向螺钉就变成单向，借此可以进行复位、加压及撑开操作。

8.9 提示和技巧

- 当暴露 C1 侧块时，这个区域可能会有明显的出血。提前做好准备，手边备上止血材料。
- 电凝很少能解决问题。应使用局部止血联合机械压迫，并保持耐心。
- 静脉出血通常在植入螺钉后停止。
- 在静脉出血时找到钻孔十分困难。因此，如果可能的话，尽量使用空心螺钉。
- 为了避免 C1 ~ C2 关节区域的静脉丛损伤，可采用通过 C1 椎弓进入侧块的方法。但要注意峡部水平的椎动脉。
- 在经关节螺钉及 Harms-Goel 技术中，钻孔时椎动脉可能会受到损伤。动脉损伤的表现是钻孔过程中出现大量的搏动式出血。应用止血材料闭合钻孔即可止血，如 Tabotamp

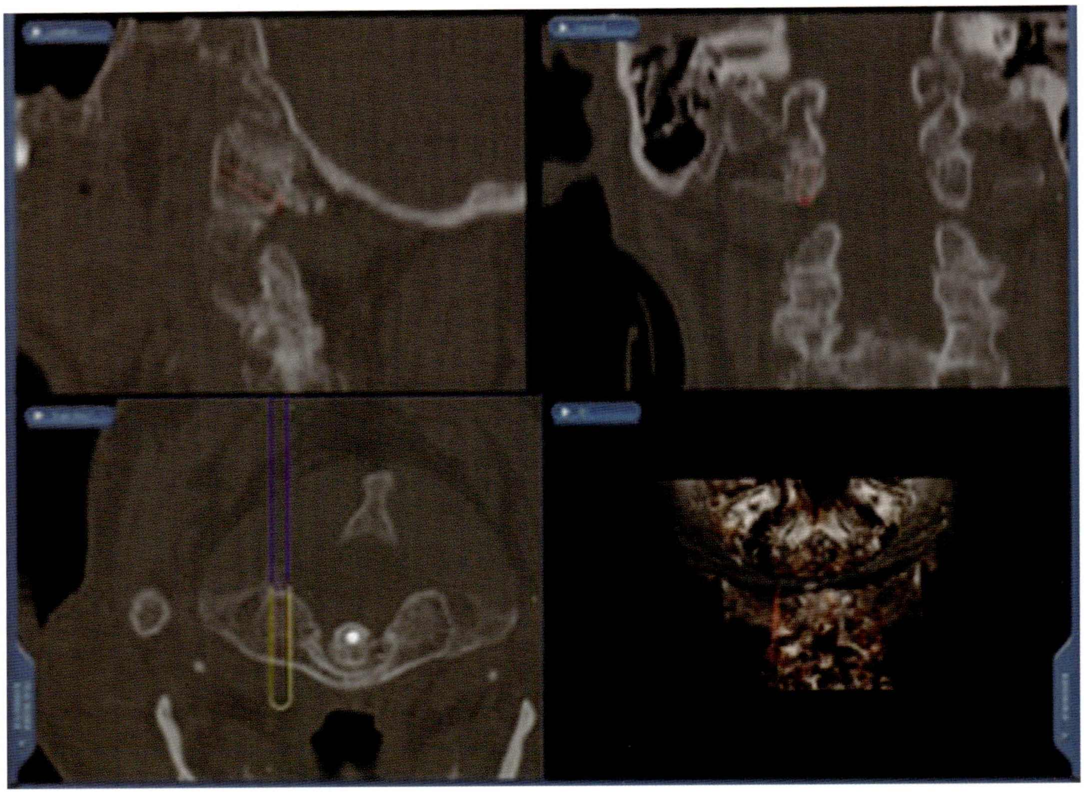

图 8.15　S7 神经导航系统（Medtronic，孟菲斯，美国）在 C1 侧块螺钉三个平面中的的投影视角。在轴向视角（左下角），可以看到椎管和椎动脉。螺钉的虚拟投影（黄色）可以帮助我们进行正确定位。齿状突中央有先前植入的螺钉

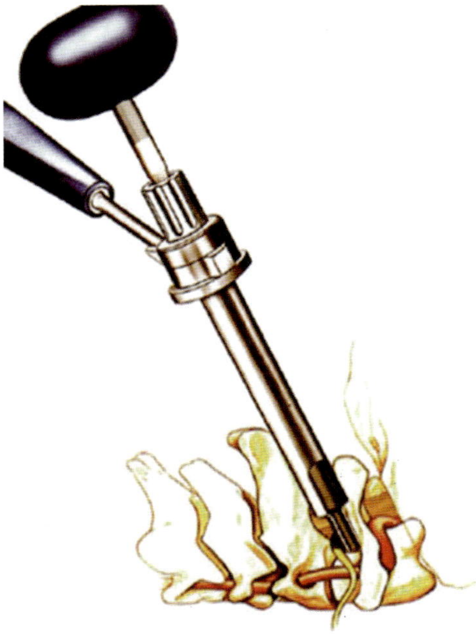

图 8.16　侧位视角。用骨锥经引导器钻开皮质骨（经 Aesculap AF，图特林根，德国许可）

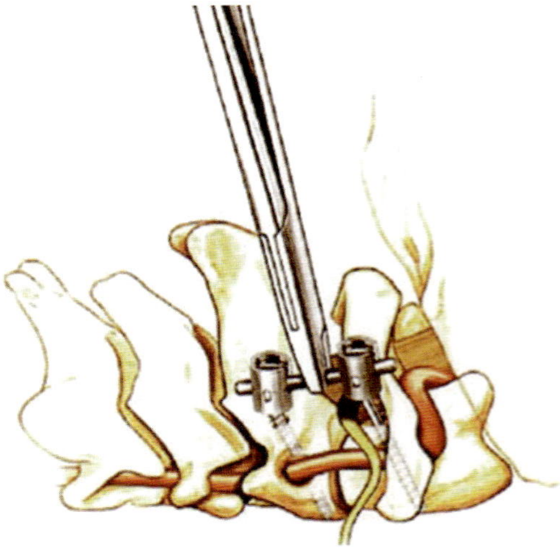

图 8.17　侧位视角。将钛棒植入 C1 和 C2 螺钉的万向钉尾（经 Aesculap AF，图特林根，德国许可）

（Ethicon，德国）。在这种情况下，单侧螺钉联合骨移植物内固定将提供足够的稳定性。手术后，应进行血管造影以确认或排除有关椎动脉的任何损伤。

8.9.1 C2 椎板螺钉植入 [11]

- 为了连接 C1 侧块螺钉，除了 C2 椎弓根螺钉外，还可以使用椎板螺钉。椎板螺钉被用作一种备选技术，特别适用于 C2 椎动脉高跨和 C2 椎弓根内固定失败的患者。它的优点是没有损伤椎动脉的风险。
- 进钉点位于 C2 椎板的棘突基部。
- 在开始钻孔之前，应使用神经探子探查两侧 C2 椎板的内缘以确定钻孔轨迹，一旦钻透椎板内层骨皮质时也能及时发现。
- 在棘突基部头端 1/3 处用 2 mm 的高速磨钻磨开皮质骨。
- 在对侧重复这个步骤，磨开位于棘突基部尾端 1/3 处的皮质骨。
- 手工钻入椎板内，深度为 25 ～ 30 mm 最佳，钻孔方向朝向对侧 C2 ～ C3 关节突。
- 使用长度为 25 ～ 35 mm 的 3.5 mm 万向螺钉。
- 按上述方法植入 C1 侧块螺钉，通过钛棒将其与椎板螺钉进行连接（图 8.18）。

8.10 提示和技巧

- 小心地用低速进行钻孔，穿过椎板松质骨，不要太用力。这样可以防止穿透椎板。
- 在钻孔过程中，将神经探子留在椎板内侧。
- 在对 C2 椎板进行钻孔时，透视是没有帮助的。避免 X 线检查，以减少对每个人的辐射暴露。
- 因为椎板螺钉的尾端更接近中线，与下颈椎侧块或椎弓根螺钉尾端不处于一条直线上，所以这种技术可能对短节段 C1 ～ C2 内固定技术更有帮助，而非长节段的内固定。虽然 C2 的椎板螺钉为万向螺钉，但它永远不会和别的螺钉在一条直线上，会妨碍钛棒的植入。

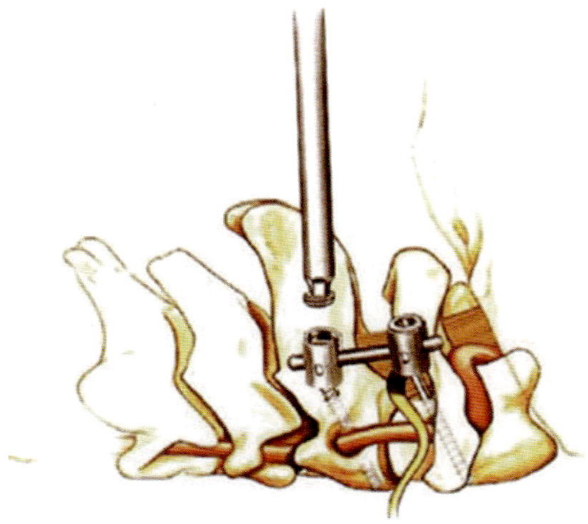

图 8.18 侧位视角。通过固定螺母将钛棒固定到螺钉尾部

- 小心去除骨皮质，以便之后进行植骨。
- 椎板螺钉对颈椎活动度（ROM）造成的影响与 C2 椎弓根螺钉相同 [12]。
- 椎板螺钉的抗拔出强度与 C2 峡部螺钉相同 [13]。

8.10.1 枕颈内固定 [14]（图 8.19）

- 应使用枕骨板，由于枕骨内嵴处骨质较厚，可将其固定于枕骨中线（图 8.20）。中线螺钉能提供最强的把持力。双皮质骨螺钉的抗拔出强度高于单皮质骨螺钉或线缆固定的 50 %。
- 在枕骨板中线旁进行额外的螺钉固定可以增加抗旋转力。应选用合适大小的枕骨板，板的大小应取决于连接到下方螺钉的钛棒。适当选择枕骨板尺寸，避免为了连接 C1 ～ C2 螺钉而进行横向塑棒。
- 在钻孔过程中，对前额施加反方向的保护，以避免从头架中脱出。
- 枕大孔和枕骨板之间应保留一些残留的枕骨，以便磨除骨皮质之后进行植骨。
- 为连接枕骨板与颈椎，可以应用各种不同的技术进行万向螺钉植入，具体方法如先前描述（椎弓根螺钉、侧块螺钉、C2 椎板螺钉）（图 8.21）。
- 必须折弯钛棒以使螺钉与枕骨板连接。确保钛棒以合适的角度折弯，以避免患者术后被迫看地板或天空！

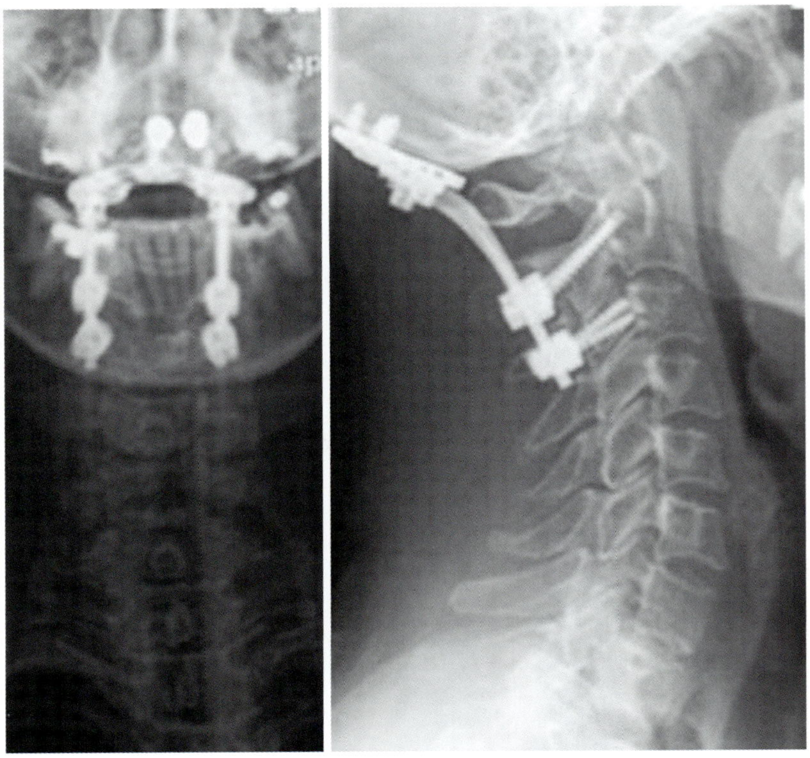

图 8.19　枕颈内固定术后正位（左）和侧位（右）X 线片

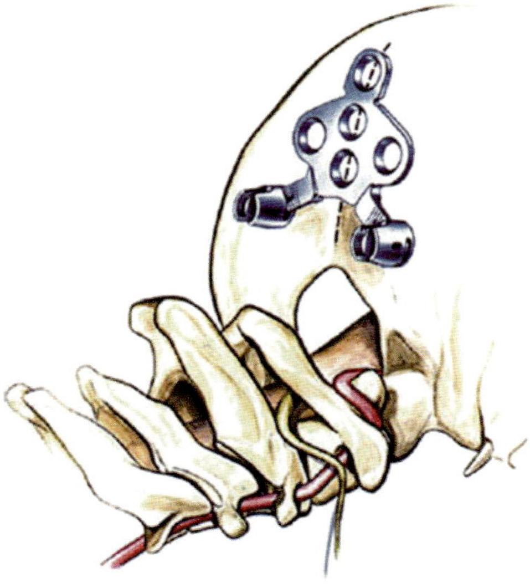

图 8.20　枕骨板的位置（右侧 3/4 视角）（经 Aesculap AF，图特林根，德国许可）

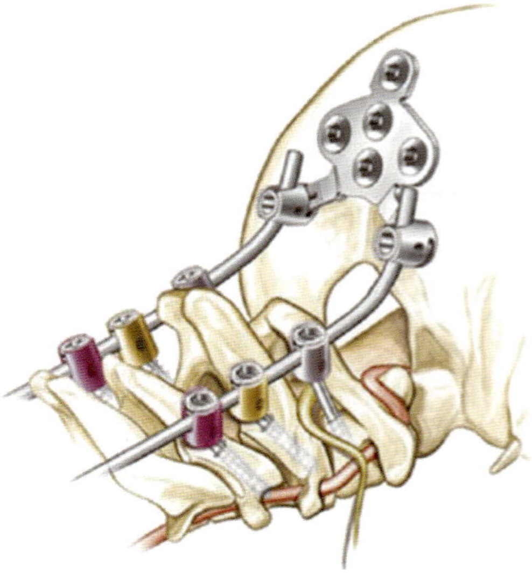

图 8.21　延长枕颈内固定术后的完整结构（右侧 3/4 视角）

- 由于需要钛棒折弯的角度非常大，C1 螺钉通常很难用于枕颈固定。
- 如果必须要将 C1 纳入到枕颈内固定中，则可以同时采用经关节 C1 ～ C2 螺钉技术，或 C1～C2 钛缆内固定术（Gallie 法或 Brooks 法）。

8.10.2　植骨技术

在非创伤性不稳的情况下，必须进行植骨[15]（图 8.22）以完成骨融合。

- 自体骨植骨将具有最佳治疗效果。

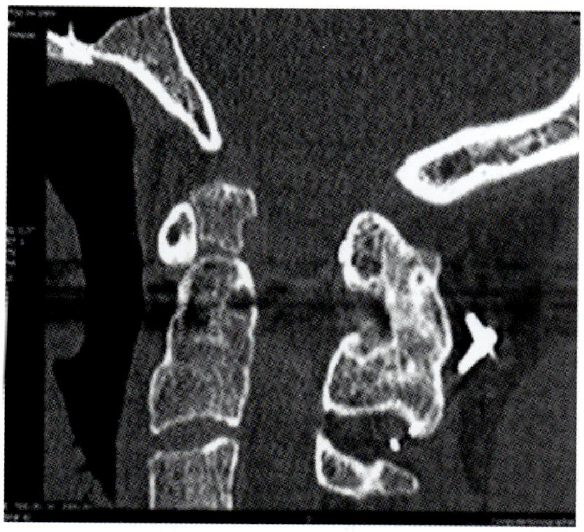

图 8.22　植骨后 10 个月，正中矢状位 CT 扫描可见 C1 ～ C2 后方骨融合良好

- 去除 C1 和 C2 椎板骨皮质以利于植骨。在 C1 椎板下缘做一个小切迹以防止植骨块向下移位造成脊髓压迫。
- 植骨块上应做一个骨槽，以便固定于 C2 的棘突上（图 8.23）。
- 为了固定植骨块，需借助钛缆。钛缆由下向上经中线穿过寰椎后弓下方，然后穿过 C2 的椎板下方。通过拉紧钛缆，将植骨块夹在椎板之间。剩余的松质骨颗粒可以用于覆盖其余的去皮质区域（图 8.23）。
- 为了确保钛缆固定牢固，需去除部分附着在 C2 棘突上的肌肉（如棘肌和多裂肌）。这是该项技术的一个缺点，Brooks 钛缆固定技术可以避免这一缺点，此方法的钛缆连接于两侧寰椎后弓和 C2 椎板之间。
- 在枕颈固定时，应对部分枕骨、椎板和侧方关节进行去皮质。此外，要开放关节囊。
- 将植骨片附着在所有去皮质骨之上。

8.11　导航

推荐使用术中三维导航以减少血管损伤的风险及螺钉错位情况（图 8.24）。同时术中三维导航还可以提高手术安全性，导航提供了一种微创的方法，可以减少暴露和损伤颈部固有肌肉 [17,18]。

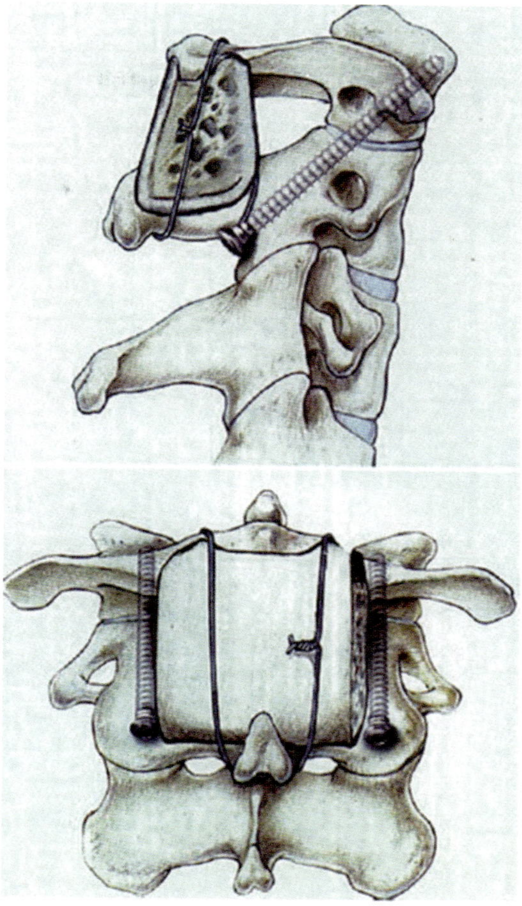

图 8.23　经关节螺钉固定，或利用 C1/C2 钛缆固定后，C1 ～ C2 椎弓植骨示意图（经许可）

在开始进行螺钉植入之前，必须提前固定导航参考架。对于上颈椎，最好的固定位置是 C2 棘突。为了预测手术器械的方位，导航参考坐标系应朝向头侧。对于经关节 C1 ～ C2 内固定技术而言，需要 X 线透视辅助以观测螺钉经过的关节间隙和 C1 椎弓前方。使用导航时，要时刻注意你的手术是在虚拟现实的指导下进行的，必须对所有步骤的实际情况进行检查，尤其当存有疑问时。

作者关于循证证据的总结

关于颅颈交界区手术治疗的研究可以分为 2 C、2 D 两个级别。尚未见到 A 级的多中心随机对照试验研究。

利用外支具的保守治疗可以起到暂时稳定的作用，但不能解决长期存在的不稳定问

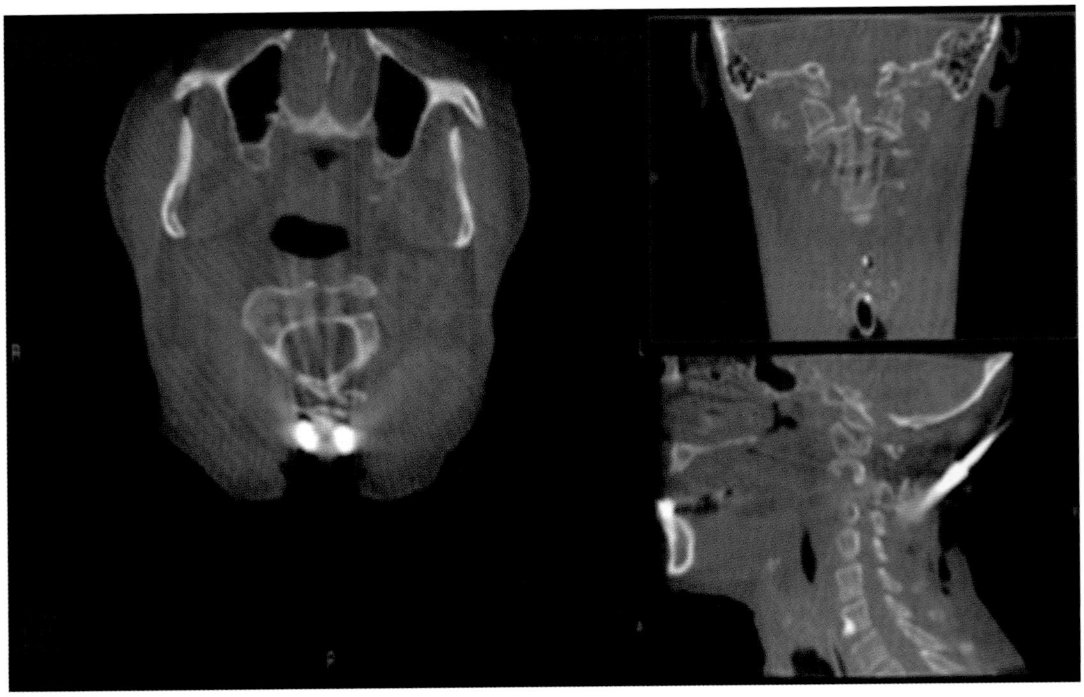

图 8.24　O-arm 术中三维图像（Medtronic，孟菲斯，美国）显示左侧 C2 椎动脉高跨（绿十字的中心）

题。此外，这种治疗方法在老年人中死亡率很高，特别是在创伤之后。

依靠钛缆等非刚性固定，在颅颈交界区只能提供有限的稳定性。钛缆固定会限制屈曲运动，但伸展、侧向弯曲和旋转不会明显受限[2]。植骨失败和骨不愈合会导致该区域不稳定。

颅颈交界区内固定必须限制所有三个平面内的运动，这种固定术只能在合适的骨结构上通过螺钉和植骨来完成[3]。

（张　璨　王作伟　译）

参考文献

1. Maiman D, Yoganandan N (1991) Biomechanics of cervical spine trauma. Clinical neurosurgery. Williams & Wilkins, Baltimore, pp 543–570
2. Vaccaro AR, Lim MR, Lee JY (2005) Indications for surgery and stabilization techniques of the occipito-cervical junction. Injury 36(Suppl 2):B44–B53
3. Magerl F, Seeman P (1987) Stable posterior fusion of the atlas and axis by transarticular screw fixation. In: Kehr P, Weidner A (eds) The cervical spine. Springer, New York
4. Abou Madawi A, Solanki G, Casey AT, Crockard HA (1997) Variation of the groove in the axis vertebra for the vertebral artery. Implications for instrumentation. J Bone Joint Surg 79:820–823
5. Menezes A, Van Gilder J (1990) Anomalies of the craniovertebral junction. In: JR Y (ed) Neurological surgery. WB Saunders, Philadelphia
6. Winking M (2014) The rheumatic spine. J Neurol Neurochir Psychiatr 15:82–88
7. Winking M (2012) Posterior transarticular C1/C2 screw technique. In: Grochulla F, Vieweg U (eds) Manual of spine surgery. Springer, Berlin, pp 187–194
8. Haid RW Jr (2001) C1–C2 transarticular screw fixation: technical aspects. Neurosurgery 49:71–74
9. Weidner A (1990) Spinal fusions in rheumatic dislocation of the cranio-cervical transition. Neurochir (Stuttg) 33:50–53
10. Harms J, Melcher RP (2001) Posterior C1–C2 fusion with polyaxial screw and rod fixation. Spine (Phila Pa 1976) 26:2467–2471
11. Wright NM (2004) Posterior C2 fixation using bilateral, crossing C2 laminar screws: case series and technical note. J Spinal Disord Tech 17:158–162
12. Gorek J, Acaroglu E, Berven S, Yousef A, Puttlitz CM (2005) Constructs incorporating intralaminar C2 screws provide rigid stability for atlantoaxial fixation. Spine (Phila Pa 1976) 30:1513–1518
13. Lehman RA Jr, Dmitriev AE, Helgeson MD, Sasso RC, Kuklo TR, Riew KD (2008) Salvage of C2 pedicle and pars screws using the intralaminar technique: a biomechanical analysis. Spine (Phila Pa 1976) 33:960–965

14. Dickman C, Douglas R, Sonntag V (1990) Occipitocervical fusion: posterior stabilization of the craniovertebral junction and upper cervical spine. BNI Q 6:2–14
15. Dickman C, Sonntag V (1993) Wire fixation for the cervical spine: biochemical principles and surgical techniques. BNI Q 9:2–16
16. Brooks AL, Jenkins EB (1978) Atlanto-axial arthrodesis by the wedge compression method. J Bone Joint Surg Am 60:279–284
17. Kraus M, von dem Berge S, Perl M, Krischak G, Weckbach S (2014) Accuracy of screw placement and radiation dose in navigated dorsal instrumentation of the cervical spine: a prospective cohort study. Int J Med Robot 10:223–229
18. Luther N, Iorgulescu JB, Geannette C, Gebhard H, Saleh T, Tsiouris AJ, Hartl R (2015) Comparison of navigated versus non-navigated pedicle screw placement in 260 patients and 1434 screws: screw accuracy, screw size, and the complexity of surgery. J Spinal Disord Tech 28(5):E298–303

9 脊髓型颈椎病：多节段颈椎前路椎间盘切除术、椎体次全切除术和关节间融合术

Jean-Claude Cajot and Michaël Bruneau

9.1 引言与核心内容

脊髓型颈椎病（cervical spondylotic myelopathy，CSM）是导致脊髓进行性功能障碍甚至退行性脊髓受压的最主要原因。脊髓损伤来自于前方向后突出的退化椎间盘、后方增生的黄韧带、侧方关节对脊髓的直接压迫。颈椎屈伸活动可能导致间断性的急剧压迫、压力相关损伤、脊髓前动脉的血管损伤，进而加重脊髓所受的压力，最终导致脊髓萎缩、脱髓鞘和血管缺血[1-3]。总而言之，慢性脊髓压迫会引起由次级机制，如细胞凋亡、神经性炎症和血供中断等导致的进行性神经细胞死亡[4]。

9.2 诊断

9.2.1 临床表现

脊髓型颈椎病症状常隐匿出现，并伴随一些轻微的临床症状，如动作笨拙、双手运动灵活性缺失、步态障碍、平衡障碍，进一步出现泌尿系统问题、运动无力和感觉障碍。临床检查可能发现更多感觉异常，如本体感觉减弱、运动障碍，以及带有巴宾斯基征（Babinski sign）、霍夫曼征（Hoffmann sign）和（或）华滕伯格氏征（Wartenberg sign）等非正常反射或病理反射。有的患者在轻微颈部外伤后，可出现严重神经系统功能障碍，甚至四肢瘫痪。退行性病变导致的脊髓型颈椎病通常伴有椎间孔狭窄。所以大部分患者应诊断为混合型脊髓神经根病变。

9.2.2 术前检查

在怀疑脊髓型颈椎病时，可以用于确定存在颈髓压迫的检查包括：

- 电生理检查：运动和体感诱发电位。
- 颈部计算机断层扫描（CT 检查）：显示骨性异常结构的细节，尤其是骨赘、突出的椎间盘骨化、韧带骨化和侧方关节增生。
- 颈部磁共振成像（MRI）：显示脊髓，T2 加权像中的高信号可能与髓内损伤相关。
- X 线检查：是唯一一种可以评估颈椎曲度和脊柱不稳定性的影像学检查。

9.2.3 针对斜向椎体次全切除术的其他检查

- CT 血管造影及 MRI 血管造影：可以明确椎动脉的确切位置，在斜向椎体次全切术前排除血管的解剖学变异[5]。

9.3 治疗选择

不同患者脊髓型颈椎病的自然病程可有所差别：部分患者表现为缓慢恶化，而有的患者可能经历一段很长的潜伏期甚至是轻微好转[4]。

- 在有颈部椎管狭窄和颈椎病继发脊髓压迫的患者，即使暂时没有脊髓病变的症状或体征，仍有较高风险进展为脊髓型颈椎病。所以只要出现临床表现或者电生理结果提示有

颈神经根功能障碍或中枢神经传导功能下降，就应该建议手术治疗。在有颈部椎管狭窄和颈椎病继发脊髓压迫但没有脊髓病变症状的患者中，大约 8% 会在 1 年随访中出现脊髓型颈椎病的症状，而有 23% 在平均 44 个月的随访中出现 [6]。基于现有文献，在 MRI 的 T2 加权像中髓内高信号，不能用来预测或排除临床上脊髓型颈椎病的进展 [6]。同样，这样的影像学的变化也不能很好预测脊髓减压后的预后。目前被广泛接受的观点是，多节段 T2 加权像高信号、T1 加权像局灶低信号伴有 T2 加权像局灶高信号影，以及脊髓萎缩等，提示手术干预的预后不良 [7]。

- 对于患有轻微的脊髓型颈椎病的患者一定要结合自然病程，权衡是否需要行手术减压。一方面，按照日本骨科协会（Japanese Orthopedic Association，JOA）量表，逐渐恶化至少 1 分的患者占到 20% ~ 62%[4]。但另一方面，除了脊髓环形压迫外（低质量证据），尚无法证明哪些危险因素（如年龄、女性，或低矮身高）可以预测疾病的进展 [4]。
- 手术干预可以消除神经系统损害的进一步恶化 [4]。
- 如果选择保守治疗，建议每年进行一次仔细的体格检查、MRI 和电生理检测；避免任何哪怕是最轻微的颈部外伤。

9.4 手术治疗

手术减压可以通过后路、前路或侧路手术进行。后路手术包括椎板切除术联合或不联合关节融合术和椎板成形术（另见第 10、11 章）。前路手术包括单节段或多节段颈前路椎间盘切除术及融合（multilevel anterior cervical diskectomy and fusion，mACDF）（另见第 12 章）、多节段前路椎体次全切除及融合术（multilevel anterior cervical corpectomy and fusion，mACCF）、复合重建术或关节成形术。

多节段颈前路椎间盘切除术和人工椎间盘置换对于退行性颈椎管狭窄的患者不是一个好的手术选择。侧路手术可以进行斜向椎体次全切除（oblique corpectomy，OC）及微创椎间孔切开 [8]。

在选择最合适的手术方案时，需要考虑的因素包括脊髓压迫的位置（前方、后方或二者都有）、累及的节段数目（当超过两个节段时需要减压，且后路手术适合时，倾向于选择后路手术）、矢状面脊柱排列、是否存在术前不稳定的情况、相关的轴性疼痛，以及假关节形成的危险因素（比如吸烟）等 [9]。Shamji 等报告，基于全国（美国）住院患者样本数据库，在 8,548 例经历多节段（大于 3 个活动节段）颈椎关节融合术的患者中，后路手术和前路相比，呼吸系统并发症、术后感染、有症状的血肿和输血等的发生率更高 [10]。由于在颈椎中，相比于腰椎，后方的结构（如关节突、关节、韧带、椎板）比前方的椎体在承重方面更为重要，所以颈椎椎板切除术会在很多病例中导致颈椎后凸畸形。基于国际脊柱学会（AOSpine）北美脊髓型颈椎病的 302 个病例的研究，Fehlings 等人分析了脊髓型颈椎病的围术期和迟发并发症，发现前路手术发生吞咽困难的比例更高，后路手术发生手术切口感染的概率更高。C5 神经根病的发生率与手术方式无关 [11]。

有数种前路手术方式可以用于减轻脊髓压迫，包括多节段椎间盘切除术、椎体次全切除术和复合术式。

- 病理解剖可以辅助手术决策：在节段性受压中，多节段椎间盘切除术更常用；在椎体后方压迫的病例中，椎体次全切除术更为常用 [12]。椎间盘切除术相比椎体次全切除术有以下潜在优势：更少的术中出血，更好的矫正矢状面脊柱畸形，如恢复理想的脊柱曲度，以及可以获得节段性固定等 [12]。
- 椎体次全切除术的潜在优势包括：更彻底的减压，尤其是当在椎体正后方有明显的后纵韧带增厚导致的椎管狭窄时；更大的融合概率，因为骨移植物可以同时促进骨的侧 - 侧愈合 [12]。Shamji 等人最近发表了一篇系统的文献综述指出，当椎体后病变较小、且从病理解剖角度上适合时，作者建议选择多节段椎间盘切除术而非椎体次全切除术，或椎间盘切除联合椎体切除的复合手术方式[12]。在颈椎障碍指数（neck disability index，NDI）和视觉模拟疼痛评分（visual analogue score，VAS）方面，多节段椎间盘切除术结果更优；在JOA评分方面，几种手术方法的结果类似。所有研究都指出，多节段椎间盘切除术可以改善颈椎矢状序列。

- 由于NDI和JOA评分均好转，作者认为多节段椎间盘切除术优于椎体次全切除联合椎间盘切除的复合手术。但在多节段椎体切除术和椎体切除联合椎间盘切除的复合手术之间，由于结果评价不一致，还不能提出有循证证据的建议[12]。

9.5 前路手术

9.5.1 优点

- 除了曾有颈部手术史（如颈动脉手术）和放射治疗之外，几乎没有禁忌证。
- 适应证很多，包括退行性改变、创伤、肿瘤，以及椎间盘炎等。
- 可以用于多个节段，但一般我们用于2个节段以下；特殊情况下会进行3个节段的手术，更多节段的椎体融合手术增加再次手术的风险[13]。
- 较好的临床疗效[12]。
- 术后疼痛较轻。
- 失血较少。

9.5.2 特别注意

- 严重的骨质疏松症。
- 应在术前检查甲状腺功能，因甲状腺肿大可导致术中颈椎显露及使手术更困难。
- 强直性脊柱炎。
- 弥漫性特发性骨质增生症（hyperostosis ankylosans vertebralis senilis，DISH）。

9.5.3 相比后路手术，前路术式的缺点

- 虽然并发症很少见，但前路更可能发生并发症，如椎动脉损伤、食管损伤、术后吞咽困难、声带麻痹和霍纳综合征（Horner's syndrome）等。
- 移植物相关的并发症：移植物移位的可能性随着手术节段数量的增加而增加，假关节发生的风险在三节段关节融合术中高达54%。
- 随着时间的推移，邻近节段退变的风险增加[14]。

9.6 颈椎前路减压融合术

多节段颈椎前路减压融合术（anterior cervical decompression and fusion，ACDF）通过经典的颈椎手术前路到达颈椎前表面。与侧路相比，颈椎间盘切除术在颈部大血管内侧进行，可以将颈动脉和颈内静脉保留在颈动脉鞘内。

9.6.1 患者手术体位及颈椎暴露

患者体位和颈椎暴露。患者仰卧，头微伸，胸部抬高30°以降低静脉压，这样也利于减压后保持或恢复颈椎自然曲度或生理性前凸（仅50%的患者有颈椎前凸[15]）。在摆放体位过程中，注意颈椎不要过伸，以减少由于颈椎过伸引起的脊髓压迫增加。如果存在严重的脊髓压迫或脊髓病变，并有明确脊髓病变的体征，应该考虑在患者清醒状态下进行鼻气管插管。

- 根据外科医生的偏好和惯用手选择皮肤切口在哪一侧，由于手术野更清楚，相比之下手术切口的对侧椎间孔更容易减压。一般而言，右利手的外科医生更方便从患者的右侧操作。
- 考虑到喉返神经（recurrent laryn-geal nerve，RLN）损伤的风险，ACDF应从哪一侧进行一直具有争议。一些研究表明，左侧手术喉返神经损伤的风险较低，但其他研究发现两种方法具有类似的并发症发生率[16]。从解剖学角度看，两侧喉返神经在C7 ~ T1节段以上具有类似的解剖学走行和来自周围软组织的保护[17]。必须注意的是，在1%的情况下，右侧的喉神经可能不回返，这增加了软

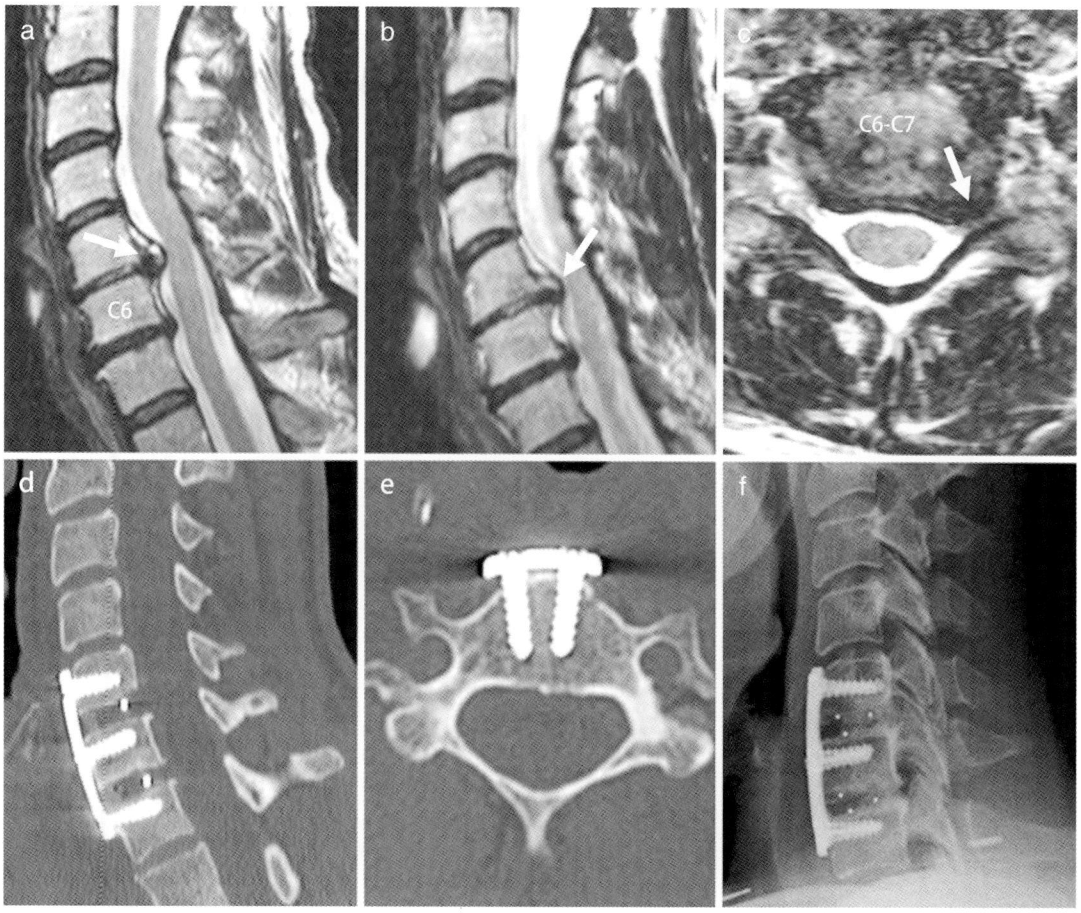

图 9.1 脊髓神经根型颈椎病多节段椎间盘切除术。(a，b)术前矢状面的 MR T2 加权像显示脊髓在 C5 ～ C6 水平受迫(箭头)，提示钩椎关节及椎间盘病变。(c)轴向 MRI T2 加权像提示 C6 ～ C7 椎间孔狭窄(箭头)，对应于左侧 C7 神经根病变。(d) 术后 CT 扫描显示多节段椎间盘切除及致压的增生组织切除后，使用椎体间融合器和 6 孔钛板行 C5 ～ C7 关节间融合。(e) 轴向 CT 图像可以显示螺钉的会聚方向。(f) 后期 X 线片显示椎体间的融合

组织分离期间喉返神经损伤的风险，因为该神经经过颈总动脉后方，在 C6 ～ C7 水平正好穿过手术区域[18]。避免气管导管套囊压力过高可以降低喉返神经损伤的发生率，因为喉返神经可能在其止于杓状软骨的位置被气管导管压迫[19]。

- 在两节段颈椎前路减压融合术中，从距离中线外侧 10 mm 处开始，在手术侧横向做 5 cm 的水平皮肤切口，并向胸锁乳突肌方向向外延长切口。因为胸锁乳突肌由外上至内下走行，下部止点更加靠近中线，所以切口越低，需要显露的胸锁乳突肌越多。根据透视，皮肤切口选择在两个节段之间。切口最好沿着皮纹，以获得更好的美容效果。切口不能太低，否则手术需要向上倾斜、角度非常尴尬，妨碍手术显露。相比之下，稍靠上做切口有利于下方的显露[20]。
- 当两个以上的节段需要手术时，我们更倾向于沿着胸锁乳突肌内侧边界做斜切口。皮下组织和颈阔肌一同随皮肤被切开。在 C5 ～ C6，肩胛舌骨肌穿过手术区域，可以牵开或在必要时切断，手术结束后重新缝合。
- 手术应在胸锁乳突肌和颈动脉 - 颈静脉鞘内侧、气管和食管的外侧的自然间隙进行分离，到达颈椎前方的椎前筋膜。凝血 - 分离技术可以使术野更干净，这一技术是用镊子提住并保持解剖层面，助手辅助电凝止血并进行分离[21]（图 9.2）。接下来，椎间盘中插入定位针，通过透视确认目标节段，定位针在放置过程中，需要注意不要伤及深部的脊髓！

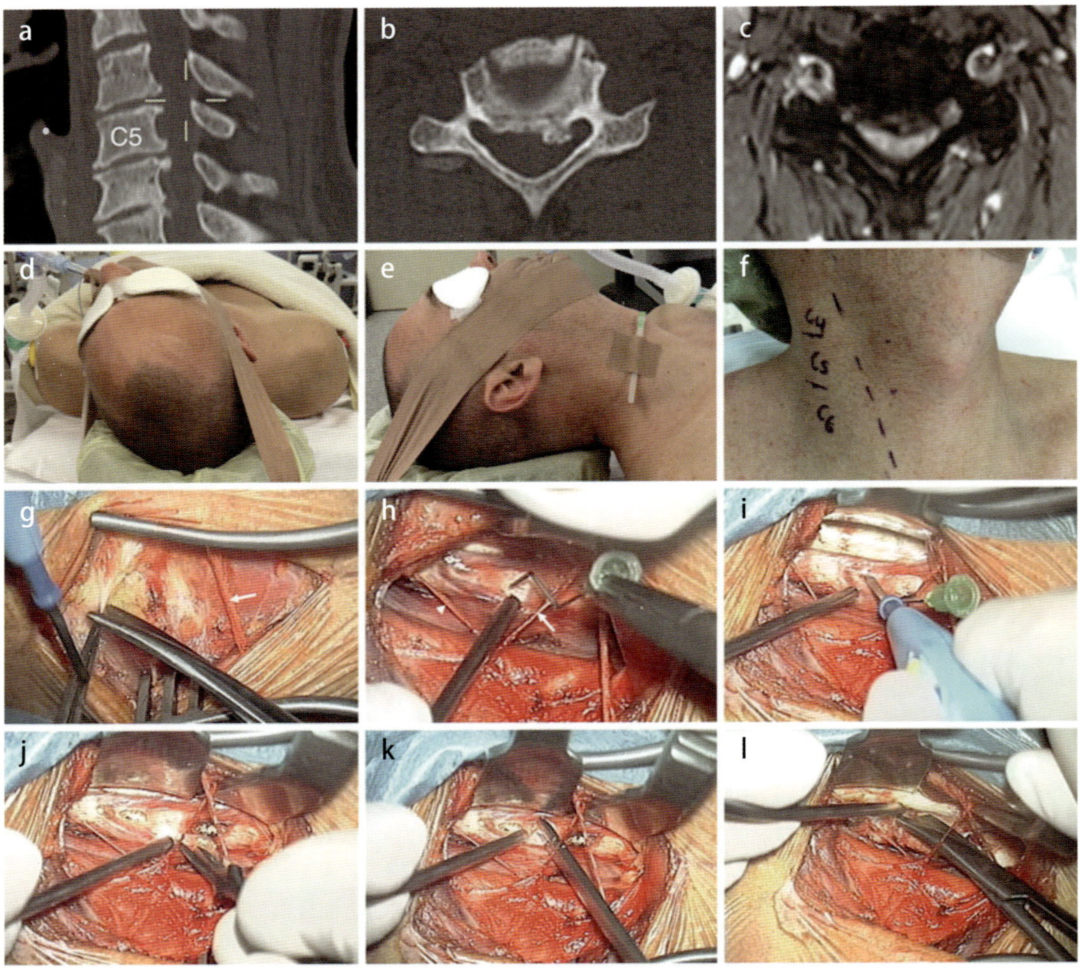

图 9.2 脊髓型颈椎病多节段椎间盘切除及椎体间融合器植入联合钛板固定。(a ~ c) 术前影像。(a) 术前矢状 CT 扫描显示，在先天性椎管狭窄的情况下，由于 C4 ~ C5 和 C5 ~ C6 水平椎体后方骨赘导致的颈髓受压。(b ~ c) C5 ~ C6 轴向 CT 扫描 (b) 和 MRI (c) 显示脊髓受压。(d) 患者手术体位。(e) 在 X 线透视下使用针头定位病变节段。(f) 病变节段及胸锁乳突肌的内侧边界标注在皮肤上。(g-aa) 术中视野。(g) 应用凝血 - 分离技术分离软组织实现无血手术。颈横神经 (箭头) 已经显露并保留，以防止术后皮肤麻木。(h) 将针插入椎间盘中，透视检查手术是否位于正确节段。注意针头要折弯以防止在盘内插入过深。箭头和无柄箭头指示颈袢的两个根。(i) 中线用单极电凝标出，注意不要与周围软组织发生任何接触。中线位于两侧颈长肌正中央等距处，应在肌肉解剖之前定位。(j) 在取出定位针后直接用刀切开 C5 ~ C6，用髓核钳去除椎间盘碎片。(k) 这样即使术野后期有出血污染，也可以保证手术维持在正确的椎间盘水平上。(l) 在颈长肌的内侧缘烧灼分离，然后轻轻地向外牵拉肌肉。将拉钩放在肌肉下方会降低软组织损伤的风险。(m) 在椎体皮质骨上钻一个小孔，以准备轻轻地将椎体牵引器无压力地插入该孔，此操作期间要注意避免加重脊髓压迫。(n) 在 C4-C5-C6 椎体内插入椎体牵开器螺钉。(o) 在钩突之间横向切开椎间盘。(p) 将椎体之间轻轻牵开，用髓核钳完全去除椎间盘。(q) 使用骨凿和 Kerrison 咬骨钳将椎体前缘内骨赘切除，以使椎体前面变平并便于安装钛板。(s) 用刮匙彻底去除终板软骨。(t) 用金刚石钻头小心地将椎体后缘骨赘磨除。(u) 用 Kerrison 咬骨钳完成骨赘切除的最后步骤。(v) 多数情况下后纵韧带在中线处可以找到一个能够让神经钩通过的垂直小缝，将神经钩插入后可以将后纵韧带抬起，然后切除。(w) 从两侧钩椎关节之间切除后纵韧带后，可见硬膜，以确认减压充分。(x) 插入融合器试模。(y) 放置大小合适的椎体间融合器。将把持器抵在椎体前方，可以限制融合器植入深度。然后移除椎体间撑开器，手术医生此时必须检查椎体间融合器，保证其不活动。(z) 在下一个病变节段进行相同的操作。(aa) 使用临时固定针 (箭头) 固定钛板。双辅助螺钉导向器可以保证螺钉植入方向内聚。(ab ~ ad) 术后成像。(ab) 矢状位 CT 扫描显示减压和椎体间融合器及钛板。在二期手术，该患者进行了椎板成形术，扩大了 C3 ~ C7 之间的椎管。(ac) 轴向 CT 扫描显示螺钉呈内聚。(ad) 在椎体间融合器水平的轴向 CT 扫描

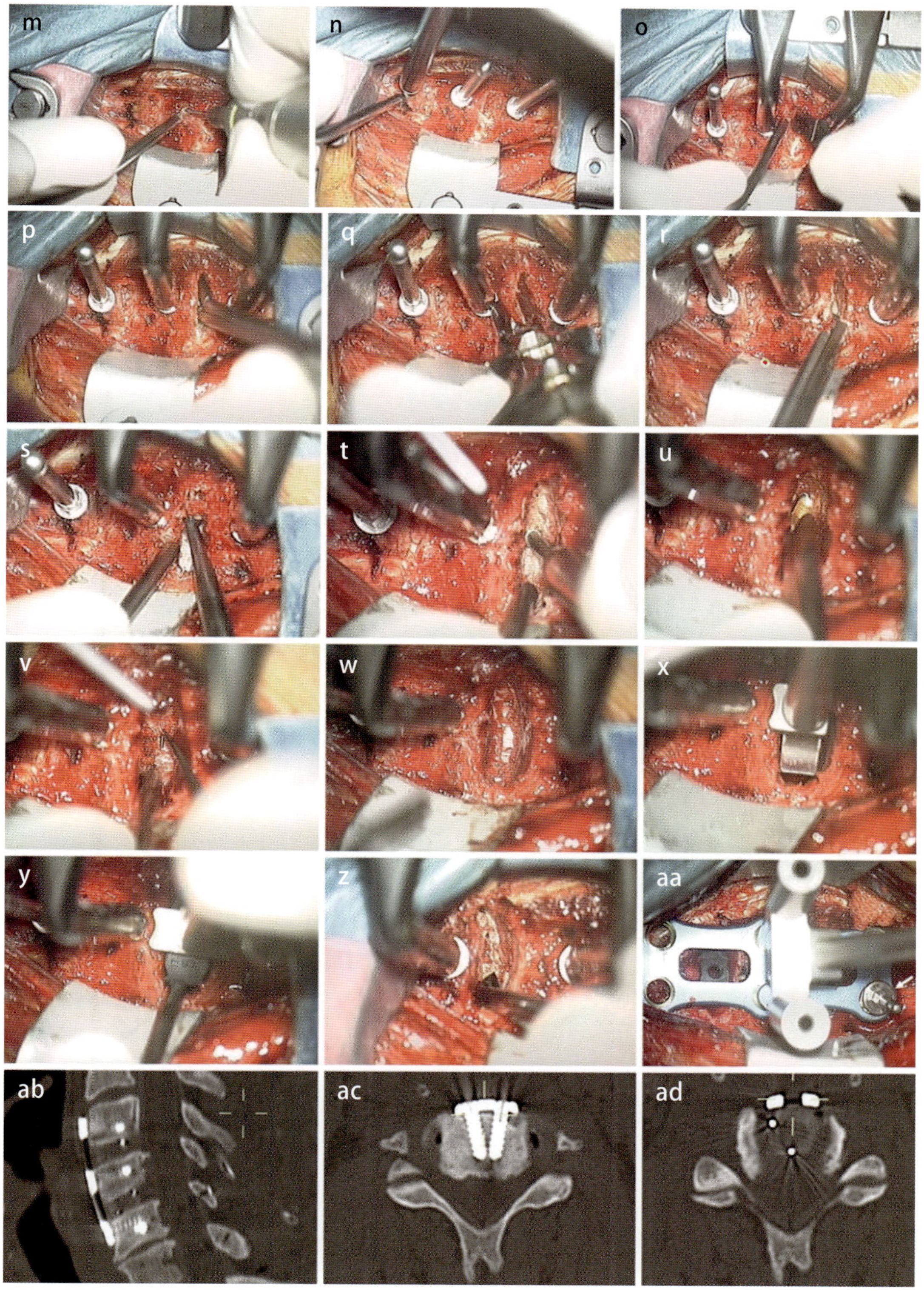

图 9.2（续）

- 为了在整个手术过程中保持良好的中线定位，在任何肌肉剥离之前，我们会在目标椎间盘头端和尾端的两个椎体表面用单极电刀标注出中线位置。
- 分离颈长肌并用自动牵开器牵开。牵开器叶片应放置在两侧肌肉下方，以防止损伤周围软组织。从内侧开始分离两侧颈长肌：先用双极电凝在肌肉内缘电凝，这里往往有垂直走向的血管，然后沿骨膜下向侧方分离 3 ~ 5 mm，颈长肌向外侧分离的范围不要过大，以减少血管在颈长肌表面的交感干损伤[4,5]。为避免压迫食道和颈动脉，应减少对周围软组织的过度牵拉，否则会增加术后吞咽困难的发生率，或导致动脉粥样硬化患者脑缺血的发生[20]。因此，将牵开器叶片固定在剥离后的颈长肌下方更加安全，同时也保证牵开器稳定不移位。

9.6.2 减压

- 减压：椎间盘切除从较窄的节段开始。将椎体牵开器，如 Caspar 牵开器放置在中线，在椎体前的皮质骨上钻一小孔，然后通过小孔将牵开器的自攻椎体钉插入相邻椎体。在椎体前方骨皮质钻孔时，应避免直接锤入或过度用力下压，以减少对椎体下方脊髓的压迫。因此，骨皮质表面先钻一个小孔并使用自攻椎体钉，可以减少在螺钉钻入过程中颈椎的移动，防止椎体下方的脊髓损伤。为避免术后颈部疼痛应减少椎间隙过度撑开。为了保留或恢复生理曲度，螺钉植入方向最好在矢状位上相互背离，这样在放置撑开器并固定螺钉时，螺钉将被轻微旋转成彼此平行状态，从而恢复颈椎前凸。尽管有直接植入椎间隙的撑开器，但我们并不推荐，因为在撑开的过程中可能引起终板骨折；视野的深度也由于牵开器的遮挡难于判断；此外，这种撑开器倾向于使椎间隙的后部闭合。
- 减压应包括全椎间盘切除。先用 11 号手术刀切开前纤维环。用咬骨钳去除椎体前方的骨赘，以便在手术结束时放置钛板。如果这些骨赘妨碍前纤维环切开，应该在椎间盘切除之前就将它们切除。由于椎体下终板是凹的，所以去除上位椎体前下方的骨缘也有助于椎间隙深部的显露，并便于减压后植骨，而不需要椎体间过度牵开。
- 在直视下髓核钳去除纤维环和椎间盘的前 2/3，后 1/3 在手术显微镜下切除。纤维环的后部必须用高速骨钻或小型向上弯头的显微刮匙和 Kerrison 咬骨钳从中线开始切除。要绝对避免刮匙向后滑动。为此，刮匙上设计了控制手柄，可以将刮匙柄作为杠杆，以相邻椎骨的前缘作为支点，以便增加显微刮匙尖端的旋转力度。
- 终板软骨必须用刮匙完全去除，这不仅有利于植骨融合，同时也降低了假关节形成的风险；但终板本身不能损伤，否则植骨后有椎体塌陷的风险。
- 后方骨赘需要通过刮匙、Kerrison 咬骨钳或高速磨钻切除。另外，超出椎体后缘向后方突出的椎间盘碎片也必须清除。
- 在脊髓型颈椎病中后纵韧带通常增厚甚至部分钙化。通常，韧带必须切除以暴露硬膜。通过后纵韧带中线的小缝隙，可以将显微钩于此向后穿过后纵韧带，然后用钩子向前牵拉韧带，以便于放入 Kerrison 咬骨钳。
- 椎间盘切除的外界应到达钩椎关节，所有骨赘都需要切除以对神经根减压。在几乎所有的病例中，沿椎间孔向外、并以与中轴平面 $< 45°$ 的角度切除钩椎关节骨赘，可以避免伤及椎动脉。实际操作中，45° 的角度几乎很难做到。在某些情况下，需要术前了解以除外椎动脉在椎间孔内的异常走行[5]。
- 减压结束时，利用显微钩从钩椎关节后方探查，以评估椎间孔的减压程度。切除骨赘时可能出血，可以用骨蜡止血。也可发生硬膜外静脉出血，特别是在椎间孔附近，这可以通过手术床头高位，并用双极电凝、盐水冲洗及止血纱来控制[22]。因为 C5 神经在 C4 ～ C5 椎间盘正后方发出，在该水平应尽量避免用双极电凝止血。
- 在椎动脉附近可能发生大量出血。前路手术中椎动脉损伤的发生率在 0.18% ~ 0.8%[23-26]。在椎动脉损伤的情况下，由于椎动脉没有完全暴露，所以很难直接修复。如果椎动脉损伤在切口同侧，可以直接控制椎动脉止血；但在大多数情况下，椎动脉损伤在对侧，控制出血更复杂[27]。实际手术中，在大多数情况下，外科医生常用止血纱压迫止血；如果可能的话，可以直接夹闭椎动脉止血。文献中有人还报道过经骨缝合结扎，但这可能引起神经根损伤，并且对手术技术的要求非常高[23]。一旦发生椎动脉损伤，控制出血是首要目标，其次是维持椎动脉通畅，以避免出现脑缺血相关的并发症[27]。如今，椎动脉支架也是一个很好的选择，假性动脉瘤和动静脉瘘是两种最常见的迟发并发症，应加以预防和适当诊治[27]。

9.6.3 椎体间融合

目前可以使用自体髂前上棘、同种异体骨和不同材料的椎体间融合器［钛，聚醚醚酮（PEEK）或碳纤维］代替切除的椎间盘。每种移植物和融合器都有自己的优点和缺点，其讨论超出了本章的范围。目前，还没有精心设计的随机对照研究来支持使用哪种植入物更好。还没有明确的证据表明，融合器中填入骨颗粒是否可以加快融合过程。椎间盘切除时、椎体前缘切下的骨颗粒可以用于填充融合器[28-30]。对于不使用内固定的单节段颈椎前路减压融合术，髂嵴自体骨、同种异体骨和椎间融合器的融合率大于80%[31,32]。在吸烟者、免疫功能低下的患者及需要多节段椎间盘切除的患者，其自体骨移植的长期融合效果最佳[33]。

- 我们通常使用可透过射线的碳纤维融合器，避免因为取自体骨导致的取骨区局部并发症，也避免了同种异体骨发生下陷等并发症。根据椎间盘切除后的间隙大小选择合适的融合器，首先用试模进行测试。轻微牵开椎体，小心地把融合器放入椎间隙之间，注意不要放得太深，否则会损伤脊髓。为此，当融合器放入椎间隙时，夹持融合器的工具横径比融合器宽一些，可以被椎体前缘挡住以防止融合器放入过深。建议每个节段相应选择具有最大接触面的融合器。有人主张选择高度不超过椎间隙高度2 mm的融合器。但一般认为，融合器过高、椎间隙过度撑开可能引起颈部疼痛，这可能是由于关节突关节所受的应力增加所致。也有人主张选择融合器的高度应该恢复椎间正常高度。总之，目前还没有最合适的手术技术指南。
- 放置椎间融合器后，可以进行相邻节段的减压。在临近节段重新放置椎体牵开钉前，先放置融合器可以提供更好的作用力，以避免先前减压的间隙坍塌。另一种方式是减压全部节段后依次放入融合器。

9.6.4 钛板固定

- 当所有节段减压后，选择具有锁定功能的钛板。锁定功能可以防止螺钉退出并可以使用单皮质螺钉。双皮质螺钉虽然从生物力学角度看更稳定，但并没有增加融合率，却增加了神经结构损伤的风险。固定角度的螺钉可防止固定物间的相对运动；而半限制装置，利用固定角度和可变角度的螺钉组合，允许内固定物在一定范围内下沉[34]。钛板在支撑椎体前方高度方面起关键作用。即使是单节段颈椎前路减压融合术，钛板植入也可以防止节段性后凸和下沉并促进骨融合[35]。这也已经在多节段手术中得到了证明[36]。事实上，Meta分析表明，钛板可以增加融合率，与涉及的颈椎节段数目无关[31]。然而，要特别注意的是，假关节形成的可能性随着融合节段数的增加而增加。
- 除了支撑椎体前方高度，钛板还可以维持融合器的位置。如上所述，钛板必须严格沿着椎体前表面安装，这就需要切除椎体前方的骨赘；否则，患者可能由于钛板突起而出现吞咽困难。螺钉必须在水平方向内聚于一点，且不能破坏相邻的椎间盘间隙。如果朝向不一，则使椎动脉损伤或神经根损伤的风险大大提高。
- 植入螺钉的扭矩对于内固定物强度十分重要。如果螺钉可以很松地拧入，甚至出现活动，则应换用更粗的螺钉（返修螺钉或补救螺钉）或较长的双皮质螺钉；或扩大钻孔，并用骨水泥填充（甲基丙烯酸甲酯结合剂），再次拧入螺钉，待骨水泥硬化后拧紧螺丝，通常可以获得很高的扭矩。

9.7 颈椎前路椎体切除及融合术（图 9.3）

9.7.1 患者手术体位及颈椎暴露

手术操作与手术步骤与前面多节段颈椎前路减压融合术相同。

9.7.2 椎体次全切除术

- 一旦完成颈椎暴露并且通过透视确认正确的手术节段，则需要在拟切除的椎体的头端和尾端行椎间盘切除，同时行相应椎体切除。
- 椎体牵开螺钉在病变椎体上方和下方相邻椎体中线位置拧入。在条件适宜情况下，我们倾向于将这些牵开螺钉以尾端汇聚的方式拧入以帮助恢复颈椎前凸的曲度。将牵引器连接到这些螺钉上并做轻微的撑开。当椎体牵开器安装在这些尾端汇聚的螺钉上之后，颈椎前凸曲度随之恢复。
- 目标椎体的前面部分可以用咬骨钳咬除。接下来，需要使用高速磨钻在椎体磨出一个骨槽，直到椎体后方的皮质骨。在使用磨钻之前用咬骨钳将椎体前部切除，粗糙的骨面可以防止磨钻打滑，并能将损伤周围软组织的风险降至最低。椎体的松质骨出血，可以用骨蜡控制或连续磨除。骨蜡应该尽量减少使用，否则会影响融合。保持椎间盘切除后的视野清晰将有助于判断椎体切除的范围。
- 用刮匙将骨赘后缘小部分切除后，继续使用 Kerrison 咬骨钳将剩余的椎体后方骨赘切除。
- 16 ~ 18 mm 的椎体切除宽度通常足以减轻脊髓的压力。过大的椎间盘切除范围可能会显露和损伤血管。由于这个原因，在手术过程中应保持位于解剖中线上，当侧方到达神经根或硬膜外脂肪，或椎体切除范围已达到 18 mm 的横向宽度时，应该停止继续磨除 [37]。

9.7.3 植骨

- 在完成椎体切除和相邻终板的准备后，需要选择和放置大小合适的椎间移植物。移植物需要在椎体之间牵开的情况下植入，以恢复颈椎前凸并方便移植物植入，但需注意避免过度牵开和移植物过大 [38]。
- 考虑到成骨、骨诱导和骨传导性，自体移植物是最为理想的。到目前为止，还没有移植物可以同时具有这三个属性 [20]。为了防止供体部位并发症的发生，可以使用几种人工的移植替代物，例如腓骨同种异体骨、钛笼、可膨胀钛笼 [39] 或 PEEK 笼等 [40]。腓骨同种异体骨易于获得，成本效益好，也有良好的临床效果，并有较好的融合率 [40-42]。然而，同种异体骨可能被吸收，出现融合率降低 [41]，并可能发生骨折 [43]。其他移植物通过和自体骨或其他材料联合来提供椎体间的支撑 [42]。钛质的椎间融合器容易引起假体下沉及假关节形成。由于 MRI 伪影，以及不透 X 线、CT 等特点，钛质融合器影响术后的图像分析 [36,38,44-46]。PEEK 材料与核磁共振兼容并具有射线可透光性，弥补了钛笼的缺点 [40]。同时 PEEK 是半刚性植入物，因此不太可能引起相邻椎体骨折 [38,40]，同时融合率较高 [40,47]。

9.7.4 钛板固定

- 是否在椎体次全切除后植入钛板仍然是一个有争论的话题 [38]。目前已经有两种钛板投入使用。应力钛板已经从双皮质螺钉的非锁定无限制型钛板发展成为单皮质锁定的限制型钛板，这样不会出现螺钉拔出及神经损伤，并发症发生率较低。在限制型钛板中，钛板和螺钉之间不存在相互运动 [48]，这可能导致几种并发症的发生，例如较高的假关节形成率，这可能是由于钛板的承重特征和其引起的应力遮挡，使得螺钉位置固定从而影响了移植物沉降导致的 [38]。动态板能够分散压力，部分应力传递给移植物，这样可以增加融合率 [49]；但也会导致移植物下沉和脊柱前凸消失 [50]。
- 在一组无钛板多椎体次全切除术的大样本临床病例中，长期随访显示 8% 发生移植物移位，但只有 2% 需要再次手术 [51]。使用钛板情况下的移植物移位率和再次手术率在 33% ~ 75%[52-54]。倾向使用钛板的人认为，钛板可以

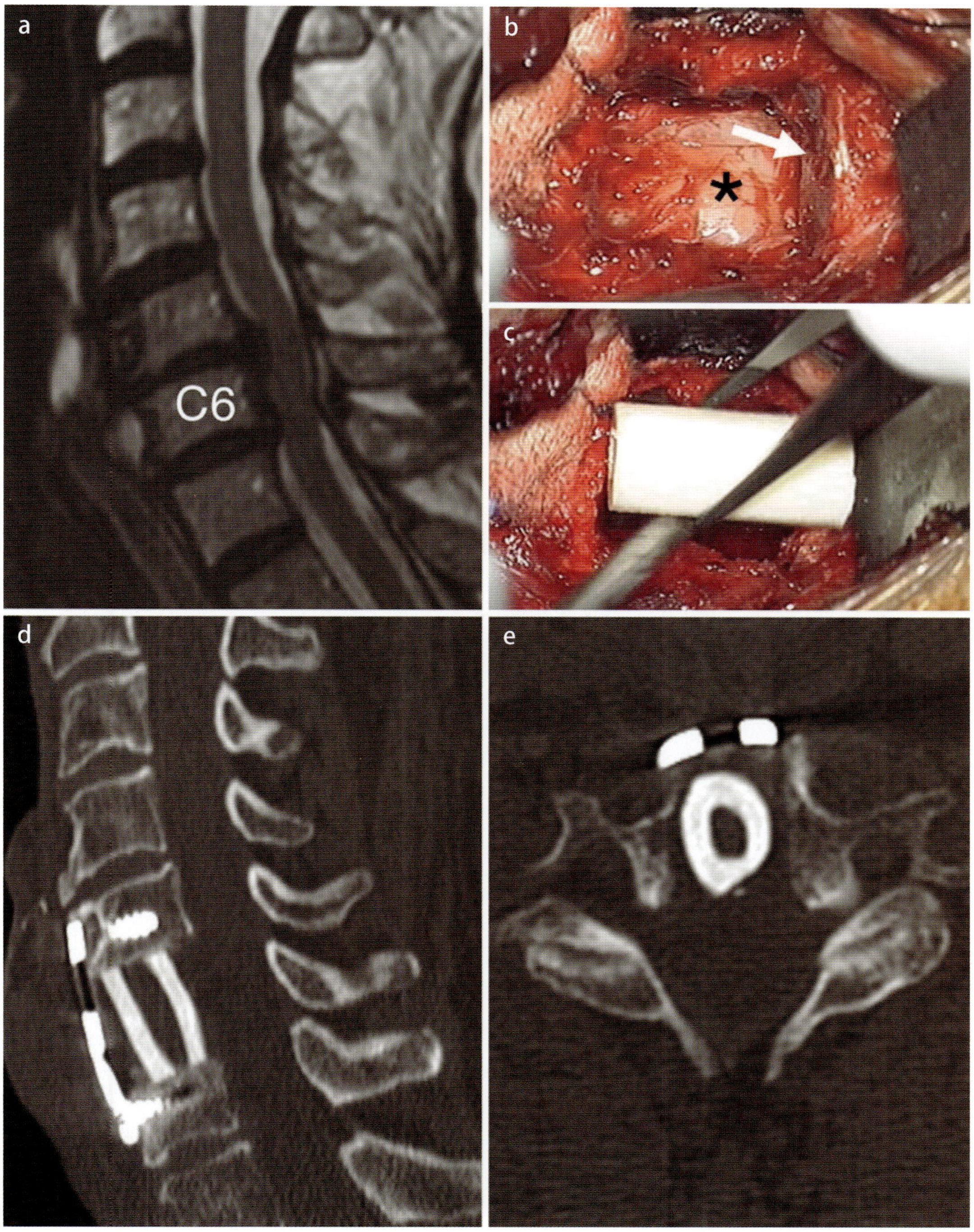

图 9.3 C6 椎体切除术治疗脊髓病变。(a) 术前 MRI 显示 C5 ~ C6 和 C6 ~ C7 水平的脊髓压迫，由于 C6 椎体后方同时有颈椎管狭窄，故行椎体切除术（注意脑脊液在此水平上消失）。(b) 前路 C6 椎体切除术后通过显微镜显示的术中视野，可见硬膜完全减压（星号）。注意要完全去除覆盖终板的软骨以利于移植物融合（箭头）。(c) 腓骨同种异体骨是按椎体次全切除术准备的。(d) 术后矢状面 CT 显示减压后椎管、骨移植物和 C5 ~ C7 钛板的位置，以及固定用的匹个螺钉。(e) 在轴位上，可以看到侧方减压及同种异体骨和钛板的位置

提供即刻稳定性[38]，提高融合率[55,56]，加速融合过程[38]，并防止移植物移位和塌陷。如果没有使用钛板，则应使用外支具[38]。

9.8　颈椎侧方入路

斜向椎体次全切除术（oblique corpectomy，OC）的技术是脊髓神经根型颈椎病的适应证，因为它可以通过选择性显微椎间孔减压技术，使脊髓和同侧椎间孔都得到减压。由于这种术式的解剖操作紧贴着椎动脉，应由操作熟练，并对这一区域的解剖非常熟悉的脊柱外科大夫进行，同时术前需要进行充分的影像资料评价。在 1968 年 Verbiest[57] 是第一个介绍侧方入路治疗颈椎间盘病变的人，B.Gorge[58-63] 后来推广了斜向椎体次全切除和选择性显微椎间孔切除技术。

决定从哪一侧进行手术，首先是基于临床情况，哪一侧症状更加明显，尤其需要特殊考虑到神经根受累的情况。如果症状是双侧的，则选择具有更大骨赘或椎间盘更为突出的一侧。如果无法根据临床症状和影像学选择侧别，则选择椎动脉较细的一侧[58,60]。

9.8.1　手术指征

- 前方压迫。
- 脊柱曲度变直或后凸。
- 术前没有任何不稳定的表现。如果椎间盘在侧位 X 光片上显示已经塌陷，并且在动态 X 线片中两个相邻椎体的后缘之间没有超过 2 mm 的滑脱，则可以应用该手术方式[58]。
- 后凸本身不是禁忌证，前提是在动态 X 线片上没有观察到滑脱。

9.8.2　优势

- 椎管和椎间孔的前外侧大范围减压。
- 可以轻松在任意节段操作。
- 保留脊柱生理活动。
- 如果保留了超过 50% 的椎体和三柱中两柱以上，则可以维持脊柱的稳定性。
- 无需植骨或固定，可用于理论上低融合率的患者。
- 可以用于曾经行前路手术的患者，避免经过先前遗留的瘢痕组织。
- 分步进行手术，则较为安全。

9.8.3　局限

- 对侧椎间孔减压：对侧减压最远只能到达对侧椎弓根的内侧。因此，该术式不适用于双侧神经根型颈椎病。
- 要安全地暴露椎动脉，切除致压组织，同时保留足够的骨骼以维持脊柱的稳定性；手术过程中需要精确的术中 3D 方向感。在学习曲线期间，神经导航可能有帮助。
- 因为交感神经链在术中难以被发现并需要小心保护，所以发生霍纳综合征的风险更高，在早期学习该手术的过程中风险尤甚。霍纳综合征的发生率随经验增加可减少至 15.7%，但其中 3.4% 的患者将有永久性损害[64]。

9.8.4　术前检查

如上所述，通常进行 CT 扫描以明确骨和椎间孔压迫的情况，MRI 用于分析软组织和脊髓病变。如前所述，动态 X 线也有意义。在此过程中，CTA 和 MRA 用于分析血管的走行，特别是手术侧的血管。了解椎动脉进入横孔的位置至关重要。在 93% 的病例中，椎动脉进入 C6 横孔。其余 7% 的病例存在解剖学变异，椎动脉可能首先进入 C7、C5、C4 或 C3 水平，概率分别为 0.7%、5%、1% 和 0.3%[5]。如果在手术前无法确定变异，若椎动脉在不常见的水平进入横突孔，则可能在侧路暴露颈椎的手术中损伤，因为在进入横突孔之前，该动脉走行在颈长肌后部的横突前，而非在横突孔之间。

9.9　斜向椎体次全切除和椎间孔切开手术技术（图 9.4）

9.9.1　患者手术体位及颈椎暴露

- 患者仰卧，头部略后仰并向对侧旋转 30°，用固定带固定在相应位置（图 9.4a）。

- 沿着胸锁乳突肌前缘做纵向切口，手术节段应在切口中心，可提前用透视定位。暴露上颈椎（C2 ~ C3）可将切口延伸到乳突的尖端，暴露下颈椎（C7 ~ Th1）可将切口延伸到胸骨上切迹。皮下组织和颈阔肌可沿皮肤切口同方向切开。
- 通过使用凝血 - 切开技术（见上文）锐性分离胸锁乳突肌和颈内静脉之间的自然间隙。胸锁乳突肌横向向外牵拉，大的颈部血管保留在鞘内，与气管和食管一起用钝性牵开器向中线牵拉[58,60,63]（图 9.4b）。在 C3 ~ C4 节段，必须注意避免损伤斜穿手术野到胸锁乳突肌后方的副神经。在烧灼时引起的肌肉收缩可视为接近副神经的预警信号。分离头侧副神经周围脂肪并予以包裹保护，副神经可以适当牵拉（以暴露术野）。在下颈部，应确定胸导管的位置以防止损伤。
- 特别注意寻找颈长肌筋膜上走行的交感神经链。分离、保留并侧向牵开交感神经链对避免霍纳综合征非常重要。
- 在颈长肌下方触摸横突以确定方向。在椎间盘中插入针头，通过侧位透视确认节段。在没有解剖学变异的情况下，（多数情况下）椎动脉在 C6 及 C6 以上的节段保护在横突孔中。在 C6 ~ C7 节段，椎动脉通常从颈椎侧面走行一定距离达到 C6 横突孔，可在颈根部软组织内显露。暴露颈椎外侧面需要切开颈长肌来完成。最安全的方法是在手术节段上方和下方的横突前方分离颈长肌。由于椎动脉有横突保护，在此步骤中不存在椎动脉损伤的风险（除非横突缺失，术前 CT 扫描可以发现该变异）。接下来在横突之间纵向分离颈长肌。

9.9.2 神经根和脊髓减压

- 沿横突骨膜从内向外分离（图 9.4c），用 Kerrison 咬骨钳咬开横突前部，打开椎间孔（图 9.4d）。骨膜下分离对于避免损伤椎动脉周围的静脉丛及防止静脉出血至关重要。椎动脉从 C6 走行到枕骨大孔一直有静脉丛包围，且二者包裹在与骨膜相延续的骨膜鞘内。打开横突孔可以在钩椎关节的外侧和椎动脉内侧之间找到一个平面，从而扩大椎动脉向侧方的牵开范围。椎间孔切开可以从钩突水平切开前纵韧带（图 9.4e），然后沿着椎间盘上下缘从内而外切开，最后在钩突水平倾斜。
- 用髓核钳在钩突水平取出椎间盘，至后方皮质骨（图 9.4f）。在切除椎间盘时，椎间盘的高度越靠近椎间孔越矮，尤其出现椎间盘间隙塌陷（见适应证）时，就需要磨钻磨至椎体后缘骨皮质。
- 斜向椎体次全切除术其实可分为两步：垂直磨除和水平磨除（图 9.4g ~ h）。位于椎体外缘向内侧 3 mm 处垂直磨出一个 8 mm 宽的沟槽，其实就是在椎体上进行的钩突平面向内侧的延伸磨除（图 9.4i）。在这一步骤中，必须垂直放置显微镜（图 9.4j），否则沟槽将会倾斜，并且导致切除过多椎体。在使用磨钻以前，必须用咬骨钳去除前方骨赘，以便在粗糙的表面上开始打磨，并避免打滑。磨钻和椎动脉之间必须放置吸引器以提供保护。
- 磨钻方向应指向深部的椎体后方皮质骨，须沿轴线朝向尾侧的方向，从上位椎体的下表面逐渐过渡到下位椎体的上表面，穿过每个狭窄节段的椎间盘。
- 接下来，使用（金刚石）磨钻和 Kerrison 咬骨钳切除皮质骨。斜向移动显微镜，以能够在水平方向沿着椎体后方骨皮质骨朝向对侧进一步磨除（图 9.4k ~ l）。但缺乏解剖学标志指示何时可以停止继续打磨。因此，必须在术前 CT 上明确“对侧”减压范围（图 9.4h）。同侧椎间孔与“对侧”之间的距离可以在术前 CT 扫描中计算，该数据可用于手术过程中骨磨除范围的估算。一般来说，同侧椎间孔到达对侧椎弓根的最大距离为 22 ~ 28 mm。
- 用刮匙、Kerrison 咬骨钳或（金刚石）磨钻去除椎体后方皮质骨。这个步骤只能在对侧

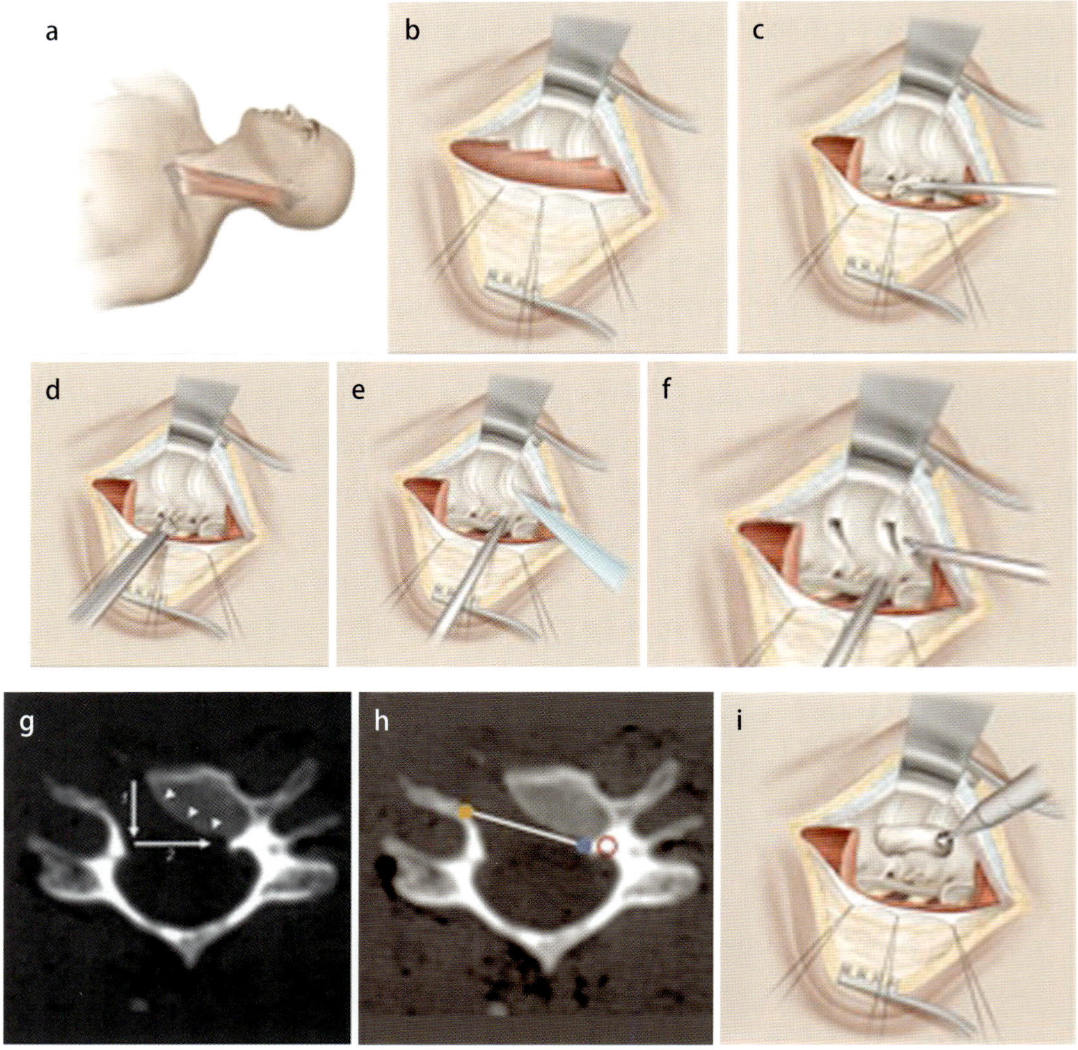

图 9.4 斜向椎体次全切除术。(a) 患者体位和皮肤切口，手术节段在颈部中段。(b) 分离软组织后的手术视野，暴露颈长肌和颈椎前方，同时显露交感神经链，交感神经链可以用颈长肌腱膜包裹保护，并用 3 根缝线牵开。(c) 在手术椎间盘水平的头端和尾端的横突处纵向游离颈长肌。用钝头剥离子在横突孔的水平进行骨膜下剥离。(d) 用 Kerrison 咬骨钳去除横突的前支以暴露椎动脉。(e) 椎间盘切开，(f) 椎间盘髓核钳去除。(g) 斜向椎体切除术分为两个步骤：垂直磨除（1）和水平磨除（2），这样椎体磨除后呈凸面（箭头）。(h) 向对侧磨除最远到达对侧椎弓根的内侧（红色圆圈）。对侧磨除的深度必须在术前确定，作为“对侧点”（蓝点）。同侧椎间孔（橙点）和“对侧点”之间的距离需要在术前影像上测量，这样可以在手术中确定减压是否到达“对侧点”。(i) 垂直磨除从椎体侧方的内侧 3mm 的地方开始做出一个 8mm 宽的垂直沟槽。钻头从上位椎体的下表面逐渐过渡到下位椎体的上表面，穿过每个狭窄节段的椎间盘。(j) 垂直磨除期间，显微镜的放置必须处于绝对垂直的位置。(k) 倾斜显微镜以进行水平磨除。(l) 垂直和水平磨除完成后的斜视图。(m) 为了打开椎间孔，需在椎体的外侧和椎动脉内侧放置剥离子。(n) 由内向外磨除钩突。注意吸引器放在钻头和椎动脉之间的位置，以提供保护。(o) 手术的最后一步是处理后纵韧带。(p) 脊髓及同侧神经根完全减压 [91]

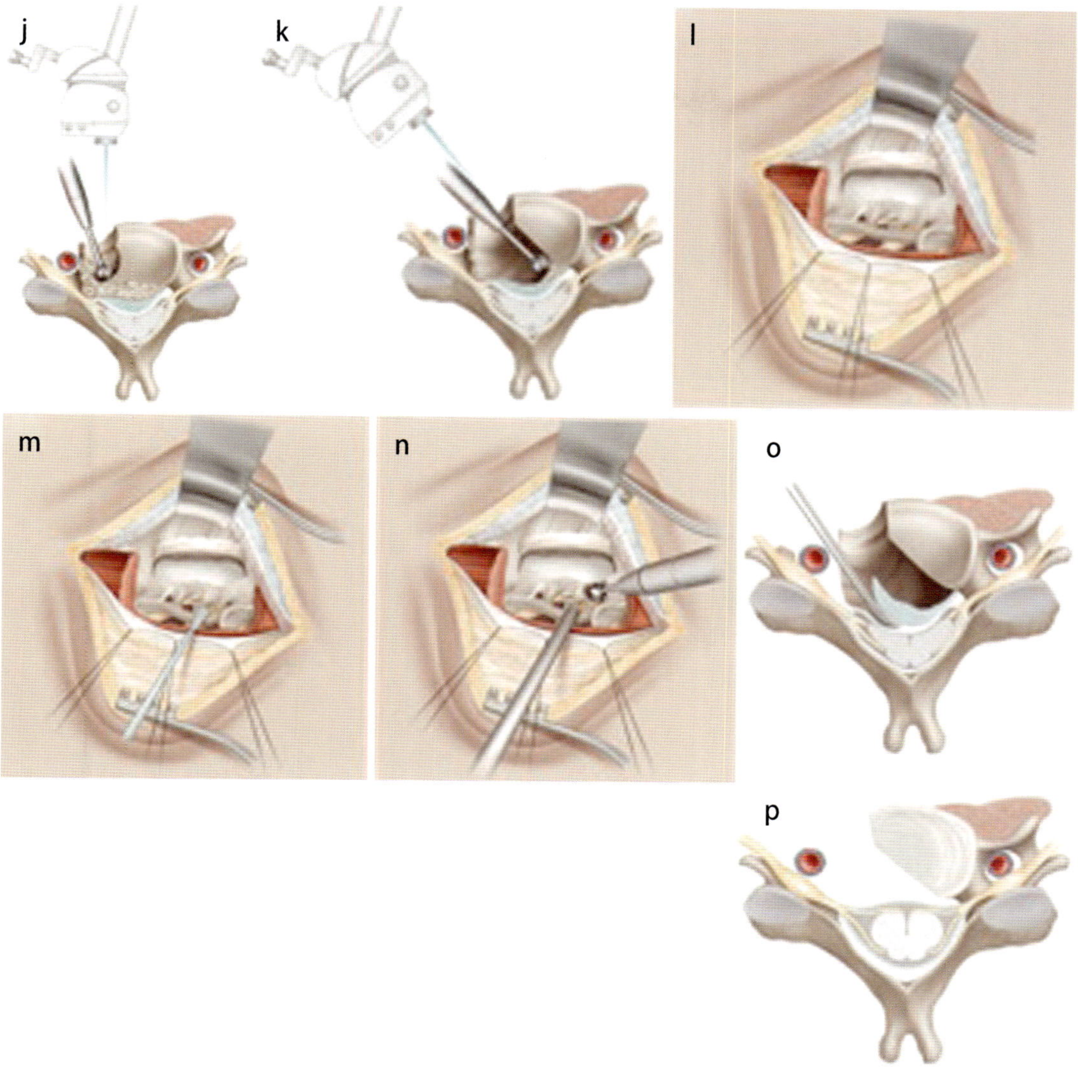

图 9.4（续）

减压完成后进行。否则，减压后的韧带可能在打磨过程中膨出并有损伤风险。

- 经过以上操作，椎间孔已被打开。此时可以在椎动脉的内侧和椎间孔外侧之间放入剥离子（图 9.4m）。两个结构被分开后，就可以用（金刚石）磨钻、刮匙和（或）Kerrison 咬骨钳（图 9.4n）安全地切除钩椎关节侧面增生的部分。从侧面切除后纵韧带可以在椎间孔的近端露出神经根。通过这种方式可以完全打开椎间孔，颈神经根可以从硬膜发出处至椎动脉完全减压。这种手术技术也可用于切除颈部神经鞘瘤（见第 42 章）。
- 增生的后纵韧带常常发生钙化，在减压后最后切除（图 9.4o）。硬膜此时应完全减压（图 9.4p）。

9.10 结果

已有数项研究表明，OC 术后 JOA 有显著的持续改善 [58,62,65-67]。该结果受年龄（50 岁以上或 50 岁以下）和术前 JOA 评分的影响，但不受手术节段数或症状持续时间（多于或少于 1 年）的影响 [58,65,66]。术后颈部疼痛的发生率非常低：88% 无症状，其余的只有轻微的颈部疼痛。术前颈痛显著的患者在手术后疼痛减轻 80%[66]。OC 减压最多可延长至 5 个节段，除了几例极为特殊的病例，几乎所有患者的术后影像学均证明其稳定性得以很好保留 [58,65-67]。

9.11 结论

脊髓型颈椎病（CSM）是脊髓功能障碍最常见的原因。根据临床症状、放射学和电生理检查结果选择有手术指征的患者非常重要。当确定进行手术治疗时，可选择上述的几种手术方式，但需注意它们各自的优缺点。

9.12 提示与技巧

- 在选择多节段颈椎前路减压融合治疗脊髓型颈椎病之前，需要确认大部分的脊髓压迫应发生在脊髓前方。
- 如果脊髓前方的压迫主要是来自椎间盘水平突出的骨赘，可选择多节段颈椎前路减压融合术。
- 如果脊髓前压迫同时来自椎体，应使用前路椎体次全切除术及融合术。
- 应尽量使每个患者恢复其独有的颈椎曲度（不单纯是前凸），以前的X线有助于分析。
- 在处理终板时，用成角的刮匙去除所有软骨但不要破坏骨性终板。
- 椎体间移植物的高度必须能保证在椎间撑开器撤出后保持稳定。须避免椎间隙过度撑开，以避免侧方关节突关节韧带张力过大。
- 植入钛板前应将脊柱前方骨赘完全切除。
- 选择合适长度的钛板，应尽可能短，以免螺钉穿入相邻的无病变的椎间盘。

作者关于循证证据的总结

前路与后路减压手术在治疗退行性颈椎病变中的比较

- 选择前路还是后路手术治疗脊髓型颈椎病取决于狭窄节段的个数、脊髓是前部还是后部受压、脊柱的曲度，以及术前颈部疼痛程度等。对于一个病例而言不存在各方面都最佳的手术方式，我们推荐使用以下流程选择最适合于某一患者的手术方式（见下文）（图1）。
- 椎板切除术或椎板成形术（结局无明显差异）可作为治疗CSM患者时备选的治疗方案。该手术方式可以保留运动功能，并避免关节融合固定相关的风险。目前还没有比较前路手术与椎板切除术优劣的随机对照实验（在患者人数相同的前提下）。然而，椎板切除术不适用于有严重颈部疼痛或患有脊柱后凸的患者（占正常、无症状患者中的25%）[68]。

前方切除技术种类

没有证据表明一种术式对另一种术式的绝对优越性。以下有相对的指导意义：

- 颈前路椎间盘切除术及融合术适用于椎间盘水平骨赘压迫脊髓的病例。
- 前路椎体次全切除术及融合术适用于椎体本身造成的脊髓前方的压迫。
- 斜向椎体次全切除术适用于特殊选择的病例，并且仅适用于有经验的手术医生。

移植物的种类

- 自体骨移植可以从髂嵴获得。相对其他所有移植物来说，取自髂嵴的三面皮质骨仍然是骨移植的金标准。自体髂骨移植具有骨诱导性、骨传导性和成骨性三个特性，同时它还没有传染疾病或移植排斥的风险。在单节段颈前路椎间盘切除及融合术中髂嵴自体骨移植的融合率接近100%[69]。如果手术节段较多，融合率降低；在双节段颈前路椎间盘切除及融合，无钛板固定的情况下，髂嵴自体骨移植融合率为87%[70]。一项回顾性研究报告提出，联合使用髂嵴自体骨移植与颈椎前路钛板固定后，在双节段颈前路椎间盘切除及融合术中，成功融合率高达100%[71]。对于无钛板固定的三个节段的颈前路椎间盘切除及融合术，融合率降至57.6%[70]。颈椎前方钛板固定能否促进融合仍是具争议的，因为有研究显示可能没有益处[72]。在髂嵴获取自体骨移植物也

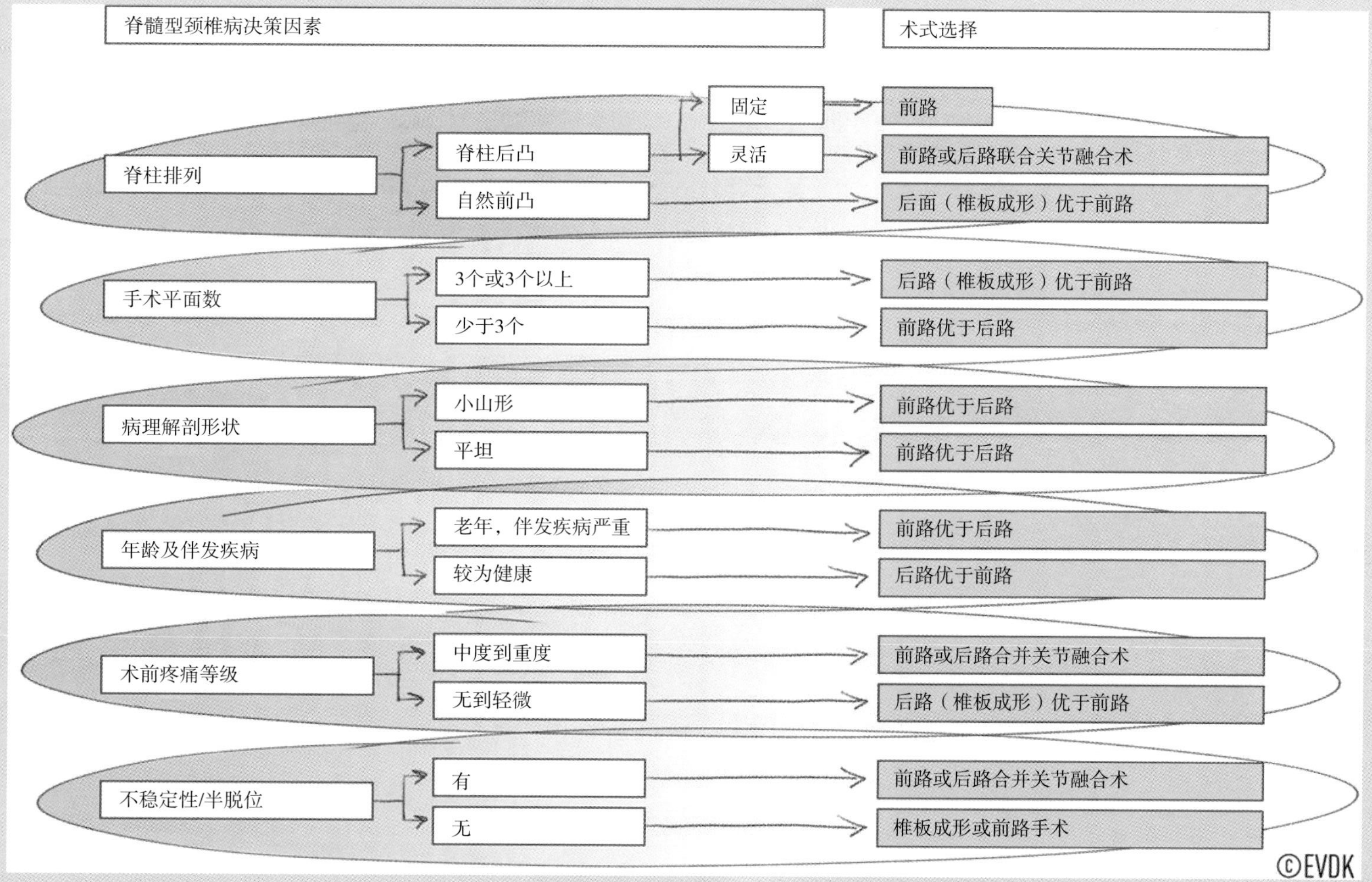

图 1 根据各种术前因素决定最合适的手术方式流程图（来自 Emery Eur Spine J，2015 年转载已经出版者许可）

有相应缺点：可能损伤（往往是暂时的）到股外侧皮神经，伤口并发症为 5.6%；美容效果差占 3.5%；供体部位慢性疼痛占 2.8%[73]。

- 同种异体移植物只具有骨传导性和弱骨诱导性。据报道，单节段颈前路椎间盘切除及融合术的融合率为 90% ～ 100%[74]。对于不使用钛板的同种异体移植物的双节段颈前路椎间盘切除及融合术，报道中融合率最低为 37%，最高为 72%[75,76]。当使用同种异体移植物进行双节段颈前路椎间盘切除及融合术时，植入颈椎前钛板可将融合率提高到接近 100%[71,77]。因此，当使用同种异体移植时，应建议植入钛板。另外同种异体移植物传播疾病的风险极低[78,79]。
- 人工合成的椎体间融合器可制成任何形状或尺寸，甚至可以定制。椎体间融合器最常由金属、碳或聚醚醚酮（PEEK）制成。刚性金属笼术后沉降率较高[80]，尽管沉降与术后临床结果无相关性。有金属植入物的患者，无法用放射检查来评估融合情况。也许在未来，双能 CT 扫描或锥束 CT 扫描可用于评估（图 2）。一项前瞻性随机研究[81]显示这些金属椎间融合器可能出现较高的假关节发病率。所以现在我们通常不建议使用金属椎间融合器。

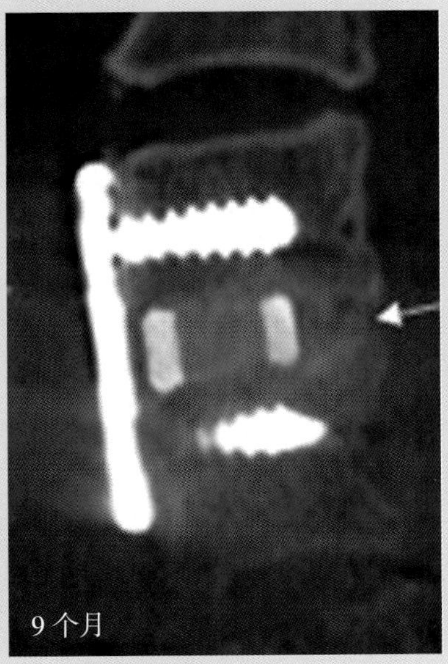

图 2 锥形束 CT 扫描，显示椎体融合水平的金属假体，图像没有失真。尽管有金属假体的存在，9 个月后仍可见骨小梁骨桥（白色箭头）

- 自体松质骨、同种异体松质骨或脱矿质骨基质可以填入融合器内，无论它们是由金属、碳还是 PEEK 材料制成。PEEK 融合器具有非吸收、可透射线和 MRI 兼容的特性，仅引起非常小甚至可忽略不计的炎症反应。早期文献报道 PEEK 材料的融合器在维持椎间高度和实现高融合率方面有良好效果[82]。虽然 PEEK 融合器似乎是自体移植和同种异体移植的较好替代品，但迄今为止还没有研究具体阐述在多节段颈前路椎间盘切除及融合术中使用 PEEK 融合器的融合率，也没有理想的骨填充物的报道。
- 一项前瞻性随机研究应用重组人骨形态形成蛋白（recombinant human bone morphogenetic protein，rh BMP-2）与同种异体移植骨和颈前钛板组合使用，在单节段或双节段关节融合中达到了 100% 的融合率[83]。Riew 的研究小组报道了 rhBMP-2 和同种异体移植物的多节段颈前路椎间盘切除及融合术（至少 3 个节段）假关节的发生率为 10.2%[84]。然而，Shields 及其同事[85]和 Smucker 及其同事[86]报告，由于局部过度增生导致气管和食管水平功能障碍的发病率分别为 23.2% 和 27.5%。由此，美国食品和药物管理局（FDA）在 2008 年发布警告，在颈椎前路手术中慎重使用 rhBMP-2。
- 由于没有关于"最佳"椎间融合器的证据，外科医生对于每个患者都应结合其自身情况，综合考虑到上述所有的利弊。

需要另外的后方固定

对于颈椎前路关节融合术后出现症状性假关节的患者，二次手术行后路固定和骨移植有很高的成功率，同时避免了经过首次手术的开刀部位[87,88]。然而，重要的是，医生要注意到影像（CT 扫描）不融合与术后的颈部疼痛之间的相关性[77]。如果患者决定再次手术，后路手术可以增加多节段颈椎关节融合手术中的融合率；然而，它具有技术要求苛刻、操作时间长和失血量多等缺点[89,90]。多数情况下，鉴于ACDF术后成功率较高（如融合率），往往没有进行后路手术固定的必要[68,90]。

"融合"一词应该指关节融合术后理想的术后结果，但不是专指手术技术。因此，也许我们应该代之以"颈椎前路减压和关节融合术（anterior cervical decompression and arthrodesis，ACDA）"。因为我们不想让读者产生混淆，因此本书中主要使用"错误的"ACDF这一术语。当有足够多的脊柱外科医生意识到我们在使用错误的术语时，我们就会得到足够的支持来修正它。

（段婉茹　菅凤增 译）

参考文献

1. al-Mefty O, Harkey HL, Marawi I, Haines DE, Peeler DF, Wilner HI, Smith RR, Holaday HR, Haining JL, Russell WF et al (1993) Experimental chronic compressive cervical myelopathy. J Neurosurg 79: 550–561
2. Fehlings MG, Skaf G (1998) A review of the pathophysiology of cervical spondylotic myelopathy with insights for potential novel mechanisms drawn from traumatic spinal cord injury. Spine (Phila Pa 1976) 23:2730–2737
3. Henderson FC, Geddes JF, Vaccaro AR, Woodard E, Berry KJ, Benzel EC (2005) Stretch-associated injury in cervical spondylotic myelopathy: new concept and review. Neurosurgery 56:1101–1113; discussion 1101–1113
4. Karadimas SK, Erwin WM, Ely CG, Dettori JR, Fehlings MG (2013) Pathophysiology and natural history of cervical spondylotic myelopathy. Spine (Phila Pa 1976) 38:S21–S36
5. Bruneau M, Cornelius JF, Marneffe V, Triffaux M, George B (2006) Anatomical variations of the V2 segment of the vertebral artery. Neurosurgery 59:ONS20–ONS24; discussion ONS20–24
6. Wilson JR, Barry S, Fischer DJ, Skelly AC, Arnold PM, Riew KD, Shaffrey CI, Traynelis VC, Fehlings MG (2013) Frequency, timing, and predictors of neurological dysfunction in the nonmyelopathic patient with cervical spinal cord compression, canal stenosis, and/or ossification of the posterior longitudinal ligament. Spine (Phila Pa 1976) 38:S37–S54
7. Ellingson BM, Salamon N, Holly LT (2015) Advances in MR imaging for cervical spondylotic myelopathy. Eur Spine J 24(Suppl 2):197–208
8. Yalamanchili PK, Vives MJ, Chaudhary SB (2012) Cervical spondylotic myelopathy: factors in choosing the surgical approach. Adv Orthop 2012:1–6
9. Lau D, Chou D, Ziewacz JE, Mummaneni PV (2014) The effects of smoking on perioperative outcomes and pseudarthrosis following anterior cervical corpectomy: clinical article. J Neurosurg Spine 21:547–558
10. Shamji MF, Allen KD, So S, Jing L, Adams SB Jr, Schuh R, Huebner J, Kraus VB, Friedman AH, Setton LA, Richardson WJ (2009) Gait abnormalities and inflammatory cytokines in an autologous nucleus pulposus model of radiculopathy. Spine (Phila Pa 1976) 34:648–654
11. Fehlings MG, Smith JS, Kopjar B, Arnold PM, Yoon ST, Vaccaro AR, Brodke DS, Janssen ME, Chapman JR, Sasso RC, Woodard EJ, Banco RJ, Massicotte EM, Dekutoski MB, Gokaslan ZL, Bono CM, Shaffrey CI (2012) Perioperative and delayed complications associated with the surgical treatment of cervical spondylotic myelopathy based on 302 patients from the AOSpine North America Cervical Spondylotic Myelopathy Study. J Neurosurg Spine 16:425–432
12. Shamji MF, Massicotte EM, Traynelis VC, Norvell DC, Hermsmeyer JT, Fehlings MG (2013) Comparison of anterior surgical options for the treatment of multilevel cervical spondylotic myelopathy: a systematic review. Spine (Phila Pa 1976) 38:S195–S209
13. Veeravagu A, Cole T, Jiang B, Ratliff JK (2014) Revision rates and complication incidence in single- and multilevel anterior cervical discectomy and fusion procedures: an administrative database study. Spine J 14:1125–1131
14. Lee JC, Lee SH, Peters C, Riew KD (2015) Adjacent segment pathology requiring reoperation after anterior cervical arthrodesis: the influence of smoking, sex, and number of operated levels. Spine (Phila Pa 1976) 40:E571–E577
15. Faline A, Szadkowski M, Berthonnaud E, Fière V, Roussouly R (2007) Morphological study of the lower cervical curve: results in 230 asymptomatic subjects. Eur Spine J 16:S1–S28
16. Kilburg C, Sullivan HG, Mathiason MA (2006) Effect of approach side during anterior cervical discectomy and fusion on the incidence of recurrent laryngeal nerve injury. J Neurosurg Spine 4:273–277
17. Haller JM, Iwanik M, Shen FH (2012) Clinically relevant anatomy of recurrent laryngeal nerve. Spine (Phila Pa 1976) 37:97–100
18. Monfared A, Kim D, Jaikumar S, Gorti G, Kam A (2001) Microsurgical anatomy of the superior and recurrent laryngeal nerves. Neurosurgery 49: 925–932; discussion 932–923
19. Apfelbaum RI, Kriskovich MD, Haller JR (2000) On the incidence, cause, and prevention of recurrent laryngeal nerve palsies during anterior cervical spine surgery. Spine (Phila Pa 1976) 25:2906–2912

20. Heary R, Sinclair G, Karimi R, Benzel E (2012) Single- and multiple- level interbody fusion techniques. In: Benzel EC (ed) Spine Surgery 2-Vol Set. Elsevier Health Sciences, Philadelphia, pp 405–415
21. Bruneau M, George B (2013) The lateral approach to the V2 segment of the vertebral artery. In: George B, Bruneau M, Spetzler R (eds) Pathology and surgery around the vertebral artery. Springer, Paris, pp 143–163
22. Menovsky T, De Ridder D (2008) Simple intraoperative technique for hemostasis of cervical venous bleeding. Neurosurgery 62:ONS442–ONS444; discussion ONS444
23. Smith MD, Emery SE, Dudley A, Murray KJ, Leventhal M (1993) Vertebral artery injury during anterior decompression of the cervical spine. A retrospective review of ten patients. J Bone Joint Surg Br 75:410–415
24. Neo M, Fujibayashi S, Miyata M, Takemoto M, Nakamura T (2008) Vertebral artery injury during cervical spine surgery: a survey of more than 5600 operations. Spine (Phila Pa 1976) 33:779–785
25. Golfinos JG, Dickman CA, Zabramski JM, Sonntag VK, Spetzler RF (1994) Repair of vertebral artery injury during anterior cervical decompression. Spine (Phila Pa 1976) 19:2552–2556
26. Burke JP, Gerszten PC, Welch WC (2005) Iatrogenic vertebral artery injury during anterior cervical spine surgery. Spine J 5:508–514; discussion 514
27. George B, Bresson D, Bruneau M (2011) Complications of surgery around the vertebral artery and their management. In: George B, Bruneau M, Spetzler R (eds) Pathology and surgery around the vertebral artery. Springer, Paris pp 669–677
28. Schils F, Rilliet B, Payer M (2006) Implantation of an empty carbon fiber cage or a tricortical iliac crest autograft after cervical discectomy for single-level disc herniation: a prospective comparative study. J Neurosurg Spine 4:292–299
29. Payer M, May D, Reverdin A, Tessitore E (2003) Implantation of an empty carbon fiber composite frame cage after single-level anterior cervical discectomy in the treatment of cervical disc herniation: preliminary results. J Neurosurg 98:143–148
30. Pitzen T, Kiefer R, Munchen D, Barbier D, Reith W, Steudel WI (2006) Filling a cervical spine cage with local autograft: change of bone density and assessment of bony fusion. Zentralbl Neurochir 67:8–13
31. Fraser JF, Hartl R (2007) Anterior approaches to fusion of the cervical spine: a meta-analysis of fusion rates. J Neurosurg Spine 6:298–303
32. Ryken TC, Heary RF, Matz PG, Anderson PA, Groff MW, Holly LT, Kaiser MG, Mummaneni PV, Choudhri TF, Vresilovic EJ, Resnick DK, Joint Section on Disorders of the S, Peripheral Nerves of the American Association of Neurological S, Congress of Neurological S (2009) Techniques for cervical interbody grafting. J Neurosurg Spine 11:203–220
33. Bishop RC, Moore KA, Hadley MN (1996) Anterior cervical interbody fusion using autogeneic and allogeneic bone graft substrate: a prospective comparative analysis. J Neurosurg 85:206–210
34. Haid RW, Foley KT, Rodts GE, Barnes B (2002) The Cervical Spine Study Group anterior cervical plate nomenclature. Neurosurg Focus 12, E15
35. Lee CH, Hyun SJ, Kim MJ, Yeom JS, Kim WH, Kim KJ, Jahng TA, Kim HJ, Yoon SH (2013) Comparative analysis of 3 different construct systems for single-level anterior cervical discectomy and fusion: stand-alone cage, iliac graft plus plate augmentation, and cage plus plating. J Spinal Disord Tech 26:112–118
36. Oh MC, Zhang HY, Park JY, Kim KS (2009) Two-level anterior cervical discectomy versus one-level corpectomy in cervical spondylotic myelopathy. Spine (Phila Pa 1976) 34:692–696
37. Eleraky MA, Llanos C, Sonntag VK (1999) Cervical corpectomy: report of 185 cases and review of the literature. J Neurosurg 90:35–41
38. Aghayev K, Doulgeris JJ, Gonzalez-Blohm SA, Eleraky M, Lee WE 3rd, Vrionis FD (2014) Biomechanical comparison of a two-level anterior discectomy and a one-level corpectomy, combined with fusion and anterior plate reconstruction in the cervical spine. Clin Biomech (Bristol, Avon) 29:21–25
39. Zairi F, Aboukais R, Thines L, Allaoui M, Assaker R (2012) Relevance of expandable titanium cage for the treatment of cervical spondylotic myelopathy. Eur Spine J 21:1545–1550
40. Kasliwal MK, O'Toole JE (2014) Clinical experience using polyetheretherketone (PEEK) intervertebral structural cage for anterior cervical corpectomy and fusion. J Clin Neurosci: Off J Neurosurg Soc Aust 21:217–220
41. Malloy KM, Hilibrand AS (2002) Autograft versus allograft in degenerative cervical disease. Clin Orthop Relat Res 394:27–38
42. Macdonald RL, Fehlings MG, Tator CH, Lozano A, Fleming JR, Gentili F, Bernstein M, Wallace MC, Tasker RR (1997) Multilevel anterior cervical corpectomy and fibular allograft fusion for cervical myelopathy. J Neurosurg 86:990–997
43. Jones J, Yoo J, Hart R (2006) Delayed fracture of fibular strut allograft following multilevel anterior cervical spine corpectomy and fusion. Spine (Phila Pa 1976) 31:E595–E599
44. Acosta FL Jr, Aryan HE, Chou D, Ames CP (2008) Long-term biomechanical stability and clinical improvement after extended multilevel corpectomy and circumferential reconstruction of the cervical spine using titanium mesh cages. J Spinal Disord Tech 21:165–174
45. Cho DY, Lee WY, Sheu PC (2004) Treatment of multilevel cervical fusion with cages. Surg Neurol 62:378–385; discussion 385–376
46. Thalgott JS, Xiongsheng C, Giuffre JM (2003) Single stage anterior cervical reconstruction with titanium mesh cages, local bone graft, and anterior plating. Spine J 3:294–300
47. Raslan F, Koehler S, Berg F, Rueckriegel S, Ernestus RI, Meinhardt M, Westermaier T (2014) Vertebral

body replacement with PEEK-cages after anterior corpectomy in multilevel cervical spinal stenosis: a clinical and radiological evaluation. Arch Orthop Trauma Surg Archiv Orthop Unfall-Chir 134:611–618

48. Hussain M, Natarajan RN, Fayyazi AH, Braaksma BR, Andersson GB, An HS (2009) Screw angulation affects bone-screw stresses and bone graft load sharing in anterior cervical corpectomy fusion with a rigid screw-plate construct: a finite element model study. Spine J 9:1016–1023
49. DiAngelo DJ, Foley KT, Vossel KA, Rampersaud YR, Jansen TH (2000) Anterior cervical plating reverses load transfer through multilevel strut-grafts. Spine (Phila Pa 1976) 25:783–795
50. Foley KT, DiAngelo DJ, Rampersaud YR, Vossel KA, Jansen TH (1999) The in vitro effects of instrumentation on multilevel cervical strut-graft mechanics. Spine (Phila Pa 1976) 24:2366–2376
51. Wang JC, Hart RA, Emery SE, Bohlman HH (2003) Graft migration or displacement after multilevel cervical corpectomy and strut grafting. Spine (Phila Pa 1976) 28:1016–1021; discussion 1021–1012
52. Vaccaro AR, Falatyn SP, Scuderi GJ, Eismont FJ, McGuire RA, Singh K, Garfin SR (1998) Early failure of long segment anterior cervical plate fixation. J Spinal Disord 11:410–415
53. Sasso RC, Ruggiero RA Jr, Reilly TM, Hall PV (2003) Early reconstruction failures after multilevel cervical corpectomy. Spine (Phila Pa 1976) 28:140–142
54. Daubs MD (2005) Early failures following cervical corpectomy reconstruction with titanium mesh cages and anterior plating. Spine (Phila Pa 1976) 30:1402–1406
55. Connolly PJ, Esses SI, Kostuik JP (1996) Anterior cervical fusion: outcome analysis of patients fused with and without anterior cervical plates. J Spinal Disord 9:202–206
56. Seifert V, Stolke D (1991) Multisegmental cervical spondylosis: treatment by spondylectomy, microsurgical decompression, and osteosynthesis. Neurosurgery 29:498–503
57. Verbiest H (1968) A lateral approach to the cervical spine: technique and indications. J Neurosurg 28:191–203
58. George B, Gauthier N, Lot G (1999) Multisegmental cervical spondylotic myelopathy and radiculopathy treated by multilevel oblique corpectomies without fusion. Neurosurgery 44:81–90
59. Bruneau M, Cornelius JF, George B (2006) Microsurgical cervical nerve root decompression by anterolateral approach. Neurosurgery 58:ONS108–ONS113; discussion ONS108–113
60. Bruneau M, Cornelius JF, George B (2007) Multilevel oblique corpectomies: surgical indications and technique. Neurosurgery 61:106–112; discussion 112
61. Cornelius JF, Bruneau M, George B (2007) Microsurgical cervical nerve root decompression via an anterolateral approach: clinical outcome of patients treated for spondylotic radiculopathy. Neurosurgery 61:972–980; discussion 980
62. Chibbaro S, Mirone G, Makiese O, George B (2009) Multilevel oblique corpectomy without fusion in managing cervical myelopathy: long-term outcome and stability evaluation in 268 patients. J Neurosurg Spine 10:458–465
63. Bruneau M, George B (2011) The lateral approach to the V3 segment of the vertebral artery. In: George B, Bruneau M, Spetzler R (eds) Pathology and surgery around the vertebral artery. Springer, Paris, pp 329–360
64. Traynelis VC, Arnold PM, Fourney DR, Bransford RJ, Fischer DJ, Skelly AC (2013) Alternative procedures for the treatment of cervical spondylotic myelopathy: arthroplasty, oblique corpectomy, skip laminectomy: evaluation of comparative effectiveness and safety. Spine (Phila Pa 1976) 38:S210–S231
65. Koc RK, Menku A, Akdemir H, Tucer B, Kurtsoy A, Oktem IS (2004) Cervical spondylotic myelopathy and radiculopathy treated by oblique corpectomies without fusion. Neurosurg Rev 27:252–258
66. Kiris T, Kilincer C (2008) Cervical spondylotic myelopathy treated by oblique corpectomy: a prospective study. Neurosurgery 62:674–682; discussion 674–682
67. Rocchi G, Caroli E, Salvati M, Delfini R (2005) Multilevel oblique corpectomy without fusion: our experience in 48 patients. Spine (Phila Pa 1976) 30:1963–1969
68. Okada E, Matsumoto M, Ichihara D, Chiba K, Toyama Y, Fujiwara H, Momoshima S, Nishiwaki Y, Hashimoto T, Ogawa J, Watanabe M, Takahata T (2009) Does the sagittal alignment of the cervical spine have an impact on disk degeneration? Minimum 10-year follow-up of asymptomatic volunteers. Eur Spine J 18:1644–1651
69. Matz PG, Anderson PA, Holly LT, Groff MW, Heary RF, Kaiser MG, Mummaneni PV, Ryken TC, Choudhri TF, Vresilovic EJ, Resnick DK, Joint Section on Disorders of the S, Peripheral Nerves of the American Association of Neurological S, Congress of Neurological S (2009) The natural history of cervical spondylotic myelopathy. J Neurosurg Spine 11:104–111
70. Chesnut RM, Abitbol JJ, Garfin SR (1992) Surgical management of cervical radiculopathy. Indication, techniques, and results. Orthop Clin North Am 23:461–474
71. Buchowski JM, Anderson PA, Sekhon L, Riew KD (2009) Cervical disc arthroplasty compared with arthrodesis for the treatment of myelopathy. Surgical technique. J Bone Joint Surg Am 91(Suppl 2): 223–232
72. Anderson PA, Subach BR, Riew KD (2009) Predictors of outcome after anterior cervical discectomy and fusion: a multivariate analysis. Spine (Phila Pa 1976) 34:161–166
73. Angevine PD, Zivin JG, McCormick PC (2005) Cost-effectiveness of single-level anterior cervical discectomy and fusion for cervical spondylosis. Spine (Phila Pa 1976) 30:1989–1997

74. Samartzis D, Shen FH, Matthews DK, Yoon ST, Goldberg EJ, An HS (2003) Comparison of allograft to autograft in multilevel anterior cervical discectomy and fusion with rigid plate fixation. Spine J 3:451–459
75. Moreland DB, Asch HL, Clabeaux DE, Castiglia GJ, Czajka GA, Lewis PJ, Egnatchik JG, Cappuccino A, Huynh L (2004) Anterior cervical discectomy and fusion with implantable titanium cage: initial impressions, patient outcomes and comparison to fusion with allograft. Spine J 4:184–191; discussion 191
76. Hilibrand AS, Carlson GD, Palumbo MA, Jones PK, Bohlman HH (1999) Radiculopathy and myelopathy at segments adjacent to the site of a previous anterior cervical arthrodesis. J Bone Joint Surg Am 81:519–528
77. Bartolomei JC, Theodore N, Sonntag VK (2005) Adjacent level degeneration after anterior cervical fusion: a clinical review. Neurosurg Clin N Am 16:575–587
78. Park JB, Cho YS, Riew KD (2005) Development of adjacent-level ossification in patients with an anterior cervical plate. J Bone Joint Surg Am 87:558–563
79. Fehlings MG, Arvin B (2009) Surgical management of cervical degenerative disease: the evidence related to indications, impact, and outcome. J Neurosurg Spine 11:97–100
80. Lin EL, Wang JC (2006) Total disk arthroplasty. J Am Acad Orthop Surg 14:705–714
81. Orr RD, Postak PD, Rosca M, Greenwald AS (2007) The current state of cervical and lumbar spinal disc arthroplasty. J Bone Joint Surg Am 89(Suppl 3):70–75
82. Baaj AA, Uribe JS, Vale FL, Preul MC, Crawford NR (2009) History of cervical disc arthroplasty. Neurosurg Focus 27, E10
83. Traynelis VC (2004) The Prestige cervical disc replacement. Spine J 4:310S–314S
84. Shen HX, Buchowski JM, Yeom JS, Liu G, Lin N, Riew KD (2010) Pseudarthrosis in multilevel anterior cervical fusion with rhBMP-2 and allograft: analysis of one hundred twenty-seven cases with minimum two-year follow-up. Spine (Phila Pa 1976) 35:747–753
85. Shields LB, Raque GH, Glassman SD, Campbell M, Vitaz T, Harpring J, Shields CB (2006) Adverse effects associated with high-dose recombinant human bone morphogenetic protein-2 use in anterior cervical spine fusion. Spine (Phila Pa 1976) 31:542–547
86. Smucker JD, Rhee JM, Singh K, Yoon ST, Heller JG (2006) Increased swelling complications associated with off-label usage of rhBMP-2 in the anterior cervical spine. Spine (Phila Pa 1976) 31: 2813–2819
87. Burkus JK, Haid RW, Traynelis VC, Mummaneni PV (2010) Long-term clinical and radiographic outcomes of cervical disc replacement with the Prestige disc: results from a prospective randomized controlled clinical trial. J Neurosurg Spine 13:308–318
88. Brodsky AE, Khalil MA, Sassard WR, Newman BP (1992) Repair of symptomatic pseudoarthrosis of anterior cervical fusion. Posterior versus anterior repair. Spine (Phila Pa 1976) 17:1137–1143
89. Papadopoulos S (2005) The Bryan cervical disc system. Neurosurg Clin N Am 16(629–636):629–636, vi
90. Sembrano JN, Mehbod AA, Garvey TA, Denis F, Perra JH, Schwender JD, Transfeldt EE, Winter RB, Wroblewski JM (2009) A concomitant posterior approach improves fusion rates but not overall reoperation rates in multilevel cervical fusion for spondylosis. J Spinal Disord Tech 22:162–169
91. Bruneau M, Yasuda M, George B (2011) Oblique corpectomy. In: George B, Bruneau M, Spetzler RF (eds) Pathology and surgery around the vertebral artery. Springer, Paris, pp 247–265

椎板切除术和椎板成形术治疗颈椎管狭窄

10

Kai-Michael Scheufler and Daniela Diesing

10.1 引言

脊髓型颈椎病（cervical spondylotic myelopathy，CSM）和神经根型颈椎病的外科治疗选择多种多样。但从根本上说，任何外科治疗的目标都是缓解疼痛及脊髓、神经根的减压，尽可能维持颈椎的正常生理序列，必要时使之稳定。

脊髓前方受压导致的颈椎病或颈椎曲度丢失，包括颈椎病合并颈痛的患者，一般首选颈椎前路手术（如第 8 章所述）。

当前路手术存在禁忌证时，如后纵韧带骨化累及硬脊膜或者脊髓损害弥散，后方黄韧带的屈曲皱褶致压或 3 个以上节段受累时，需考虑后路手术。颈椎曲度存在是后路手术的前提，后路手术有减压不充分的风险，并且增加了患者术后颈椎后凸畸形的发生率，从而导致脊髓功能损害和持续疼痛。

颈椎椎板切除术从后路进入椎管，需要切除棘突、椎板，有时椎间孔减压还需要切除部分关节突关节（当合并椎间孔切开术时）[1,2]。椎板切除经常用于以下情况：脊髓型或神经根型颈椎病，后纵韧带骨化或原发性（先天性）椎管狭窄，前路手术风险较大（如神经功能的恶化、吞咽困难、构音障碍、假关节形成），特别适用于老年和那些由于骨质疏松导致骨质量下降的患者[1,3-7]。对于年龄＞50 周岁的患者、颈椎无失稳、生理由度存在的患者，单纯的后路椎板切除或椎板成形术不伴固定融合术，能够保留颈椎的活动度，要优于前路手术[1,8,9]。相反，单纯的椎板切除对于年轻[10-14]和颈椎活动度大的患者[15]可以导致颈椎后凸畸形的发生（图 10.1 和图 10.2）。

这表明，颈椎椎板切除术有时需要联合内固定术应用（见第 12 章）[1,6-8]。相比较前路，后路提供了更加广泛的减压，同时可以联合内固定，上至颅颈交界下至颈胸结合部。颈后路内固定术从传统的线缆技术已发展为钉棒内固定技术[16-19]，使得外科医生可以重建颈椎的稳定性并纠正其曲度。需要记住的是对于患者理想的矢状面曲度并不总是颈椎前凸，无症状患者中拥有典型的颈椎前凸者仅占 50%。

10.2 手术适应证

10.2.1 椎板切除术

颈椎板切除术（联合后路椎间孔减压术）对治疗脊髓型颈椎病、后纵韧带骨化和原发性椎管狭窄有效[20,21]，除非患者颈椎曲度消失或后凸并伴有明显来自前方的压迫或者合并有明显颈痛。椎板切除术应当避免应用于强直性脊柱炎或者弥漫性特发性骨肥厚症（DISH）患者。DISH 的放射学特征包括颈胸椎前外侧方线状新骨形成，骨赘表面多凹凸不平，不透光，好发于颈、腰椎。病理学特征包括局限性或弥漫性前纵韧带，椎旁结缔组织及纤维环的钙化和骨化，纤维环退行性变和纤维组织在前外侧方呈“Y”状扩展，伴有血管增生、慢性炎症细胞浸润和椎体前方的骨膜

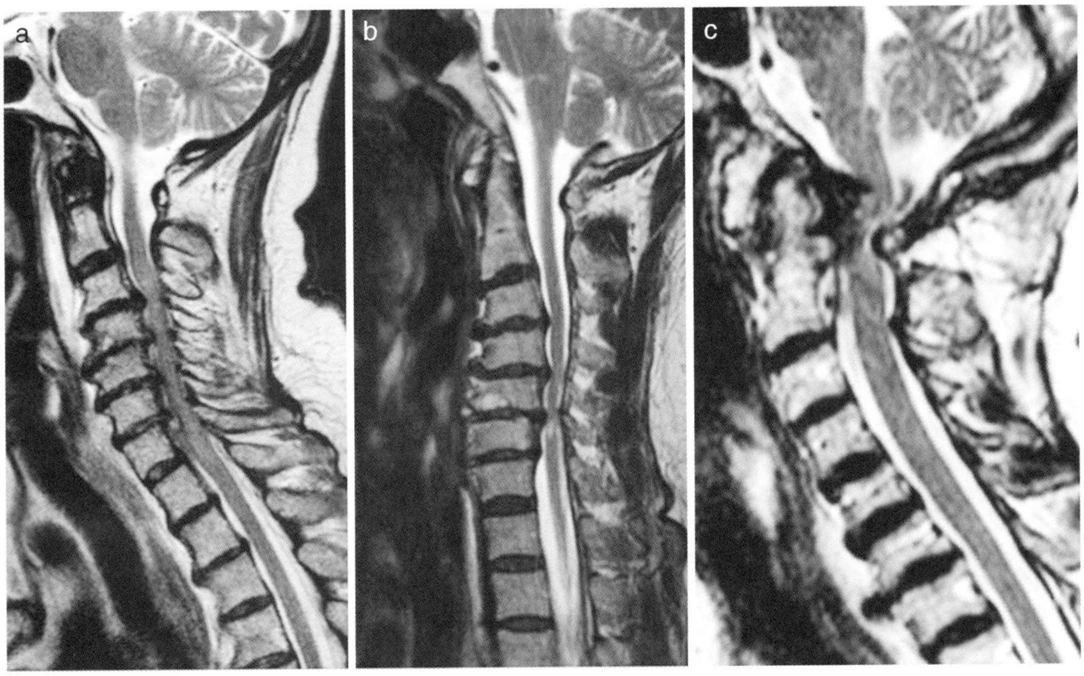

图 10.1 (a) 64 岁女性，脊髓型颈椎病，磁共振成像提示多节段退变性椎管狭窄，从 C3/4 ~ C6/7。颈椎前凸消失，也没有后凸，后路减压（椎板切除或椎板成形术）指征明确。然而，前路减压融合术也是可行的手术选择。(b) 58 岁男性，颈椎病早期表现，先天性颈椎管狭窄合并退变的磁共振成像。此类患者不主张行前路减压术，由于已经存在了轻度的颈椎后凸（颈椎过伸过屈位片显示活动度尚存），治疗上首选后路椎板切除联合内固定术。(c) 矢状位磁共振成像提示颅颈交界区严重狭窄，C0/C1/C2 轴位和纵向不稳伴大量纤维结缔组织形成，继发脊髓受压。对于一个 76 岁的女性，单纯的后路减压融合手术或许不能解决症状，因为脊髓受压位移主要来自前方。因此，选择背侧入路行后颅凹减压，切除 C1 后弓的同时将前方致压物切除（见图 10.2）

新骨形成。DISH 的发生率在西方老年人口中似乎在增加（图 10.3）。这些患者脊柱前柱常不能提供支持，因此，后路结构的切除可能会带来麻烦。

10.2.2 椎板成形术

颈椎板成形术适用于脊髓型颈椎病或神经根型颈椎病，包括颈椎退行性变、颈椎后纵韧带骨化（OPLL）、多节段椎间盘突出、椎管内肿瘤、出血或急性创伤性中央管综合征，病变多超过 3 个椎间隙（见第 11 章）。接受椎板成形术应具备前凸的颈椎曲度，动力位片无不稳表现。少于 3 个节段的椎管狭窄不推荐椎板成形术，因为局部精准减压有效，无须使脊髓整体向背侧移位。同理，椎板成形 / 椎板切除术是通过脊髓向后飘移解除来自脊髓前方的压迫达到间接减压的效果，因此，颈椎后凸畸形是这两种手术方法的禁忌证[22]。此外，业已存在的颈椎不稳可能会增加或导致颈椎后凸的进展[23-31]。椎板成形术可能会导致术后进行性的颈痛，特别是类风湿关节炎患者，这是椎板成形术的相对禁忌证[32]。

10.3 手术技巧

椎板切除术可以采用传统的后正中入路[33,34]或经肌间隙入路[35]。历史上看，后正中入路是最早期报道的外科技巧，逐渐应用于胸腰椎和颈椎[36,37]。

- 患者俯卧于脊柱手术床，双上肢内收于体侧，用约束带或软垫固定。通过小心牵引联合屈伸使颈椎序列尽量正常，侧位片加以证实。当获得理想的体位时，建议 Mayfield 头架固定。因为它能提供安全、有效的牵引与

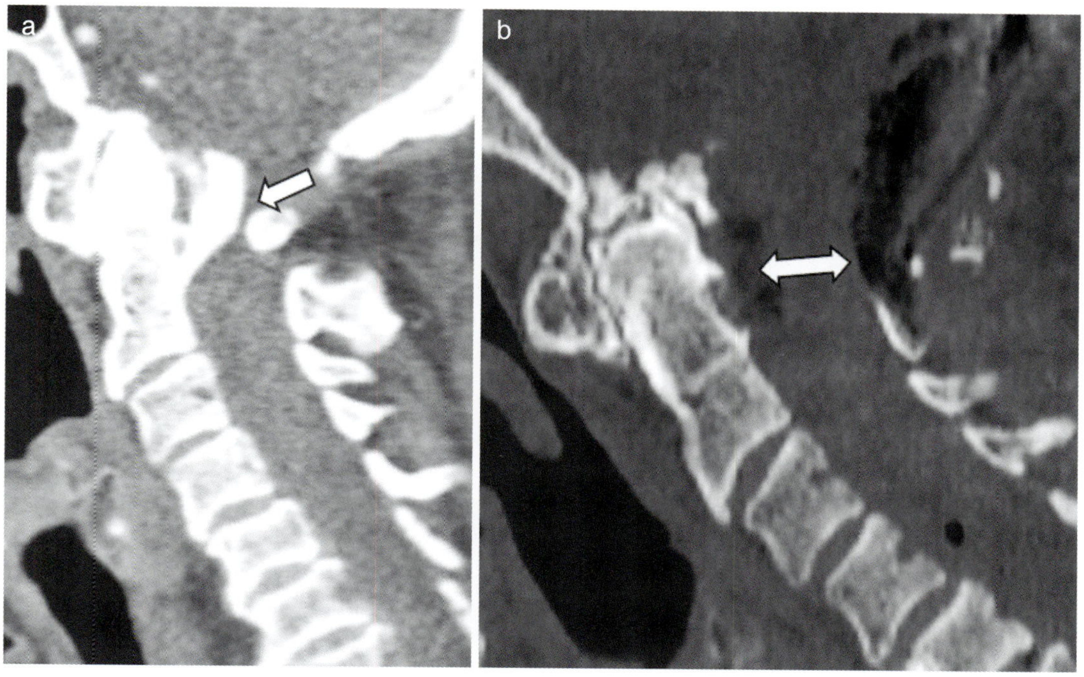

图 10.2 （a）术前矢状位 CT 重建提示患者存在严重的颅颈交界区狭窄（见图 10.1），白色箭头指示枕大孔区残留的狭窄腔隙。（b）后入路行前后方联合减压并颅颈固定融合术后对应的 CT，颅颈区椎管狭窄明显改善

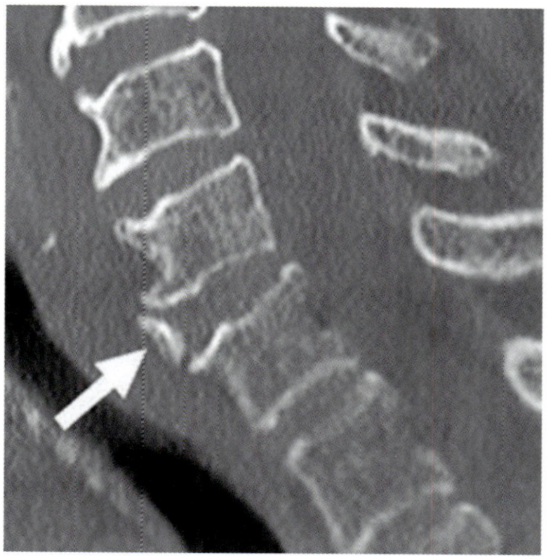

图 10.3 颈椎 CT 矢状位重建图像，73 岁的 DISH 女性患者，透光椎间盘的延伸处（箭头）即椎间隙前方有孤立的、三角形的小骨形成

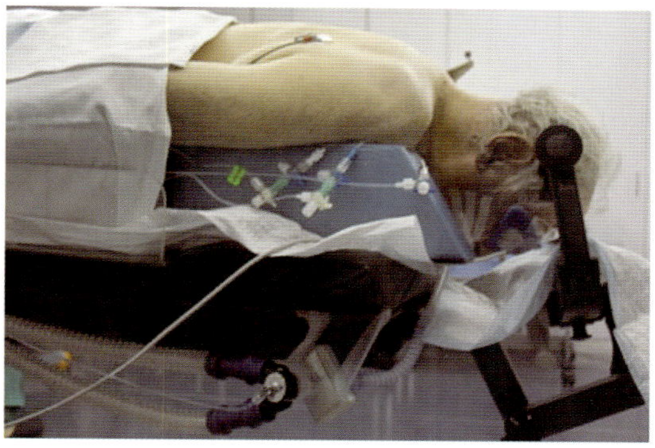

图 10.4 颈椎板切除或椎板成形术的手术体位，Mayfield 头架固定头部，当术中静脉出血汹涌时，可以抬高头位

复位，同时可以避免面部的软组织受压，减少长时间应用马蹄形头托术后少见的视力损害的风险（图 10.4）。

- 和下肢一样，将上半身和头部抬高有利于静脉回流，减少术中失血。术中硬脊膜外静脉丛出血很容易通过抬高头位、局部应用明胶海绵或其他的止血材料加以控制。侧位 X 线片经常用于定位目标节段、标记手术切口的位置和长度。当颈部纤细的患者行多节段的椎板切除术时，也可以通过触诊定位。C7 的棘突一般明显突出易分辨，也是第一个棘突没有分叉的下颈椎。根据颈椎形态和具体既定的手术步骤的要求，设计皮肤切口长度及软组织暴露的范围，还要考虑到入路的预期深度，也就是说，对于脖子短粗的患者切口相对长一些是必要的。术区的皮肤准备及消毒需要格外重视。因为颈部区域皮脂腺发达，颈椎在前凸时许多人在颈后有较深的皮肤皱褶。广谱抗生素的应用，细致的术区清洁，术中软组织的细心处理，保持引流通畅有利于预防术后血肿及术后感染的发生，这些都是共识。

- 该入路的一个传统原则是中线切口沿项韧带分离直到棘突[38]，然后松解双侧筋膜，骨膜下分离椎旁肌暴露椎板及侧块。颈椎椎板无强健肌肉和韧带附着。现代手术工具的应用如单极电刀或超声刀的应用，大大减少了既往颈椎后入路手术术中失血，特别是分离血供丰富的颈部软组织时更为显著。除了考虑现代手术工具的实用性之外，还应该注意手术操作的细节以避免带来潜在的并发症（图10.5）。
- 对于简单的椎板切除或无内固定的椎板成形术，没有必要将侧块上附着的肌肉全部清除，但如行颈椎侧块固定术则需要将侧块的肌肉剥离直至侧块边缘（图 10.5）。如行颈椎椎弓根内固定术，为防止椎旁肌对植入内聚螺钉的干扰，足够的软组织剥离（即目标节段上下再暴露一个节段）是必须的（图 10.5 和图 10.6）。同样的道理，下颈椎（C3 ~ C6）椎弓根螺钉植入时由于存在向中间的内聚角度（45° ~ 55°），进针点须往外移。应在椎板切除之前植入螺钉，特别是椎弓根螺钉，防止内固定器械误入椎管（见第14 章）。

10.3.1 颈椎椎板切除术技巧

- 在关节突关节内侧应用 4 mm 磨钻将椎板打薄直至内侧骨皮质，然后应用 3 mm 的扁平枪钳将内层皮质骨去除，一旦椎板被全部游离后，可以使用巾钳牵拉最突出的棘突将它们整体自硬脊膜囊向头侧掀起，剩余的骨质

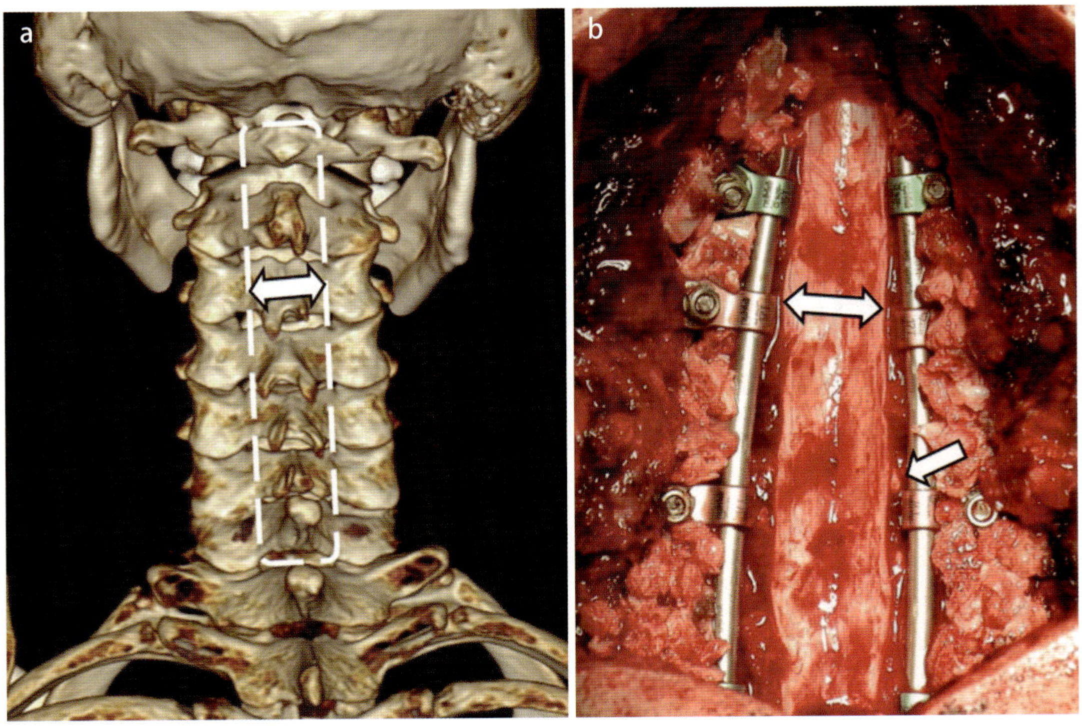

图 10.5 （a）颈椎 CT 三维重建显示有关椎板切除和椎板成形术后入路的骨性解剖。白色虚线范围是多节段颈椎管狭窄时需要的减压范围。（b）多节段椎板切除术（C2 ~ C7）并内固定融合术中图片。椎板去除后硬脊膜囊减压充分，可以看到硬脊膜囊的外周（双箭头）和出口神经根（单箭头）

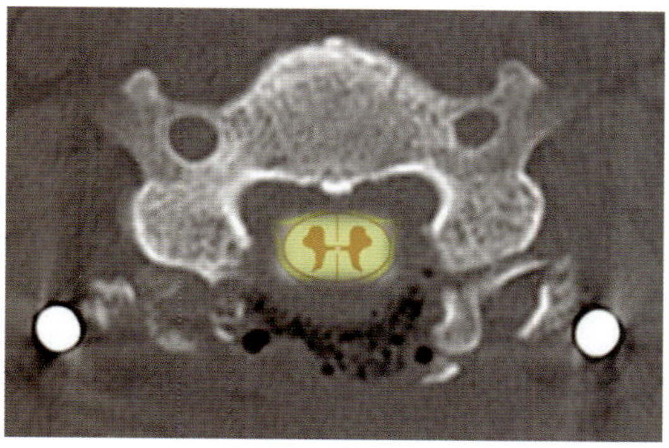

图 10.6 颈椎板切除术术后轴位 CT，显示椎板去除的外侧达关节突，后方减压充分，脊髓（影像合成示意图）后移达到了间接减压目的。注意自体骨移植放置在侧块上。明胶海绵覆盖椎板切除后形成的缺损处，防止植入骨进入暴露的椎管

或韧带粘连可以用 3 mm 的枪钳分离。多节段的椎板整体去除需要助手帮忙将椎板提起并牵拉，务求安全、简单、快速和减少失血。若必要，移除的椎板可以应用微型钛板回植在关节突关节上（也就是椎板成形术）。在椎板切除的基础上，邻近节段椎板深面的潜行切除可以达到最大化的椎管减压，不牺牲邻近节段的稳定性。

10.3.2 旁正中肌间隙入路技术

- 颈椎后入路微创技术，不剥离肌肉，通过组织顺序扩张植入管状扩张系统，如同腰椎椎板切除的微创手术和经皮颈椎间孔切开术。术中通过 C 臂引导将管状牵开器放置在目标节段，单侧或双侧（图 10.7），椎板切除技术与传统开放手术一样。还有，通过单侧入路利用潜行切除技术可以保留棘突背侧及对侧椎板的完整性[35]。这项技术在本书腰椎章节有具体描述（见第 32 章）。
- 不论何种手术入路和方法，术中侧方硬脊膜外的静脉丛出血是脊髓减压充分的征象，可以通过薄片明胶海绵填塞或滴水双极电凝控制。硬脊膜囊和脊髓一样，减压充分后可以看见搏动。我们认为再打开硬脊膜切断齿状

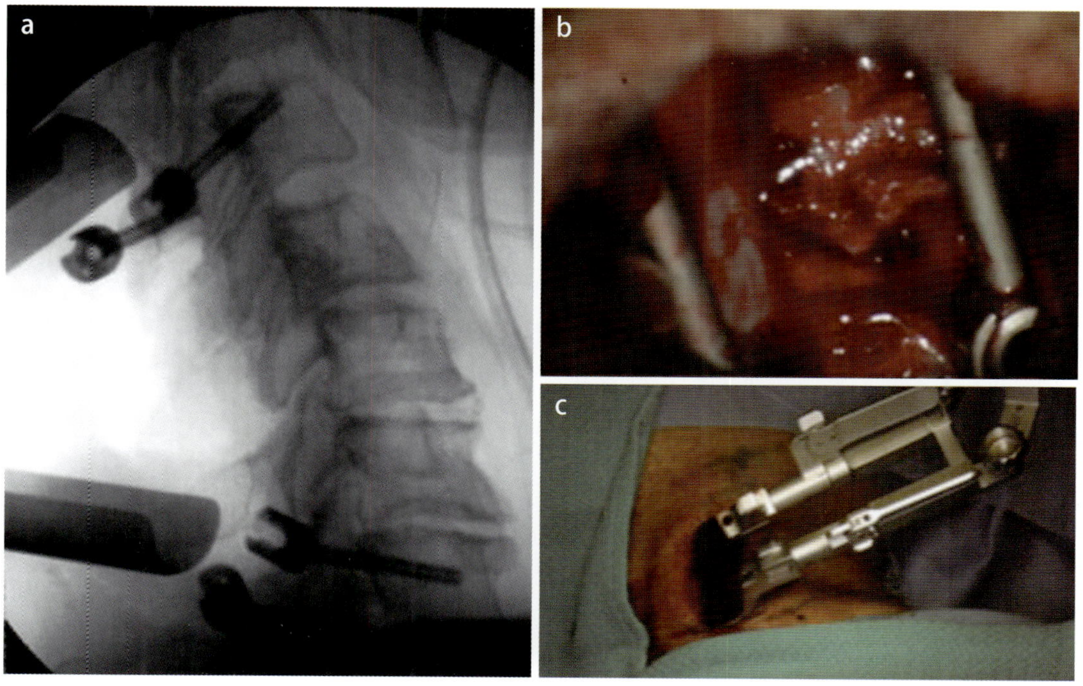

图 10.7 (a) 后路颈椎板减压及固定融合术术中侧位片，应用一个可扩张的管状牵开器从单侧肌间入路。(b) 同一个患者术中显微镜下照片，可以看到减压后的硬脊膜囊和内植物（单侧入路植入椎板螺钉及椎弓根螺钉）。(c) 手术部位及可扩张管状牵开器的位置，通过可调节臂固定在手术台上

韧带行进一步的脊髓松解是没有必要的，且无证据表明患者会受益，相反会增加一些额外的并发症。如果存在椎间孔的狭窄，可以将神经根全程减压，从硬脊膜神经根起始处直到椎间孔出口区域。记住：术中颈椎的位置在中立位或过伸位时往往是不同的，因此术中要做到神经根孔的充分减压，必须为神经预留足够的空间。

- 充分减压完成后，术野需要大量冲洗和仔细止血。在切口关闭前我们喜欢在减压后的椎管上覆盖止血海绵。这样做可能有几个好处：(a) 减少术后椎管内血肿发生和潜在的瘢痕形成，(b) 在术后影像学检查时椎旁肌与椎管之间存在一道明显的透光层，从而可以做到硬脊膜囊的清晰可见，(c) 固定融合术时能有效防止植骨碎片突入椎管。
- 当需要行骨融合术时，植骨床（即关节突的后表面）需要充分去皮质及足量的自体骨（通常取自术中咬除的棘突）。

10.3.3 颈椎板成形术

椎板成形术在 20 世纪 70 年代的日本得到了显著发展，为了避免西方各国开展椎板切除并固定融合术所带来的潜在并发症，日本提出了多种椎板成形术的方法，无一例外的是所有的方法都是通过部分或全部移除椎板，然后再回植固定达到椎板保留、椎管减压的目的（见第 11 章）。椎板成形术由于颈椎后路结构得以保留被认为能够减少术后颈椎不稳或畸形等相关并发症的发生，而且在扩大椎管的同时无需去除椎板，防止硬脊膜外的瘢痕形成，保护了术后颈椎的稳定性及正常序列，保留了减压节段的颈椎活动度，从而减少了椎板切除术带来的术后疼痛问题。此外，由于椎旁肌的附着部位保留完整，术后肌肉功能有望得到生理性的恢复，这也是相比较椎板切除术的主要优点，尤其适用于儿童和年轻人（椎管内肿瘤和畸形患者）。然而，这些观点尚缺乏令人信服的证据，因为椎板切除术和椎板成形术两者对于神经功能的恢复及颈椎序列的改变是相似的 [39]。而且，也已证实颈椎活动度的长时间丢失及颈肩痛的持续存在 [8,9,39-41]，可能导致继发的颈椎后凸畸形的进展。椎板成形术与椎板切除术后发生的功能障碍与颈椎原有的疾病密切相关 [39,40]。后路减压还是前方减压，都需要遵循一定的原则。椎板成形术不应用于脊髓前方受压且颈椎曲度不良或者后凸的患者（图 10.8）。

自从 1973 年椎板成形术首次报道用于治疗 OPLL 以来 [42]，经过了技术上的多次变化，最初的椎板成形技术（“Z”字形椎板成形术）常常切除棘突，将椎板与关节连接处骨质打薄，然后将每节椎板呈“Z”形切开，再向两侧掀开并用缝线或线缆固定（图 10.9）[42]。椎板成形技术在后续应用中得到了改良，包括选择性的椎板和棘突切除（如“单开门”“双开门”）和椎板通过线缆或粗线固定在开门位置，用自体骨和人工骨或骨水泥填充 [27,43-52]。微型钛板的应用或以上方法组合应用，在提高临床安全性及有效性方面尚没有特别的技术报道。在最新的技术中，门轴侧可以保留椎板 - 棘突 - 韧带复合体 [53]，打开对侧椎管的背侧并抬离关节突从而扩大椎管容积。这些技术的描述，详见第 11 章。

- 与椎板切除相似，在椎板上面操作时要小心，因为这里没有保护硬脊膜囊的黄韧带。椎板侧面骨槽应形成锲形，跨越狭窄节段并与椎板垂直。直径 6 mm 的金刚磨钻头在门轴侧磨开椎板外层皮质骨形成青枝骨折时有帮助，能够减少失手突入椎板内层皮质骨的风险。另外，6 mm 的磨钻头能够在门轴侧形成较宽的缝隙，便于椎板开门，从而提高减压效果。
- 门轴侧制作骨槽的深浅可以参考开门侧椎板的深度，关节突关节不应受累，以防止术后颈椎不稳或畸形发生。
- 显微镜下的椎间孔减压应在制作门轴前进行。
- 当门轴侧的椎板被充分打薄后，逐渐撬开开门侧椎板，后方结构很容易被折断，使棘突向门轴侧倾倒，在开门侧应用刮匙有助于椎板抬离硬脊膜囊。
- 多个节段的椎板可以整体掀开，保留棘间韧带和棘上韧带，有助于保护脊柱的稳定性。

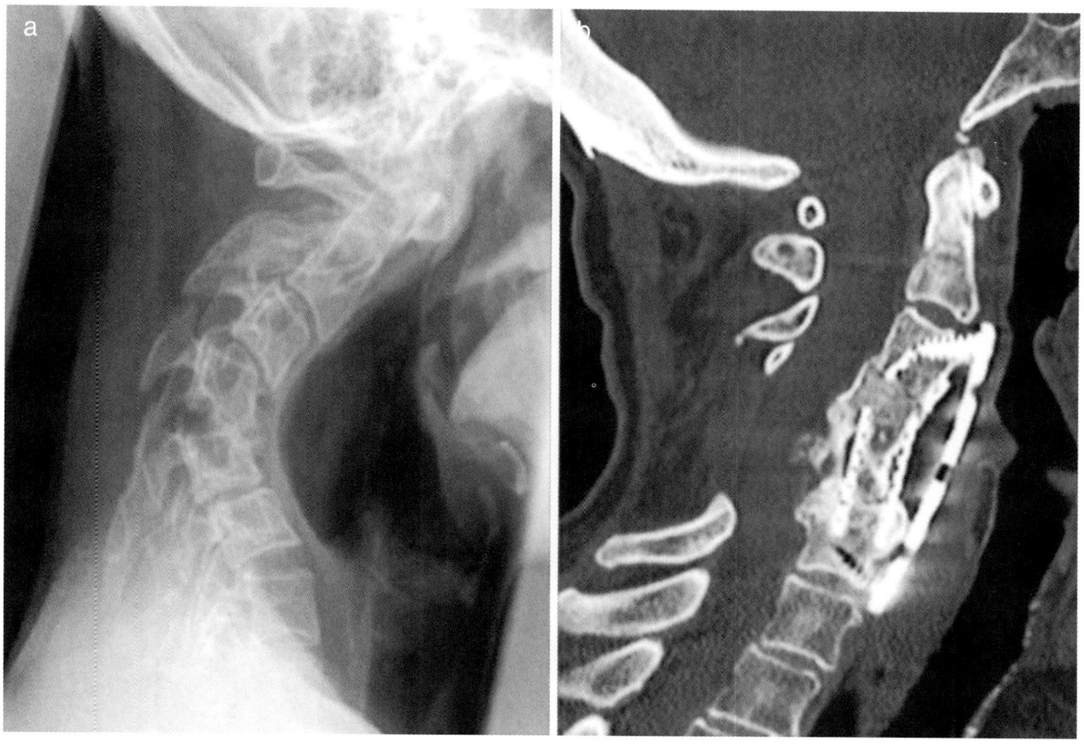

图 10.8 （a）32 岁患者，神经纤维瘤病Ⅱ型行髓外硬膜下肿瘤切除术，术后颈椎侧位片显示颈椎板切除术后继发严重的颈椎后凸。（b）69 岁女性脊髓型颈椎病患者治疗后的 CT 矢状位重建。术前患者颈椎曲度稍后凸，行单纯椎板切除术，未行内固定，术后症状轻度改善。1 年后行 C3/C4 ACDF 和 C5 椎体次全切除术，术后颈椎曲度得以恢复。2 年后 CT 随访提示前方内固定失败，钛笼显著下沉，再发后凸，且移植骨移位致脊髓前方受压，临床症状加重。该病例说明对于术前已存在颈椎后凸的患者行后路减压术，需要同时行固定融合术

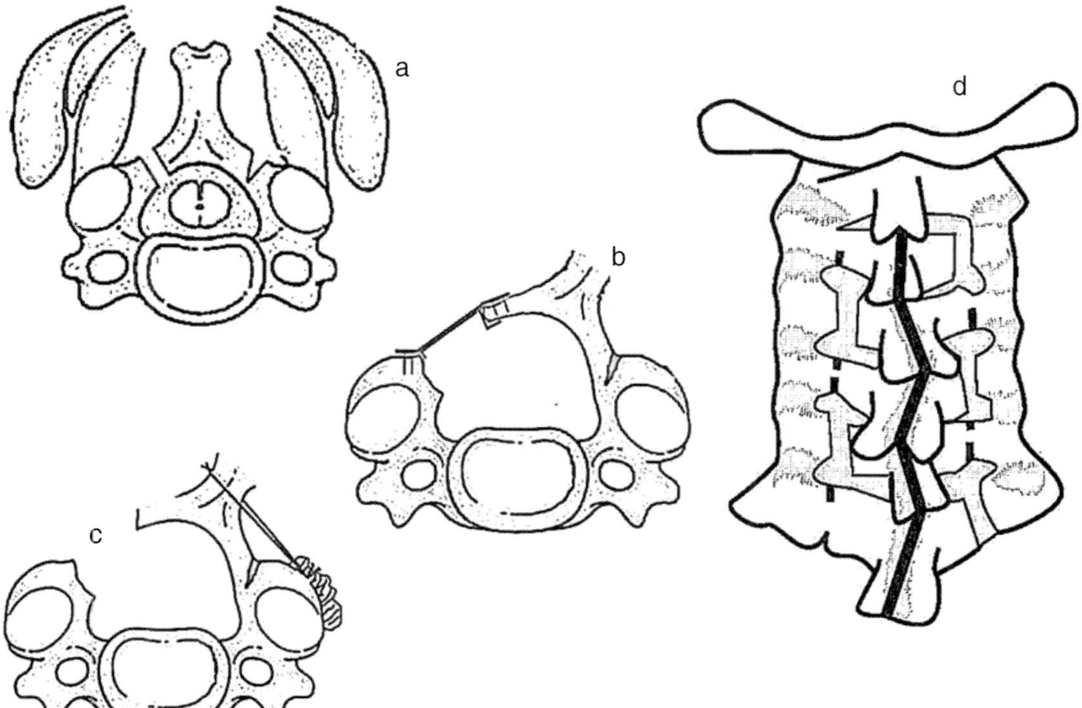

图 10.9 （a）椎板成形术中左侧椎板皮质骨开槽，应用高速磨钻制作“门轴”。（b）应用小的钛板固定椎板于侧块。（c）应用线缆固定椎板于关节突。（d）Oyama 的“Z”字形椎板成形术

- 和椎板切除术一样，一旦发现硬脊膜囊开始搏动（通常开门间隙达 6 ~ 10 mm），表明椎管扩大充分，达到了手术目的。

止血的方法包括应用明胶海绵和双极电凝。应用垫片 / 钛板放置在椎板和相应侧块之间，保证椎管开放状态，也可以在开门侧应用粗的不可吸收缝线或线缆把椎板固定在相应的侧块上[43,44,46,48,54,55]。

另外，可选择的椎板成形术还包括中线劈开使棘突向两侧分离形成门轴（“双开门”技术）或椎板两侧开槽，在椎板和关节突关节间隙内植入垫片的高架桥技术[45,49,56]。“双开门”较“单开门”技术对于减少硬脊膜外的静脉丛出血有潜在的优势。

- 所有的颈椎后路手术术后，床头宜抬高 30° ~ 40° 以促进静脉回流，减少术区软组织肿胀及静脉出血。术区留置负压吸引至少 24 h 防止血肿形成。我们建议患者术后佩戴硬质颈围 3 ~ 4 周，尽快回归日常生活。颈围去除后，首先从颈部肌肉的静力锻炼开始。

10.3.4 并发症防治

无论是颈椎的椎板切除还是椎板成形术，脊髓和神经根（特别是 C5）都可能受到机械性损伤，尤其对于椎管狭窄严重的患者在应用宽基底枪钳减压时。孤立的神经根损伤（主要是运动肌无力）其发生率高达 11%[57,58]。C5 神经根麻痹的潜在机制尚不明确，多由于门轴侧的直接压迫（特别是椎间孔狭窄在术中没有充分减压时）或牵拉损伤所致。C5 神经根有如下特点：

- 位于颈椎生理性前凸的最高点，因此也是大多数椎板切除术 / 成形术的中心部位。
- 神经根通过椎间孔的距离最短，且对于牵拉耐受性差[57-60]。
- 与相应的椎间盘直接接触，且大多数时候有增生骨赘覆盖，这是前路手术时 C5 神经根更易受到影响的原因。

后路颈椎减压术中运动诱发电位和肌电图监测可能对减少神经系统并发症的发生有帮助。术中的平均动脉压建议维持在 85 mmHg 左右，对神经康复有益。

10.4 要诀和技巧

- 制订正确的术前计划，避免上面提到的禁忌证；还有入路的选择，对于每一个患者都要仔细考虑。
- 术中保持头高位 30° 很重要，它能够增加静脉回流、减少软组织及椎旁硬脊膜外静脉丛的出血。
- 术中头部应稍屈曲并用 Mayfield 头架固定，使颈椎处于中立位，并且要求椎板间及棘突间隙最大限度地扩大，便于椎间孔减压时打开侧块关节。
- 如减压后计划行固定融合术，使颈椎处于轻度过伸位或者在固定前恢复颈椎矢状面的生理曲度是必要的，从而避免将颈椎融合在后突的位置。
- 术前皮肤准备细致（加倍消毒时间）和皮肤软组织操作轻柔，以减少切口深部感染。
- 在颈椎后路暴露时，行骨膜下分离，应用钝的骨膜剥离器和单极电刀有助于避免过多出血。
- 椎板切除 / 椎板成形时，术中应小心（双手）使用 2 ~ 3 mm 宽的枪状咬骨钳去除椎板内层皮质骨，椎间孔减压时要防止对脊髓和神经根形成过分压迫。
- 当术中发现颈椎存在明显的过度活动，强烈建议一期行固定融合术，以免术后颈椎出现不稳或畸形导致临床症状加重。
- 临床实践中，足够的外科培训经历、高超的手术技能和丰富的经验是安全、高效地开展微创手术的必要条件。

10.5 评价证据

10.5.1 脊髓型颈椎病的治疗：前后路之争

最近的一项多中心研究表明，相比较于前路减压手术，椎板切除术和椎板成形术对于有适应证的患者，神经症状能改善 50% ~ 90%[3,7,20,23,25,43,55,57,61-67]。长期随访显示椎板切除术后约半数患者会出现神经功能的衰退、神经根症状、后凸畸形和活动丢失等[3,7,30,62]。

椎板成形术与多节段的ACDF/ACCF相比，术后颈痛的发生率明显要高[39,63]，可能的原因有关节周围的分离，软组织的剥离、坏死、瘢痕形成，以及伴或不伴失稳的后凸畸形[41,58]。然而，前路减压术与后路椎板成形相比增加了邻近节段退变的风险[68]。

多节段的前方减压和后方椎板切除并固定融合术，两者的并发症明显增多，包括内植物的风险，内固定的相关并发症，以及入路相关的并发症[1,3-7,69]，且两者均导致了颈椎活动度的明显下降，而椎板成形术则保留颈椎的活动度（至少是部分保留）。许多文献报道椎板成形术后颈椎活动度平均丢失了50%[24,25,27,29,30,44,47,52,55,57,62,70-73]。尽管影像学能够一目了然，但颈椎活动度保留的临床意义与邻椎

作者关于循证证据的总结

脊髓型颈椎病是退行性病变，自然病程预后不好，外科治疗效果取决于术前病情严重程度和症状持续时间的长短[79]。

通过文献复习，如断言椎板成形术一定优于椎板切除术则有失偏颇。相反，在手术操作相关的并发症方面，椎板成形术要更高一点。

总的来说，治疗脊髓型颈椎病的外科治疗方法随着时间大体上逐渐演变为前路和后路[80]。尽管现在的文献还没有证据表明哪一种入路更优，但对于外科医师更重要的是理解不同入路的优缺点，从而为不同的患者选择最合适的治疗方式。多种决策制定因素见图10.10。

这个流程图可以帮助脊髓型颈椎病患者选择最合适的治疗方案（图10.10），但目前缺乏确切证据。它概述了临床上的指南，可以作为处理脊髓型颈椎病的合适的外科路径。通过“病理解剖学形状”，如压迫来自脊髓前方且较平坦，选择后入路似乎更加合适。当然来自于椎间盘的压迫，前路减压是首选[81]。

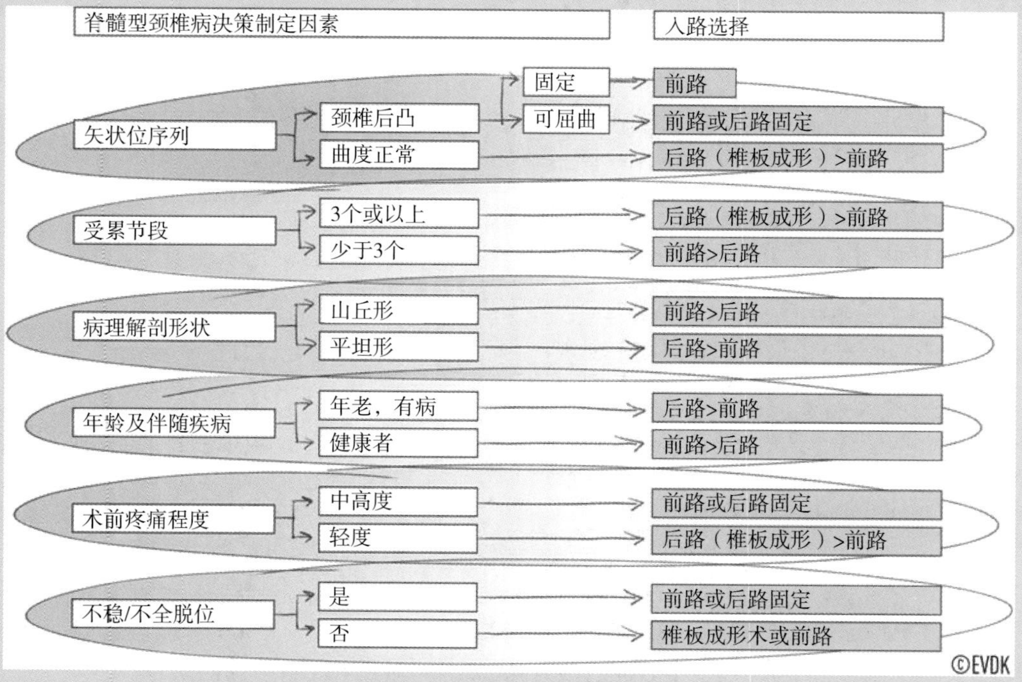

图10.10 根据不同的术前因素选择最为合适的外科入路技术路线图（来源于 *Emery. Eur Sprine J 2016*，经出版社许可转载）

病的发生关系仍不清楚。

颈椎后路手术对于颈椎曲度尚存的老年患者尤为适用，但如果脊髓前方受压显著和（或）颈椎曲度变直或后凸，不管年龄大小均不适用后路手术[7,74]。椎板切除术/成形术术后后凸畸形与临床症状或神经功能转归的关系尚无定论[62,64,71,75]，而椎管狭窄的病因似乎影响椎板成形术的预后，如OPLL的患者与脊髓型颈椎病不同，术后症状经常进展、恶化[1,57]。

有关椎板切除术和椎板成形术治疗脊髓型颈椎病的研究也存在不一致的结果。尽管没有得到共识[23,50,77]，一项研究表明椎板成形术能够减少术后颈痛及颈椎活动度[76]。有证据表明，在治疗脊髓型颈椎病方面，椎板成形术的手术风险较椎板切除并固定融合术及前方减压术（ACCF）要低[25,63,71,79]。

（刘 将 王作伟 译）

参考文献

1. Lee SE, Chung CK, Jahng TA, Kim HJ (2013) Long-term outcome of laminectomy for cervical ossification of the posterior longitudinal ligament. J Neurosurg Spine 18:465–471
2. Epstein N (2002) Posterior approaches in the management of cervical spondylosis and ossification of the posterior longitudinal ligament. Surg Neurol 58: 194–207, discussion 207-198
3. Lawrence BD, Jacobs WB, Norvell DC, Hermsmeyer JT, Chapman JR, Brodke DS (2013) Anterior versus posterior approach for treatment of cervical spondylotic myelopathy: a systematic review. Spine (Phila Pa 1976) 38:S173–S182
4. Xiao SW, Jiang H, Yang LJ, Xiao ZM (2015) Anterior cervical discectomy versus corpectomy for multilevel cervical spondylotic myelopathy: a meta-analysis. Eur Spine J 24:31–39
5. Zhu B, Xu Y, Liu X, Liu Z, Dang G (2013) Anterior approach versus posterior approach for the treatment of multilevel cervical spondylotic myelopathy: a systemic review and meta-analysis. Eur Spine J 22:1583–1593
6. Seng C, Tow BP, Siddiqui MA, Srivastava A, Wang L, Yew AK, Yeo W, Khoo SH, Balakrishnan NM, Bin Abd Razak HR, Chen JL, Guo CM, Tan SB, Yue WM (2013) Surgically treated cervical myelopathy: a functional outcome comparison study between multilevel anterior cervical decompression fusion with instrumentation and posterior laminoplasty. Spine J 13:723–731
7. Liu T, Xu W, Cheng T, Yang HL (2011) Anterior versus posterior surgery for multilevel cervical myelopathy, which one is better? A systematic review. Eur Spine J 20:224–235
8. Hyun SJ, Riew KD, Rhim SC (2013) Range of motion loss after cervical laminoplasty: a prospective study with minimum 5-year follow-up data. Spine J 13:384–390
9. Machino M, Yukawa Y, Hida T, Ito K, Nakashima H, Kanbara S, Morita D, Kato F (2012) Cervical alignment and range of motion after laminoplasty: radiographical data from more than 500 cases with cervical spondylotic myelopathy and a review of the literature. Spine (Phila Pa 1976) 37:E1243–E1250
10. Albert TJ, Vacarro A (1998) Postlaminectomy kyphosis. Spine (Phila Pa 1976) 23:2738–2745
11. Kaptain GJ, Simmons NE, Replogle RE, Pobereskin L (2000) Incidence and outcome of kyphotic deformity following laminectomy for cervical spondylotic myelopathy. J Neurosurg 93:199–204
12. Lonstein JE (1977) Post-laminectomy kyphosis. Clin Orthop Relat Res 128:93–100
13. Yasuoka S, Peterson HA, MacCarty CS (1982) Incidence of spinal column deformity after multilevel laminectomy in children and adults. J Neurosurg 57:441–445
14. Mikawa Y, Shikata J, Yamamuro T (1987) Spinal deformity and instability after multilevel cervical laminectomy. Spine (Phila Pa 1976) 12:6–11
15. Guigui P, Benoist M, Deburge A (1998) Spinal deformity and instability after multilevel cervical laminectomy for spondylotic myelopathy. Spine (Phila Pa 1976) 23:440–447
16. Aota Y, Honda A, Saito T (2014) Clinical and computed tomographic evaluation of safety and efficacy of facet screw fixation in the subaxial cervical spine. J Spinal Disord Tech 27:136–143
17. Coe JD, Vaccaro AR, Dailey AT, Skolasky RL Jr, Sasso RC, Ludwig SC, Brodt ED, Dettori JR (2013) Lateral mass screw fixation in the cervical spine: a systematic literature review. J Bone Joint Surg Am 95:2136–2143
18. Yoshihara H, Passias PG, Errico TJ (2013) Screw-related complications in the subaxial cervical spine with the use of lateral mass versus cervical pedicle screws: a systematic review. J Neurosurg Spine 19:614–623
19. Scheufler KM, Franke J, Eckardt A, Dohmen H (2011) Accuracy of image-guided pedicle screw placement using intraoperative computed tomography-based navigation with automated referencing. Part II: thoracolumbar spine. Neurosurgery 69:1307–1316
20. Fehlings MG, Barry S, Kopjar B, Yoon ST, Arnold P, Massicotte EM, Vaccaro A, Brodke DS, Shaffrey C, Smith JS, Woodard E, Banco RJ, Chapman J, Janssen M, Bono C, Sasso R, Dekutoski M, Gokaslan ZL (2013) Anterior versus posterior surgical approaches to treat cervical spondylotic myelopathy: outcomes of the prospective multicenter AOSpine North America

CSM study in 264 patients. Spine (Phila Pa 1976) 38:2247–2252
21. Epstein JA (1988) The surgical management of cervical spinal stenosis, spondylosis, and myeloradiculopathy by means of the posterior approach. Spine (Phila Pa 1976) 13:864–869
22. Baba H, Imura S, Kawahara N, Nagata S, Tomita K (1995) Osteoplastic laminoplasty for cervical myeloradiculopathy secondary to ossification of the posterior longitudinal ligament. Int Orthop 19:40–45
23. Hukuda S, Mochizuki T, Ogata M, Shichikawa K, Shimomura Y (1985) Operations for cervical spondylotic myelopathy. A comparison of the results of anterior and posterior procedures. J Bone Joint Surg 67:609–615
24. Hirabayashi K, Miyakawa J, Satomi K, Maruyama T, Wakano K (1981) Operative results and postoperative progression of ossification among patients with ossification of cervical posterior longitudinal ligament. Spine (Phila Pa 1976) 6:354–364
25. Edwards CC 2nd, Heller JG, Murakami H (2002) Corpectomy versus laminoplasty for multilevel cervical myelopathy: an independent matched-cohort analysis. Spine (Phila Pa 1976) 27:1168–1175
26. Herkowitz HN (1988) Cervical laminaplasty: its role in the treatment of cervical radiculopathy. J Spinal Disord 1:179–188
27. Kawai S, Sunago K, Doi K, Saika M, Taguchi T (1988) Cervical laminoplasty (Hattori's method). Procedure and follow-up results. Spine (Phila Pa 1976) 13:1245–1250
28. Sasai K, Saito T, Akagi S, Kato I, Ogawa R (2000) Cervical curvature after laminoplasty for spondylotic myelopathy--involvement of yellow ligament, semispinalis cervicis muscle, and nuchal ligament. J Spinal Disord 13:26–30
29. Kimura I, Shingu H, Nasu Y (1995) Long-term follow-up of cervical spondylotic myelopathy treated by canal-expansive laminoplasty. J Bone Joint Surg 77:956–961
30. Kawaguchi Y, Kanamori M, Ishihara H, Ohmori K, Nakamura H, Kimura T (2003) Minimum 10-year followup after en bloc cervical laminoplasty. Clin Orthop Relat Res 411:129–139
31. Matsunaga S, Sakou T, Nakanisi K (1999) Analysis of the cervical spine alignment following laminoplasty and laminectomy. Spinal Cord 37:20–24
32. Mukai Y, Hosono N, Sakaura H, Ishii T, Fuchiya T, Fijiwara K, Fuji T, Yoshikawa H (2004) Laminoplasty for cervical myelopathy caused by subaxial lesions in rheumatoid arthritis. J Neurosurg 100:7–12
33. Houten JK, Cooper PR (2003) Laminectomy and posterior cervical plating for multilevel cervical spondylotic myelopathy and ossification of the posterior longitudinal ligament: effects on cervical alignment, spinal cord compression, and neurological outcome. Neurosurgery 52:1081–1087, discussion 1087-1088
34. Chang V, Lu DC, Hoffman H, Buchanan C, Holly LT (2014) Clinical results of cervical laminectomy and fusion for the treatment of cervical spondylotic myelopathy in 58 consecutive patients. Surg Neurol Int 5:S133–S137
35. Scheufler KM, Kirsch E (2007) Percutaneous multilevel decompressive laminectomy, foraminotomy, and instrumented fusion for cervical spondylotic radiculopathy and myelopathy: assessment of feasibility and surgical technique. J Neurosurg Spine 7:514–520
36. Adson AW (1950) Surgical consideration of intraspinal tumors. J Int Coll Surg 14:1–11
37. Harte RH (1905) IV. The surgical treatment of intraspinal tumors. Ann Surg 42:524–542
38. Foerster O (1926) Die Leitungsbahnen des Schmerzgefühls und die chirurgische Behandlung der Schmerzzustände. Urban & Schwarzenberg, Berlin
39. Sani S, Ratliff JK, Cooper PR (2004) A critical review of cervical laminoplasty. Neurosurg Q 14:5–16
40. Fujimori T, Le H, Ziewacz JE, Chou D, Mummaneni PV (2013) Is there a difference in range of motion, neck pain, and outcomes in patients with ossification of posterior longitudinal ligament versus those with cervical spondylosis, treated with plated laminoplasty? Neurosurg Focus 35:E9
41. Hosono N, Yonenobu K, Ono K (1996) Neck and shoulder pain after laminoplasty. A noticeable complication. Spine (Phila Pa 1976) 21:1969–1973
42. Oyama M, Hattori S, Moriwaki N (1973) A new method of cervical laminoplasty. Central Jpn J Orthop Surg 16:792–794
43. Shaffrey CI, Wiggins GC, Piccirilli CB, Young JN, Lovell LR (1999) Modified open-door laminoplasty for treatment of neurological deficits in younger patients with congenital spinal stenosis: analysis of clinical and radiographic data. J Neurosurg 90:170–177
44. Morimoto T, Matsuyama T, Hirabayashi H, Sakaki T, Yabuno T (1997) Expansive laminoplasty for multilevel cervical OPLL. J Spinal Disord 10:296–298
45. Nakano K, Harata S, Suetsuna F, Araki T, Itoh J (1992) Spinous process-splitting laminoplasty using hydroxyapatite spinous process spacer. Spine (Phila Pa 1976) 17:S41–S43
46. Gillett GR, Erasmus AM, Lind CR (1999) CG-clip expansive open-door laminoplasty: a technical note. Br J Neurosurg 13:405–408
47. Itoh T, Tsuji H (1985) Technical improvements and results of laminoplasty for compressive myelopathy in the cervical spine. Spine (Phila Pa 1976) 10:729–736
48. Kihara S, Umebayashi T, Hoshimaru M (2005) Technical improvements and results of open-door expansive laminoplasty with hydroxyapatite implants for cervical myelopathy. Neurosurgery 57:348–356, discussion 348-356
49. Hase H, Watanabe T, Hirasawa Y, Hashimoto H, Miyamoto T, Chatani K, Kageyama N, Mikami Y (1991) Bilateral open laminoplasty using ceramic laminas for cervical myelopathy. Spine (Phila Pa 1976) 16:1269–1276
50. Tomita K, Nomura S, Umeda S, Baba H (1988) Cervical laminoplasty to enlarge the spinal canal in multilevel ossification of the posterior longitudinal

ligament with myelopathy. Arch Orthop Trauma Surg Arch Orthop Unfall-Chir 107:148–153
51. Shiraishi T (2002) A new technique for exposure of the cervical spine laminae. Technical note. J Neurosurg 96:122–126
52. Takayasu M, Takagi T, Nishizawa T, Osuka K, Nakajima T, Yoshida J (2002) Bilateral open-door cervical expansive laminoplasty with hydroxyapatite spacers and titanium screws. J Neurosurg 96:22–28
53. Hirabayashi K, Bohlman HH (1995) Multilevel cervical spondylosis. Laminoplasty versus anterior decompression. Spine (Phila Pa 1976) 20:1732–1734
54. O'Brien MF, Peterson D, Casey AT, Crockard HA (1996) A novel technique for laminoplasty augmentation of spinal canal area using titanium miniplate stabilization. A computerized morphometric analysis. Spine (Phila Pa 1976) 21:474–483, discussion 484
55. Mochida J, Nomura T, Chiba M, Nishimura K, Toh E (1999) Modified expansive open-door laminoplasty in cervical myelopathy. J Spinal Disord 12:386–391
56. Tomita K, Kawahara N, Toribatake Y, Heller JG (1998) Expansive midline T-saw laminoplasty (modified spinous process-splitting) for the management of cervical myelopathy. Spine (Phila Pa 1976) 23:32–37
57. Satomi K, Ogawa J, Ishii Y, Hirabayashi K (2001) Short-term complications and long-term results of expansive open-door laminoplasty for cervical stenotic myelopathy. Spine J 1:26–30
58. Yonenobu K, Hosono N, Iwasaki M, Asano M, Ono K (1991) Neurologic complications of surgery for cervical compression myelopathy. Spine (Phila Pa 1976) 16:1277–1282
59. Uematsu Y, Tokuhashi Y, Matsuzaki H (1998) Radiculopathy after laminoplasty of the cervical spine. Spine (Phila Pa 1976) 23:2057–2062
60. Tsuzuki N, Zhogshi L, Abe R, Saiki K (1993) Paralysis of the arm after posterior decompression of the cervical spinal cord. I. Anatomical investigation of the mechanism of paralysis. Eur Spine J 2:191–196
61. Herkowitz HN (1988) A comparison of anterior cervical fusion, cervical laminectomy, and cervical laminoplasty for the surgical management of multiple level spondylotic radiculopathy. Spine (Phila Pa 1976) 13:774–780
62. Seichi A, Takeshita K, Ohishi I, Kawaguchi H, Akune T, Anamizu Y, Kitagawa T, Nakamura K (2001) Long-term results of double-door laminoplasty for cervical stenotic myelopathy. Spine (Phila Pa 1976) 26:479–487
63. Yonenobu K, Hosono N, Iwasaki M, Asano M, Ono K (1992) Laminoplasty versus subtotal corpectomy. A comparative study of results in multisegmental cervical spondylotic myelopathy. Spine (Phila Pa 1976) 17:1281–1284
64. Miyazaki K, Tada K, Matsuda Y, Okuno M, Yasuda T, Murakami H (1989) Posterior extensive simultaneous multisegment decompression with posterolateral fusion for cervical myelopathy with cervical instability and kyphotic and/or S-shaped deformities. Spine (Phila Pa 1976) 14:1160–1170
65. Kokubun S, Sato T, Ishii Y, Tanaka Y (1996) Cervical myelopathy in the Japanese. Clin Orthop Relat Res 323:129–138
66. Yue WM, Tan CT, Tan SB, Tan SK, Tay BK (2000) Results of cervical laminoplasty and a comparison between single and double trap-door techniques. J Spinal Disord 13:329–335
67. Hirabayashi K, Satomi K (1988) Operative procedure and results of expansive open-door laminoplasty. Spine (Phila Pa 1976) 13:870–876
68. Lee JC et al (2014) Adjacents segments pathology requiring surgery following anterior cervical arthrodesis – survivorship and risk factor analysis of 1038 patients. Eurospine, Lyon
69. Highsmith JM, Dhall SS, Haid RW Jr, Rodts GE Jr, Mummaneni PV (2011) Treatment of cervical stenotic myelopathy: a cost and outcome comparison of laminoplasty versus laminectomy and lateral mass fusion. J Neurosurg Spine 14:619–625
70. Kohno K, Kumon Y, Oka Y, Matsui S, Ohue S, Sakaki S (1997) Evaluation of prognostic factors following expansive laminoplasty for cervical spinal stenotic myelopathy. Surg Neurol 48:237–245
71. Wada E, Suzuki S, Kanazawa A, Matsuoka T, Miyamoto S, Yonenobu K (2001) Subtotal corpectomy versus laminoplasty for multilevel cervical spondylotic myelopathy: a long-term follow-up study over 10 years. Spine (Phila Pa 1976) 26:1443–1447, discussion 1448
72. Saruhashi Y, Hukuda S, Katsuura A, Miyahara K, Asajima S, Omura K (1999) A long-term follow-up study of cervical spondylotic myelopathy treated by "French window" laminoplasty. J Spinal Disord 12:99–101
73. Hirabayashi K, Watanabe K, Wakano K, Suzuki N, Satomi K, Ishii Y (1983) Expansive open-door laminoplasty for cervical spinal stenotic myelopathy. Spine (Phila Pa 1976) 8:693–699
74. Masaki Y, Yamazaki M, Okawa A, Aramomi M, Hashimoto M, Koda M, Mochizuki M, Moriya H (2007) An analysis of factors causing poor surgical outcome in patients with cervical myelopathy due to ossification of the posterior longitudinal ligament: anterior decompression with spinal fusion versus laminoplasty. J Spinal Disord Tech 20:7–13
75. Morio Y, Yamamoto K, Teshima R, Nagashima H, Hagino H (2000) Clinicoradiologic study of cervical laminoplasty with posterolateral fusion or bone graft. Spine (Phila Pa 1976) 25:190–196
76. Kaminsky SB, Clark CR, Traynelis VC (2004) Operative treatment of cervical spondylotic myelopathy and radiculopathy. A comparison of laminectomy and laminoplasty at five year average follow-up. Iowa Orthop J 24:95–105
77. Nakano N, Nakano T, Nakano K (1988) Comparison of the results of laminectomy and open-door laminoplasty for cervical spondylotic myeloradiculopathy and ossification of the posterior longitudinal ligament. Spine (Phila Pa 1976) 13:792–794
78. Heller JG, Edwards CC 2nd, Murakami H, Rodts GE (2001) Laminoplasty versus laminectomy and fusion for

multilevel cervical myelopathy: an independent matched cohort analysis. Spine (Phila Pa 1976) 26:1330–1336
79. Tetreault LA, Karpova A, Fehlings MG (2015) Predictors of outcome in patients with degenerative cervical spondylotic myelopathy undergoing surgical treatment: results of a systematic review. Eur Spine J 24(Suppl 2):236–251
80. Bartels RH, van Tulder MW, Moojen WA, Arts MP, Peul WC (2015) Laminoplasty and laminectomy for cervical sponydylotic myelopathy: a systematic review. Eur Spine J 24(Suppl 2):160–167
81. Emery SE (2015) Anterior approaches for cervical spondylotic myelopathy: which? When? How? Eur Spine J 24(Suppl 2):150–159

11 椎板成形术治疗脊髓型颈椎病

Manish K. Kasliwal and Vincent C. Traynelis

11.1 概述

脊髓型颈椎病（cervical spondylotic myelopathy，CSM）是引起脊髓功能紊乱的最常见原因。目前尚无关于 CSM 的流行病学研究，估计其发病率约为 1.6/10 万 [1]。CSM 通常与退行性变有关（并发于先天性椎管狭窄更易发病），并引起颈髓受压。目前一致认为脊髓受压是引起脊髓病变最主要的病理生理机制，而运动可以加重神经功能的障碍。对于大部分患者，先天性的椎管狭窄及运动力学因素的共同作用导致了脊髓病变的进展 [2]。一般认为，CSM 的病理生理机制中：

1. 没有急性机械性损伤。
2. 脊髓内没有出血性坏死。
3. CSM 的慢性进展特征可能诱发脊髓的代偿 [3]。

整个病理生理过程通常由椎间盘的退行性变开始。椎间盘的病理生理改变引起慢性神经炎症、细胞凋亡及微血管改变 [4]。CSM 的疾病进展个体差异很大并且不可预测，因此难以制定统一的治疗建议。由于缺乏清晰的指导方针，需要根据不同的患者个体化调整治疗措施，需要内科医生、外科医生和患者共同制定治疗措施。虽然保守治疗适合于部分轻度脊髓病变患者，但是越来越多的证据表明 20% ~ 60% 的患者神经功能损害会进行性加重 [4-7]。尽管有人提出一些 CSM 中脊髓病变进展的危险因素，但是仍不确定。脊髓型颈椎病表现为进展性，并且没有明确的证据表明保守治疗可以终止或逆转疾病的进展，因此外科手术治疗仍然为中重度脊髓型颈椎病的主要治疗措施 [7]。手术方式的选择取决于患者的状态，相对于患者的特定风险，一定程度上还取决于外科医生的经验和（或）对所选技术的熟练程度。外科干预有多种治疗手段，以患者个体导向的治疗方案可以优化治疗效果 [8]。影响治疗决策制定过程的重要因素包括病变的解剖位置（前面还是后面）、局部及整体的矢状位曲线、累及的节段、有无合并神经根病变、是否有显著的合并症，以及外科医生对每种手术的熟练程度 [8-10]。椎板切除术从过去到现在都是背侧减压的常用方法。然而，其他的技术也是重要的选择，包括致力于保留肌肉附着点的椎板成形术，以及前路减压技术等。本章主要讲解椎板成形术治疗 CSM 的手术适应证和手术方法。

11.2 诊断和影像学检查

11.2.1 病史

脊髓型颈椎病患者的主诉为平衡障碍、步态障碍、动作技能缺失，以及手的灵活性下降 [11]。伴有严重症状的典型的脊髓型颈椎病是容易被诊断的，但早期症状可能比较隐匿，比如宽基式步态、系纽扣及拉拉链的灵活性下降。可能存在颈椎轴性疼痛及神经根症状，以及尿频、尿急和

（或）尿不畅，而极少有小便失禁[2]。

11.2.2 体格检查

体格检查可能会发现步态不稳、Romberg征阳性、腱反射亢进、反向桡骨膜反射、Hoffmann征阳性、阵挛，以及Babinski征阳性[2,9,11]。感觉异常可以表现为痛温觉减退和（或）消失。C3水平以上脊髓受压可以引起肩胛肱骨反射阳性。Ono及其同事描述了隐匿性脊髓型颈椎病的两个有用的上肢临床体征：手指逃逸征（finger escape sign）和手指伸握征（grip-and-release sign）。正常成人每10 s可以完成20次全部手指的握持和松开动作，而伴有脊髓型颈椎病的患者可完成的次数减少[11]。手指逃逸征表现为伸展开的手指不能完全内收，手指表现为不可抗的舒展，尤其是第5指。脊髓型颈椎病的早期诊断应该引起足够重视，因为轻度的脊髓型颈椎病通常随着时间进展会加重，并且术前的神经功能状态决定了整体预后。严重的神经功能障碍不会自我改善，并且与轻中度神经功能障碍相比，通过手术减压逆转的可能性更小[12]。

11.2.3 影像学表现

虽然脊髓型颈椎病是一个临床诊断，主要依据患者的症状、体征及体格检查，但影像学检查是必需的。影像学检查可以证实诊断、查明病因，以及制定合理的手术策略（参见文后基于循证依据的流程图）。不同的影像学检查包括直立位X线片、动力位屈伸X线片、CT、CT椎管造影和（或）MRI。X线片是判断中立位和动力位对线的重要手段，并且可以为椎体关节改变提供证据，包括椎间盘塌陷、钩椎关节增生、小关节病和椎体终板硬化，但这些均是常见并且非特异性改变。后纵韧带骨化、先天性椎管狭窄，或者动力性不稳对脊髓型颈椎病更有诊断意义。MRI仍是评估颈椎软组织结构状态的金标准，包括椎间盘、韧带和神经结构。MRI显示的髓内信号改变被认为与减压手术的预后及手术效果有关，但脊髓的信号特征与术后的神经功能恢复的关系尚无定论。单纯T2WI上的高信号并不是判断预后的重要因素，而是发现脊髓广泛受压导致病理改变的方法，包括诸如水肿和缺氧这种可逆性的改变，以及坏死、脊髓软化和脊髓空洞这种不可逆的改变[12-14]。然而，如果结合T1WI上的低信号，或对比受压区和非受压区的比值，或T2WI与T1WI的比值，T2WI上的高信号就可以作为判断预后的一个有用指标，这些改变并结合T2WI上的高信号与临床预后存在负相关[13]。目前已经明确的是，多个层面的T2WI高信号和T1WI局灶性低信号，以及T2WI局灶性高信号和脊髓萎缩均是外科手术后预后不良的影响因素[15]。弥散张量成像序列可能提供更多的特定的预后数据，并且有助于决定干预的时机，但是这个技术仍有待进一步的改进[16]。CT椎管造影对于评估脊髓受压非常有效，尤其是当存在MRI检测禁忌证时（例如心脏起搏器、体内金属异物等），并且在骨质结构的判断上及对先前有植入物的患者是较好的选择。

11.3 颈椎椎板成形术治疗CSM的适应证

- 颈椎椎板成形术的经典适应证是多节段的脊髓型颈椎病，伴有3个或3个以上运动节段，矢状位曲线存在前凸，轻度或没有颈痛，并且没有动力位的不稳（图11.1）[17]。在这种情况下，椎板成形术可以处理引起脊髓病变的各种不同的问题，包括多节段退变性颈椎病、后纵韧带骨化，以及先天性的椎管狭窄。椎板成形术尤其适合存在脊柱前凸的患者，可以在中立位时进行手术[18]。
- 轻度的后凸畸形是椎板成形术（也是椎板切除术）的相对禁忌证，有显著的后凸畸形应该采用其他的外科治疗方法[19]。脊柱不稳也是椎板成形术的手术禁忌证。轻度颈痛不是椎板成形术的手术禁忌证，但是对于存在显著颈部不适感的患者采用关节融合术的效果较好。
- 椎板成形术较椎板切除术可能存在的优势包括：
  - 较低的后凸畸形发生率。虽然椎板切除术

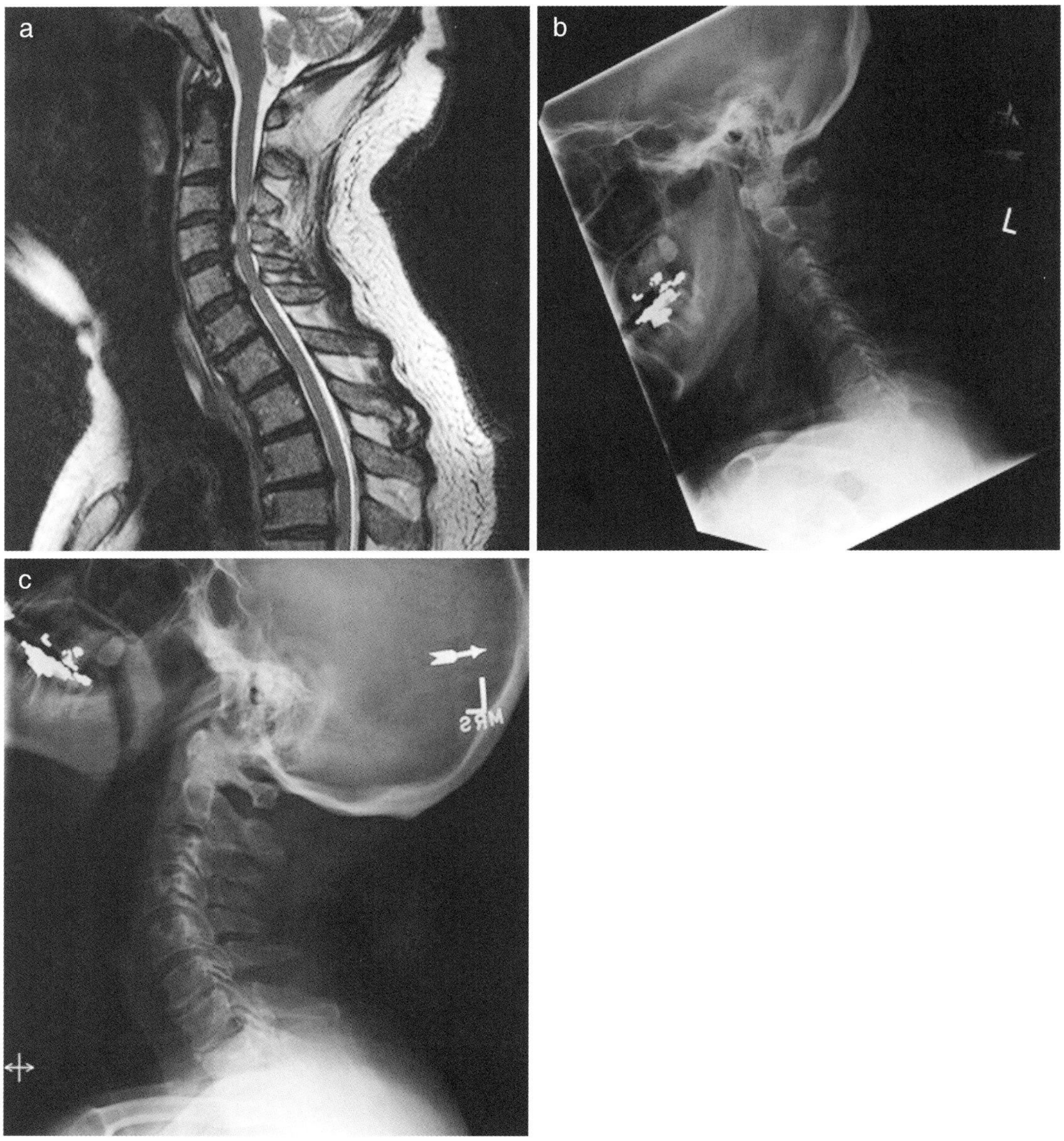

图 11.1 （a）MRI 矢状位 T2WI 显示多节段脊髓受压。（b ~ c）动力位 X 线（侧位过屈 / 过伸）显示颈椎前凸屈度存在并且没有椎体间不稳

术后脊柱畸形是促使椎板成形术发展的主要因素，但是椎板成形术后出现矢状位曲线后凸并不少见 [20]。通过保护后部结构，椎板成形术将允许颈部肌肉组织重新附着于椎板，从而预防术后脊柱畸形的发生。然而，临床资料及系统的文献综述并未能证明椎板成形术较椎板切除术能够减少术后后凸畸形的发生 [17,19,21]。尸体研究中发现减压术后的后凸畸形可能与关节面的破坏或切除程度密切相关，而与椎板成形术或椎板切除术是否达到减压效果无关，这点可以从椎板成形术后 10% ~ 35% 的不同术后畸形发生率中体现出来 [19,22]。

- 避免了椎板切除术后膜性瘢痕的形成。有明确的证据表明，椎板切除术后膜性瘢痕组织有形成新的脊髓压迫的风险 [23]，然而这一理论缺乏临床证据支持 [24]。不管怎么说，椎板切除术后瘢痕组织和膜性瘢痕的形成会使得翻修手术更具有挑战性，因为在切除瘢痕组织的过程中增加了硬膜撕裂和脑脊液漏的风险。
- 通过保留硬膜表面的骨质使得翻修手术更

容易暴露。

- 与前路或后路固定手术相比，保留了关节的活动度是椎板成形术及椎板切除术最主要的优势[25]。

虽然有许多不同的椎板成形的技术，但是大体上分为两类：单开门技术和双开门技术[26]。进一步的细分是根据椎板成形术开门的工具不同（金属板、缝线、骨块，等）。本章后面描述的是我们倾向并使用的是由 Hirabayashi 和他的同事最早采用的改良“开门椎板扩大成形术”[27]。

11.4 手术技巧

- 使用 Mayfield 头架将头和体位固定在中立位。笔者更喜欢使用三点固定式头架，但是钳式牵开器或者马蹄形的头托也是可以的。颈部保持中立位或者轻度前曲从而有助于拉开椎板。
- 取 15° ~ 30° 的头高脚低的反 Trendelenburg 卧位，这样有利于暴露并减少静脉性出血。所有接受脊髓减压手术患者的平均动脉压（MAP）应该维持在 80 mmHg 以上。
- 笔者做椎板成形术时并不使用神经电生理监测，如果选择监测，在切皮之前，电极应该放置好，体表诱发电位（SEP）和经颅磁刺激运动诱发电位（MEP）应该记录好。重点是 MEP 而不是 SEP，因为 MEP 可以实时反映脊髓的功能异常，并且优于 SEP。
- 从枕外粗隆至 T3 棘突尾部备皮并使用常规无菌布覆盖。
- 目标区域的中线切口。阔筋膜自中线分离至项韧带水平。建议使用骨膜剥离子及单极仔细将棘突旁肌肉沿骨膜下分离至侧方的关节面。注意肌肉仅附着于棘突，而不是椎板。因此，钝性分离很容易将肌肉自椎板上分离。侧块的内侧 3/4 需要暴露出来，小心避免损伤关节囊。C2 棘突比较宽大，有多个强有力的韧带和肌肉附着，应该予以保留。
- 彻底暴露完全后，切除椎板开门侧上下椎板黄韧带的起止部分。我们倾向于将手术节段的棘突切除，而有的外科医生选择保留棘突。
- 我们倾向于使用连接脚踏控制的高速切割钻将开门侧的椎板自椎板关节面连接处切开，或者使用磨钻打开椎板，动作轻柔地使用高速火柴头磨钻可以避免软组织损伤，并且不像金刚砂磨头产热（图 11.2a，b）。最近超声骨刀的推广使用，同样可以用来为椎板开门。有时，患者会存在单侧的神经根症状，这种情况下门轴侧应该选择在有神经根症状的一侧。
- 一侧椎板成形打开后，如果伴有神经根症状，应该行同侧的椎间孔成形术。椎间孔成形术也用来减少术后 C5 麻痹的可能性（见后述）。
- 门轴侧骨切开也用火柴钻头磨钻（图 11.3）。椎板可以看成是由松质骨填充的皮质骨管状结构。除非将上、下和背侧的皮质骨都切除才能打开门轴。完成这步操作时，可以不动或仅有少量的松质骨切除。椎板的上缘较厚而下缘较薄，这点在开槽时候要谨记。骨质应该被切除至直到对侧椎板可以打开为止，但是最终会有一定的张力。过度切除门轴侧的骨质会将椎板成形术变成椎板切除术。如果这发生在中间一个节段，可能并不太要紧，但如果是发生在多个节段，则需要使用连接片将椎板连接至侧块上。
- 止血可以使用骨蜡（仅适用于不需要植骨的开门侧）、明胶海绵和凝血酶。
- 黄韧带和棘上韧带的头端和尾侧去除才可以保证能开门（图 11.4）。保护这些结构可以增加稳定性，但并非必需的。
- 使用弧度向上的刮匙将椎板打开，刮匙放置在开门侧椎板的下方，将椎板轻轻翘起至缝隙宽 6 ~ 8 mm（图 11.5）。使用 Kocher 钳（或巾钳）抓住棘突及棘突根部（棘突被切除情况下）以便最大化地控制椎板。如果门轴做得好，首先会有“弹性”。椎板突然弹回脊髓会产生神经系统功能损害。
- 每一个节段被轻轻抬起后，整个节段通常只

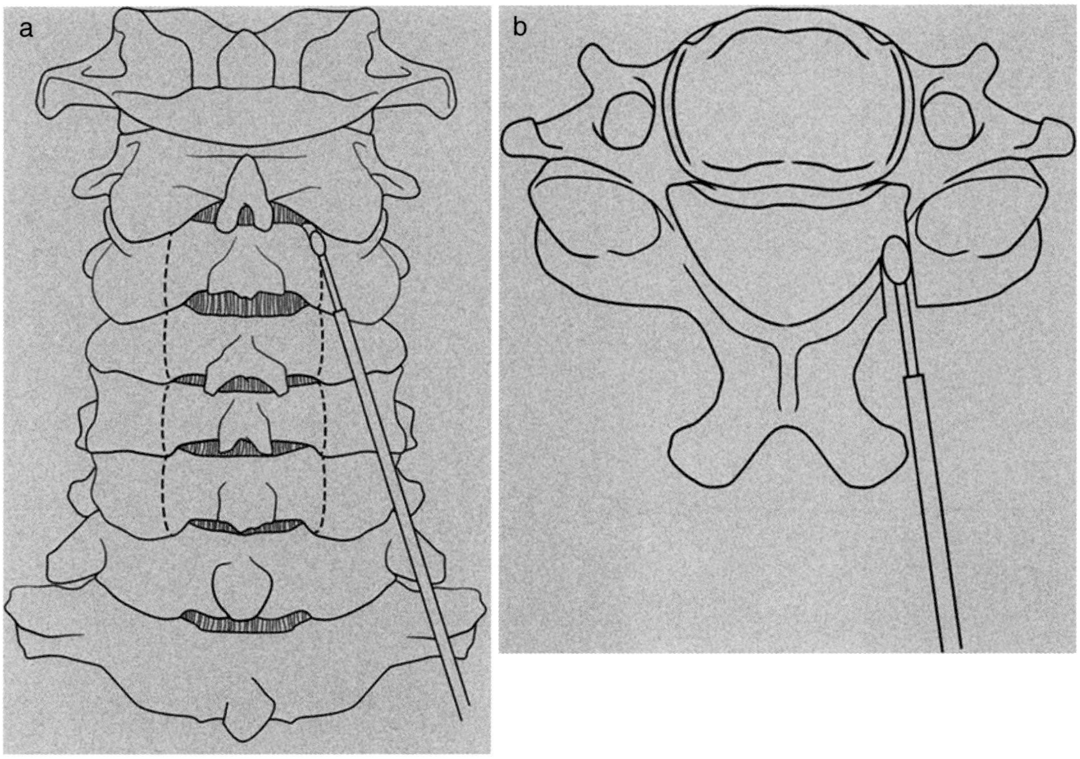

图 11.2 后面观（a）和水平位（b）显示椎板成形术使用火柴头磨钻在开门侧椎板的位置

会被部分抬起。反复重复这个步骤直到整个节段被完全打开。偶尔情况下，C3 的棘突甚至椎板不能抬起来，是因为它连接着 C2 的棘突。这种情况下，可以部分切除 C2 的棘突，但这需要分离重要的软组织，比如肌肉。我们更倾向于切除 C3 的椎板，这样同样可以产生足够的空间来移除用于开门的支撑物。

下面解释不同的椎板成形术的主要不同点。虽然最早的开门技术采用缝合技术，但目前已经有多种不同的选择来达到椎板扩大成形，包括连接板、自体骨、同种异体骨和不同的特殊设计的植入物。我们喜欢采用向中线侧搁物架形状的连接板来保持椎板扩大成形（Centerpiece，Medtronic，Memphis）（图 11.6a，b）。我们每个侧块使用两个螺钉，当两个螺钉都进入约 70% 时再拧紧。这样可以避免在拧紧的过程中出现连接板旋转。连接板使用 1 ～ 2 个螺钉固定到椎板侧。通常，侧块和椎板螺钉深 6 ～ 8 mm。有些外科医生喜欢将同种异体骨放在开门侧（图 11.7）。连接板的使用保证了术后椎板的稳定性和颈椎的活动度，而不需要支具固定。放置筋膜下引流，然后逐层缝合椎旁肌、项韧带、皮下组织和皮肤。偶尔，颈托可以帮助缓解术后疼痛，但从生物力学角度并不需要，并且大部分患者术后不需佩戴。图 11.8 显示了颈椎椎板成形术后一年颈椎活动度的保留。

11.5 并发症

与椎板成形术相关的并发症包括感染、颈部轴性疼痛、神经麻痹（主要是 C5 神经麻痹）、颈部活动度丢失和颈椎生理曲线消失，以及椎管狭窄复发 [17,19,28]。

- 术后疼痛可能比较明显，但通常在 2 ～ 4 周内缓解。有人报道患者术后长期疼痛，但我们并未遇见这种情况。术后颈痛的病因尚不明确，推测可能与术中软组织的切开，术中无意识的关节面破坏，软组织牵拉、坏死和瘢痕形成有关 [17,19,28]。仔细的病例筛选是避

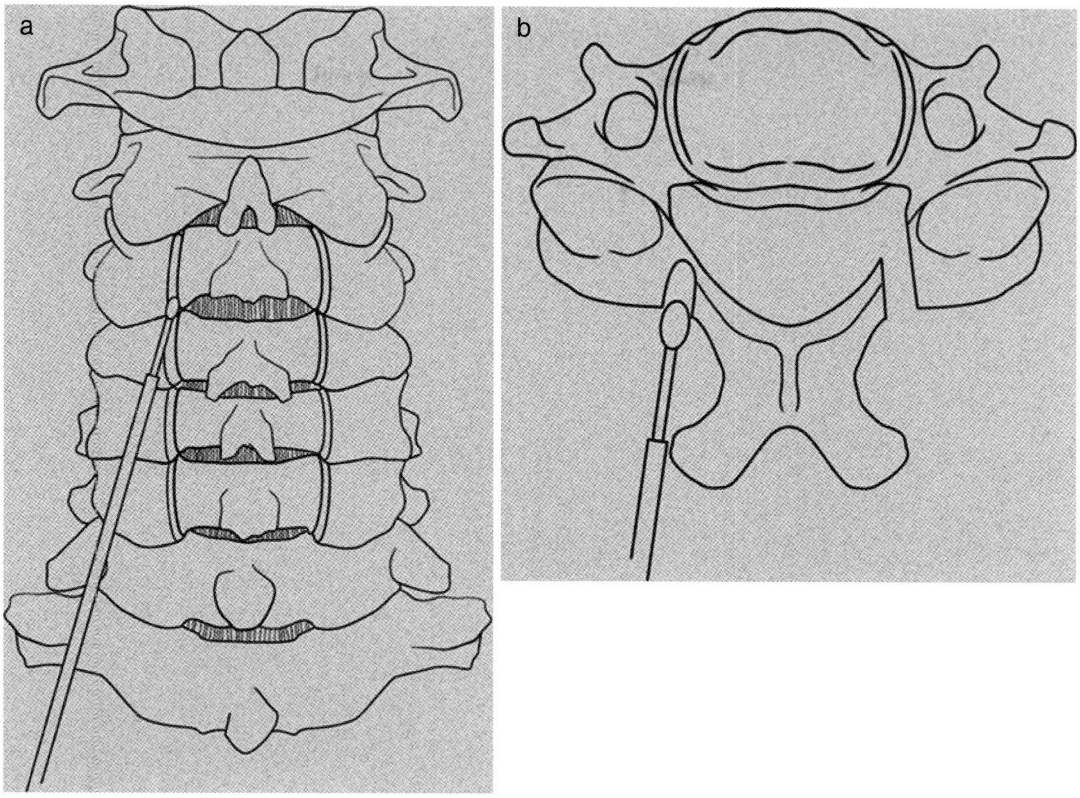

图 11.3 后面观（a）和轴位观（b）显示通过保留椎板腹侧皮质形成铰链

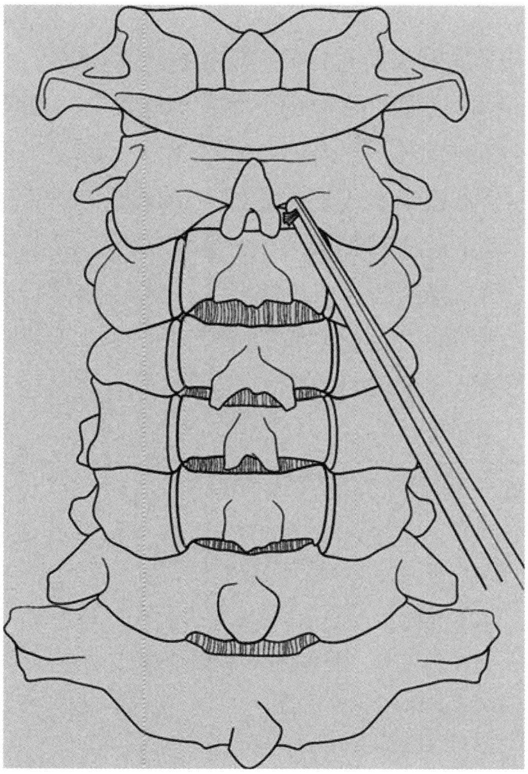

图 11.4 切除椎板边缘的黄韧带示意图

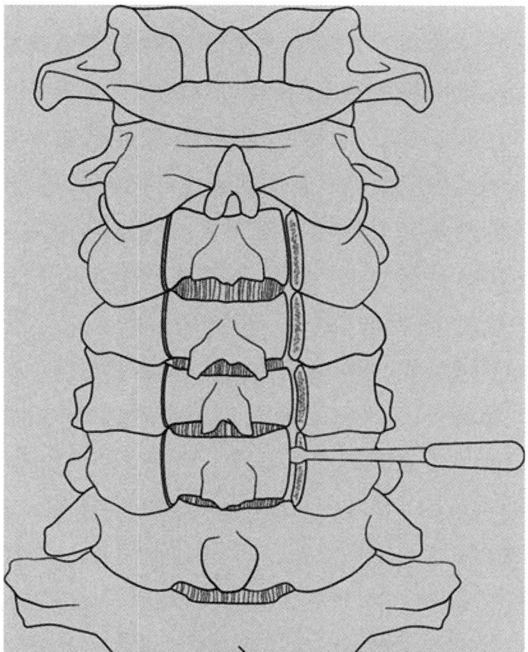

图 11.5 通过使用向上弯的刮匙于开门侧椎板腹侧面将椎板翘起

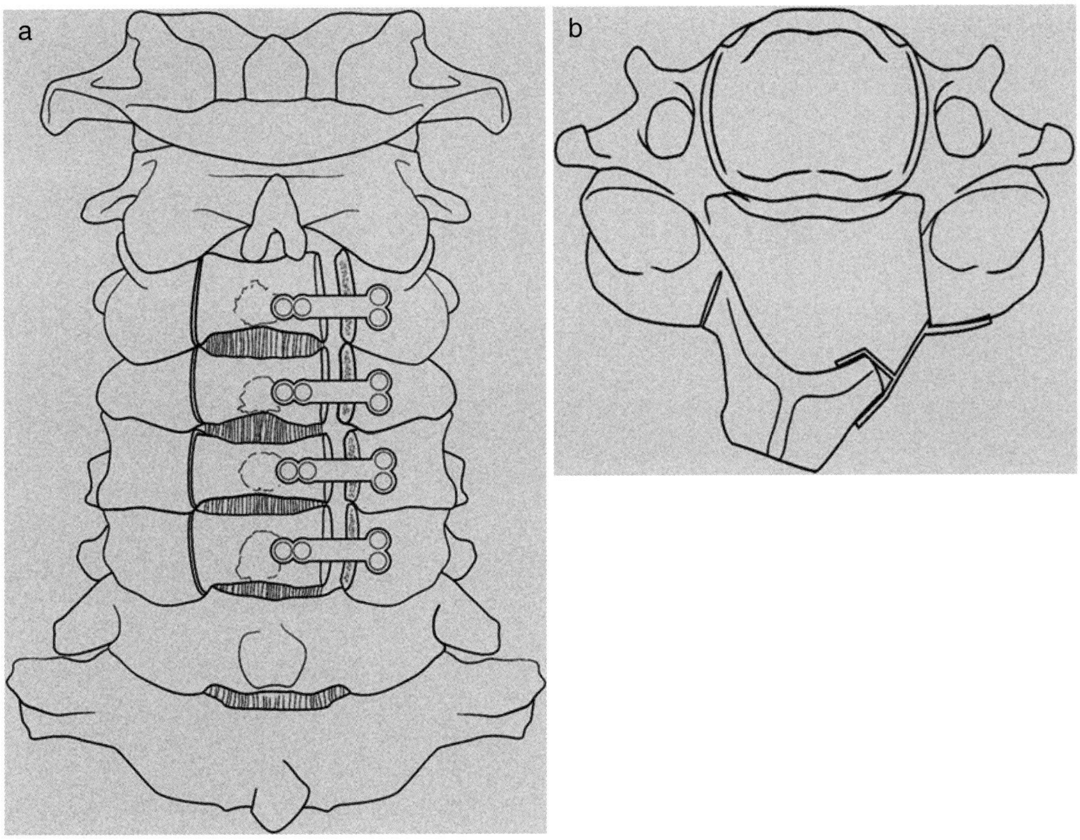

图 11.6 后面观（a）和轴位观（b）显示开门后通过使用中线侧搁物架形状的连接板来保持椎板扩大成形的示意图

免椎板成形术后颈部轴性疼痛的最重要因素，也是避免对术前有显著的颈部疼痛患者采用椎板成形术的原因。保留 C7 棘突和附着的项韧带，以及 C2 肌肉附着点是非常重要的，可以减轻术后颈部轴性疼痛的程度 [29]。

- 即使避免脊柱后凸畸形是椎板成形术的一个主要优势之一，但一些患者术后仍会出现轻度的生理前凸缺失，但并不引起临床后果。
- 颈椎后路（也包括前路）手术（减压、减压并融合及椎板成形术）术后 C5 神经根麻痹是一个需要注意的现象，文献报道发生率是 5% ～ 12%[19]。虽然一些假设的理论被用来解释术后 C5 神经根麻痹现象，但病因可能是多因素的 [19,30]。对于术前神经电生理检查显示存在亚临床神经根病的患者，椎板成形术的同时行选择性的椎间孔成形术可以减少椎板成形术后 C5 神经根麻痹的发生 [31]。虽然一些研究显示预防性地行椎间孔成形术可以减少术后 C5 神经根麻痹的发生率，但这种做法是有争议的，尤其对于没有椎间孔狭窄的患者 [32]。
- 当椎板未有效地抬起而充分地扩大椎管，或者术后出现椎板移位，椎板成形术后可能出现狭窄未解除或再狭窄 [19]。开门侧强有力的固定和避免门轴侧的完全骨折可以帮助避免椎板成形术的失败和再狭窄。

11.6 要诀和技巧

- 选择合适的患者，仅选择术前颈椎前凸曲线存在的患者。
- 术者需要熟练掌握高速磨钻技术来完成开门椎板成形术。
- 患者体位前曲得越多，椎板越容易操作。每节椎板的固定并不改变术前的脊柱曲线。
- 虽然影响术后疼痛的因素颇有争议，我们建

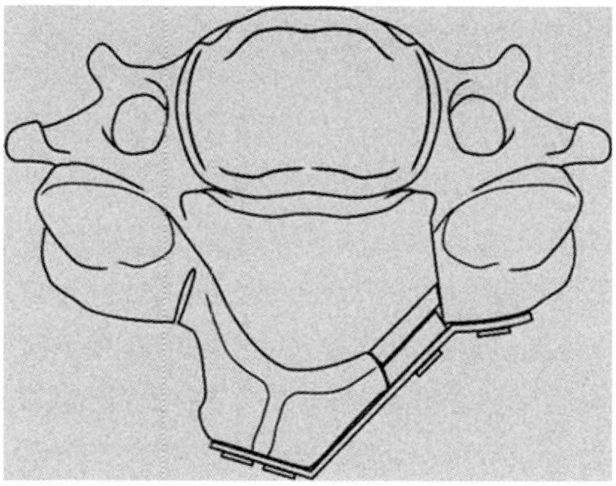

图 11.7 颈椎板成形术使用同种异体骨放置在开门侧的示意图

议保留 C2 棘突附着点的肌肉，保留 C7 棘突，对术前有颈部疼痛的患者避免采用椎板成形术。

- 与通常关注的椎板切除术相比，椎板成形术仍是一项新技术。

11.7 结论

CSM 引起的神经功能障碍伴随着时间症状会进行性加重。手术可以阻止症状的进展，使很多患者状态得以改善。CSM 有许多不同的手术方式，各有利弊。对于多节段颈椎病，椎板成形术是脊髓减压的一个有效办法。把握好手术适应证，避免处理有显著颈部轴性疼痛和后凸畸形的患者，是提高临床效果的重要因素。保护伸肌和充分的椎板固定是手术需要考虑的重要细节。

11.8 循证依据

颈椎后路手术同时通过两个机制实现脊髓减压：直接减压和间接减压。当脊髓病变主要是由于腹侧受压引起时，后路手术诸如椎板成形术就是间接减压的方式，它扩大了椎管面积，使脊髓向后移位，从而避免了前方的压迫。椎板成形术已经被证实是治疗前方 OPLL 所致脊髓病变的有效方式 [20,33,34]。

对于继发于先天性椎管狭窄或黄韧带肥厚所致的脊髓病变，后路手术对于背侧脊髓的减压作用是直接的。椎板切除术和椎板成形术是颈椎后路减压的两种手术方式。椎板成形术保存了颈椎后方的组织结构，提供了椎管的生理结构并为椎

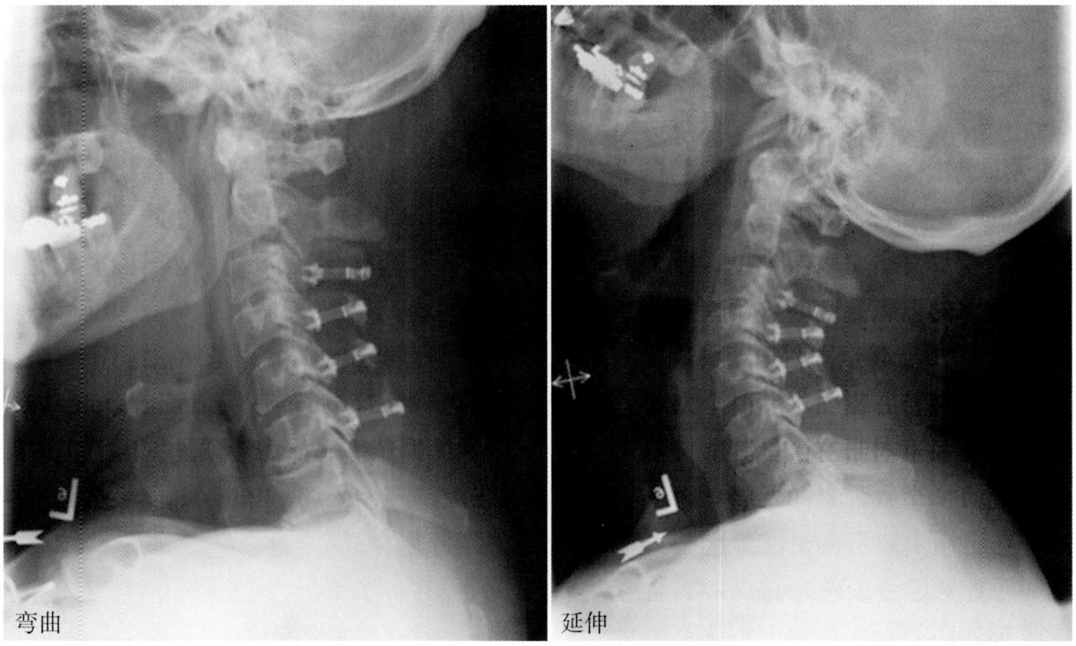

图 11.8 椎板成形术后 1 年动力位 X 线显示颈椎活动度存在

旁肌肉的重新附着提供附着点。Pal 和 Cooper 通过尸检测量了前路和后路椎管容积的负荷传递值，结果发现 64% 的负荷传递是通过后方的容积实现的[35]。这些发现突出强调了保持椎体后弓和关节面完整的重要性。通过保护自然结构和对脊柱后方移位的限制，椎板成形术后医源性不稳极为少见（4 级证据）[36]。尽管不同的椎板成形术围术期并发症的发生率有所不同，但研究并未表明不同术式所致的显著的手术相关的神经功能结果的差异[26]。大部分关于椎板成形术治疗脊髓型颈椎病的证据都是回顾性的，基于不同作者的报道，缺乏将椎板成形术与其他术式做对比的随机对照试验。

椎板成形术后神经功能的恢复程度相较手术技巧而言，可能更与术前的神经功能状态及脊髓病变的严重程度相关。并且所有外科手术处理脊髓型颈椎病均如此。但是狭窄的病因对椎板成形术的预后有一定的影响。一些短期的研究评估了颈椎椎板成形术的临床效果。Hirabayashi 等报告了日本骨科协会（JOA）关于采用开门椎管成形术治疗 CSM 的临床效果，在平均 3 年的随访时间内改善率为 54%[27]。同样，Satomi 等[37]和 Tomita 等[38]各自报道了在 10 年和 38 个月的随访时间内，平均康复率分别为 61% 和 72%。Kawaguchi 等[33]回顾了采用椎板成形术治疗的 133 例脊髓型颈椎病患者的长期（> 10 年）疗效，他们报告了术前的 JOA 评分是 9.1 分，术后一年评分上升至 13.7 分，这个评分维持到术后 10 年，表明椎板成形术的长期疗效确切。Seichi 及其同事[39]报告了随访 12 年的 25 例椎板成形术的患者，术前的 JOA 评分是 8.3，术后最后一次随访评分是 11.7。在他们的研究中，椎板成形术治疗脊髓型颈椎病的短期疗效可以维持 10 年。

由于 OPLL 的自然进展，普遍认为在没有直接切除骨化的情况下，骨化的后纵韧带会继续生长并且引起神经功能损害。文献报道的长期结果表明，骨化的后纵韧带表现为影像学上的逐渐进展，在年轻人更容易纵向进展，并且混合型和连续型的 OPLL 进展的风险较高[34]。然而，尽管 OPLL 有相当高的进展率，椎板成形术后迟发的神经功能损害的发生率却较低。Satomi 和他的同事们[37]报道了 47 例 OPLL 的厚度从术前的 6.3 mm 到椎板成形术后 5 年的 7.5 mm。同样，Iwasaki 同事们通过 10 年的随访发现会有 70% 的患者出现 OPLL 进展，但出现神经系统功能损害的仅 2 例[20,33]。Kawaguchi 和同事们[33]发现有 73% 的患者出现 OPLL 的进展。考虑到椎板成形术后 OPLL 的影像学进展，以及更容易纵向而不是横向发展，可以考虑将受压部位的上个节段及下个节段进行减压，尤其是针对年轻的患者及合并混合型或连续型 OPLL 的患者[34]。

研究比较椎板成形术和椎板切除加固定的并发症发现，椎板成形术的并发症发生率更低[25,40,41]。Kaminsky 的团队[21]比较了椎板成形术和没有固定的椎板切除术治疗 CSM 的临床疗效，结果发现椎板成形术术后较少出现颈痛。Heller 等将存在多节段脊髓型颈椎病行椎板切除并融合或椎板切除术的疗效进行了分组回顾性分析[41]。与椎板切除术并融合组相比，椎板成形术组客观上表现为 Nurick 功能评分提高，主观上表现为肌肉力量、灵活性、感觉、疼痛和步态的改善。椎板成形术组没有并发症发生，而椎板切除术并融合组 9 例出现 14 个并发症。Wada 等回顾性地比较了随访 10 ～ 14 年的多节段 CSM 的患者，23 例行前路椎体次全切除术和 24 例行椎体成形术[10]。两组在神经功能恢复方面并无明显差异，这种情况通常会持续 10 年以上，但是椎体次全切除组手术时间较长，失血较多，并且有 26% 的假关节形成率。椎体成形术组轴性疼痛的发生率较椎体次全切除术组要高。

总之，颈椎前路融合术、椎体切除术、椎板切除术并固定及椎体成形术均是治疗 CSM 有效的手术方式，它们有不同的手术并发症。它们适用于不同的临床情况。依据病理、解剖，以及患者个体化的需求选择不同的手术策略，可以达到最好的手术效果。

作者关于循证证据的总结

脊髓型颈椎病（CSM）是会自然进展的退行性疾病。影响手术治疗预后最重要的因素是术前的严重程度和病程[42]。

本章中，基于对最近文献的综述，尚无高级别的证据支持椎板成形术优于椎板切除术。

总之，在处理CSM上，手术选择大体上分为前路手术和后路手术。虽然在现有的文献基础上，尚无证据表明某种手术方式优于其他的方式，但是当外科医生对于某个患者选择最合适的手术方式时，了解不同手术方式的优点和缺点是很关键的。这与许多决策性的因素相关[43]。

这张流程图可能可以帮助针对脊髓型颈椎病患者选择合适的手术方式（图11.9）。因为尚无明确证据，所以流程图并非依据现有的证据得出。

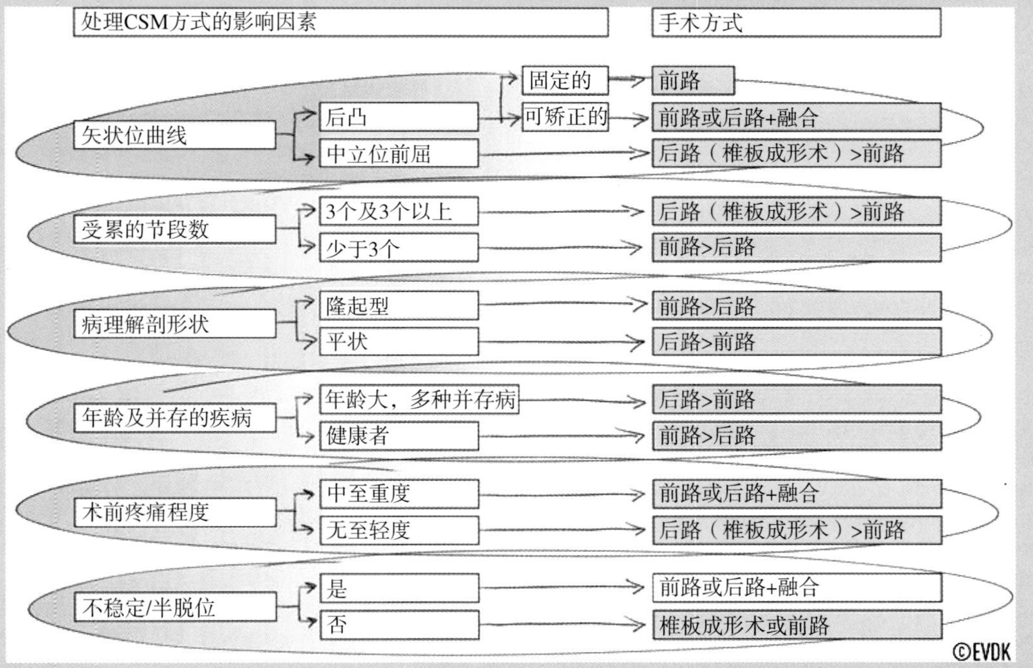

图 11.9 依据术前不同的状态决定最恰当的手术策略（来源于Emery. *Eur Spine J 2015*，经出版社许可转载）

（王 鹏 陈 赞 译）

参考文献

1. Boogaarts HD, Bartels RH (2015) Prevalence of cervical spondylotic myelopathy. Eur Spine J 24(Suppl 2): 139–141
2. Toledano M, Bartleson JD (2013) Cervical spondylotic myelopathy. Neurol Clin 31:287–305
3. Karadimas SK, Gatzounis G, Fehlings MG (2015) Pathobiology of cervical spondylotic myelopathy. Eur Spine J 24(Suppl 2):132–138
4. Karadimas SK, Erwin WM, Ely CG, Dettori JR, Fehlings MG (2013) Pathophysiology and natural history of cervical spondylotic myelopathy. Spine (Phila Pa 1976) 38:S21–S36
5. Fehlings MG, Wilson JR, Yoon ST, Rhee JM, Shamji MF, Lawrence BD (2013) Symptomatic progression of cervical myelopathy and the role of nonsurgical management: a consensus statement. Spine (Phila Pa 1976) 38:S19–S20
6. Matz PG, Anderson PA, Holly LT, Groff MW, Heary RF, Kaiser MG, Mummaneni PV, Ryken TC, Choudhri TF, Vresilovic EJ, Resnick DK, Joint Section on Disorders of the S, Peripheral Nerves of the American Association of Neurological S, Congress of Neurological S (2009) The natural history of cervi-

cal spondylotic myelopathy. J Neurosurg Spine 11:104–111
7. Wilson JR, Barry S, Fischer DJ, Skelly AC, Arnold PM, Riew KD, Shaffrey CI, Traynelis VC, Fehlings MG (2013) Frequency, timing, and predictors of neurological dysfunction in the nonmyelopathic patient with cervical spinal cord compression, canal stenosis, and/or ossification of the posterior longitudinal ligament. Spine (Phila Pa 1976) 38:S37–S54
8. Lawrence BD, Shamji MF, Traynelis VC, Yoon ST, Rhee JM, Chapman JR, Brodke DS, Fehlings MG (2013) Surgical management of degenerative cervical myelopathy: a consensus statement. Spine (Phila Pa 1976) 38:S171–S172
9. Baron EM, Young WF (2007) Cervical spondylotic myelopathy: a brief review of its pathophysiology, clinical course, and diagnosis. Neurosurgery 60: S35–S41
10. Wada E, Suzuki S, Kanazawa A, Matsuoka T, Miyamoto S, Yonenobu K (2001) Subtotal corpectomy versus laminoplasty for multilevel cervical spondylotic myelopathy: a long-term follow-up study over 10 years. Spine (Phila Pa 1976) 26:1443–1447, discussion 1448
11. Ono K, Ebara S, Fuji T, Yonenobu K, Fujiwara K, Yamashita K (1987) Myelopathy hand. New clinical signs of cervical cord damage. J Bone Joint Surg Br 69:215–219
12. Tauchi R, Imagama S, Inoh H, Yukawa Y, Kanemura T, Sato K, Matsubara Y, Harada A, Hachiya Y, Kamiya M, Yoshihara H, Ito Z, Ando K, Ishiguro N (2013) Risk factors for a poor outcome following surgical treatment of cervical spondylotic amyotrophy: a multicenter study. Eur Spine J 22:156–161
13. Tetreault LA, Dettori JR, Wilson JR, Singh A, Nouri A, Fehlings MG, Brodt ED, Jacobs WB (2013) Systematic review of magnetic resonance imaging characteristics that affect treatment decision making and predict clinical outcome in patients with cervical spondylotic myelopathy. Spine (Phila Pa 1976) 38:S89–S110
14. Vedantam A, Rajshekhar V (2013) Does the type of T2-weighted hyperintensity influence surgical outcome in patients with cervical spondylotic myelopathy? A review. Eur Spine J 22:96–106
15. Ellingson BM, Salamon N, Holly LT (2015) Advances in MR imaging for cervical spondylotic myelopathy. Eur Spine J 24(Suppl 2):197–208
16. Ellingson BM, Salamon N, Grinstead JW, Holly LT (2014) Diffusion tensor imaging predicts functional impairment in mild-to-moderate cervical spondylotic myelopathy. Spine J 14:2589–2597
17. Bartels RH, van Tulder MW, Moojen WA, Arts MP, Peul WC (2013) Laminoplasty and laminectomy for cervical sponydylotic myelopathy: a systematic review. Eur Spine J 24 (Suppl 2):160–167
18. Kim SW, Hai DM, Sundaram S, Kim YC, Park MS, Paik SH, Kwak YH, Kim TH (2013) Is cervical lordosis relevant in laminoplasty? Spine J 13:914–921
19. Ratliff JK, Cooper PR (2003) Cervical laminoplasty: a critical review. J Neurosurg 98:230–238
20. Iwasaki M, Kawaguchi Y, Kimura T, Yonenobu K (2002) Long-term results of expansive laminoplasty for ossification of the posterior longitudinal ligament of the cervical spine: more than 10 years follow up. J Neurosurg 96:180–189
21. Kaminsky SB, Clark CR, Traynelis VC (2004) Operative treatment of cervical spondylotic myelopathy and radiculopathy. A comparison of laminectomy and laminoplasty at five year average follow-up. Iowa Orthop J 24:95–105
22. Zdeblick TA, Abitbol JJ, Kunz DN, McCabe RP, Garfin S (1993) Cervical stability after sequential capsule resection. Spine (Phila Pa 1976) 18: 2005–2008
23. LaRocca H, Macnab I (1974) The laminectomy membrane. Studies in its evolution, characteristics, effects and prophylaxis in dogs. J Bone Joint Surg 56B: 545–550
24. Herkowitz HN (1988) Cervical laminaplasty: its role in the treatment of cervical radiculopathy. J Spinal Disord 1:179–188
25. Herkowitz HN (1988) A comparison of anterior cervical fusion, cervical laminectomy, and cervical laminoplasty for the surgical management of multiple level spondylotic radiculopathy. Spine (Phila Pa 1976) 13:774–780
26. Heller JG, Raich AL, Dettori JR, Riew KD (2013) Comparative effectiveness of different types of cervical laminoplasty. Evid-Based Spine Care J 4: 105–115
27. Hirabayashi K, Watanabe K, Wakano K, Suzuki N, Satomi K, Ishii Y (1983) Expansive open-door laminoplasty for cervical spinal stenotic myelopathy. Spine (Phila Pa 1976) 8:693–699
28. Chiba K, Ogawa Y, Ishii K, Takaishi H, Nakamura M, Maruiwa H, Matsumoto M, Toyama Y (2006) Long-term results of expansive open-door laminoplasty for cervical myelopathy – average 14-year follow-up study. Spine (Phila Pa 1976) 31:2998–3005
29. Riew KD, Raich AL, Dettori JR, Heller JG (2013) Neck pain following cervical laminoplasty: does preservation of the C2 muscle attachments and/or C7 matter? Evid-Based Spine Care J 4:42–53
30. Yamanaka K, Tachibana T, Moriyama T, Okada F, Maruo K, Inoue S, Horinouchi Y, Yoshiya S (2014) C-5 palsy after cervical laminoplasty with instrumented posterior fusion. J Neurosurg Spine 20:1–4
31. Sasai K, Saito T, Akagi S, Kato I, Ohnari H, Iida H (2003) Preventing C5 palsy after laminoplasty. Spine (Phila Pa 1976) 28:1972–1977
32. Nassr A, Eck JC, Ponnappan RK, Zanoun RR, Donaldson WF 3rd, Kang JD (2012) The incidence of C5 palsy after multilevel cervical decompression procedures: a review of 750 consecutive cases. Spine (Phila Pa 1976) 37:174–178
33. Kawaguchi Y, Kanamori M, Ishihara H, Nakamura H, Sugimori K, Tsuji H, Kimura T (2001) Progression of

ossification of the posterior longitudinal ligament following en bloc cervical laminoplasty. J Bone Joint Surg Am 83-A:1798–1802
34. Fargen KM, Cox JB, Hoh DJ (2012) Does ossification of the posterior longitudinal ligament progress after laminoplasty? Radiographic and clinical evidence of ossification of the posterior longitudinal ligament lesion growth and the risk factors for late neurologic deterioration. J Neurosurg Spine 17:512–524
35. Pal GP, Sherk HH (1988) The vertical stability of the cervical spine. Spine (Phila Pa 1976) 13:447–449
36. Shaffrey CI, Wiggins GC, Piccirilli CB, Young JN, Lovell LR (1999) Modified open-door laminoplasty for treatment of neurological deficits in younger patients with congenital spinal stenosis: analysis of clinical and radiographic data. J Neurosurg 90:170–177
37. Satomi K, Nishu Y, Kohno T, Hirabayashi K (1994) Long-term follow-up studies of open-door expansive laminoplasty for cervical stenotic myelopathy. Spine (Phila Pa 1976) 19:507–510
38. Tomita K, Kawahara N, Toribatake Y, Heller JG (1998) Expansive midline T-saw laminoplasty (modified spinous process-splitting) for the management of cervical myelopathy. Spine (Phila Pa 1976) 23:32–37
39. Seichi A, Takeshita K, Ohishi I, Kawaguchi H, Akune T, Anamizu Y, Kitagawa T, Nakamura K (2001) Long-term results of double-door laminoplasty for cervical stenotic myelopathy. Spine (Phila Pa 1976) 26:479–487
40. Edwards CC 2nd, Heller JG, Murakami H (2002) Corpectomy versus laminoplasty for multilevel cervical myelopathy: an independent matched-cohort analysis. Spine (Phila Pa 1976) 27:1168–1175
41. Heller JG, Edwards CC 2nd, Murakami H, Rodts GE (2001) Laminoplasty versus laminectomy and fusion for multilevel cervical myelopathy: an independent matched cohort analysis. Spine (Phila Pa 1976) 26:1330–1336
42. Tetreault LA, Karpova A, Fehlings MG (2015) Predictors of outcome in patients with degenerative cervical spondylotic myelopathy undergoing surgical treatment: results of a systematic review. Eur Spine J 24(Suppl 2):236–251
43. Bartels RH, van Tulder MW, Moojen WA, Arts MP, Peul WC (2015) Laminoplasty and laminectomy for cervical sponydylotic myelopathy: a systematic review. Eur Spine J 24(Suppl 2):160–167

12 颈椎前路减压融合术或关节成形术

Manish K. Kasliwal and Vincent C. Traynelis

12.1 引言

颈椎退行性疾病仍然是世界上最常见的脊柱外科疾病之一。虽然大部分颈椎退行性疾病的患者初期无症状，但随着病情加重，临床症状往往会逐渐出现，并变得越来越复杂[1]。退变过程先从椎间盘开始，从椎间盘突出逐步进展到小关节骨关节病和骨赘形成。这些变化逐渐引起颈椎轴性疼痛、根性疼痛、脊髓压迫症状和颈椎退变性畸形等，且上述症状也可同时存在。引起上述临床症状的原因较多，病理生理学机制包括静态压迫、先天性椎管狭窄和动态压迫等因素，这些因素可引起炎症反应、细胞凋亡和微血管改变[1]。颈椎退行性疾病作为良性疾病，自然病史通常是缓慢而逐渐进展的。非手术治疗是不伴脊髓压迫的颈椎病患者首选的治疗方法，但中度到重度脊髓病变的患者不建议非手术治疗[2,3]。颈椎病的手术方式可采用前路或后路手术。影响手术方式选择的因素有很多，包括脊髓受压部位的解剖位置、颈椎局部和整体的曲度、手术节段的长短、是否存在神经根病变和其他伴随疾病，以及手术医生对术式的熟悉程度等。然而，颈椎前路椎间盘切除融合术（anterior cervical diskectomy and fusion，ACDF）仍然是治疗颈椎病的最常用的手术方法之一。

1955 年，Robinson 和 Smith 最先描述了该手术的方式，Southwick 和 Robinson 于 1957 年进行了改良[4,5]。在随后的几十年里，颈椎前路手术方法并没有太大的改变。近年来，随着对颈椎融合相关生物力学的研究，以及对术后邻近节段退变（adjacent segment disease，ASD）的研究逐渐深入，人们对颈椎人工椎间盘置换术（cervical disk replacement，CDR）产生了极大的热情。因为人工椎间盘不但能维持脊柱稳定性和减轻疼痛，同时还可以保留颈椎的运动功能[6]。许多大型的随机对照研究已证实颈椎人工椎间盘置换术对单节段及双节段的颈椎间盘突出症有较好的疗效[7-9]。虽然 ACDF 和 CDR 的手术方法大致相同，但 CDR 手术仍有其特殊性，我们在本章后面会进行讨论。熟练掌握颈椎前路减压融合术或关节成形术对所有脊柱外科医生来说十分必要。本章将重点介绍 ACDF 和 CDR 的适应证，并详细阐述手术方式上的区别。

12.2 诊断

12.2.1 术前评估和术前影像学检查

术前详细的病史采集和体格检查有助于我们做出准确的诊断。颈椎病的诊断通常从症状学入手，最后通过影像学确定。术前通过 X 线片（中立位、过屈、过伸）判断是否存在脊柱不稳和矢状面失衡非常重要。近期有研究表明，部分人群的颈椎矢状位曲度变直甚至后凸也可不产生症状，因此这种情况不应被认为是“异常”的。当我们实施 ACDF 手术时，应矫正患者不良的颈椎曲度。但是我们不应该总是试图将颈椎曲度矫正到正常[10]。如果需要行CDR手术，必须仔细评估关节突的退变。单光子发射计算机断层成像术（SPECT/CT）可显示骨代谢的变化，来判断是否存在关节突的骨关节炎。CT可以帮助判断是否存在后纵韧带骨化（OPLL）。磁共振成像（MRI）可清晰地显示颈椎椎间盘、韧带和神经，仍然是评估颈椎病的“金标准”。此外，关节突关节的滑膜炎也可在MRI清晰地显示出来。既往有颈部手术史或术前存在声音嘶哑或吞咽困难病史的患者应进行耳鼻喉检查。如果患者存在MRI检查禁忌证，术前则需要行CT椎管造影。当体格检查和MRI无法得出结论时，可以通过肌电图判断是否存在神经根病变。

12.2.2 手术适应证和禁忌证

颈椎病的自然病史通常较缓慢，大约45%的患者症状在发病后6周内通过非手术治疗可得到较好的缓解[3]。总体来说，颈椎病患者应首先采用非手术治疗作为初始治疗，非手术治疗的成功率高达90%，因此没有必要在发病后立即行手术干预。如果经过一系列的非手术治疗后，患者的症状仍不缓解，则他们可能需要手术治疗[3]。

当患者出现由椎间盘突出或颈椎关节退变引起的难以忍受的神经根痛、脊髓压迫相关症状或逐渐加重的神经系统功能损害症状时，若责任节段与症状相一致，可考虑行ACDF手术治疗（图12.1）。

颈椎动力位片提示颈椎不稳或体格检查发现脊髓病变的患者也应该考虑手术治疗。手术指征还包括特定类型的颈椎创伤、肿瘤、畸形或感染。当患者的脊髓致压物来自于椎体后缘或脊髓后方时，应考虑行颈椎前路椎体切除术或后路手术。对于既往曾行颈椎放疗、颈淋巴结清扫或食管手术的颈椎病患者，采用ACDF手术虽无绝对禁忌证，但手术难度大，并有较高的手术风险，因此应尽量避免经前路手术，若情况允许可行后路减压。

颈椎关节成形术的适应证更加严格，目前美国FDA批准的适应证有：C3 ~ C7之间由神经根病变或脊髓病变引起的单节段或双节段压迫导致的顽固性疼痛，经保守治疗6周无明显缓解，还包括相邻节段或非相邻节段曾行颈椎融合术的患者[8,9,11]。理想情况下，接受人工椎间盘置换的患者应具有良好的颈椎生理曲度（无明显不稳）和活动性，以及下列病理状况之一：由椎间盘突出或椎间孔狭窄引起的神经根病变，或C3 ~ C7由椎间盘突出引起，伴有或不伴有轴性疼痛的脊髓病变。在众多的CDR禁忌证中，对于中度到重度关节突关节病变需要特别关注，要重视其临床和影像学证据。其他禁忌证包括颈椎不稳，术前影像提示椎间隙消失，既往曾行后路椎板成形术伴后凸畸形、骨质疏松症、代谢性骨病、类风湿关节炎、强直性脊柱炎、后纵韧带骨化或弥漫肥厚性骨病、存在感染（既往或当前）、恶性肿瘤、已知对植入物过敏、已经怀孕或术后3年内计划怀孕的患者[12]。

12.3 手术技术

患者呈仰卧位，为了尽量恢复颈椎的曲度，颈部可以适度后仰。为了方便术中透视，用宽胶布将肩部下拉，并将手臂固定在身体两侧（图12.2）。如果不能充分下拉肩膀，可能会妨碍术中侧位透视。在术中，通过被动性的足背屈，可以在侧位透视多看到一个被遮挡住的椎体。

对存在脊髓压迫的患者，术中应维持平均动脉压（MAP）超过80 mmHg。作者并不常规推荐ACDF手术使用神经监测，如果采用，在手术开始前应事先安放好电极，记录躯体感觉和经颅运动诱发电位的基线。手术侧应根据术者习惯选择，由于喉返神经的解剖特点，右侧入路术后声音嘶哑的发生率增加，我们通常更倾向于左侧入路[13]。由于喉返神经在左侧的解剖位置较为恒定，因此左侧入路更加安全，由于右侧喉返神经较短且斜行穿出，在术中牵拉时容易受到损伤[14]。虽然可以通过不同的体表标志来确定手术切口位置，我们通常采用术中X线来定位切口位置，并尽可能经皮肤褶皱做切口，以获得更好的美容效果。采用自中线到胸锁乳突肌（SCM）前缘的横向切口，可以充分暴露2 ~ 3个手术节段。采用

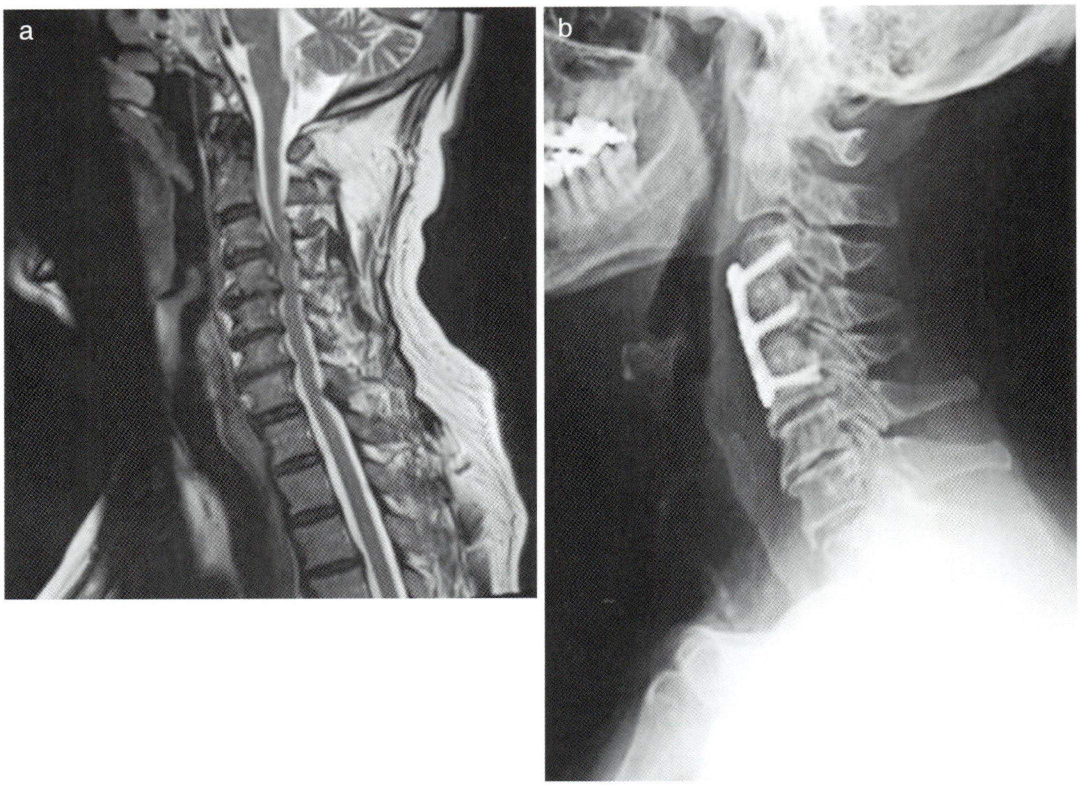

图 12.1 双节段 ACDF 手术病例（右），患者主要表现为颈椎退变，局限于椎间盘水平的骨赘形成，T2WI 显示中度脊髓压迫和脊髓病变（左）

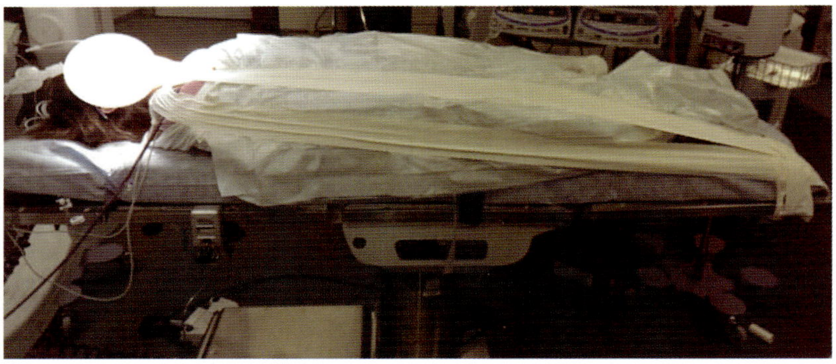

图 12.2 患者行颈椎前路椎间盘切除术或置换术的仰卧位体位摆放。双肩用胶带向下牵拉，更加方便术中透视

跨越中线的切口，并切断颈阔肌，可暴露 3 个节段以上的椎体。当需要暴露 4 个或更多节段时，我们习惯采用沿着胸锁乳突肌内侧的纵向切口。用记号笔标记切口位置，采用无菌的方式消毒铺巾。如果计划行自体髂骨移植，髂骨术区也应做好充分准备。

- 沿皮肤标记线做横行切口，锐性分离并切断颈阔肌以充分暴露术野，自颈阔肌下显露胸锁乳突肌内缘，将胸锁乳突肌和颈动脉鞘轻轻向外侧牵开，将舌骨下肌群和气管、食管、脏器向内牵开。若在 C5 ~ C6 水平，前方有肩胛舌骨肌遮挡，我们通常切断肩胛舌骨肌并在手术结束前进行缝合（图 12.3）。
- 在胸锁乳突肌和内侧鞘之间分离颈筋膜浅层，锐性分离颈动脉鞘内侧和气管食管外侧以显露下方的椎体。为了保护喉返神经，在

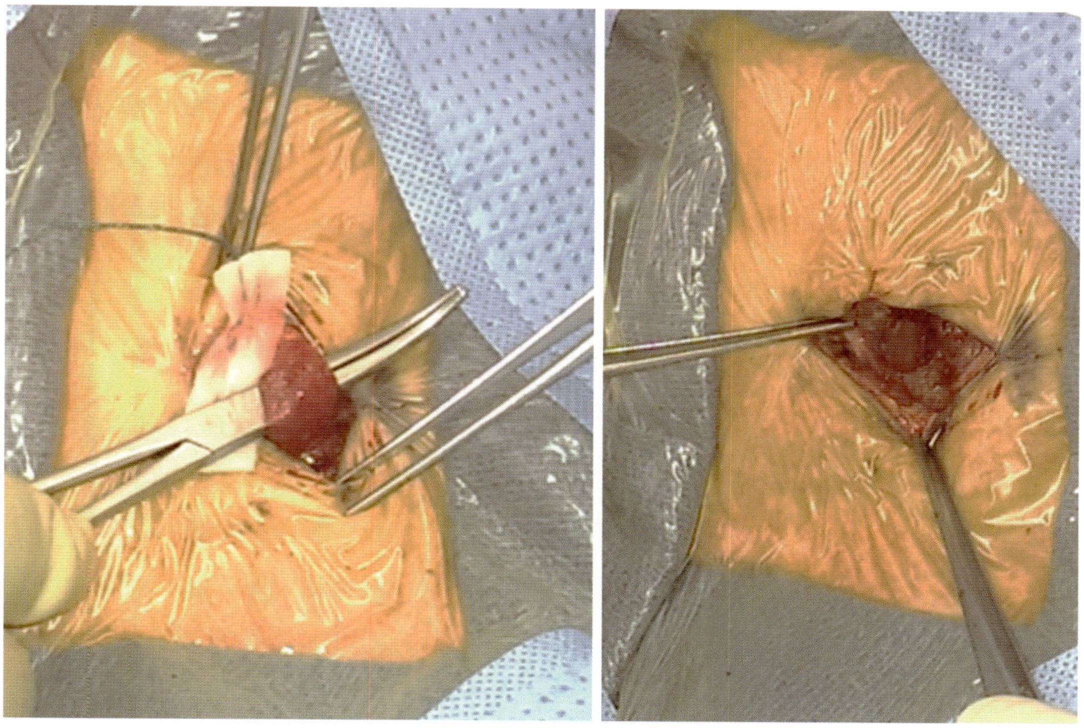

图 12.3 分离并切断肩胛舌骨肌

C5 水平以上我们推荐锐性解剖。如果病变节段较低，在 C5 水平以下钝性分离可减少对喉返神经的损伤。如果甲状腺上、下动脉影响术中暴露，用止血夹将其夹闭后切断并不会产生不良后果，然而，这种情况也非常少见。

- 术前应常规使用透视确定手术节段（图 12.4），但应避免使用针头进行椎间盘定位，以免错误地在非手术节段插入针头，增加椎间盘退变的风险。自肌肉止点分离双侧颈长肌，并向两侧牵开半个椎体的宽度。
- 此时可使用牵开器（Thompson Inc.，Traverse City，MI）暴露手术视野，将窄齿的叶片放置于颈长肌深面，以牵开颈长肌，另一叶片牵开气管食管。当牵开器安置好之后，气管插管的气囊应放气再缓慢充气，以减少对气管及食管喉部神经的压迫。牵开器的叶片应置于颈长肌深方，以避免术后霍纳综合征的出现。应尽量避免向两侧过度分离颈前组织，因为椎动脉走行在横突孔中，向外分离至钩突关节时有损伤椎动脉的风险。
- 用手术刀切开纤维环，用咬骨钳结合小刮匙摘除椎间盘组织，并直至显露后纵韧带（图 12.5）。对于退变较严重的患者，在椎间盘之前应先切除椎体前缘的骨赘。术中应通过暴露两侧钩椎关节来确定中线。
- 使用手术显微镜可以使手术视野放大，增加清晰度，并更有利于手术操作。我们建议在此步骤中使用手术显微镜代替头灯和放大镜，以增加手术视野。
- 植入椎体牵开钉，使用椎体牵开器牵开椎间隙，增加暴露视野，以便于切除椎间盘后半部分。我们习惯在椎间隙两旁的骨质中安置椎体牵开器。如需恢复颈椎的生理曲度，可将两根椎体牵开钉略微成角度交叉植入，安置椎体牵开器使两根牵开钉平行，以恢复颈椎前凸（图 12.6）。
- 使用高速磨钻磨除椎体后缘骨赘，先将骨赘磨薄，然后用小刮匙轻轻从脊髓前方将其刮除。（图 12.7）
- 探查后纵韧带是否存在因椎间盘压迫造成的缺损。常规切除后纵韧带的做法存在争议，我们通常切除后纵韧带来获得更好的减压。

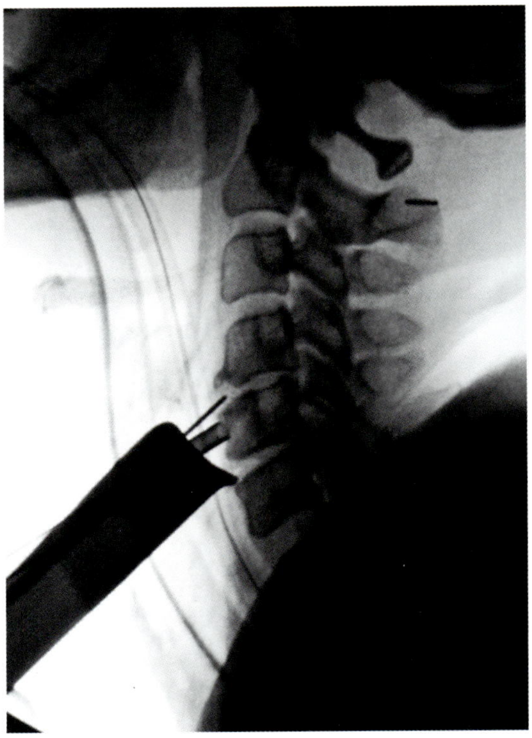

图 12.4 术中透视图像显示通过椎体前方牵开器位置确认手术节段（C4/C5），并使用单极电凝做标记

若椎间盘已突破后纵韧带，则是后纵韧带切除的指征。

- 然后利用 2 mm Kerrison 咬骨钳切除后纵韧带，并可在术野中清晰地看到硬膜及发出的神经根（图 12.8）。仔细显露后纵韧带、椎体后缘骨赘和神经结构对于避免医源性脊髓损伤极为重要。在脊髓表面减压时，我们推荐双手持 Kerrison 咬骨钳操作。
- 使用高速磨钻结合刮匙处理椎体终板，软骨终板应彻底去除，显露略微渗血的骨性终板，以尽可能地提高椎间融合率。
- 减压完成后，使用凝血酶浸泡的明胶海绵进行止血。
- 利用测深器测量椎间隙深度，并选择不同型号的试模植入，以确定合适大小的椎间植入物或融合器（图 12.9）。作者推荐使用商业化生产的同种异体皮质骨植入物，三面皮质骨植入物和其他椎间融合器也可以根据术者的经验选用。应使用高度 ≥ 7 mm 的椎间植入物，使用过大的椎间植入物会使椎间隙过度撑开，损伤关节突，并引起术后颈部疼痛。

虽然单节段 ACDF 手术可不使用内固定，但作者推荐采用钛板固定。钛板长度应合适，便于在椎体上植入螺钉，但长度不应过长，以免对相邻椎体产生影响。应尽量使用小号的钛板，钛板两端应与相邻的椎间隙保持至少 5 mm 距离。颈前钉板系统可实现坚强内固定，而动态内固定系统可通过螺钉处的微动及钛板中间的沟槽，实现应力的分解，这两种内固定系统均可采用。

- 当选择合适大小的钛板之后，应将钛板预弯，使其符合颈椎生理曲度。安置钛板时，应将钛板的中心与椎间隙的中心相对应，并使用螺钉固定钛板。先使用丝攻预制钉道，

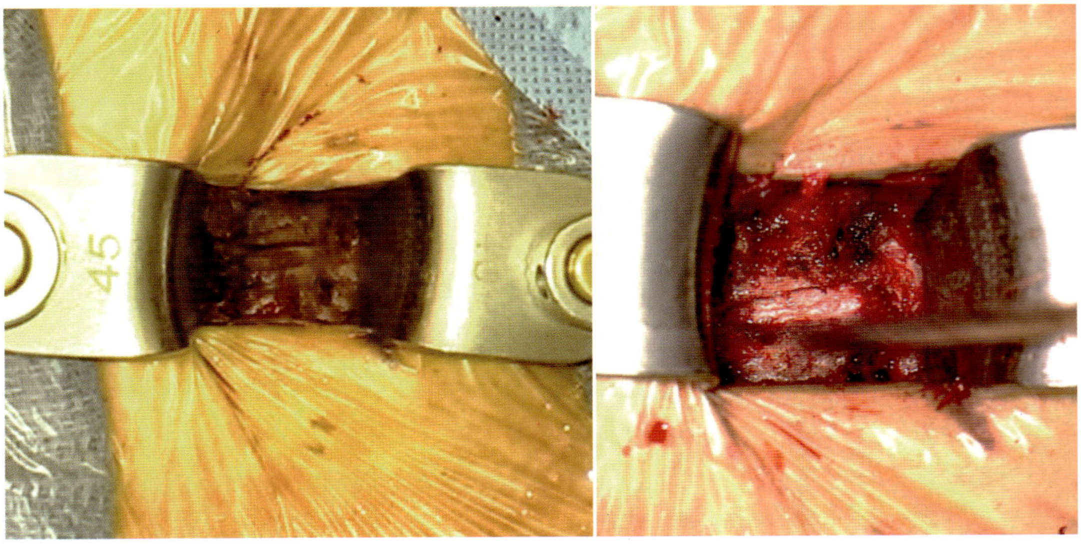

图 12.5 切开纤维环（左），并用枪钳和小刮匙切除椎间盘组织，直至显露后纵韧带（右）

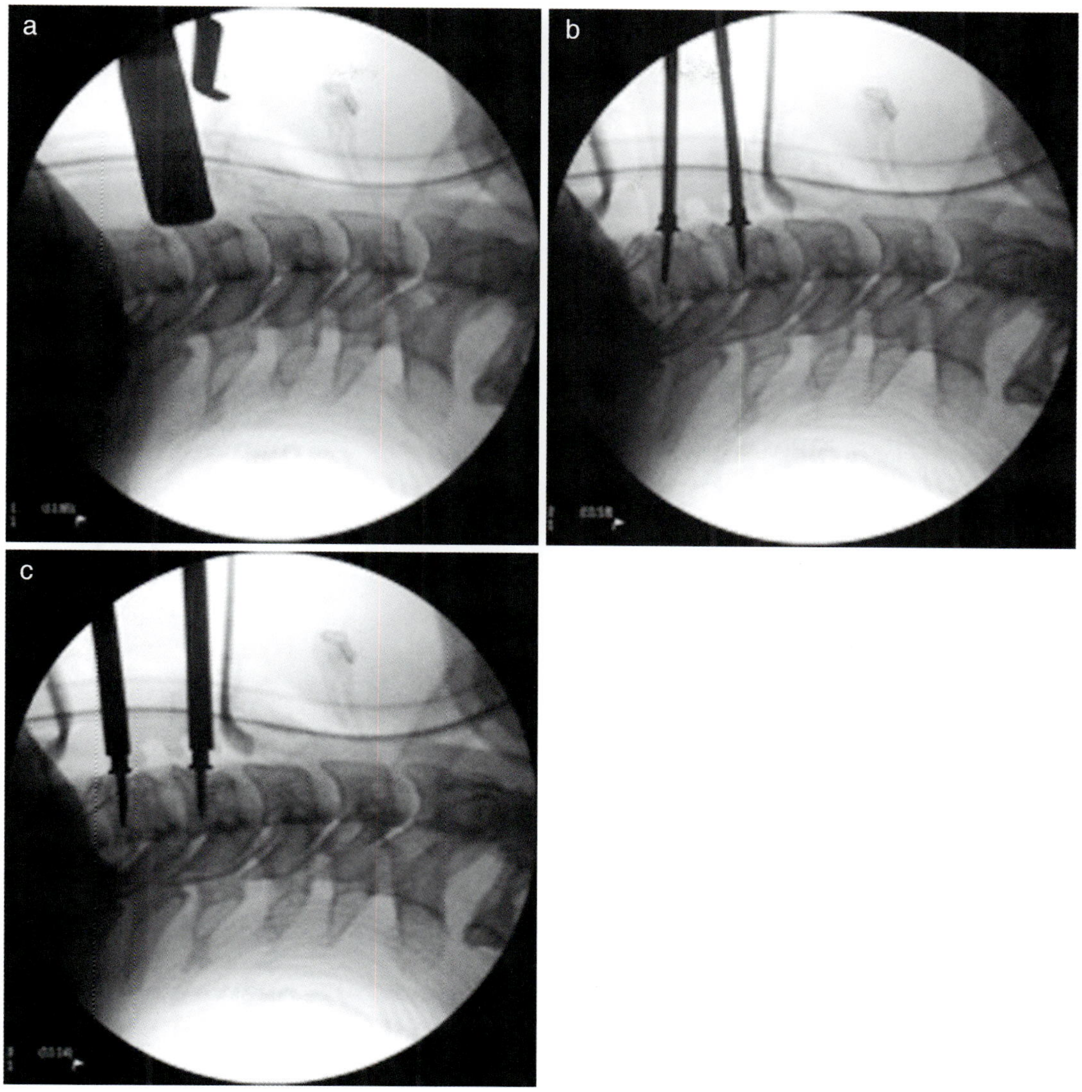

图 12.6 患者 C5 ~ C6 节段存在软性椎间盘突出伴轻度节段性后凸畸形。(a) 患者体位摆放保持颈椎中立位。(b) 略微交叉植入椎体牵开钉。(c) 当牵开器安装完毕，牵开钉角度变得平行，颈椎前凸角度恢复。(由比利时 Nikolaas 总医院 Erik Van de Kelft 提供)

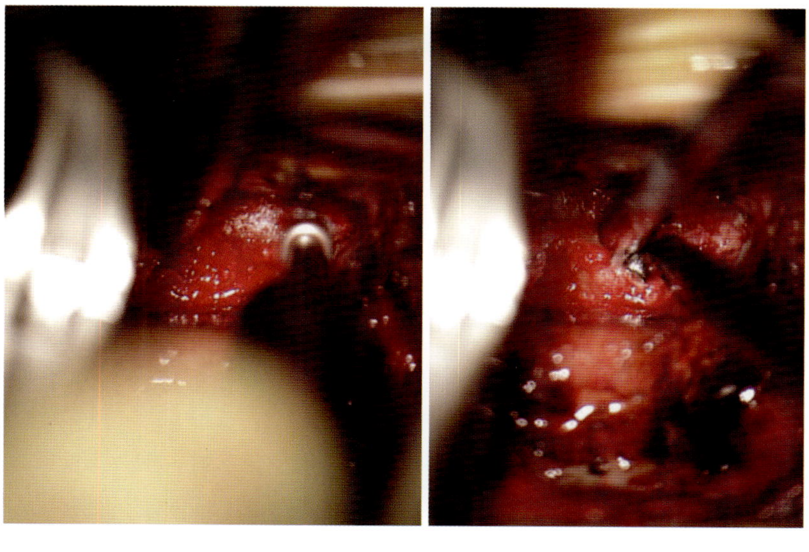

图 12.7 使用高速磨钻磨除椎体后缘骨赘（左），然后使用刮匙将骨赘从脊髓或神经根表面剥离（右）

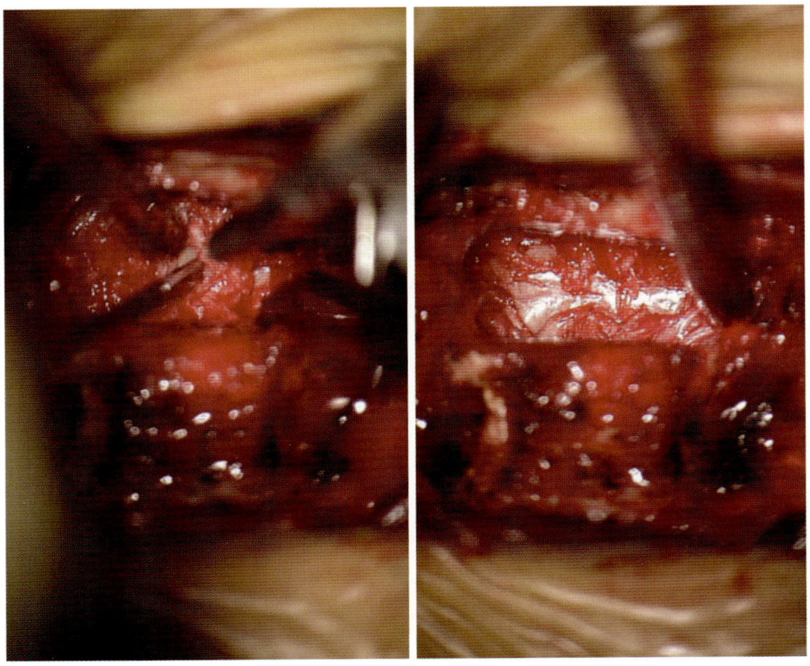

图 12.8 后纵韧带与脊髓表面的间隙（左），使用 Kerrison 咬骨钳切除后纵韧带（右）

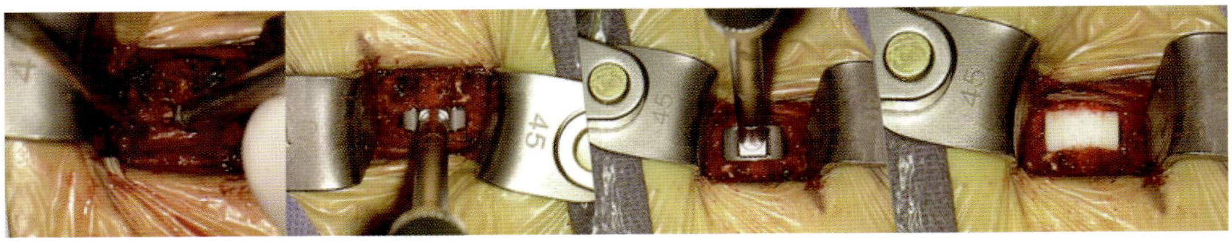

图 12.9 使用测深器测量椎间隙深度（左），然后磨削上下终板，进行试模，最后选择合适型号的植入物，并使植入物的前缘埋入椎间隙内（右）

然后植入螺钉，或使用自攻螺钉直接植入。理想的螺钉方向应从外侧指向中线，以减少椎动脉损伤的风险（图 12.10）。大多数情况可采用 14mm 或 16mm 长度的螺钉，在多节段 ACDF 手术时，我们常通过侧位透视，准确植入双皮质螺钉，以增加内固定系统整体的坚固程度。

- 用大量生理盐水冲洗伤口，根据医生偏好决定是否放置引流管。为避免术后血肿形成，我们在手术结束前常规在咽后间隙放置引流管，并在手术次日早晨拔出。依次缝合颈阔肌和皮下组织，用生物胶黏合皮肤。

术后管理包括从转运至下地。术后是否应佩戴颈托存在争议，各观点之间的差异也较大。若术中未采用钛板内固定，则术后应佩戴颈托 4 ~ 6 周。我们术中常规采用钛板内固定，因此 3 个节段以下的 ACDF 手术，术后不常规佩戴颈托。术后患者进食应根据其耐受程度调整，大部分患者在术后会出现一定程度的吞咽不适，若出现吞咽不适，则应适当减少进食。若患者需长期住院治疗，尤其是多节段手术的患者，在术后第一天应皮下注射肝素预防下肢深静脉血栓（DVT）。研究证实，非甾体类抗炎药物（NSAIDs）会影响术后骨融合，因此术后 6 周内应避免使用非甾体类抗炎药物。术后应根据患者的神经系统功能，决定是否进行物理康复治疗，并在数周之内开始。对患者应定期进行临床和影像学随访，确保术后生理曲度的维持，并通过薄层 CT 骨窗和矢状位、

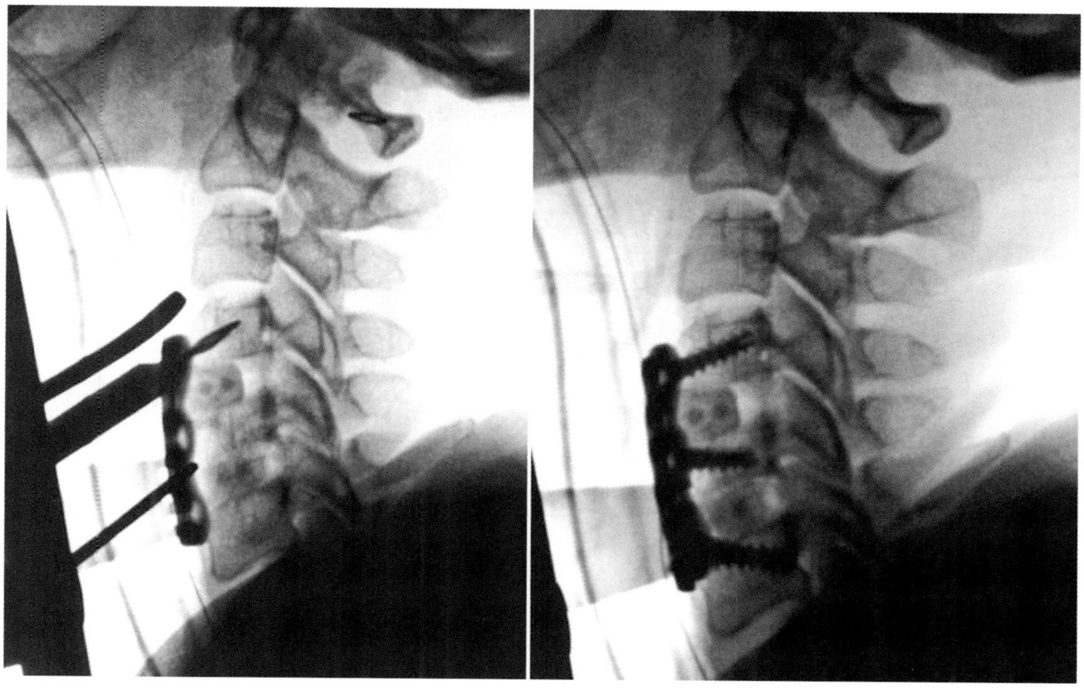

图 12.10 术中透视显示在导向器的引导下在椎体上钻孔（左），植入螺钉将钛板固定于椎体上（右），具体细节见正文

冠状位重建判断是否达到骨性融合。

12.3.1 并发症

虽然 ACDF 是十分安全有效的手术方式，但并发症仍有发生。几乎所有患者术后会出现不同程度的吞咽困难，但大多数患者吞咽困难的程度并不严重，并很快得到缓解。部分患者术后可能出现发音障碍，原因可能是术后暂时的咽部水肿或术中神经损伤。术中对颈前软组织的分离和牵拉可造成喉返神经损伤。喉返神经损伤的原因包括喉内压迫、直接损伤、间接压迫、血肿或牵开器造成的牵拉损伤等 [15]。若术中经髂骨取骨，供骨区也可出现皮神经损伤、长期疼痛等并发症。

术后血肿形成也时有发生，一旦出现严重的临床症状，部分患者需行二次手术清除血肿。术后假关节形成虽然在单节段 ACDF 较少见，然而多节段融合手术增加了骨不连的发生率。大多数的假关节形成是无症状的，不需要额外干预。术后临近节段退变是椎间盘切除融合术后，相邻节段椎间盘局部应力增加导致的结果，并存在潜在的风险。虽然 ACDF 与邻近节段退变的关系仍无定论，但文献中指出 10 年内邻近节段退变的发生率累计高达 25%。术后 X 线检查也可发现邻近节段退变，但这种临近节段退变与临床症状并不存在相关性。食管损伤可增加感染风险，延长术后治疗时间，但发生率较低。脊髓和神经根损伤是 ACDF 手术最严重的并发症，但发生率极低。

12.3.2 关节成形术

颈椎关节成形术与 ACDF 手术显露过程基本相同。在美国和全球范围内，获得批准使用的人工椎间盘种类较多，各类人工椎间盘在使用细节上也略有不同，因此我们主要讨论适用于所有人工椎间盘的通用技术 [11]。所有拟行人工椎间盘置换术的患者，术前应告知其手术方式可能根据术中情况发生变化，若术中无法行人工椎间盘置换术，有可能改为 ACDF 手术。

- 患者体位摆放十分关键，使颈椎处于中立位非常重要。摆放体位时若使颈椎后凸，则无法选择合适型号的植入物。正位 X 线透视有助于在切除椎间盘之前标记出中线。
- 椎间隙双侧应充分减压，有神经根压迫者应减压至钩椎关节。所有的椎间盘、软骨组织应从终板全部刮除而软骨下骨应保留，以植入合适大小的假体，并防止植入物沉降。

- 在X线透视上，椎体前后缘应对齐，以方便选择合适大小的植入物。如果植入物尺寸过小，人工椎间盘可能无法发挥作用。相反，如果植入物太大，因关节突和后韧带被过度撑开，可能会限制人工椎间盘的正常运动范围（ROM），从而导致椎体间“僵化”。术中应仔细观察侧位透视影像在试模和终板之间是否存在间隙，或关节突关节面间是否分离。在假体植入后，应拍摄X线正侧位图像，以确认人工椎间盘在冠状面和矢状面的位置正确。
- 非甾体类抗炎药物在手术后继续服用2周，以减少异位骨化的风险。

12.4 循证医学评价

12.4.1 脊髓型颈椎病（CSM）

脊髓型颈椎病的自然史包括一段时间的症状稳定期，并伴有阶段性的症状恶化。Clarke和Robinson对120名脊髓型颈椎病患者的自然病史研究表明，患者的运动症状会逐渐恶化，75%的患者经干预后可有一段稳定期，后症状呈阶梯性加重，20%的患者症状呈缓慢持续性进展，5%的患者初期症状快速进展，随后有长时间的稳定期[16]，120名患者的症状均未出现逆转或恢复。Lees和Turner回顾了44名颈椎病患者的临床和影像学资料，并得出同样结论，脊髓型颈椎病的自然病史是一个长期的过程，初期症状会进展，随后有长时间的症状稳定期[17]。Kadanka等对轻中度脊髓型颈椎病患者经手术治疗和非手术治疗的临床效果进行了长达3年的前瞻性随机对照研究。结果表明，在3年的随访期间内，两组临床结果没有明显差异，并得出了手术治疗与非手术治疗效果近似的结论[18,19]。此研究也被部分学者诟病，他们认为手术干预组的术后症状改善程度与已有研究相比较差，这可能是导致两组结果差异不显著的一个潜在原因。Symon和Lavender则在其综述中指出，脊髓型颈椎病的进展是一个良性过程，67%的患者出现神经系统症状进行性加重，并不伴临床症状稳定期[20]。Sampath等开展了一项多中心、非随机的前瞻性临床试验，共纳入503例患者，发现与非手术治疗相比，接受手术治疗的患者神经系统功能状态得到了显著改善[21]。Yoshimatsu等比较了脊髓型颈椎病患者行手术治疗（32名患者）和非手术治疗（69名患者）的效果，手术组患者脊髓压迫更重（两组术前平均JOA评分分别为9.1分与13分），也得出了相同的结论。这两项研究均表明，尽管接受手术治疗的患者的脊髓压迫更严重，但是经手术治疗的患者症状改善比非手术治疗明显，这表明手术治疗更有效。虽然轻度脊髓病变的患者适合接受非手术治疗，但有越来越多的证据表明，20%～60%的患者神经系统功能可能会随着时间的推移而恶化[2,22-24]。总的来说，脊髓型颈椎病是一种渐进性加重疾病，现没有确切的证据表明非手术治疗可以延缓或逆转其进展，因此对于中度到重度脊髓型颈椎病患者来说，手术似乎是更合适的治疗方法[2]。

12.4.2 颈椎前路手术方式的选择

颈椎前路椎间盘切除融合术（ACDF）已成为公认的且被广泛采用的颈椎手术。然而单节段颈椎病的最佳治疗方式仍存在争议[25-27]。虽然使用内固定具有提高融合率、减少术后颈椎制动时间、避免移植物相关并发症等种种优点，但在单节段颈椎融合手术，其真正的必要性和患者的收益仍值得商榷[28,29]。各种类型的椎间融合器、人工骨材料和同种异体移植物在ACDF手术中大量应用，导致了骨移植物和自体髂骨取骨相关并发症的发生[30,31]。尽管有研究报道，单节段ACDF手术仅使用融合器填充同种异体骨而不使用钉板固定，同种取得了良好的效果[28]，然而鉴于对同种异体骨或其他人工骨材料相关并发症发生的担忧，在美国，颈前路手术常规使用钉板固定。由于当ACDF术后存在假关节形成时，仍有较好的临床效果，因此颈椎前路椎间盘切除术后可考虑不进行融合。研究表明单纯颈椎前路椎间盘切除术（anterior cervical diskectomy，ACD）作为ACDF的替代手术，与ACDF相比手术效果近似。一项研究纳入了63例软性颈椎间盘突出患者，随机行椎间盘切除术或椎间盘切除冻干骨移植物融合术，单纯椎间盘切除的患者术后3个月和12个月随访的临床疗效明显优于融合组[32]。在另一项研究中，81例神经根型颈椎病患者被随机分为单纯椎间盘切除组和椎间盘切除椎间隙多甲基丙烯酸甲酯（PMMA）融合组[33]，结果表明两种手术方法的临床效果无明显差异。在一项研究中，91例患者随机行单纯椎间盘切除术、椎间盘切除自体髂骨融合术或椎间盘切除自体髂骨融合Capsar钛板固定术，在术后2个月、6个月和4年随访中临床效果没有明显的差异[34]。最后，在另一项研究中，100例神经根型颈椎病患者接受单纯椎间盘切除术或椎间盘切除自体髂骨融合术，自体髂骨融合术的融合率明显高于单纯椎间盘切除术，然而两组的患者满意度和再手术率相似[35]。Murphy和Gado报道了26例患者因椎间盘突出引起的神经根病变接受单节段或双节段颈椎前路椎间盘切除术[36]，在26例患者中，有24例效果良好（神经损伤症状改善，疼痛缓解，患者恢复正常活动），有20例患者出现不同程度的颈椎后凸。这项研究也没有具体提到术后颈部疼痛的发生率。相反，Barlocher等[37]认为ACD并不是首选的手术方式，围术期和长期随访的结果表明融合器辅助融合术在术后早期返回工作岗位、根性疼痛、Odom评分和骨融合率等方面，均优于单纯椎间盘切除术。迄今为止，大多数关于单纯颈椎间盘切除术的研究随访时间较短，且认为ACD手术矫形效果差，并可导致术后颈椎明显不稳和后凸成角畸形的发生。然而ACD手术住院费用较低，住院时间更短，手术并发症发病率也更低[26]，但这些早期的经济利益必须与手术的长期结果相权衡。近期，Lewis等在一项成本效益分析中表示，对于单节段颈椎椎间盘疾病的患者，单纯ACD在临床效果和成本方面均优于ACDF和CDR[26]，显而易见，术中不使用骨移植物或人工颈椎间盘等器材，可大大降低住院费用。同样，一些临床试验将ACDF与CDR进行比较，最终也没有证明CDR有更好的临床效果[38]。然而，美国食品及药物管理局（FDA）批准的关于CDR的临床试验对使用Prestige人工颈椎间盘的患者进行了7年的长期随访[8]，结果表明CDR在防止临近节段退变方面的优势逐渐表现出来。我们虽然没有对ACD与ACDF的相关研究进行深入讨论，但ACD已被证实与术后不稳和矢状面序列丢失有关，可能导致远期的颈椎退行性变、由神经根病变或椎间盘的塌陷引起的后凸畸形和椎间盘高度的丢失。Yue等人报道了采用异体骨融合和钛板固定的ACDF术后长期随访的结果，只有6例（8.5%）患者出现节段性颈椎后凸畸形，而颈椎整体的前凸序列仍然存在，且该发生率明显低于文献报道的ACD术后颈椎后凸畸形的发生率[25,39]。Xie等比较了单纯颈椎间盘切除术（ACD）、颈椎间盘切除融合术（ACDF）、颈椎间盘切除融合内固定术（diskectomy with intervertebral fusion and instrumentation，ACDFI）三种手术方式的临床效果和影像学结果[25]，ACD手术组的患者中，术前有17%存在颈椎节段性后凸，而术后增加至75%。虽然在2年的随访中三组的临床效果没有差异，但与ACDF和ACDFI相比，ACD手术导致了术后节段性后凸的发生。近期研究表明，颈椎后凸畸形和异常的矢状面平衡，与患者生活质量下降有关，因此维持颈椎整体的“正常”的序列十分重要[40]。

12.4.3 颈椎前路手术与后路手术

按手术入路划分，颈椎手术入路分为前路和后路。前路手术包括颈椎前路椎间盘切除术（ACD）、颈椎前路人工椎间盘置换术（CDR）、伴或不伴钛板固定的颈椎前路椎间盘切除融合术（ACDF）、颈椎前路椎体次全切除融合术和椎间盘切除术与椎体次全切除术的复合手术[39,41]。在后路手术方式中，对于单节段颈椎病可采用伴或不伴椎间盘切除的椎板切除术，对于多节段颈椎病可采用椎板切除术、椎板切除融合内固定术和椎板成形术[41]。

对于单节段椎间盘突出引起的神经根病变患者，若非手术治疗无效，可采用颈椎前路椎间盘切除融合术（ACDF）或颈椎后路椎间孔切开术

(posterior cervical foraminotomy, PCF)[3]。研究表明，ACDF和PCF在患者的质量调整生命年（QALYs）和临床效果方面类似[42]。相对于关节固定术，非固定术保留了颈部活动度并可以降低ASD的风险，但如果出现术后症状复发，则仍需要行关节固定术。ACDF手术虽然安全性高，但降低了颈椎的活动度，并增加了前路手术相关并发症的风险，如吞咽困难、声嘶及大血管或咽部损伤。近期研究表明，对于单节段颈椎间盘突出，后路椎间孔切开术较ACDF更具成本效益[42-44]。几乎所有单节段神经根型颈椎病患者均可采用ACDF手术，而颈椎后路椎间孔切开或椎间盘切除术仅适用于不伴椎管狭窄和不稳的由软性椎间盘突出或骨赘造成的侧方压迫（图12.11）。即使手术医生在选择手术方式时有自己的偏好，当他们在选择手术方式时应考虑患者的意见及手术花费。

多节段颈椎病前路和后路手术方式的选择也存在争议[41]。在一项全国范围内的住院患者数据研究表明，对于超过3个节段的颈椎手术，前路手术在呼吸道并发症、感染、症状性血肿、输血，以及资源利用如住院费用和生活辅助设施费用方面要优于后路手术[45]。这一结果也在一项前瞻性观察性研究中得到证实[46]。

随着颈椎前路手术的广泛应用，颈椎后路的适应证也越来越少，然而某些情况下后路手术仍然是首选。后路手术减压的机制包括直接减压和间接减压，当脊髓腹侧存在压迫时，后方扩大椎管使脊髓向后漂移可实现间接减压。颈椎生理前凸存在是后路减压的前提条件。当脊髓病变是继发于先天性椎管狭窄或后方韧带增生的情况下，后路手术可实现直接减压。颈椎病的手术方式很难抉择，一些原则可以帮助外科医生为患者选择最佳的手术方式[46]。例如，对于有颈部手术或颈椎手术史的患者，或患者关注说话、唱歌和吞咽功能时，颈椎后路或许比前路手术更加合适。当压迫来自背侧或背侧侧方时，颈椎后路手术减压效果更好。总的来说，颈椎后路手术的适应证为超过3个节段的颈椎管狭窄及生理前凸存在（至少10°），或者至少无后凸畸形。

当术前出现颈椎后凸时，无论手术节段的多少，我们均推荐前路手术（图12.12）。然而当存在广泛后纵韧带骨化（OPLL）时，腹侧的硬脊膜也常存在骨化，如果采用前路手术，脑脊液漏几乎不可避免，所以后路手术可能更加适合。对于4个或4个节段以上的颈椎病，尤其当病变延伸到胸椎时，我们推荐采用后路治疗，因为多节段颈椎前路手术、术后假关节形成和吞咽功能障碍的发生率大大增加[41]。然而当需要纠正患者的

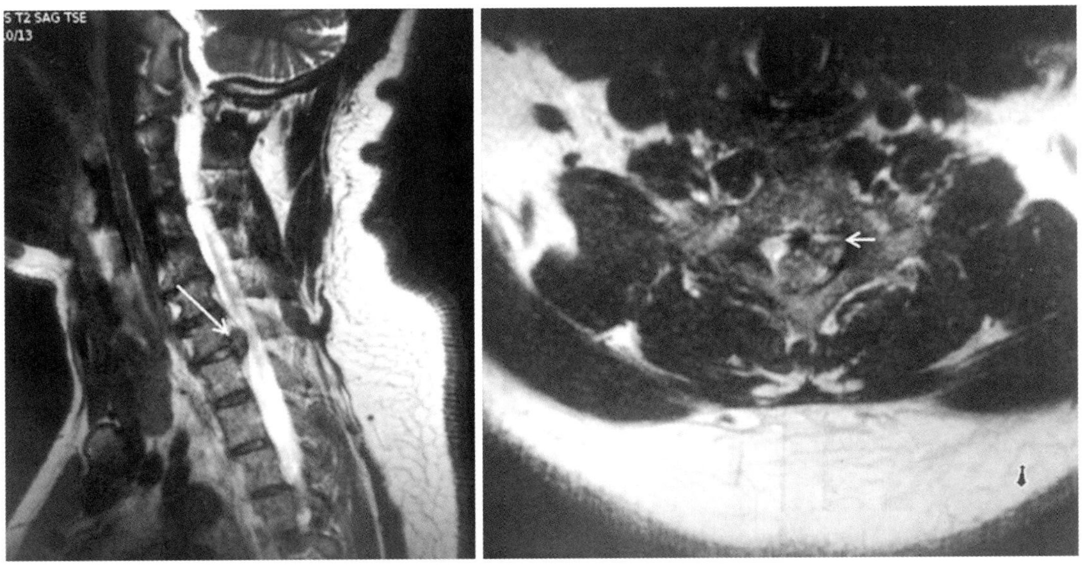

图12.11 MRI矢状位（左）和轴位（右）T2WI显示较大的左侧侧方椎间盘突出，无明显椎管狭窄。经后路椎板开窗、椎间孔切开减压术将突出的椎间盘切除

矢状面序列时，前路手术会更加合适[41]。

虽然关于椎板切除融合术与椎板成形术的比较不在本章的讨论范围内，但是对于不伴颈椎后凸畸形的多节段颈椎病，我们推荐后路手术。后路椎板切除融合术或椎板成形术，术后颈部疼痛程度较轻，对颈椎稳定性的影响也较小（图12.12）。

12.4.4 颈椎前路手术治疗多节段颈椎病

多节段颈椎退变性疾病的手术目的包括解除压迫、维持脊柱稳定性和重建矢状序列。对多节段颈椎手术植入物和器械的选择争议较少，但是多节段 ACDF 融合率低于单节段和双节段，假关节的形成率很高[47-49]。因为随着手术节段增

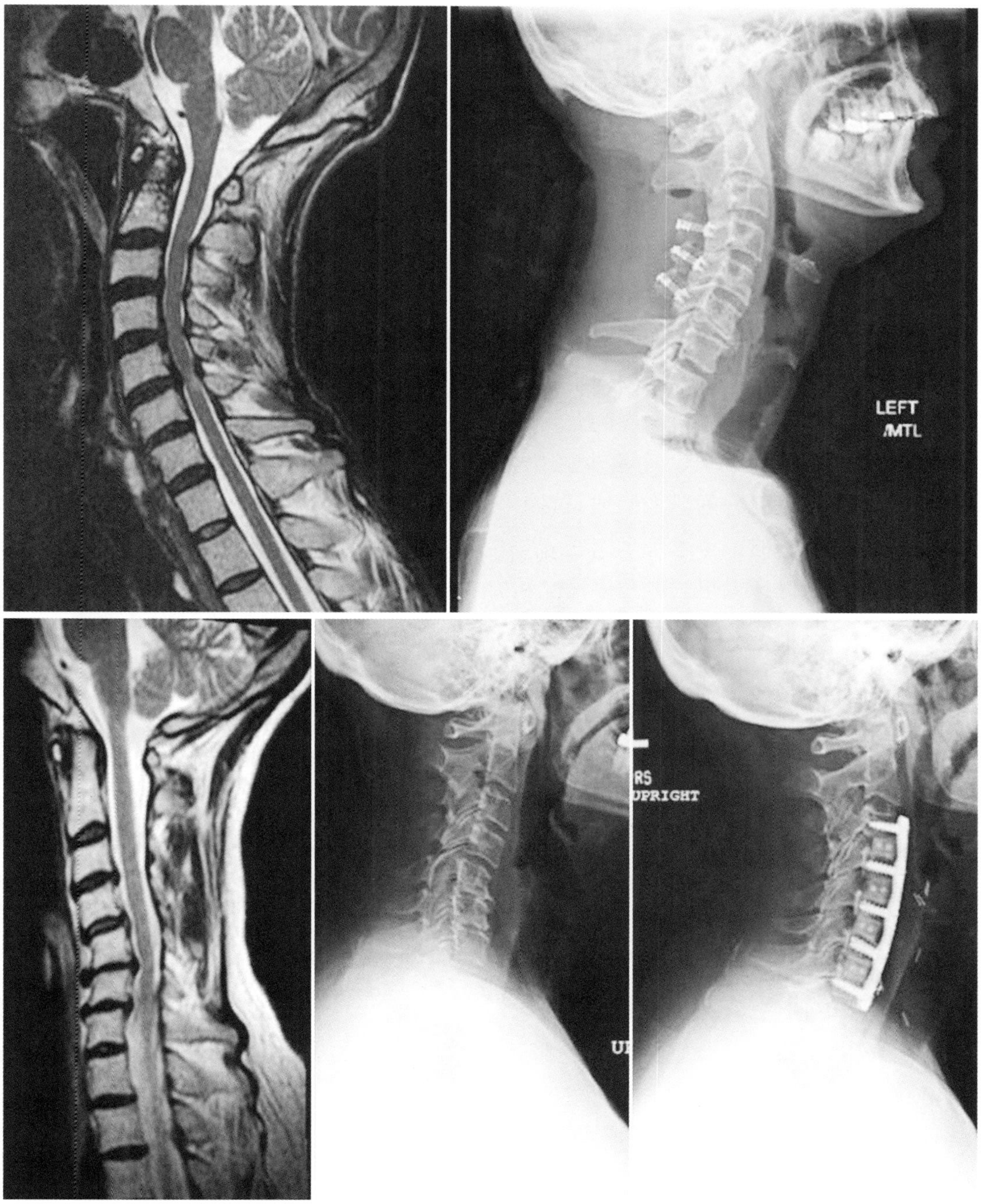

图 12.12 图为一位年轻的脊髓型颈椎病患者，MRI 矢状位 T2WI 显示颈椎曲度良好（左上）。患者无显著颈部疼痛和不稳，此类病例我们推荐行后路椎板成形术（右上），然而当术前存在多节段颈椎管狭窄伴颈椎后凸时，无论手术节段多少，我们都推荐前路手术（下排）

多，骨-植入物接触面的数量的增加，生物力学特性和局部应力也发生了改变。颈椎前路钛板的使用增加了多节段ACDF的融合率，并有利于恢复颈椎前凸序列。Emery等[47]和Wang等[48]的研究表明，不使用颈前路钛板的三节段椎间盘切除术假关节发生率分别为44%和37%。而使用钛板融合固定的多节段ACDF手术融合率提高到80%～100%[48,50-52]。虽然在单节段ACDF手术中，颈前路钛板对融合率提高的作用微乎其微，但在多节段手术中，它可以减少术后植入物沉降、颈椎后凸畸形和植骨不融合的出现[53,54]。而颈椎正常生理前凸的保存，有利于减少轴性疼痛和邻近水平退变的产生。

对于多节段颈椎前路手术，在最佳手术节段的数目，选择椎间盘切除、椎体次全切还是两者的复合手术方面也存在争议[55]。前路椎间盘切除术的优势在于术中出血比椎体次全切少，能更好地纠正矢状面序列，以及实现节段间的固定。而前路椎体次全切的优势在于减压更彻底，尤其是对椎体后缘的压迫能够直接减压，有更少的骨-植入物接触界面，因此骨融合的能力增加。当患者不存在椎体后缘的压迫时，手术医生应充分考虑围术期的安全、长期临床效果、融合率情况和矫正矢状面平衡的问题，最终选择颈椎前路的重建方式。类似的情况还包括在多节段椎体次全切除术、椎间盘切除术，以及椎体次全切的复合手术都能充分减压的情况下，我们推荐首选复合手术。

12.5 结论

ACDF仍然是治疗单节段和多节段颈椎病的主要手术方式，能够彻底解除椎管狭窄或椎间孔狭窄引起的神经压迫。选择合适的患者，细致的外科操作对避免并发症和增加手术成功率极为重要。

作者关于循证证据的总结

颈椎前路椎间盘切除融合术（ACDF）是治疗颈椎退行性疾病的标准手术方式。一般来说，ACDF手术效果好，并发症发生率较低。然而，ACDF限制了手术节段的活动，并导致临近节段的椎间盘活动和受力增加，数年后随访在影像学上可发现邻近节段椎间盘退变的发生[56]，虽然这种影像学改变还不足以产生临床症状。

与ACDF相比，颈椎人工椎间盘置换术（total disk replacement，TDR）能够保留颈椎活动度，减少邻近节段退变的发生。在近期的一项长达5年随访的RCT研究中，已经证实了单节段和双节段TDR术后患者影像学上邻近节段退变的发生率和手术节段的活动度均优于ACDF。但两组手术效果没有显著性差异[57]，因此迄今为止（2016年），TDR在治疗颈椎退行性疾病方面，与ACDF相比还没有表现出非常明显的优势。

（杜越崎　菅凤增　译）

参考文献

1. Karadimas SK, Erwin WM, Ely CG, Dettori JR, Fehlings MG (2013) Pathophysiology and natural history of cervical spondylotic myelopathy. Spine (Phila Pa 1976) 38:S21–S36
2. Wilson JR, Barry S, Fischer DJ, Skelly AC, Arnold PM, Riew KD, Shaffrey CI, Traynelis VC, Fehlings MG (2013) Frequency, timing, and predictors of neurological dysfunction in the nonmyelopathic patient with cervical spinal cord compression, canal stenosis, and/or ossification of the posterior longitudinal ligament. Spine (Phila Pa 1976) 38:S37–S54
3. Bono CM, Ghiselli G, Gilbert TJ, Kreiner DS, Reitman C, Summers JT, Baisden JL, Easa J, Fernand R, Lamer T, Matz PG, Mazanec DJ, Resnick DK, Shaffer WO, Sharma AK, Timmons RB, Toton JF, North American Spine S (2011) An evidence-based clinical guideline for the diagnosis and treatment of cervical radiculopathy from degenerative disorders. Spine J 11:64–72
4. Robinson RS (1955) Anterolateral cervical disk removal and interbody fusion for cervical disk syndrome. Bull Johns Hopkins Hosp 96:223–224

5. Southwick WO, Robinson RA (1957) Surgical approaches to the vertebral bodies in the cervical and lumbar regions. J Bone Joint Surg Am 39-A: 631–644
6. Hilibrand AS, Robbins M (2004) Adjacent segment degeneration and adjacent segment disease: the consequences of spinal fusion? Spine J 4:190S–194S
7. Botelho RV, Moraes OJ, Fernandes GA, Buscariolli Ydos S, Bernardo WM (2010) A systematic review of randomized trials on the effect of cervical disc arthroplasty on reducing adjacent-level degeneration. Neurosurg Focus 28:E5
8. Burkus JK, Traynelis VC, Haid RW Jr, Mummaneni PV (2014) Clinical and radiographic analysis of an artificial cervical disc: 7-year follow-up from the prestige prospective randomized controlled clinical trial: clinical article. J Neurosurg Spine 21:516–528
9. Davis RJ, Kim KD, Hisey MS, Hoffman GA, Bae HW, Gaede SE, Rashbaum RF, Nunley PD, Peterson DL, Stokes JK (2013) Cervical total disc replacement with the Mobi-C cervical artificial disc compared with anterior discectomy and fusion for treatment of 2-level symptomatic degenerative disc disease: a prospective, randomized, controlled multicenter clinical trial: clinical article. J Neurosurg Spine 19:532–545
10. Fiere V, Greff G, Mosnier T, Faline A (2013) New cervical compressive staple: in vitro testing and early clinical results. J Spinal Disord Tech 26:385–392
11. Kasliwal MK, Traynelis VC (2012) Motion preservation in cervical spine: review. J Neurosurg Sci 56:13–25
12. Pickett GE, Sekhon LH, Sears WR, Duggal N (2006) Complications with cervical arthroplasty. J Neurosurg Spine 4:98–105
13. Fountas KN, Kapsalaki EZ, Nikolakakos LG, Smisson HF, Johnston KW, Grigorian AA, Lee GP, Robinson JS Jr (2007) Anterior cervical discectomy and fusion associated complications. Spine (Phila Pa 1976) 32:2310–2317
14. Weisberg NK, Spengler DM, Netterville JL (1997) Stretch-induced nerve injury as a cause of paralysis secondary to the anterior cervical approach. Otolaryngol Head Neck Surg 116:317–326
15. Apfelbaum RI, Kriskovich MD, Haller JR (2000) On the incidence, cause, and prevention of recurrent laryngeal nerve palsies during anterior cervical spine surgery. Spine (Phila Pa 1976) 25:2906–2912
16. Clarke E, Robinson PK (1956) Cervical myelopathy: a complication of cervical spondylosis. Brain: J Neurol 79:483–510
17. Lees F, Turner JW (1963) Natural history and prognosis of cervical spondylosis. Br Med J 2:1607–1610
18. Kadanka Z, Bednarik J, Novotny O, Urbanek I, Dusek L (2011) Cervical spondylotic myelopathy: conservative versus surgical treatment after 10 years. Eur Spine J 20:1533–1538
19. Kadanka Z, Mares M, Bednanik J, Smrcka V, Krbec M, Stejskal L, Chaloupka R, Surelova D, Novotny O, Urbanek I, Dusek L (2002) Approaches to spondylotic cervical myelopathy: conservative versus surgical results in a 3-year follow-up study. Spine (Phila Pa 1976) 27:2205–2210; discussion 2210–2211
20. Symon L, Lavender P (1967) The surgical treatment of cervical spondylotic myelopathy. Neurology 17:117–127
21. Sampath P, Bendebba M, Davis JD, Ducker TB (2000) Outcome of patients treated for cervical myelopathy. A prospective, multicenter study with independent clinical review. Spine (Phila Pa 1976) 25:670–676
22. Albert GW, Menezes AH (2011) Ankylosing spondylitis of the craniovertebral junction: a single surgeon's experience. J Neurosurg Spine 14:429–436
23. Akula M, Taha M, Mathew B, O'Reilly G (2008) The Plate cage Benezech implant as an alternative to autologous bone graft in the treatment of cervical spondylosis: clinical and functional outcome. Br J Neurosurg 22:542–545
24. Matz PG, Anderson PA, Holly LT, Groff MW, Heary RF, Kaiser MG, Mummaneni PV, Ryken TC, Choudhri TF, Vresilovic EJ, Resnick DK, Joint Section on Disorders of the S, Peripheral Nerves of the American Association of Neurological S, Congress of Neurological S (2009) The natural history of cervical spondylotic myelopathy. J Neurosurg Spine 11:104–111
25. Xie JC, Hurlbert RJ (2007) Discectomy versus discectomy with fusion versus discectomy with fusion and instrumentation: a prospective randomized study. Neurosurgery 61:107–116; discussion 116–117
26. Lewis DJ, Attiah MA, Malhotra NR, Burnett MG, Stein SC (2014) Anterior surgical management of single-level cervical disc disease: a cost-effectiveness analysis. Spine (Phila Pa 1976) 39:2084–2092
27. Ahn Y, Moon KS, Kang BU, Hur SM, Kim JD (2012) Laser-assisted posterior cervical foraminotomy and discectomy for lateral and foraminal cervical disc herniation. Photomed Laser Surg 30:510–515
28. Jagannathan J, Shaffrey CI, Oskouian RJ, Dumont AS, Herrold C, Sansur CA, Jane JA (2008) Radiographic and clinical outcomes following single-level anterior cervical discectomy and allograft fusion without plate placement or cervical collar. J Neurosurg Spine 8:420–428
29. Samartzis D, Shen FH, Lyon C, Phillips M, Goldberg EJ, An HS (2004) Does rigid instrumentation increase the fusion rate in one-level anterior cervical discectomy and fusion? Spine J 4:636–643
30. Banwart JC, Asher MA, Hassanein RS (1995) Iliac crest bone graft harvest donor site morbidity. A statistical evaluation. Spine (Phila Pa 1976) 20:1055–1060
31. Chau AM, Mobbs RJ (2009) Bone graft substitutes in anterior cervical discectomy and fusion. Eur Spine J 18:449–464
32. Rosenorn J, Hansen EB, Rosenorn MA (1983) Anterior cervical discectomy with and without fusion. A prospective study. J Neurosurg 59:252–255
33. van den Bent MJ, Oosting J, Wouda EJ, van Acker RE, Ansink BJ, Braakman R (1996) Anterior cervical

discectomy with or without fusion with acrylate. A randomized trial. Spine (Phila Pa 1976) 21:834–839; discussion 840
34. Savolainen S, Rinne J, Hernesniemi J (1998) A prospective randomized study of anterior single-level cervical disc operations with long-term follow-up: surgical fusion is unnecessary. Neurosurgery 43:51–55
35. Dowd GC, Wirth FP (1999) Anterior cervical discectomy: is fusion necessary? J Neurosurg 90:8–12
36. Murphy MG, Gado M (1972) Anterior cervical discectomy without interbody bone graft. J Neurosurg 37:71–74
37. Barlocher CB, Barth A, Krauss JK, Binggeli R, Seiler RW (2002) Comparative evaluation of microdiscectomy only, autograft fusion, polymethylmethacrylate interposition, and threaded titanium cage fusion for treatment of single-level cervical disc disease: a prospective randomized study in 125 patients. Neurosurg Focus 12:E4
38. Li GL, Hu JZ, Lu HB, Qu J, Guo LY, Zai FL (2015) Anterior cervical discectomy with arthroplasty versus anterior cervical discectomy and fusion for cervical spondylosis. J Clin Neurosci: Off J Neurosurg Soc Australas 22:460–467
39. Yue WM, Brodner W, Highland TR (2005) Long-term results after anterior cervical discectomy and fusion with allograft and plating: a 5- to 11-year radiologic and clinical follow-up study. Spine (Phila Pa 1976) 30:2138–2144
40. Ames CP, Blondel B, Scheer JK, Schwab FJ, Le Huec JC, Massicotte EM, Patel AA, Traynelis VC, Kim HJ, Shaffrey CI, Smith JS, Lafage V (2013) Cervical radiographical alignment: comprehensive assessment techniques and potential importance in cervical myelopathy. Spine (Phila Pa 1976) 38:S149–S160
41. Woods BI, Hilibrand AS (2015) Cervical radiculopathy: epidemiology, etiology, diagnosis, and treatment. J Spinal Disord Tech 28:E251–E259
42. Mansfield HE, Canar WJ, Gerard CS, O'Toole JE (2014) Single-level anterior cervical discectomy and fusion versus minimally invasive posterior cervical foraminotomy for patients with cervical radiculopathy: a cost analysis. Neurosurg Focus 37:E9
43. Alvin MD, Lubelski D, Abdullah KG, Whitmore RG, Benzel EC, Mroz TE (2014) Cost-utility analysis of anterior cervical discectomy and fusion with plating (ACDFP) versus posterior cervical foraminotomy (PCF) for patients with single-level cervical radiculopathy at 1-year follow-up. J Spinal Disord Techn
44. Tumialan LM, Ponton RP, Gluf WM (2010) Management of unilateral cervical radiculopathy in the military: the cost effectiveness of posterior cervical foraminotomy compared with anterior cervical discectomy and fusion. Neurosurg Focus 28:E17
45. Shamji MF, Cook C, Pietrobon R, Tackett S, Brown C, Isaacs RE (2009) Impact of surgical approach on complications and resource utilization of cervical spine fusion: a nationwide perspective to the surgical treatment of diffuse cervical spondylosis. Spine J 9:31–38
46. Fehlings MG, Barry S, Kopjar B, Yoon ST, Arnold P, Massicotte EM, Vaccaro A, Brodke DS, Shaffrey C, Smith JS, Woodard E, Banco RJ, Chapman J, Janssen M, Bono C, Sasso R, Dekutoski M, Gokaslan ZL (2013) Anterior versus posterior surgical approaches to treat cervical spondylotic myelopathy: outcomes of the prospective multicenter AOSpine North America CSM study in 264 patients. Spine (Phila Pa 1976) 38:2247–2252
47. Emery SE, Fisher JR, Bohlman HH (1997) Three-level anterior cervical discectomy and fusion: radiographic and clinical results. Spine (Phila Pa 1976) 22:2622–2624; discussion 2625
48. Wang JC, McDonough PW, Kanim LE, Endow KK, Delamarter RB (2001) Increased fusion rates with cervical plating for three-level anterior cervical discectomy and fusion. Spine (Phila Pa 1976) 26: 643–646; discussion 646–647
49. Wright IP, Eisenstein SM (2007) Anterior cervical discectomy and fusion without instrumentation. Spine (Phila Pa 1976) 32:772–774; discussion 775
50. Chang SW, Kakarla UK, Maughan PH, DeSanto J, Fox D, Theodore N, Dickman CA, Papadopoulos S, Sonntag VK (2010) Four-level anterior cervical discectomy and fusion with plate fixation: radiographic and clinical results. Neurosurgery 66:639–646; discussion 646–647
51. Papadopoulos EC, Huang RC, Girardi FP, Synnott K, Cammisa FP Jr (2006) Three-level anterior cervical discectomy and fusion with plate fixation: radiographic and clinical results. Spine (Phila Pa 1976) 31:897–902
52. Song KJ, Yoon SJ, Lee KB (2012) Three- and four-level anterior cervical discectomy and fusion with a PEEK cage and plate construct. Eur Spine J 21:2492–2497
53. Connolly PJ, Esses SI, Kostuik JP (1996) Anterior cervical fusion: outcome analysis of patients fused with and without anterior cervical plates. J Spinal Disord 9:202–206
54. Silber JS, Anderson DG, Daffner SD, Brislin BT, Leland JM, Hilibrand AS, Vaccaro AR, Albert TJ (2003) Donor site morbidity after anterior iliac crest bone harvest for single-level anterior cervical discectomy and fusion. Spine (Phila Pa 1976) 28:134–139
55. Shamji MF, Massicotte EM, Traynelis VC, Norvell DC, Hermsmeyer JT, Fehlings MG (2013) Comparison of anterior surgical options for the treatment of multilevel cervical spondylotic myelopathy: a systematic review. Spine (Phila Pa 1976) 38:S195–S209
56. Burkhardt J, Mannion FA (2014) Two-level anterior discectomy with fusion : does anterior cervical plate fixation influences radiographic and patient-related outcomes? Eurospine, Lyon
57. Hisey M, Davis R, Nunley P, Kim K, Bae H, Jackson R (2014) One-level treatment with rotal disc replacement and ACDF: five-year results from a prospective randomized clinical trial. In: 25S SJp (ed) Annual meeting of the North American Spine Society, San Francisco

脊髓空洞症

13

Adam Prince，Jeffrey P. Mullin，and Edward C. Benzel

13.1 引言

- 脊髓空洞症是指脊髓的中央管形成或长或短的空腔。在正常人群中，脊髓中央管在10岁左右开始闭合，但是准确闭合的时间，个体差异很大。在脊髓空洞症患者中，升高的中枢神经系统压力使得脑脊液进入脊髓中央管，导致中央管扩大、空腔形成。
- 当扩张的中央管内壁是室管膜细胞时被称为脊髓积水，此时脊髓空腔与第四脑室沟通。脊髓空洞症的脊髓空腔不与第四脑室相通，且空腔内多有分隔，内壁是神经胶质细胞。
- 延髓空洞症这个词是用来描述脊髓空洞症延伸到脑干，但是很少会引起致死性的呼吸功能抑制。

然而，脊髓空洞症和脊髓积水难以进行鉴别，因此两者用起来较为混乱，在很多文章中不加区分。

目前还没有统一的脊髓空洞症分类方法，最为简单就是分为颅内病变所致或者椎管内病变所致，也可以根据病因大致分为四类[1]：

1. 第一类脊髓空洞症的病因是由于枕大孔阻塞，而造成枕大孔阻塞的原因通常是Chiari畸形Ⅰ型或肿瘤。
2. 第二类脊髓空洞症是特发性的，并没有枕大孔阻塞等病因。
3. 第三类是由于脊髓本身的病变造成的脊髓空洞症（如脊髓肿瘤、蛛网膜炎症、创伤）。
4. 最后一类是脊髓积水，常常与脑积水、Chiari畸形Ⅱ型、Dandy-Walker综合征合并发生。

脊髓空洞症常见于Chiari畸形Ⅰ型患者，出现空洞症状的高峰在25～40岁。当患有Chiari畸形时，小脑下部疝入颈椎管内，造成脑脊液的流动障碍并引起颅压增高。40%～75%的脊髓空洞患者合并Chiari畸形Ⅰ型[1]。但与Chiari畸形Ⅱ型不同的是，Chiari畸形Ⅰ型通常没有脑积水。最近，有人提出了一个比较有争议的术语——Chiari畸形0型，指的是患者有Chiari畸形的临床症状、而没有小脑扁桃体下疝的影像学表现[2]。这类患者可以出现颈髓的空洞。

引起颅内压改变的动作，比如体位改变或瓦尔萨尔瓦（Valsalva）动作，会导致脊髓空洞症患者的症状加重。第二类的脊髓空洞症是获得性的、非交通性的，空洞是由于脊髓的直接损害造成的，包括脊髓的肿瘤、脑膜炎、蛛网膜炎、出血、创伤或者损害脊髓的病因。在受伤后的数年内，患者可能有症状，也可能没有症状。外伤性脊髓空洞症的主要症状是疼痛，也可能出现单侧或双侧脊髓束受损的症状。

13.2 病理生理

脊髓空洞症的病因尚不明了。阐述其病理生理机制的不同学说区别在于：脊髓空洞内液体成分与导致液体进出空洞的驱动力不同。依据 Monro-Kellie 原则，中枢神经系统内的各组成部分（包括血液、组织、脑脊液），维持相互间的平衡。任何部分的扩张都会造成其他组织的受压。当各组织之间产生压力时，液体就会被挤入脊髓中，从而导致脊髓空洞或是脊髓积水，并可能出现脊髓组织受压。

对于脊髓空洞症而言，脊髓空腔内的液体是否为脑脊液仍存在争议，因为两者的生化成分有所不同[3]。但一致的观点是：脊髓内空腔的扩张是由于液体流入与流出的不平衡所造成的（要么就是流入比流出多，要么就是流出相对流入少）。也有人认为不同的病因，导致脊髓空洞形成的机制不同。最初解释空洞形成机制的学说是基于尸体解剖，错误地认为椎管空间减少是因、脊髓空洞是果，而不是髓内的空洞产生压力导致椎管腔受压。早期的流体动力学理论开始认为脑积水，后来认为第四脑室流出道阻塞是引起空洞的原因。Gardner 等人完善了脊髓空洞的流体动力学学说，他认为心脏收缩的脉冲引起脑脊液产生压差，使得脊髓中央管充满脑脊液[4]。Oldfield 等人扩充了 Gardner 的动力学理论，提出收缩脉冲引起小脑扁桃体的迅速下移，进而导致脊髓空洞[5]。

其他解释脊髓空洞症的学说包括：某些动作（如打喷嚏或咳嗽）导致颅内压的升高，迫使脑脊液通过软脑膜流入脊髓中[6]；脊髓空腔内液体从脊髓中央管流到第四脑室受阻[7]；髓内空腔内液体从脊髓中央管流到血管周围间隙受阻[8]；Chiari 畸形的占位效应导致脊髓周围静脉压升高[3]；脊髓扩张及髓内压力的不断增高，使得细胞外液体汇入中央管[9]；水通道蛋白表达的改变导致液体流入与流出的不平衡[10]；或者血脑屏障的破坏[11]。研究表明：虽然脊髓的空腔有可能与第四脑室相通，但是通常是不相通的[12]。做过脊柱手术的脊髓空洞症患者，更容易发生脊髓蛛网膜炎，导致症状持续存在、逐渐加重[13,14]。Fitt 等发现有腰椎手术史的脊髓空洞患者有 20% 可能发生蛛网膜炎[15]。

尽管没有客观证据的支持，但目前的主流观点是脊髓空洞内的液体类似于脑脊液，它可能从蛛网膜下腔进入空洞内。其支持点就是空洞内液体和脑脊液在医学影像学上很相似。然而，研究发现空洞液内的蛋白质含量高于脑脊液 {16}。尽管有很多研究，但没有一个学说可以完全解释脊髓空腔内液体的来源。

13.3 症状

脊髓空洞症在颈椎最常见，它也可以出现在胸椎，或者弥漫分布在整个脊髓中央管（全脊髓空洞症）。若未经治疗，患者的症状常常在数月至数年内逐渐加重，也可能突然加重。颈部的空洞引起的症状，通常是先出现上肢丧失痛觉和温度觉，而保留触觉和本体感觉。

脊髓空洞可以向头侧或尾侧延伸扩展，导致脊髓的病变，既可以不产生症状，也可以出现完全瘫痪。除了髓内空腔造成脊髓病变，患者还可能由于脑脊液流动障碍致使脑积水产生症状，包括恶心、头痛或视力改变。这些症状在脑脊液的压力升高时加重，例如咳嗽或 Valsalva 动作。其他脊髓空洞症的常见症状包括肌肉无力、上运动神经元症状、脊柱侧凸、疼痛（局部或上肢神经性）、尿便失禁、自主神经反射异常。随着时间的推移，脊髓空洞引起反应性胶质细胞增生，因此尽管手术治疗后空洞缩小，但是症状持续进展。值得注意的是，最近的研究表明，脊髓空洞直径的大小与疾病的严重程度并无直接相关性，它不可能依据临床症状来判断空洞的大小[17]。Klekamp 和 Samii 提出脊髓空洞症的症状评分系统，按照 0 分到 5 分来评估步态、运动、感觉、大小便功能[18]。

13.4 诊断

诊断脊髓空洞症的主要方法是 MRI。相位对比法和快速连续图像可用于追踪脑脊液在脊髓及空洞内的流动轨迹。钆增强剂的使用可以用来排除造成脊髓空洞的髓内肿瘤；颅颈交界区影像学检查可以排除合并 Chiari 畸形。

脊髓空洞症患者进行影像学检查发现 Chiari 畸形时，需要判定 Chiari 畸形是否是导致脊髓空洞的原因。据估计，大约 1% 的成年男性影像学检查发现有 Chiari 畸形 [19]。Chiari 畸形或是脊髓空洞症患者，需要进行全脊髓 MRI 检查，用以排除脊髓栓系（由于先天性发育的原因，脊髓末端在 L1 水平以下）这一存在争议的诊断。终丝牵拉脊髓导致的脊髓栓系可以对小脑扁桃体施加向下的张力。Klekamp 等人 [8] 介绍了一些类似脊髓空洞的病变，它们都在脊髓影像学资料上表现为脊髓内有囊腔：

- 囊性肿瘤——有两点可以鉴别：首先是肿瘤囊腔壁可强化，其次囊内液体蛋白质的含量比脑脊液高。
- 脊髓软化——继发于缺血或外伤引起的脊髓局灶性坏死。从临床表现可进行鉴别，软化灶的囊性变缺乏占位效应，不会出现脊髓空洞产生的临床症状。
- 未闭合的脊髓中央管——类似于软化，持续未闭合的中央管也没有占位效应。由于压力不高，液体不进入中央管，所以中央管没有扩张。在影像学上，持续未闭合的脊髓中央管会比脊髓空洞更靠中间，也更窄一些。

13.5　治疗

基于脊髓空腔的形成原因不同，脊髓空洞的手术治疗适应证有所不同。对于脊髓空洞症患者，应全面的考虑：

- 影像学检查偶然发现的无症状的患者不需要手术干预。
- 在术前，有症状的患者应当避免运动导致脑脊液压力增高，患者不应该举重物，大便时也不能过度用力。应当服用缓泻药和止咳药防止脊髓空腔的扩大和症状恶化。并不是所有的脊髓空洞症患者都需要手术治疗。近来，我们接诊了一位中年男性患者，他的上肢出现脊髓压迫症状。影像学检查发现有一个大的脊髓空洞，可以考虑手术减压（图 13.1a）。然而患者拒绝手术，接受临床随访。幸运的是患者的症状缓解，最近的 MRI 显示空洞近乎消失（图 13.1b）。
- 对于由蛛网膜瘢痕引起的脊髓空洞症，手术治疗是有争议的，除非神经系统症状不断的进展。
- 有脊柱退行性疾病的脊髓空洞症患者，应根据病因、而不是脊髓空洞症的表现来制订治疗方案。

13.6　手术方法

同手术指征一样，脊髓空洞症的主要治疗方法也是基于其病因。在许多情况下，必须针对脊髓空洞症的病因进行手术：

- 由 Chiari 畸形 I 型引起的脊髓空洞症，手术治疗应该扩大后颅窝的空间，而无需处理脊髓。推荐的术式是：枕下颅骨切除术，同时进行 C1 椎板切除（根据扁桃体下疝的程度，减压范围可以到 C2、C3 椎体），并可以进行硬脑膜修补术。对于是否行硬脑膜修补还存在争议；然而，大部分学者认为修补术能改善脑脊液的动力学，付出的代价是手术风险显著的增加 [20,21]。减少液体进入中央管，减少空腔的压力，症状往往可以停止发展。术后影像学检查的结果非常好，有一项研究报道：17 例脊髓空洞症的患者术后 1 ~ 6 个月，脊髓空腔完全消失 [5]。一个典型病例如图 13.2a，b 所示。减压术后的相位对比序列检查证实脑脊液流动恢复正常。如果全脊髓 MRI 发现存在脊髓栓系，必须切断终丝来缓解终丝对小脑扁桃体的拉力。
- 如果脊髓空洞是由于肿瘤引起的，那么切除了肿瘤就会减小空洞。对外伤性脊髓空洞症的患者而言，治疗的目标是扩大受损节段脊髓周围的空间，这可以通过清除包绕脊髓的瘢痕组织来实现。然后应用补片进行减张的硬脊膜成形术，使得脑脊液可以在脊髓损伤

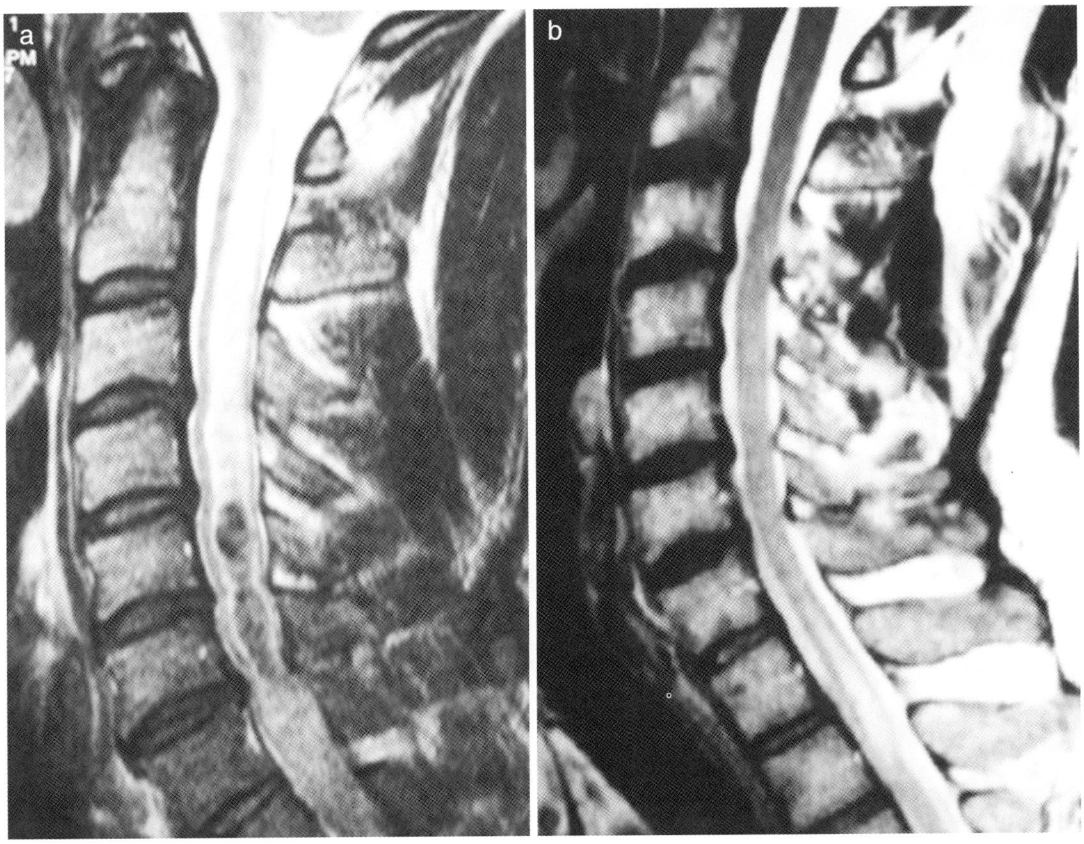

图 13.1 （a）MRI 矢状位 T2WI 显示不明原因的颈髓空洞。患者出现上肢的症状，但是拒绝手术。（b）MRI 矢状位 T2WI 显示 5 年后随访，患者尽管没有进行手术干预，但是空洞消失，症状好转

节段周围自由流动。

- 如果空洞形成的原因不明，有些医生提出放置分流管、沟通空洞与其他体腔，最常见的是腹腔。但是手术过程本身及手术的疗效都有明显的风险 [22-24]。如果是脑积水患者，可以采用脑室腹腔分流术。脑脊液分流术可延缓症状进展或减少症状的发生。由于分流失败率高和远期并发症多，分流常被认为不是最理想的治疗方法 [22]。由于脊髓腹侧控制人体的运动、痛温觉，因此分流管通常置于脊髓的背部区域，从而避免脊髓腹侧功能障碍。
- 在脊髓损伤的患者中，没有症状的脊髓空洞不需要治疗，除非空腔变大或者出现症状。
- 在脊髓蛛网膜炎合并脊髓空洞的情况下，有人提出口服类固醇治疗 [25]，尽管远期效果似乎不明显。另一种治疗方案是鞘内注射透明质酸酶 [26]，可以减少炎症，有利于神经系统功能的恢复 [27]。在有症状的创伤性或组织粘连造成的脊髓空洞症患者中，外科治疗方式包括各种分流，比如空洞 - 体腔分流、空洞 - 蛛网膜下腔引流、腰大池 - 腹腔分流术、直接粘连松解术和硬膜修补术。对于分流术式的选择还没有达成共识；一些人建议空洞 - 腹腔分流，还有些人建议空洞 - 蛛网膜下腔分流。各种分流术的效果都不统一，说明疾病本身导致了治疗的困难 [22-24]。除了导管远端放置的风险以外，放置分流管时还有其他的风险，比如脊髓切开导致神经功能损害、分流失败、只分流空洞内分隔的一个小腔、过度分流蛛网膜下腔、脑脊液感染、脑脊液漏、无菌性脑膜炎、气胸，或臂丛神经麻痹 [22,28]。其他人也主张手术的基本目标是粘连松解，然后进行硬膜和蛛网膜下腔的袋形缝合；这些就是我们通常采用的手术方案（图 13.3c，d）[29,30]。此外，除了粘连松解，Sgouros 和 Williams 还主张保留硬膜的缺损以

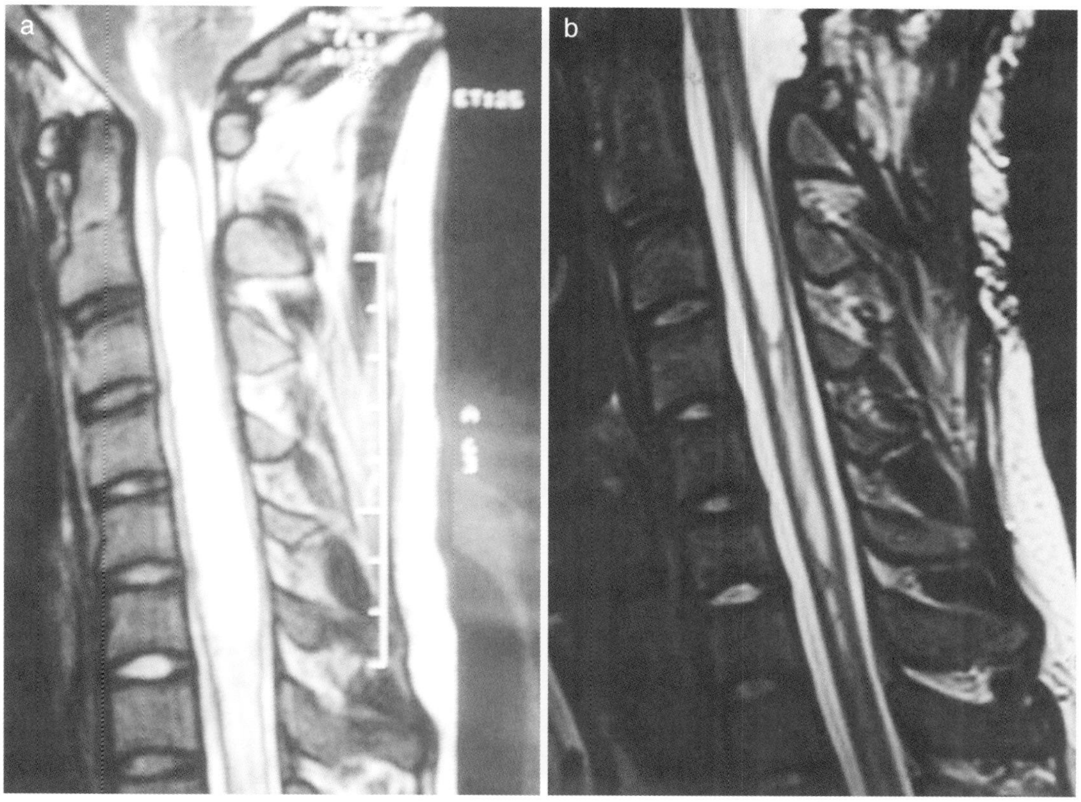

图 13.2 （a）MRI 矢状位 T2WI 显示 Chiari 畸形的患者表现脊髓受损的症状，包括大小便功能障碍。（b）MRI 矢状位 T2WI 显示患者术后，脊髓空洞改善，症状消失

使蛛网膜膨出，但其他人认为该方法可能导致血液积聚和瘢痕形成[29]。还有人提出粘连松解后进行硬膜重建。1/3 ～ 1/2 的患者可以获得好的疗效[28,31]。虽然短期可能获益，但是许多患者在长期随访中出现症状的恶化[32]。这个不好的结果可能反映了脊髓蛛网膜炎性的脊髓空洞的自然病程。鉴于此，不仅要考虑短期获益，也要认真考虑手术风险和随后的症状加重。由于对该疾病涉及的病理生理了解不多，而且没有办法通过手术减少蛛网膜炎复发，所以手术治疗应当谨慎，只有神经功能进行性恶化的患者才考虑手术[33]。图 13.3a，b，显示脊髓空洞症的患者进行蛛网膜粘连松解术前和术后的片子。在决定手术方案时，应考虑其瘢痕范围。局部的粘连采用蛛网膜松解和成形术可能获得较好的结果（图 13.3c，d）。如果脊髓空洞内没有分隔，广泛的瘢痕更适合空洞 - 体腔分流。

如果有指征采用蛛网膜松解，手术应该重建并保持从头端到尾端的蛛网膜下腔。我们在松解蛛网膜粘连后，尝试在自体筋膜补片的下方放置人工硬脑膜。该人工硬脑膜吸收以后就产生了从头到尾的蛛网膜下腔。

- 一些报道提出对脊髓空洞症的最终治疗方案。选择这种治疗的患者，其脊髓全部受累，并且导致空洞形成的病因无法通过手术治疗。手术方式是在受累的脊髓水平进行选择性切开术。其长期并发症发生率较低，88% 的患者症状稳定或者有所改善[34]。

13.7 提示与总结

- 治疗脊髓空洞症最重要的是判定病因，治疗方案取决于空洞形成的原因。
- 继发于蛛网膜粘连的脊髓空洞最难治疗。有一些人提倡分流，另一些人提倡蛛网膜松解、硬膜修补和蛛网膜下腔的袋形缝合。
- 如果尝试蛛网膜下腔的袋形缝合，我们推

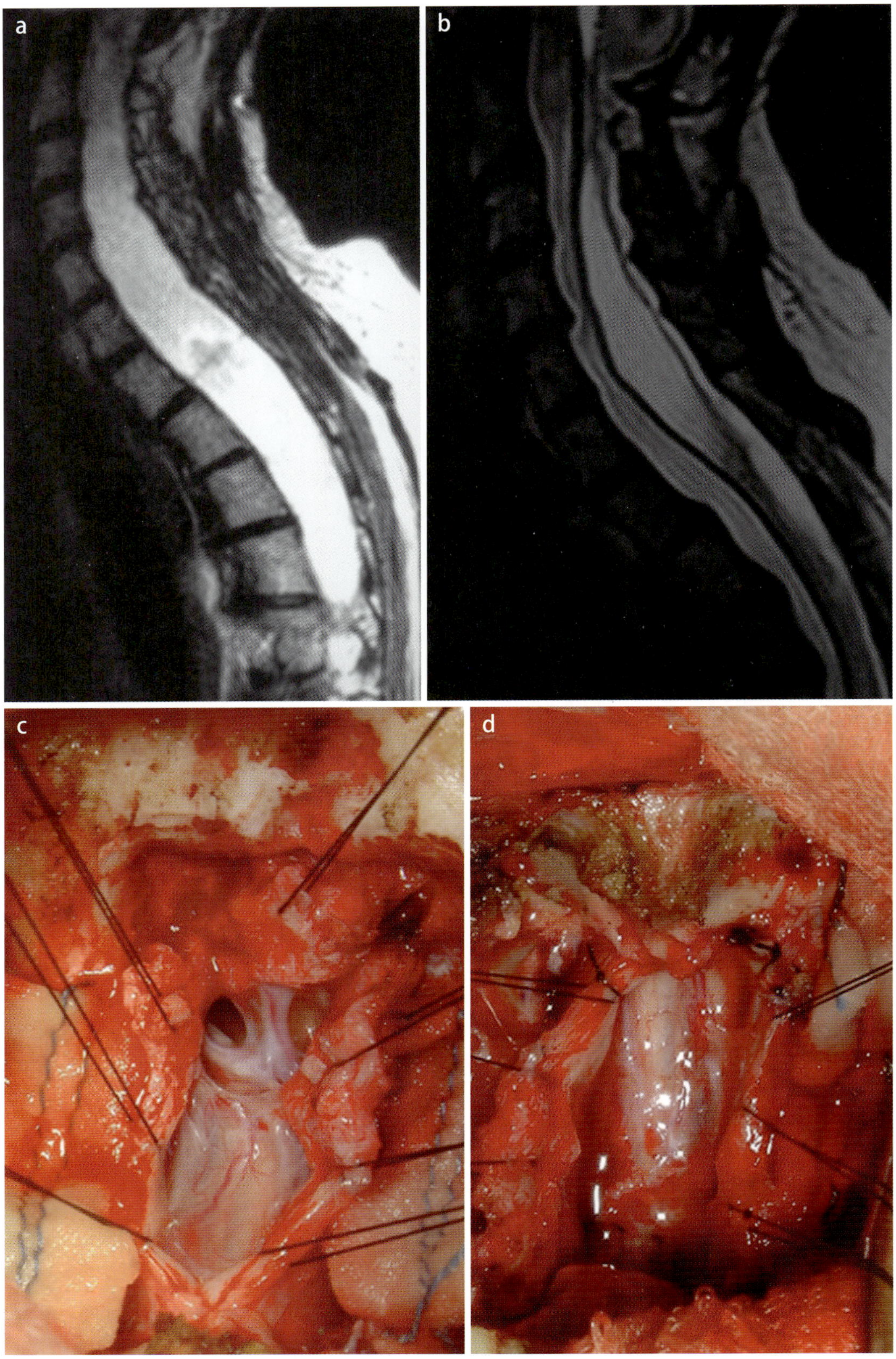

图 13.3 （a）MRI 矢状位 T2WI 显示后路减压术后的巨大空洞。空洞的形成可能由于蛛网膜粘连。患者出现进行性的四肢瘫痪。（b）MRI 矢状位 T2WI 显示在蛛网膜松解术后，脊髓空洞缩小。患者症状轻微缓解，神经系统功能损害没有进一步发展。（c）术中照片显示切开硬脑膜，可见蛛网膜粘连。（d）术中照片显示蛛网膜松解成形术后，尚未进行蛛网膜下腔的袋形缝合。在缝合硬膜前，放置胶原蛋白人工硬脑膜，像桥梁一样连接头尾两侧正常的蛛网膜

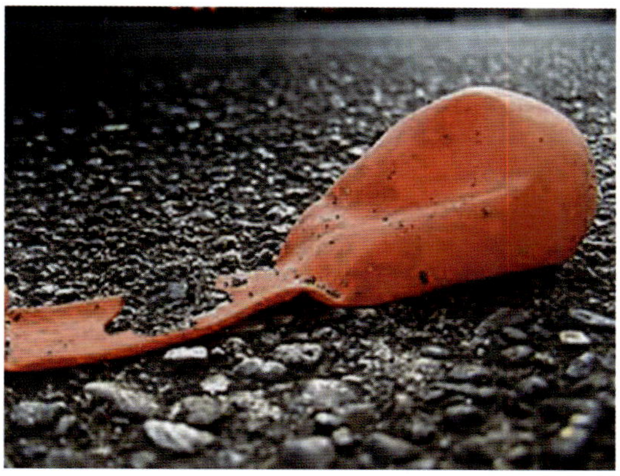

图 13.4 图片显示即使气球的气放掉，也会有残余的空腔

荐使用胶原蛋白人工硬脑膜，用以连接头尾两侧蛛网膜下腔。

- 我们再次强调：脊髓空洞症的患者是否选择手术，重点是考虑临床症状而不是仅仅看影像学资料，尤其是做过手术的患者。手术后脊髓空洞不会完全消失；在给患者解释时，我们用气球为例，就算把气球的气放掉，气球也不是密闭的（图 13.4）。

（高　俊　菅凤增　译）

参考文献

1. Fernandez AA, Guerrero AI, Martinez MI, Vazquez ME, Fernandez JB, Chesa i Octavio E, Labrado Jde L, Silva ME, de Araoz MF, Garcia-Ramos R, Ribes MG, Gomez C, Valdivia JI, Valbuena RN, Ramon JR (2009) Malformations of the craniocervical junction (Chiari type I and syringomyelia: classification, diagnosis and treatment). BMC Musculoskelet Disord 10(Suppl 1):S1
2. Isik N, Elmaci I, Kaksi M, Gokben B, Isik N, Celik M (2010) A new entity: Chiari zero malformation, and its surgical method. Turk Neurosurg 21:264–268
3. Levine DN (2004) The pathogenesis of syringomyelia associated with lesions at the foramen magnum: a critical review of existing theories and proposal of a new hypothesis. J Neurol Sci 220:3–21
4. Gardner WJ (1965) Hydrodynamic mechanism of syringomyelia: its relationship to myelocele. J Neurol Neurosurg Psychiatry 28:247–259
5. Oldfield EH, Muraszko K, Shawker TH, Patronas NJ (1994) Pathophysiology of syringomyelia associated with Chiari I malformation of the cerebellar tonsils. Implications for diagnosis and treatment. J Neurosurg 80:3–15
6. Ball MJ, Dayan AD (1972) Pathogenesis of syringomyelia. Lancet 2:799–801
7. Aboulker J (1979) La syringomyelie et les liquides intra radudiens. Neurochirurgie 25:1–44
8. Klekamp J (2002) The pathophysiology of syringomyelia – historical overview and current concept. Acta Neurochir 144:649–664
9. Greitz D (2006) Unraveling the riddle of syringomyelia. Neurosurg Rev 29:251–263, discussion 264
10. Nesic O, Lee J, Ye Z, Unabia GC, Rafati D, Hulsebosch CE, Perez-Polo JR (2006) Acute and chronic changes in aquaporin 4 expression after spinal cord injury. Neuroscience 143:779–792
11. Ravaglia S, Bogdanov EI, Pichiecchio A, Bergamaschi R, Moglia A, Mikhaylov IM (2007) Pathogenetic role of myelitis for syringomyelia. Clin Neurol Neurosurg 109:541–546
12. Williams B (1980) On the pathogenesis of syringomyelia: a review. J R Soc Med 73:798–806
13. Laitt R, Jackson A, Isherwood I (1996) Patterns of chronic adhesive arachnoiditis following myodil myelography: the significance of spinal canal stenosis and previous surgery. Br J Radiol 69:693–698
14. Irstam L, Sundstrom R, Sigstedt B (1974) Lumbar myelography and adhesive arachnoiditis. Acta Radiol Diagn 15:356–368
15. Fitt GJ, Stevens JM (1995) Postoperative arachnoiditis diagnosed by high resolution fast spin-echo MRI of the lumbar spine. Neuroradiology 37:139–145
16. Rossier AB, Foo D, Shillito J, Dyro FM (1985) Posttraumatic cervical syringomyelia. Incidence, clinical presentation, electrophysiological studies, syrinx protein and results of conservative and operative treatment. Brain J Neurol 108(Pt 2):439–461
17. Grant R, Hadley DM, Macpherson P, Condon B, Patterson J, Bone I, Teasdale GN (1987) Syringomyelia: cyst measurement by magnetic resonance imaging and comparison with symptoms, signs and disability. J Neurol Neurosurg Psychiatry 50:1008–1014
18. Klekamp J, Samii M (1993) Introduction of a score system for the clinical evaluation of patients with spinal processes. Acta Neurochir 123:221–223
19. Vernooij MW, Ikram MA, Tanghe HL, Vincent AJ, Hofman A, Krestin GP, Niessen WJ, Breteler MM, van der Lugt A (2007) Incidental findings on brain MRI in the general population. N Engl J Med 357:1821–1828
20. Chotai S, Medhkour A (2014) Surgical outcomes after posterior fossa decompression with and without duraplasty in Chiari malformation-I. Clin Neurol Neurosurg 125:182–188
21. Forander P, Sjavik K, Solheim O, Riphagen I, Gulati S, Salvesen O, Jakola AS (2014) The case for duraplasty in adults undergoing posterior fossa decompression for Chiari I malformation: a systematic review and meta-analysis of observational studies. Clin Neurol Neurosurg 125:58–64
22. Batzdorf U, Klekamp J, Johnson JP (1998) A critical appraisal of syrinx cavity shunting procedures. J Neurosurg 89:382–388

23. Sgouros S, Williams B (1995) A critical appraisal of drainage in syringomyelia. J Neurosurg 82:1–10
24. Iwasaki Y, Koyanagi I, Hida K, Abe H (1999) Syringo-subarachnoid shunt for syringomyelia using partial hemilaminectomy. Br J Neurosurg 13:41–45
25. Hui AC, Chan YL, Kay R (2001) Syrinx and tuberculoma formation in tuberculous arachnoiditis. Can J Neurol Sci J Can Sci Neurol 28:148–149
26. Gouri-Devi M, Padmini R, Satish P (1980) Use of intrathecal hyaluronidase in spinal arachnoiditis complicating tuberculous meningitis. Indian J Med Res 71:581–593
27. Austin JW, Kang CE, Baumann MD, DiDiodato L, Satkunendrarajah K, Wilson JR, Stanisz GJ, Shoichet MS, Fehlings MG (2012) The effects of intrathecal injection of a hyaluronan-based hydrogel on inflammation, scarring and neurobehavioural outcomes in a rat model of severe spinal cord injury associated with arachnoiditis. Biomaterials 33:4555–4564
28. Klekamp J, Batzdorf U, Samii M, Bothe HW (1997) Treatment of syringomyelia associated with arachnoid scarring caused by arachnoiditis or trauma. J Neurosurg 86:233–240
29. Sgouros S, Williams B (1996) Management and outcome of posttraumatic syringomyelia. J Neurosurg 85:197–205
30. Ohata K, Gotoh T, Matsusaka Y, Morino M, Tsuyuguchi N, Sheikh B, Inoue Y, Hakuba A (2001) Surgical management of syringomyelia associated with spinal adhesive arachnoiditis. J Clin Neurosci Off J Neurosurg Soc Australas 8:40–42
31. Shikata J, Yamamuro T, Iida H, Sugimoto M (1989) Surgical treatment for symptomatic spinal adhesive arachnoiditis. Spine (Phila Pa 1976) 14:870–875
32. Wilkinson H (1991) Alternative therapies for the failed back syndrome. In: Frymoyer JW (ed) The adult spine: principles and practice. Raven Press, New York, pp 2069–2091
33. Riesenburger R, Hwang S, Benzel E (2012) Arachnoiditis and syringomyelia. In: Benzel EC (ed) Spine surgery III: techniques, complication avoidance, and management. Elsevier/Saunders, Philadelphia, pp 1297–1302
34. Laxton AW, Perrin RG (2006) Cordectomy for the treatment of posttraumatic syringomyelia. Report of four cases and review of the literature. J Neurosurg Spine 4:174–178

后路颈椎间孔扩大成形术 14

Christopher Brenke and Kirsten Schmieder

14.1 病理生理

在颈椎，神经组织受压主要发生在椎管内和椎间孔两个位置：颈髓和（或）神经根受压可以发生在椎管内，而在椎间孔内，可发生出口神经根受压。颈椎病引起的神经根病变（神经根型颈椎病）是一根或多根神经根机械性受压导致的神经根病理改变和功能障碍，其病因是颈椎间盘退变、突出，或者骨赘增生导致的椎间孔狭窄。

当椎间盘脱水、椎间盘纤维环膨出或髓核脱出致椎间盘容积减少时，出现椎间盘退变。

椎间盘突出或骨赘增生使神经根被压迫，出现临床症状和体征时，需要外科手段干预。对于导致神经根病变的其他原因，如创伤、不稳和肿瘤等，本章节不做阐述。

14.2 诊断

14.2.1 临床诊断

病史：一侧或双侧上肢放射性疼痛是主要症状，常常伴随着与受压神经根相关皮节的感觉异常。

- 检查：皮肤感觉、上肢肌力、腱反射可出现异常。颈感觉神经根存在节段间的吻合、重叠，可导致与神经分布不一致的感觉障碍，如感觉障碍重叠（高达 50% 的皮节存在感觉障碍重叠）。比较典型的是 C5/6、C6/7 节段，C5/6 椎间盘突出除了 C6 神经根相应皮节感觉障碍外，也可有 C7 神经根相应皮节的感觉障碍。颈椎病引起的神经根病变可伴随有颈部疼痛，神经根支配区域的肌力下降。由于椎间孔狭窄，颈椎过伸或向病变侧侧曲都有可能诱发症状。
- 电生理检查是颈椎病引起的神经根病变的补充诊断手段，尤其是与周围神经病变相鉴别。

14.3 治疗

14.3.1 保守治疗

- 颈椎病引起的神经根病变被认为是自限性疾病，但不清楚不进行任何治疗的自然病程。多数患者即使不行外科手术干预，一段时间后症状也能得到改善[1]。
- 目前没有高级别临床证据或标准化验证结果去支持某一种特有的针对颈椎病引起的神经根病变较保守治疗更有效[2]。

14.3.2 外科治疗

保守治疗无效的持续神经根性疼痛是外科治疗的相对指征，但出现运动功能障碍的患者建议早期行手术治疗。

14.3.2.1 后路颈椎间孔扩大成形术（posterior cervical foraminotomy，PCF）

后路颈椎间孔扩大成形术（PCF）也被称为锁孔、椎板 - 椎间孔切开术或 Frykholm 术[3]。它的主要特点是通过后路途径，直接暴露颈神经根，但是没有办法处理颈椎间盘，被认为是非融合手术。但是，没有证据表明这种非融合手术能阻止迟发性邻近节段的退变。

14.3.2.2　适应证

- 椎间盘向后外侧和（或）向椎间孔内突出。
- 钩椎关节和（或）关节突关节骨赘增生导致的椎间孔狭窄（图 14.1）。

14.3.2.3　禁忌证

- 中央型椎间盘突出。
- 颈椎病脊髓病变（脊髓型颈椎病）。

14.3.2.4 外科技术

手术解剖

- 了解椎间孔组成、侧块大小和神经根与椎间盘及脱出的髓核之间的关系很有必要。
- 椎间孔后方是侧块，前方是椎间盘，上下方是椎弓根，分为入口区和出口区。在出口区神经根走行于腹侧。椎间孔最狭窄的部分是入口区，神经根容易在入口区卡压。
- 相对颈神经后根，前根从硬膜囊发出更偏于尾侧，含运动神经纤维的前根更细，单独走行于椎间孔尾侧区域。背根神经节位于椎间孔外侧。

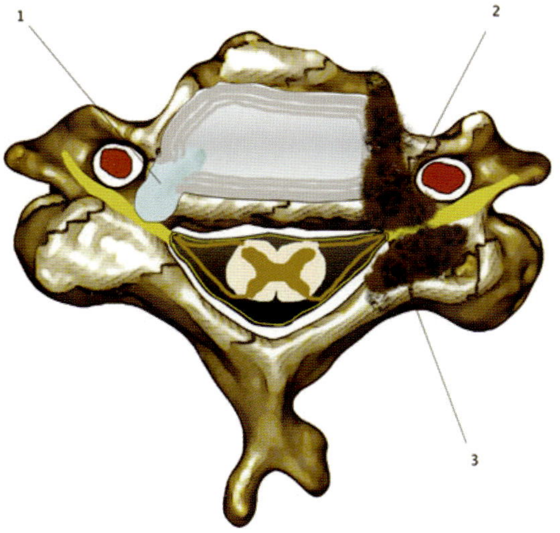

图 14.1　通过 PCF 处理颈神经根受压的示意图：颈椎间盘后外侧突出（1），钩椎关节骨赘增生（2），关节突关节骨赘增生（3）

- 上下椎体的侧块组成关节突关节。侧块横径、纵径范围在 10.3 ~ 12.8 mm。侧块内侧缘到硬脊膜外侧缘距离为 5.1 ~ 7.1 mm[4]。
- 不同颈椎节段，颈神经根和其相应椎间盘的解剖位置关系不同。C4/5 椎间盘在 50% 以上病例位于 C5 神经根前方，而 C5/6、C6/7 椎间盘位于相应的神经根下方，因此，突出的椎间盘、骨赘增生压迫的是 C6、C7 神经根腋下，C8 神经根大多数在椎间孔入口区和位于其头端的相应椎间盘没有接触[5]。因此，在手术中常常发现脱出的髓核在神经根腋下。

术前准备

- 磁共振成像（MRI）是主要的影像学检查（除能明确诊断外，还能排除硬膜内病变），除此之外，术前行 CT 检查（三维重建）很有必要，尤其对于严重退行性病变患者。
- 手术器械准备：高速磨钻、显微镜、C 臂、Mayfield 头架、自动牵开器、显微手术设备（图 14.2）。

患者体位

- 全麻后患者采取俯卧位（图 14.3）。坐位存在空气栓塞风险，需要特殊监测。
- 胸部和髂嵴需要衬垫，此外四肢也需衬垫防止受压导致神经损伤。使用三钉 Mayfield 头架固定头部。颈椎呈中立位或轻度屈曲位。下颌与手术床应有充足的距离，同时避免眼球受压。为颈椎清楚透视，双手臂应紧靠躯干，用胶带下拉双肩。

手术步骤

- 术前 30 min，预防性使用抗生素 1 次。
- 使用定位针垂直插入皮肤，在 C 臂透视下对目标节段进行定位。
- 确定目标节段后做长 3cm 的后正中纵行皮肤切口。
- 沿中线相对无血管区切开皮下组织、项韧带至棘突。

- 在目标棘突、椎板骨膜下分离椎旁肌，暴露椎间隙、上下椎板和上下侧块组成的关节突关节。
- 放置自动牵开器暴露手术区域（图 14.2a）。
- 再次使用 C 臂透视确认目标节段准确无误。
- 显微镜下使用高速磨钻（图 14.2d）磨除关节突关节内侧部和椎板外侧部骨质（图 14.4）。磨除骨质范围是约 1/3 上下椎板外侧部，关节突关节内侧部磨除范围应根据病变决定，但绝不能超过关节突关节的 50%（图 14.5 和图 14.6），以维持节段稳定，避免术后出现节段性后凸。为获得充分减压，PCF 至少需打开 8 ~ 10 mm 大小的骨孔。
- 使用精细的 Kerrison 钳咬除黄韧带，暴露硬脊膜外侧缘，随后暴露神经根。这一步常常被神经根周围的丰富的硬膜外静脉丛出血所干扰（图 14.7）。双极电凝这些血管或者使用止血材料（如胶原蛋白海绵）进行压迫可以起到很好的止血效果。使用显微剪刀剪除电凝后的血管组织。电凝神经根周围静脉丛

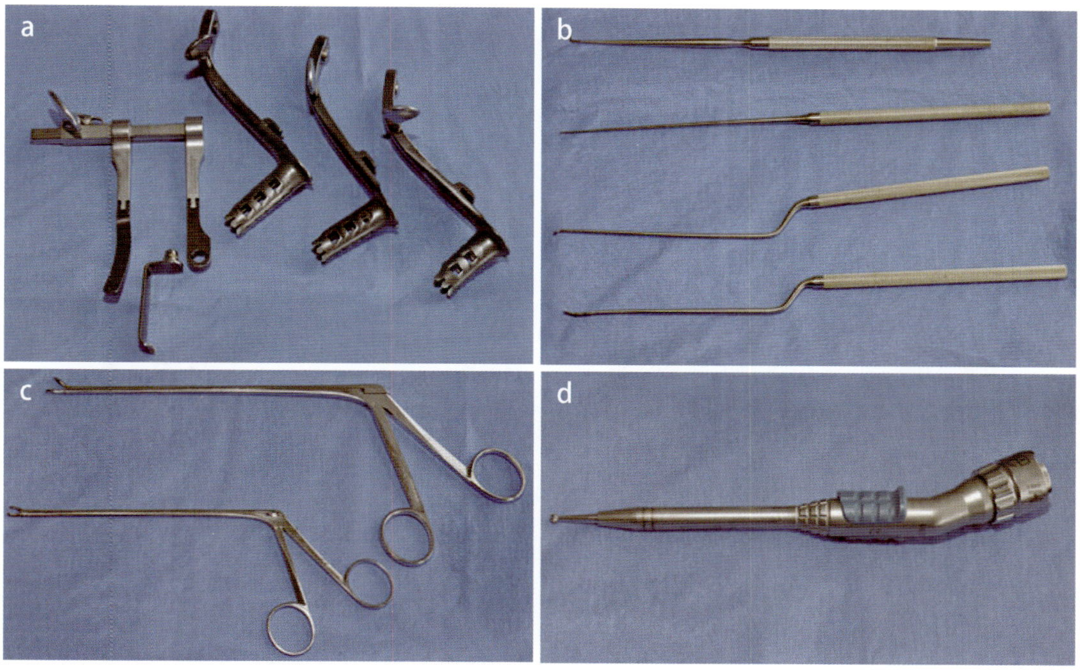

图 14.2 手术设备：自动牵开器（a），显微手术器械（b），髓核钳（c），高速磨钻（d）

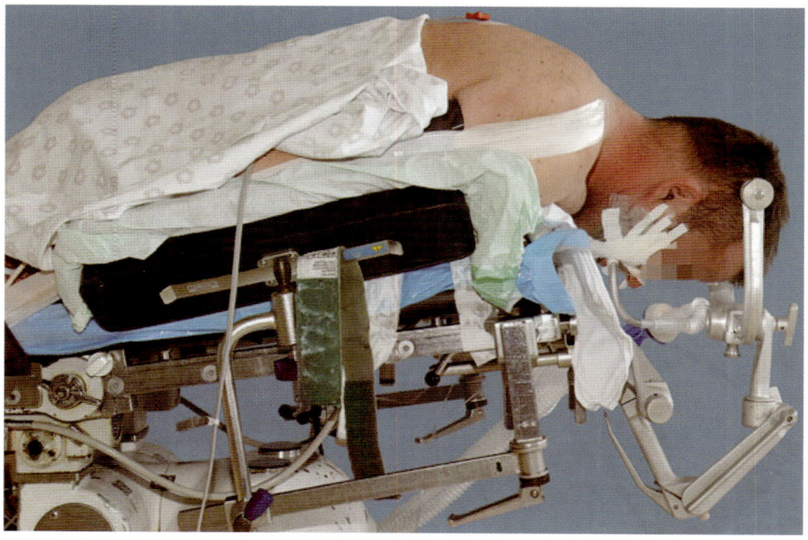

图 14.3 PCF 时患者采取俯卧位

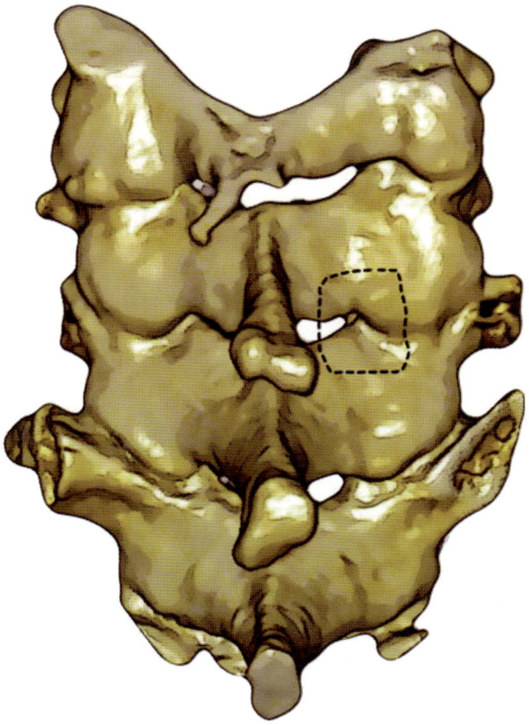

图 14.4　图示 PCF 骨切除范围（虚线）

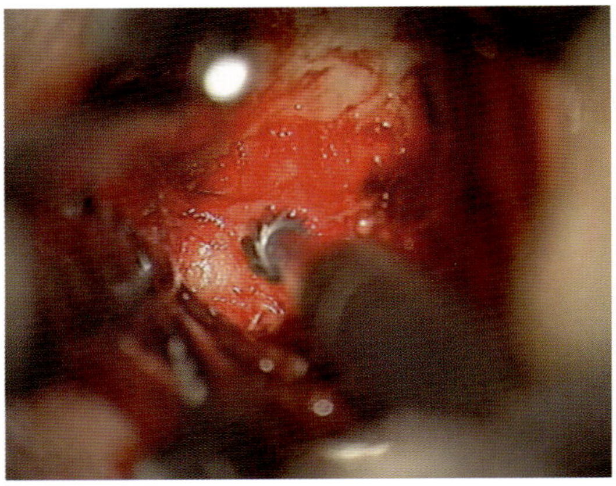

图 14.5　术中在关节突关节和椎板交界处磨除骨质的照片

可能损伤神经根，可使用钝性神经拉钩提起这些组织远离神经根后再电凝。

- 游离的椎间盘髓核组织最常见于神经根腋下，可以使用钝性神经拉钩轻轻地牵拉神经根探查。神经根鞘有时与神经周围组织粘连，小心地分离可以暴露在各自袖套中的前根、后根。
- 钳出游离的椎间盘髓核组织。如果还有椎间盘突出，用尖刀切断后纵韧带，切开椎间盘，使用髓核钳（图 14.2c）钳出突出的椎间

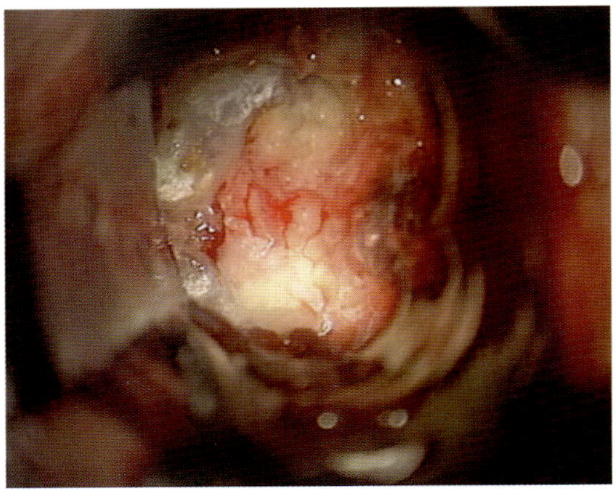

图 14.6　术中骨质磨除后的照片

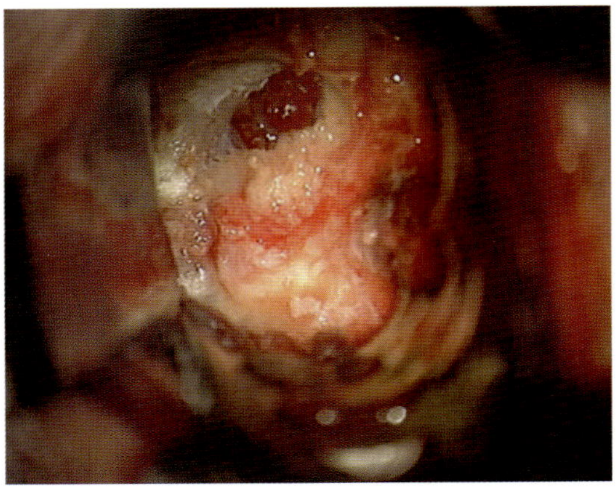

图 14.7　术中显示丰富的硬膜外静脉丛

盘组织。

- 在这个阶段，硬膜外出血常常预示突出的椎间盘组织已被清除，通常使用胶原蛋白海绵压迫可止血。
- 使用神经拉钩做进一步神经根走行区探查，使神经根获得充分的减压。
- 对于骨性椎间孔狭窄，更多的关节突关节骨质磨除是必要的，利于神经根走行区域的探查。
- 止血和术区生理盐水冲洗后，逐层缝合伤口。

14.3.3　手术技巧

- 适度的头高脚低俯卧位（头抬高 20° ~ 30°）利于静脉回流，减少术中出血。颈部屈曲很重要，利于手术视野暴露。
- 磨除椎板应从头侧到尾侧，平行于神经根由内向外，以减少神经根损伤的风险。
- 由于 C8 神经根走行更长，且更靠近尾端，因

此减压时需要更多地向尾侧及侧方切除关节突。在 C7-T1 交界区有引起不稳后凸的风险。

- 下位椎弓根内上部分磨除可扩大神经根腋下空间，利于神经根彻底减压（图 14.8）[6]。
- 在严重术区出血或神经根相对固定而不能牵拉的情况下，如果神经根腹侧的髓核取出困难，应避免盲目电凝止血或神经根牵拉。通过单纯的背侧减压，疼痛有可能减轻，否则需要进行二次前路手术从腹侧减压。
- 由于关节突关节骨质磨除导致颈椎失稳，其磨除范围是值得讨论的一个话题。颈椎主要通过关节突关节和后柱传递负荷，关节突关节完整性的丧失导致颈椎负重轴线前移，后期出现颈椎后凸。Zdeblick 等就生物力学在尸体上的研究发现，当 50% 以上的关节突关节或者侧块被切除时会发生显著的颈椎节段性过度活动 [7]。总体来说，在神经根暴露和减压中，从关节突关节内侧缘开始切除 5 ~ 6 mm 的侧块是安全的。一些作者报道假如前柱完整，75% 的关节突关节切除也是可行的，不会增加脊柱不稳的风险 [8]。对于椎间盘突出患者，一般推荐关节突关节的切除范围限制在 50% 以内。但是，对于椎间孔的骨性狭窄，关节突关节切除范围不得不扩大。椎间孔内潜行斜向切除关节突关节，可以在扩大椎间孔的同时，保留关节突关节的相对完整性 [9]。

14.3.4 并发症

- PCF 并发症包括脑脊液漏、神经根或脊髓损伤导致运动或感觉障碍、血肿、椎动脉损伤和浅层 / 深层伤口感染。
- 总体报道 PCF 并发症发生率很低，报道最多的是神经根损伤后的运动功能障碍。在 3 个大样本研究中，后路手术导致运动功能障碍的发生率是 1.2% ~ 2.3%[8,10,11]。在大多数病例中，C5 神经根最容易受损，这是因为 C5 神经根纤细，且 C5 神经根走行在解剖位置上位于 C4/5 椎间盘后方，常遮挡 C4/5 椎间盘，髓核切除时需要牵拉 C5 神经根的程度更大。

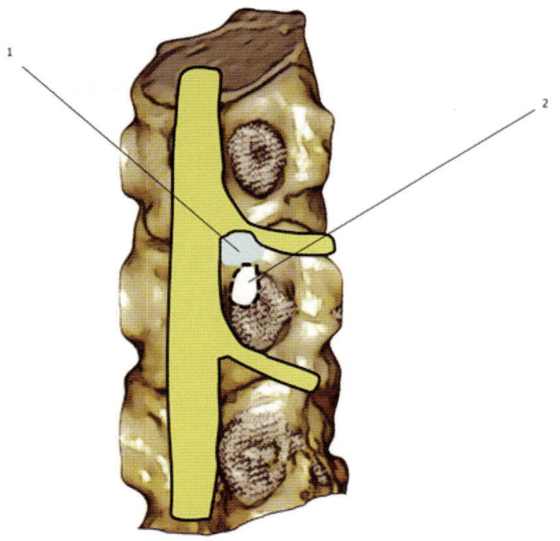

图 14.8 显示神经根腋下髓核碎片（1）和下位椎弓根内上部分骨质磨除的矢状位示意图（2）

- 由同一节段病变导致的症状复发可以是椎间盘髓核再突出或进展性的颈椎退变。Clark 等回顾性分析随访 303 例行单节段 PCF 的病例，发现 5 年、10 年同一节段病变复发率分别为 3.2%、5.0%[12]。
- 虽然 PCF 是一种非融合手术，但被认为还是与邻近节段的病变相关。Clark 等报道 PCF 术后 10 年邻近节段病变的发生率为 6.7%[12]。但一些在影像学上诊断的邻近节段病变，不一定引起临床症状。
- 关节突关节部分切除后的继发颈椎后凸畸形值得关注。Jagannathan 等报道 PCF 后 20% 的病例存在颈椎前凸丢失，4.9% 的病例颈椎动力位片提示颈椎不稳，但绝大多数患者无症状，不需进行外科手术治疗。同时他们发现 60 岁以上，有颈椎后路手术史，先前存在颈椎前凸丢失的患者术后出现后凸畸形的风险更高 [8]。

14.4 临床证据

14.4.1 颈椎病引起的神经根病变的外科治疗证据

- 目前没有关于颈椎病引起的神经根病变保守治疗和 PCF 的对照研究。因此就该病采取保守治疗还是手术治疗，没有循证支持的指南。仅有1项颈椎病引起的神经根病变保守治疗与手术治疗对照的RCT研究[13]。行前路减压融合术（ACDF）并辅以理疗的患者比单纯行理疗的患者疼痛缓解得更快，但2年后的随访发现，手臂疼痛的缓解没有明显差别。

- PCF能有效治疗颈椎病引起的神经根病变。据报道，PCF可使90%以上的颈椎病引起的神经根病变患者的病情得到缓解，但是术后的颈痛也常给患者带来不适。

14.4.2 开放手术与微侵袭手术

全内镜手术或者所谓的微侵袭通道手术因为对肌肉的损伤小而受到关注。一项RCT研究显示，全内镜下PCF与ACDF对照预后无差异[14]。另一项研究也得出结论，开放手术与微侵袭手术有相似的临床预后，仅仅在手术出血量、住院时间、术后疼痛药物使用方面减少[12]。但在这项随机临床实验中，唯一不同的是皮肤切口长度比开放手术的3.6 cm短4 mm[15]。

14.4.3 前路手术与后路手术

- 中央型椎间盘突出或骨赘增生适合前路手术，但是椎间孔病变的处理可以采用PCF，也可以采用前路椎间盘切除或前路椎间盘切除加植骨融合术。迄今为止，对于椎间孔病变还没有一项随机、可控的研究支持前路或后路手术。目前资料显示，两种术式对颈椎病引起的神经根病变都可以获得相似的、满意的临床结果。
- 因此，对处理椎间孔病变的手术方式的选择，一方面根据术者的偏爱，另一方面根据一些不是那么重要的因素，如前路手术处理病变有难度，比如C2/C3或C7/T1病变，或者患者颈短，病变节段有前路手术史的患者等，可选择PCF。
- 对于椎间盘突出于椎间孔内，尤其C7/T1节段，我们喜欢PCF。对于钩椎关节骨赘增生导致的椎间孔骨性狭窄，我们偏向于ACDF。因为ACDF能去除增生骨赘，直接对神经根减压，同时也能恢复椎间隙高度和椎间孔大小。

（邓永兵 王作伟 译）

参考文献

1. Caridi JM, Pumberger M, Hughes AP (2011) Cervical radiculopathy: a review. HSS J Musculoskelet J Hosp Spec Surg 7:265–272
2. Bono CM, Ghiselli G, Gilbert TJ, Kreiner DS, Reitman C, Summers JT, Baisden JL, Easa J, Fernand R, Lamer T, Matz PG, Mazanec DJ, Resnick DK, Shaffer WO, Sharma AK, Timmons RB, Toton JF, North American Spine S (2011) An evidence-based clinical guideline for the diagnosis and treatment of cervical radiculopathy from degenerative disorders. Spine J 11:64–72
3. Frykholm R (1951) Cervical nerve root compression resulting from disc degeneration and root-sleeve fibrosis. Acta Chir Scand 160(Suppl):1–149
4. Barakat M, Hussein Y (2012) Anatomical study of the cervical nerve roots for posterior foraminotomy: cadaveric study. Eur Spine J 21:1383–1388
5. Tanaka N, Fujimoto Y, An HS, Ikuta Y, Yasuda M (2000) The anatomic relation among the nerve roots, intervertebral foramina, and intervertebral discs of the cervical spine. Spine (Phila Pa 1976) 25:286–291
6. Webb KM, Kaptain G, Sheehan J, Jane JA Sr (2002) Pediculotomy as an adjunct to posterior cervical hemilaminectomy, foraminotomy, and discectomy. Neurosurg Focus 12:E10
7. Zdeblick TA, Zou D, Warden KE, McCabe R, Kunz D, Vanderby R (1992) Cervical stability after foraminotomy. A biomechanical in vitro analysis. J Bone Joint Surg Am 74:22–27
8. Jagannathan J, Sherman JH, Szabo T, Shaffrey CI, Jane JA (2009) The posterior cervical foraminotomy in the treatment of cervical disc/osteophyte disease: a single-surgeon experience with a minimum of 5 years' clinical and radiographic follow-up. J Neurosurg Spine 10:347–356
9. Chang JC, Park HK, Choi SK (2011) Posterior cervical inclinatory foraminotomy for spondylotic radiculopathy preliminary. J Korean Neurosurg Soc 49:308–313
10. Caglar YS, Bozkurt M, Kahilogullari G, Tuna H, Bakir A, Torun F, Ugur HC (2007) Keyhole approach for posterior cervical discectomy: experience on 84 patients. Minim Invasive Neurosurg MIN 50:7–11
11. Choi KC, Ahn Y, Kang BU, Ahn ST, Lee SH (2013) Motor palsy after posterior cervical foraminotomy: anatomical consideration. World Neurosurg 79:405.e401–405.e404
12. Clark JG, Abdullah KG, Steinmetz MP, Benzel EC, Mroz TE (2011) Minimally invasive versus open cervical foraminotomy: a systematic review. Glob Spine J 1:9–14

13. Engquist M, Lofgren H, Oberg B, Holtz A, Peolsson A, Soderlund A, Vavruch L, Lind B (2013) Surgery versus nonsurgical treatment of cervical radiculopathy: a prospective, randomized study comparing surgery plus physiotherapy with physiotherapy alone with a 2-year follow-up. Spine (Phila Pa 1976) 38:1715–1722
14. Ruetten S, Komp M, Merk H, Godolias G (2008) Full-endoscopic cervical posterior foraminotomy for the operation of lateral disc herniations using 5.9-mm endoscopes: a prospective, randomized, controlled study. Spine (Phila Pa 1976) 33:940–948
15. Kim K, Kim Y (2009) Comparison between open procedure and tubular retractor assisted procedure for cervical radiculopathy: results of a randomized controlled study. J Korean Med Sci 24:649–653

15 颈椎后路钉棒内固定

Jau-Ching Wu and Tsung-Hsi Tu

15.1 引言

由于创伤不是本书的范围，我们不对颈椎后路螺钉固定的所有适应证、优点和缺点进行广泛的探讨。侧块螺钉或椎弓根螺钉的后路钉棒技术，提供了一个稳定的张力带系统。在上、下颈椎不稳（类风湿关节炎、创伤性不稳定、发育异常、感染、肿瘤、畸形）的情况下，有颈椎后路内固定的手术适应证。在前路手术需要后方加强稳定性和避免前方骨不连时，颈椎后路内固定可能是前路手术的补充。特别是，当椎板切除或骨折所致脊柱后方结构缺损而合并不稳定时，有进行后路内固定的适应证。在遇到前路支撑不足而没有前路重建的情况下，应避免将后路内固定作为“单独使用”的技术。

颈椎后路固定方法有很多，包括线缆、椎板钩和钉棒系统。椎板钩和线缆需要完整的脊柱后方结构，但这些结构通常被切除减压。治疗颈椎不稳时，万向钉棒内固定系统的灵活性和可操作性更好。螺钉的万向头适合不同的结构畸形，也适用于椎板切除后。钉棒系统的有效性和可靠性使其成为颈椎不稳后路内固定的主要方法。

15.2 手术适应证

下颈椎后路融合术最常见的适应证是外伤性颈椎不稳。颈椎后路固定的适应证包括压缩性骨折、单侧关节突骨折伴脱位、双侧关节突骨折伴脱位、双侧关节交锁、多节段中央型脊髓损伤综合征和单纯后方韧带损伤[1]。

准确、可重复的创伤性脊柱损伤分类系统对于外科手术决策、临床护理和比较研究具有重要意义。脊柱创伤研究组提出的下颈椎损伤的分类系统（the subaxial injury classification system，SLIC）是按照脊髓损伤的三大特征进行分类：①损伤的形态；②背侧韧带复合体的完整性；③患者的神经系统状态[2]。根据最终的严重性评分指导治疗，若评分≤ 3，建议保守治疗；若评分≥ 5，建议手术治疗；若评分 = 4，可结合患者具体情况采取保守或手术治疗，这取决于外科医生的经验、患者的意愿，以及并发症的情况（表 15.1）。

在此分类基础上，提出了一种基于循证医学的方法，采用爆裂、分离和移位的骨折分类来指导创伤性下颈椎手术方式的选择。爆裂性、压缩性、分离性骨折可进行的单纯前路手术。典型的移位或旋转脱位因三柱受损，必须行后路或前后（环周）联合入路手术[3]。环周内固定能即刻稳定，融合率高，减少了术后佩戴 halo 支架的需要[4]。

适合后路内固定的非创伤性的病因包括退行性疾病、肿瘤、类风湿关节炎、强直性脊柱炎、感染性疾病、椎板切除术后的脊柱后凸畸形和后纵韧带骨化（ossification of posterior longitudinal ligament，OPLL）等。脊髓型颈椎病、OPLL 或椎管内肿瘤患者在长节段椎板切除术后，通过增加后路内固定可以降低脊柱后凸畸形的发生率[5]。然而，如果脊柱后凸形态已经出现，为取得更好

表15.1 颈椎损伤的分类系统（SLIC）评分

	分数
骨折形态	
无异常	0
压缩型	1
爆裂型	+1=2
牵张型	3
旋转 / 剪切型（小关节脱位、不稳定撕脱，或者陈旧性屈曲压缩性损伤）	4
椎间盘韧带复合体（DLC）	
无损伤	0
不确定（孤立的棘突间扩大，仅 MRI 信号改变）	1
断裂（椎间盘间隙增宽，小关节滑移或脱位）	2
神经功能状态	
无受损	0
神经根损伤	1
完全性脊髓损伤	2
不完全脊髓损伤	3
神经功能缺损节段脊髓持续受压（神经因素）	+1

引自 Vaccara [2]，经 Lippincott Williams & Wilkins 许可转载。

的结果应首先考虑前路手术 [6]。

15.3 手术技术

- 在全身麻醉下，患者采用俯卧位、Mayfield 头架固定。注意保持颈椎曲度于中立位或轻度的前屈，摆好体位后透视通过确认。身体的各部分用垫子适当保护，包括胸部、髂嵴和膝盖。
- 为了能够进行前后位和侧位透视，患者必须放置在可透射线的手术床上。另外，术中可使用 3D 影像联合导航（S7，O-arm，Medtronic，Memphis，USA）。
- 使用标准的后正中入路。单极电凝切开皮下组织和筋膜。
- 应以骨膜下解剖的方式小心地将肌肉从棘突上剥离下来。固定至 C3 ~ C7 时，附着于 C2 棘突的肌肉需要部分剥离。
- 应确保每个侧块和小关节的外侧缘解剖清楚，以便于提供良好的轮廓、视野，之后正确植钉。
- 在严重退行性变或外伤中，可能出现畸形改变，适当暴露骨结构可以更好地了解此节段颈椎的解剖。
- 下颈椎螺钉植入，包括椎弓根和侧块螺钉，都需要精准的钉道以增加把持力，并避免血管或神经损伤。

15.3.1 侧块螺钉植入

就侧块螺钉的植入，有许多不同的钉道技术（图 15.1，图 15.2 和图 15.3）。

作者喜欢选用的技术如下。

- 骨性标志物可以用来更好地定位解剖结构，因此我们通常在椎板切除或其他减压手术之前植入侧块螺钉。
- 关节突关节需要妥善准备，应切除包括关节囊在内的所有软组织，这不仅有利于安全植入螺钉，也有利于后外侧融合。

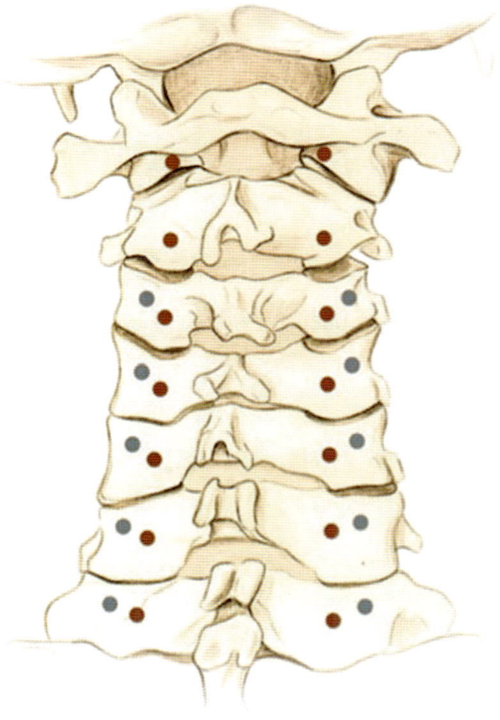

图 15.1 侧块螺钉进钉点（红色）和椎弓根螺钉进钉点（蓝色），分别位于侧块中心内侧和向头侧 2 mm（经 Aesculap AG，图特林根，德国许可转载）

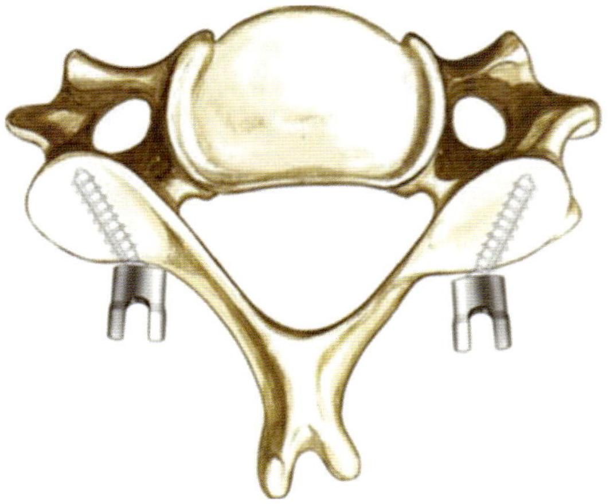

图 15.2　侧块螺钉在轴位平面上理想的植钉位置。在这个平面上螺钉与正中矢状面夹角为 25° ~ 30°（经 Aesculap AG，图特林根，德国许可转载）

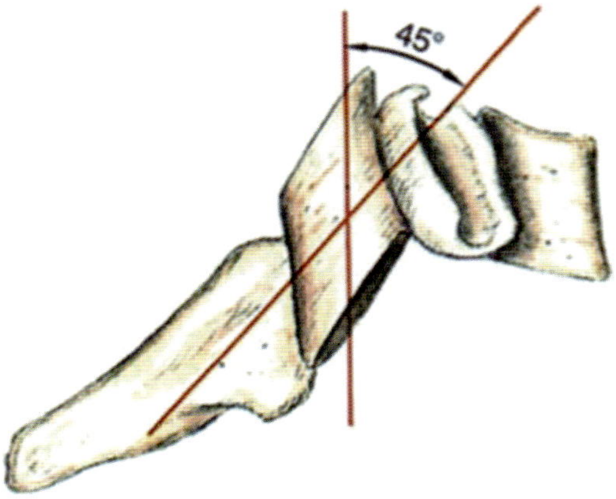

图 15.3　矢状面上，侧块螺钉应与冠状面夹角约 45°（经 Aesculap AG，图特林根，德国许可转载）

- 一旦确定了进钉点（图 15.1），在进钉点用高速磨钻钻开侧块的皮质。这不仅有利于植入螺钉，也降低了器械植入时滑动的风险。
- 植入侧块螺钉时，术中透视并不是常规，但在侧块有严重的发育畸形或外科医生对螺钉不太确定时可采用。
- 我们通常选择一个独特的进钉点，在侧块中心下约 1 mm，向内 1 mm（图 15.1）。然后用高速钻头在选定的进针点磨出一个小的导孔。
- 随后用高速气动钻或手动钻，以外倾约 30° 和头倾 30° ~ 60° 的角度逐步钻入（图 15.2 和图 15.3）。为确保正确的钻孔方向，切除部分棘突有一定帮助。颈椎节段越靠近头端，向头侧倾斜的角度越大。正确的倾角可通过将剥离子插进关节腔内来确定。
- 然后对钉道进行攻丝，测量螺钉合适的长度，以钉道前端到达皮质骨而不损伤神经孔为宜。值得一提的是，C3 ~ C7 最常用的螺钉长度是 14 ~ 18 mm。
- 钉道外倾角度应该大于或至少平行于被固定节段的棘突。虽然没有生物力学研究比较各种不同技术，我们倾向于使用最长的螺钉。由于手术过程中看不到钉道，我们通常想象一个从进钉点指向侧块上方腹侧的钉道。用手钻谨慎而稳定地施压，可以感受到钻孔过程中来自双皮质的力反馈。
- 螺钉良好植入的关键是倾斜角度相对更大、钉道更长的双皮质螺钉。万向螺钉的设计是用于克服螺钉倾角较大时上棒困难。
- 一旦植入螺钉后，患者可进行全椎板切除减压或其他手术操作，如椎管内硬膜下肿瘤切除。
- 完成减压操作后，安装钛棒建立钉棒系统。在关闭切口前，我们建议术中使用透视确定颈椎曲度。注意，并非所有患者的颈椎曲度都是“经典”的前凸。
- 为进行植骨，比如自体骨混合脱钙骨基质，我们用高速磨钻磨除侧块后外侧的部分骨皮质。我们常规在伤口关闭前留置引流管。

15.3.2　椎弓根螺钉植入

颈椎椎弓根螺钉内固定具有优良的生物力学拔出强度，能够达到三柱固定。骨质条件差、肿瘤或翻修手术可能会影响侧块螺钉植入时，可以行椎弓根螺钉固定。目前公认的颈椎椎弓根螺钉适应证包括创伤性骨折脱位、严重骨质疏松、退行性或医源性多节段不稳定、继发于肿瘤或肿瘤切除术后的颈椎不稳。由于 C2 和 C7 椎体结构特殊，C2 椎弓根相对较大，C7 侧块较薄且较倾斜，颈椎椎弓根螺钉内固定术最初运用于 C2 和 C7 椎体。下颈椎椎弓根螺钉植入对技术的要求更高，需要全面掌握解剖特点和充分利用计算机辅助导航系统。

当计划植入颈椎椎弓根螺钉时，必须意识到螺钉钉道是通过椎弓根外侧进入内侧，且从一个特定的进针点开始（图 15.1）。尽管颈椎椎弓根螺钉植入有一定风险，但在某些临床条件下，当颈椎负重增加时椎弓根螺钉植入是必要的。至于螺钉植入技术，没有证据证明哪一种技术优于另一种。

- 椎弓根螺钉植入前的准备和侧块螺钉植钉一样。
- 一般的理想进针点，相比于侧块螺钉技术，稍偏向头侧和外侧（图 15.1）。
- 在轴面上，椎弓根钉道朝向内，在矢状面上约向内 45°。
- 头尾方向取决于椎弓根的方向。因此，应采用侧位透视或术中 3D 影像导航系统指导椎弓根螺钉植入。
- 钛棒的塑形和上棒与之前描述的方式相同（图 15.4）。

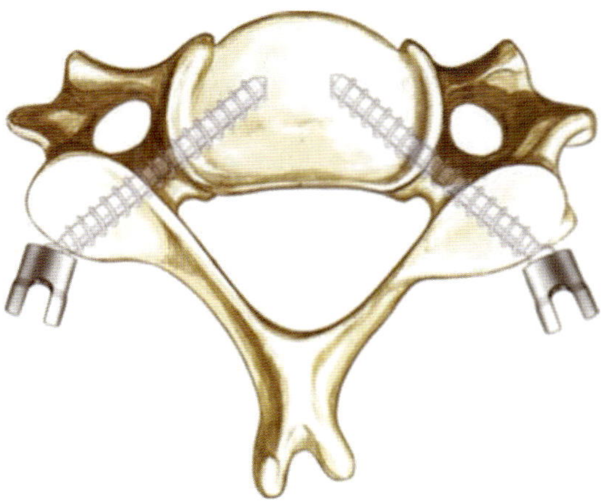

图 15.4 颈椎椎弓根螺钉，钉道如图 15.1 所示，从侧方向内侧走行（与矢状面夹角约 45°）

15.3.2.1 经关节间螺钉

经关节间螺钉技术可作为一个单独使用的固定技术，或作为前路融合术的补充，或侧块内固定失败时的补救。C7 需要内固定时，经关节间固定也是一个可选方案。因为颈椎和胸椎过渡区侧块关节细长，在颈胸交界区 C7 内固定最困难。C7 侧块解剖特点决定其不适合植入侧块螺钉。由于 C7 椎弓根小且方向不好把握，C7 椎弓根固定术也很具挑战[7]。由于经关节间螺钉穿过四层骨皮质，与侧块螺钉穿过两层骨皮质相比，经关节间螺钉更具生物力学优势[8]。然而，在 C7 水平，C7 上关节突太薄而不能很好植入经关节间螺钉（图 15.5）。

因经关节间螺钉固定关节面而限制了矫形，在颈椎畸形需要矫形时，不合适行经关节间螺钉植入。

颈椎经关节间螺钉技术有几种。Dal Canto 技术的进针点位于侧块中心向尾侧 2 mm，钉道头倾 40°，外倾 20°。Takayasu 技术描述的进针点位于侧块中线中上 1/3，钉道头倾 10° ~ 30°。klekamp 描述的进针点是侧块中心向内 1mm，向头侧 1 ~ 2 mm，钉道方向与 Dal Canto 技术相同。经关节间螺钉最常见的并发症是植钉不良或螺钉过长造成的颈神经损伤。术中侧位片并及早发现问题螺钉可以避免这一主要并发症。使用 Dal

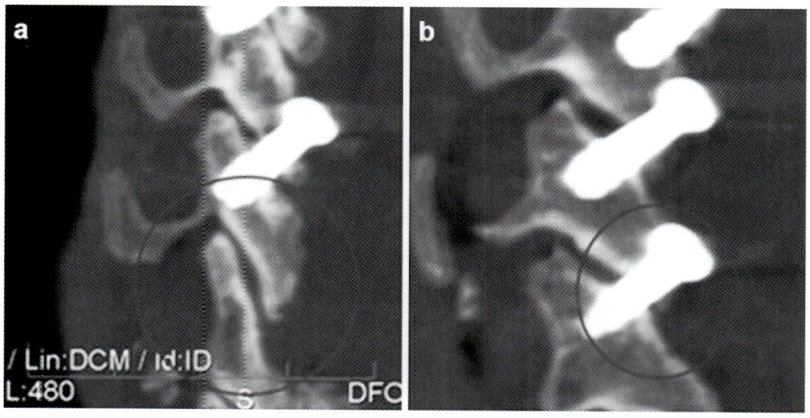

图 15.5 (a) C7 上关节突薄且垂直，不适合螺钉植入（黑圈）；(b) C7 上关节突可以满意地植入螺钉

Canto 技术，C5 ～ C7 椎体水平螺钉尖端的理想位置向前不能超过椎体后缘，而 C3 ～ C5 水平在椎体后 1/4 处[9]。

15.4 并发症的处理

主要并发症包括椎动脉损伤、颈神经根损伤、脊髓损伤和骨折。

- 如果术中遇到椎动脉损伤，可以在出血部位填塞骨蜡、止血材料止血。在对侧应避免进行器械操作，防止双侧椎动脉闭塞造成的灾难性后果。神经血管医生应积极进行血管吻合术或血管内血管重建，结扎椎动脉应视为最后的手段。术前必须进行椎动脉和 Willis 环的血管检查。
- 术中监测提示神经根损伤时，应即刻修正螺钉。
- 螺钉植入过程中如遇任何骨性结构的骨折，应采用适当的补救及替代技术固定。在这种情况下，附加 halo 架固定是一种可行的补救方案。注意 halo 架固定在老年人中有很高的并发症发生率。

15.5 如何为患者选择理想的后路固定技术?

没有研究比较不同螺钉技术在同一患者人群中的优劣。颈椎内固定不同技术的选择主要是根据患者个体需求、解剖特点和外科医生的偏好或熟练程度。

15.5.1 侧块螺钉

最近发表的几篇文章提示侧块螺钉技术的并发症发生率低、临床疗效好。katonis 分析 255 例患者的 1662 个下颈椎（C3 ～ C6）侧块螺钉的并发症，术中并发症包括 27 枚（1.6%）侧块螺钉植入的侧块骨折，3 例患者（1.3%）双皮质螺钉相关神经根性痛需修正螺钉[10]。早期并发症（一周内）包括术后血肿 2 例（0.8%）、C5 神经根麻痹 5 例（2.2%），5 个月后症状自然痊愈，没有重新调整螺钉。晚期并发症（12 个月以上）包括螺钉拔出 3 例（1.3%）、骨不连 6 例（2.6%）、再手术 14 例（6.2%）。值得注意的是，无 1 例患者发生椎动脉损伤、硬脊膜撕裂、浅或深部感染、钉棒断裂或死亡病例[10]。Kim 等人报道了 178 例患者 1256 侧块螺钉的安全性评价。C6 作为最常见的节段，总共有 11 枚（0.876%）螺钉进入横突孔，然而没有损伤椎动脉。进入关节突关节的螺钉 18 枚（1.433%），仅发现 1 例关节受到破坏（0.080%）。最常受到破坏的关节突关节是 C3[11]。Yoshihara 进行了系统的回顾，10 个研究（1 项前瞻性研究和 9 项回顾性研究）共 766 例，其中从 C3 ～ C7 共 5328 枚。围术期并发症包括神经根损伤（每枚螺钉的发生率为 1.36%，每位患者的发生率为 0.19%）、侧块骨折（每枚螺钉发生率为 1.62%）、关节破坏（每枚螺钉的发生率为 0.62%）、植入不良需要修正或取出（每枚螺钉发生率为 0.38%，每位患者的发生率为 2.64%）。围术期无脊髓损伤或椎动脉损伤。晚期并发症包括螺钉松动（每枚螺钉的发生率为 1.17%）、螺钉拔出（每位患者的发生率为 1.1%）、钛板或钛棒断裂（每位患者的发生率为 0.28%）、复位丢失（每位患者的发生率为 2.21%）、骨不连（每位患者的发生率为 2.67%）、需修正螺钉（每位患者的发生率为 2.81%）[12]。并发症发生率低和临床疗效好，表明下颈椎侧块螺钉固定技术安全有效。

15.5.2 颈椎椎弓根螺钉

颈椎椎弓根螺钉在各种疾病颈椎后路重建手术中的运用已有越来越多的报道。一些研究表明，在需要高拔出强度、降低椎间盘轴向负荷或者同时稳定三柱的情况下，颈椎椎弓根螺钉优于侧块螺钉。在骨质疏松、肿瘤或翻修手术继发骨质量较差的病例中，侧块螺钉可能因骨质松动或破裂而植入失败，尤其是在下颈椎侧块尺寸变小时。尽管颈椎椎弓根螺钉有生物力学优势，但其植入风险大，易造成神经根刺激或血管损伤。Hojo[13] 报道了 1065 例患各种疾病的多中心病例[13]，徒手植入颈椎（C2 ～ C7）椎弓根螺钉。类风湿关节炎患者椎弓根植钉失误率明显高于颈椎外伤或颈椎病者。在 C3 ～ C6 整体植钉失误率为 14.2%。无手术相关死亡及椎动脉损伤相关的并发症，随访期间也没有由于植钉失误所致的脑梗死 [13]。椎弓根螺钉植入失误率较高这一事实表明，应当增加影像辅助（优选 3D 导航系统）来完成这一类型的手术。一项系统回顾比较了侧块螺钉与椎弓根螺钉在下颈椎固定中的安全性，包括围术期的神经系统功能和后期的生物力学并发症（如骨不连）的发生率，结果显示二者都比较低。值得注意的是，即使椎弓根螺钉椎动脉损伤发生率更高且有显著统计学意义，但两种技术的椎动脉损伤被认为都是非常罕见的 [12]。详细的脊柱解剖知识和术中 3D 导航系统将有利于降低并发症风险，特别是在某些疾病，如类风湿关节炎。

15.5.3 经关节间螺钉

经关节间螺钉植入是一种可替代侧块螺钉植入的技术，尤其当位于 C2 ～ C3 和 C7 水平，侧块的解剖特点不适合侧块螺钉的植入时。经关节间螺钉植入的潜在的并发症包括侧块骨折、神经根损伤、椎动脉损伤和脊髓损伤。然而，文献中没有椎动脉或神经根损伤发生率的报道。在解剖研究中，如果应用 Takayasu 技术植入的螺钉太长，椎动脉和颈神经前支损伤的风险增加 [14]。然而，如果应用 Dal Canto 技术则发生关节骨折的可能性更多。有文献表明，Kalkamp 技术植入螺钉，关节骨折的风险更低，椎动脉及颈神经根前支的损伤更少。

- 总之，侧块螺钉固定是一种安全、有效的颈椎后路固定技术。然而，当侧块有缺陷，骨质有受损或在 C7 水平时，颈椎椎弓根螺钉植入或经关节间螺钉植入是可行的替代技术。用这两种技术的外科医生应该熟悉颈椎解剖，并对每一个患者进行充分的术前评估，根据个体病例的要求和解剖特点进行最终的治疗选择。

15.6 提示与技巧

- 确保患者处于合适和稳定的体位；建议使用三钉头架，切开皮肤前建议行侧位及前后位透视。在固定前，确保脊柱处在合适的曲度。
- 应适当显露椎板和关节突关节。这将有助于螺钉正确植入。
- 我们建议没有经验的外科医生使用侧块螺钉，其并发症发生率低于椎弓根螺钉。
- 使用高速磨钻准备开孔。
- 侧块螺钉技术中适当的螺钉长度很重要。
- 应用大量的骨质，最好是自体骨，植入去皮质的关节间，促进骨融合。

（王　曲　陈　赞　译）

参考文献

1. Kandziora F, Pflugmacher R, Scholz M, Schnake K, Putzier M, Khodadadyan-Klostermann C, Haas NP (2005) Posterior stabilization of subaxial cervical spine trauma: indications and techniques. Injury 36(Suppl 2):B36–B43
2. Vaccaro AR, Hulbert RJ, Patel AA, Fisher C, Dvorak M, Lehman RA Jr, Anderson P, Harrop J, Oner FC, Arnold P, Fehlings M, Hedlund R, Madrazo I, Rechtine G, Aarabi B, Shainline M, Spine Trauma Study G (2007) The subaxial cervical spine injury classification system: a novel approach to recognize the importance of morphology, neurology, and integrity of the disco-ligamentous complex. Spine (Phila Pa 1976) 32:2365–2374
3. Dvorak MF, Fisher CG, Fehlings MG, Rampersaud YR, Oner FC, Aarabi B, Vaccaro AR (2007) The surgical approach to subaxial cervical spine injuries: an evidence-based algorithm based on the SLIC classification system. Spine (Phila Pa 1976) 32:2620–2629
4. McNamara MJ, Devito DP, Spengler DM (1991) Circumferential fusion for the management of acute cervical spine trauma. J Spinal Disord 4:467–471
5. Liu JK, Das K (2001) Posterior fusion of the subaxial cervical spine: indications and techniques. Neurosurg Focus 10:E7
6. Herman JM, Sonntag VK (1994) Cervical corpectomy and plate fixation for postlaminectomy kyphosis. J Neurosurg 80:963–970
7. Horn EM, Theodore N, Crawford NR, Bambakidis NC, Sonntag VK (2008) Transfacet screw placement for posterior fixation of C-7. J Neurosurg Spine 9:200–206
8. Klekamp JW, Ugbo JL, Heller JG, Hutton WC (2000) Cervical transfacet versus lateral mass screws: a biomechanical comparison. J Spinal Disord 13:515–518

9. Xu R, Zhao L, Chai B, Ma W, Xia H, Wang G, Jiang W (2009) Lateral radiological evaluation of transarticular screw placement in the lower cervical spine. Eur Spine J 18:392–397
10. Katonis P, Papadakis SA, Galanakos S, Paskou D, Bano A, Sapkas G, Hadjipavlou AG (2011) Lateral mass screw complications: analysis of 1662 screws. J Spinal Disord Tech 24:415–420
11. Kim H-S, Suk K-S, Moon S-H, Lee H-M, Kang KC, Lee S-H, Kim J-S (2015) Safety evaluation of freehand lateral mass screw fixation in the subaxial cervical spine. Spine 40:2–5
12. Yoshihara H, Passias PG, Errico TJ (2013) Screw-related complications in the subaxial cervical spine with the use of lateral mass versus cervical pedicle screws: a systematic review. J Neurosurg Spine 19:614–623
13. Hojo Y, Ito M, Suda K, Oda I, Yoshimoto H, Abumi K (2014) A multicenter study on accuracy and complications of freehand placement of cervical pedicle screws under lateral fluoroscopy in different pathological conditions: CT-based evaluation of more than 1,000 screws. Eur Spine J 23:2166–2174
14. Zhao L, Xu R, Liu J, Sochacki KR, Ma W, Jiang W, Liu G, Cao J, Hua Q (2012) The study on comparison of 3 techniques for transarticular screw placement in the lower cervical spine. Spine (Phila Pa 1976) 37:E468–E472

第三部分
胸　椎

胸腰椎后路固定：植入物和手术技术概况

16

Paulo Tadeu Maia Cavali

16.1 引言及核心信息

用于胸椎固定的植入物已经设计了很多。但考虑到融合是所有脊柱固定手术的首要目标，因此需要注意的是，植入物的使用并不能替代骨移植。多种固定系统（螺钉、钩、线缆、板、棒、张力带等）可以用来完成不同的操作（桥接、支撑、旋转、加压、撑开、张力带固定等）[1]。在所有这些内固定物中做出正确的选择很大程度上要依赖于外科医生对不同技术的熟悉程度、手术水平、骨骼质量、病情状况、不稳定发生的方向和程度、预期负载、植入物的可得性、术后制动的需要和组织愈合所需时间等[2]。还没有一个内固定系统证明自己比其他系统更为优越。一些现有的植入物结合了一些新的和升级的功能使得其能在同一系统中施加多种力，如加压、撑开、平移、去旋转、旋臂和张力带等。本章的目标即讨论用于治疗多种胸椎病变的不同植入物及手术技术。

16.2 植入物

当考虑行后外侧胸椎（胸腰椎）器械辅助关节间融合时，有多种植入物可供使用：线缆系统（图 16.1）、椎板柔性带、钩（图 16.2）及椎弓根螺钉系统等（图 16.3）。

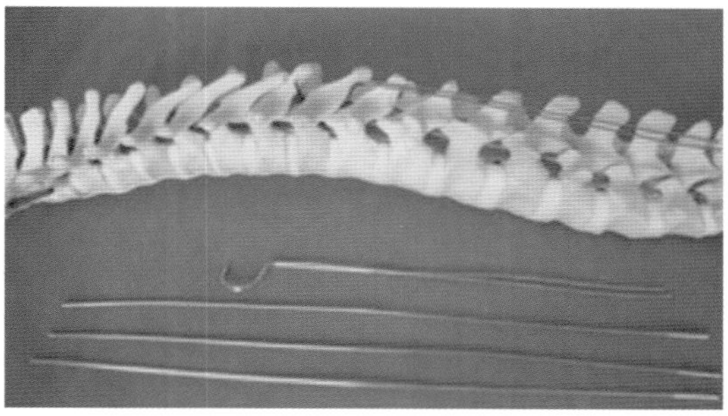

图 16.1 线缆系统（椎板下型）

16.2.1 线缆系统

尽管椎板下线缆技术在胸椎手术中已不再常用，线缆 - 棒固定仍然为一项实用的技术。Luque 手术是最常用的术式。每节椎板下方穿过线缆以充当锚定点。这些线缆随后捆绑在非僵硬脊柱节段的固定棒上。手术指征通常包括脊柱侧凸（图 16.4）、神经肌肉型脊柱侧凸、胸椎前凸，以及一些用线缆辅助椎弓根螺钉的骨质疏松病例。线缆还可以用于内固定头端的第一节椎体的椎板上，以防止这一节段的椎弓根螺钉脱出或临近节段后凸。

线缆不能提供脊柱所有平面的稳定性，也不是肿瘤等主要累及前柱或需要 360° 脊柱截骨等情况的良好选择。使用椎板下线缆的另一个局限性是无法在轴面内对椎体进行旋转。

由于走行在椎管内的椎板下，以及复位操作过程中的移动，线缆技术有很高的神经损伤风险。使用线缆系统的禁忌证包括脊柱后凸、椎管

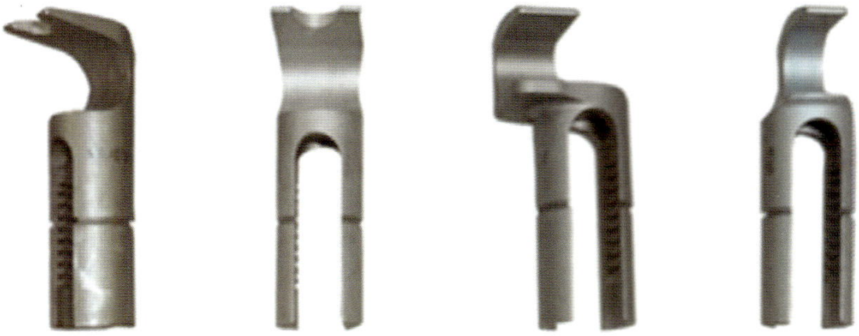

图 16.2 内固定钩（图采自 Aesculap，Tuttlingen，Germany）。左侧两个钩是典型的椎弓根钩，第三个是横突钩，右侧是椎板钩

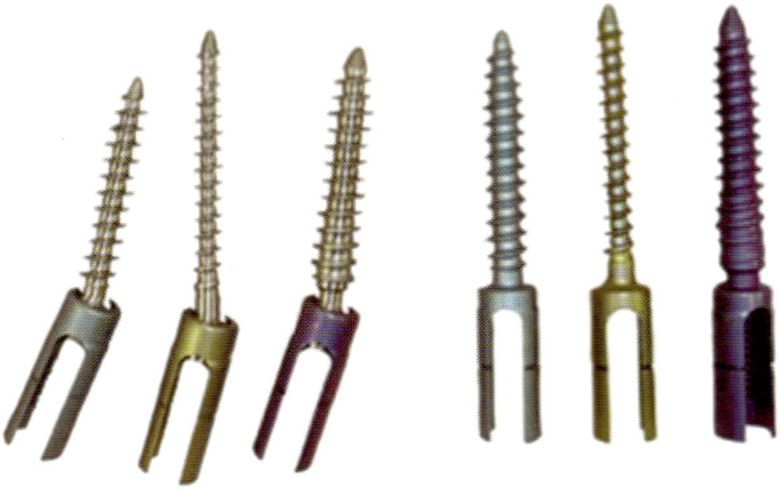

图 16.3 脊柱内固定用的螺钉，不同直径的万向螺钉（左侧 3 颗）和单向螺钉（右侧 3 颗）（改编自 Aesculap 的图像）

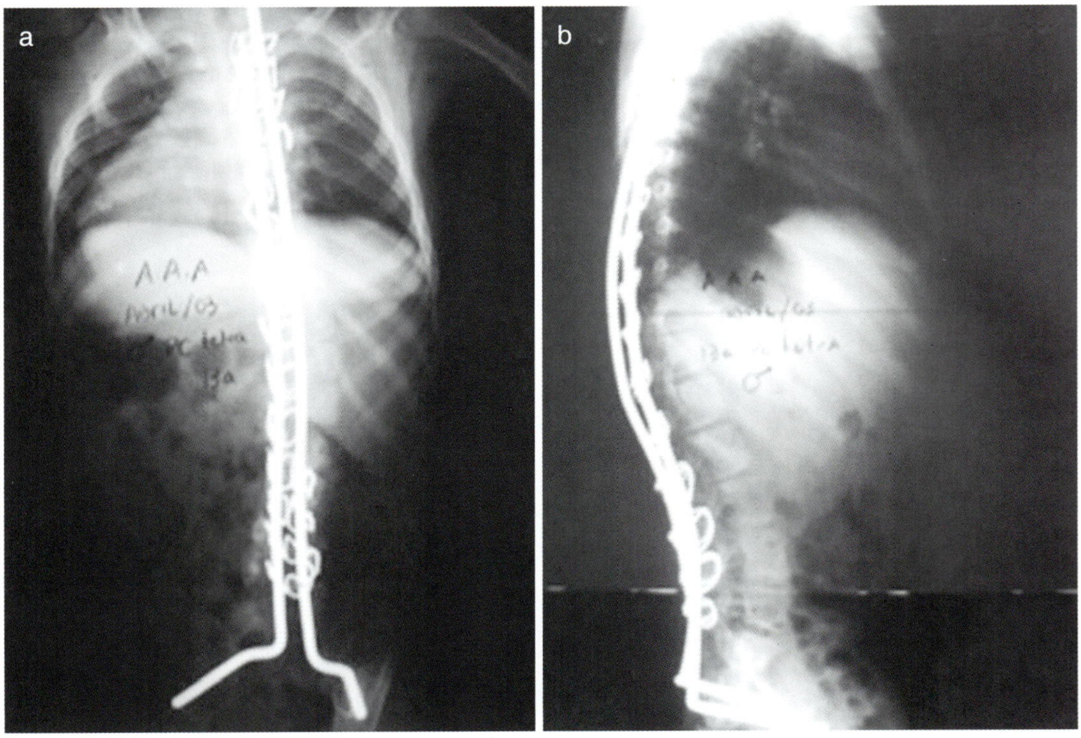

图 16.4 13 岁女孩，神经肌肉型脊柱侧凸。椎板下线缆技术治疗（a）前后位和（b）侧位 X 线片

狭窄和其他不能重建生物力学稳定的情况。

16.2.2 柔性带

最近，作为金属线缆和（或）椎弓根螺钉固定的替代技术，人们开发出了聚酯带和金属夹（Zimmer，Universal clamp，Zimmer Spine，Minneapolis，MN，USA）[3]。聚酯带绕过椎板后用金属夹固定在棒上（图 16.5）。这一固定系统相对椎板下线缆，能提供与骨面更大的接触面积；而相对金属线缆而言，易弯的聚酯带可能会减小对脊髓的损伤。在翻修手术中，聚酯带可以被简单快速地取下而对骨骼没有损伤。另外，金属夹和聚酯带相较其他椎板下技术有明显更高的载荷失效[4]。它还允许在轴面内对脊柱进行矫形。

16.2.3 钩

临床上有多种不同特性的钩可供使用：椎弓根钩、椎板钩和横突钩。

- 椎弓根钩可以提供最牢固的固定，它们可以在 T1 ～ T10 节段使用。椎弓根钩朝向头侧夹持在椎板和下位椎体的上关节突之间。被夹持椎体的下关节突可以用骨凿去除（图 16.6）。
- 椎弓根钩朝头侧安放，这样它们 U 形的尖端才能环抱住目的椎弓根，并提供抵抗旋转和平移的力量（图 16.6）。这些钩可以与椎弓根锁定。相向的两钩之间形成爪形结构可以增加固定的牢固程度。爪形结构由两个相隔 1 ～ 2 个节段的相向的钩组成。爪形结构主要应用于固定的一端（头端）。
- 椎板钩有多种设计，不同的刃宽和样式能够适应最佳的钩 - 骨连接，可以根据需要进行撑开或加压，椎板钩可以安放在椎板上方（指向下方）或椎板下方（指向上方）。一般来说，应该避免在同一节段的椎管内以最小化椎管内植入物的体积放置两个椎板钩（除

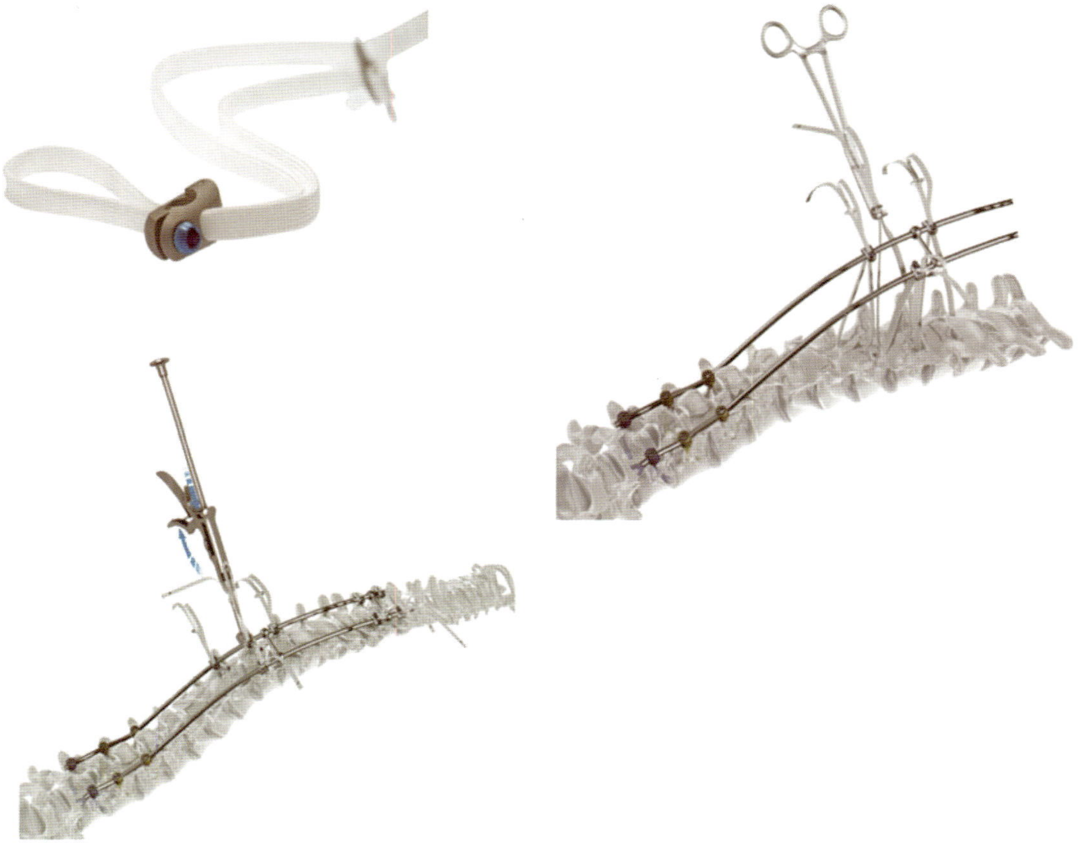

图 16.5 联合使用的聚酯带和新型柔性带及金属夹（改编自 Zimmer Universal Clamp）。“除 Zimmer Biomet 提供图片使用权之外，本出版物没有收到 Zimmer Biomet 的经济支持。Zimmer Biomet 是版权及其他与使用（这些）图片带来的其他知识产权的所有者。”

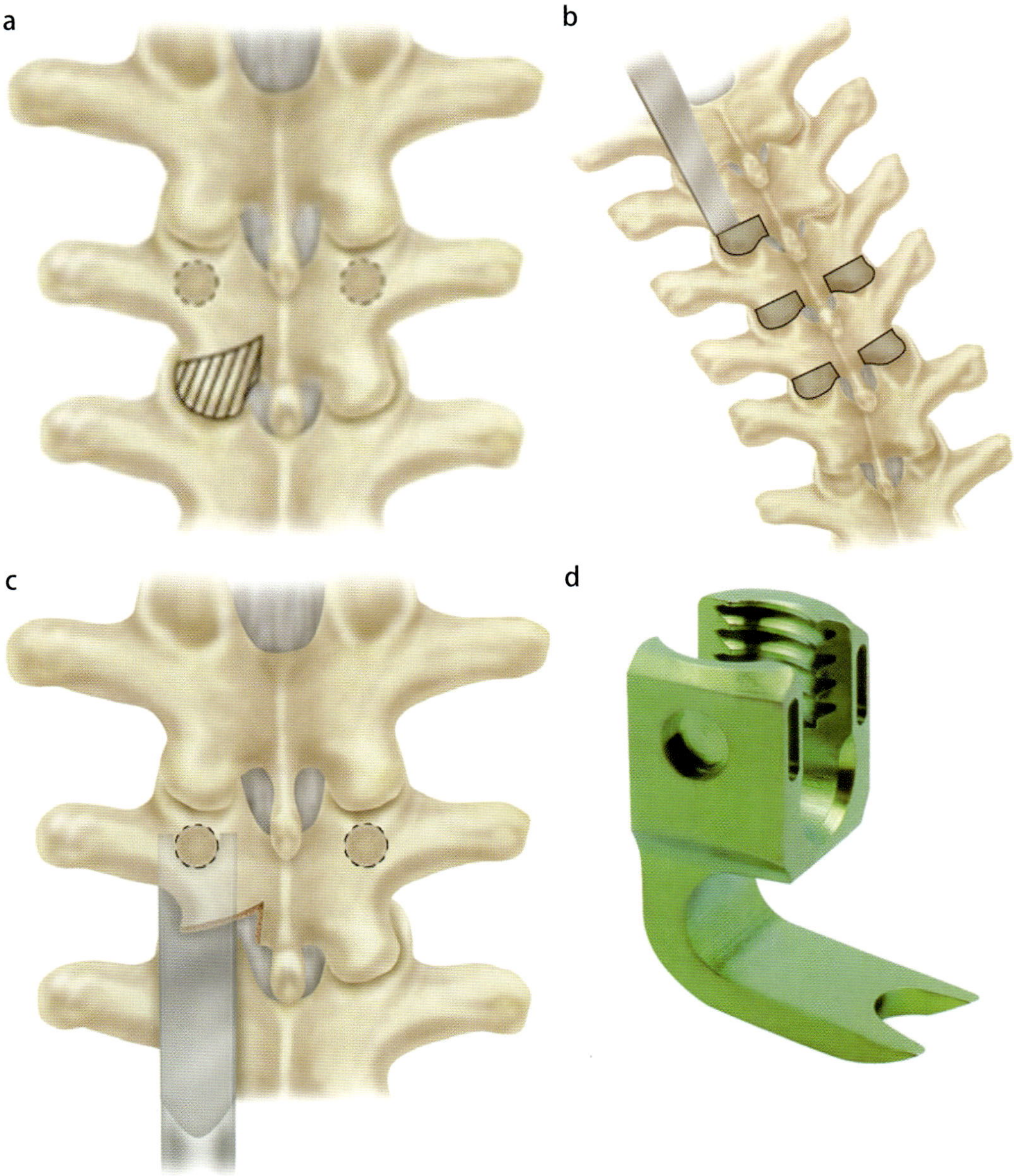

图 16.6 （a）切除一部分下关节突，对椎弓根钩的正确放置十分有必要（Medtronic 允许下转载，plc © Medtronic，plc）。（b）用骨刀切除下关节突，沿头 - 尾方向放置骨刀时应小心下方的脊髓，切除范围限于上关节突的内侧面比较安全，比图所示相对小（在 Medtronic 允许下转载，plc © Medtronic，plc）。（c）使用 U 形骨凿准备椎弓根钩（原文为椎弓根螺钉，译者注）的放置位置。骨凿向头端前进时不能用力，直到它碰到椎弓根的下表面（在 Medtronic 允许下转载，plc © Medtronic，plc）。（d）椎弓根钩呈 U 形与椎弓根下面吻合（在 Medtronic 允许下转载，plc © Medtronic，plc）

非能够确保椎管直径足以容纳它们）。安置钩子时要小心，使其在下方与椎板吻合良好，防止进入椎板内（图 16.7）。

- 尽管横突钩更加安全，但只有在不能使用椎板钩和椎弓根钩时才应考虑使用。横突钩避免了对椎管的干扰，因为它们是安置在椎管外的。它们可以朝头侧或尾侧安放，并通常和椎弓根钩或椎弓根螺钉联合使用形成爪形，这种爪形是最有力的钩型结构，在严重后凸矫形中非常有用。横突钩还可以与椎弓根螺钉联合使用，以防止螺钉拔出。

16.2.4 椎弓根螺钉

- 椎弓根螺钉在轴面、冠状面和矢状面的所有脊柱矫形中都非常有用。自 20 世纪 80 年代起，意识到线缆和钩系统的局限性并体会到

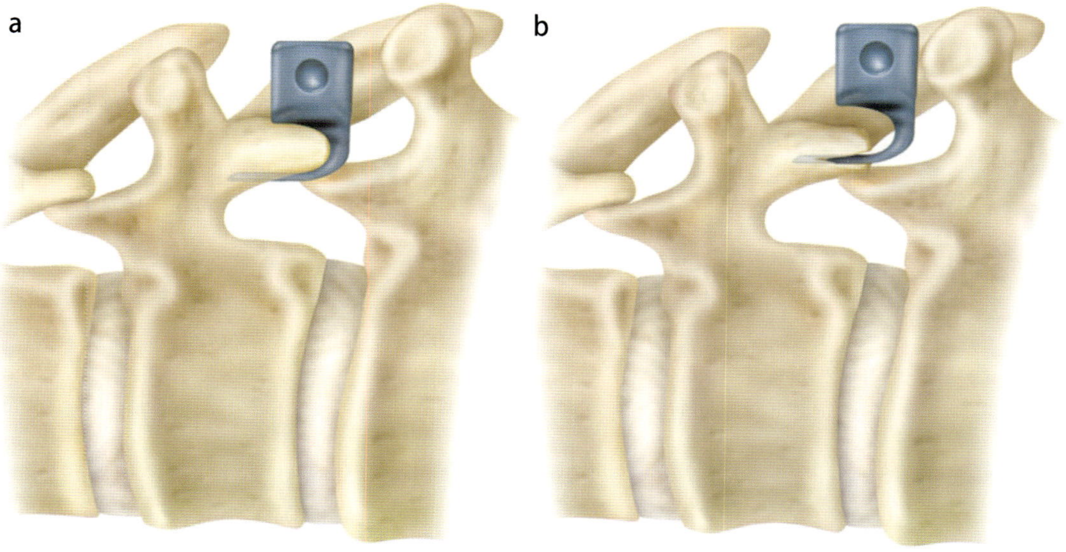

图 16.7 小心地将椎板钩良好吻合在椎板下方（a），不要压进椎板内（b）（在 Medtronic 允许下转载，plc © Medtronic，plc）

椎弓根螺钉的优越性后，外科医生就广泛接受了椎弓根螺钉的应用。

- 起初人们对在胸椎内放置椎弓根螺钉多有担心，但最近多个研究显示利用椎弓根螺钉不会造成神经、力学和血管方面的损伤[5,6]。
- 从生物力学上看，椎弓根螺钉可以提供目前最坚固的内固定，并能从后方在 3 个平面内对脊柱进行矫形。在正常骨骼中防止椎弓根螺钉拔出的最重要的因素就是它的外径；螺纹切入椎弓根内层骨皮质越紧，结构强度就越高。利用椎弓根螺钉可以进行加压、撑开、平移、去旋转和旋臂等操作[7]。在螺钉的尺寸问题上，直径远比拧入脊椎的长度更重要。需要复位时我们总是选直径更大的螺钉，因为长度对固定牢固度的影响很小。如果螺钉没有平行于椎体终板植入，有证据表明只要螺钉完全在骨质内，就没有必要调整螺钉钉道。我们认为从头 - 背侧指向腹 - 尾侧的钉道都是效果良好的，这在胸椎中尤其重要（图 16.8）。
- 在一些骨质疏松、肿瘤、翻修手术的患者中，含可注入聚甲基丙烯酸甲酯（PMMA）的带孔螺钉可以将螺钉拔出强度增加到最多两倍，但要小心不要使 PMMA 溢出椎弓根。

胸腰椎椎弓根螺钉固定手术技术请参考第 17 章。

16.3 特殊手术技术

16.3.1 胸椎后凸矫形

胸椎后凸的手术矫形是基于可以缩短胸椎后柱的旋臂和加压技术[2]。由于较高的神经系统损伤的风险，应避免在胸椎行撑开操作。

在治疗非僵硬胸椎后凸时，标准的做法是在 T2 ～ L1 利用内植入物矫形。固定最尾侧的椎体必须是前凸的第一个椎体。在僵硬性后凸中，在后方行固定之前，应先行椎弓根截骨术（pedicle subtraction osteotomy，PSO）、Smith-Petersen 截骨术（SPO）或前路椎间盘及韧带松解术[8]。

头端固定通常包括两侧各一个的爪形结构，每个爪形结构可以是 T3 的椎弓根螺钉和 T2 的横突钩相联合，也可以是 T3 的椎弓根钩和 T2 的横突钩联合。在各种情况下，上椎板钩均可以用横突钩替代。

爪形结构机制的重要特点是在两侧两个上方椎体间加压来避免头端植入物的脱出。爪形结构还可以联合两个不相邻的椎体，将一个椎体夹在中间（例如 T2 ～ T4）。如果有必要的话，在内

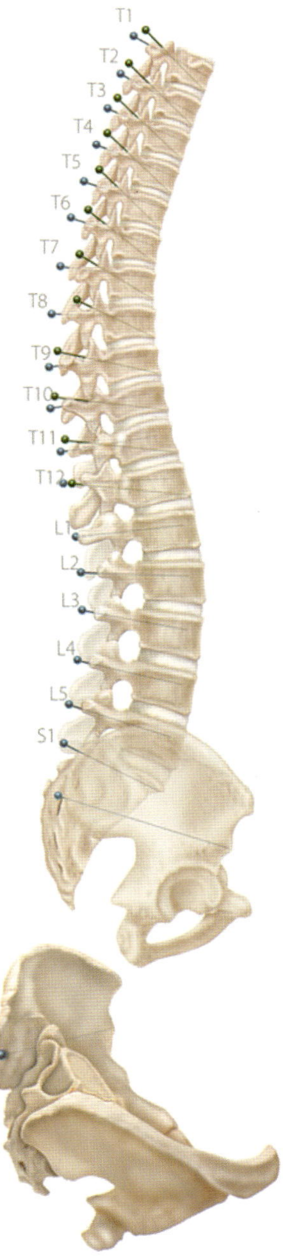

图 16.8 胸腰椎矢状面内的理想椎弓根螺钉钉道（蓝色）。椎弓根螺钉越靠近并平行于上方终板，松质骨越致密，螺钉抗拔出力就越高。(绿色）所示胸椎的钉道可接受，但拔出力较小（在 Medtronic 允许下转载，plc © Medtronic，plc）

固定的上半段每边可以做出多个爪形结构。

在尾端，可以根据计划植入椎弓根螺钉或钩，一般来说，我们喜欢尾端用椎弓根螺钉。辅以椎板钩可以用来抵抗螺钉抗拔出力。这取决于弯曲的刚度，必要时，可以在所有椎体内植入椎弓根螺钉。

随后，使用折弯器将 6mm 固定棒预弯到合适的后凸角度，将棒植入上位椎弓根螺钉或钩中。当棒植入并确保棒处于正确的矢状方向后，锁定螺钉及钩（爪形结构）。随后用压棒器或持棒钳将两侧的棒均匀加力向尾侧方向逐一连接到螺钉上。

之后，可以向临近爪形结构方向加压并旋紧螺母以维持既有矫形角度，在移向远端下一个螺钉前，不断重复这一操作。在棒的远端，利用持棒钳同时将两侧棒压入 T12 和 L1 的椎弓根螺钉上。棒压入远端螺钉后，旋入螺母，这样在两个螺钉或螺钉与持棒钳之间就能够进行加压，在 PSO 或 SPO 的节段进行加压十分重要。在使用万向螺钉时，在螺钉头部稍微拧紧螺母可以使它们或多或少地像单向螺钉一样使用，这样就可以进行加压。复位完成后将所有螺母旋紧，最后可以在两侧棒之间加横连连接。在植入钩、椎弓根螺钉和棒前，确保将每节脊椎去皮质骨，在关节融合术中也不例外。在胸椎水平上，可以通过系统地切除所有下关节突来完成去皮质，这还能帮助定位正确的椎弓根进钉点及螺钉方向（见第 17 章）。当使用椎弓根钩时，为锁住椎弓根钩应该去除下关节突，但是安装椎弓根钩后松质骨就被钩遮住了。同时可以切除棘间韧带并对棘突去皮质。我们通常用弯的骨凿或高速磨钻去除椎板骨皮质。

16.3.2 脊柱侧凸矫形

有很多手术治疗青少年特发性脊柱侧凸（AIS）的方法。手术方法的选择取决于患者年龄、侧凸的可弯曲程度、脊柱侧凸类型（我偏爱 Lenke 分型）[9]、冠状面和矢状面内的平衡、骨量和骨移植物的选择、患者的临床情况、医院所提供的内固定种类，以及外科医生对手术技术的熟悉程度。鉴于最常见的 AIS 种类是右胸弯（Lenke 1 型），我们将用这种情况为例阐述脊柱侧凸矫形的原则[10]（图 16.9）。

在右胸弯矫形中，利用站立前后位（AP）和双侧屈曲位 X 线确定近端和远端端椎。右胸弯的传统矫形从 T4 延伸到 L1，如图 16.10 为代表性

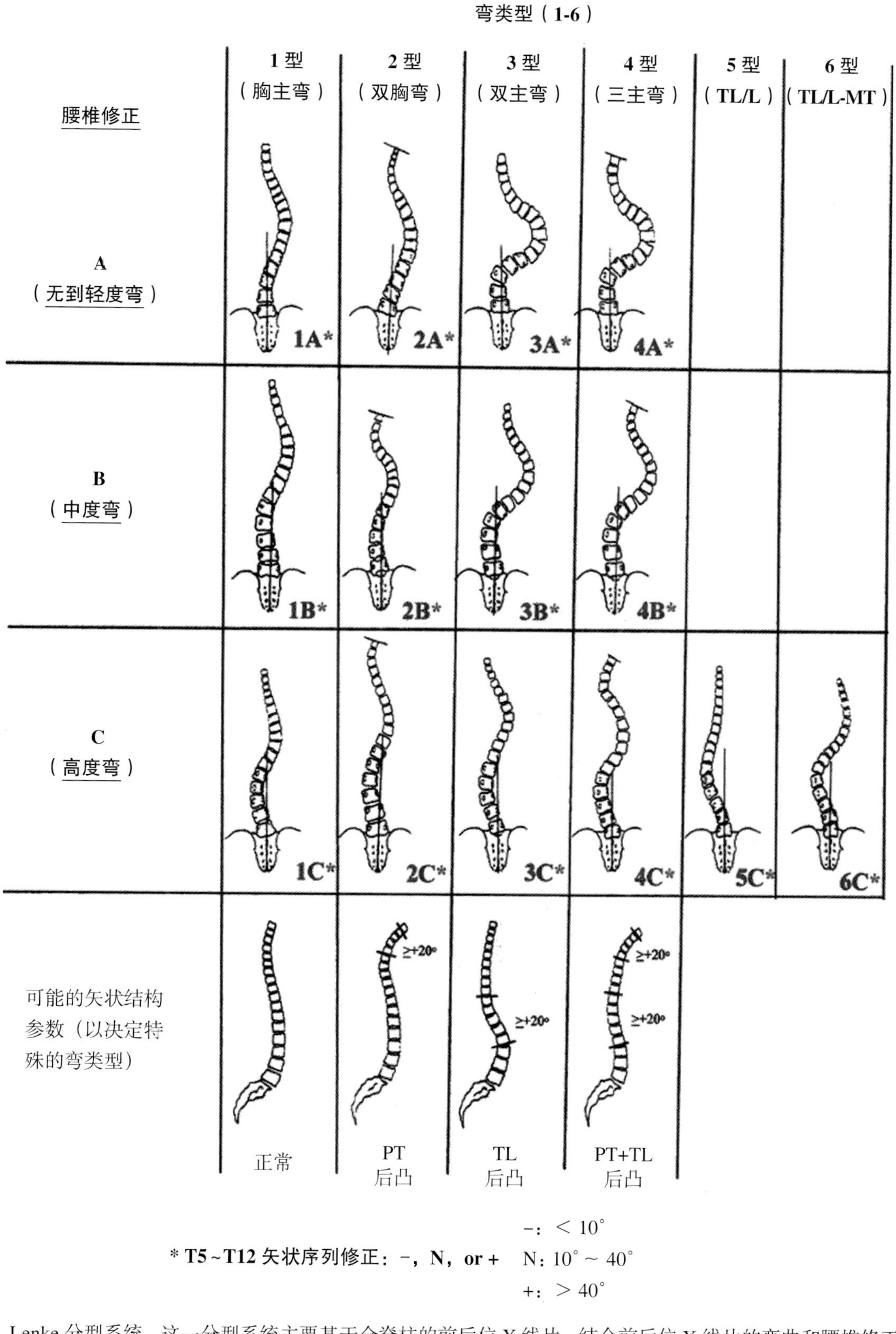

图 16.9 Lenke 分型系统，这一分型系统主要基于全脊柱的前后位 X 线片，结合前后位 X 线片的弯曲和腰椎修正参数。腰椎修正参数基于骶骨中央垂线是否在腰弯顶椎椎弓根之间（*A*）、是否接触顶椎（*B*）或完全在顶椎椎体内侧（*C*）

的X线片。使用的椎弓根螺钉或钩的数量取决于术前计划，植入物越多矫形能力越大。

16.4 手术技术

- 做后正中皮肤切口，分离肌肉到至少露出所有横突起始部，术中必须用X线确认予以固定矫形的节段。
- 螺钉或钩可从凹侧向凸侧依次植入。在凹侧尾端，椎弓根钉固定在T12及L1，头端固定在T4、T5。在凸面头端，T4与T5之间可以植入钉-钩爪形结构，在尾端T12和L1水平植入椎弓根螺钉，以获取更多的复位力量。
- 侧凸顶椎通常在T8或T9，最好利用单向椎弓根螺钉，并且最好两侧都用螺钉。螺钉也可以植入其他不同的节段，但是如果侧凸僵硬、弯较大时必须增加内固定的数量。

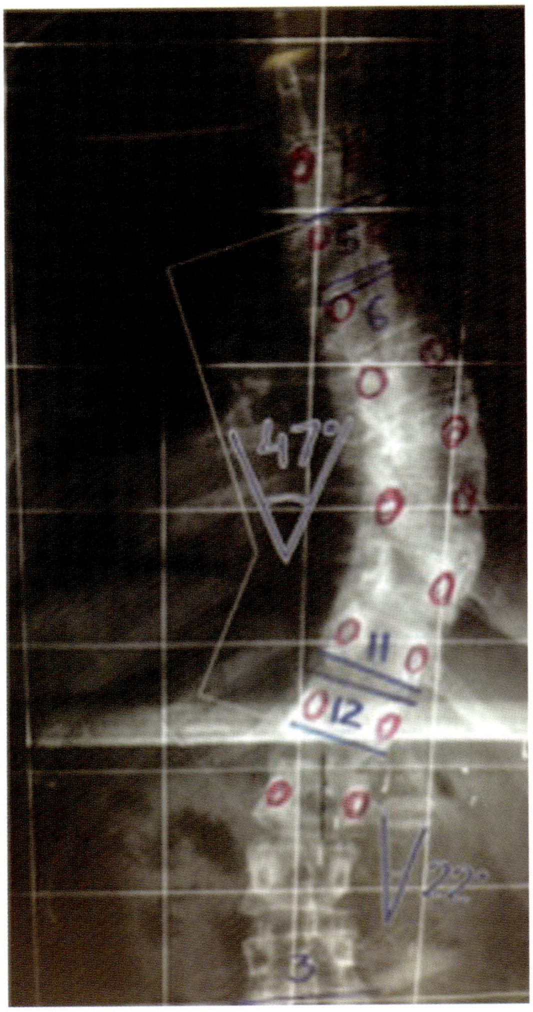

图 16.10 脊柱侧凸、胸段右凸（Lenke 1A型）患者前后位X线片及术前计划

- 在凹侧，T4～L1放置6 mm模棒，并预弯至合适的后凸角度。在这些矫形操作中脊柱会自动被撑开，由于胸椎的下关节突已经被切除，甚至有时已经做了PSO和不同的SPO截骨，脊柱已经变得相对柔软。
- 随后去除模棒，根据模棒的尺寸及弧度，将永久固定棒裁剪至合适长度并预弯至合适的矢状面和冠状面角度。随后将该棒（6mm粗，钴铬合金或不锈钢材质）在凹侧植入T4和L1的椎弓根螺钉间，并在两端加装螺母（或头端钩上加螺母），但只拧紧尾端（L1）的螺母，同时保持棒的矢状面弧度不转动。
- 使用复位钳（强力工具）平移将螺钉移到棒上。注意小心不要用力过大，以超过骨骼所承受的力量。一些新的复位技术使这一过程变得更容易。
- 在非僵硬侧凸中，顶椎的螺钉可以用复位钳移到棒上。如果侧凸是僵硬的，则不应该直接着手对顶椎进行矫形，而是应该从凸侧逐节段矫形。在凸侧，利用旋臂原理，利用预弯的棒进行固定矫形。在头端至T4、T5节段植入棒之后，锁紧头端的钉-钩爪形结构，随后对爪形结构加压，并旋紧螺母使棒严格保持在矢状预弯的方向上。
- 随后使用持棒钳将凸侧棒推向T6的椎弓根螺钉，在T8、T10、T12和L1节段分别重复这一操作。注意不要在这些节段旋紧螺母，因为如果旋紧的话，会妨碍在凹侧的进一步矫形。此时只将凹侧L1的椎弓根螺钉和凸侧头端的钉-钩爪形结构螺钉旋紧；其他所有与棒相连的螺母都只是松松地旋上。随后利用大力钳，将凹面顶椎的螺钉平移至棒上。
- 双侧棒植入完成后，脊柱会被动地恢复其理想长度，此时不可做任何进一步的撑开。对每一个螺钉施加去旋转力后，在锁紧螺钉的同时，椎体可以逐渐去旋转。
- 在开始这一过程之前维持端椎的正常中立位置很重要，这样可以避免将扭转力从固定节段传导到未固定节段。两端可以加装横连，由于其价值尚未明确，横连的作用还有待商榷。

16.5 截骨术

截骨术的目的是在僵硬畸形的患者中改善矫形状况或是在矢状面、轴面和（或）冠状面内躯干失代偿患者中获得脊柱生理弯曲的重新排列，换言之即正确的脊椎轮廓。最常用的截骨术是基于关节面和三柱式的截骨术。Smith-Petersen（SPO）和 Ponte 截骨术是基于关节面的，而经椎弓根截骨术（pedicle subtraction osteotomy，PSO）和椎体切除术（vertebral column resection，VCR）是三柱截骨术的代表。

16.5.1 Smith-Petersen 截骨术

Smith-Petersen 等人在 1945 年治疗强直性脊柱炎引起的矢状面失衡时描述和实施了第一例 Smith-Petersen 截骨术（SPO）[11]。这一操作是希望通过截短后柱使前柱前凸来进行矫形，这只有在椎间盘高度保持良好的情况下才可能完成。在椎间盘活动存在的情况下，SPO 截骨术通过松解后部脊椎关节增加侧凸和后凸等畸形脊椎的柔性和可复位性。在发生椎间盘塌陷或存在前柱僵硬（有骨赘限制活动，没有椎间隙）时，SPO 术不起作用，因此不应做 SPO。

选择 SPO 的节段取决于畸形的顶椎位置。要切除的骨组织包括棘突（至少尾侧）、上下关节突和椎弓峡部（图 16.11）。每节段可能产生 5° ~ 10° 的矢状面矫形。因此，最好的手术指征是横跨数个节段的后凸。在腰椎，前柱延长可以出现前部的椎间隙增大，这就需要其他植入物和（或）切开前纵韧带，尤其是在有椎间盘完全塌陷、矫形后椎间隙大于 10 mm 的情况下。在 L5 ~ S1 节段可以用前方高度前凸的 Cage 来填补。在其他腰椎节段上，可以做微创侧方椎体间融合术，如 DLIF（见第 34 章）。

16.5.1.1 手术技术

- 确认拟行对 SPO 的所有椎弓根节段，放置椎弓根螺钉，行椎板切除术后，可以直接看到椎弓根。
- 切除棘间韧带及黄韧带后，从中间向两侧以

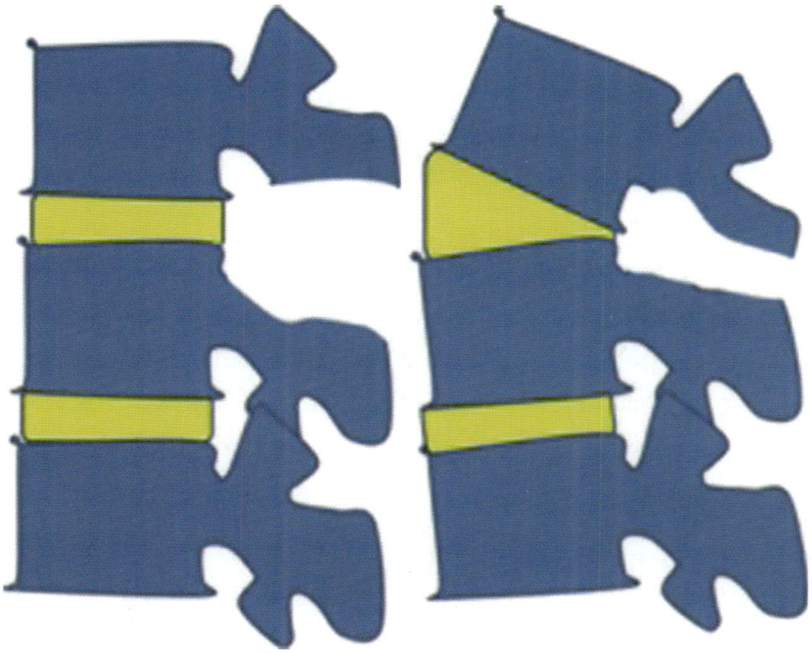

图 16.11 Smith-Petersen 截骨术中骨切除示意图，右侧为截骨闭合。闭合及前凸重建只有当椎间盘高度足够时才有可能进行

Leksell 咬骨钳 V 形切除关节突关节和椎弓峡部。关节突关节和椎弓峡部切除得越多（从一个椎弓根到另一个椎弓根，但不能损伤椎弓根本身），椎间盘间隙越大，矢状面矫形就越大（5° ~ 10°）。

- 可使用骨刀来切除下关节突，将骨刀垂直于下关节突，并向上关节突方向凿开，可以很容易地切除下关节突。上关节突可以很容易地用骨刀在轴面内切除。在轴面内稍偏向尾侧可能伤及椎弓根本身。使用骨刀试图切除椎弓根峡部时应小心，一旦骨刀进入椎弓根峡部的骨质内，向外旋转操作可能会伤及上方椎弓根的下部骨皮质。如果出现这一情况，螺钉间加压可能会对椎弓根造成更大的损伤。因此，这种情况下不能进行任何的加压固定。我倾向于使用 Kerrison 骨钳或超声骨刀（Misonix，Farmingdale，New York，USA）来完成这些操作。
- 截骨后间隙的闭合是通过联合加压和旋臂来完成的。棒植入椎弓根螺钉（多轴或单轴）后，就可以通过以顶椎为中心的螺钉间加压 SPO 后的间隙。切开的骨面要互相接触才能促进融合，这一点非常重要。

16.5.2 Ponte 截骨术

1978 年由 Ponte 描述[12] 的 Ponte 截骨术（PO），实际上是用于在矢状面和冠状面畸形弯曲半径较长时的后弓截骨术，因此常常被误认为 SPO。与 SPO 不同，PO 需要相应节段椎间盘有更好的活动度和（或）弹性。需要切除的后弓结构包括棘突、上下关节突关节、椎弓峡部、黄韧带、上椎板底部的 2/3 和下椎板上部的 1/3。另外，矫形的支点和生物力学是不同的，Ponte 截骨只缩短后柱而不加长前柱。

Ponte 截骨每节段平均矫形 5° ~ 8°，在脊柱后凸的矫形中可以对称截骨，而在侧凸矫形中，可以采用不对称截骨。

16.5.3 经椎弓根截骨术

经椎弓根截骨术（pedicle subtraction osteotomy，PSO）是一个真正意义上的三柱截骨术，但椎体前部皮质的高度必须作为解剖支点予以保留。这一截骨操作可以在冠状面，但主要在矢状面内对畸形进行有效矫正，该技术可以用于腰椎和胸椎[13]。

PSO 的手术指征是脊柱侧凸或后凸严重成角、弯曲僵硬、冠状面失衡等，尤其适合矢状面失衡矫正和（或）正常矢状位丢失。PSO 的优点包括能通过一个节段的截骨术在矢状面内达到显著的 20° ~ 30° 的矫形效果，同时可以保留前柱的松质骨和骨与骨间的接触来提供最佳的融合。

为达到最佳的截骨效果，如果可能的话要将患者摆放在中立俯卧位，有时可能需要将髋关节伸展。但应该避免将患者摆放成腰椎后凸位或膝胸卧位！

16.5.3.1 手术技术

- 手术需要将矫形节段的椎弓根周围所有后部结构全部切除，包括上下关节突、椎弓根本身、横突（至少要做切断）和楔形切除一部分椎体（图 16.12）。
- 松质骨部分切除可以用咬骨钳、刮匙、高速钻、Kerrison 咬骨钳和骨凿等。椎弓根和椎体都要去除松质骨，椎体切除时只能去除必要的楔形部分内的松质骨而不应过多切除。导航引导可以让这一操作变得更容易。目前，我们倾向于把所有的松质骨向前推，来使脊椎前面皮质更结实并促进融合（图 16.12e）。
- 切除楔形的大小取决于所计算的矫形角度。然而，当进行这一严格的手术操作时，应该以至少 20° 的最大矫形为目标。这可以用数学计算、模板或计算机模拟来完成。其中的一些计算机软件可以在互联网上免费得到（SurgiPlan）。
- 切除的骨颗粒收集后用于其后的植骨或将其推到前面去。最后，用 Leksell 咬骨钳或特殊设计的骨刀在两侧按三角形切下椎体侧面的骨皮质。
- 椎体切除能向前多远就做多远。首先用钝性分离的方法将椎体周围软组织分开，可以使整个操作过程更安全更简单。术中常见的是腰动脉出血，然而不管怎样，需要分离至椎体前方皮质骨的位置，如果不能，就不可能折断这部分骨皮质，从而不能恰当复位和融合。导航可以帮助评价切除的骨量和椎体前方骨皮质的轮廓。

- 椎体后壁头侧应在紧临椎间盘下方水平以骨刀切除，而尾侧应在神经根上方最远端处切断。没有必要在神经根下方切断椎体后壁，因为这样不会带来额外的复位，但可能增加额外的神经根损伤的风险。
- 用刮匙刮薄剩余的（中段）椎体后壁松质骨至极薄。用适当的工具将椎体后壁骨折断（图 16.12e）。
- 椎体后壁的头端和尾端切断后，就可以对截骨区进行对合。可以轻轻下压相邻节段，并通过椎弓根螺钉加压（在头侧椎弓根螺钉和其上方的节段之间以棒连接可以相对安全地施压，并防止头端椎弓根螺钉的崩脱）来拉近截骨区的两端。如果截骨适当，在多数病例中可以自行复位。
- 截骨后两个残端相互推向对方以促进融合。闭合过程中没有必要担心截骨节段的神经根，它们从不会卡在截骨后的空隙中！但是，截骨及闭合过程中认真检查硬脊膜囊和神经根是必要的。
- 如果三角形骨皮质切除不当，有可能出现截骨闭合后腰椎的缩短而不是前凸。
- 在闭合 PSO 后，评估术后影像时有人会感到不满意。似乎看起来还可以做得更多，有时 PSO 椎体被向前推得过多。如果椎体后壁切除后椎体侧壁没有按计划进行三角形截骨，就不可能出现前凸。最近人们在评价一种可以优化 PSO 闭合的器械（ReDux Plier，Medtronic，Memphis，USA）[14]（图 16.13）。
- 恰当的闭合和骨与骨的接触对于防止 PSO 后的不稳定和不融合十分重要。在截骨节段，不稳定主要来自旋转并随着椎间盘退化而加剧。如果在闭合之后还能看到一个“间隙”，可以填入切下的松质骨直至间隙完全闭合。

不对称 PSO 需要在凸面切除更多骨质，这样在闭合时，凸面较凹面可以获得更多的矫形幅度，使椎体在冠状面内得以重整。在这种情况下，应该在轴面和冠状面中都予以三角形骨切除。

有 3% ~ 11% 的病例报告中出现暂时的神经系统损伤[15]。采用下述操作可以降低这些并发症的风险：

- 通过椎板切除扩大中央椎管。
- 避免撑开和拉伸操作，尤其在有脊髓的节段更要注意。
- 肌电图和运动诱发电位监测，以及导航和术中 CT 扫描可以作为辅助手段避免这些并发症的发生[6]。

16.5.4 后方椎体截骨

Bradford 和 Tribus 开始时报告应用前后联合入路行椎体切除（vertebral column resection，VCR）[16]。现在，我和许多其他人都偏向从后方单一入路进行这种截骨操作。

VCR 是经椎弓根截骨术（PSO）的扩展，包括椎体后部结构、整个椎体和相邻上下方的椎间盘的切除（图 16.14）。这一操作造成椎体的高度失稳，只有在严重脊柱畸形、一般截骨不能获得满意矫形时才会采用这一方法。因此，VCR 的手术指征包括僵硬的复杂脊柱畸形，如冠状面严重失衡、矢状面极度失衡（大多数是单节段的）、严重的先天性脊柱侧弯和需要积极的椎体肿瘤切除时。对这一手术技术更详细的描述见第 45 和 46 章。

这一操作的优点是可以缩短脊柱并可对脊柱矢状面、冠状面和轴面进行全面矫正。这一操作可以在多个节段内进行，可以矫正＞ 50° 的畸形。这是一个对手术技术要求非常高的操作，有时会出现严重的术后并发症。在进行截骨过程中会出现极大的脊柱不稳，因此使用临时固定棒的价值怎么说也不为过，截骨后的椎体间隙必须用 Cage 和移植骨等进行重建支撑。

Kim 等人[17]报道了 152 名接受后路 VCR 的患者中有 39.5% 的并发症发生，其中包括神经系

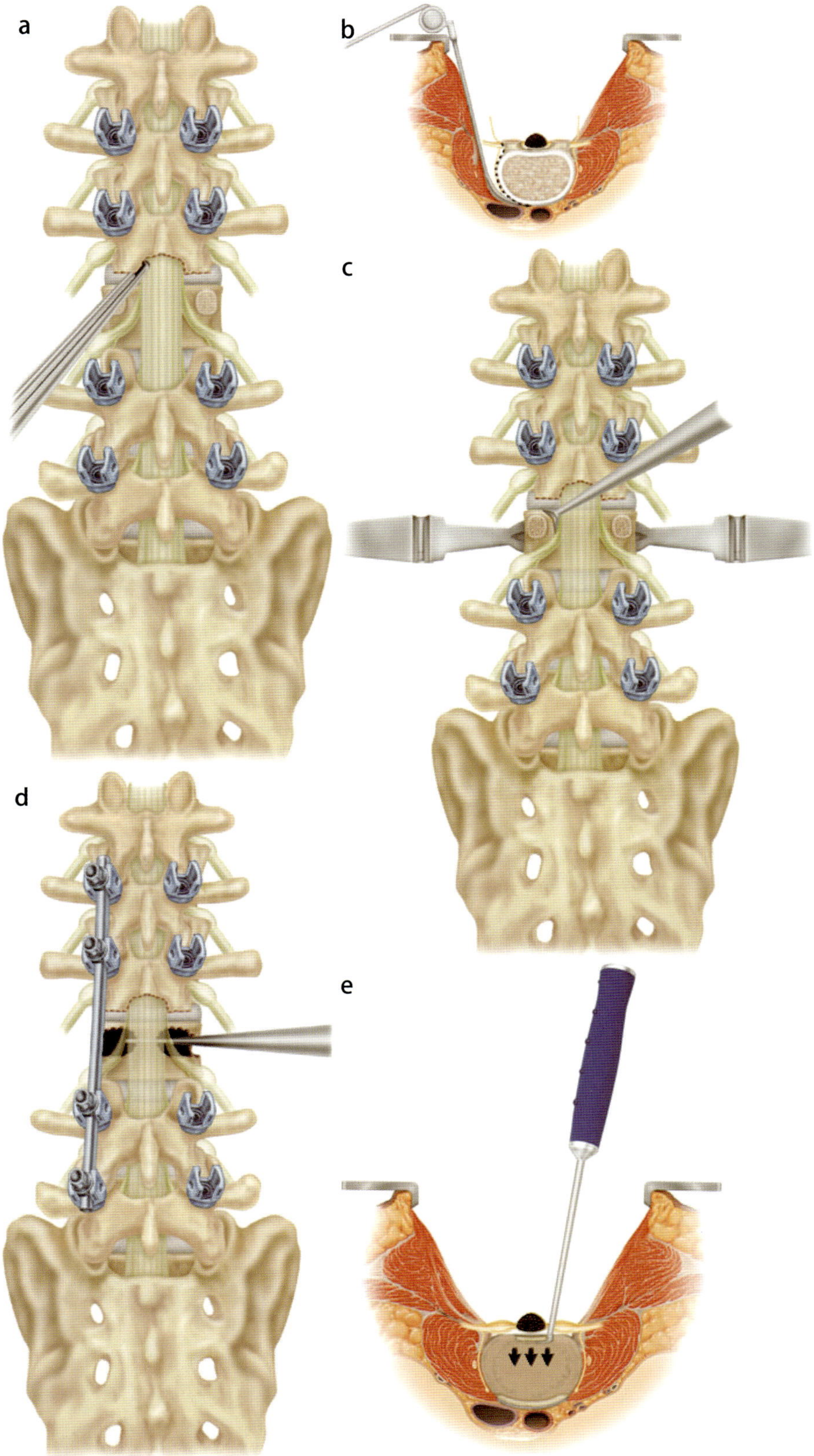
a
b
c
d
e

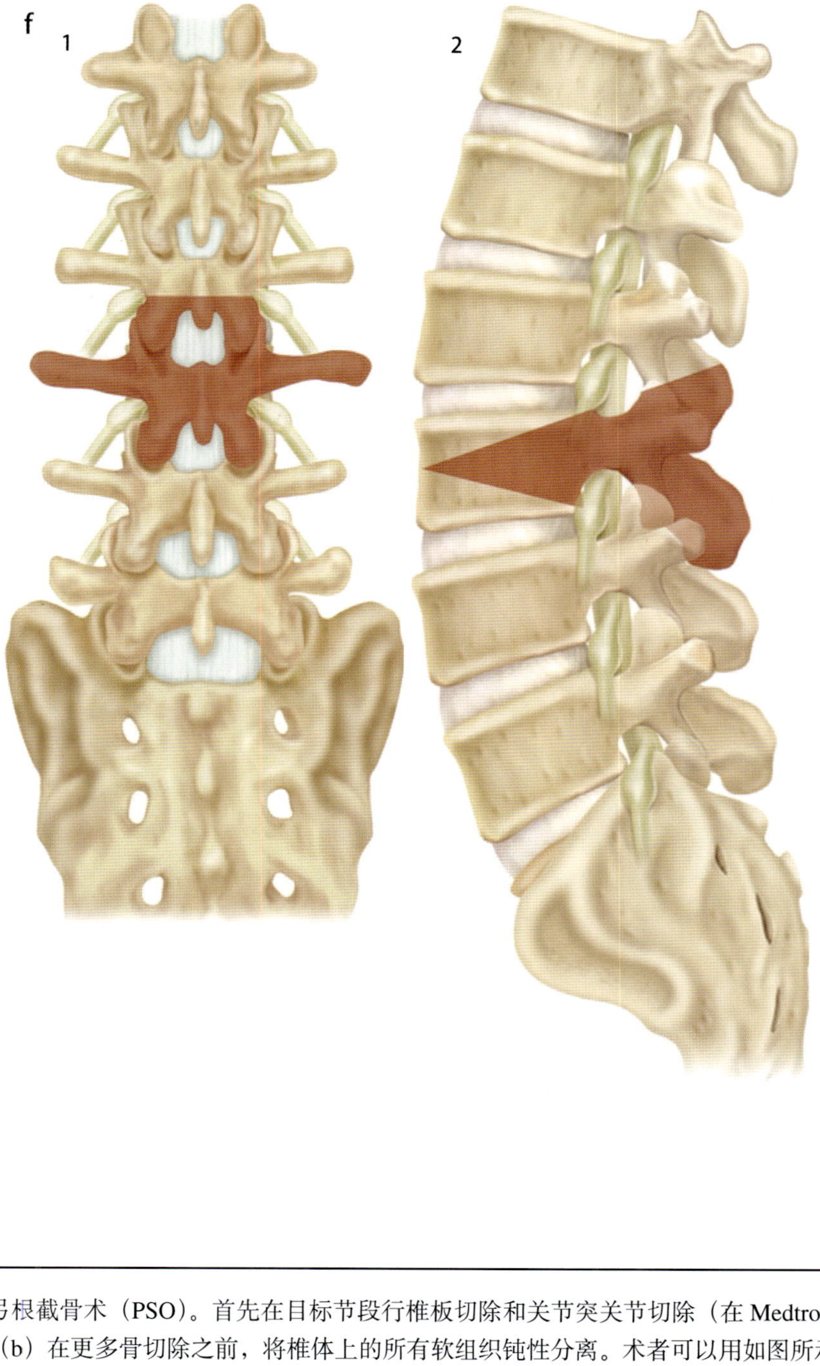

图 16.12（续）

图 16.12 （a）经椎弓根截骨术（PSO）。首先在目标节段行椎板切除和关节突关节切除（在 Medtronic 允许下转载，plc © Medtronic，plc）。（b）在更多骨切除之前，将椎体上的所有软组织钝性分离。术者可以用如图所示的特殊拉钩，但没有该器械也可以完成（在 Medtronic 允许下转载，plc © Medtronic，plc）。（c）使用骨刀在两侧切除椎弓根，切除的骨可用于术中植骨（在 Medtronic 允许下转载，plc © Medtronic，plc）。（d）两侧椎弓根切除后，就可以切断椎体后缘两侧的骨性连接。一侧临时固定后再进行这一操作往往更为安全，在高位腰椎和胸椎节段尤其重要，这样可以防止由脊柱不稳引起的马尾 / 脊髓损伤（在 Medtronic 允许下转载，plc © Medtronic，plc）。（e）我们倾向于把所有“切除的”椎体内松质骨推向腹侧，这样有助于促进融合。所有被压缩的松质骨在闭合切骨时可以起旋臂作用（在 Medtronic 允许下转载，plc © Medtronic，plc）。（f）在 PSO 病例骨切除后的前后位（*1*）和侧位（*2*）投影（在 Medtronic 允许下转载，plc © Medtronic，plc）

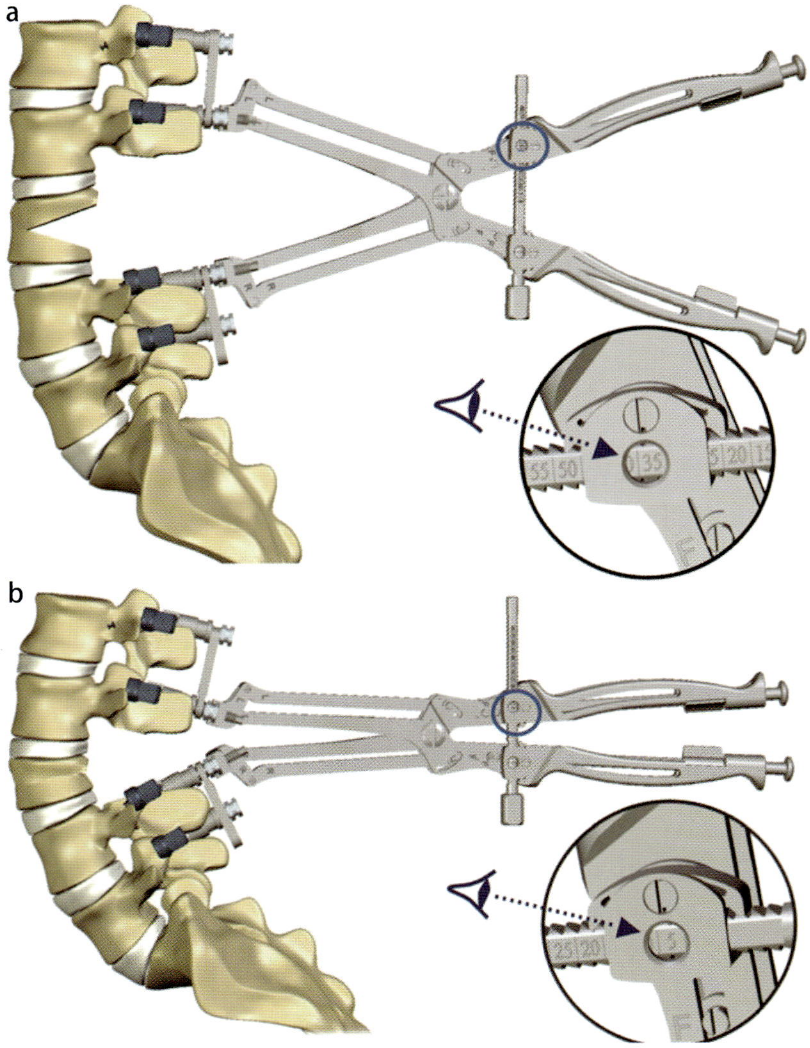

图 16.13 （a）ReDux 钳放在头侧和尾侧的椎弓根螺钉上。根据两个最近椎弓根螺钉的实际距离，可以估计在截骨闭合后大概的前凸矫形角度（在 Medtronic 允许下转载，plc © Medtronic，plc）。（b）关闭 ReDux 钳，闭合截骨。闭合过程中不存在椎体被向前推的风险。这一器械的使用可以避免终板平行闭合，而采用三角形闭合。在这个示例中完成了 30° 的复位（35-5），实际操作中几乎不可能完成，一般可以获得 20° 的前凸（在 Medtronic 允许下转载，plc © Medtronic，plc）

统损伤、出血、硬脊膜撕裂、植入物失败和伤口感染等。

VCR 对于患者和外科医生而言都是一个有挑战性的操作，成败取决于他们的状态。总体来说，VCR 是一个费时费力的手术，为了给患者一个恢复时间，手术可在任意时间暂停并在数日后重新开始。

进行 VCR 的最佳位置是胸椎。笔者一般在 T2 ~ L2 节段畸形的顶椎使用这一技术，除先天畸形外，在儿童和青少年患者中从未使用过这一操作。在肿瘤中，VCR 则根据病变节段 [18]。

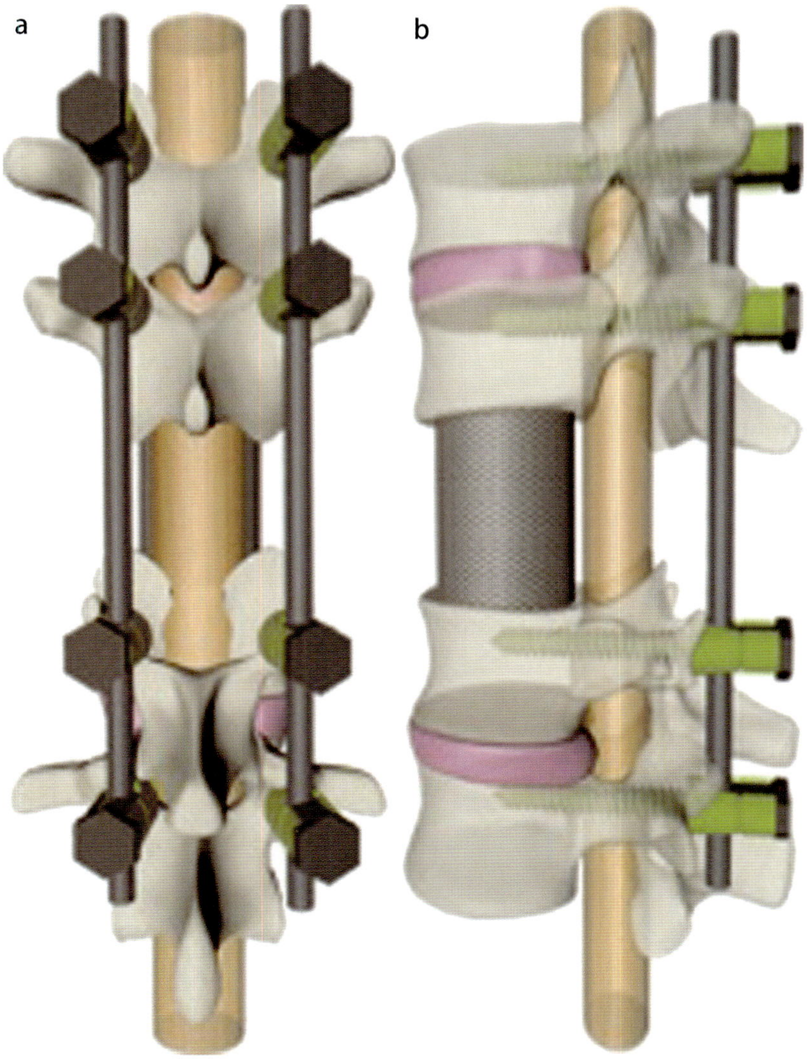

图 16.14 僵硬复杂脊柱畸形的椎体切除（VCR）截骨术，前后位（a）和侧位（b）观，可以对后凸和前凸进行更大程度的矫形

（刘振磊　陈　赞 译）

参考文献

1. Winter RB, Lonstein JE (2007) Congenital thoracic scoliosis with unilateral unsegmented bar and concave fused ribs: rib osteotomy and posterior fusion at 1 year old, anterior and posterior fusion at 5 years old with a 36-year follow-up. Spine (Phila Pa 1976) 32:E841–E844
2. Macagno AE, O'Brien MF (2006) Thoracic and thoracolumbar kyphosis in adults. Spine (Phila Pa 1976) 31:S161–S170
3. Ilharreborde BKM (2007) The universal clamp: a new method of thoracic fixation in the treatment of adolescent idiopathic scoliosis. Eur Musculoskelet Rev
4. Hongo M, Ilharreborde B, Gay RE, Zhao C, Zhao KD, Berglund LJ, Zobitz M, An KN (2009) Biomechanical evaluation of a new fixation device for the thoracic spine. Eur Spine J 18:1213–1219
5. Crostelli M, Mazza O, Mariani M (2012) Free-hand pedicle screws insertion technique in the treatment of 120 consecutive scoliosis cases operated without use of intraoperative neurophysiological monitoring. Eur Spine J 21(Suppl 1):S43–S49
6. Van de Kelft E, Costa F, Van der Planken D, Schils F (2012) A prospective multicenter registry on the accuracy of pedicle screw placement in the thoracic, lumbar, and sacral levels with the use of the O-arm imaging system and StealthStation navigation. Spine (Phila Pa 1976) 37:E1580–E1587
7. Cavali P (2012) Overview of surgical techniques and implants. In: Vieweg U, Grochulla F (eds) Manual of spine surgery. Springer, New York, pp 225–230
8. Cho KJ, Bridwell KH, Lenke LG, Berra A, Baldus C (2005) Comparison of Smith-Petersen versus pedicle subtraction osteotomy for the correction of fixed sagittal imbalance. Spine (Phila Pa 1976) 30:2030–2037; discussion 2038

9. Lenke LG, Betz RR, Harms J, Bridwell KH, Clements DH, Lowe TG, Blanke K (2001) Adolescent idiopathic scoliosis: a new classification to determine extent of spinal arthrodesis. J Bone Joint Surg Am 83-A:1169–1181
10. Aebi M, Arlet V, Webb J (2007) AOSPINE manual. Principle and techniques. Thieme, New York
11. Smith-Petersen MN, Larson C, Aufranc OE (1945) Osteotomy of the spine for correction of flexion deformity in rheumatoid arthritis. J Bone Joint Surg Am 27:1–11
12. Ponte A (2003) Posterior column shortening for Scheuermann's kyphosis. In: Haher T, Merola A (eds) Surgical techniques for the spine, 1st edn. Thieme Verlag, New York, pp 107–113
13. Bridwell KH, Lewis SJ, Rinella A, Lenke LG, Baldus C, Blanke K (2004) Pedicle subtraction osteotomy for the treatment of fixed sagittal imbalance. Surgical technique. J Bone Joint Surg Am 86-A(Suppl 1):44–50
14. Faundez A, Byrne F, Sylvestre C, Lafage V, Cogniet A, Le Huec JC (2015) Pedicle subtraction osteotomy in the thoracic spine and thoracolumbar junction: a retrospective series of 28 cases. Eur Spine J 24(Suppl 1):S42–S48
15. Buchowski JM, Bridwell KH, Lenke LG, Kuhns CA, Lehman RA Jr, Kim YJ, Stewart D, Baldus C (2007) Neurologic complications of lumbar pedicle subtraction osteotomy: a 10-year assessment. Spine (Phila Pa 1976) 32:2245–2252
16. Bradford DS, Tribus CB (1997) Vertebral column resection for the treatment of rigid coronal decompensation. Spine (Phila Pa 1976) 22:1590–1599
17. Kim SS, Cho BC, Kim JH, Lim DJ, Park JY, Lee BJ, Suk SI (2012) Complications of posterior vertebral resection for spinal deformity. Asian Spine J 6:257–265
18. Tomita K, Kawahara N, Baba H, Tsuchiya H, Fujita T, Toribatake Y (1997) Total en bloc spondylectomy. A new surgical technique for primary malignant vertebral tumors. Spine (Phila Pa 1976) 22:324–333

胸椎椎弓根螺钉固定：徒手与3D成像导航技术

17

Paulo Tadeu Maia Cavali

17.1 引言

在过去几十年，椎弓根螺钉的使用已经非常普及。目前，椎弓根螺钉固定手术已广泛应用于脊柱外科，并有许多关于椎弓根螺钉安全和最佳植入的研究。椎弓根螺钉固定临近节段椎体，不需要在椎管内放置固定物，比如在椎板下放置钛缆或钩，避免了神经系统损伤的风险[1]。椎弓根螺钉固定（pedicle screw fixation，PSF）比任何其他内固定器械更能抗屈、伸和扭转负荷。特别是在脊柱畸形手术中，与椎板钩、钢丝或线缆相比，PSF能够提供更好的解剖复位和稳定性。椎弓根螺钉的不足之处是可以出现植钉位置不良，这可导致罕见而严重的并发症，如血管或神经损伤。因此，精准的椎弓根植钉技术是手术的关键。目前有几种技术用于椎弓根植钉，包括X线或透视下引导（2D）、直接观察椎弓根的下界（椎板切除后）、电生理监测辅助手术、徒手（无术中影像引导），以及以导航为基础结合一个2D（透视）或3D影像的方法[2]。本章的主要目的是描述和讨论3D影像导航和徒手进行胸椎椎弓根精准植钉的基本原则和技术。即使有条件使用最先进的3D影像导航技术，熟悉局部解剖、徒手植钉技术也是最基本的外科技术，这将有助于每一位脊柱外科医生取得更好的手术效果。

17.2 基本原则

无论属于何种适应证或采用何种手术技术，都应遵循三个原则，即椎弓根螺钉植入三要素（tripod support for pedicle screw insertion，TSPSI）：安全、精准、并发症少。椎弓根植钉的过程不仅仅是单纯地将螺钉植入椎弓根。事实上，需要对固定部位进行细致的局部解剖研究，术前或术后制订完善计划，术中精准测量。TSPSI包括：

1．解剖学知识。

2．影像学支持。

3．神经功能监测，如下所述。

17.2.1 解剖学知识

脊柱每个节段的所有椎骨、韧带、肌肉、血管和神经结构，以及畸形——如脊柱侧凸、胸椎后凸和脊柱前凸，这些广泛的解剖学知识都是至关重要的。这些知识还包括正确进钉点的标记，沿椎弓根植入的螺钉与各平面的角度，植钉深度要在矢状位、冠状位和轴位上达椎体的2/3。

17.2.2 影像学支持

椎弓根螺钉植入术前、术中和术后的脊柱影像学资料是必不可少的。通过X线片或计算机断层扫描（CT）得到的术前影像学资料用于指导脊柱手术计划，提供的数据如每个椎弓根的大小、直径和角度，以及它们与邻近的神经和血管的关系。在术前研究中，CT比X线辐射要大得多，这必须计算在患者治疗结束后接受的总辐射量中。重要的是在脊柱侧凸（非获得性的）的顶椎，椎体的椎弓根不对称，有时凹侧的椎弓根发育不全，有时甚至没有松质骨，这可能导致无法植入椎弓根螺钉。该信息应在术前或术中通过3D影像获得，这将决定固定的方式和范围。

术中影像对于引导椎弓根螺钉的植入至关重要。这些图像可以通过C臂X线、透视或术中CT（O-arm，Medtronic，Minneapolis，Minnesota，USA），或其他最近研发的3D术中影像获得。透视应主要用于前后位（因此，应将患者平放在透X线的手术床上），用于识别椎弓根的准确进钉点，通过保持开路锥平行于椎体的上终板，螺钉在所有平面上都将非常完美，但确切的长度需要估计。术中透视将患者和术者都暴露于高剂量的辐射中，而3D影像仅使患者受到辐射，图像却可达到与CT相媲美的水平[2]。通过使用O型臂，椎弓根螺钉植入时，其准确性可以达到95.5%[2]。

为了减少术中辐射，来自2D和3D的影像可以耦合到导航系统。当使用基于透视的导航系统时，术前CT扫描图像必须加入导航程序，术中导航的使用会延长手术时间。而使用术中O型臂时，一旦获取3D图像，术中与导航站进行信息耦合，仅需13 s就可以将这些图像加载到导航系统中（见第26章）。

术后影像应注意椎弓根螺钉位置准确、脊柱生理曲度恢复，以及矢状面平衡（见第38章和39章）。这些影像学检查通过正位和侧位X线获得。如果使用3D影像导航，并且外科医生使用钝探子探查椎弓根钉道，术中无需进行CT扫描[2]。如果在术中成像期间，即使螺钉不平行于终板，但只要其钉道完全在骨质内，则不应尝试调整钉道，因为这将降低螺钉的把持力[3]。

17.2.3 神经功能监测

即使患者没有症状或神经系统异常，了解患者的神经功能也非常重要。在严重的脊柱畸形或肿瘤患者，脊髓可以有一定程度受压但没有任何神经系统的症状。

术前应通过临床检查或采用神经电生理检查进行适当的神经功能评估。

术中神经功能可以在几个方面实时评估[4]。运动功能可以通过经颅电刺激运动诱发电位（transcranial electric motor-evoked potentials，TMEP），感觉功能通过体感诱发电位（somatosensory-evoked potential，SSEP）进行评估。在手术过程中，如果神经功能受损，TMEP和SSEP会进行提示，这可能与椎弓根螺钉植入偏差有关，但更常出现在脊柱撑开时。因此即使在先天性脊柱侧弯的情况下，不应在胸椎水平进行撑开。TMEP会对脊髓功能障碍立即做出反应，而SSEP可能会有延迟。在作者的病例中，先天性脊柱侧凸矫正后发生截瘫的患者，术中和术后SSEP均正常。因此，建议所有的脊柱侧凸矫形病例应采用TMEP，脊柱脊髓撑开时应当小心，并应在TMEP持续监测下进行。尽管这些术中监测不能防止植钉失误，但是它们可以提供预警信息，并引导术者迅速采取措施，发现并纠正对脊髓造成的损伤。

刺激肌电图（stimulated-electromyography，ST-EMG）可以提醒外科医生可能损伤了神经组织（神经根等），因此有预防功能。此外，使用术中ST-EMG，在椎弓根螺钉植入过程中可告诉我们螺钉穿透骨质的类型和位置，例如，如果椎弓根相对应椎间孔的根部有独特的信号被检测出，这意味着局部的伤害位于椎弓根的下壁，表明椎弓根螺钉侵入椎间孔，因此外科医生即使没有影像学引导，也可以将进钉点向头侧移动重新植入螺钉。该过程可称为“神经监测导航”[4]。同样，如果在多个神经根同时监测到任意信号，这提示螺钉突破了椎弓根内侧壁。当然，神经导航系统比“神经监测导航”在椎弓根螺钉植入手术具有更多的优势[2]。

术中神经电生理监测不仅可以辅助椎弓根螺钉植入，对矫正畸形、肿瘤切除、截骨手术和脊柱矫形手术中神经功能的评估也十分重要。术中神经监测（TMEP & ST-EMG）具有较低的假阳性率和假阴性率。外科医生、神经生理医生和麻醉医生，应该对数据进行适当的分析，在这方面医生之间的相互反馈至关重要。仅进行椎弓根螺钉的植入时，使用 3D 影像导航时没有必要使用 ST-EMG[2]。

即使在术中使用了神经电生理监测，也应定期进行术后临床神经检查，因为任何神经功能变化都不应该被忽略。

17.3 手术技术

17.3.1 操作技巧[5-11]

- 术前规划
  - 椎弓根解剖可通过 CT 扫描评估。
  - 可以通过 CT 或 X 线对每个椎弓根进行评估。
  - 精确的椎弓根进钉点可以在前后位 X 线或 3D 影像导航中确定。
- 患者体位
  - 患者俯卧于可透射线的手术床上，要注意将患者妥善固定于正确的位置（图 17.1）。
  - 手术开始前须行 X 线侧位检查。通过抬高腿部，在极端情况下术前骨盆倾斜（> 20°）可恢复到正常位置。因此，当考虑需要恢复矢状面的平衡时，这是非常重要的。
  - 颈椎应置于中立位置，并利用 X 线检查颈胸交界区，如在手术过程中颈部过伸，出现近端交界性后凸畸形（proximal junction kyphosis，PJK）的风险就会升高。
  - 手臂放置于最大可 90° 外展的手托架上。
  - 头端胸垫放于剑突，尾端置于腋下。女性患者的乳房应避免受压。
  - 髂骨垫放置在髂前上棘的水平，同时为腹部留出足够的空间"悬空"。
- 手术方式
  - 胸椎后正中入路。手术需进行椎板后方骨膜下广泛暴露至横突水平。与颈椎不同，椎板上有许多肌肉附着。这些肌肉附着可通过单极电凝分离。将这些肌肉解剖到横突的水平，意味着比椎板切除术时暴露的范围要大得多。切开暴露超出关节突关节到横突（图 17.2），这对于确定徒手椎弓根螺钉安全植入所需的所有解剖标志很重要。

横突和上关节突是常用的解剖标志。用 5 mm 的骨刀切除下关节突约 5 mm，暴露上关节突基底部（图 17.3）。在椎板底部行垂直切除大约 5 mm，然后在垂直切除头端做横向切除，最后通过逆时针转动骨刀（右侧逆时针转动，左侧顺时针转动），切除下关节突，此时可见关节突的软骨（图 17.3）。上关节突是手术的重要标志（cfr. infra）。切除下关节突，并将骨条植入松质骨切除的一侧，这将有助于融合。

17.3.1.1 内固定

- 每个胸椎节段的椎弓根进针点略有变化，可以根据横突的后部解剖和上关节面基底部来确定[12]（图 17.4a ~ e）。一般来说，胸椎椎弓根的进钉点位于关节面下缘的水平线与该关节外 1/3（内 2/3）的垂线相交处。
- 然而，从上到下进钉点有所不同。在上胸椎（T1 ~ T3），进钉点在横突的中间；在中下胸椎，位于横突的上 1/3，在 T12（过渡椎体），

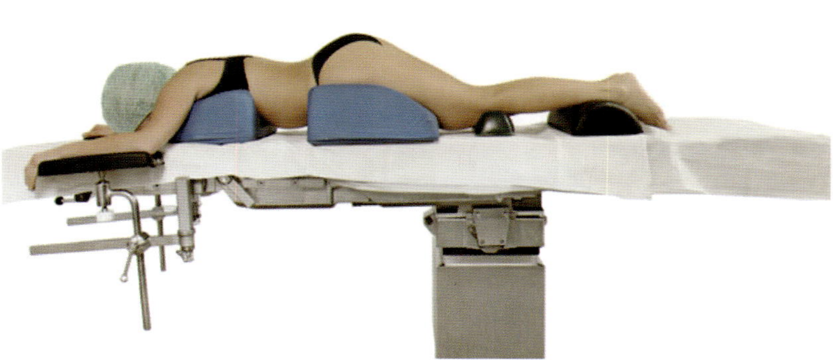

图 17.1 患者中立俯卧位（经 Medtronic，plc©Medtronic，plc 许可转载）

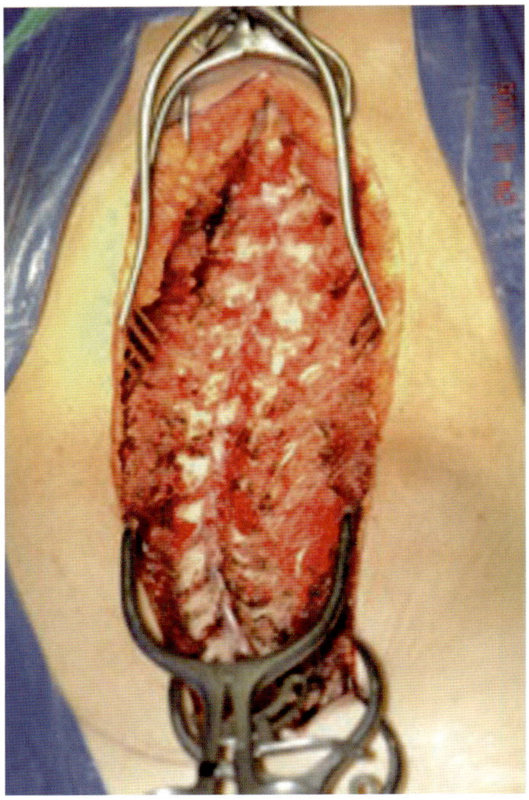

图 17.2 通过后正中入路对胸椎进行广泛的暴露

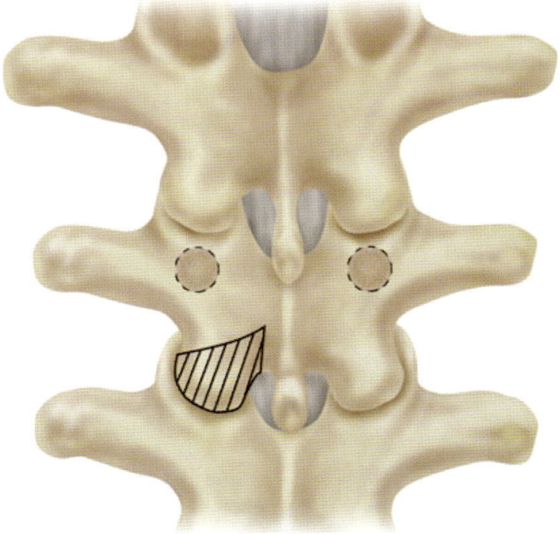

图 17.3 骨凿切除下关节突的一部分。位于下方的上关节突的关节面方向将决定螺钉植入的内外倾斜和头尾倾斜的方向（进一步参见）（经 Medtronic，plc©Medtronic，plc 许可转载）

进钉点位于横突顶端的中间（图 17.4a，b）。

- 在椎弓根开孔之前，记录体感诱发电位（somatosensory- evoked potentials，SSEP）和经颅电刺激运动诱发电位（transcranial electric motor-evoked potentials，TMEP），以确定患者在内固定前的基础神经功能状态。由于会干扰 TMEP 的结果，应停用肌松剂。手术开始后应立即实施这项监测，事先应告知麻醉医生。
- 用高速磨钻或咬骨钳开口，在理想进钉点磨除后方的骨皮质深约 5 mm，为防止皮质锥或开路锥滑移，应显露至松质骨并稍扩大空间，以便能够植入椎弓根螺钉的头部。一定要确保不要破坏太多的骨皮质，椎弓根螺钉应在进钉处与皮质骨紧密接触。最近，有建议将导航电钻（Power ease，Medtronic，Minneapolis，Minnesota USA）用于开口，但在编写本书时还没有关于导航电钻的安全性和准确性的临床报告。根据最近的报道，无论是直的还是弯的椎弓根开路锥，椎弓根螺钉植入的结果没有显著性差异 [13]。因此，医生可以选用自己感觉顺手的工具。
- 给予适量的压力使用开路锥（2 mm 钝头）在椎弓根内推出一个钉道（图 17.5）。
- 医生需注意确定每个椎体的轴位和矢状位，以便开路锥方向与椎弓根轴线一致。轴向和矢状方向可以根据术前影像确定，但也要明确地掌握每一节段解剖标记。在矢状面上，最合适的方向是螺钉尽可能与终板平行（图 17.4c）。操作如下：
  - 开路锥应垂直于医生所操作节段皮肤。
  - 开路锥垂直于上关节突的冠状面向前推进；在下关节突部分切除之后，这个操作几乎变成直视（图 17.6）。
  - 在轴面上，开路锥应垂直于下方悬空的上关节突。
- 以“阻力最小”的方式向前推进开路锥，开路锥轻旋，而不是施加向前的力，可以确保钉道在松质骨内，而不会破坏椎弓根的骨皮质。如果在椎弓根中不存在松质骨（大部分是先天性脊柱侧凸的凹侧），则不是这样。
- 使用单向螺钉时每个螺钉都植入理想钉道非

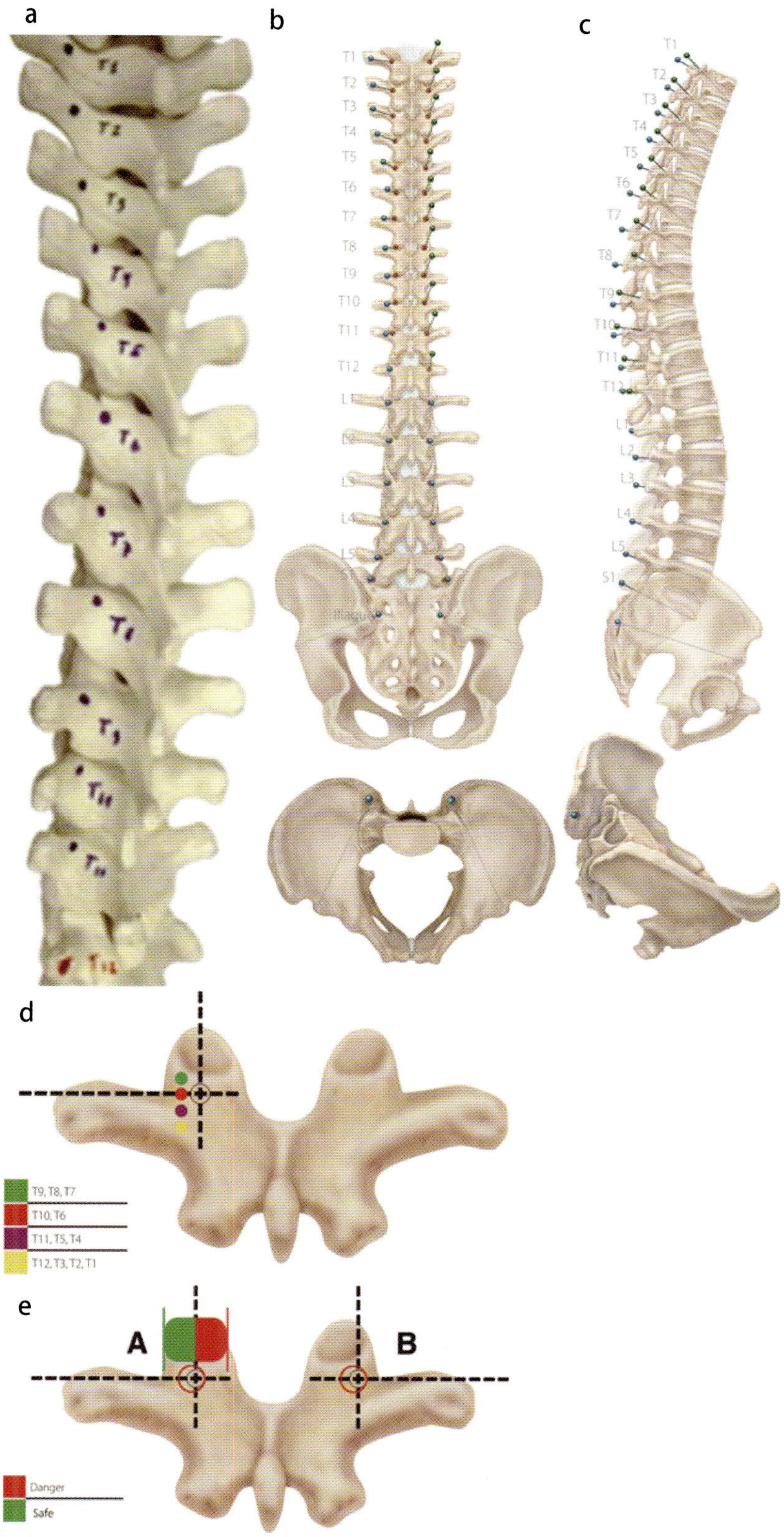

图 17.4 （a）在人工骨模型上标记每个胸椎椎弓根进钉点。（b）胸腰椎徒手植钉理想的进钉点（红色点）和方向。蓝点标记出向内倾斜的方向。绿点标记出最大的头尾倾斜的方向（经 Medtronic，plc©Medtronic，plc 许可转载）。（c）胸腰椎椎弓根开路锥理想进钉点的侧方投影。蓝点和线表示理想的钉道，绿色表示最大的尾倾角（经 Medtronic，plc©Medtronic，plc 许可转载）。（d）冠状面上显示头尾方向胸椎椎弓根螺钉的理想进针点（经 Medtronic，plc©Medtronic，plc 许可转载）。（e）在胸椎，开路锥的进钉点绝对不能在上关节突的内侧（经 Medtronic，plc©Medtronic，plc 许可转载）

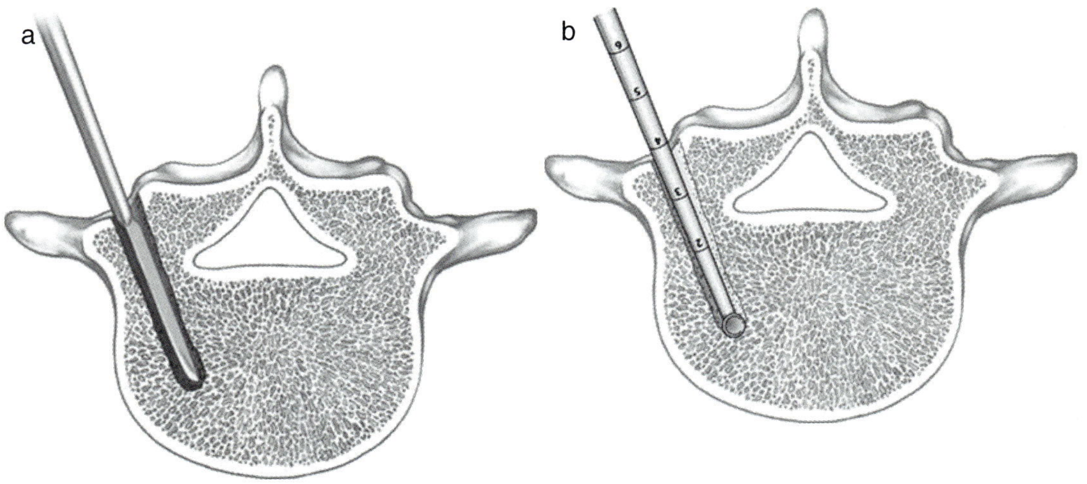

图 17.5 （a）钝头椎弓根开路锥进入椎弓根的松质骨。不要敲击开路锥，否则会破坏椎弓根骨皮质。（b）使用球形探子来确定整个钉道位于骨质内，如有疑问，应重新推出钉道（经 Medtronic，plc©Medtronic，plc 许可转载）

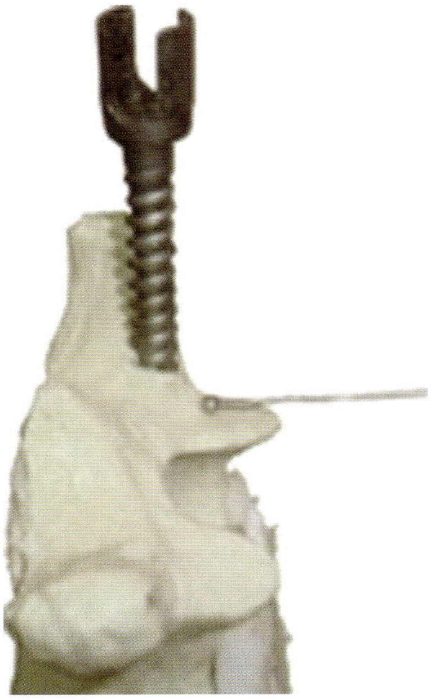

图 17.6 在矢状面上理想的钉道与上关节突关节面垂直

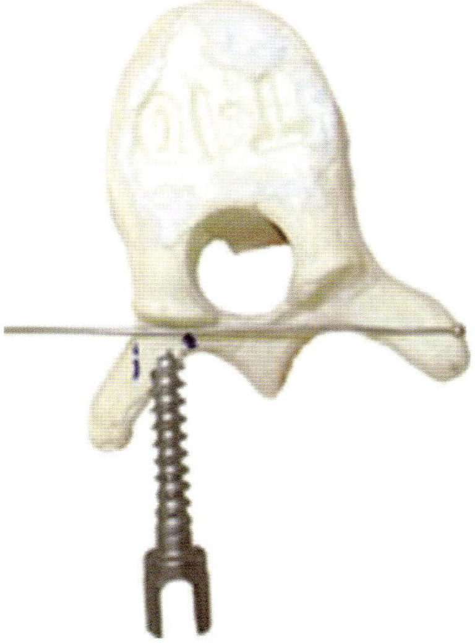

图 17.7 开路锥垂直于上关节突的冠状面

常重要，这样才能很容易植入钛棒并恢复脊柱曲度。

- 在轴面上，理想进钉点位于下方的上关节突矢状中线的外侧。为观察其中线，必要时切除下关节突。当可以看到整个上关节突软骨的轮廓时，有助于确定正确的进钉点（图 17.7）。
- 为恢复脊柱的矢状位和冠状位序列，每个椎体在理想位置上植入单向螺钉是对其有帮助的。理想的进钉位置应平行于上终板，而内聚则取决于节段水平（图 17.8）。最后，螺钉间植入预弯的钛棒。当后部结构柔软可以直接矫形时，脊柱将随着钛棒的曲度发生变化，否则需要额外进行截骨。
- 在胸椎无脊柱侧凸和后凸畸形时，开路锥应内倾 7° ~ 10°，向尾倾 10° ~ 20°。当脊柱畸形或脊柱侧凸时，这些角度是不同和不对称的。如果根据每个椎体使用上述这些原则，

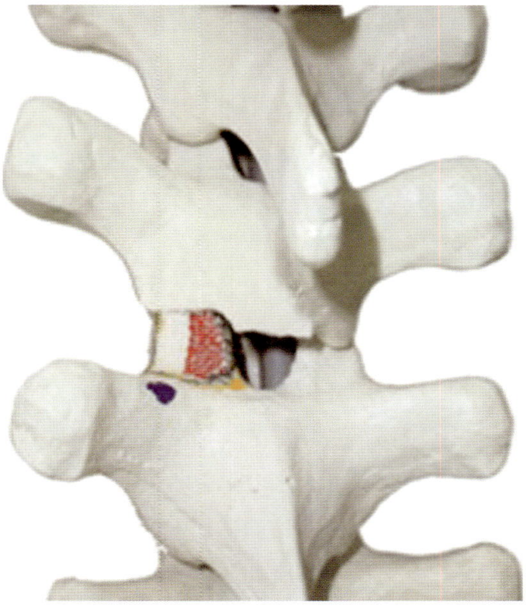

图 17.8 在轴位平面上理想进针点应该在上关节突中间偏外。红区的进针点可能会造成椎弓根内侧壁破坏

大多数人能够以正确的方式植入椎弓根螺钉。此时不应该看整个脊柱，而是将每个椎体视为一个单独的单元，并将上述方法进行应用。

- 开路锥以不断下旋的力量由椎弓根进入松质骨，一直到达椎体前方钉道才算完成。此时，用 SSEP、TMEP 和 ST-EMG 进行新的神经电生理监测。EMG 可以直接刺激开路锥后记录。这些数据用于判断椎弓根钉道的完整性。利用 3D 的导航技术时，在这个手术过程中神经电生理监测不是必需的。
- 从椎弓根到椎体松质骨穿透过程中医生的手感很重要，而且取决于适当的学习曲线。用一只手向前推进椎弓根开路锥，用另一只手将开路锥稳定住，以免突然进入周围的结构。任何突然的落空表明开路锥穿入了软组织中，椎弓根壁或椎体受到了破坏。螺钉的直径和长度由术前评估决定，当使用 3D 导航系统时，术中很容易确定。胸椎螺钉的直径常不恒定，一般情况下，螺钉的螺纹应卡入椎弓根的内侧皮质骨。因此，在成年人中，至少 T9 以下，直径为 6.5 mm 的螺钉是合适的。靠近头侧的胸椎，可使用较小直径的螺钉。
- 避免穿透椎体前缘骨皮质非常重要，以防止内脏和血管损伤。约 90% 的螺钉抵抗来自椎弓根和椎体后半部。因此，要确保不要在进钉点切除太多的皮质骨。
- 一旦完成椎弓根螺钉的钉道（并且神经电生理监测显示没有椎弓根壁破坏的任何迹象），则移除椎弓根开路锥。肉眼直视钉道，确保只有血液流出。过多的血液从钉道内流出，提示可能椎弓根内侧壁破坏所致的硬膜外出血，脑脊液的存在则意味着硬膜受损。如出现椎弓根壁受损的迹象，或者如神经电生理监测提示螺钉位置不佳，那么必须重新调整开路锥以获得完好的钉道。
- 下一步是探查钉道。用柔韧的球形探子，探查 5 个壁（图 17.9 和图 17.10）。必须检查 5 个壁的完整性：内侧、外侧、上（颅侧）、下（尾侧）和底（前方骨皮质）[14]。最重要的壁是内侧壁和下壁，因为有脊髓和神经根分别对应这两个壁。文献报道椎弓根壁超过 2 mm

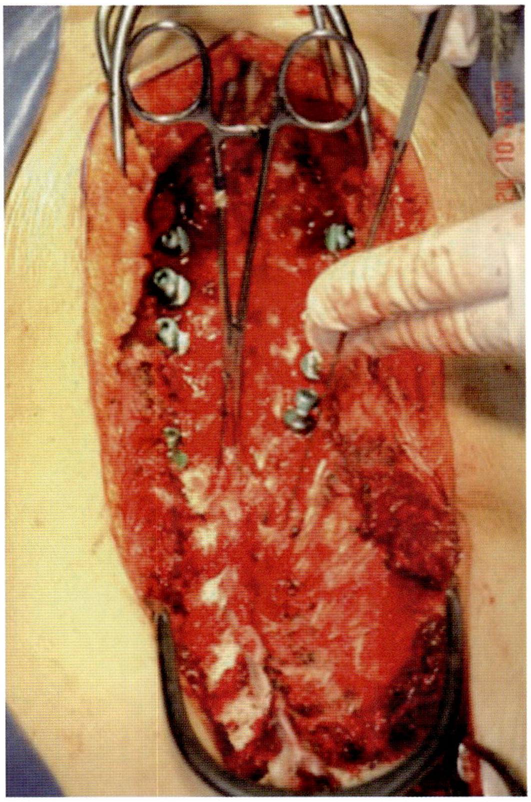

图 17.9 用柔性球型探子探查椎弓根钉道的 5 个壁

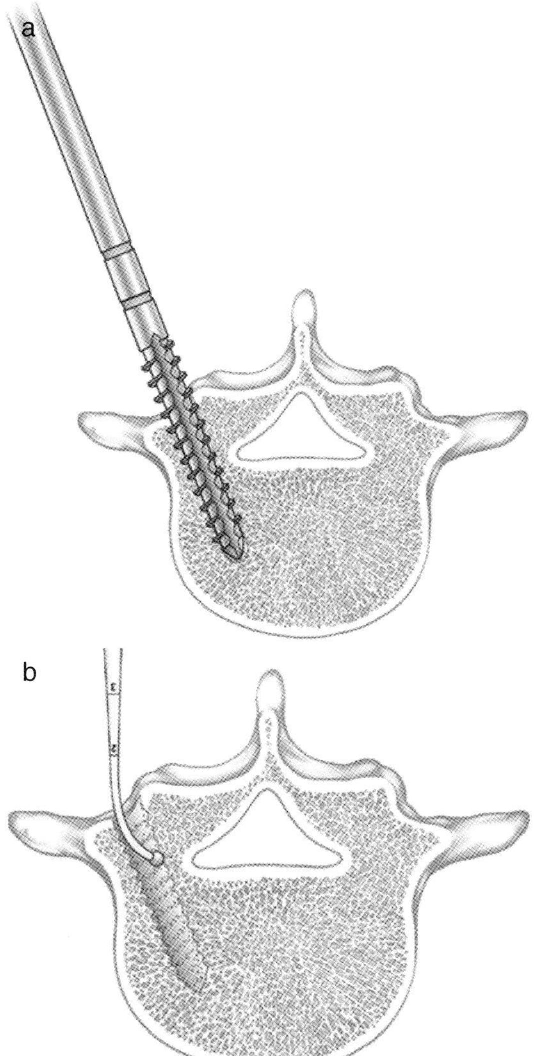

图 17.10 （a）用丝锥攻丝钉道，丝锥直径应小于螺钉直径（至少 1mm）。（b）一旦钉道攻丝后，用柔软带弯的球型探子更容易检查钉道的 5 个壁（经 Medtronic，plc©Medtronic，plc 许可转载）

的突破被定义为严重破坏[15]，最常见被破坏的壁是外侧壁，其次是内侧壁。由于椎弓根螺钉位置不佳引起的神经功能缺损较少见。

- 在确定 5 个壁的完整性后，用同一个球形探子进行钉道深度的测量。然后用丝锥攻丝钉道，丝锥直径应小于螺钉直径（至少 1mm）（图 17.10）
- 一旦钉道被攻丝后，用带弯的柔软球形探子更容易地检查钉道的 5 个壁（图 17.10b）。当使用导航时，适合的螺钉长度和理想的螺钉直径可以同时进行测量。直径越大，螺钉将与椎弓根的内皮质壁接触越好。但当直径太大时，椎弓根在植入螺钉时可能“爆裂”。一般对于胸椎来说，外科医生会选择一个直径小的螺钉，以避免椎弓根破裂。根据作者的经验，5 mm 直径的螺钉可用于大多数胸椎椎弓根；T10 以下，螺钉直径可更大（见上文）。
- 下一步是通过透视、X 线片来确认和记录所有椎弓根螺钉植入情况，3D 影像（通常不建议，因为患者接受高辐射剂量，尤其是儿童），和（或）每个螺钉植入后术中 SSEP、TMEP 和 STEMG EMG 进行神经电生理监测（图 17.11）。当螺钉不完全平行于上终板时，尽量不要重新调整螺钉。螺钉完全在骨质内时，可以保留螺钉。将螺钉植入适当的位置后，根据术前计划安装钛棒。根据理想的脊柱外形和平衡计算，最近有厂家可以提供个性化塑形棒。有临床使用这些棒的报告，但是与术中直接塑形相比有无优势尚有待证实（见第 40 章）。

17.3.1.2 “徒手”植钉的技巧

- 为了防止破坏胸椎椎弓根内壁，必须避免将关节突关节的上关节突中间内侧作为进钉点（图 17.12）。
- 如果椎弓根螺钉位置不良，并且不能重新调整到合适的位置，则可以通过进 - 出 - 进的技术（更靠外和更内倾的技术）植钉。但是，当使用单向螺钉时，如果一个螺钉太靠外侧，可能会出现上棒困难。这种情况下，可考虑跳过这个节段。
- 脊柱侧凸的患者植入椎弓根螺钉可能很困难，特别是在脊柱侧弯的凹侧；因为椎弓根螺钉的方向与上关节面垂直，因此，上关节面的方向有助于植钉[16]。在轴位和矢状位方向上同样有用（图 17.12）。

17.3.2 术中 3D 成像导向技术[2,17-20]

当进行脊柱重建时，普遍认为椎弓根螺钉是最常用和最坚固的方法。然而，脊柱外科的目

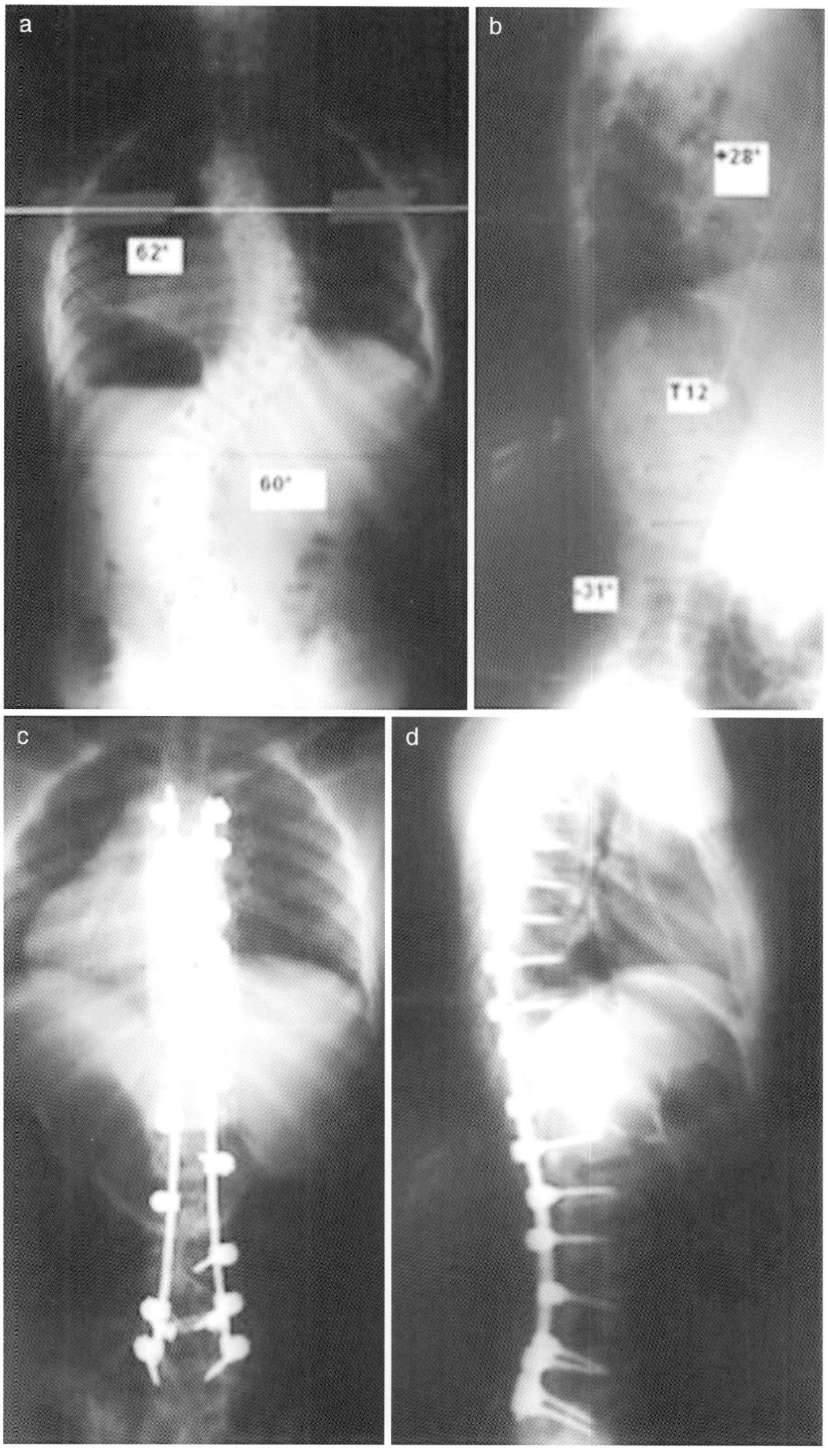

图 17.11　患者术前评估（a，b）、术中确认和植钉完成后立即复查的 X 线片（c，d）

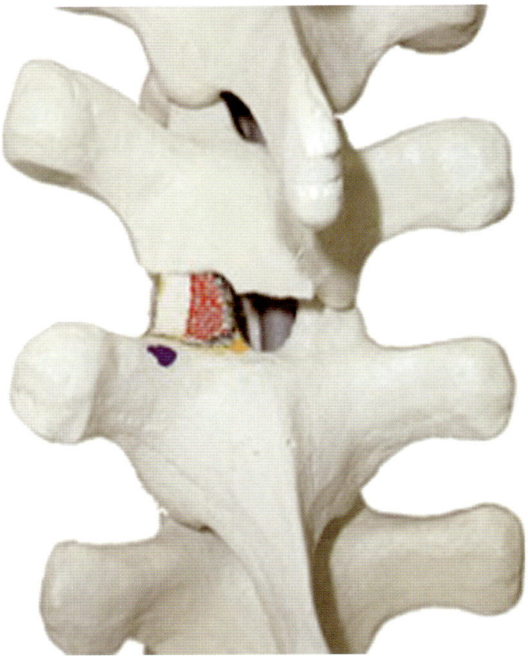

图 17.12 红色标记的区域是上关节突关节面的内侧，必须避免作为椎弓根螺钉的进钉点。蓝色标记是椎弓根螺钉理想的进钉点

的并不是把这些螺钉放在适当的位置。脊柱重建手术的目的是稳定脊柱，恢复脊柱外形，最终恢复脊柱矢状位和冠状位平衡。因此，椎弓根螺钉植钉应快速准确，无并发症，因为最困难的部分是脊柱重建本身。应该使用所有可以帮助手术医生的工具，简单、安全地植入椎弓根螺钉。如今，为实现这些目标最有力的工具是 3D 影像导航系统，如 Stealth 导航系统（Medtronic，Minneapolis，Minnesota，USA）和能做术中 CT 扫描的 O 型臂组合。这种组合工具使用的最佳适应证是复杂的成年畸形脊柱椎弓根固定、经皮椎弓根螺钉植入、颅颈交界区内固定、限制性截骨术和复杂的肿瘤切除术。在婴儿或青少年脊柱侧凸手术中，需小心谨慎，因为脊柱的术中移位可能造成导航不够精确。因此，在任何情况下，导航和徒手技术都应结合使用（图 17.13）！

17.3.2.1 技术

手术入路及暴露和前面徒手植钉时一样。

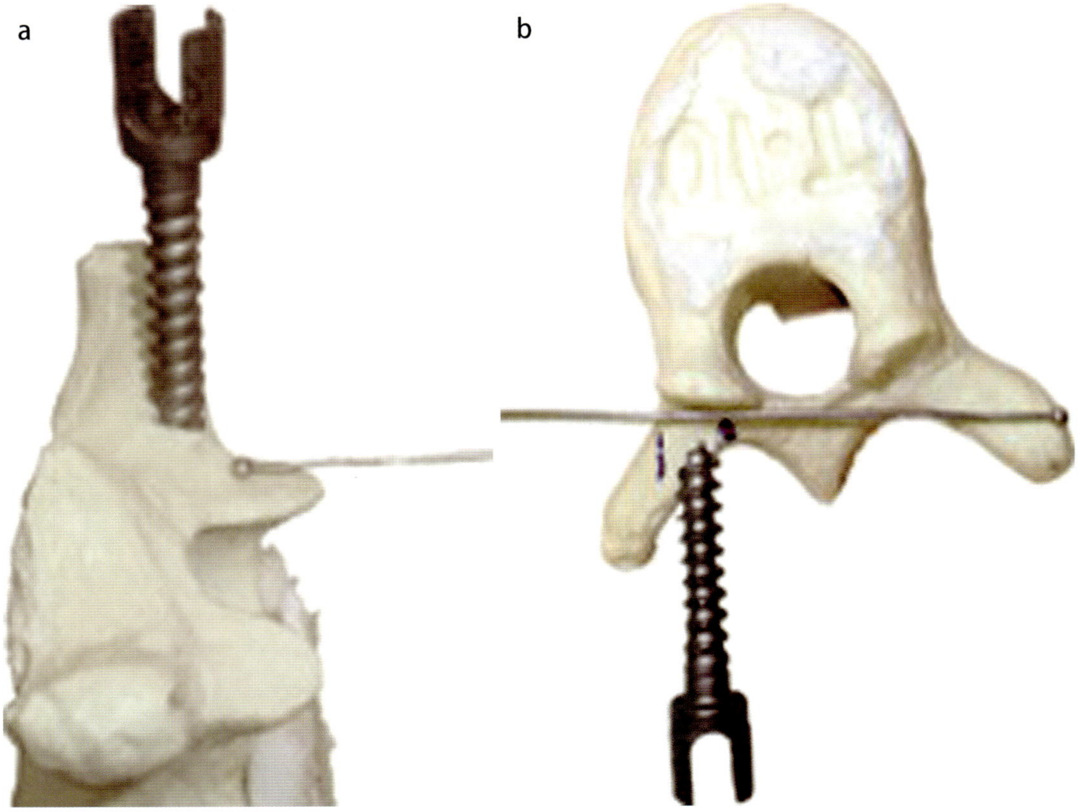

图 17.13 椎弓根螺钉的轴线与关节突关节的上关节突的软骨面之间是垂直关系。矢状位平面（a）和轴位平面（b）

利用导航手术时，需要首先将注册架牢固地固定在临近椎体的棘突上（成人可以完成约 5 个连续腰椎椎体精准导航），O 型臂（Medtronic，Minneapolis，Minnesota，USA）提供初始 3D 影像（图 17.14），图像自动传至 Stealth 工作站（S7），13 s 后可以导航。导航引导下的皮质锥和开路锥用于定位椎弓根。通过导航找到椎弓根进钉点，并用 3.5 mm 磨钻磨开骨皮层；也可以直接使用导航皮质锥，但我们不喜欢使用这些工具，尤其在颈椎或胸椎。然后用导航引导下的开路锥在椎弓根最安全、最理想的位置开出通道进入椎体。与“徒手”植钉技术的难度相比，导航植入椎弓根螺钉却非常容易，令人惊讶。因此，这种复杂的工具应该被用来作为确认，而不是作为指导，否则会使外科医生盲从！

根据开路锥的深度标记或在导航屏上直接测量来选择螺钉的长度。此时可以保存快照图像进行分析和解读，还可以在导航屏幕上实时进行 TMEP/ST-EMG 监测，然后用柔性球探探查椎弓根钉道，最后使用导航丝攻和导航改锥上钉。就个人而言，一旦使用丝攻和柔性球探检查钉道后，可以直接植入适当的螺钉，不用任何额外的导航工具。

植入所有螺钉后，最后整个植钉的椎体术中使用 O 型臂确认螺钉位置准确（图 17.15）。由于高辐射暴露（500 次胸透的辐射剂量），当导航工作良好，外科医生也感到有信心，探查所有的钉道没有问题时[2]，单纯使用 X 线透视模式就足够。当螺钉与上终板不完全平行时，不要试图重新调整螺钉，只要螺钉在骨质内，就可以保留螺钉。

使用 3D 影像导航系统时（每个公司都有他们自己的工具），作者也以与徒手植钉技术相同的方式使用 EMG、SSEP 和 TMEP 等进行神经监测。但是作者认为，使用这种 3D 影像导航，在压缩、撑开（在任何时候都应该避免！）和旋转时 TMEP 最为敏感。在使用 O 型臂植入 2,000 枚椎弓根螺钉的大宗病例报告中，只有 2.5% 的螺钉植钉稍欠完美，但没有任何神经结构受损[2]。然而，压缩 / 去旋转动作会影响脊髓的功能，因此应通过 TMEP 进行电生理监测。

最后植入钛棒锁紧螺钉。

17.4 证据

除了脊柱骨折的患者外，文献中没有这两种技术进行比较的循证医学证据。3D 影像导航精度最高，可达 98%。神经电生理监测下徒手植钉技术在椎弓根的螺钉植入优良率达 92%。每个脊柱外科医生的目标应该是植钉失误尽可能少，接近于 0%，但重要的是区分精确植钉与安全植钉的不同。椎弓根内侧皮质破坏 2 mm，外侧皮质破

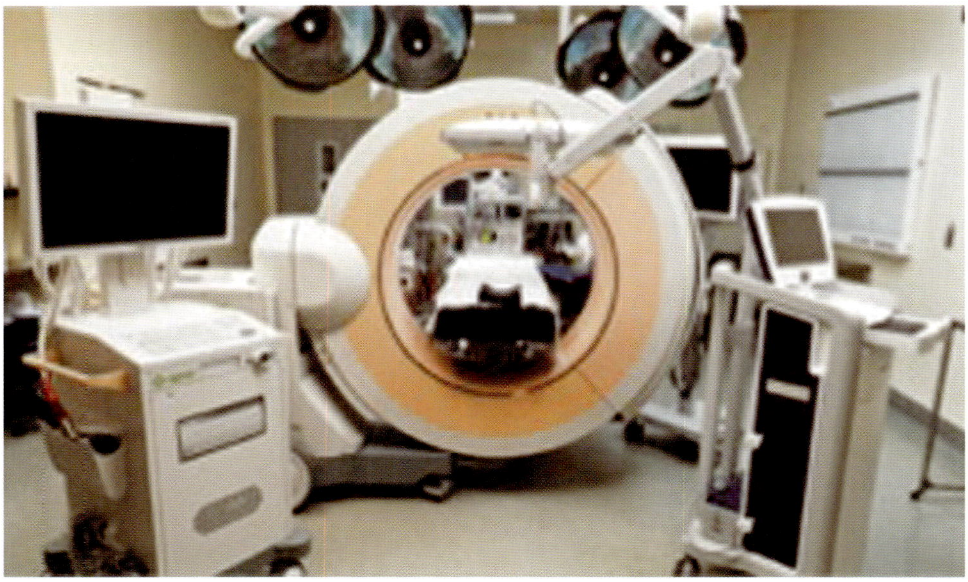

图 17.14 O 型臂和导航工作站（右）

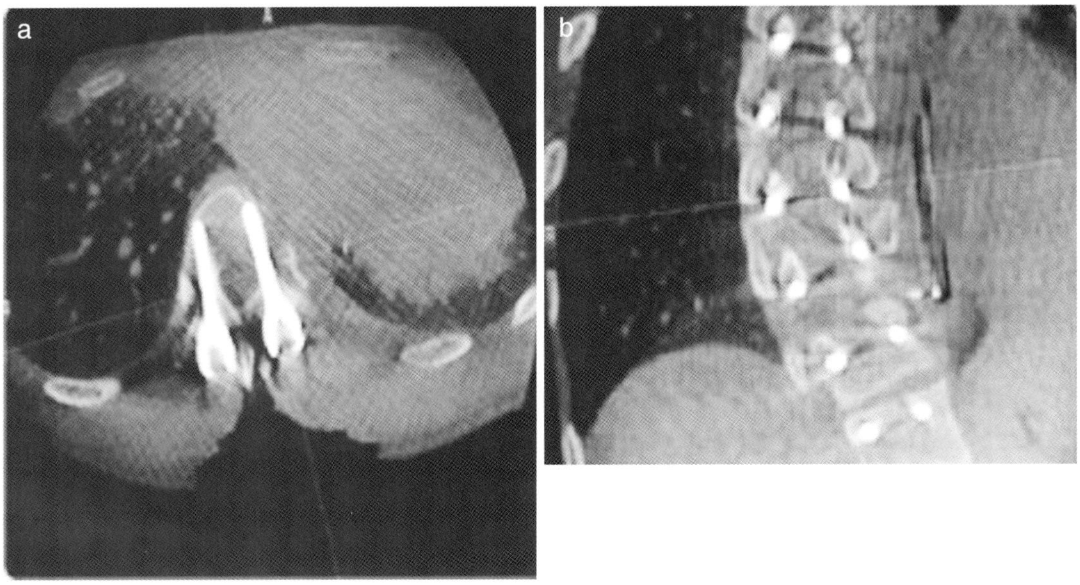

图 17.15　术中使用 O 型臂检查螺钉位置

坏 3 mm 是可以接受的，这意味着即使螺钉不在“最准确的地方”，但只要在安全区内，没有任何不良的临床后果。

17.5　作者的建议

- 椎弓根螺钉植入的最佳技术具有以下特点：
  - 妥善安全的植入螺钉。
  - 最小组织损伤。
  - 较短的手术时间。
  - 最低并发症。
  - 最少失血量。
  - 最少辐射暴露。
  - 无神经损伤。

  因此，“徒手”技术和 3D 影像导航技术并不矛盾，而是理想的互补。
- 作者所在的脊柱中心，通常在大多数手术中使用徒手植入椎弓根螺钉的技术；在某些情况下，也使用 3D 影像导航技术联合神经电生理监测。
- 在畸形矫正手术中，有时作者需要检查螺钉是否位置不当，或者是否伤及神经组织。在这种情况下，作者更倾向于使用 O 型臂，以获得相应的椎弓根的 3D 图像。
- 在脊柱肿瘤手术中，作者使用 O 型臂来确认肿瘤是否全切。
- 在脊柱截骨手术如经椎弓根椎体截骨术（PSO）和 Smith Petersen 截骨术（SPO）中，O 型臂可以指导正确的角度和楔形切除，以及在截骨术的闭合过程中，是否有任何碎骨片进入椎管内。
- 植入经皮椎弓根螺钉时，我们使用 O 型臂导航。我们认为这是微创椎弓根螺钉植入的最佳方法。
- 最后，椎弓根螺钉植入的全过程（术前、术中和术后）必须遵循 TSPSI 原则，在术中，TSPSI 的三个原则中必须至少满足两个，即影像学支持和神经功能监测。

作者关于循证证据的总结

如今，植入椎弓根螺钉最佳方法是术中 CT 扫描联合导航技术。使用这种技术，椎弓根螺钉位置欠佳可以减少到 2.5%，椎弓根螺钉植钉失败导致相应的临床症状（神经损伤）的风险接近于零（2）。

（王　曲　王　凯　译）

参考文献

1. Cavali P (2012) Overview of surgical techniques and implants. In: Vieweg U, Grochulla F (eds) Manual of spine surgery. Springer, New York, pp 225–230
2. Van de Kelft E, Costa F, Van der Planken D, Schils F (2012) A prospective multicenter registry on the accuracy of pedicle screw placement in the thoracic, lumbar, and sacral levels with the use of the O-arm imaging system and Stealth Station navigation. Spine (Phila Pa 1976) 37:E1580–E1587
3. Wadhwa RK, Thakur JD, Khan IS, James J, Ahmed O, Zhang S, Henderson B, Ogden A, Guthikonda B, Nanda A (2015) Adjustment of suboptimally placed lumbar pedicle screws decreases pullout strength and alters biomechanics of the construct: a pilot cadaveric study. World Neurosurg 83:368–375
4. Ferreira R (2014) Neurofisiologia intraoperatória. In: Pudles E, Defino H (eds) A coluna vertebral: conceitos básicos. Artmed, Porto Alegre, pp 85–94
5. Bergeson RK, Schwend RM, DeLucia T, Silva SR, Smith JE, Avilucea FR (2008) How accurately do novice surgeons place thoracic pedicle screws with the free hand technique? Spine (Phila Pa 1976) 33:E501–E507
6. Crostelli M, Mazza O, Mariani M (2012) Free-hand pedicle screws insertion technique in the treatment of 120 consecutive scoliosis cases operated without use of intraoperative neurophysiological monitoring. Eur Spine J 21(Suppl 1):S43–S49
7. Ege T, Bilgic S, Koca K, Oguz E, Kilic E, Kose O, Sehirlioglu A, Kazanci A, Ersen O (2013) Fluoroscopy for transpedicular screw placement in scoliosis: to what extent can radiation exposure be reduced by the freehand technique? Turk Neurosurg 23:344–348
8. Hyun SJ, Kim YJ, Cheh G, Yoon SH, Rhim SC (2012) Free hand pedicle screw placement in the thoracic spine without Any radiographic guidance : technical note, a cadaveric study. J Korean Neurosurg Soc 51: 66–70
9. Kim YW, Lenke LG, Kim YJ, Bridwell KH, Kim YB, Watanabe K, Watanabe K (2008) Free-hand pedicle screw placement during revision spinal surgery: analysis of 552 screws. Spine (Phila Pa 1976) 33:1141–1148
10. Ofiram E, Polly DW, Gilbert TJ Jr, Choma TJ (2007) Is it safer to place pedicle screws in the lower thoracic spine than in the upper lumbar spine? Spine (Phila Pa 1976) 32:49–54
11. Schizas C, Theumann N, Kosmopoulos V (2007) Inserting pedicle screws in the upper thoracic spine without the use of fluoroscopy or image guidance. Is it safe? Eur Spine J 16:625–629
12. Chung KJ, Suh SW, Desai S, Song HR (2008) Ideal entry point for the thoracic pedicle screw during the free hand technique. Int Orthop 32:657–662
13. Pithwa YK, Venkatesh K (2014) Prospective comparative study between straight and curved probe for pedicle screw insertion. Eur Spine J 23:2161–2165
14. Xie JM, Zhao Z, Yang H, Wang YS, Zhang Y, Li T, Bi N (2013) A five-step remedial screw placement method to treat severe spinal deformity with freehand transpedicular screw placement. Eur Spine J 22: 417–424
15. Modi HN, Suh SW, Fernandez H, Yang JH, Song HR (2008) Accuracy and safety of pedicle screw placement in neuromuscular scoliosis with free-hand technique. Eur Spine J 17:1686–1696
16. Cavali P (2012) Transpedicular stabilization with freehand technique on the thoracic spine. In: Vieweg U, Grochulla F (eds) Manual of spin surgery. Springer, New York, pp 235–241
17. Kim TT, Drazin D, Shweikeh F, Pashman R, Johnson JP (2014) Clinical and radiographic outcomes of minimally invasive percutaneous pedicle screw placement with intraoperative CT (O-arm) image guidance navigation. Neurosurg Focus 36:E1
18. Rahmathulla G, Nottmeier EW, Pirris SM, Deen HG, Pichelmann MA (2014) Intraoperative image-guided spinal navigation: technical pitfalls and their avoidance. Neurosurg Focus 36:E3
19. Shin MH, Ryu KS, Park CK (2012) Accuracy and safety in pedicle screw placement in the thoracic and lumbar spines : comparison study between conventional C-Arm fluoroscopy and navigation coupled with O-Arm(R) guided methods. J Korean Neurosurg Soc 52:204–209
20. Waschke A, Walter J, Duenisch P, Reichart R, Kalff R, Ewald C (2013) CT-navigation versus fluoroscopy-guided placement of pedicle screws at the thoracolumbar spine: single center experience of 4,500 screws. Eur Spine J 22:654–660

18 胸椎间盘突出：内镜手术

Daniel Rosenthal, Ingrid Preissl,
and Roque Fernandez

18.1 引言和核心信息

本章继续介绍使用胸腔镜或胸腔镜辅助小切口（经胸腔入路或经胸膜后入路）治疗胸椎间盘突出的相关理念[1-6]。

胸椎间盘疾病的治疗目前仍存在巨大挑战，原因如下：

- 目前对疾病自然演变过程的研究较少。
- 胸椎间盘疾病缺乏特征性的表现形式。
- 手术及非手术治疗对比研究的相关证据较少。
- 外科医生不仅要评估患者能否从手术中获益，而且需选择合适的手术方式，使患者的风险尽量降到最低。

18.2 诊断

胸椎间盘突出的临床症状主要取决于病变神经根或脊髓的位置和压迫程度。虽然详细介绍此病需较大篇幅，但此病主要表现为疼痛（根性或局部疼痛）或神经功能缺损症状（单纯感觉或运动症状、感觉运动均受累，以及脊髓压迫症状和体征）。当存在顽固性的局部或根性疼痛，或存在明显的神经功能缺损、锥体束征时，被认为需要手术干预。

磁共振成像（MRI）目前是确诊胸椎间盘突出首选的检查方法，主要优点包括：

- 无射线辐射。
- 在同一序列中显示全脊柱的影像。
- 无须任何对比剂便可清晰显示骨形态、椎间盘、神经、脊髓及周围组织结构。

然而，MRI 对椎间盘质地（软性突出或钙化）、骨的质量和形态，以及骨性椎管界线显示不佳（图 18.1a）。

CT 椎管造影可显示突出椎间盘的质地（软性或钙化）、它的实际大小、神经的受压程度，并可反映脊柱畸形情况。虽然并非站立位时影像，而且作为一项有创检查，有一定风险，但其对术前手术规划和术中减压的指导至关重要（图 18.1b）。

上述两种影像学检查是诊断胸椎间盘突出最常用的方法。

体感和（或）运动诱发电位也是术前的诊断工具之一。

18.3 影响手术方式选择的因素

对于胸椎间盘疾病，外科医生决定是否手术依赖于：

- 专业知识和经验。
- 手术室设备情况（导航、术中 CT 扫描）。
- 患者的一般状况。
- 突出椎间盘的特性（软硬、钙化、大小、与硬脊膜关系）。

胸椎椎管较窄，加之血管解剖结构复杂，因此胸髓是脊髓各个节段中敏感且易受损的区域之一。尽管缺乏相关依据，但是我们认为代偿机制和其他病理生理机制在预防脊髓局部缺血和水肿方面起到了重要作用。因此在选择手术方式时，最重要的是能将对硬膜囊（脊髓）的影响降到最低。通常应选择合适的方式直接从脊髓表面摘除压迫脊髓的椎间盘组织，而不是通过牵拉脊髓来显露椎间盘。由于脊髓灌注压下降，以及硬脊膜囊受到的直接或间接的张力会对脊髓的血液供应有重要影响，因此术中应避免对硬膜囊的压迫，以及周围组织大量出血。

内镜手术可根据患者体型和突出的椎间盘是否嵌入硬膜，来选择经胸腔入路或胸膜腔后入路。在本章中，作者偏向于胸膜后入路[4]，胸膜可以覆盖硬脊膜缺损，作为防止脑脊液漏的第二道屏障。

这些仅仅是外科医生在治疗症状性胸椎间盘突出患者时必须考虑和关注的要点，而不是整个决策过程详细的描述。

18.4 手术技术

18.4.1 麻醉、体位摆放和手术节段定位

胸腔镜脊柱手术应在全身麻醉下进行，通过双腔气管插管，实现单肺通气，最大限度地获得手术暴露。通常在体位摆放好后再次用纤维支气管镜确认气管插管的位置，避免在手术过程中出现与通气有关的问题。无论选择哪种手术入路，患者体位通常选择侧卧位（左或右）以便进行胸腔或胸膜后的操作。作者通常使用右侧卧位入路显露突出的胸椎间盘，然而当突出的椎间盘偏左时，可使用左侧卧位。为避免手术操作（牵拉、压迫等）导致的胸腔结构位置发生改变，应使用体位垫放置在耻骨、骶骨、肩胛骨和胸骨等部位进行妥善固定（图 18.2a）。大多数情况下，不需要（当行腰部中段手术时）弯床。

体位摆放过程中最重要的一步是标记手术节段。当目标节段在 T2 和 T11 之间，肋骨可作为定位标志。如果目标椎间盘为 T6 ～ T7，则第 7 肋骨可作为定位标志，肋骨头全部或部分覆盖于椎间孔上，切除肋骨头后，可显露椎间孔并识别它的前边界和解剖位置。对解剖学标志和特点的熟知在手术中至关重要。当在胸腔内确定手术节段时，除非靠触诊，第 1 肋、第 12 肋是看不到的。因此应在准确定位、明确手术节段后，再进行术区消毒，作者习惯再次使用 X 线透视确定手术节段（从骶骨向上计数），并将定位针扎入目标节段肋骨上间隙，当术中使用胸腔镜探查胸腔时，根据定位针的尖端可确定目标节段，避免术中为了定位而进行 X 线透视（图 18.2b）。

18.4.2 经胸腔入路

- 皮肤消毒和术区铺巾（不贴塑料手术贴膜！）后，第一个切口位置选在目标节段上方，腋中部和腋后线之间。
- 经穿刺套管植入胸腔镜，将肺从脊柱前方推到一边，如果存在粘连，可以通过锐性分离或电凝切断粘连带。
- 在胸腔内根据肋骨推算目标椎间盘的位置，并根据先前插入的定位针再次确认，可避免术中透视。
- 在胸腔镜直视下，于病变节段临近的肋间植入其余通道，方向指向目标椎间盘。
- 在肋骨头和椎间盘间隙之间切开胸膜并向侧方分离，暴露出椎间盘和近端肋骨 2 ～ 3 cm，术中神经血管束出血可使用双极电凝止血。
- 使用超声刀切除约 2 cm 的肋骨，保留一侧薄的骨缘以保护神经血管束，神经血管束通常位于上位肋骨的下缘（图 18.3a）。使用骨膜剥离子和肋骨剥离器把肋横突韧带和肋椎韧带从肋骨骨膜分离。
- 切除肋骨头，肋骨头可作为植骨材料，确认椎间盘尾侧的椎弓根，椎间孔韧带沿其上缘切断（图 18.3b）。

18.4.3 进入椎管和椎管内操作

安全进入椎管内有两个重要步骤。

- 使用 Kerrison 咬骨钳在基底部咬除部分上位椎弓根，暴露硬膜外间隙（图 18.3c），在此步骤中，部分受压的硬膜外静脉丛可能会出血。早期确认硬膜囊的位置能让术者明确椎管的前外侧边界的位置，并在操作过程中直视硬膜囊。

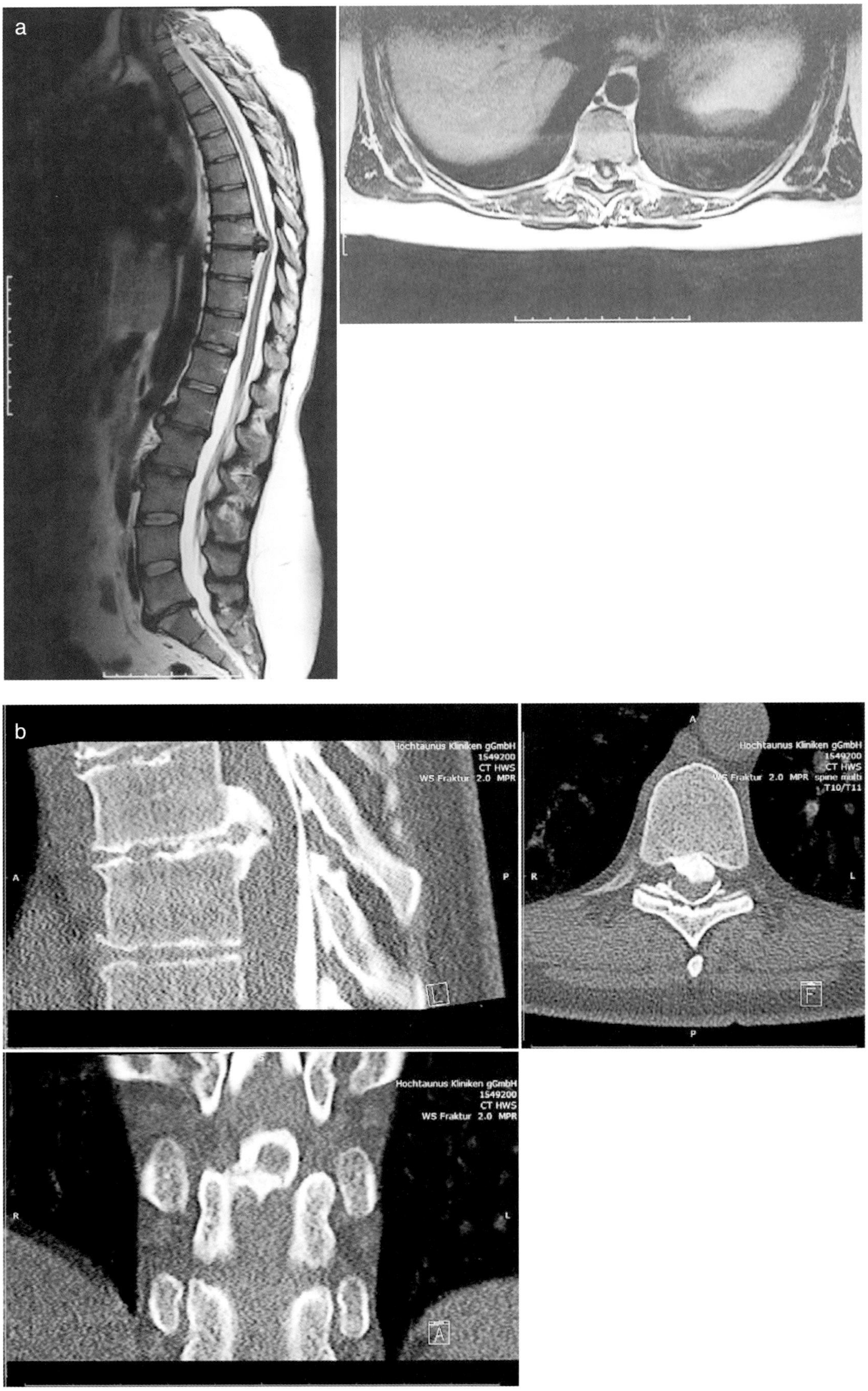

图 18.1 （a）图为 T8 ～ T9 胸椎间盘突出伴钙化患者 MRI 矢状位（左）和轴位（右）T2WI，椎间盘钙化在 MRI 上的表现并不明显，（b）CT 椎管造影可清楚地显示胸椎间盘钙化，并压迫脊髓。图 18.4 为术后影像

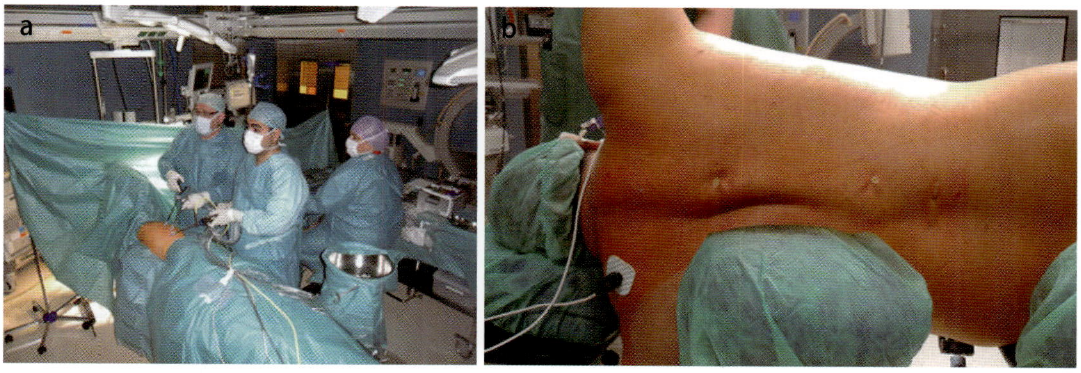

图 18.2 （a，b）胸腔镜脊柱手术患者的体位摆放

- 充分暴露椎间隙后缘和邻近椎体之间的空隙，这样就有足够空间将椎间盘从硬膜外腔和硬膜囊表面摘除。在这一步骤中，应避免触碰已受压的硬膜外隙；骨切除范围与椎间盘切除的多少及减压的程度直接相关，但暴露的空间必须足够充分，能够显露突出椎间盘的头端和尾端，并可以看清整个椎管，确保突出间盘两端的硬膜囊均不受压。骨切除后形成的空腔也应足够深（可暴露脊髓对侧），根据需要决定是否显露对侧椎弓根，这样术者就能够切除突出的钙化椎间盘基底部分，并能暴露出椎管内硬膜的整个腹侧面。如果椎间盘突破硬膜，进入硬膜内，更大的骨窗可充分暴露手术视野，这样可以仔细地进行显微解剖而不伤及蛛网膜和软脊膜（图 18.3d）。

这两个步骤对脊髓充分且安全减压是最重要的。

18.4.4 内镜下脊柱稳定性重建

根据骨切除的程度（尤其在伴有较大的钙化和骨赘的情况下），决定是否需要重建脊柱前柱。植入物材料多种多样（自体骨、陶瓷、PEEK、钛合金等），材料的选择应根据不同病例，我们并不使用骨形成蛋白（BMP2）。笔者更习惯使用从切除的肋骨头和部分椎体获得的自体骨进行骨移植。

- 骨移植物经过修剪后，可经通道重新放入，根据需要可扩大其中的一个切口并放入较粗的套筒。
- 将植入的自体骨压实，然后通过通道将内固定物放入胸腔，并使用螺钉、钛板和（或）适当钛棒进行固定（图 18.4）。

18.4.5 放置胸腔闭式引流管、缝合、术后管理

完成脊柱重建后，仔细检查胸腔，充分冲洗，放置 24 FR 胸腔引流管，注意不要将管头植于胸膜顶，这样会引起肩部的剧烈疼痛（胸膜刺激）。在腔镜直视下鼓肺，确保所有的肺叶都充分膨胀、分层缝合切口，固定胸腔引流管，引流管末端连接至无负压的水封瓶。每日记录胸腔引流管的引流量，当引流量小于 150 ml/d，可拔除引流管，通常术后第 2 天可拔管，出院前复查胸片，以证实肺膨胀良好，无气胸。

对于年轻的患者，若无术后血肿或胸膜炎的风险，我们使肺充气复张，待完全膨胀后（通过在水封瓶不再有气泡冒出来确认），可在手术室拔除引流管，这样术后恢复更快。

18.4.6 小切口经胸腔或胸膜后入路

- 术前皮肤切口的标记根据胸腔和肋骨角度而定，切口通常位于目标椎体或椎间隙上方的 2 个肋间隙，切口位于腋中线，与下位肋骨平行。分离肌肉，直到暴露肋骨 8 ～ 10 cm（图 18.5）。
- 从这一步开始，需要平行于肋骨分离胸膜，

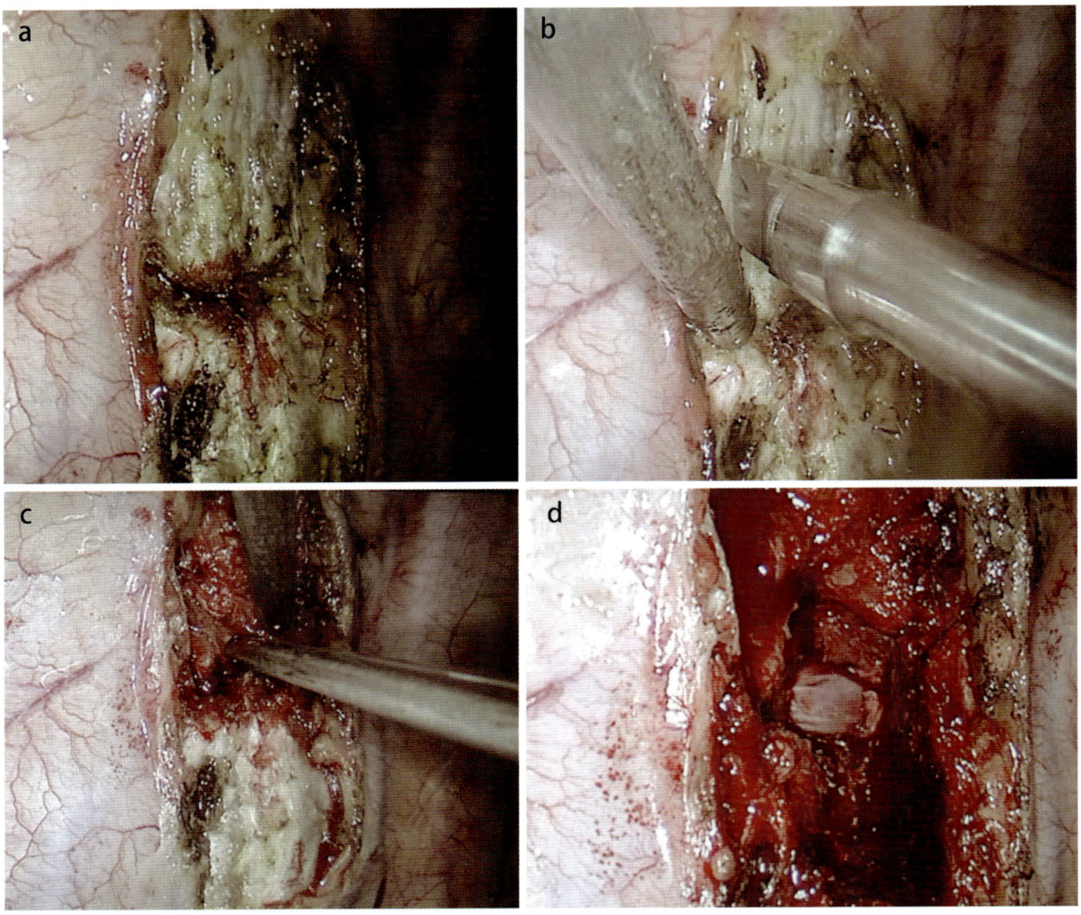

图 18.3 (a) 胸腔镜下可见肋骨头下缘，(b) 超声刀切除肋骨头，(c) 椎弓根部分切除后可见硬膜外间隙，(d) 对硬膜和脊髓压迫充分减压

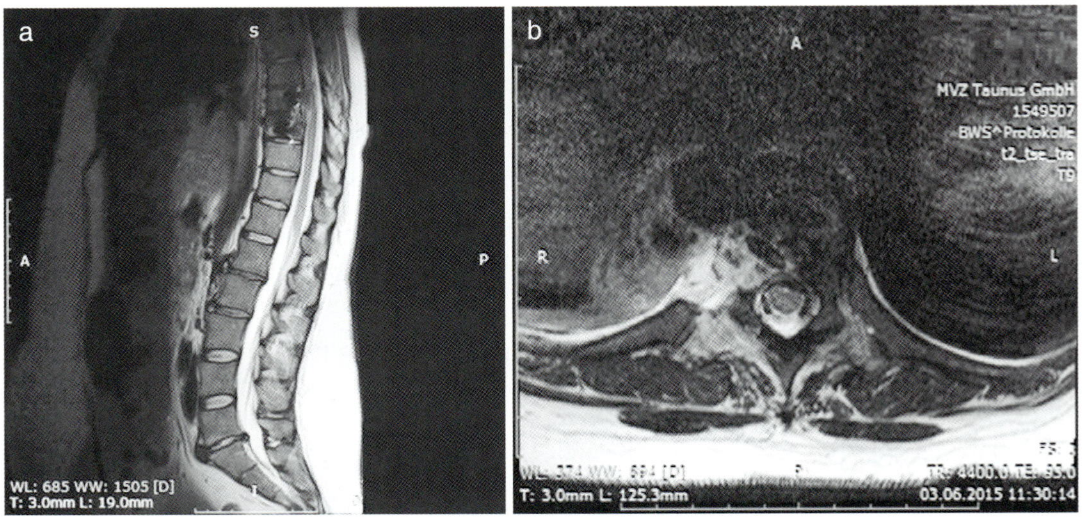

图 18.4 T8 ~ T9 椎间盘突出伴钙化患者切除术后 MRI（与图 18.1 为同一病例）(a) 矢状位 T2WI，(b) 轴位 T2WI

肺塌陷后植入肋间牵开器，扩大肋间隙，打开胸壁以暴露脊柱。

- 经胸膜后入路在技术上要求更高，暴露肋骨后，切开骨膜，同时将胸膜和胸内筋膜从肋骨的后表面分离开，注意不要损伤这些结构，在肋骨下缘仔细解剖神经血管束。
- 进行单根或双根肋骨截骨（开窗）。单根肋骨截骨意味着在腋后线水平几乎完全切断肋骨（以获得更佳暴露椎管的角度），根据暴露椎管的最佳路径来向上或向下移动切断肋骨的远端。当进行肋骨开窗时，医生切除肋骨的一部分，其可作为重建前柱的骨移植物（用钛板固定），当需要更广泛的暴露或实施多节段手术时，需要切断两根肋骨。当在单根肋骨截骨术中，肋骨向头尾方向牵开后，分开胸内筋膜（胸膜壁层和胸壁之间有一层薄薄的连接层），将壁层胸膜从胸壁分离后进入胸膜后间隙（图 18.5a），接下来用手指或器械沿间隙分离直至肋骨和椎体头部，操作应该轻柔，避免胸膜破损。术野暴露后，可以使用自动牵开器。将已分离的胸膜和塌陷的肺组织轻轻向前牵开，使椎体和手术区

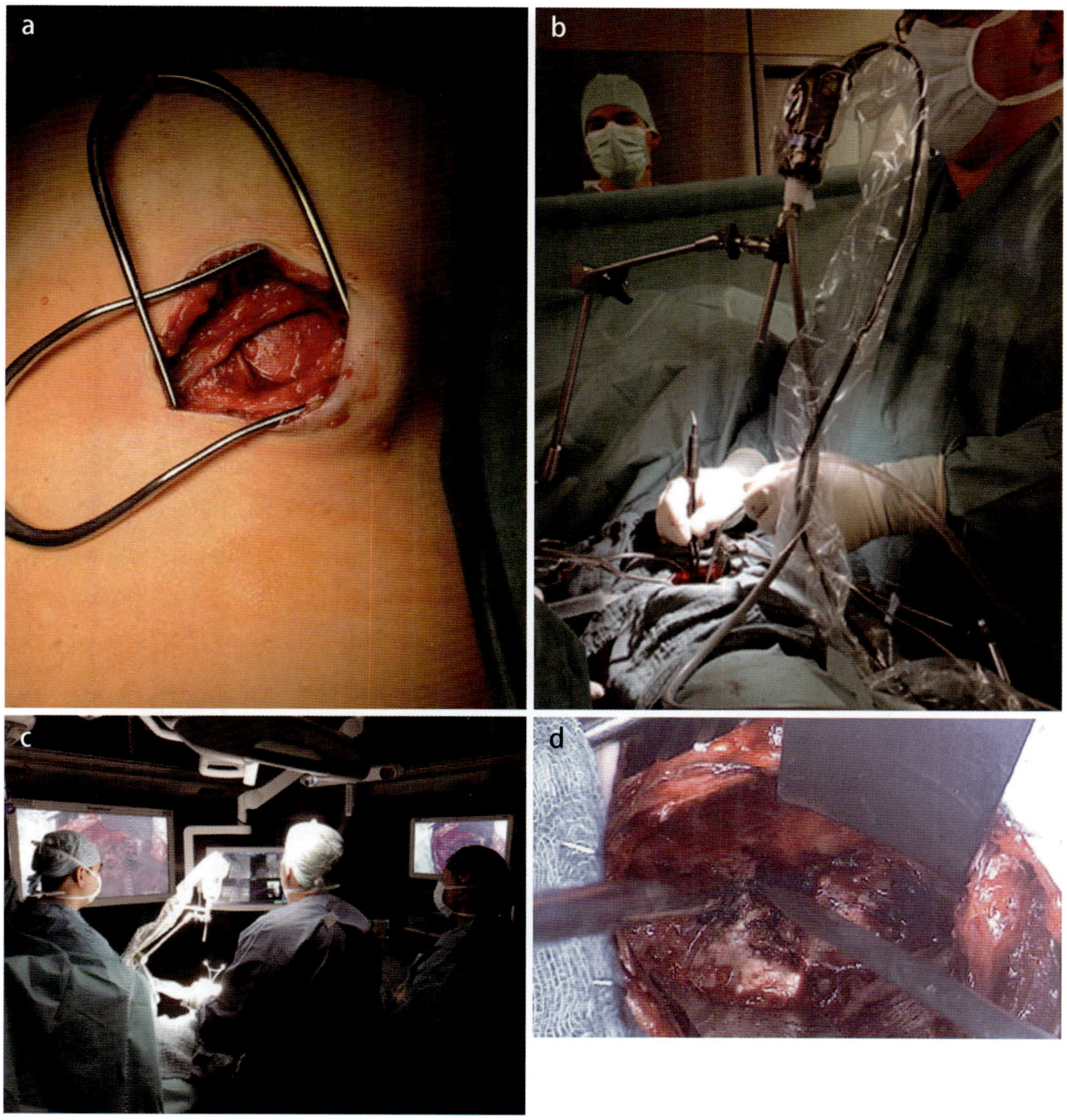

图 18.5 小切口入路，注意钝性分离通过腋中线的胸肌（a），视频辅助对术野观察很有帮助（b、c），截断 1 或 2 根肋骨后，脊柱可以很容易显露（d）

域显露得更加清楚。

- 由于操作空间相对较小，深部操作可使用光源和放大系统进行辅助，也可使用手术显微镜或内镜来完成。VitomR 系统（Karl Storz 德国）可提供极佳的放大和照明，而且无需在切口内放置摄像头（图 18.5）。

相应椎体的手术操作与上述胸腔镜手术相同。

18.5 胸椎前路手术的合理性

虽然脊柱外科医生对胸椎间盘突出很熟悉，但它仍然被认为是一种“罕见病”，最佳的治疗方案和手术策略的选择仍然存在争议。对保守治疗无效的脊髓压迫或者严重的神经根压迫的患者应该考虑手术治疗。既往，通过椎板切除术行后路减压是治疗胸椎间盘突出最标准的手术方式[7]，但由于效果不佳，这种技术已经不再流行，但该手术方法仍偶尔被采用。如前所述，手术新技术的发展改善了预后，减少了神经系统并发症[6,8-10]，但胸椎间盘突出的手术治疗仍然没有“金标准”。几十年来，“先观察，等症状加重再说”这句话在外科医生的手术决策过程中起了主导作用。作者认为，待患者神经功能恶化再行手术，并没有体现出手术技术进步带来的优势，相反会影响患者预后。在过去几十年中，胸椎间盘突出的治疗方面取得了一些进展，使超过 80% 的患者症状得到改善，且没有严重并发症的发生[11-12]。

作者关于循证证据的总结

前路手术成功治疗胸椎间盘突出最重要的外科理念是：

- 将对脊髓的骚扰降低到最小。
- 尽可能地保护神经和血管。
- 在肋间神经周围应小心操作。
- 在获得充分暴露的同时最大程度地保留骨和韧带附着点。
- 切除后纵韧带以确保脊髓减压充分。

18.6 循证医学证据

尽管在现代外科手术决策和治疗中，循证医学起到了重要的作用，但是同阑尾切除术一样，胸椎间盘突出手术也没有循证医学相关的研究，当已经出现逐渐加重的截瘫或括约肌功能恶化时，保守治疗和手术治疗的对比研究意义并不大。在业内，似乎已有共识认为椎板切除术不再是治疗这种疾病的最佳选择，因为从 20 世纪 80 年代早期至今，没有任何关于这项技术的进一步研究结果发表。虽然仅仅是循证医学Ⅲ级证据，我们的早期经验认为，胸腔镜治疗比传统开胸手术恢复得更快，止痛药物的使用更少，失血更少。

18.7 关于未来的展望

18.7.1 术中 CT 与导航

在过去 6 年中，作者使用术中 CT（O-Arm、Medtronic[R]）结合导航（Stealth S7，Medtronic[R]，Minneapolis，USA）进行手术切除、减压和胸椎重建。手术器械与导航的实时结合（剥离子、骨凿， 如 Misonix[R]Farmingdale，New York，USA）简化了外科医生的操作。这些器械结合导航使用，可避免不必要的骨切除。手术入路越简单，越需要实时动态了解切除的深度，还可同时了解手术器械的实时位置，缩短手术时间，对于较大且突向硬膜下的胸椎间盘更是如此。术中 CT 结合导航使得外科医生手术速度提高，可实时控制切除程度，大大减少翻修手术的概率（图 18.6）。

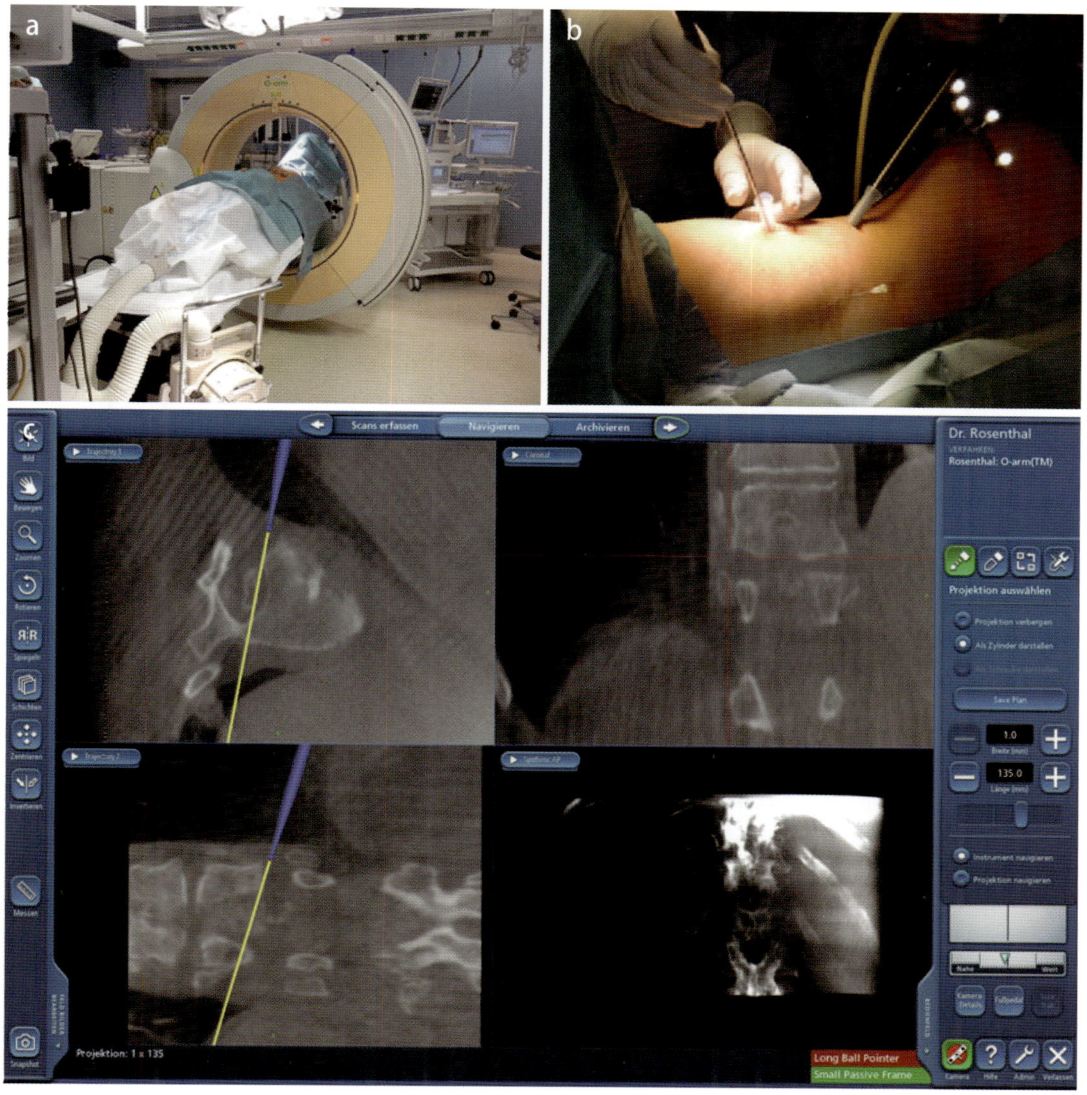

图 18.6 使用 O 型臂获得的三维影像，可在三个平面上实现实时导航，对经验不足的外科医生，手术更加安全、简单、省时。手术室中的 O 型臂（a），注意髂嵴的参考架（右侧的亮球）(b)，导航工作站的 3D 影像（c）

（张　晶　杜越崎　王　凯 译）

参考文献

1. Rosenthal D, Dickman CA (1998) Thoracoscopic microsurgical excision of herniated thoracic discs. J Neurosurg 89:224–235
2. Anand N, Regan JJ (2002) Video-assisted thoracoscopic surgery for thoracic disc disease: classification and outcome study of 100 consecutive cases with a 2-year minimum follow-up period. Spine (Phila Pa 1976) 27:871–879
3. Quint U, Bordon G, Preissl I, Sanner C, Rosenthal D (2012) Thoracoscopic treatment for single level symptomatic thoracic disc herniation: a prospective followed cohort study in a group of 167 consecutive cases. Eur Spine J 21:637–645
4. Oskouian RJ, Johnson JP (2005) Endoscopic thoracic microdiscectomy. J Neurosurg Spine 3:459–464
5. Angevin PD, McCormick PC (2001) Retropleural thoracotomy. Technical note. Neurosurg Focus 10:ecp1
6. Deviren V, Kuelling FA, Poulter G, Pekmezci M (2011) Minimal invasive anterolateral transthoracic transpleural approach: a novel technique for thoracic disc herniation. A review of the literature, description of a new surgical technique and experience with first 12 consecutive patients. J Spinal Disord Tech 24:E40–E48
7. Jain A, Menga EN, Hassanzadeh H, Jain P, Lemma MA, Mesfin A (2014) Thoracic disc disorders with myelopathy: treatment trends, patient characteristics, and complications. Spine (Phila Pa 1976) 39:E1233–E1238
8. Patterson RH Jr, Arbit E (1978) A surgical approach through the pedicle to protruded thoracic discs. J Neurosurg 48:768–772
9. Stillerman CB, Chen TC, Day JD, Couldwell WT, Weiss MH (1995) The transfacet pedicle-sparing

approach for thoracic disc removal: cadaveric morphometric analysis and preliminary clinical experience. J Neurosurg 83:971–976
10. Maiman DJ, Larson SJ, Luck E, El-Ghatit A (1984) Lateral extracavitary approach to the spine for thoracic disc herniation: report of 23 cases. Neurosurgery 14:178–182
11. Chen TC (2000) Surgical outcome for thoracic disc surgery in the postlaminectomy era. Neurosurg Focus 9:e12
12. Aizawa T, Sato T, Sasaki H, Matsumoto F, Morozumi N, Kusakabe T, Itoi E, Kokubun S (2007) Results of surgical treatment for thoracic myelopathy: minimum 2-year follow-up study in 132 patients. J Neurosurg Spine 7:13–20

胸椎间盘突出内镜切除术

19

Erwin M. J. Cornips

19.1 引言和核心信息

症状性胸椎间盘突出（thoracic disk herniation，TDH）可使患者严重失能，并给医生带来严峻的挑战。随着更安全、创伤更小的外科技术的发展，对生活质量影响较大且保守治疗无效的症状性 TDH 应考虑手术切除。目前有许多手术入路可供选用，如后正中入路、后外侧入路和前路，可以是开放、内镜或经皮小切口等。由于方便使用、良好的治疗效果，以及即使在大多数有挑战性的病例中并发症发生率也较低等原因，胸腔镜显微椎间盘切除术（thoracoscopic microdiskectomy，TMD）被奉为金标准。然而，这一特殊手术技术的学习曲线长，且需要相当数量的病例练习。另外，神经影像、神经麻醉和神经生理医生的密切合作也是开展这一手术的前提条件。

19.2 发病率

TDH 较颈椎和腰椎间盘突出更为罕见[1-3]。在一篇具有代表性的论文中（1950），Love 和 Kiefer 估计胸椎间盘突出占椎间盘突出总量的 2‰～3‰[4]。然而，近期（1995）Wood 等人报道无症状的胸椎 MRI 中，椎间盘突出（37%）和脊柱畸形（29%）的发病率并不低[5]。症状性 TDH 的真正发病率可能因其临床表现多变且常易被误导性而被低估了[4,6-14]。有了更深的临床认识（这与更安全手术技术的出现和实施直接相关）和先进的成像技术，现在神经外科医生接诊的有症状病例中逐渐增加。作为一个三级转诊中心，我们在过去的 14 年里已经手术治疗了大约 400 例单节段或多节段症状性 TDH 患者。这一章将介绍我们的经验和我们对胸腔镜显微椎间盘切除术（TMD）技术的改进[15,16]。

19.3 诊断

19.3.1 临床表现

在大多数病例中 TDH 症状的出现是渐进性的，一般不会突发或由于外伤后出现[3]。然而有不到 5% 的病例，也可表现为（亚）急性起病[17]。非特异性的临床表现常常给诊断带来困难，如脊髓病变、单侧或双侧下肢协调不良、轴性疼痛、带状疼痛（脊髓源性，但常被误认为神经根病变）、单侧或双侧腿部疼痛、膀胱功能障碍，甚至肠道功能障碍等。轴性疼痛为常见表现，但由于一些未知的原因，在影像学几乎表现一致的患者中，疼痛的强度差异很大，可以表现为严重失能，也可以表现为完全无疼痛。根据部位及侧别的不同，带状疼痛（见第 21 章）可以与心脏、胆囊、胃甚至妇科疾病引起的牵涉痛非常相似[9]。另外，患者也可能表现为胸部有重物压迫感，不能深呼吸等。因此，为了能够及时诊断和避免严重后果的发生，接诊医生应该考虑到 TDH 的可能。

上胸段（T6～T7 及以上）甚至下胸段 TDH[14] 都有可能产生肩部疼痛和非根性的、以近端为主的上臂疼痛。提举物体经常会加剧（上胸段）TDH 相关的轴性疼痛，过肩提举尤甚，包括胸腰连接部（T10 ~ T11 到 T12 ~ L1）在内的下胸段 TDH 可能伴有上位或下位运动神经元损害甚至马尾神经压迫的表现 [10,11,13]。在 T11 ~ T12 节段发生的 TDH 常常伴有 360° 狭窄（椎弓根短、关节面肥大和黄韧带肥大）（图 19.1），并可能出现以下运动神经元损害症状为主的表现（腰骶肌节力弱，经常表现为进行性足下垂），Kleopa 等人称这一情况为压迫性腰部脊髓病变 [10]。

针对症状性 TDH，Anand[6] 和 Regan[15] 介绍了一种临床评分系统（表 19.1）。根据我们的经验，评分中多次提到的带状疼痛（如 2、3A、3B 型）很少起源于神经根。考虑到这种疼痛表现为钝痛，且覆盖数个皮节，肋间神经阻滞术也无效，因此应被看作是脊髓病变的早期表现。基于这一考虑，TDH 引起的脊髓病变可能在常规神经查体中不一定有所表现。对于有些患者，主诉为下肢运动协调障碍、无法自主运动、单侧或双侧腿部主观无力和（或）排尿障碍等，应该被分类为 4 型（无显著肌力减退的脊髓病变）。

19.3.2 影像学表现和其他病理生理学表现

TDH 经常和舒尔曼病（Scheuermann 病）伴发（在我们的手术中大约占 2/3），提示 TDH 可能与 20 岁之前的胸椎生长发育异常相关，而非后来的椎间盘退行性改变（图 19.2）。

表19.1 Anand临床分级系统

1	胸部中央（轴性）疼痛为主
2	胸部神经根型疼痛为主
3A	显著轴性和胸部神经根型疼痛
3B	显著轴性和下腿部疼痛，伴有或无胸部神经根疼痛
4	脊髓病变但无显著肌力减退
5	局部麻痹瘫痪（显著肌力减退）

大多数患者多年不发病甚至一生不发病，原因仍然未知 [2,12,18]。我们知道，脊髓受压取决于椎间盘突出的大小、与脊髓前方的位置关系（正中、旁正中或侧方），以及脊柱后凸角度（脊髓越靠近脊柱后缘，后凸脊柱对来自前方的脊髓压迫越重）（图 19.3）。

因此，一个小的（旁）正中椎间盘突出也可以在后凸部位引起严重的脊髓压迫。当在磁共振矢状面 T2 加权像上怀疑有 TDH 时，就应该在同一平面行高分辨率轴位 T2 加权像扫描（图 19.4）。

为什么一些 TDH 有症状而另一些造成同样程度脊髓压迫的 TDH 没有？除脊髓机械压迫因

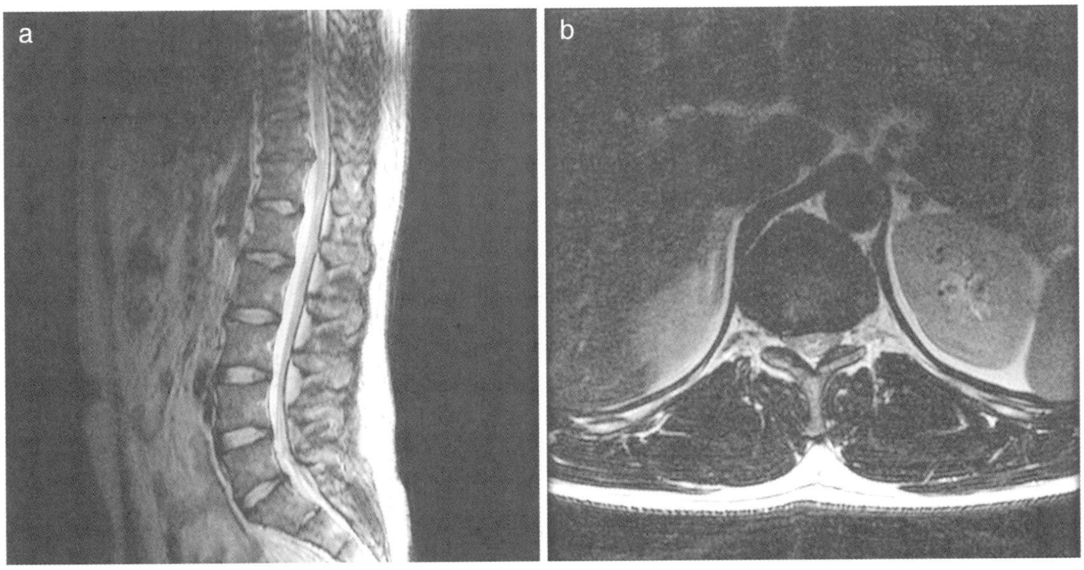

图 19.1 T11 ~ T12 节段宽基底 TDH，脊髓中央可见高信号点（a），伴有 360° 狭窄和脊髓压迫（b）

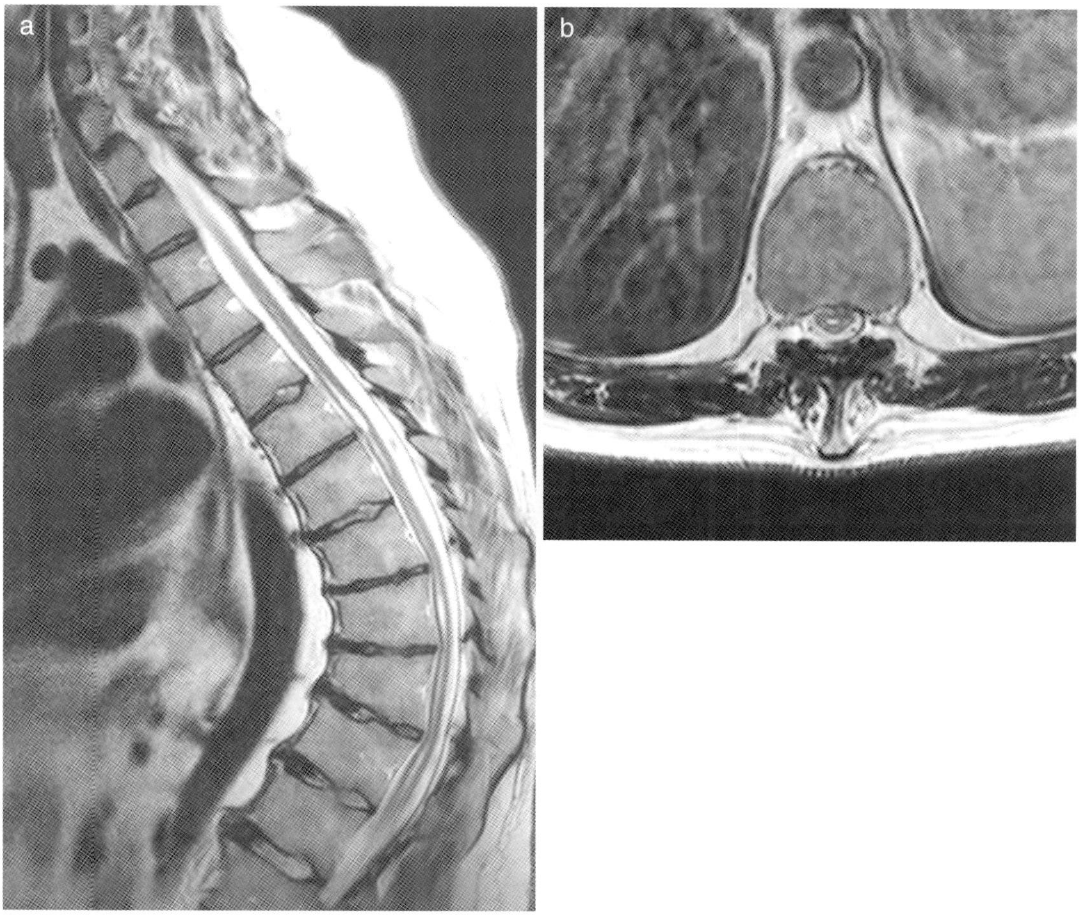

图 19.2 在 Scheuermann 病患者中的节段性脊髓积水及显著的过度后凸（a），注意恰好在胸椎后凸顶点处存在的小型左侧旁正中 TDH，此处脊髓非常靠近脊柱后缘，因此对前方压迫更敏感（b）

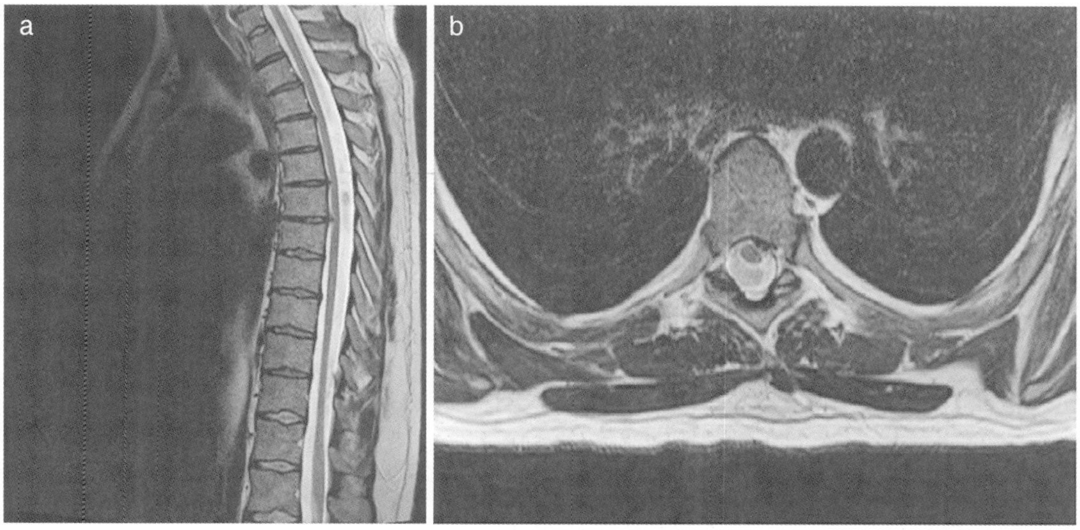

图 19.3 Scheuermann 病患者中的多发 TDH，注意存在多个退变椎间盘（a），以及在上胸椎左侧旁正中 TDH，明显影响脊髓（b）

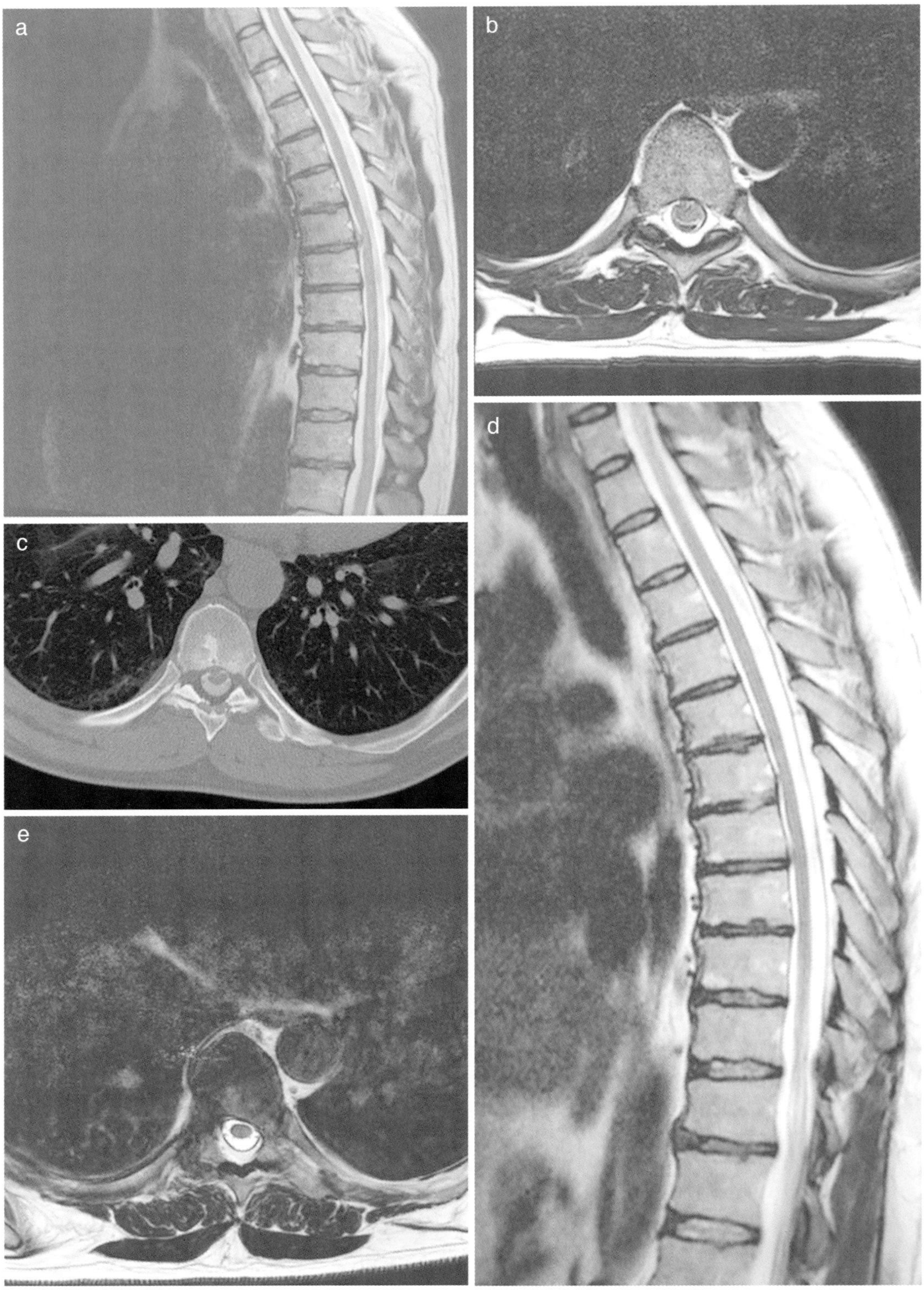

图 19.4 T6 ~ T7 节段位于胸椎弯曲顶点的小 TDH，引起脊髓压迫。术前 MRI 矢状面（a）和轴面（b）T2WI 及轴面 CT 脊髓影像（c），术后 MRI 矢状面（d）和轴面（e）T2WI，轴面 CT 影像（f）及 3D 重建 CT（g）。注意这一小的中央型 TDH 只做了局限的骨切除

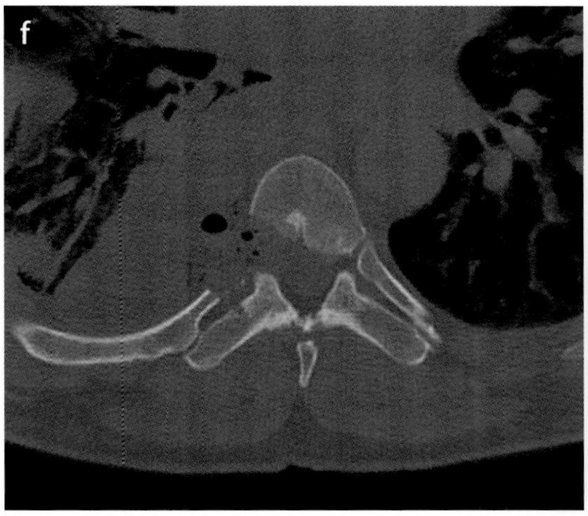

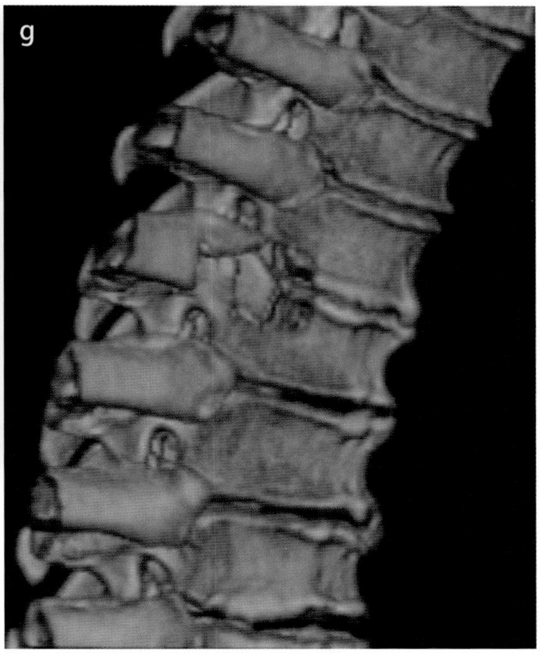

图 19.4（续）

素之外，是否还有其他因素需要考虑？这些因素可能包括静脉淤血带来的脊髓缺血[19]或动脉直接受迫[20]、小的椎间盘突出引起的脊髓局部压迫引发的局部炎症等。另外，创伤也可能引起无症状的椎间盘突出出现症状[21]。

传统X线片可以显示胸椎过度后凸（在Scheuermann病中连续 3 个椎体之间的夹角＞ 5°）、Schmorl 结节、椎间盘钙化，甚至完全钙化的巨大 TDH。在因无法解释的胸痛或腹痛患者中行腹部 CT 检查，可以偶尔发现钙化的 TDH。由于 MRI 能够显示脊柱退变中脊髓本身的受损情况，多数情况下，CT 脊髓造影被 MRI 取代，但它仍然是 TDH 检测的金标准[22]。它能够准确地显示每一处突出（无论钙化与否）与周围骨性结构的相对位置。

CT 脊髓造影在巨大 TDH 的病例中特别有用，突出椎间盘不规则的表面可能引起已经受压的脊髓经硬膜造成进一步损害，使本来已经很难的手术更加复杂化[23]（图 19.6）。另外，矢状面 CT 重建可以帮助医生在脑海中构建椎间盘突出症的三维图像及它与椎体的比邻关系，这对那些有挑战性的病变的手术至关重要（图 19.6）。最后，CT 脊髓造影引导下的经胸膜穿刺是我们术前定位突出位置的常用技术[22]。在俯卧位行 CT 脊髓造影可以提供精美的解剖学影像，避免手术时错误定位，也可以避免术中 X 线的使用，并能够帮助术者依据受累节段突出椎间盘 - 脊髓和主动脉 - 脊柱的位置关系选择手术入路。值得注意的是，在俯卧位时主动脉相对脊柱向前内侧移动，在 T4 ～ T8 节段尤甚[24]。

MRI 矢状面 T2WI 是评估整个脊柱的最有价值的工具。它可以清楚显示突出的椎间盘是孤立还是多发，是否位于后凸胸椎的顶点，是否伴有节段性狭窄（经常出现在 T11 ～ T12 节段）（图 19.1）和（或）脊髓病变等（图 19.7）。

MRI 技师需要接受良好训练，这样当在矢状面上怀疑有 TDH 时，可以准确获取高分辨率轴面 T2WI。在多节段病变，脊髓变形（变扁）的程度，以及病变是否在相邻或恰好在胸椎后凸顶点，是判断症状 TDH 节段的最有价值的指标（图 19.3）。

19.4 手术指征

许多年来，手术指征都限于是否存在（进行性）脊髓病变。随着更安全、创伤更小的手术技术的发展，只要对生活质量有足够大的影响且保

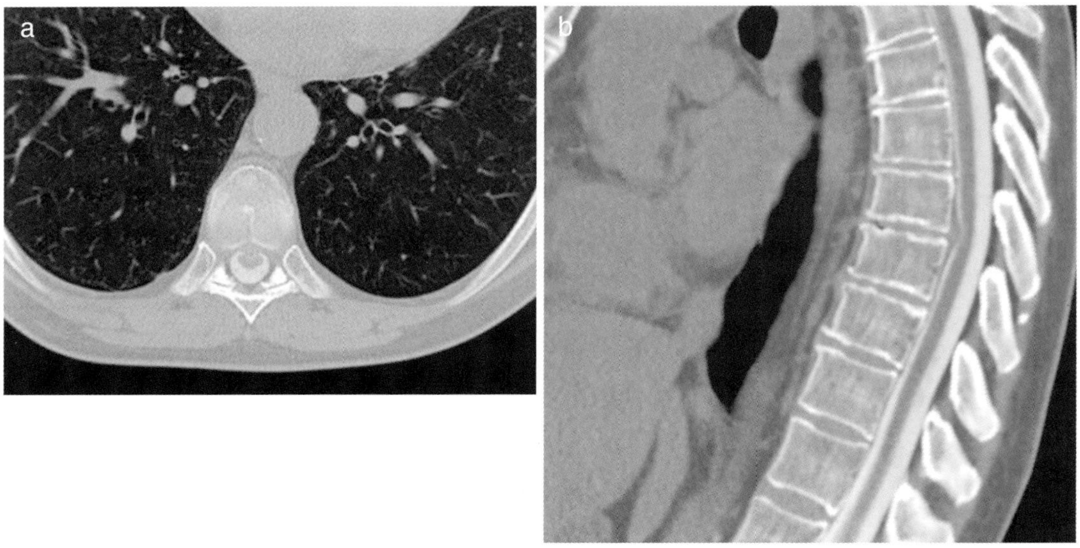

图 19.5　轴面（a）和矢状面（b）CT 脊髓影像显示刚好在胸椎后凸顶点下方的正中 TDH。注意脊髓沿后凸曲度沿椎管前部靠近椎体和椎间盘走行的 1/2（a，b）

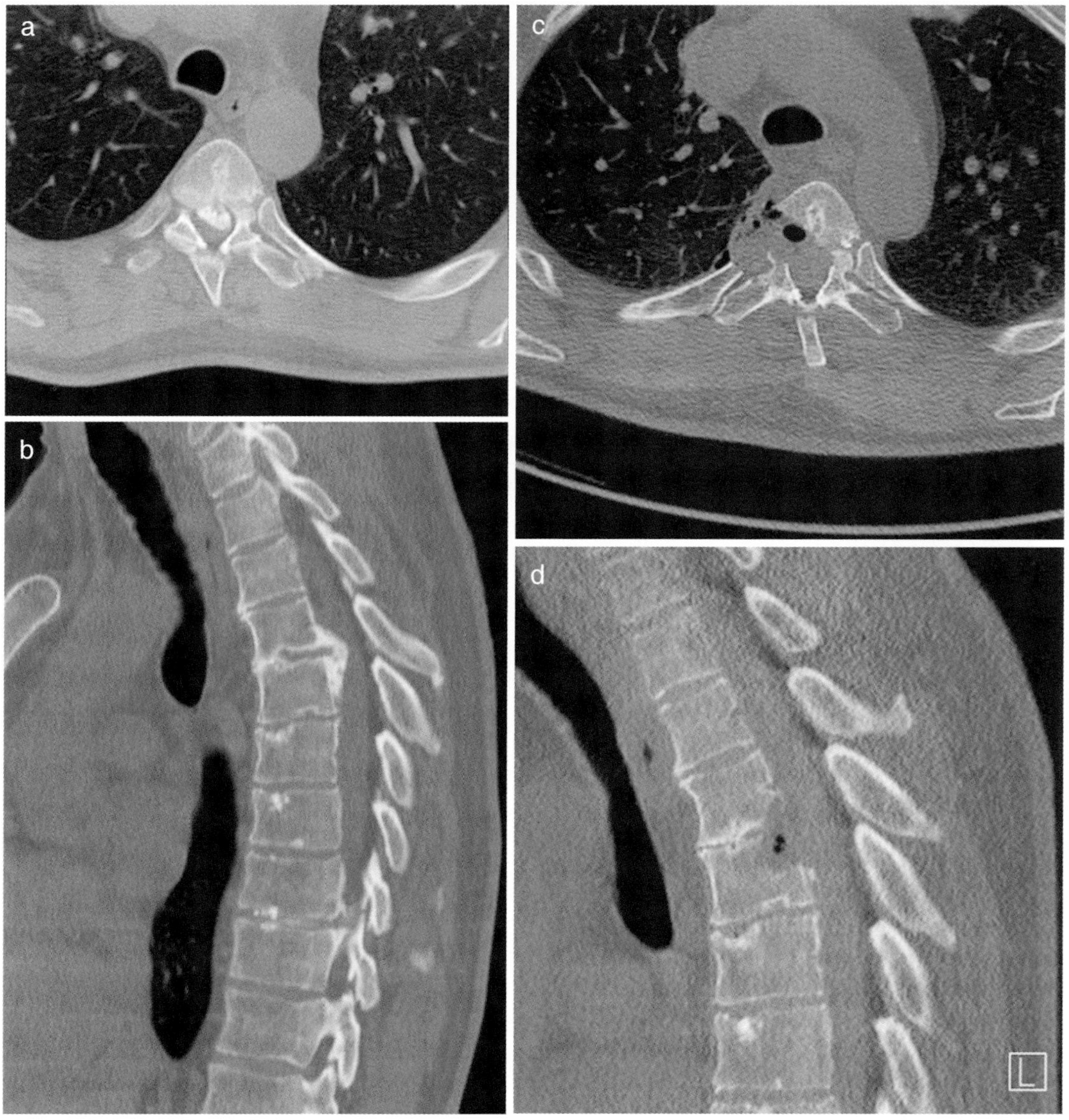

图 19.6　巨大钙化 TDH，注意椎间盘表面不规则突向脊髓并侵蚀硬脊膜（a）。矢状面 CT 重建（b）可以帮助在脑海中建立突出的椎间盘及其相应椎体的 3D 虚拟影像。术后轴面（c）和矢状面（d）CT 影像确认椎间盘完全切除

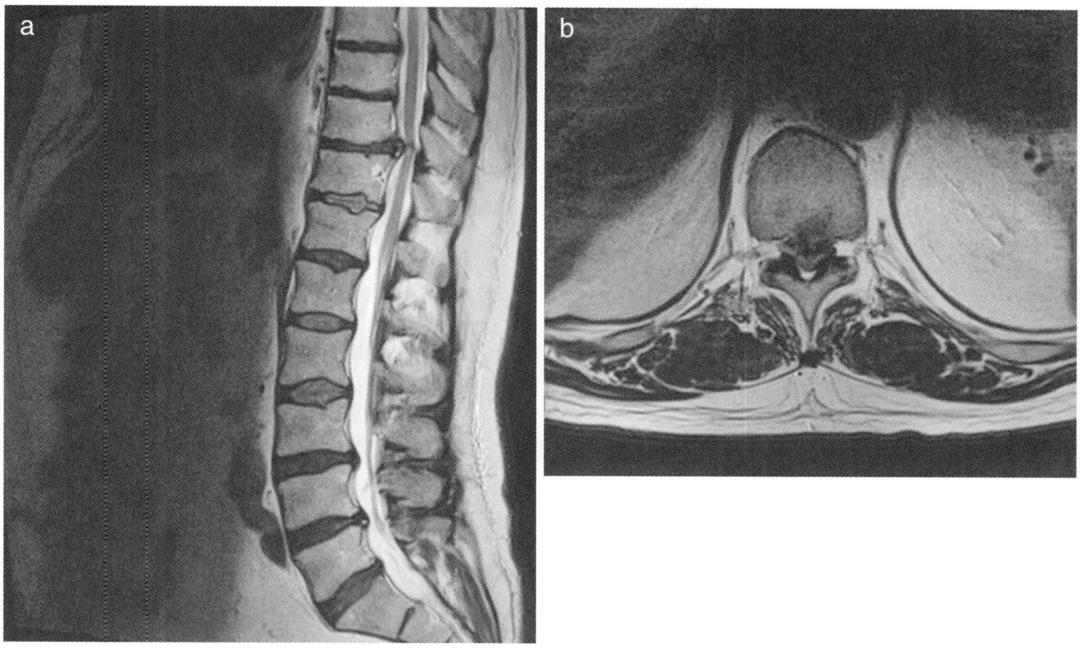

图 19.7　T10 ~ T11 节段两个发育不良的椎体、增生肥大的关节突关节和宽基底的 TDH，注意在胸椎下部存在的数个退变椎间盘（a）和在矢状面（a）和轴面（b）T2 加权像上都出现的高信号改变，提示脊髓病病变

守治疗无效，现在每一例有症状的 TDH 都可以考虑行手术切除。

19.5　手术技术

19.5.1　从椎板切除向更安全、小切口的技术发展

1969 年 Perot 和 Munro[25] 总结了椎板切除治疗 TDH 的结果 [7,25]。在纳入研究的 91 个受试者中，56% 的病情得到改善，19.8% 的病情无变化，17.6% 发生截瘫，6.6% 死亡。这篇文章成为从椎板切除术（现在认为已过时）向后外侧入路（肋骨横突切除术、外侧入路和经椎弓根入路）[26-31] 和前入路（开胸）[25] 过渡的转折点。经过数年改进后的手术技术能够在更少地破坏软组织的前提下获得至少等同的治疗效果。肋横突入路有以下缺点：对侧椎间盘的显露操作受限，除非向后牵拉脊髓；当需要对较大的 TDH 进行更广泛的减压时，手术术野相对狭小，也会对同侧脊柱旁肌肉造成牵拉损伤，以及经常难以避免的神经根切断 [27]。在大型、位于椎管中央、穿硬脊膜的 TDH 中，经胸腔入路的明显优势使其在 TDH 手术中被推为标准方法。然而，抛开神经外科医生对胸腔内解剖不熟悉不谈，这一术式的缺点包括与手术相关的肺功能损害、肩胛功能损害和肋间神经痛等 [32]。另外，同样重要的是，开胸后疼痛综合征会在高达 50% 的患者中出现 [3]。

为了减少手术显露相关的并发症，Rosenthal 和 Regan（1994）引入了电视辅助胸腔镜显微椎间盘切除（TMD）技术，这是一种小切口（并非微创）技术 [15,16]（见第 17 章）。这一技术在全世界多家手术量较大的外科中心中成功应用，但在许多手术量较小的外科中心未能很好推广，原因如下：二维图像与复杂三维解剖结构的差异，以及内镜操作的学习曲线、器械操作的术野相对较深、合理处理内镜技术并发症、设备费用等。另外，在病例数量有限的情况下，接受过良好训练的护理和麻醉人员不一定都在 [3,32]。由于这些原因，一些医生采取了小切口开胸的方法 [3,33,34]，这种方法结合了两大优点（较少软组织破坏和三维可视化）。Bartels 等（2007）报道了小切口开胸（n=21）或 TMD（n=7）治疗钙化 TDH 的效果对比，在这一回顾性队列研究 [34] 中，他们更倾向于小切口开胸，认为这一技术没有陡峭的学习

曲线，并且允许双手操作，是创伤较小的手术技术。这对手术量较小的外科小中心来说可能是对的。然而，可能会有人认为，TDH 即使有、也是很少真正需要急诊手术的疾病 [17]，因此，这类患者应该被转诊到手术量较大的外科中心。这符合最近的一种发展趋势，即复杂（外科）疾病应该建立外科中心。Arts 等人（2013）报道了前入路（小切口开胸，*n*=56）和后入路（经椎弓根入路，*n*=44）椎间盘切除术的对比队列研究 [33]，他们观察发现在小切口开胸组内大多数病例都有临床改善，但也显著延长手术时间、更大的失血量、更高的并发症发生率和更长的住院时间。然而这些差异很大一部分要归因于 TDH 特征本身的差异，因为小切口开胸组中的 TDH 倾向于更大和更硬。他们得出的结论是较大、靠中央且钙化的 TDH 应该从前方入路手术，而较小、靠外侧的应从后方入路治疗。

Wait 等人最近报道了 121 个 TMD 手术和 39 个开胸术的回顾性评价 [35]。TMD 手术的指征是，较小（<椎管面积的 40%）、位于前方、中胸段（T4 ~ T11）、非骨化 TDH、不超过两个节段的症状性椎间盘突出，以及无病理性肥胖、胸部解剖适合的患者。他们不再使用胸腔镜处理较大（大于椎管面积的 40%）且骨化的 TDH，而是采用能够从多点进行分离和撬动椎间盘，并能整块取下病灶而不伤及脊髓的开放术式。但是，我们并不同意这些作者的观点。在过去的 14 年中，我们手术治疗了大约 400 位患有一个或多节段症状性 TDH 的患者，其中有 349 例采用 TMD、32 例小切口开胸、6 例经腋入路（T3 ~ T4）和 1 例胸骨切开术（T2 ~ T3）。在早期手术中，我们对巨大 TDH 或之前在其他机构做过后入路手术的患者中选用小切口开胸，以求在一次手术中安全切除 TDH 病灶并稳定受累节段。然而在最近几年，我们完全摒弃了小切口开胸术而倾向于采用 TMD（*n*=146，其中包含 24 例巨大 TDH），即使在穿硬脊膜的病例中也从未需要改换为开放手术。在需要内固定的病例中，我们现在倾向于术后数日后方经皮固定。

在众多手术方式中，目前 TMD 可以认为是治疗 TDH 的金标准，它不仅有良好的治疗效果和极低的并发症发生率，也有文献报道的系列患者作支撑 [6,15,16,35,36]。这一技术可以用于每个 TDH 患者，如不同突出节段（T4/T5 ~ T11/T12）、方向、大小和病灶数量的患者，严重胸膜粘连和（或）肺病的罕见病除外。我们强烈推荐前方入路治疗无论钙化与否的中央 TDH，即使较小、位于后凸顶点并且可能显著影响脊髓的病变也可处理（图 19.4）。鉴于安全性与胸腔镜较小的组织损伤，在面对最具挑战性的病例（巨大中央钙化的 TDH）时前方入路有重要意义，对仅有疼痛而没有脊髓病变的患者也同样重要。高清和三维高清摄像系统的推出，以及住院医师虚拟和实验室内镜技术的训练，可能会增加 TMD 的使用量，而传统的经胸腔入路、肋骨横突切除术、胸腔外入路、经椎弓根入路或经关节入路等仍然很重要，尤其对这些技术经验丰富、但对胸腔镜手术经验有限的外科医生来说尤其如此 [36]。

19.5.2 TMD 基本技术

19.5.2.1 患者体位和整体布置

- 将患者侧卧位放置在真空床垫上，两臂分别用独立支撑物支撑（图 19.8）。
- 上胸部下方垫一个小垫子来防止臂丛受压受伤，同时需要避免手臂过度外展，以防止术侧臂丛的牵拉损伤 [30]。胸部下方的手术床向上弯起，这样会扩大手术侧胸廓容量（图 19.8），增加肋间隙并降低膈肌位置，有利于下胸段及胸腰结合部的显露。在此处真空床垫的作用是避免向腹部施压，从而将膈肌保持在较低的位置。每一个受压部位都要谨慎放置软垫，尤其要注意肱骨内上髁处的尺神经和腓骨头处的腓总神经。
- 采取左侧或右侧入路需要根据突出椎间盘 / 脊髓的确切毗邻关系和患者病史（例如既往胸腔内手术）来决定。左侧入路的不利之处在主动脉，尤其在中胸段，主动脉可能比较靠后影响显露 [24]。另外，心脏也可能向后推挤塌陷的肺而影响显露和操作。但随着经验

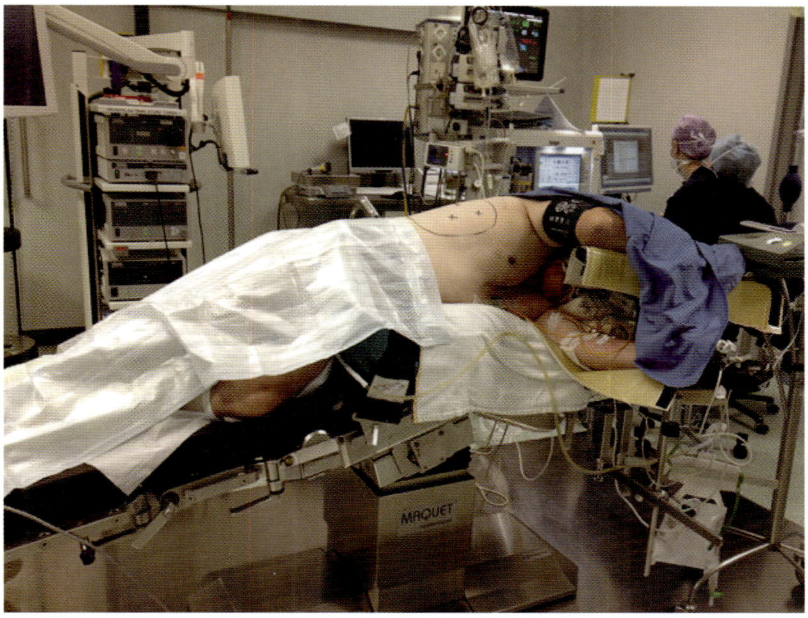

图 19.8 将患者侧卧位放置在真空床垫上；胸部下方手术台弯起以增大胸廓容量。在可能压点处妥善安置软垫和为患者保暖的充气毯

的增加，这些都可以克服。

- 只要没有显著的限制性肺病，使用双腔管或支气管阻塞器实施单肺通气，即使在老年患者中也可以良好耐受。右 - 左分流造成的偶发氧饱和度下降可通过向非通气侧肺内灌入纯氧予以纠正。麻醉师需要有足够的经验以应对支气管解剖变异等特殊情况。
- 应对有严重脊髓功能损害的患者行运动诱发电位（MEP）监测。
- 我们建议使用软橡胶通道，并在皮肤切开前使用长效局麻药行肋间神经阻滞，以避免刺激肋间神经。3 个通道排列成三角形并指向病变节段（图 19.9）。
- 观察通道位置最靠后，在脊柱的稍前方（后腋下线处），这样 10mm 的 30° 内镜可以无遮挡地显露椎间盘后部和受压的脊髓。
- 与创伤外科医生站在患者后方远离脊髓操作不同，神经外科医生站在患者前方对着患者的脊髓操作，手术刷手护士面向患者的腹部站在术者旁边，两人看着同一个屏幕（最好是高清屏幕，这可以极大地改善整体影像质量和景深）（图 19.10）。
- 还需要另一个监视器，以便手持内镜站在患者身后的外科医生观看。我们更倾向于使用固定在台子背面的气动臂来固定内镜，气动臂可以转向任意所需位置（Endoboy，Geyser SA，Coudes，France）（图 19.11）。
- 铺好手术巾及所有设备就绪后，需要请求麻醉师将术侧肺塌陷。可能需要重复给予肌松药物来放松膈肌（取决于诱导和摆体位的时间），这对 T9 以下的操作尤其有帮助。
- 对于更低节段的操作，在观察通道的尾端需要额外开一个切口（在膈顶上方），以便放入扇状牵引器牵开膈肌和（或）术侧的肺。如果体位摆放和肌松良好，对低至 T10 ~ T11 节段，甚至 T11 ~ T12 节段可能都不需要额外开口。因为可能存在肋骨数量变异或腰骶移行椎，我们强烈建议行颈胸段脊柱 MRI 扫描以准确定位有症状的椎间盘节段 [22]。我们同时建议使用 CT 脊髓造影引导下经胸膜穿刺，以术前定位受累节段，避免定位错误并避免术中 X 线的使用 [22]。

19.5.2.2 手术开始阶段

- 手术的第一步是用单极电凝在肋头处将壁层胸膜切开，肋骨头覆盖着相应椎间盘和相邻

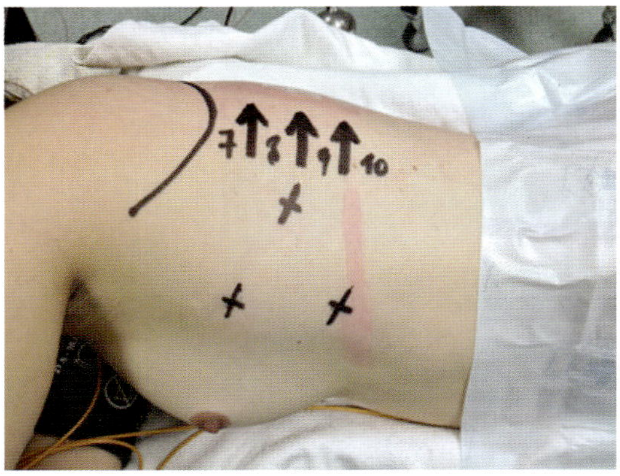

图 19.9 三个开口呈三角形排列，朝向病变节段

椎体；在 T10 ～ T11 和 T11 ～ T12 节段，肋骨头位于椎间盘平面下方，可以将其保留。

- 使用单极电凝和钝性剥离子在肋头下方打开肋椎关节。随后使用摆锯（MIASPAS TL，Aesculap，B Braun Melsungen AG，Germany）[16] 或高速钻（Tapered Tool，Midas rex Legend EHS，Medtronic，MN，USA）在肋头上方横断肋骨。我们推荐使用后者，因为后者力量更大，并且可以联合控制使用高速磨钻和 5 mm 钻石钻头。
- 使用单极电凝切开覆盖在椎体后外侧的胸膜。走行于椎体中间的节段血管应予以保留；如果切除的椎间盘较大、并且需要更多的骨切除时不小心损伤或需要有意阻断节段血管，相邻上下椎间孔内走行的血管侧支会防止脊髓缺血。但在连续多节段 TMD 术中，我们建议不要阻断连续的两根以上的节段动脉。
- 下位椎弓根是重要的解剖标志，位于下位椎体后方、椎间孔下方、紧邻椎间盘尾侧。在椎弓根深部，可以发现硬脊膜周围静脉丛和外侧硬脊膜，这里可以作为分离 TDH 与硬脊膜的起点。
- 首先切除椎间盘后部，并磨除相邻椎体直至显露突出的椎间盘基底，突出部分的椎间盘可能与重度钙化的椎间盘紧密粘连。和磨钻连在一起的冲洗系统可以将骨屑和血液乳化并持续吸走以保持术野清洁。当磨钻到达椎体后部骨皮质时，可发现有颜色改变（与松质骨相比，致密的皮质骨呈象牙样外观）。在紧邻突出的椎间盘上方或下方的椎体后缘皮质骨上用磨钻轻轻磨开可以辨别出硬脊膜。这时经常会遇到硬脊膜侧方的静脉丛出血，在大型或巨大 TDH 病例中，充盈的静脉丛可能出血[23] 汹涌。对待这类患者，在磨除大部分突出的椎间盘、仅留下压迫硬脊膜的外壳后，不要广泛打开椎管。剧烈的静

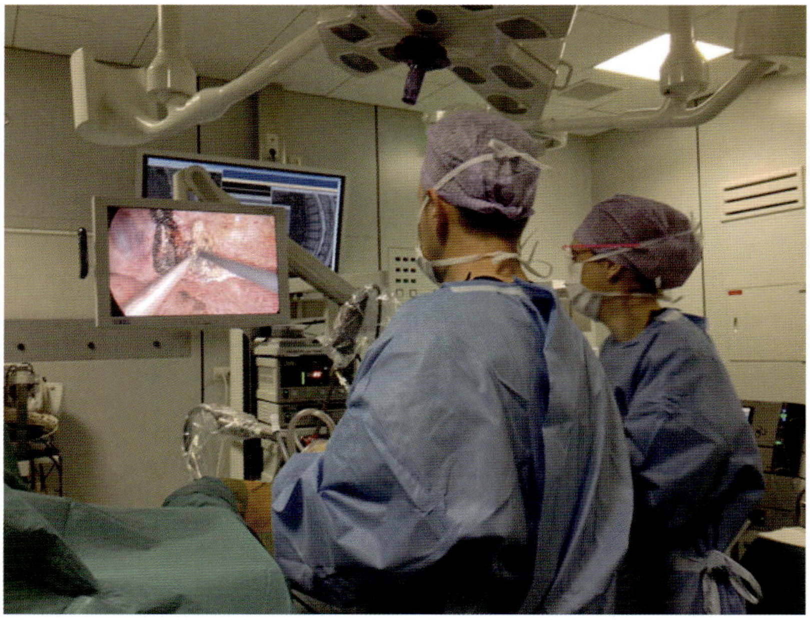

图 19.10 外科医生和手术刷手护士站在患者前方

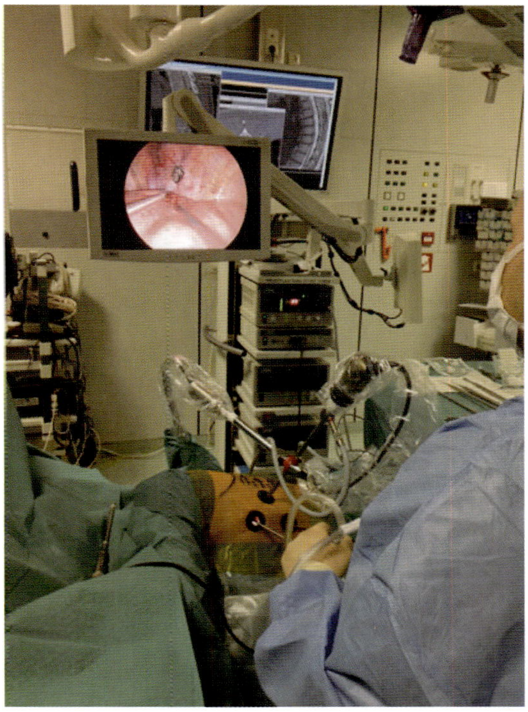

图 19.11 气动臂握持内镜以转向任意所需位置

脉丛出血，甚至来自椎体后壁的出血，可以用可吸收的明胶海绵压迫止血。

19.5.2.3 TDH 切除和关胸

- 突出椎间盘的基底与椎间盘和周围椎体游离后，只剩与下方的硬脊膜相连，这时轻轻地将突出的椎间盘推入椎体切除后的残腔，并用显微神经钩配合小型 Kerrison 钳分块将突出的椎间盘完全切除。利用这一方法可以显著缩短出血时间和减少失血量。一旦减压完成，对静脉渗血处予以灌洗并以可吸收的明胶海绵彻底止血。亦可使用 FloSeal 止血明胶（Baxter，IL，USA）。在充分灌洗胸膜腔并清除手术残渣后，置胸腔引流管，术侧肺重新鼓气，胸腔引流管接负压引流[37]。但在硬脊膜撕裂的患者不能接负压，这种情况下，水密封引流可以避免致命的蛛网膜下腔 - 胸膜腔瘘。

我们对胸椎间盘切除术后的生物力学还了解甚少[38]，更不必说 TMD 后了。胸椎有独特的解剖学和生物力学特性，无论手术造成脊柱前部部分或完全破坏，胸椎都存在一个使其自然后凸的力臂[38]。不管怎么说，由于骨切除范围仅局限于椎体的后半部分，即使连续对多个节段行手术减压，同侧椎弓根的稳定性也不会受到显著影响（图 19.12）。

根据我们的经验，对于术前来自机械性压迫或前面提到的局部炎性反应引起的轴性疼痛，不管前路直接固定还是二期后路固定都是不必要的。

19.5.3 TMD 高级技术

多节段 TDH 基于 1 例胸椎压缩骨折及多节段连续 TMD，Wait 等人[35]建议这种情况下需要额外内固定。此外，他们还建议，如果需要切除 3 个或 3 个以上节段的 TDH，最好采用开放式开胸而不是胸腔镜手术。我们对作者的观点有不同意见，我们曾对 6 例连续 3 节段的 TDH 行 TMD 手术（4 例 T6 ～ T9、1 例 T7 ～ T10、1 例 T8 ～ T11）和更多的连续和不连续的两节段 TDH 行 TMD 手术而没有出现任何问题。这些患者通常伴有 Scheuermann 病，以及在过度后凸顶点附近多发 TDH。只要 TDH 不是非常大，通常在两个节段之间都能保留足够多的骨骼来维持脊柱的稳定性（图 19.12）。

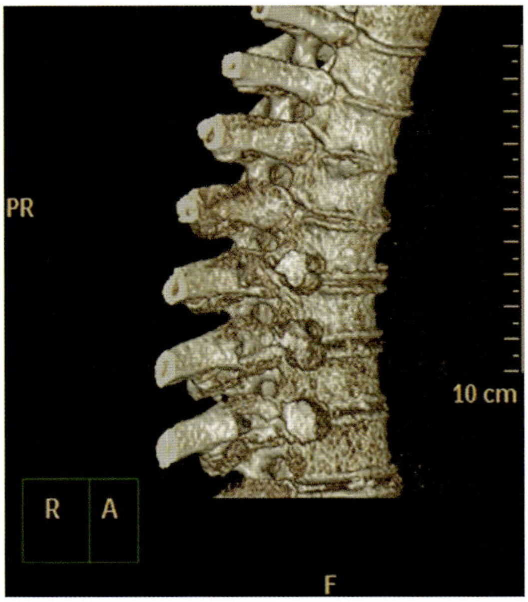

图 19.12 连续 3 个节段的 TMD 术后的 3D 重建 CT 影像。不需要节段性内固定

巨大TDH Hott等人[23]将巨大TDH定义为超过椎管面积40%的病灶；许多情况下可能更大，几乎充满整个椎管，仅给受压脊髓留下数毫米的空间（图19.6）。根据作者的观点，这类椎间盘突出不应采取胸腔镜方法切除，因为在将突出的椎间盘从椎体和椎间盘基底深部取出过程中，可能出现杠杆效应，在一侧轻轻提起突出的椎间盘可能会使另一侧向本来已经受压的脊髓偏转。根据我们的经验，这可以通过助手的手夹住突出的椎间盘来避免。与此同时，术者可以继续使用吸引器、分离和切除椎间盘等操作。从2004年起，我们开始对每1例巨大TDH和高风险的其他种类TDH（严重脊髓受迫、严重或快速发展的脊髓病变等）行术中运动诱发电位（MEP）监测。有经验的麻醉师将平均动脉压始终控制在80 mmHg以上对手术同样很重要[17]。结合MEP监测和精细的操作，我们在过去10年超过70例的高风险TDH手术中，还没有1例出现永久的神经损害。

如果巨大TDH已经侵蚀硬脊膜，应当仔细封闭缺损以避免可能出现的致命蛛网膜下腔-胸腔脑脊液瘘[23,37]。缺损的修补需要先贴敷一层人工硬脊膜，再铺一层纤维蛋白胶，然后铺一层自体脂肪（从已有切口中获取，应大到足以封闭脊膜缺陷），最后再铺一层纤维蛋白胶。胸腔需要水封引流，如果缺损较大，还需要放置腰池引流脑脊液5天。需要内固定时（如之前做过后入路手术的病例），可以采用钉板系统一期前路或二期后路固定（如MACS-TL，Aesculap，B Braun Melsungen AG，Germany），具体选择依赖于外科医生的偏好和经验（图19.13）。

经腋入路（T3 ~ T4） 尽管利用单个通道可以从30°内镜中看到胸廓全貌，肩胛还是阻挡T3 ~ T4节段及以上的手术显露。这一节段的椎间盘突出（6例，占手术总量1.5%）需行右侧经腋入路手术，因为左侧入路中主动脉弓阻挡显露。内镜和其他器械都从腋窝下部一个单一弯曲的切口出入，手臂悬于120°外展位。在T3 ~ T4及以上节段，大的节段静脉也是造成手术复杂化的一个因素。罕见的T2 ~ T3节段的椎间盘突出可能需要胸骨切开术（全部手术中只有1例患者）。

19.5.4 术后管理

尽管术腔症状性出血极为罕见（全部手术中只有1例），术后患者观察过夜还是必要的。第二天上午行胸腔X线检查以除外任何可能的气胸或血胸，以防引起限制性肺功能障碍而耽误治疗。在下床活动前（大范围骨骼切除）或出院前（其他所有病例）应行CT检查。术后3个月应行MRI扫描观察脊髓减压和脊髓形态恢复的情况。在术后最初几天，可使用患者控制的镇痛泵（patient-controlled analgesia，PCA）经静脉给予吗啡控制疼痛。出院后可以继续使用止痛药物（包括非甾体抗炎药，行脊柱固定术的病例除外），避免严重的疼痛加重。术后6周内不建议理疗和负重。

19.5.5 手术过程小结

- 即使花费一些时间，也要将患者放置在最佳体位，并合理选择手术切口。
- 用单极电凝从受累肋骨开始打开胸膜，这有助于准确找到相应椎间盘。
- 切除（部分）肋骨头，暴露紧邻椎间盘下方的椎弓根。暴露范围取决于突出椎间盘的大小、方向和质地。
- 记住肋骨头前界的位置，它大约和椎管内前界位置相对应。
- 在（切除的）肋骨头前大约1 cm处的椎间盘上开始用磨钻磨切。
- 依据骨骼变成象牙色且出现静脉渗血来确定椎体后壁。
- 在突出的椎间盘周围或从椎间盘内部（类似颈椎前路椎间盘切除术）分离突出的椎间盘和硬脊膜的界面。
- 轻轻地将突出的髓核拉进术腔，用Kerrison钳摘除之。
- 巨大TDH与常规不同，这种情况非常具有挑战性，需要特别的技术、非常有经验的团队和MEP监测支持。

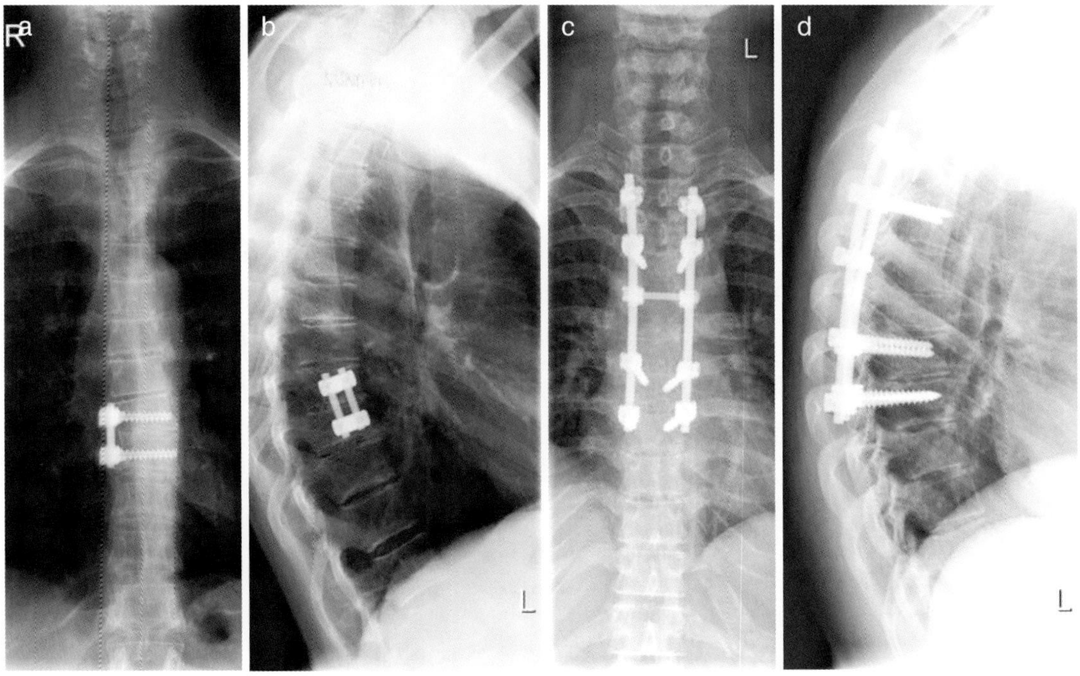

图 19.13 前入路内镜固定系统（MACS-TL，Aesculap，B Braun Melsungen AG，Germany）(a，b)，或后入路经皮固定系统（c，d）的前 - 后位观（a，c）和侧面观（b，d）。任何一个系统都可以在椎体缺陷过大或做过（后入路）手术的病例中使用

19.6 建议和技巧

- 需要行颈胸全脊柱 MRI，以便可以从上向下确定症状节段，注意不要遗漏多发 TDH。
- CT（脊髓造影）引导下，经受累节段肋骨上方胸膜内穿刺定位可以很容易地在胸腔内确定病变节段。另外，由于针的近端直接从突出椎间盘的头侧向节段背侧刺入，可以直接在目标上方确定最佳通道位置 [22]。
- CT（脊髓造影）图像在术中非常有用，因为重要的标志都是骨性的（肋骨头、椎弓根、椎体后壁等）。
- 通过折弯手术床可以扩大术侧胸腔并便于肋骨间操作，这也可以显著降低膈肌位置，便于胸腰结合部操作。
- 熟悉相关解剖（包括尸体训练）及解剖标志！
- 使用高清摄像系统。
- 在进入胸腔时，请麻醉师给予重复剂量的肌松药物（尤其是在 T8 ~ T9 节段以下操作时），因为如果手术诱导后时间相对较长，膈肌是首先复苏的肌肉。
- 尽量远离硬脊膜侧面以避免硬脊膜周围静脉丛出血，应向前方寻找硬脊膜和突出间盘的界面。
- 使用反复冲洗和海绵轻轻压迫来控制静脉出血，一旦硬脊膜减压充分，出血状况就会有所改善。
- 确保没有忽略可能隐藏在硬脊膜褶皱或后纵韧带后方的椎间盘碎块，后纵韧带应当一同切除。

19.7 小结

19.7.1 临床和影像学特征

- 因临床表现多变且经常容易误导诊断，因此症状性 TDH 的真正发病率易被低估 [5,12]。
- TDH 可能在患病很长时间后才出现症状。当症状出现时，通常是渐进式的，在大多数病例中没有突然发病和外伤病史 [1,3,5,17,22]。
- 非特异性疼痛合并脊髓病变等症状多变，常常给诊断带来困难 [6,8,12,14]。
- 上胸段 TDH 可能表现为心前区疼痛、上腹部疼痛、肩部疼痛，以及非神经根性、近端为主的上臂疼痛等 [14]。

- 下胸段、尤其是位于 T11 ～ T12 节段的 TDH，经常伴有 360° 椎管狭窄，主要表现为下运动神经元症状，这种情况称为压迫性腰椎脊髓病变 [10]。
- TDH 经常和 Scheuermann 病相关，这可能与胸椎生长发育异常相关 [5,12]。
- 脊髓压迫不仅取决于突出椎间盘的大小，还取决于它与脊髓前表面和胸椎后凸曲度的位置关系。在这种情况中，小的 TDH 也可能出现严重的脊髓压迫，在后凸顶点附近表现尤其明显。
- 除机械压迫外，TDH 的病理生理学可能还包括缺血、局部炎症和偶发的外伤引起的系列症状 [19-21]。
- CT 脊髓造影仍然被奉为 TDH 影像学检查的金标准，但强烈建议 MRI 作为辅助检查，以除外漏诊多节段突出 [22]。

19.7.2 手术策略

- TDH 很少需要急诊手术，因此应该将患者转送至有经验的医生团队进行治疗 [17]。
- 椎板切除减压术已经被完全淘汰，我们认为该术式已经过时 [25-30]。
- 对于大型、靠内侧和（或）钙化的 TDH，除极少数以外（严重肺病、明显侧方的 TDH、脊髓位于对侧且没有到达突出椎间盘后方），应行前方入路手术。小型、靠外侧的非钙化 TDH 可从后方入路或后外侧入路手术 [33]；对于熟悉前方入路（胸腔镜）的医生，包括我自己在内，即使在这类病例中也会明确倾向于前路 TMD。
- 尽管近年来有人提出前方入路、外侧入路、后外侧入路甚至后方入路 [3,23,26,28,33,34]，但没有一个像 TMD 技术一样得到广泛应用。虽然学习曲线陡峭，但是由于良好治疗效果和极低的并发症率，TMD 仍被奉为 TDH 手术的金标准 [6,15-17,35,36]。
- 即便在老年患者中，TMD 也可以良好耐受，且可以用于各个节段（T4/T5 ～ T11/T12，甚至 T12 ～ L1）、不同突出方向和大小的病例，一次手术可行多个节段减压。
- 即便左侧入路下胸椎手术，位于椎体中段的节段血管 Adamkiewicz 动脉阻断也不是问题，因为在椎间孔水平上下相邻的侧支可以替代 Adamkiewicz 动脉的血供。
- 即使巨大钙化的 TDH，在 MEP 监测协助下由有经验的团队也可以安全实施 TMD 手术（个人经验），尽管一些作者报道在这类病例中不应使用胸腔镜 [23]。
- 即使有术前轴性 / 节段性疼痛，以及绝大多数较大或多发 TDH 的患者，也没有必要行脊柱内固定（个人经验）。
- 考虑到还没有比较治疗 TDH 手术效果的高质量 RCT 研究，我们只能给出上述指南，但没有更好的证据证明哪一种技术优于其他技术。

（刘振磊 陈 赞 译）

参考文献

1. Awwad EE, Martin DS, Smith KR Jr, Baker BK (1991) Asymptomatic versus symptomatic herniated thoracic discs: their frequency and characteristics as detected by computed tomography after myelography. Neurosurgery 28:180–186
2. McInerney J, Ball PA (2000) The pathophysiology of thoracic disc disease. Neurosurg Focus 9:e1
3. Uribe JS, Smith WD, Pimenta L, Hartl R, Dakwar E, Modhia UM, Pollock GA, Nagineni V, Smith R, Christian G, Oliveira L, Marchi L, Deviren V (2012) Minimally invasive lateral approach for symptomatic thoracic disc herniation: initial multicenter clinical experience. J Neurosurg Spine 16:264–279
4. Love JG, Kiefer EJ (1950) Root pain and paraplegia due to protrusions of thoracic intervertebral disks. J Neurosurg 7:62–69, illust
5. Wood KB, Garvey TA, Gundry C, Heithoff KB (1995) Magnetic resonance imaging of the thoracic spine. Evaluation of asymptomatic individuals. J Bone Joint Surg Am 77:1631–1638
6. Anand N, Regan JJ (2002) Video-assisted thoracoscopic surgery for thoracic disc disease: classification and outcome study of 100 consecutive cases with a 2-year minimum follow-up period. Spine (Phila Pa 1976) 27:871–879
7. Arseni C, Nash F (1960) Thoracic intervertebral disc protrusion: a clinical study. J Neurosurg 17: 418–430

8. Benson MK, Byrnes DP (1975) The clinical syndromes and surgical treatment of thoracic intervertebral disc prolapse. J Bone Joint Surg Br 57:471–477
9. Eleraky MA, Apostolides PJ, Dickman CA, Sonntag VK (1998) Herniated thoracic discs mimic cardiac disease: three case reports. Acta Neurochir 140:643–646
10. Kleopa KA, Zamba-Papanicolaou E, Kyriakides T (2003) Compressive lumbar myelopathy presenting as segmental motor neuron disease. Muscle Nerve 28:69–73
11. Lyu RK, Chang HS, Tang LM, Chen ST (1999) Thoracic disc herniation mimicking acute lumbar disc disease. Spine (Phila Pa 1976) 24:416–418
12. Overvliet GM, Beuls EA, Ter Laak-Poort M, Cornips EM (2009) Two brothers with a symptomatic thoracic disc herniation at T11–T12: clinical report. Acta Neurochir 151:393–396
13. Tokuhashi Y, Matsuzaki H, Uematsu Y, Oda H (2001) Symptoms of thoracolumbar junction disc herniation. Spine (Phila Pa 1976) 26:E512–E518
14. Wilke A, Wolf U, Lageard P, Griss P (2000) Thoracic disc herniation: a diagnostic challenge. Man Ther 5:181–184
15. Regan JJ, Mack MJ, Picetti GD 3rd (1995) A technical report on video-assisted thoracoscopy in thoracic spinal surgery. Preliminary description. Spine (Phila Pa 1976) 20:831–837
16. Rosenthal D, Rosenthal R, de Simone A (1994) Removal of a protruded thoracic disc using microsurgical endoscopy. A new technique. Spine (Phila Pa 1976) 19:1087–1091
17. Cornips EM, Janssen ML, Beuls EA (2011) Thoracic disc herniation and acute myelopathy: clinical presentation, neuroimaging findings, surgical considerations, and outcome. J Neurosurg Spine 14:520–528
18. Wood KB, Blair JM, Aepple DM, Schendel MJ, Garvey TA, Gundry CR, Heithoff KB (1997) The natural history of asymptomatic thoracic disc herniations. Spine (Phila Pa 1976) 22:525–529, discussion 529–530
19. Roger EP, Chamczuk AJ, Hagan MC (2013) Thoracic venous congestion caused by thoracic disc herniation. Brain Behav 3:207–210
20. Reynolds JM, Belvadi YS, Kane AG, Poulopoulos M (2014) Thoracic disc herniation leads to anterior spinal artery syndrome demonstrated by diffusion-weighted magnetic resonance imaging (DWI): a case report and literature review. Spine J 14:e17–e22
21. Cornips EM (2014) Crippling upper back pain after whiplash and other motor vehicle collisions caused by thoracic disc herniations: report of 10 cases. Spine (Phila Pa 1976) 39:988–995
22. Cornips E, Beuls E, Geskes G, Janssens M, van Aalst J, Hofman P (2007) Preoperative localization of herniated thoracic discs using myelo-CT guided transpleural puncture: technical note. Childs Nerv Syst: ChNS: Off J Int Soc Pediatr Neurosurg 23:21–26
23. Hott JS, Feiz-Erfan I, Kenny K, Dickman CA (2005) Surgical management of giant herniated thoracic discs: analysis of 20 cases. J Neurosurg Spine 3:191–197
24. Huitema GC, Cornips EM, Castelijns MH, van Ooij A, van Santbrink H, van Rhijn LW (2007) The position of the aorta relative to the spine: is it mobile or not? Spine (Phila Pa 1976) 32:1259–1264
25. Perot PL Jr, Munro DD (1969) Transthoracic removal of midline thoracic disc protrusions causing spinal cord compression. J Neurosurg 31:452–458
26. Bransford R, Zhang F, Bellabarba C, Konodi M, Chapman JR (2010) Early experience treating thoracic disc herniations using a modified transfacet pediclesparing decompression and fusion. J Neurosurg Spine 12:221–231
27. Hulme A (1960) The surgical approach to thoracic intervertebral disc protrusions. J Neurol Neurosurg Psychiatry 23:133–137
28. Khoo LT, Smith ZA, Asgarzadie F, Barlas Y, Armin SS, Tashjian V, Zarate B (2011) Minimally invasive extracavitary approach for thoracic discectomy and interbody fusion: 1-year clinical and radiographic outcomes in 13 patients compared with a cohort of traditional anterior transthoracic approaches. J Neurosurg Spine 14:250–260
29. Le Roux PD, Haglund MM, Harris AB (1993) Thoracic disc disease: experience with the transpedicular approach in twenty consecutive patients. Neurosurgery 33:58–66
30. Stillerman CB, Chen TC, Day JD, Couldwell WT, Weiss MH (1995) The transfacet pedicle-sparing approach for thoracic disc removal: cadaveric morphometric analysis and preliminary clinical experience. J Neurosurg 83:971–976
31. Stillerman CB, Chen TC, Couldwell WT, Zhang W, Weiss MH (1998) Experience in the surgical management of 82 symptomatic herniated thoracic discs and review of the literature. J Neurosurg 88:623–633
32. Perez-Cruet MJ, Fessler RG, Perin NI (2002) Review: complications of minimally invasive spinal surgery. Neurosurgery 51:S26–S36
33. Arts MP, Bartels RH (2014) Anterior or posterior approach of thoracic disc herniation? A comparative cohort of mini-transthoracic versus transpedicular discectomies. Spine J 14:1654–1662
34. Bartels RH, Peul WC (2007) Mini-thoracotomy or thoracoscopic treatment for medially located thoracic herniated disc? Spine (Phila Pa 1976) 32:E581–E584
35. Wait SD, Fox DJ Jr, Kenny KJ, Dickman CA (2012) Thoracoscopic resection of symptomatic herniated thoracic discs: clinical results in 121 patients. Spine (Phila Pa 1976) 37:35–40
36. Oskouian RJ, Johnson JP (2005) Endoscopic thoracic microdiscectomy. J Neurosurg Spine 3:459–464
37. Cornips EM, Staals J, Stavast A, Rijkers K, van Oostenbrugge RJ (2007) Fatal cerebral and cerebellar hemorrhagic infarction after thoracoscopic microdiscectomy. Case report. J Neurosurg Spine 6:276–279
38. Wakefield AE, Steinmetz MP, Benzel EC (2001) Biomechanics of thoracic discectomy. Neurosurg Focus 11:E6

20 青少年特发性脊柱侧凸

Jérôme Sales de Gauzy and Franck Accadbled

20.1 引言

特发性脊柱侧凸是脊柱在冠状位上 Cobb 角大于 10° 的一种三维结构畸形。青少年特发性脊柱侧凸于 10 岁到骨骼成熟期间发病，多数患者不需要治疗[1]。

流行病学显示该病在青少年群体中发病率为 1% ～ 3%，在 Cobb 角较小群体中无显著性别差异，而在侧凸较重与进展性侧凸人群中女性群体较为多见[2]。在青少年群体中 Cobb 角大于 40° 的侧凸发病率低于 0.1%，女性发病率为男性发病率的 10 倍。

20.2 病理生理学

青少年特发性侧凸的病因尚不明确，目前其多因素发病的特征已被广泛接受。

20.2.1 基因学

遗传因素已经确定是特发性脊柱侧凸的重要因素，既往发表的论文中已经论证了特发性脊柱侧凸存在家族内聚集性，通过收集患儿不同家庭样本并加以分析发现了常染色体显性遗传的特性[3]，其中同卵双胞胎比异卵双胞胎的患病一致性高 1 倍（73% *vs.* 36%）[4]；

另外患病亲属间还存在侧凸形式及侧别的一致性，在家族性侧凸畸形中侧凸的形状很可能是由遗传因素决定的[5]。

既往的一项遗传学调查显示，特发性脊柱侧凸发病的整体风险在一级亲属中为 11%，在二级亲属和三级亲属则分别降至 2.4% 和 1.4%，这表明此病的遗传特性是由多因素决定的[6]。

尽管如此，特发性脊柱侧凸的基因位点及遗传学发病机制尚不明确，相关机制假设包括常染色体显性遗传、母体因素、多基因遗传、多因素遗传与 X 染色体相关显性遗传等。基因学研究目前涵盖了超过 30 种的候选基因和 18 种特定基因位点[7]，而侧凸严重程度可以归因于常染色体显性遗传、主要基因的双列模型和基因型的不完全性别相关外显度[8]。

20.2.2 神经功能障碍

有研究发现该病患者的前庭、视觉和本体感觉系统可存在功能障碍。鸡、豚鼠和大鼠在行松果体切除后可形成侧凸畸形，故褪黑素也被认为与该病相关，但未在其他研究中得到证实[1]。因此侧凸的原因不是因为褪黑素缺乏，而是因褪黑素对其他未知的生长机制产生影响而形成。

20.2.3 血小板

特发性脊柱侧凸常伴有异常的血小板结构和功能，钙调素浓度的增加会导致骨骼肌肉活动的改变，并随即使得侧凸出现进展[9]。

20.2.4 椎旁肌异常

该病患者椎旁肌肉的异常已经引起了部分学

者的注意，但是否为病因仍没有明确的结论，因为这些改变可能继发于脊柱畸形而非原因[10]。

20.3 诊断

该病的诊断是基于脊柱三维畸形的临床筛查。患者呈前屈位时可以发现存在局部肋骨隆起（Adams 身体前屈试验）。通过脊柱全长片的影像学检查可进一步证实，即冠状面上显示侧凸 Cobb 角＞ 10°。

在 Cobb 角＜ 20° 的患者中，Adams 前屈试验在胸椎节段有 92% 的敏感性与 60% 的特异性，在腰椎节段则有 73% 的敏感性与 68% 的特异性[11]。

1984 年引入的特殊辅助诊断工具弥补了 Adams 前屈试验主观差异上的不足[12,13]。使用脊柱侧凸测量计，Bunnell 等人[14]估算了躯干旋转＞ 7° 即可作为特发性脊柱侧凸的诊断性标准；Ashworth 等人[15]进一步研究发现，用 7° 作为躯干旋转临界值有较高的敏感性（83.3%）和特异性（86.8%）。

胸廓的旋转畸形同样可以用专用工具检查，现在用普通手机上的应用程序即可实现[16]。

侧凸的早期筛查在一些国家中已经开始实行，但这些筛查一直存在争议，因为现在仍没有明确的证据证明在无症状的青少年患者中筛查是否能发现早期的特发性畸形。

20.3.1 影像学检查，低剂量二维成像（EOS）

直立状态下正、侧位脊柱全长片是必需的检查，Cobb 角的大小是判断脊柱侧凸程度的金标准，但不同测量者间的人为误差可高达 7° ～ 10°。椎体旋转的程度则可用 Perdriolle 法或 Nash-Moe 法测量来得出。脊柱整体平衡（冠状位与矢状位）测量的重要性也是不言而喻的。

为了确定固定融合范围，Lenke 等[17]将常见的侧凸分为 6 种（图 20.1）。

EOS 成像系统（低剂量立体摄影技术）是患者处于功能性站立位时用较低辐射剂量对脊柱进行评价的技术，是目前对身体静态平衡进行分析的最佳设备[18]，此摄像技术将头、骨盆在内的整个身体完全纳入分析中。

20.3.2 表面形态学

表面形态学常常用于筛查和随访[19,20]，主要基于对身体外形轮廓的评估。其中 Moire 照影术（云纹图法）是第一种用来评估侧凸的影像学方法[21,22]，然而目前仍然缺乏关于相关参数及临界值的特定参考准则[19]。

20.4 鉴别诊断

侧凸患者中 30% 可以找到病因，了解这些病因及相关因素对于侧凸的治疗非常重要。

有些侧凸的病因是明确的，比如神经肌肉型或先天性的原因，而其他病因则相对隐晦，需要进一步明确完整的病史、神经查体及影像学检查，像咖啡牛奶色斑常常提示神经纤维瘤病，而韧带松弛常常意味着马方综合征。

近 32% 的青少年特发性脊柱侧凸患者会有背部不适感，其中约 23% 会出现在主诉中，9% 会在观察随访期中出现[23]。严重的背痛和脊柱僵硬通常提示椎管内肿瘤。

如果发现异常的神经系统检查结果、非典型侧凸（左胸弯或胸椎后凸曲度增加）、严重畸形或畸形进展迅速、躯干僵硬和疼痛剧烈等情况，则需行磁共振成像检查。通常在这些情况下，MRI 可以显示肿瘤、脊髓栓系或脊髓空洞的情况。Chiari 畸形 I 型和脊髓空洞通常认为是继发侧凸的原因。在年轻患者中，脊髓空洞引流可以使畸形得到缓解[20,24]。

20.5 自然病史

侧凸通常会在患者整个生存期内逐渐加重，但是加重的具体程度和许多因素有关。虽然目前侧凸进展的定义尚未达成共识，但近年来多数研究均认为 X 线片上在不同时间间隔（4 个月 /1 年）出现 5° ~ 6° 的侧凸加重即可诊断为侧凸进展。

20.5.1 骨骼成熟期前的自然病史

青少年特发性脊柱侧凸在青少年成长阶段常

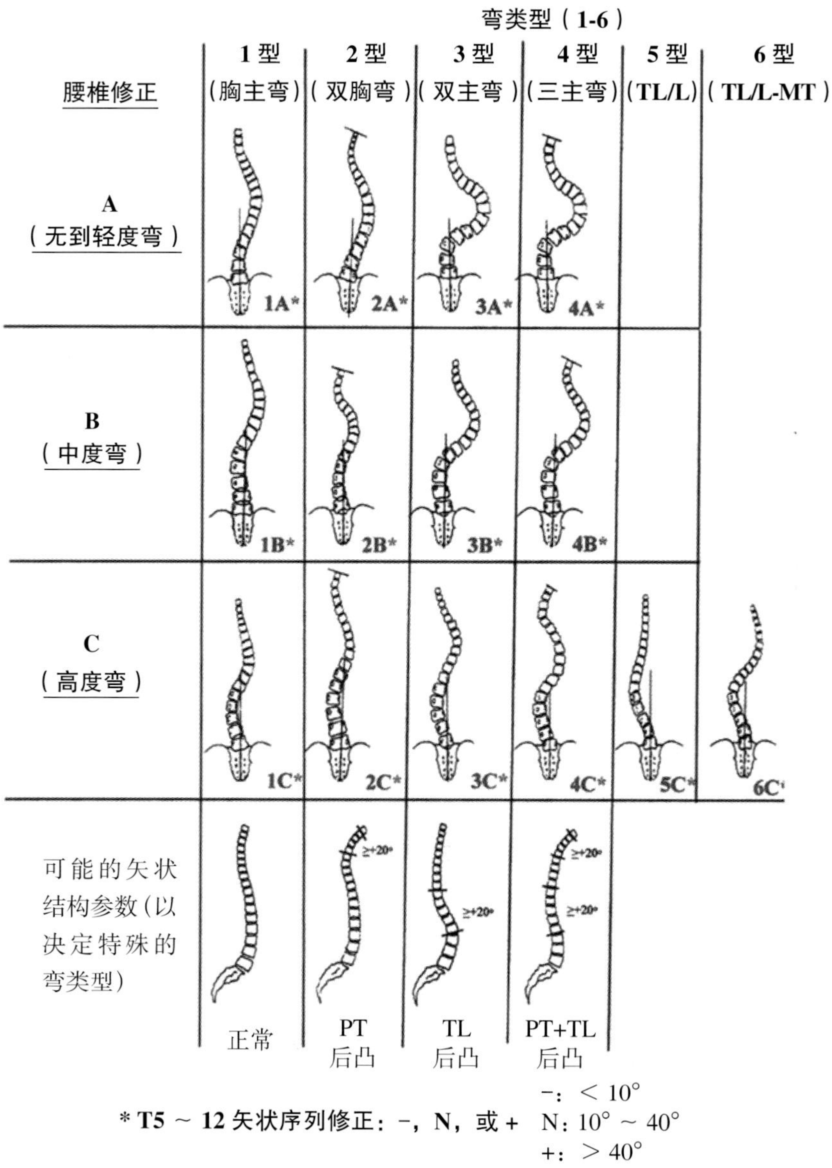

图 20.1 Lenke 分型系统。此分型基于前后位脊柱全长片，综合了前后位影像学特点和腰椎修正参数，其中后者指骶骨中央垂线是否位于腰椎两侧椎弓根之间（a），是否触及顶椎椎体边缘（b），是否完全位于椎体内侧（c）

会出现进展加重 [25]，原因在于侧凸凹面及凸面生长速率的不均等，同时椎体前后柱的生长同样存在差异，椎体前方常生长过快 [26]。

影响侧凸进展的因素包括性别、成熟期（成熟具体时间、月经初潮状态、骨骼剩余生长期长短）、侧凸程度和顶椎所在节段。以胸椎为顶椎的侧凸有 58% ~ 100% 的可能出现侧凸进展 [13,27]；骨骼发育未达成熟期的患者易出现侧凸加重 [13,28-30]。这些患者中如果侧凸 Cobb 角大于 25° ~ 30°，侧凸出现进展的可能性很大，因此在初诊时就应建议进行外支具治疗。侧凸出现进展而需要治疗的绝大多数患者为女性；较大的侧凸更易在成熟期前后出现侧凸进展 [12,30]。目前已经存在包含 Risser 指数、躯干平衡度、实际年龄、Cobb 角在内的定量计算侧凸进展危险度的公式 [28,31]。

剩余生长可以用成熟度指标诸如 Risser 指数和月经初潮状态来进行评估。生长速度高峰会出现在月经初潮前、Risser1 级和 Y 型软骨闭合前。

20.5.2 骨骼成熟期后的自然病史

未治疗的青少年特发性脊柱侧凸，与之相关的背痛、肺部活动受限等，可能会改变患者脊柱的整体功能和他们的自尊心，这方面可参考的文献数量有限，结论也存在纷争。通常随着患者年龄的增大，大多数未经治疗的患者会出现背痛和对自身外观的担心。文献中最常提及的长期表现为侧凸进展、背痛、心肺功能衰竭和社会心理层面的诸多问题[1,30,32]。

尽管这些症状存在于绝大多数未经治疗的患者中，但这些表现的严重性与对患者身心和功能影响的差异均较大。

目前的治疗指南涵盖了密切观察随访、物理疗法、支具治疗及手术矫形，这些均应以每个患者的个体化治疗为基础，同时对患者及其家属而言，此病的整个自然病史也应了然于心。

成熟期后患者的侧凸进展率是较低的，这同时也主要取决于侧凸本身的大小。在 Cobb 角> 50° 的侧凸中有 2/3 会出现侧凸进展[30]，而在腰弯中，较小的侧凸就会出现进展。

Danielsson 在 2013 年[32]研究了未治疗的青少年特发性脊柱侧凸患者群体在整个成年期的预后情况，并用来指导手术治疗。

青少年特发性脊柱侧凸并不会导致患者死亡率的增加，但较大的胸弯可能会导致相应的肺部症状，数据显示 50° ~ 75° 的单胸弯在 40 年的随访期内以每年 0.73° 的速度增加；背痛症状可出现，但疼痛程度通常较轻而且偶发；生活质量及脊柱功能与普通群体基本相似，患者很少会有美容修复的诉求，虽然目前尚无关于生活质量的调查研究，但有报道发现该病患者的社会功能与结婚率与普通大众无明显差异。

2014 年举办的法国骨科专题研讨会[33]报告了 290 名青少年特发性脊柱侧凸患者经 28 年成熟期后随访的总体状况：119 名患者在青少年时期接受了手术治疗，127 名患者未接受手术治疗，44 名患者在成年时（手术时平均年龄为 40 岁）接受了手术，最终得出了以下结论，即侧凸的加重取决于侧凸自身的类型和大小，对腰弯和胸腰弯而言，初始 Cobb 角> 35° 的患者，有 50% 经 20 年的随访会出现至少 20° 的侧凸加重，而对 Cobb 角< 35° 的患者而言只有 20% 在 20 年的随访中出现相应的加重；对胸弯患者而言，初始 Cobb 角> 45° 的患者中 44% 经 20 年的随访会出现至少 20° 的侧凸加重，Cobb 角< 45° 的患者对应数据为 22%。

除了 SRS22 问卷的调查结果有差异，3 个组在生活质量上并无区别，另外接受手术的患者主观满意度更高。

20.6 治疗

该病的治疗选择主要包括：

- 随访观察。
- 非手术治疗保守治疗。
- 手术治疗。

治疗的选择主要基于侧凸进展程度、骨骼成熟度和侧凸大小的情况。大多数非进行性加重的侧凸患者不需要接受手术治疗，有时如果侧凸出现进展的可能性较大，也可以接受手术治疗，其中青少年时期的非手术治疗的目的是预防侧凸进展，而手术治疗的目的是矫形并维持矫形后状态。

20.6.1 非手术治疗

此方法主要阻止生长发育中的儿童在骨骼生长时出现侧凸进展。

20.6.1.1 物理治疗

很多学者认为运动锻炼会对侧凸进程产生良好积极的作用，但目前还没有明确的证据支持理疗可以降低侧凸进展并起一定的矫形作用[34]。

但理疗可以增加支具治疗的依从性，还能提高支具治疗的效果；另外，在治疗中度侧凸时，理疗还可以减轻支具带来的不良影响[21,35]。同时它还可以通过对称或非对称的呼吸功能锻炼来提高心血管功能参数[21,35]。

20.6.1.2 支具治疗

适应证

支具治疗的目的是在骨骼成熟前阻止侧凸出现进展，目前发现侧凸进展的预测因素包括：

- 阳性家族史。
- 皮肤和关节松弛（结缔组织缺陷）。

- 胸椎后凸消失。
- 躯干旋转角＞10°。
- 骨骼生长迅速。
- 躯干不平衡。
- 短节段侧凸。

通常推荐Cobb角在25°～40°的骨骼不成熟期的青少年患者使用支具治疗。支具治疗的适应证取决于侧凸进展的危险因素，并以成熟期和Cobb角大小为依据[12,21]：在青春期起始，10°和30°的侧凸分别存在20%和90%的侧凸进展率；在青春期末期，10°、20°和30°的侧凸进展率则分别变为2%、20%和30%。Lonstein和Carlson还推算出了包含年龄、Cobb角与Risser征在内的相应预测公式[36]。

另外在行支具治疗时也应考虑审美的相关因素[35]。

20.6.2 支具的类型

Blount和Moe在1958年率先使用Milwaukee支具治疗脊柱侧凸，从那时起支具如雨后春笋般出现，有些支具甚至不需要24 h佩戴，只需要在夜间使用。

20.6.2.1 Milwaukee支具

此支具是一种颈胸腰骶（cervico-thoraco-lumbo-sacral orthosis，CTLSO）全脊椎矫形器。它由骨盆带、颈圈和与二者相连的金属杆（一根在腹侧，两根在背侧）构成[21]，通过侧向牵拉起撑开作用。也有一些矫形是通过支具的自动延长来完成。CTLSO可以用来纠正包含颈胸区在内脊柱全长区域的单弯、双弯甚至三弯，文献中报道可以有效阻止52%～77%的侧凸患者出现进展[28,37]，而且是唯一可以用来治疗大型胸弯及颈胸弯的支具，每天需穿戴20～22 h。但缺点是此支具相比较其他支具而言不适感更重。

20.6.2.2 胸腰骶矫形器（TLSO）

有些胸腰骶矫形器如Chenuau、Boston和Lyonnais目前应用较为广泛。其中Chenuau支具是由Chenuau在1972年发明的一种刚性聚乙烯材质的矫形设备，可以通过使用过度矫形的模垫对躯干提供去旋转力，从而对较大的侧凸进行初步的矫形。除此之外，他还设计增加了一定“扩张空间”来保证呼吸运动顺利进行（图20.2）。

此类胸腰骶矫形器适用于单一胸弯、胸腰弯和腰弯与相应的双弯、三弯患者，通过主动和被动机制来起作用，但不适合颈胸弯患者，经治疗可有48.1%～85.7%的患者获益（骨骼生长期结束时侧凸进展＜6°）。

软支具

SpineCor是一种由Rivard和Coillard在1990年报告的非刚性支具，它的约束带与侧凸矫形的方向相吻合，产生渐进的位置改变、动态矫正侧凸，并可提供更合适的肌肉平衡[39]。文献中报道59.4%～68%的畸形矫形[21,40]。TriaC、Olympe、Spinealite和St Etienne也是其他较常见的软支具[21]，通常软支具在佩戴时比硬支具更舒适，但Wong等人[41]认为二者的舒适度无明显差异。

温度、压力和近距离传感器可以测量支具服的相关参数，分析支具佩戴时间与侧凸矫形效果的关系曲线。Rahman与其同事[42]给34名佩戴支具的患者安装了温度显示器，支具兼容性较好的患者中有11%出现侧凸进展，而在兼容性较差的患者中侧凸进展率高达56%。

20.6.2.3 夜用支具

夜用硬支具需要在入睡时佩戴（6～10 h/d）。Charleston支具是Reed和Hooper在1978年设计的一种可塑性矫形设备，通过对躯体施加直接的、侧方的和旋转力量来使脊柱向中线或一侧移位[43]，矫形成功率介于12%～66%[44,45]；Providence支具是另一种常用的夜用硬支具[21]。

20.7 支具治疗的相关证据

支具治疗的作用目前仍存在争议，欧洲学者基于该病的自然病史积极推崇支具治疗，而北美学者则认为支具治疗证据不足[41]。相比较保守观察而言，现有文献的证据更倾向于行支具治疗，但究竟应使用哪种支具治疗最有效则尚不明确[35]。

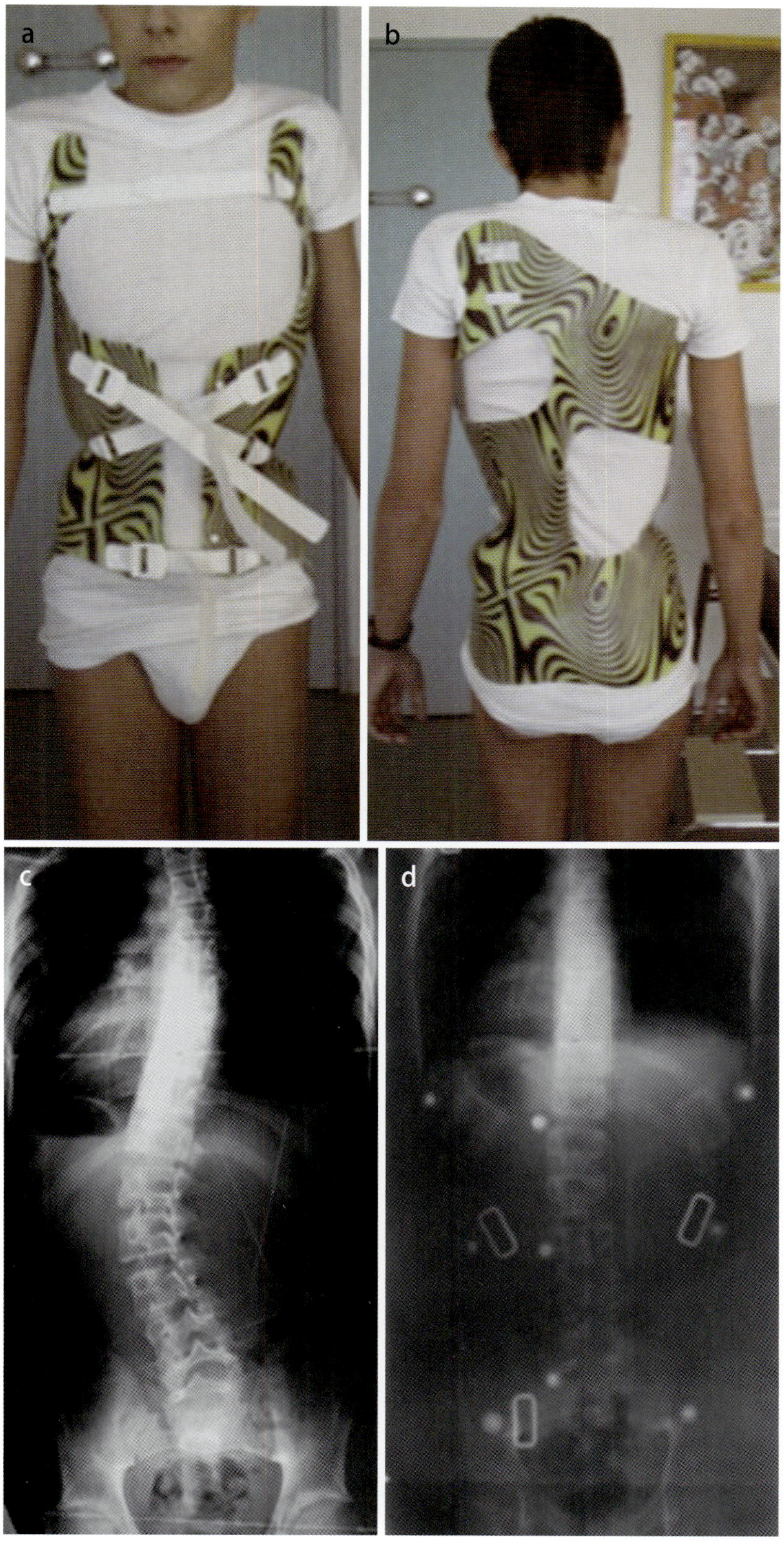

图 20.2 (a) 胸腰弯患者，CTM 支具治疗；(b) CTM 支具；(c) 未经治疗的 X 线片；(d) 支具治疗后的 X 线片

Nachemson 等人发起了一项国际多中心的前瞻性研究，共纳入了侧凸 Cobb 角为 20° ~ 35° 的 240 名青少年女性患者，其中 111 位女孩以至少 16 h/d 的频率使用硬支具治疗，129 位女孩行保守观察，46 位女孩则使用夜间椎旁肌电刺激治疗，最终侧凸进展控制率分别为 74%、34% 和 33%（骨骼成熟期结束时侧凸进展＜ 6°）[46]。

Rowe 等人[47] 则对使用支具和保守治疗的 20 项研究中的 1910 名患者进行了 Meta 分析，加权平均的侧凸控制率分别为 92% 和 49%，而全时支具治疗比特定时段佩戴支具治疗的患者成功率要高。最近国际健康学会青少年特发性脊柱侧凸支具临床试验中心发起的一项随机调查研究为支具治疗的有效性提供了明确的证据[1]，即短期内支具治疗明显有效，成功率可达 72%，而保守观察组只有 48%，另外支具佩戴时间和治疗成功率明显相关。

还需注意的是，在整个治疗过程中患者与其看护人均要积极参与，教育、心理治疗、患者的合作依从性、支具的舒适度等均会对治疗的有效性产生影响[35]。

20.7.1　手术治疗

手术治疗的目的是终止青少年脊柱侧凸进展，对病理性的弯曲进行三维矫形，提升外在美容效果，同时避免侧凸造成的短期和长期的并发症。

青少年群体中手术治疗的指征一般认为是主弯 Cobb 角超过 45° ~ 50°。矢状位上脊柱生理曲度的丢失，尽管有争议，但同样也是手术治疗的适应证，因为良好的矢状位平衡能避免患者在成年后出现背痛。如果畸形外观引起较重的心理负担同样也可行手术治疗。

在充分了解手术本身、治疗目的、潜在并发症和术后恢复等相关信息的基础上，最终决定手术与否，应由患者及其家属来决定。

在成年人，手术适应证包括侧凸进展、因侧凸引起的疼痛、保守治疗效果不佳及功能性障碍等。成人手术治疗比青少年患者的手术治疗更加复杂。成年人的侧凸柔韧性较差，通常需要前后路联合手术。除此之外，成年人的手术并发症要比接受同样治疗的青少年高（除先天性侧凸外，未在此章节介绍）。有鉴于此，如果青少年患者预计侧凸进展可能较大，建议还是尽早接受手术治疗。

20.7.2　神经功能监测

术中对脊髓感觉运动功能进行评估能降低因侧凸手术造成的神经系统并发症，术中监测常常使用以下几种技术：体感诱发电位（SSEPs）、运动诱发电位（MEPs）、神经源性运动诱发电位（NMEPs）、D 波和椎弓根螺钉测试。如果无法行神经电生理监测，可以行术中唤醒试验，尽管其相对耗时且欠准确。神经监测可以由神经生理学医生在手术室完成，也可通过网络进行远程操作，或直接由外科医生完成。术中监测能对神经损伤进行实时的预判，术中如果发生神经损伤，使用硬膜外电极沿着椎管小心移动可以对病变节段进行定位（神经源性运动诱发电位、D 波）。另外电生理监测出现异常通常源于术中矫形阶段的相关操作，而非矫形及固定以后产生的影响，当仅仅使用体感诱发电位进行监测时，脊髓功能障碍引起的相关异常会有几分钟的延迟，而运动诱发电位监测则会产生即时的异常反应。脊柱的牵拉无论何时均应避免，因为此种操作会引起脊髓的损伤。多模态术中监测时，与神经电生理医生及麻醉医生共同协作是最为可靠的方式。然而对于术后迟发性瘫痪，目前还没有监测技术可以预测；对于已经存在的神经系统损伤，神经电生理监测作用同样十分有限[48,49]。

20.8　手术计划的制订

术中需固定节段的选择尤为重要，因为这会影响患者的预后。如果固定节段选择不恰当可能会导致患者结构性或代偿性侧凸的矫形不足、矫形过度和躯体的失衡。

Lenke 分型[17] 以影像学测量结果为根据对侧凸进行分类，通过对患者站立时的正位及侧位片、Bending 像和悬吊牵引像进行分析，评价侧凸的柔韧性，从而制订手术计划。此分型的每种侧凸类型与固定范围相对应，而且结构性侧凸需要用固定维持矫形，而非结构性侧凸不需要固定；此外，尽量选择较少的节段固定也非常重要，尤其对于腰椎节段而言。

- 通常头端固定在中立椎。
- 尾侧则固定在最后一个活动性良好的椎间盘的上位椎体上，在侧位 bending 像上可以看到椎间盘向两侧活动良好（图 20.3）。

20.8.1 后路固定

由于较前路手术更容易操作，矫形率相对更高，因此后路术为大部分特发性脊柱侧凸的主要手术方式。然而较高的手术感染率和后方肌肉组织破坏为其不足之处[50]。

从 20 世纪 60 年代第一代 Harrington 矫形固定技术[7]到 80 年代第三代的 Cotrel-Dubousset 改良固定矫形系统（C-D 矫形系统），矫形技术在诸多方面取得了进展，如提高了多平面矫形（冠状位、矢状位、轴位）效果、更稳固的内固定、固定节段减少，术后不需外支具制动等[51]。

但目前对于什么后路技术更好还没有达成共识[52]。螺钉、钩、线缆、椎板绑带等各种植入物均可以作为内固定的选择，而单向或万向椎弓根螺钉内固定技术是目前标准的治疗方法（图 20.4）。Suk[53]最先使用椎弓根螺钉对胸椎进行固定，比椎板钩要更加稳定，但因其安全性和椎弓根植钉难度使得学习曲线较为陡峭[54-56]，所以有很多学者仅仅会在腰椎及下胸椎节段选择椎弓根螺钉固定，而在上胸段选择椎板钩或椎板绑带等其他固定方式[52]（图 20.5）。其实胸段椎板绑带固定是椎弓根螺钉固定较好的替代固定方式，椎弓横突钩固定上端，椎板绑带用于胸段，椎弓根螺钉固定于尾段是常用的固定方式。

矫形常通过各种操作诸如转棒技术、顶椎偏移技术、加压或撑开技术（撑开技术危险性大，应在运动诱发电位监测下完成）、原位矫形、旋臂复位和直接椎体去旋转技术来完成。骨性融合则由椎板棘突去皮质化和自体骨移植（术中去除的骨质、髂骨、肋骨）、骨替代材料完成。

如果侧凸程度较重且僵硬，手术则需要其他一些辅助操作来增加脊柱的柔韧性和可复位程度，如前路松解并行椎间盘切除等。也有部分近期发表的文献中仅仅用后路截骨术（Ponte 截骨、S-P 截骨）、后路椎体切除和 Halo 重力牵引（Sucato）等，也获得了良好的侧凸矫形[57]（图 20.6）。

20.9 手术技术

- 头端固定是从中立椎开始。
- 尾侧的固定应对应于最后一个活动良好的椎间盘的上位椎体，在侧位 Bending 像上可以看到椎间盘向两侧活动性良好。
- 整套内固定包括三部分，头端固定部分应包含头端两个椎体在内的钩爪装置（椎板、椎弓根及横突钩，或椎弓根 - 椎板钩）。不推荐在内固定头端使用椎板绑带，因为存在即刻固定失败和皮下内固定物隆起的风险。
- 在胸弯的顶椎附近用 3 ～ 5 个椎板绑带固定凹侧，用 1 个椎板绑带来固定凸侧。
- 在固定的尾侧，从下端椎开始到 L1、T12 或 T11 需使用椎弓根螺钉固定。
- 复位是通过偏移技术来实现的，根据单纯利用凹侧或同时利用双棒（凹侧及凸侧）进行矫形，可以分为两种方案。
- 利用凹侧棒矫形：固定从头侧开始（图 20.7，图 20.8），预弯棒植入头侧钩爪结构内并锁紧（图 20.7a，图 20.8a），然后将棒远端指向尾端螺钉，并用持螺钉器维持其位置（图 20.7b，图 20.8b）。这时使用椎板绑带逐步拉紧时，棒的远端可以自由活动。施加于椎板绑带上的拉力反复、逐步递增，当脊柱得到充分的矫形变直后，远端棒便可植入尾端螺钉内，在螺帽锁紧前还可以通过对棒的弯曲、加压或撑开进一步行原位矫形。之后，凸侧棒可直接固定而不需要进行任何矫形的操作（图 20.7d，图 20.8e）。

双棒矫形（凹侧与凸侧同时）：双棒矫形从尾端螺钉开始，整个内固定由 5.5mm 预弯钛棒和两组横联构成一个框架结构（图 20.9）。将框架结构固定在尾端椎弓根螺钉上，然后将绑带夹的

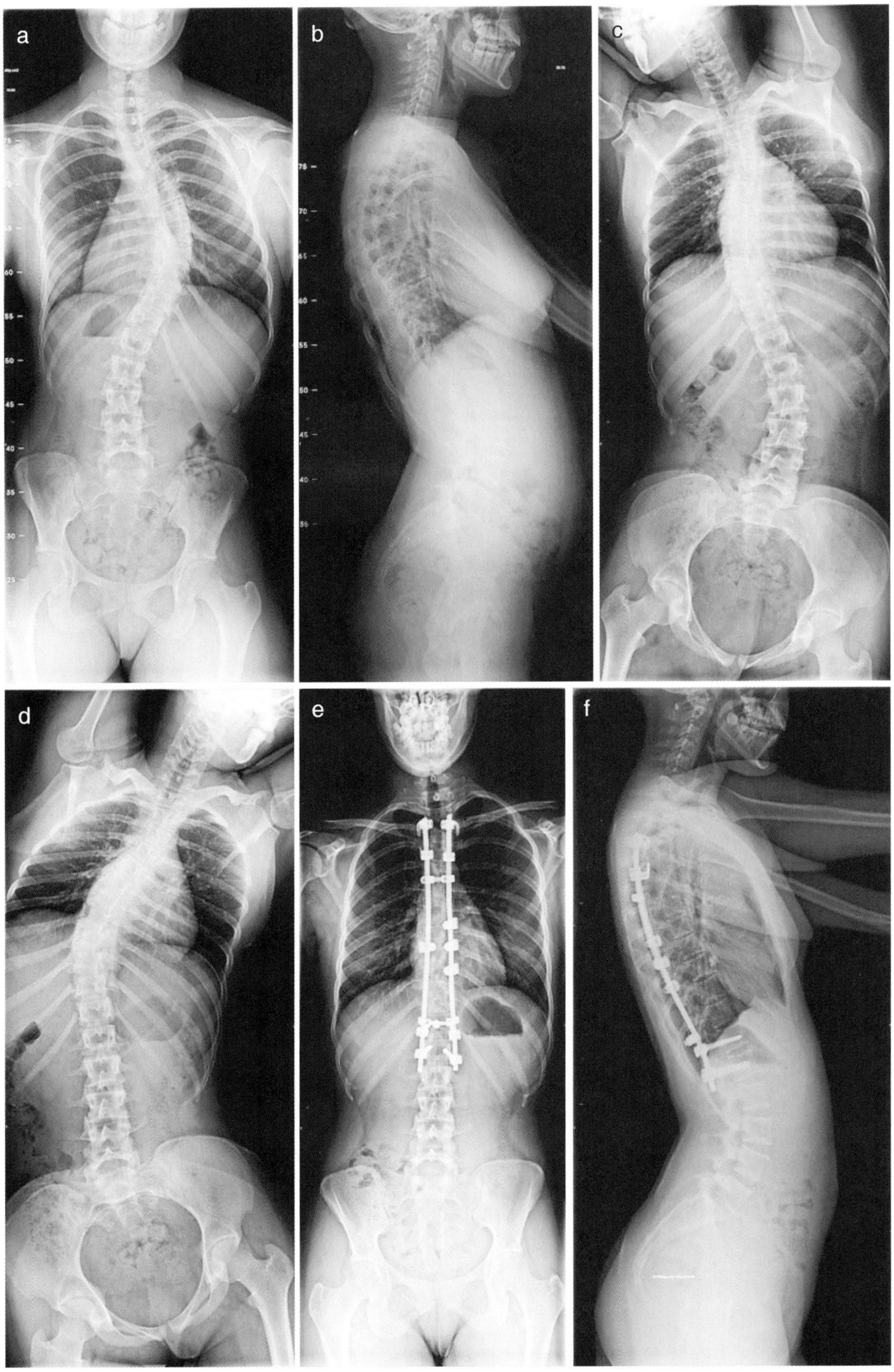

图 20.3 （a，b）术前标准 X 线片，（c，d）Bending 像，（e，f）术后 2 年影像

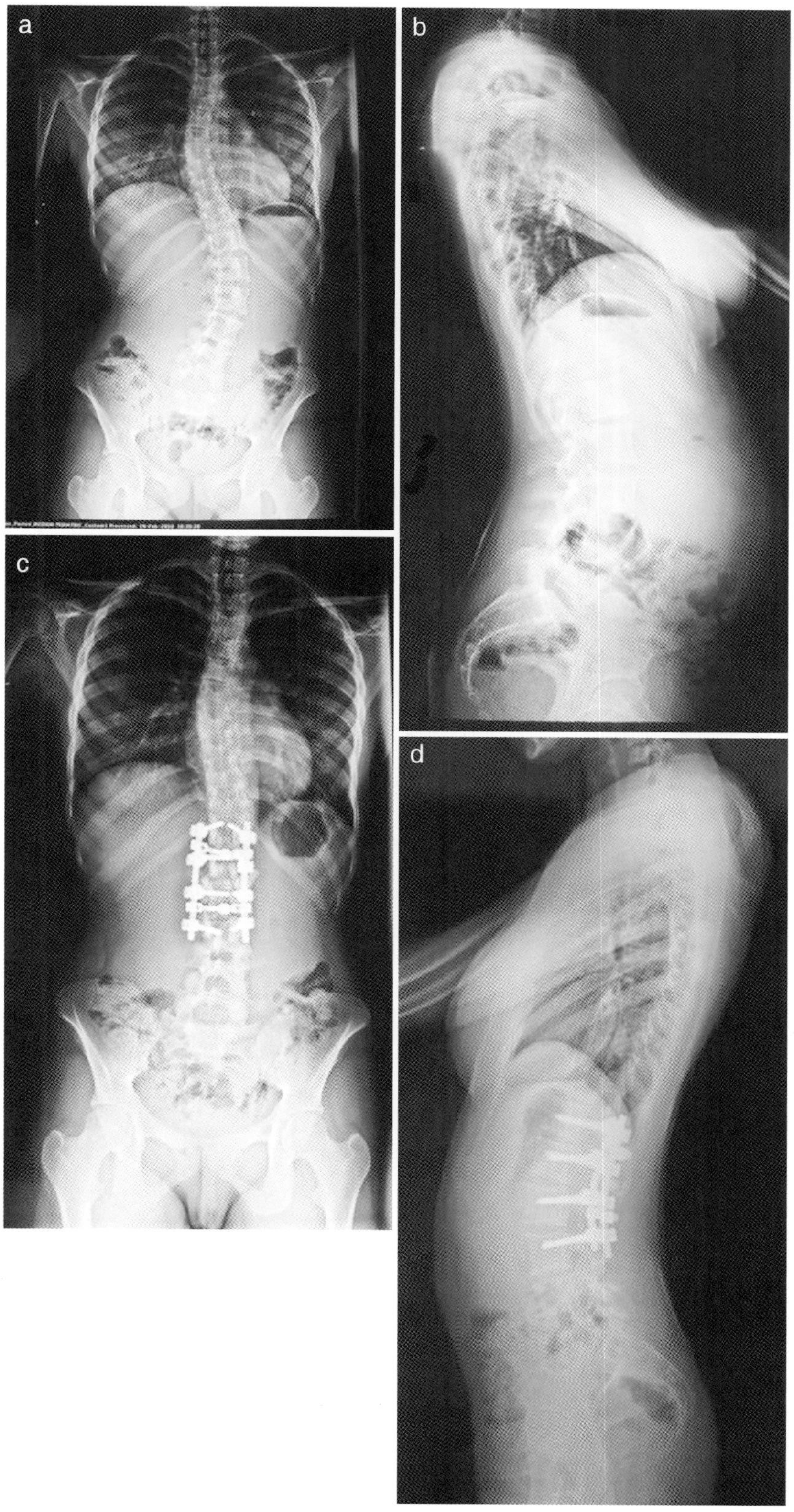

图 20.4 螺钉内固定（a，b）术前 X 线片，（c，d）术后 X 线片

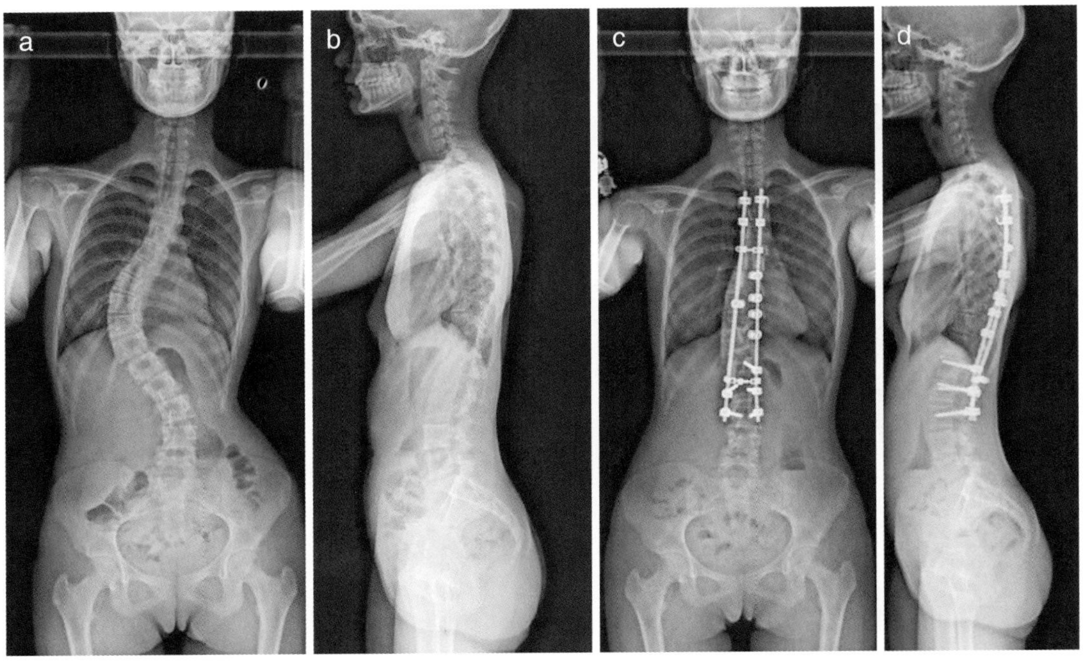

图 20.5 混合内固定方式。椎弓横突钩用于固定上端，椎板绑带用于胸段，椎弓根螺钉用于尾段。(a，b）术前 X 线片，(c，d）术后 X 线片

上钳口绕过钛棒，将锁紧螺钉松松地固定，这样椎板绑带容易在钳口处滑动，并将椎体往棒的方向牵拉。最后将棒植入头侧钩爪结构内。脊柱变直、矫形完成后，通过螺帽将绑带夹和钛棒连在一起。这时还可以进一步利用折弯、加压或撑开进行原位矫形。如果需要进一步矫形时，还可以临时松开螺帽。

- 无论使用上述何种技术，骨性融合均通过所有固定节段的棘突切除和关节突的刮除来实现。收集术中切除的棘突，必要时可以再取髂骨进行自体骨植骨，人工骨也可同样使用。

20.9.1 前路内固定

20 世纪 70 年代，Dwyer[58] 和 Zielke[59] 推广前路内固定矫形技术治疗胸腰弯和腰弯，主要用于单一的胸腰弯和腰弯的治疗。前路内固定是后路内固定的一种替代术式，通过使用椎体内固定和椎间融合来获得稳定的矫形，并可减少相应固定节段，完成较好的三维矫形 [29,30]。前路手术也曾用于胸弯矫形手术 [30]，然而胸壁结构的破坏会使患者术后呼吸功能显著下降 [60]，甚至会造成多达 10 年的影响 [61,62]。

电视胸腔镜下前路内固定矫形可减小胸壁皮肤创伤 [63,64]，短期内在一定程度上降低呼吸功能并发症，但长期预后不明确。前路手术的优势在于手术节段的减少和更好的三维矫形（较好的矢状序列）。其实目前常用的椎弓根螺钉、椎板绑带等内固定技术同样可达到减少固定节段，并恢复矢状序列的效果。

20.9.2 胸廓成形术

肋骨隆起因影响美观而受到关注，这也是特发性脊柱侧凸患者最常见的主诉之一。目前新技术和内固定系统的应用已经减少了对患者胸廓成形术的必要 [65]。胸廓成形术包括在凸侧肋骨切除或在凹侧肋骨截骨。Chen 等人认为胸廓成形术联合后路内固定术可引起肺活量暂时性下降，但在术后 1 年可恢复至术前状态 [66]。

20.10 结果

在文献中，各种内固定方式（全椎弓根螺钉 / 包含椎板钩或线缆在内的混合内固定方式）之间没有显著差异 [52,67]。在严重的脊柱侧凸伴椎弓根

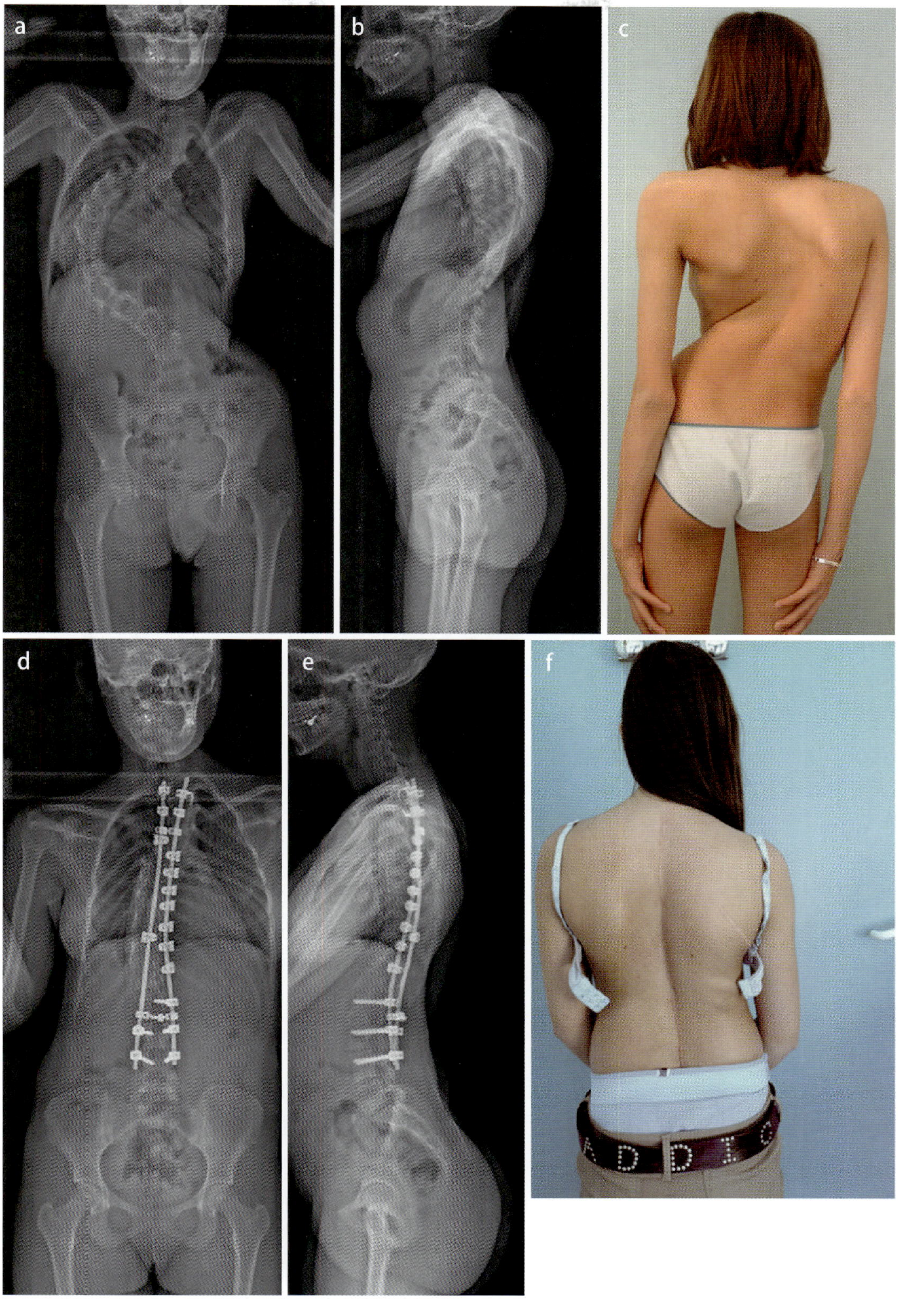

图 20.6 早发性脊柱侧凸，严重和僵硬侧凸，首先 halo 支架牵引 1 个月，然后行前路松解后路矫形内固定（钩、椎板绑带和椎弓根螺钉）（a，b）术前 X 线片，（c）治疗前的外观，（d，e）术后 X 线片（术后 2 年），（f）术后 2 年外观

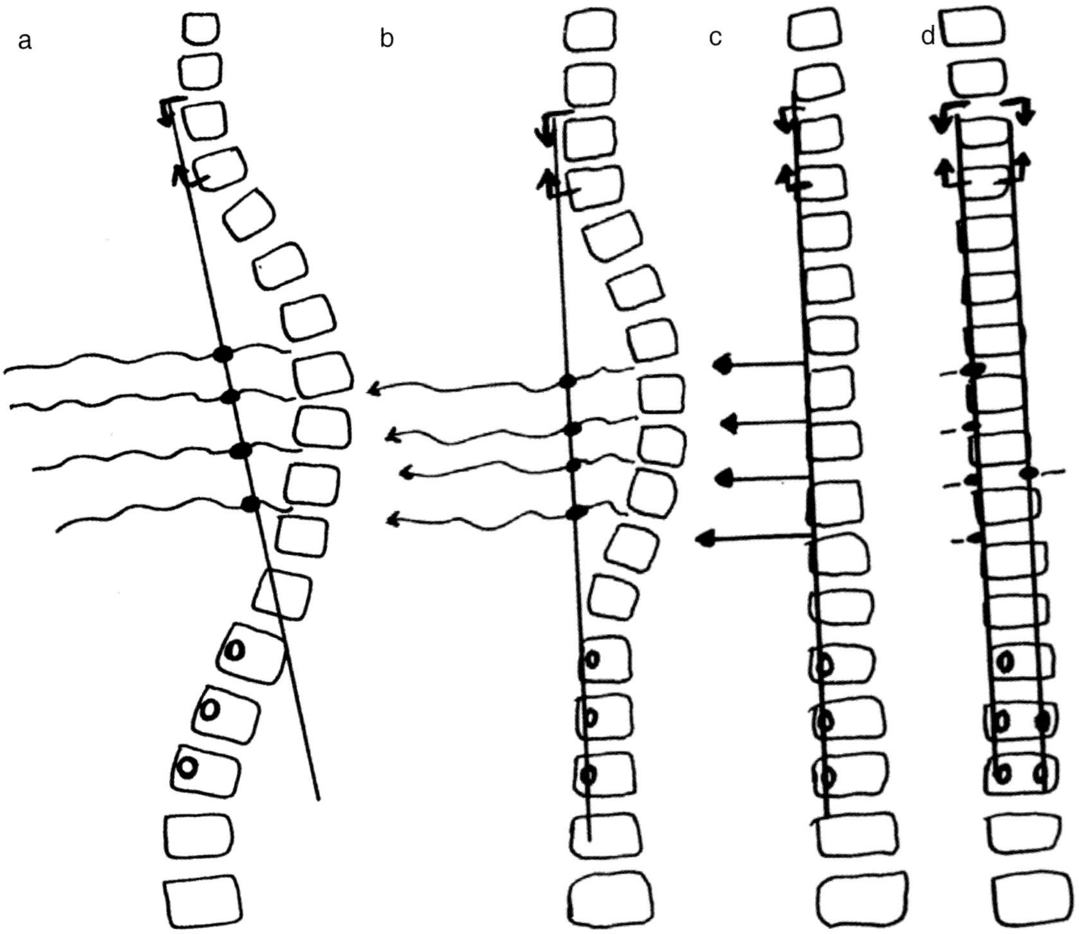

图 20.7 多种内固定物矫形（钩、椎板绑带和螺钉）(a) 棒预弯后头侧植入钩爪结构内并锁紧；(b) 将棒远端指向尾端螺钉，并用持螺钉器维持其位置；(c) 逐渐和重复对椎板绑带施加力量，逐步矫形。当双棒（凹侧和凸侧同时）矫形时，则从尾端螺钉开始，两根 5.5mm 钛棒形成框架，两个横连将它们连接在一起。(d) 无需进一步矫形，可以直接植入凸侧棒

明显发育不良（明显狭窄）的病例中可使用椎板绑带[52]，不仅能够减少手术时间和失血量，还能同时在冠状位和轴位上实现矫形，并可以达到全椎弓根螺钉或混合式内固定的最佳效果。

- 手术的长期随访

Lykissas[68] 在 Meta 分析中证实了矫形能够维持至少 15 年的时间，但没有分析相关功能性预后。在法国骨科年会（SOFCOT）上报道的患者序列中[33]，经 25 年的长期随访，患者生活质量仍较好且仅有 3° 的矫形丢失。

尽管影像学预后同样有意义（冠状位和矢状位影像学测量），但患者的远期临床预后和自我反馈的结果更为重要。超过 20 年的随访报告（Wenstein，SOFCOT）显示，在接受和未曾接受过外科手术治疗的青少年特发性脊柱侧凸患者之间，包括背部疼痛和功能在内的生活质量均无差异，但手术患者主观满意度更高[32,33]。手术治疗虽然可以改善生活质量、自我形象、疼痛和残疾等状态，但是无法缓解所有症状或将功能恢复到正常人水平。

另外对于前路手术，Sudo[69,70] 认为腰弯和胸腰弯患者的预后良好，SRS 30 量表的结果同样满意。

20.11 结论

青少年特发性脊柱侧凸是比较常见的疾病，但幸运的是，大部分侧凸不是进展性的。然而随着生长发育，有些侧凸会变得更加严重，尤其对于女孩而言，这就是为什么需要不断对患者进行

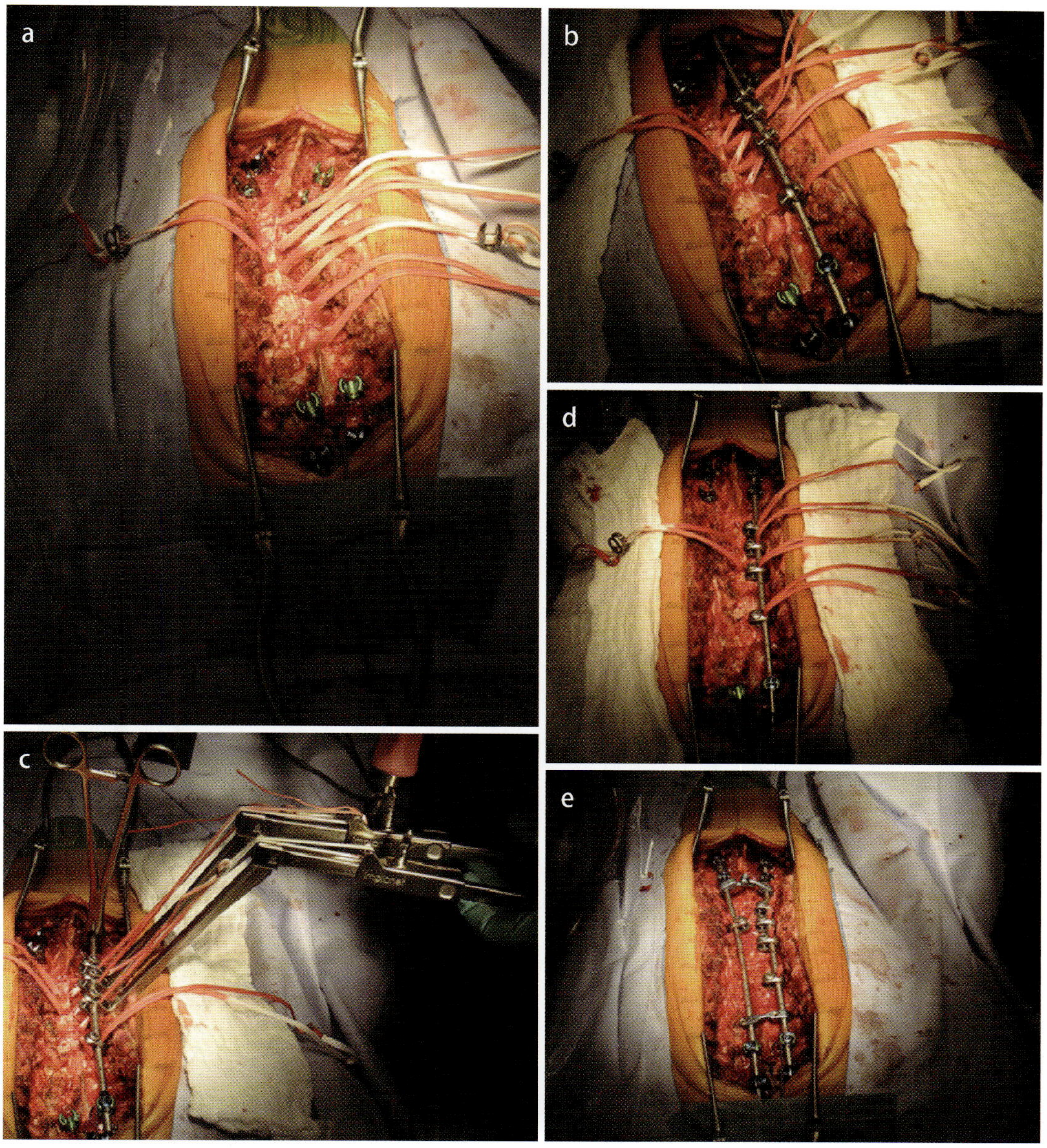

图 20.8 用混合内固定方式矫形（钩、椎板绑带和螺钉）。(a) 棒预弯后头侧植入钩爪结构内并锁紧。(b) 将棒远端指向尾端螺钉，并用持螺钉器维持其位置。(c) 逐渐和重复地对椎板绑带施加力量，逐步矫形。当双棒（凹侧和凸侧同时）矫形时，则从尾端螺钉开始，两根 5.5mm 钛棒形成框架，两个横连将它们连接在一起。(d) 当脊柱矫正后，将钛棒牢固固定。(e) 无需进一步矫形即可植入凸侧棒

Cobb 角测量直至骨骼成熟期的原因。当侧凸出现进展时，支具治疗可以阻止绝大多数患者的进展。对于侧凸严重与平衡性较差的病例，成年时存在一定侧凸进展的风险，所以患者在青春期时即推荐手术治疗。

另外在骨骼成熟期结束后 20 年的随访发现，在初始 Cobb 角 > 35° 的胸腰弯和腰弯患者中，半数可出现 > 20° 的侧凸进展，而 Cobb 角 < 35° 时，仅 20% 的患者出现 > 20° 的侧凸进展；对于胸弯患者，初始 Cobb 角 > 45° 的患者中有 44% 会出现 > 20° 的侧凸进展，而初始 Cobb 角 < 45° 的患者中仅有 22% 出现 > 20° 的侧凸进展[33]。

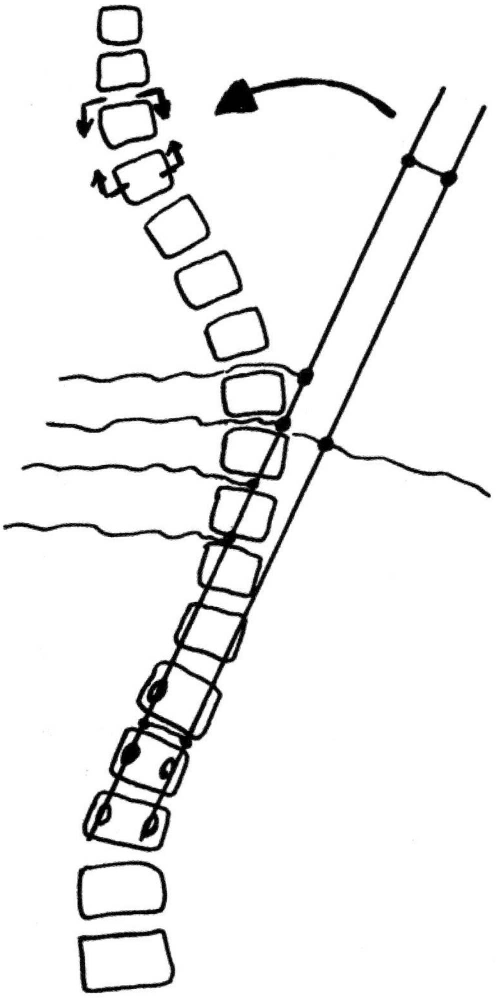

图 20.9 双侧棒矫形，头端利用横连将双侧棒固定在一起

（齐腾飞 王 凯 译）

参考文献

1. Weinstein SL, Dolan LA, Wright JG, Dobbs MB (2013) Effects of bracing in adolescents with idiopathic scoliosis. N Engl J Med 369:1512–1521
2. Rogala EJ, Drummond DS, Gurr J (1978) Scoliosis: incidence and natural history. A prospective epidemiological study. J Bone Joint Surg Am 60:173–176
3. Wynne-Davies R (1975) Infantile idiopathic scoliosis. Causative factors, particularly in the first six months of life. J Bone Joint Surg 57:138–141
4. Andersen MO, Thomsen K, Kyvik KO (2007) Adolescent idiopathic scoliosis in twins: a population-based survey. Spine (Phila Pa 1976) 32:927–930
5. Sales de Gauzy J, Ballouhey Q, Arnaud C, Grandjean H, Accadbled F (2010) Concordance for curve type in familial idiopathic scoliosis: a survey of one hundred families. Spine (Phila Pa 1976) 35:1602–1606
6. Riseborough EJ, Wynne-Davies R (1973) A genetic survey of idiopathic scoliosis in Boston, Massachusetts. J Bone Joint Surg Am 55:974–982
7. Gorman KF, Julien C, Moreau A (2012) The genetic epidemiology of idiopathic scoliosis. Eur Spine J 21:1905–1919
8. Axenovich TI, Zaidman AM, Zorkoltseva IV, Tregubova IL, Borodin PM (1999) Segregation analysis of idiopathic scoliosis: demonstration of a major gene effect. Am J Med Genet 86:389–394
9. Lowe T, Lawellin D, Smith D, Price C, Haher T, Merola A, O'Brien M (2002) Platelet calmodulin levels in adolescent idiopathic scoliosis: do the levels correlate with curve progression and severity? Spine (Phila Pa 1976) 27:768–775
10. Weinstein JN, Lurie JD, Tosteson TD, Skinner JS, Hanscom B, Tosteson AN, Herkowitz H, Fischgrund J, Cammisa FP, Albert T, Deyo RA (2006) Surgical vs nonoperative treatment for lumbar disk herniation: the Spine Patient Outcomes Research Trial (SPORT) observational cohort. JAMA 296:2451–2459
11. Cote P, Kreitz BG, Cassidy JD, Dzus AK, Martel J (1998) A study of the diagnostic accuracy and reliability of the Scoliometer and Adam's forward bend test. Spine (Phila Pa 1976) 23:796–802; discussion 803
12. Bunnell WP (1986) The natural history of idiopathic scoliosis before skeletal maturity. Spine (Phila Pa 1976) 11:773–776
13. Bunnell WP (1984) An objective criterion for scoliosis screening. J Bone Joint Surg Am 66:1381–1387
14. Bunnell WP (2005) Selective screening for scoliosis. Clin Orthop Relat Res: 40–45
15. Ashworth MA, Hancock JA, Ashworth L, Tessier KA (1988) Scoliosis screening. An approach to cost/benefit analysis. Spine (Phila Pa 1976) 13:1187–1188
16. Izatt MT, Bateman GR, Adam CJ (2012) Evaluation of the iPhone with an acrylic sleeve versus the Scoliometer for rib hump measurement in scoliosis. Scoliosis 7:14
17. Lenke LG, Betz RR, Harms J, Bridwell KH, Clements DH, Lowe TG, Blanke K (2001) Adolescent idiopathic scoliosis: a new classification to determine extent of spinal arthrodesis. J Bone Joint Surg Am 83-A:1169–1181
18. Ilharreborde B, Dubousset J, Le Huec JC (2014) Use of EOS imaging for the assessment of scoliosis deformities: application to postoperative 3D quantitative analysis of the trunk. Eur Spine J 23(Suppl 4):S397–S405
19. Chowanska J, Kotwicki T, Rosadzinski K, Sliwinski Z (2012) School screening for scoliosis: can surface topography replace examination with scoliometer? Scoliosis 7:9
20. Frerich JM, Hertzler K, Knott P, Mardjetko S (2012) Comparison of radiographic and surface topography measurements in adolescents with idiopathic scoliosis. Open Orthop J 6:261–265
21. Kotwicki T, Durmala J, Czaprowski D, Glowacki M, Kolban M, Snela S, Sliwinski Z, Kowalski IM, Sosort (2009) Conservative management of idiopathic scoliosis – guidelines based on SOSORT 2006 Consensus. Ortop Traumatol Rehabil 11:379–395

22. Takasaki H (1973) Moire topography. Appl Opt 12:845–850
23. Ramirez N, Johnston CE, Browne RH (1997) The prevalence of back pain in children who have idiopathic scoliosis. J Bone Joint Surg Am 79:364–368
24. Ghanem IB, Londono C, Delalande O, Dubousset JF (1997) Chiari I malformation associated with syringomyelia and scoliosis. Spine (Phila Pa 1976) 22: 1313–1317; discussion 1318
25. Duval-Beaupere G, Lamireau T (1985) Scoliosis at less than 30 degrees. Properties of the evolutivity (risk of progression). Spine (Phila Pa 1976) 10:421–424
26. Kouwenhoven JW, Castelein RM (2008) The pathogenesis of adolescent idiopathic scoliosis: review of the literature. Spine (Phila Pa 1976) 33:2898–2908
27. Picault C, deMauroy JC, Mouilleseaux B, Diana G (1986) Natural history of idiopathic scoliosis in girls and boys. Spine (Phila Pa 1976) 11:777–778
28. Lonstein JE, Winter RB (1994) The Milwaukee brace for the treatment of adolescent idiopathic scoliosis. A review of one thousand and twenty patients. J Bone Joint Surg Am 76:1207–1221
29. Potter BK, Kuklo TR, Lenke LG (2005) Radiographic outcomes of anterior spinal fusion versus posterior spinal fusion with thoracic pedicle screws for treatment of Lenke Type I adolescent idiopathic scoliosis curves. Spine (Phila Pa 1976) 30:1859–1866
30. Weinstein SL, Ponseti IV (1983) Curve progression in idiopathic scoliosis. J Bone Joint Surg Am 65:447–455
31. Peterson LE, Nachemson AL (1995) Prediction of progression of the curve in girls who have adolescent idiopathic scoliosis of moderate severity. Logistic regression analysis based on data from The Brace Study of the Scoliosis Research Society. J Bone Joint Surg Am 77:823–827
32. Danielsson AJ (2013) Natural history of adolescent idiopathic scoliosis: a tool for guidance in decision of surgery of curves above 50 degrees. J Child Orthop 7:37–41
33. Chopin, Jouve JL (n.d.) Symposium SOFCOT
34. Mordecai SC, Dabke HV (2012) Efficacy of exercise therapy for the treatment of adolescent idiopathic scoliosis: a review of the literature. Eur Spine J 21:382–389
35. Negrini S, Aulisa AG, Aulisa L, Circo AB, de Mauroy JC, Durmala J, Grivas TB, Knott P, Kotwicki T, Maruyama T, Minozzi S, O'Brien JP, Papadopoulos D, Rigo M, Rivard CH, Romano M, Wynne JH, Villagrasa M, Weiss HR, Zaina F (2012) 2011 SOSORT guidelines: orthopaedic and rehabilitation treatment of idiopathic scoliosis during growth. Scoliosis 7:3
36. Lonstein JE, Carlson JM (1984) The prediction of curve progression in untreated idiopathic scoliosis during growth. J Bone Joint Surg Am 66:1061–1071
37. Noonan KJ, Weinstein SL, Jacobson WC, Dolan LA (1996) Use of the Milwaukee brace for progressive idiopathic scoliosis. J Bone Joint Surg Am 78:557–567
38. Zaborowska-Sapeta K, Kowalski IM, Kotwicki T, Protasiewicz-Faldowska H, Kiebzak W (2011) Effectiveness of Cheneau brace treatment for idiopathic scoliosis: prospective study in 79 patients followed to skeletal maturity. Scoliosis 6:2
39. Coillard C, Leroux MA, Zabjek KF, Rivard CH (2003) SpineCor – a non-rigid brace for the treatment of idiopathic scoliosis: post-treatment results. Eur Spine J 12:141–148
40. Coillard C, Vachon V, Circo AB, Beausejour M, Rivard CH (2007) Effectiveness of the SpineCor brace based on the new standardized criteria proposed by the scoliosis research society for adolescent idiopathic scoliosis. J Pediatr Orthop 27:375–379
41. Wong MS, Cheng JC, Lam TP, Ng BK, Sin SW, Lee-Shum SL, Chow DH, Tam SY (2008) The effect of rigid versus flexible spinal orthosis on the clinical efficacy and acceptance of the patients with adolescent idiopathic scoliosis. Spine (Phila Pa 1976) 33:1360–1365
42. Rahman T, Bowen JR, Takemitsu M, Scott C (2005) The association between brace compliance and outcome for patients with idiopathic scoliosis. J Pediatr Orthop 25:420–422
43. Trivedi JM, Thomson JD (2001) Results of Charleston bracing in skeletally immature patients with idiopathic scoliosis. J Pediatr Orthop 21:277–280
44. Price CT, Scott DS, Reed FR Jr, Sproul JT, Riddick MF (1997) Nighttime bracing for adolescent idiopathic scoliosis with the Charleston Bending Brace: long-term follow-up. J Pediatr Orthop 17:703–707
45. Katz DE, Richards BS, Browne RH, Herring JA (1997) A comparison between the Boston brace and the Charleston bending brace in adolescent idiopathic scoliosis. Spine (Phila Pa 1976) 22:1302–1312
46. Nachemson AL, Peterson LE (1995) Effectiveness of treatment with a brace in girls who have adolescent idiopathic scoliosis. A prospective, controlled study based on data from the Brace Study of the Scoliosis Research Society. J Bone Joint Surg Am 77:815–822
47. Rowe DE, Bernstein SM, Riddick MF, Adler F, Emans JB, Gardner-Bonneau D (1997) A meta-analysis of the efficacy of non-operative treatments for idiopathic scoliosis. J Bone Joint Surg Am 79:664–674
48. Accadbled F, Henry P, de Gauzy JS, Cahuzac JP (2006) Spinal cord monitoring in scoliosis surgery using an epidural electrode. Results of a prospective, consecutive series of 191 cases. Spine (Phila Pa 1976) 31:2614–2623
49. Gavaret M, Jouve JL, Pereon Y, Accadbled F, Andre-Obadia N, Azabou E, Blondel B, Bollini G, Delecrin J, Farcy JP, Fournet-Fayard J, Garin C, Henry P, Manel V, Mutschler V, Perrin G, Sales de Gauzy J, French Society of Spine Surgery S (2013) Intraoperative neurophysiologic monitoring in spine surgery. Developments and state of the art in France in 2011. Orthop Traumatol Surg Res 99: S319–S327

50. Olgun ZD, Yazici M (2013) Posterior instrumentation and fusion. J Child Orthop 7:69–76
51. Cotrel Y, Dubousset J, Guillaumat M (1988) New universal instrumentation in spinal surgery. Clin Orthop Relat Res 227:10–23
52. Sales de Gauzy J, Jouve JL, Ilharreborde B, Blondel B, Accadbled F, Mazda K (2014) Use of the Universal Clamp in adolescent idiopathic scoliosis. Eur Spine J 23(Suppl 4):S446–S451
53. Suk SI, Lee SM, Chung ER, Kim JH, Kim SS (2005) Selective thoracic fusion with segmental pedicle screw fixation in the treatment of thoracic idiopathic scoliosis: more than 5-year follow-up. Spine (Phila Pa 1976) 30:1602–1609
54. Belmont PJ Jr, Klemme WR, Dhawan A, Polly DW Jr (2001) In vivo accuracy of thoracic pedicle screws. Spine (Phila Pa 1976) 26:2340–2346
55. Kim YJ, Lenke LG, Bridwell KH, Cho YS, Riew KD (2004) Free hand pedicle screw placement in the thoracic spine: is it safe? Spine (Phila Pa 1976) 29:333–342; discussion 342
56. Parent S, Labelle H, Skalli W, de Guise J (2004) Thoracic pedicle morphometry in vertebrae from scoliotic spines. Spine (Phila Pa 1976) 29:239–248
57. Sucato DJ (2010) Management of severe spinal deformity: scoliosis and kyphosis. Spine (Phila Pa 1976) 35:2186–2192
58. Dwyer AF, Schafer MF (1974) Anterior approach to scoliosis results of treatment in fifty-one cases. J Bone Joint Surg Br 56:218–224
59. Moe JH, Purcell GA, Bradford DS (1983) Zielke instrumentation (VDS) for the correction of spinal curvature. Analysis of results in 66 patients. Clin Orthop Relat Res: 133–153
60. Yaszay B, Jazayeri R, Lonner B (2009) The effect of surgical approaches on pulmonary function in adolescent idiopathic scoliosis. J Spinal Disord Tech 22:278–283
61. Kim YJ, Lenke LG, Bridwell KH, Kim KL, Steger-May K (2005) Pulmonary function in adolescent idiopathic scoliosis relative to the surgical procedure. J Bone Joint Surg Am 87:1534–1541
62. Gitelman Y, Lenke LG, Bridwell KH, Auerbach JD, Sides BA (2011) Pulmonary function in adolescent idiopathic scoliosis relative to the surgical procedure: a 10-year follow-up analysis. Spine (Phila Pa 1976) 36:1665–1672
63. Lenke LG, Newton PO, Marks MC, Blanke KM, Sides B, Kim YJ, Bridwell KH (2004) Prospective pulmonary function comparison of open versus endoscopic anterior fusion combined with posterior fusion in adolescent idiopathic scoliosis. Spine (Phila Pa 1976) 29:2055–2060
64. Lonner BS, Kondrachov D, Siddiqi F, Hayes V, Scharf C (2006) Thoracoscopic spinal fusion compared with posterior spinal fusion for the treatment of thoracic adolescent idiopathic scoliosis. J Bone Joint Surg Am 88:1022–1034
65. Suk SI, Kim JH, Kim SS, Lee JJ, Han YT (2008) Thoracoplasty in thoracic adolescent idiopathic scoliosis. Spine (Phila Pa 1976) 33:1061–1067
66. Chen SH, Huang TJ, Lee YY, Hsu RW (2002) Pulmonary function after thoracoplasty in adolescent idiopathic scoliosis. Clin Orthop Relat Res: 152–161
67. Yilmaz G, Borkhuu B, Dhawale AA, Oto M, Littleton AG, Mason DE, Gabos PG, Shah SA (2012) Comparative analysis of hook, hybrid, and pedicle screw instrumentation in the posterior treatment of adolescent idiopathic scoliosis. J Pediatr Orthop 32:490–499
68. Lykissas MG, Jain VV, Nathan ST, Pawar V, Eismann EA, Sturm PF, Crawford AH (2013) Mid- to long-term outcomes in adolescent idiopathic scoliosis after instrumented posterior spinal fusion: a meta-analysis. Spine (Phila Pa 1976) 38:E113–E119
69. Sudo H, Ito M, Kaneda K, Shono Y, Abumi K (2013) Long-term outcomes of anterior dual-rod instrumentation for thoracolumbar and lumbar curves in adolescent idiopathic scoliosis: a twelve to twenty-three-year follow-up study. J Bone Joint Surg Am 95:e49
70. Sudo H, Ito M, Kaneda K, Shono Y, Takahata M, Abumi K (2013) Long-term outcomes of anterior spinal fusion for treating thoracic adolescent idiopathic scoliosis curves: average 15-year follow-up analysis. Spine (Phila Pa 1976) 38:819–826

第四部分
腰　椎

腰椎影像学简介

21

Ken Carpentier，Lukasz Augsburg,
Bruno De Potter，Johan W. M. Van Goethem,
and Paul M. Parizel

21.1 正常影像学表现简介

基本特征

- 正常腰椎由 5 节椎体构成，具有一定的前凸角度[1]，并且在正常人中由三条主要韧带保证序列整齐：
  - 前纵韧带。
  - 后纵韧带。
  - 黄韧带。
- 腰椎包绕椎管，其中包含硬膜囊（被硬膜围绕）、脊髓、圆锥、马尾和脑脊液。硬膜囊周围有硬膜外脂肪，以及静脉丛。横断面上，上段腰椎的椎管是圆形的，而在下段腰椎则呈三角形[2]。
- 椎体间神经根自椎间孔穿出椎管，椎间孔由椎体和椎间盘（前方）、关节突关节（后方）以及上下椎弓根（头尾侧）共同围成。
- 椎间盘是构成腰椎的重要部分，下文将进一步讨论。

影像学特征

除了 X 线片以外，本章节中，腰椎横截面 CT（computed tomography） 或 MRI（magnetic resonance imaging）检查均在患者仰卧位完成，即无重力负荷体位。

不同影像学模式可用于评价腰椎：

- 传统 X 线片容易获取，有时用于对腰椎的初步评价。但只有骨性结构能被辨别，如椎体（以及椎间隙）、关节突关节和椎弓根（以及椎间孔）。X 线片可以用于：
  - 癌症（或高度可疑）患者急性下腰痛的评价。
  - 脊柱侧弯。
  - 动力位平片评价腰椎失稳。
  - 评价脊柱全貌，并计算矢状位平衡。当评价全脊柱时，EOS（EOS Imaging Inc.，Cambridge，MA，USA）系统相较于传统 X 线片可以提供更高的图像质量，也没有椎体的变形，并且患者所接受的放射线剂量更少。

  拍摄腰椎 X 线片时，可有不同的投射像：
  - 正位（前后位）：可见椎体、横突、棘突、椎弓根，以及椎间盘间隙（图 21.1）。适合用于评价特定疾病，如脊柱侧弯。
  - 侧位：可见椎体、棘突、椎弓根、椎间孔，以及椎间盘间隙（图 21.1）。侧方腰椎的序列可用两条虚构的线条来评价，分别为椎体前缘连线和椎体后缘连线。这些连线的中断可能提示骨折、脱位或严重的退行性改变。
  - 斜位：该投影像上最具特点的是所谓的“苏格兰狗（scotty dog）”征（图 21.2）。狗的脖子最容易骨折的部分，代表着椎弓根的峡部。狗鼻子和眼睛分别代表横突和椎弓根。前腿代表下关节突，耳朵代表上关节突。耳朵和腿描绘出正常的关节突关节。
- 由于椎间盘、椎管内容物及神经根的对比分

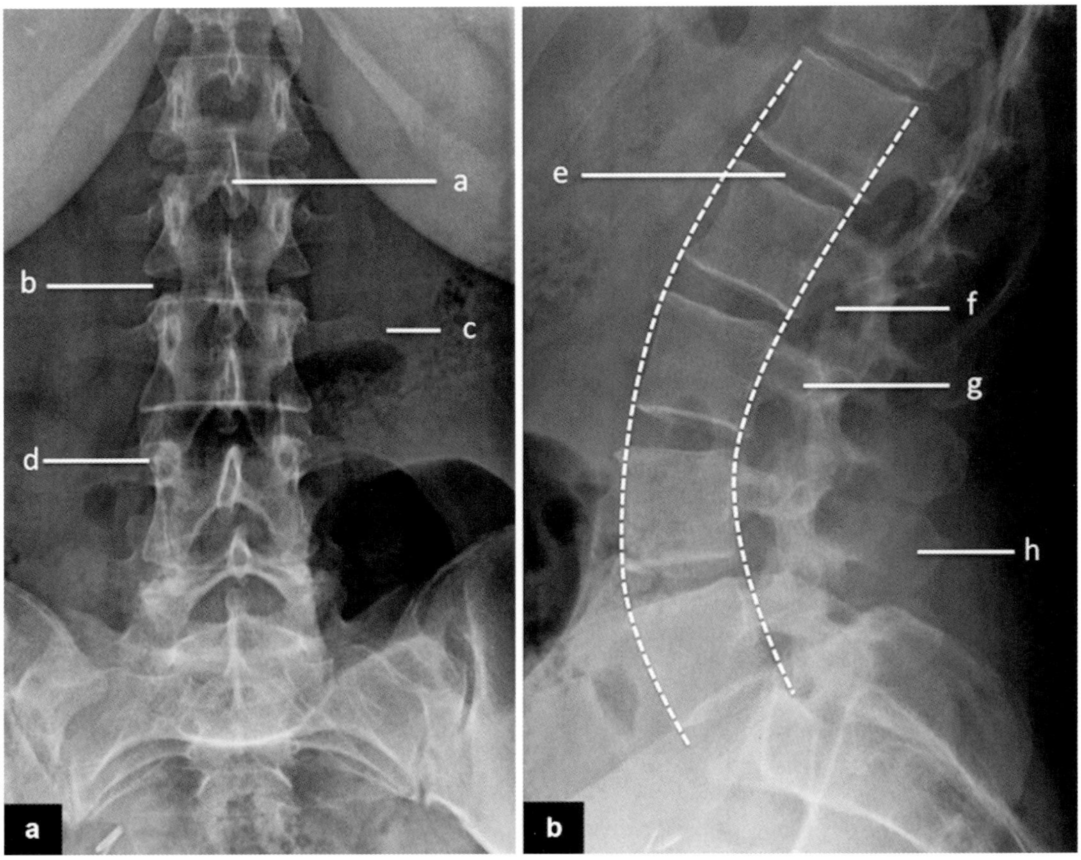

图 21.1 正常腰椎 X 线片，正位（a）和侧位（b）。正位像上可见棘突（a）、椎间盘间隙（b）、横突（c），以及椎弓根（d）。侧位像上可清楚地辨别椎体前缘和后缘（白色虚线），显示出正常的腰椎序列，还可以看到椎间盘间隙（e）、椎间孔（f）、椎弓根（g）和棘突（h）

辨率不足，这些结构无法在标准 X 线片中清楚显示。MRI 和 CT 可以提供更高的软组织分辨率，并且可以分辨这些结构。（图 21.3 和图 21.4）

21.2 椎间盘

21.2.1 正常椎间盘

复杂的身体活动需要椎间盘的参与与支持，这有赖于其独特的结构：

- 椎间盘包括内部的髓核和外部的纤维环。
- 凝胶状的髓核由水、蛋白聚糖和胶原蛋白共同构成，而纤维环则由 15 ~ 25 层同轴的坚韧胶原蛋白层构成（可见第三章）。
- 在自然的衰老过程中，一部分髓核基质发生了向纤维组织的转换，形成所谓的髓核内裂隙。

影像学特征

- 一个正常的椎间盘不会超过邻近终板的边界。
- 相对邻近椎体而言，正常椎间盘在 T2 加权像（T2WI）上表现为高信号，在 T1 加权像（T1WI）上表现为中低信号。
- 由于含水较多，髓核在 T2WI 上表现出“亮”的特点，而由纤维组织构成的外侧纤维环则是“暗”的（图 21.5）。
- 髓核内裂隙在 T2WI 上表现为穿过亮的髓核内的一条“暗”的水平线（图 21.5），提示椎间盘的成熟或退变。

21.2.2 椎间盘退变性疾病

类似于颈椎影像相关章节中提到的，椎间盘退变性疾病可分为两个不同的类型：

- 椎间骨软骨炎：可累及髓核和椎体终板。
- 椎关节硬化性畸形：可累及纤维环及邻近的

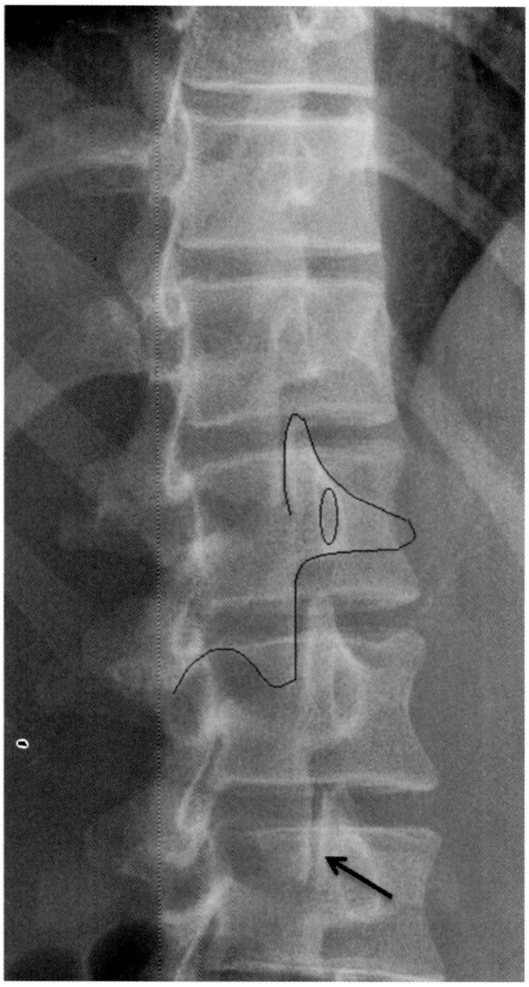

图 21.2 正常腰椎 X 线片，斜位。所谓的“苏格兰狗”以黑线画出。脖子代表椎弓根峡部，鼻子和眼睛分别代表横突和椎弓根，前腿代表下关节突，耳朵代表上关节突。这种投影像的优点在于关节突关节可以看得很清楚（箭头）

环状骨突。

椎体间骨软骨炎代表着间盘的病理性退变，而椎关节硬化性畸形则反映了腰椎正常的老化过程（图 21.6）。

21.2.2.1 黑色间盘和间盘高度丢失

定义

黑色间盘是单纯描述性的术语，表示 T2WI 上髓核信号减低 [3]。

一般特点

- T2WI 上信号减低被认为是源于黏多糖的丢失，以及进而引起的水分丢失 [4]。
- 黑色间盘不仅在形态上，还在生化及生物力学方面均有别于正常间盘。这就解释了为何这种在 MRI 上的表现（图 21.7）被认为是“间盘早期退变”的征象。
- 这种间盘在解剖上表现出髓核中纤维组织的聚集，以及纤维环和髓核边界的消失 [5]。
- 水分丢失会紧接着造成间盘高度减低。一个脱水的髓核无法膨胀，这对这种椎间的“关节”有着重要的意义。最终导致进一步的退变 [6-7]。

21.2.2.2 高信号区域

定义

- 也被称为纤维环裂隙或纤维环缺损。
- 尽量避免使用以往“纤维环撕裂”这种称谓，因为这个术语更倾向于表示早期损伤。

一般特点与病理生理

- 纤维环裂隙的产生源于髓核中蛋白多糖和水分的下降，这会引起髓核的脱水。髓核正常的洋葱样外貌开始瓦解，进而引起裂缝和破裂。裂缝可以延续到纤维环。
- 根据 T2WI 上所见，高信号区域已经被认为是间盘退变的危险因素。该现象一般出现在间盘退变的早期阶段并且常常可以独立于其他形态学改变而单独出现。
- 主要有三种形式的纤维环裂隙（图 21.7）：
  - 同轴型：层状分离（层间平行）。
  - 横向型：纤维环外层纤维缺损（附着于终板边缘）。
  - 放射型：全层破裂至外层边缘。

临床特点

尽管纤维环中高信号区域被认为与间盘退变有关，但这些表现更多的是在无症状患者中偶然被发现。然而，这些表现仅在一小部分患者（40 岁以上）的尸检研究中发现，因此被认为是非正常的老化结果 [10]。

影像学特点

- MRI 是描述间盘退变过程的首选检查，可以显示出退变间盘后缘异常的信号。
  - T2WI 上可见间盘后缘的高信号区域，正常为低信号（图 21.8）。

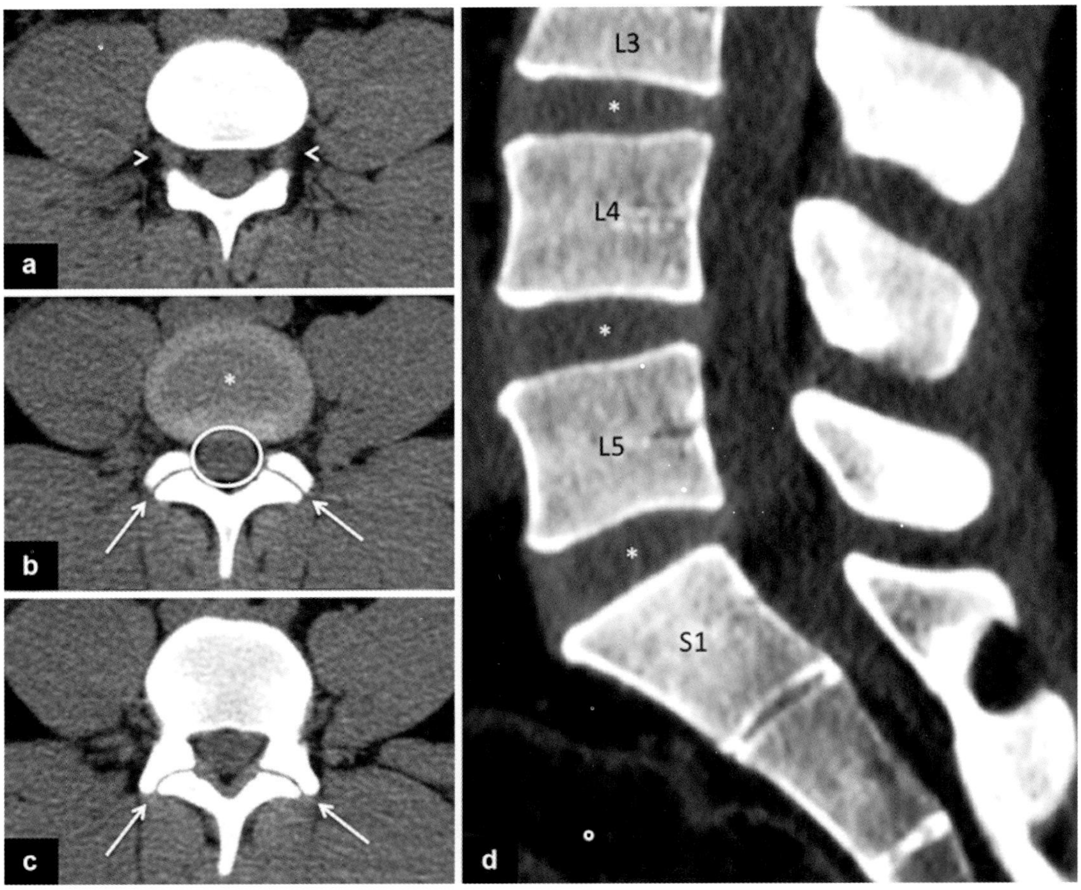

图 21.3 正常腰椎的 CT 图像。一位 26 岁男性的 CT 图像展示 L3 ~ S3 节段的正常腰椎。轴位图像（a ~ c）可见正常的椎管（圆圈）、关节突关节（箭标）、椎间盘（星号），以及椎间神经根（箭头）。重建的矢状位图像可见正常的椎体前缘及后缘序列

- T1WI 增强相可见一条线性强化的裂隙，这种强化也可见于增强 CT，反映的是“愈合”过程。

21.2.2.3 膨出间盘

定义

- 超出邻近椎体和终板边缘的间盘环形扩张。

一般特点

椎间盘膨出指间盘扩张的半径较短（一般 < 3 mm），累及的范围一般会超过椎间盘周长的 50%（180°）（图 21.9）。

临床特点

- 间盘膨出一般无症状，但也可以引发下腰痛、神经源性跛行及根性疼痛。

影像学特点

- 膨出的间盘可通过 CT 和 MRI 的轴位图像来观察（图 21.10），表现为间盘广泛的膨出，伴高度丢失。在一些案例中，还可伴随所谓的“真空间盘”现象。膨出的间盘常常在 T1WI 和 T2WI 上表现为低信号（“黑色间盘”）。此外，T2WI 可以出现高信号区域（纤维环裂隙），这一现象也可见于 T1WI 的强化相。

21.2.2.4 间盘突出

定义

- 间盘内容物的移位超出椎体终板的边界，这种移位是非环形的，即累及的范围小于间盘周长的 50%（180°）。

一般特点

- 间盘的突出有三种形式：突出、脱出及游离（图 21.11 ~图 21.15）[10]。
  - 突出：突出的间盘具有广基底（图 21.11 和图 21.12）。

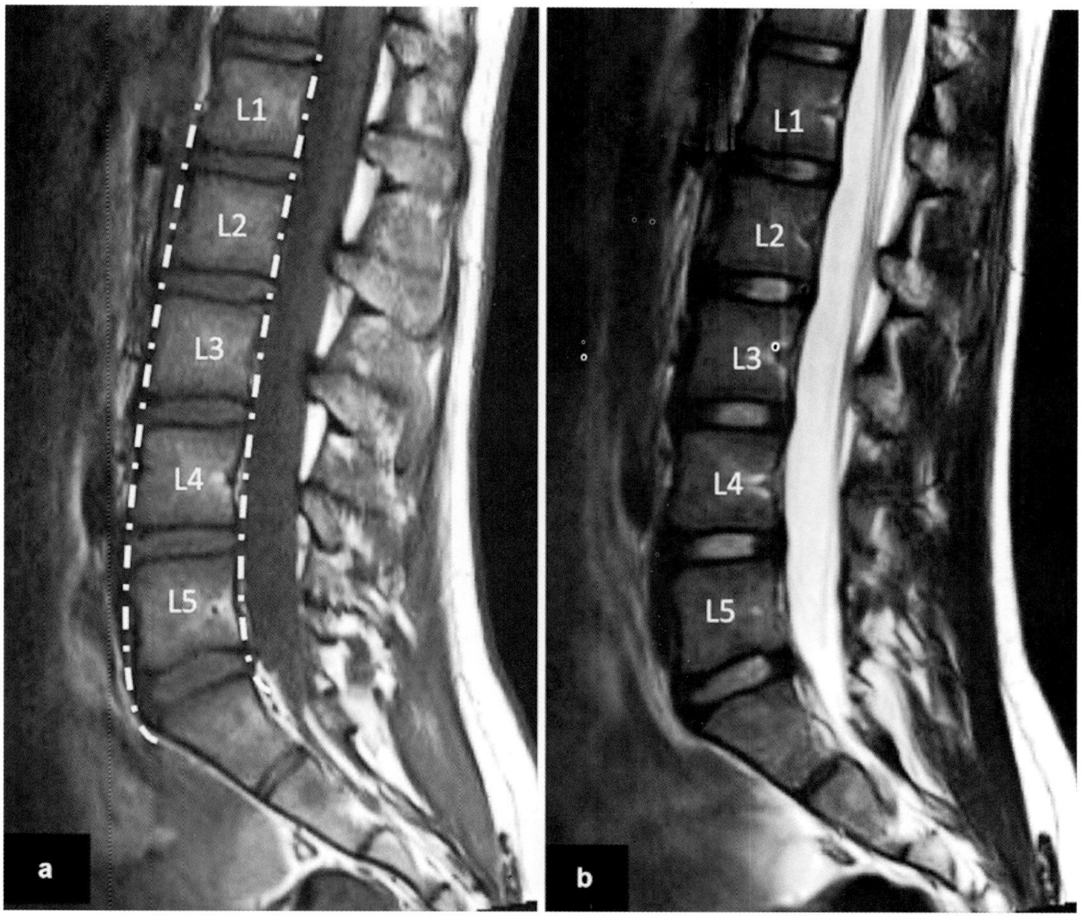

图 21.4 正常腰椎的 MRI 图像。一位年轻女性腰椎 MRI 的矢状位 T1WI（a）和 T2WI（b）。注意椎体前缘连线和后缘连线正常的序列（a 中白色虚线）。椎间盘在 T1WI 上表现为中低信号，在 T2WI 相上为高信号（代表着髓核中含有水分）

- 脱出：突出的间盘具有窄基底（图 21.13 ～ 图 21.15）。
- 游离：间盘部分游离，与间盘主体不连续（图 21.13）。

临床特点

症状可表现为下腰痛、根性疼痛，甚至是马尾综合征。这些症状会随着腹内压的增加，以及腰椎前屈和抬举重物时加重。

影像学特点

- 影像学检查包括 CT 和 MRI。轴位和矢状位影像对区分突出和脱出十分必要（图 21.11 和图 21.13），两者可对间盘突出的范围进行全面评价 [10]。
- 在轴位图像上，间盘突出可以是后方中央型、关节下型、椎间孔型，以及外侧椎间孔型。所谓的“前方”突出不常见，经常是无症状的。
- 矢状位图像上，间盘突出可以在椎弓根以上、椎弓根以下、椎弓根水平或间盘水平。
- 增强 CT 和增强 MRI 上常可见环形强化，代表充盈的硬膜外静脉和（或）后纵韧带的炎症及增厚。术后患者增强扫描有助于区分间盘复发和瘢痕组织 [11]。

21.2.2.5 终板改变

退行性椎体终板改变于 1988 年首次由 Modic 等人进行了归纳分类，并被称为 Modic 改变。终板改变分为 3 种类型，每种类型在 MRI 上都各具特点与不同：

- Ⅰ型：
  - T1WI 低信号。
  - T2WI 高信号。

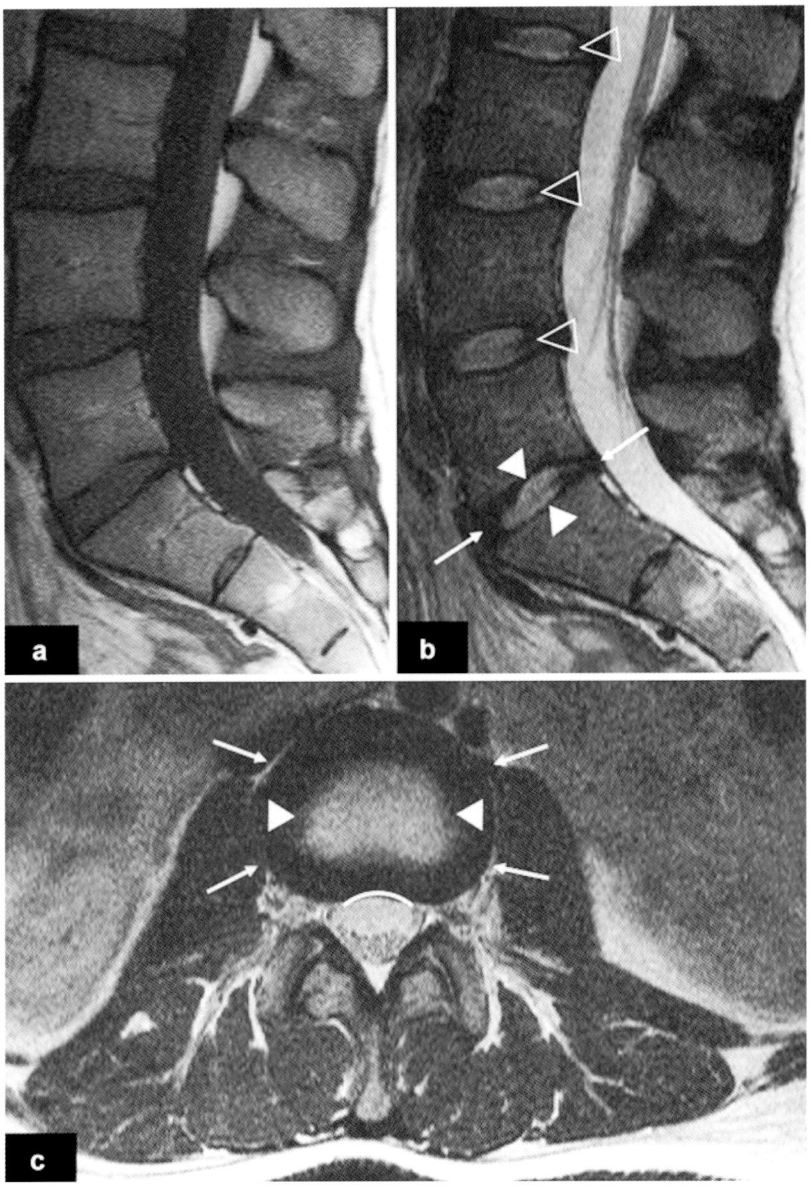

图 21.5 正常腰椎椎间盘的 MRI 图像。在 T1WI（a）上相比于相邻的椎体，椎间盘表现出稍低至中等信号。在 T2WI 的矢状位（b）和轴位（c）图像上，椎间盘表现出“亮”的髓核（箭头），外部包绕着“暗”的纤维环（箭头）。注意椎间盘正常的凹度（曲线）(c)。矢状位 T2WI 上，间盘中可见一条低信号的水平线，代表着所谓的髓核内裂隙，是成人脊椎的正常影像学表现

- Ⅱ型：
  - T1WI 高信号。
  - T2WI 高信号。
- Ⅲ型：
  - T1WI 和 T2WI 相均为低信号。

Ⅰ型改变代表了骨髓的水肿和炎症，并且与下腰痛有着明确的联系。这种改变可以转化为其他类型，比如 0 型（无 Modic 改变）或Ⅱ型。因此，可以说这种改变是不稳定的。

Ⅱ型改变代表了由于缺血引起的正常红骨髓向黄骨髓的转变，占所有 Modic 改变中大约 90%。相比于Ⅰ型，这种改变较少与下腰痛相关，且由于没有转化倾向而被认为是稳定的（压力可偶尔导致其向Ⅰ型转化）。

Ⅲ型改变代表了软骨下的硬化，一般与下腰痛无关。

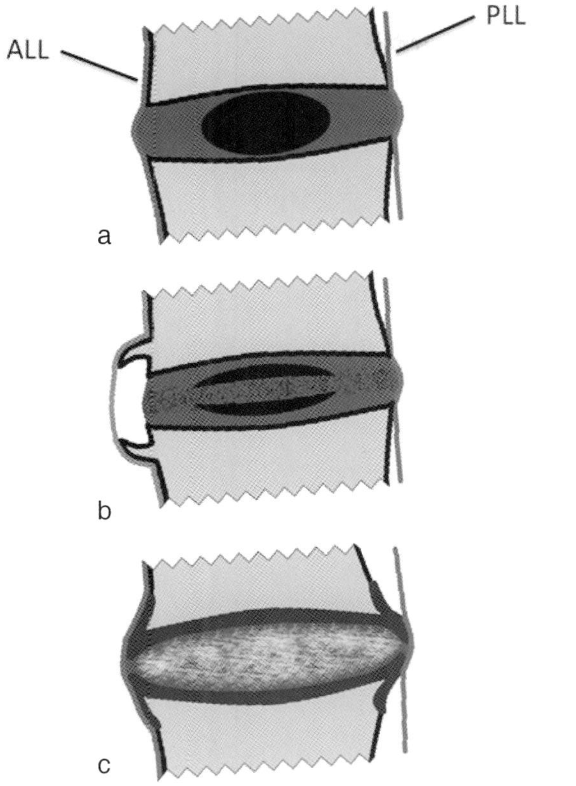

图 21.6 区别正常间盘（a）、椎关节硬化性畸形（b）和椎体间骨软骨炎（c）的简单示意图。椎体间骨软骨炎是间盘的病理性退变，而椎关节硬化性畸形则反映了腰椎正常的老化过程。ALL 和 PLL 分别表示前纵韧带和后纵韧带

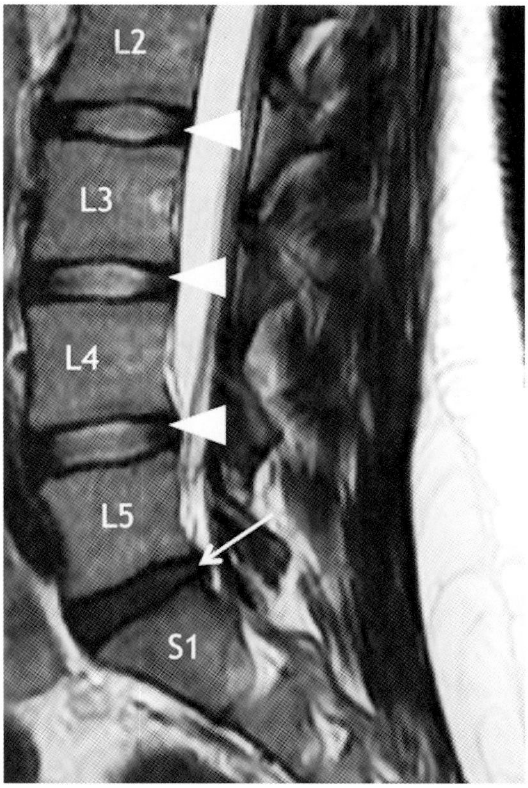

图 21.7 黑色间盘。一位 38 岁女性，表现为下腰痛，无神经系统功能障碍。腰椎 MRI 矢状位 T2WI 提示 L5 ~ S1 节段黑色间盘(箭头)。注意其他正常椎间盘的信号(箭头)

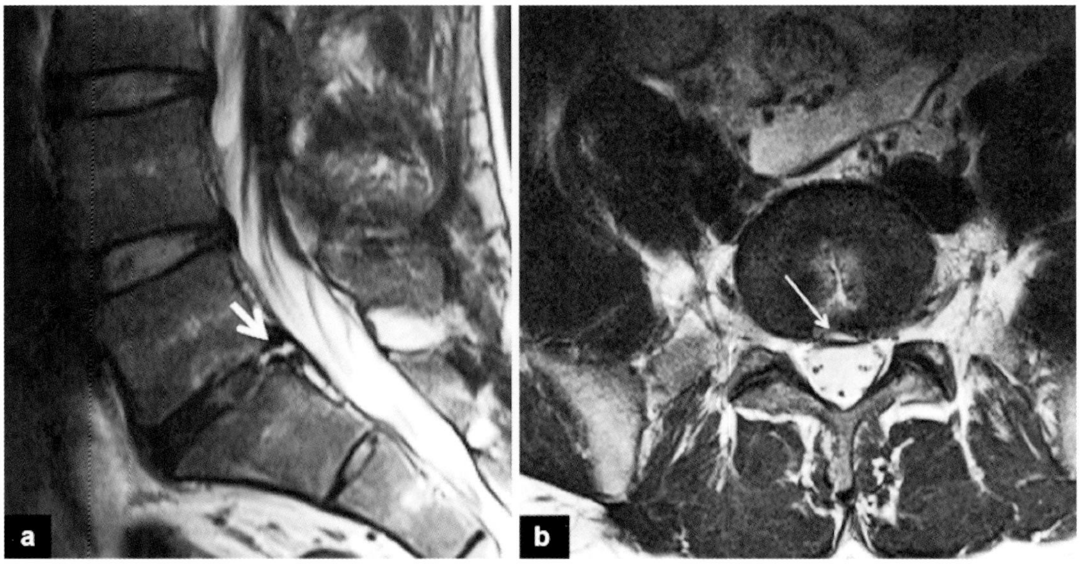

图 21.8 高信号区域。这是一位 25 岁患者，下腰痛 2 月余。负重增加时症状加重。行 MRI 检查，包括矢状位(a)和轴位(b) T2WI 图像。矢状位（a）可见 L5 ~ S1 间盘退变，伴有线性高信号区域（粗箭头）。该高信号区域也可见于轴位像（b），在后纤维环上呈现出一片高信号的区域

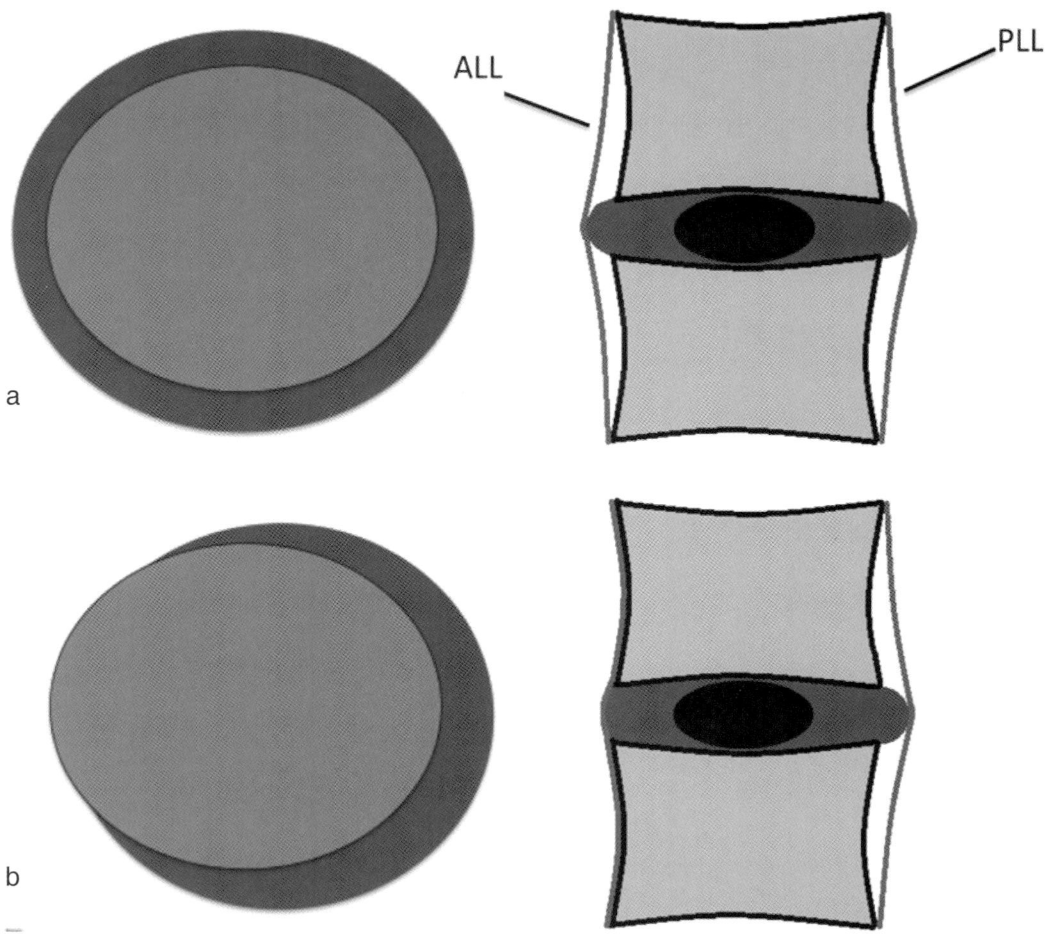

图 21.9 间盘膨出的简单示意图。可见超出终板边缘的间盘环形扩张，累及范围超过间盘周长的 50%。间盘膨出可以是有症状的（a）或无症状的（b）。注意与间盘突出的区别（图 21.11 ~图 21.13），后者的扩张是局限性的（即累及范围少于 50% 间盘周长）

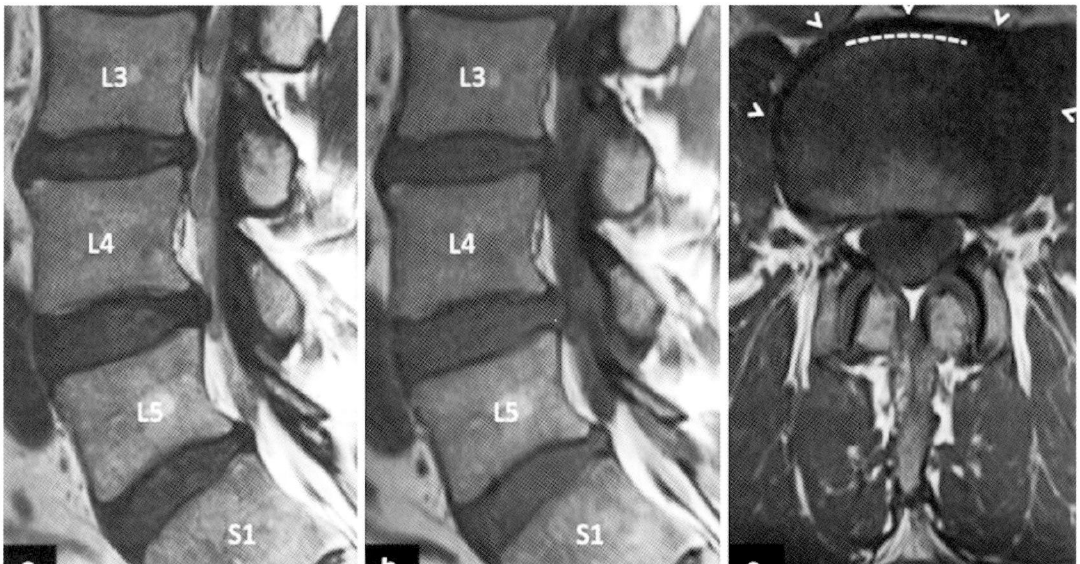

图 21.10 间盘膨出。一位 50 岁男性患者的 MRI 图像，症状表现为长时间站立后出现下腰痛伴新发右下肢坐骨神经痛。包括矢状位 T2WI（a）、矢状位 T1WI（b），以及轴位 T1WI。矢状位 T2WI（a）可见 L3 ~ L4、L4 ~ L5 及 L5 ~ S1 节段间盘退变伴信号减低。此外，L3 ~ L4、L4 ~ L5 及 L5 ~ S1 节段可见间盘膨出（a，b）。轴位 T1WI 仅可见一个向腹侧膨出的宽基底环形低信号的间盘（箭头），累及范围超过椎体圆周的 180°（虚线）

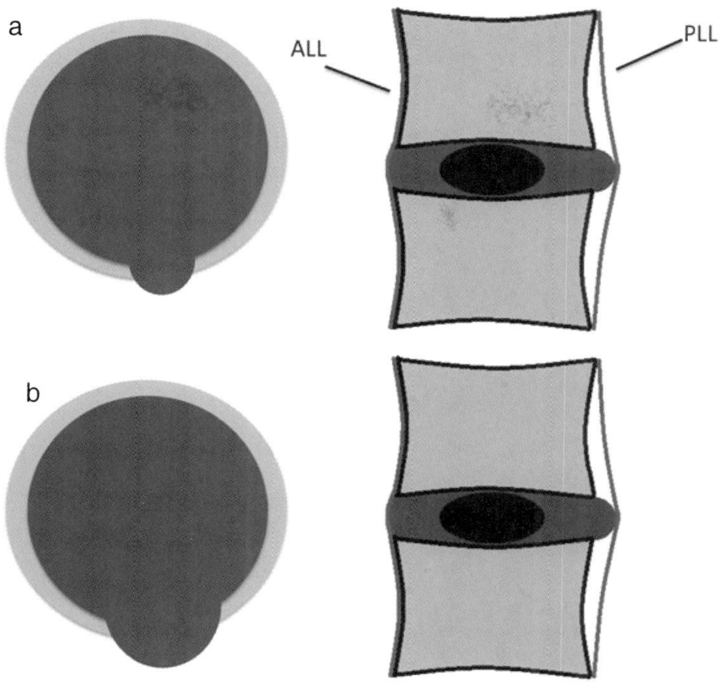

图 21.11　(a)间盘突出的简单示意图。从轴位(左侧)和矢状位(右侧)展示了一个窄基底(a)和一个宽基底的间盘突出。两种情况中,突出部分的基底部分大于突出超过间盘边缘的部分。注意对比间盘突出和间盘膨出的区别(与图 21.9 比较)

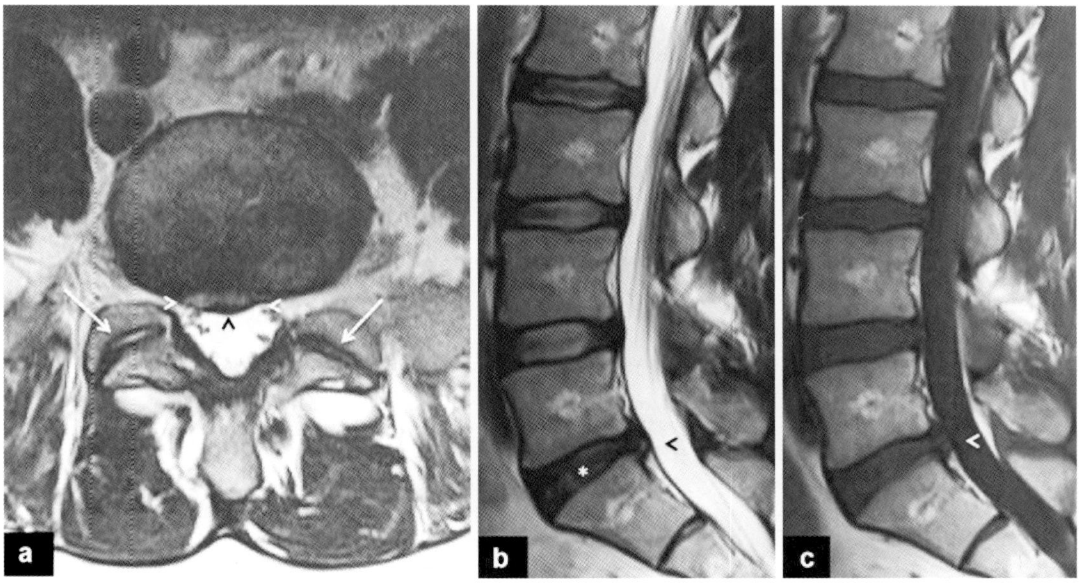

图 21.12　间盘突出。一位 32 岁男性患者的 MRI 图像，症状表现为反复的下腰痛（即长时间站立后出现下腰痛）。检查包括轴位 T2WI（a）和矢状位 T2WI（b）与 T1WI（c）。可见 L5 ~ S1 椎间盘的信号降低（b）。一个宽基底的间盘突出（箭头）导致了硬膜囊的受压。注意关节突关节肥厚的表现（箭头）

21.3　关节突关节与后方结构

定义

- 脊椎的每个节段都可以分为两个部分，前方的椎体和后方的椎弓。
- 后方结构连同椎体一起围绕着椎管和神经根孔。这些后方结构包括软组织（黄韧带、棘间韧带、棘上韧带和横突间韧带）及骨性结

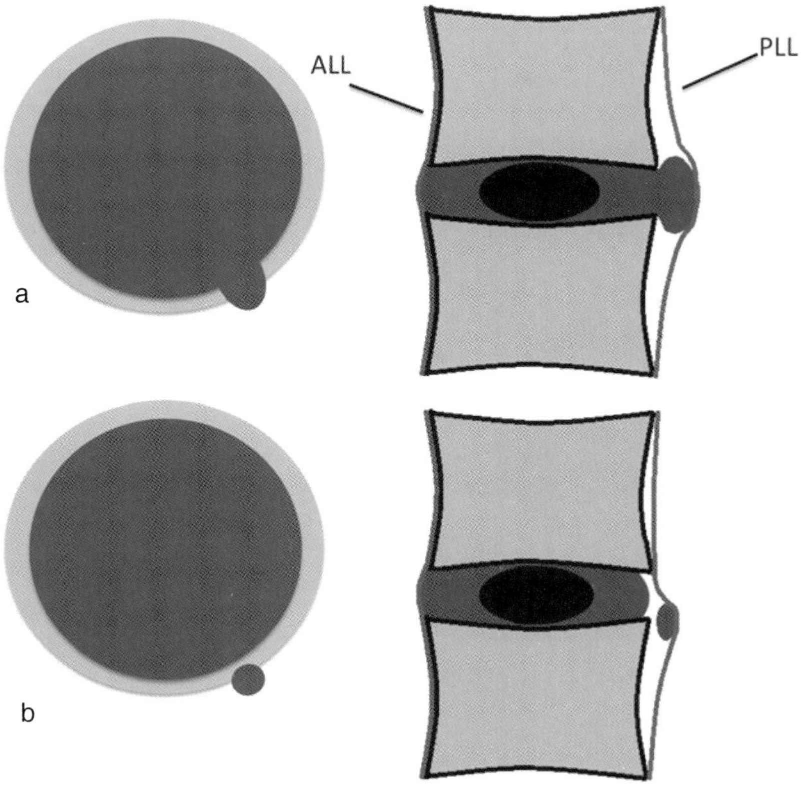

图 21.13 间盘脱出 / 游离的简单示意图。(a) 展示了一个脱出的间盘，至少在一个层面上，基底窄于向后突出于硬膜外间隙的部分。(b) 展示了一个游离的间盘，属于间盘脱出的亚类，可见间盘部分游离，即与主体不连续。注意区分间盘突出和间盘膨出（移位超过间盘周长的 50%）的区别。可与图 21.9 和图 21.11b 对比

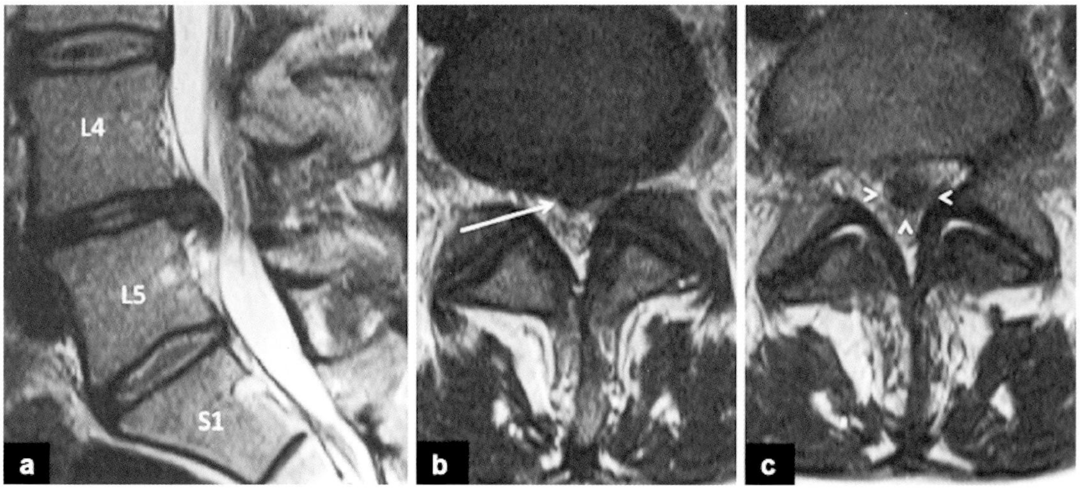

图 21.14 间盘脱出伴部分下移。一位 44 岁女性患者的 MRI 图像，表现为左侧坐骨疼痛，包括矢状位 T2WI（a）和轴位 T2WI（b，c）。矢状位 T2WI（a）可见 L4 ~ L5 间盘突出伴部分下移，与间盘椎体连续性存在（所谓的牙膏征）。挤压出的间盘基底窄于下移部分的半径。从轴位 T2WI（b，c）上可确认间盘的脱出（b；箭头）伴部分下移（c；箭头），从而导致椎管严重的狭窄

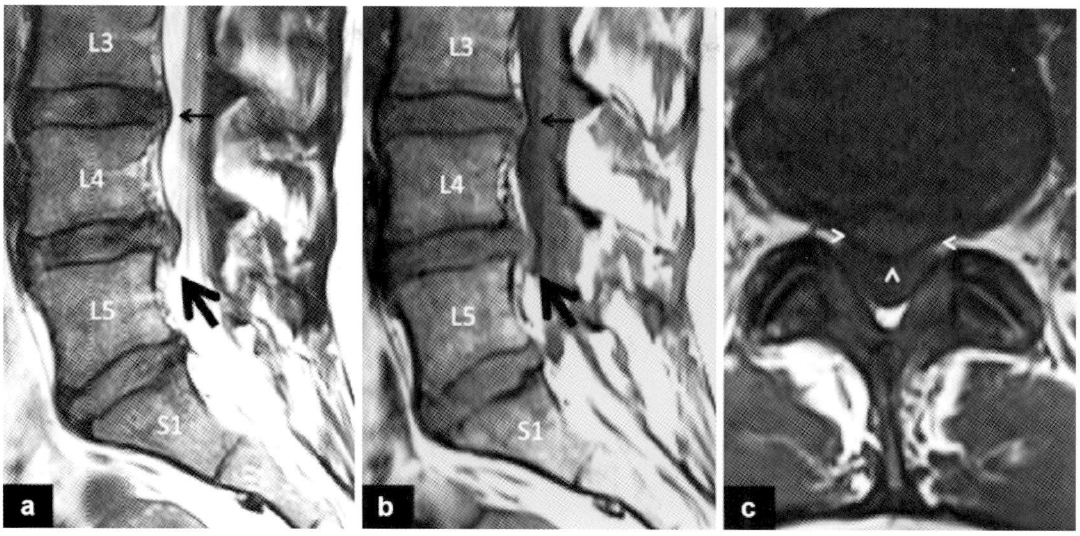

图 21.15 间盘脱出。一位 33 岁女性患者的 MRI 图像，表现为进行性疼痛，既往有 L4 ~ L5 间盘突出的病史。检查包括矢状位 T2WI（a）、矢状位 T1WI（b）和轴位 T1WI（c）。矢状位（a，b）可见 L4 ~ L5 间盘突出伴小部分向尾侧延伸（粗箭头）。注意 L3 ~ L4 节段的间盘突出（细箭头）。轴位 T1 相（c）可见间盘挤入硬膜外间隙（箭头）

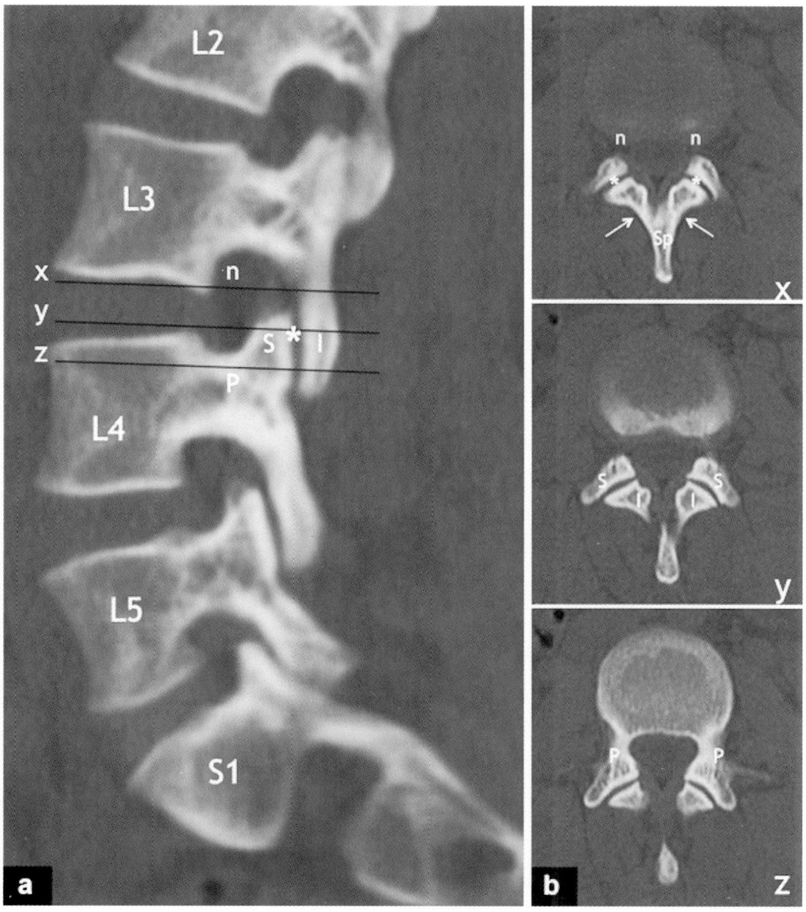

图 21.16 后方结构。神经根孔和关节突关节正常 CT 表现。矢状位（a）和轴位（b）CT 重建图像显示出腰椎后方结构的正常解剖表现。n．椎体间神经根孔，P．椎弓根，S．上关节突，I．下关节突，星号表示关节突关节间隙，箭头表示椎板，Sp．棘突

构（椎弓根、关节突关节、上下关节突、乳突、椎板和棘突）（图 21.16 ～图 21.18）

- 腰椎中、后方结构的病变可以引起下腰痛，即使椎间盘是正常的。

这个章节中，我们将讨论腰椎后方结构最常见的病变，包括关节突关节的骨关节炎、关节突关节囊肿、黄韧带囊肿，以及黄韧带肥厚。

21.3.1 关节突关节炎

一般特点

- 关节突关节是位于两个临近椎弓之间的滑膜关节（图 21.16 ～图 21.18）。连同间盘 - 椎体复合体，一起保证椎体间的活动。
- 正常关节突关节的表面是光滑的，覆透明软骨，这些软骨会随着退变过程逐渐消失。

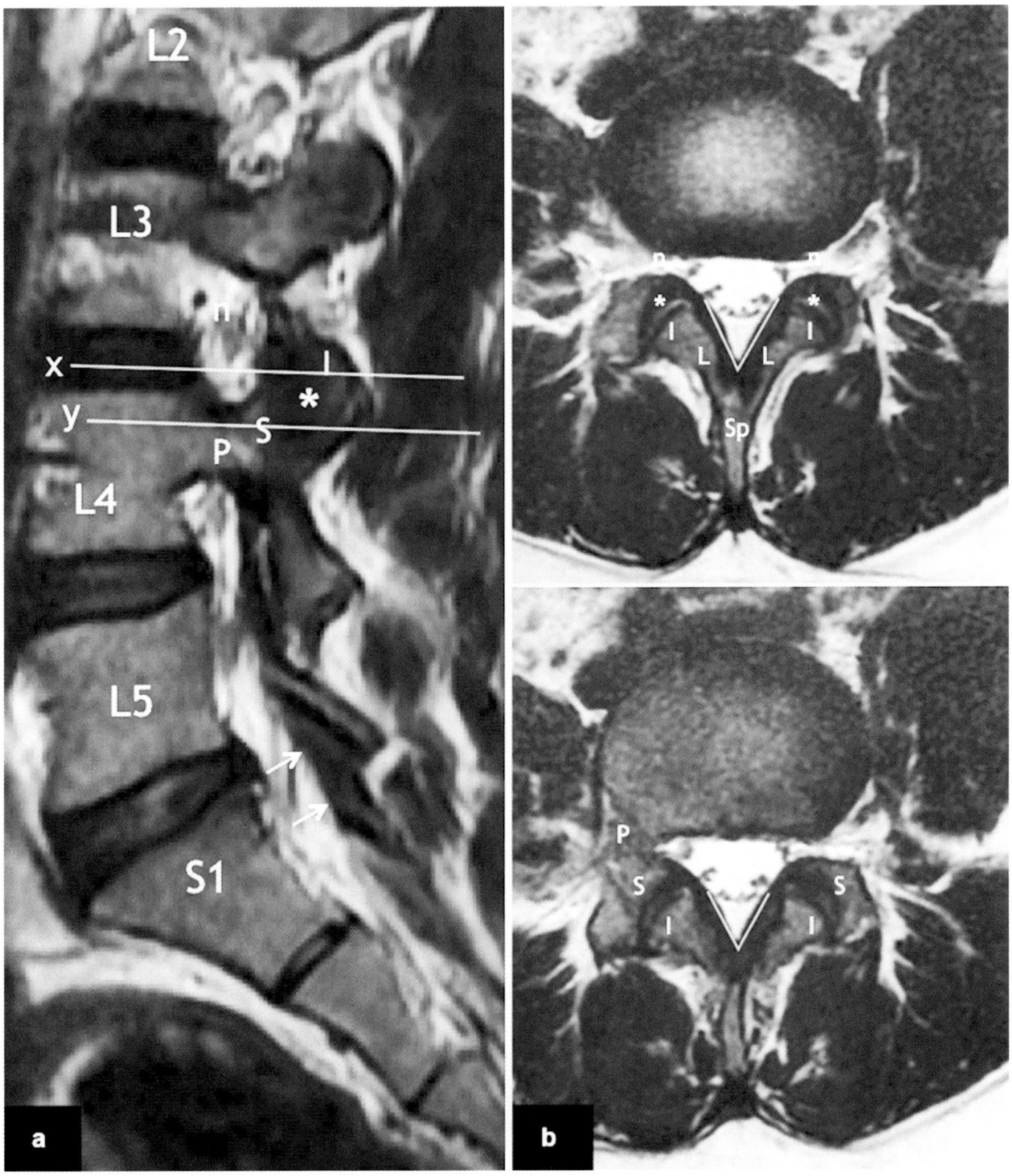

图 21.17 后方结构正常 MRI 解剖表现。MRI 矢状位（a）和轴位（b）T2WI 显示出腰椎后方结构的正常解剖表现。n．椎体间神经根孔，P．椎弓根，S．上关节突，I．下关节突，星号表示关节突关节间隙，L．椎板，Sp．棘突。请注意黄韧带（箭头）延展于邻近椎板之间（a）。该韧带在轴位图像（b）上形成标志性的 V 字形

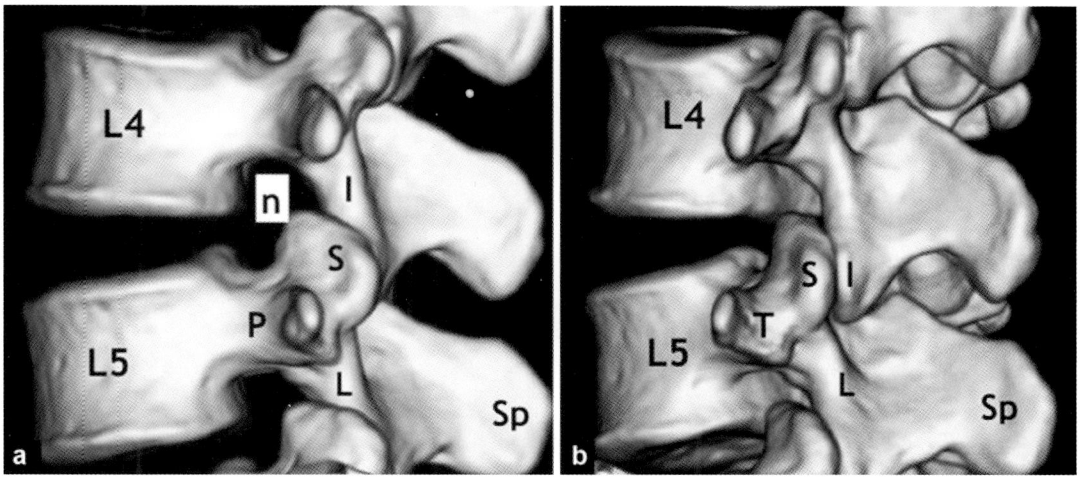

图 21.18 正常 L4 ~ L5 节段后方结构的 CT 三维重建图像。包括侧位（a）和后外侧（b）图像。n．椎体间神经根孔，P．椎弓根，S．上关节突，I．下关节突，星号表示关节突关节间隙，Ls．椎板，Sp．棘突，T．横突

- 关节突关节的退行性关节炎可以导致骨赘，以及软骨下囊肿的形成、关节肥大、骨软骨炎、关节间隙狭窄、真空现象、关节积液，有时还会有关节突关节囊肿。
- 当骨赘明显时，关节突关节炎常常会引起中央型、侧方型，以及椎间孔型的椎管狭窄。

影像学特点

- MRI 和 CT 是首选影像检查。X 线片在评价关节突关节方面价值有限。
- CT 和 MRI 均有足够的空间分辨度来正确评价关节突关节。影像学评价应该包括轴位和矢状位。
- CT 在评价关节间隙狭窄、骨赘，以及软骨下骨软骨炎方面优于 MRI（图 21.19 和图 21.22）。
- MRI 在评估关节积液方面优于 CT。矢状位 MRI 图像或重建的 CT 图像适合测量椎管及神经根孔直径（图 21.19 ~图 21.22）。

21.3.1.1 关节突关节囊肿和黄韧带囊肿

一般特点 [13]

- 关节突关节囊肿起自关节突关节（滑膜囊肿）或关节周围间隙（腱鞘囊肿），由关节突关节退变所引起。在腰椎 L4 ~ L5 节段上最为常见。当囊肿增大，就可以引起对神经

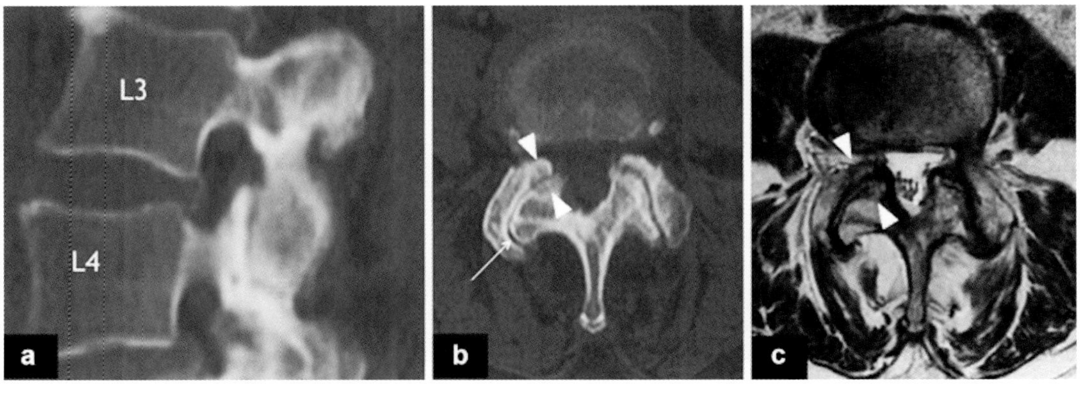

图 21.19 关节突关节退变。一位患有严重下腰痛的 65 岁慢性患者的腰椎 CT 和 MRI 图像。CT 矢状位（a）和轴位（b）图像，以及 MRI 轴位 T2WI 可见 L3 ~ L4 节段关节突关节炎。关节间隙的增生和狭窄在两种检查上都可以见到。注意软骨下侵蚀（箭头）在轴位 CT（b）和 MRI（c）上的表现。骨赘及关节间空气，即所谓的真空现象（箭头）在 CT 图像上显示得更清晰

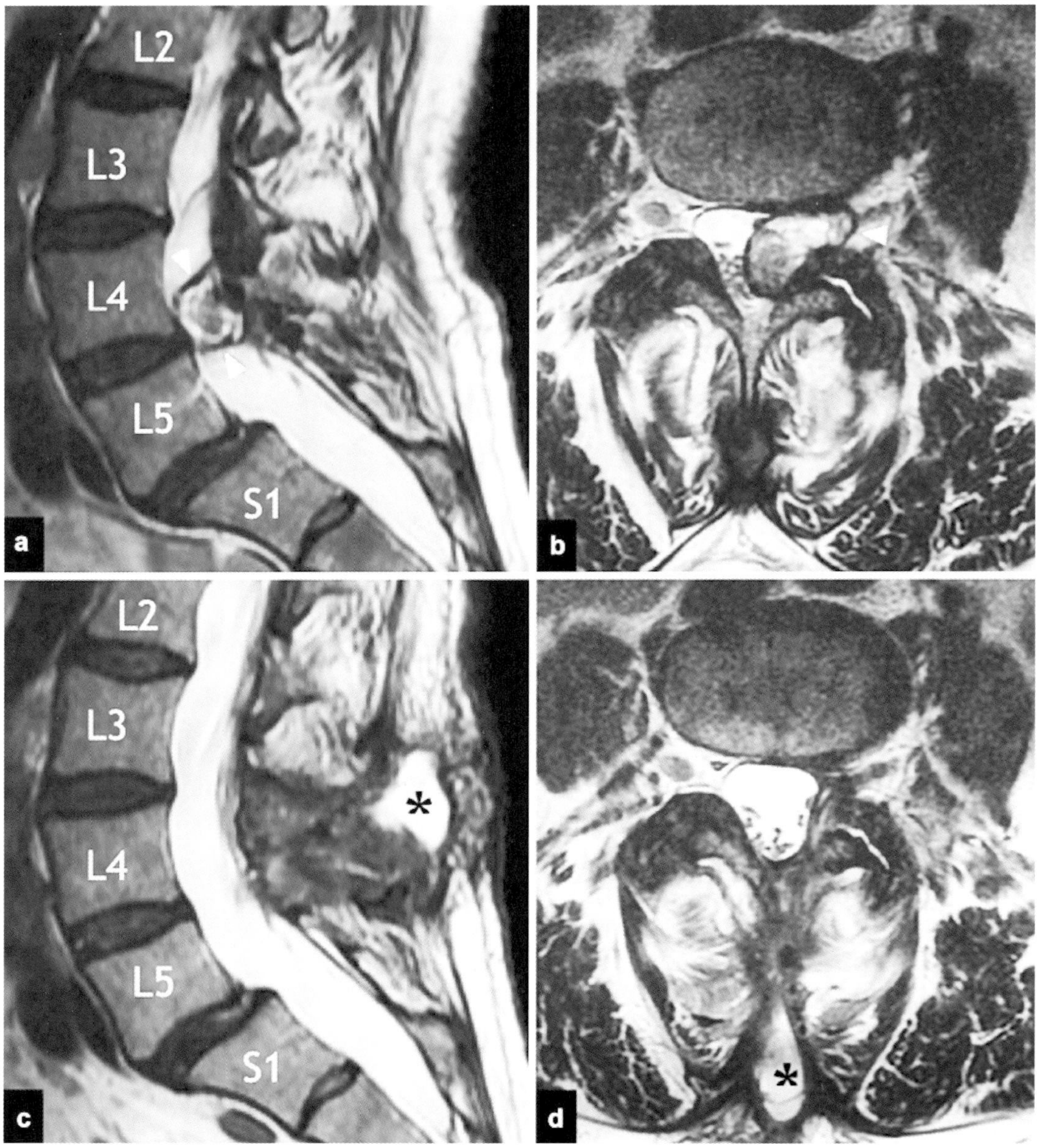

图 21.20 关节突关节的滑膜囊肿。一位 70 岁男性患者的腰椎 MRI 图像，表现为慢性下腰痛和新发的左侧坐骨神经痛。术前矢状位和轴位 T2WI（a,b），以及术后复查（c,d）如图。术前 MRI（a,b）可见一个大的囊肿位于左侧关节突关节，压迫硬膜囊并凸入左侧侧隐窝。囊肿内容物非均质，具有一个低信号的外环（箭头）。该囊肿经手术去除，并确诊为滑膜囊肿。术后复查（c，d）可见滑膜囊肿已被完整去除。软组织后方可见少量液体积聚（星号）。同时要注意由于双侧关节突关节增生性退变所导致的 L5 退行性向前滑脱。轴位相上，未见组织溶解坏死的证据

根和硬膜囊的压迫。

- 黄韧带囊肿相比于关节突关节囊肿要少见许多，往往是由于退变所引起，这种囊肿仅在腰椎出现，多见于 L4 ～ L5。

影像学特点

- 由于 MRI 的高敏感性，可作为首选检查方法。
- 在 MRI 图像上，关节突关节囊肿大多表现为与脑脊液相同的信号改变。T2WI 上，当囊肿内含有蛋白质成分时，可表现出高于脑脊液的信号。注入增强剂钆后，可表现为环形强化。CT 上表现为低密度病灶。囊肿内可有钙化或气体（图 21.20）。
- 黄韧带囊肿表现为 T2WI 上邻近黄韧带的高信号圆形肿物。注入增强剂钆后为环形强

化。钙化少见（图 21.21）。

21.3.1.2 黄韧带肥厚

一般特点

- 黄韧带为相邻椎板后缘间的脊柱韧带（图 21.17）。
- 黄韧带常与关节突关节的退变相关。
- 退变的过程包括正常韧带的纤维化，这种纤维化会变得非常坚硬，最终也许会形成骨化。椎体间隙下降会加重黄韧带引起的硬膜囊，以及圆锥的压迫。

影像学特点

- CT 和 MRI 优于 X 线片及脊髓造影。
- 在 CT 和 MRI 上，肥厚的黄韧带沿着椎板构成具有标志性的 V 字形（图 21.22）。
- CT 在发现韧带的钙化方面要优于 MRI。
- MRI 在显示压迫方面的作用更好。

21.3.2 Baastrup 病

Baastrup 病，也被称作“kissing spine”，有时见于患有慢性下腰痛的患者。指并列棘突间骨和软组织的退行性改变，该病可由过度前凸（Roussouly 4 型）（可见第 39 章）、间盘高度丢失或脊椎失稳伴上位椎体后滑脱引起[14]。

- 影像上可见邻近棘突相互贴近。
- CT 可显示邻近棘突的硬化和软骨下改变（图 21.23）。
- MRI 在辨别积液、囊肿形成或骨髓水肿方面具有优势。常常可以见到椎旁肌肉被脂肪所取代（图 21.24）。

21.4 获得性椎管及神经根孔狭窄

定义

- 继发于多方面退变的椎管和（或）神经根孔的狭窄。

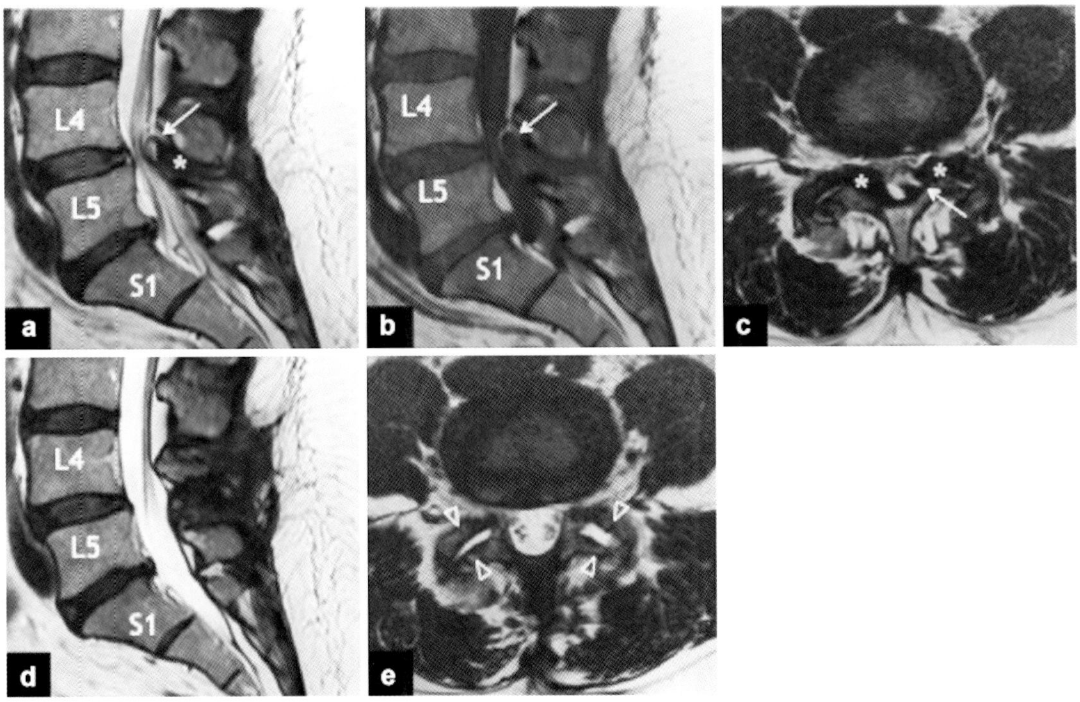

图 21.21 一位表现为神经源性跛行的 55 岁女性患者，患有黄韧带的肥厚和黄韧带囊肿。在术前 MRI 的矢状位和轴位 T2WI（a ~ c），以及矢状位 T1WI 上可见在 L4 ~ L5 节段有一个来自黄韧带的囊性占位，向后压迫硬膜囊。囊肿在 T2WI 上表现为稍高信号，在 T1WI 上为低信号。黄韧带明显肥厚（信号），向侧方压迫硬膜囊（c）。囊肿和肥厚的黄韧带行手术去除，确诊为黄韧带囊肿。术后 1 年复查 MRI，包括矢状位（d）和轴位（e）T2WI，未见硬膜囊受压征象。在退变的关节突关节中有双侧的关节积液（e）

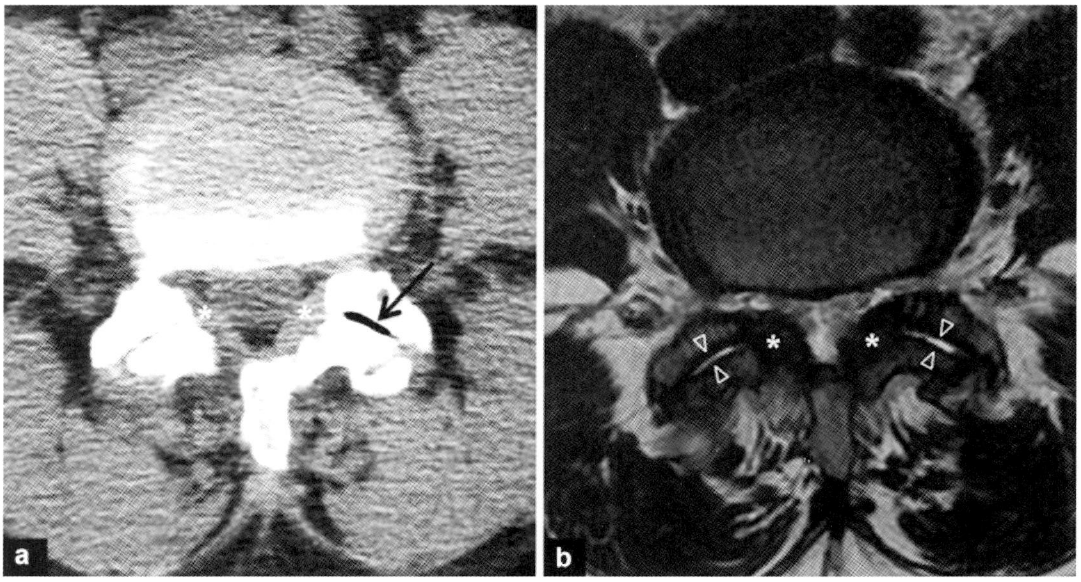

图 21.22 黄韧带肥厚。一位表现为神经源性跛行的 70 岁男性患者的腰椎 CT 和 MRI 图像。轴位 CT（a）和 MRI 轴位 T2WI（b）显示黄韧带增厚（星号），向后外侧压迫硬膜囊。同时存在双侧关节突关节退变伴左侧关节突关节空气积聚（真空现象）（黑色箭头），CT 上表现最明显。关节积液（空心箭头）在 MRI 上表现明显（b）

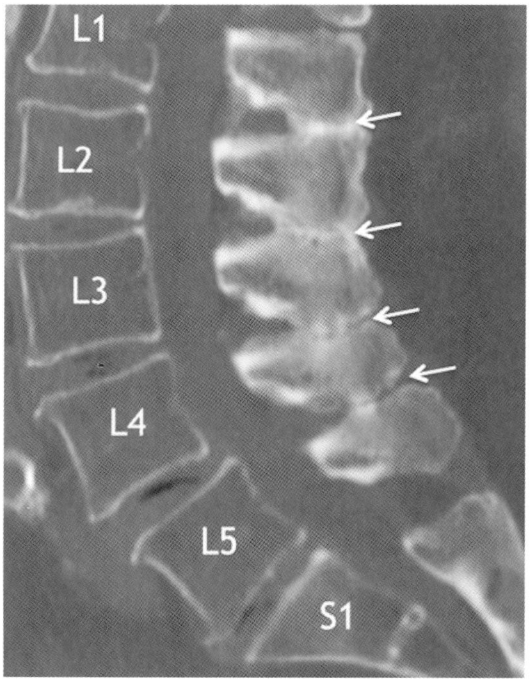

图 21.23 Baastrup 病。一位表现为长时间站立引发下腰痛的 65 岁女性患者的腰椎 CT 图像。矢状位重建可见腰椎棘突间隙明显的狭窄（箭头）。相邻棘突表面可见硬化和明显的增生。同时提示椎间盘的退变，以及由于双侧关节突关节增生性退变导致的 L4 退行性前滑脱

一般特点 [15]

- 可为先天性（自发性或骨软骨发育不全）或获得性（退行性、医源性、创伤性、代谢性和滑脱导致）。
- 大多数为退行性（获得性）改变。
  - 前方（椎体间退变伴骨赘形成、间盘退变伴膨出或突出）。
  - 后方（关节突关节退变和增生、黄韧带增生或褶皱等）。
  - 最终结果是椎管、侧隐窝和（或）神经根孔的异常狭窄。硬膜外脂肪常常消失或坏死。
- 椎管狭窄在活动度高的节段最常见（L4 ~ L5）。
  - 矢状位椎管直径＜ 13 mm：相对狭窄。
  - 矢状位椎管直径＜ 10 mm：绝对狭窄。

影像学特点

- 椎管造影已经被 MRI（或 CT）所取代。
- MRI 轴位图像可见典型的三角形的“三叶草”表现（图 21.25）。
- 轴位图像和矢状位图像均可见硬膜囊的外侧受压。

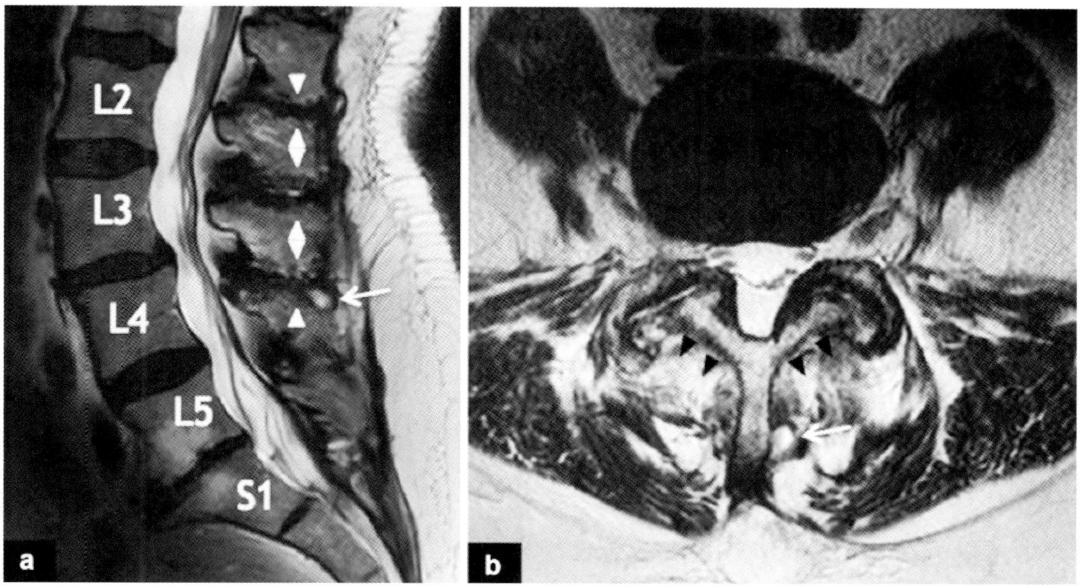

图 21.24 Baastrup 病。一位表现为下腰痛的 65 岁患者的腰椎 MRI 图像。矢状位 T2WI（a）显示棘突间隙狭窄，以及软骨下侵蚀（箭头）。同时可见一个 L4 ~ L5 节段来自棘突间隙的小囊肿。注意轴位 T2WI 上椎旁肌肉的萎缩及脂肪变性（黑箭头）（b），这是 Baastrup 病的常见表现，也要注意轴位像上（b）双侧关节突关节的增生性退变，以及矢状位上（a）L5 ~ S1 的间盘退变

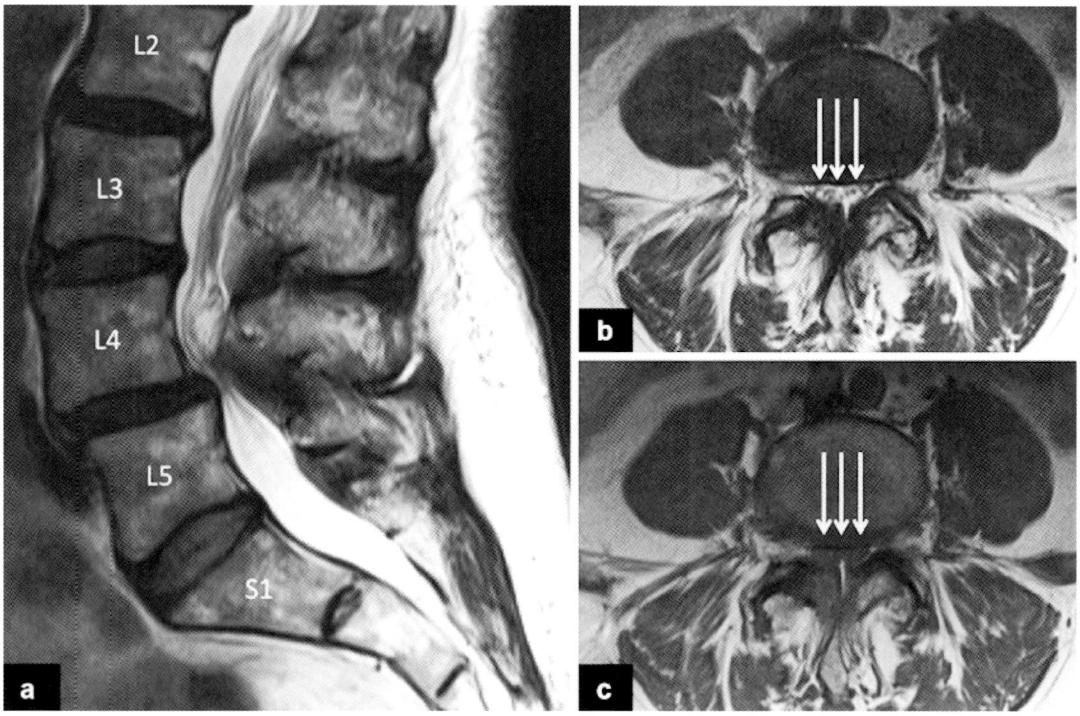

图 21.25 椎管狭窄。一位表现为下腰痛、双下肢放射痛，以及神经源性跛行的 69 岁女性患者的 MRI 图像。矢状位 T2WI（a）可见由于关节突关节增生导致的 L4 前滑脱。从而导致椎管狭窄，同样可见于轴位 T2WI（b）及 T1WI（c）（箭头）。注意（a）图中狭窄节段以上的马尾神经根表现为增粗、迂曲，以及拉长，这种表现被称为神经根冗余综合征，源于慢性的硬膜外压迫

- 矢状位 T2WI，马尾神经根在狭窄最严重的节段以上表现为增粗和拉长。这种表现也被称为神经根冗余综合征，为功能性严重腰椎管狭窄的征象。
- 腰椎管狭窄典型的影像学表现为肥大的关节突关节（图 21.26）、增厚的黄韧带、椎体终板骨赘、神经根孔狭窄，以及硬膜外脂肪消失。

21.5 变形性椎关节强硬

定义

- 由于纤维环退变导致的伴有骨赘形成的肥厚性骨性改变（图 21.27）。

一般特点

- 随着间盘退变的进展以及椎间隙高度的丢失，关节突关节与椎体终板的压力也在增加。
- 这会导致邻近终板的软骨持续地丢失，引起肥厚性改变从而导致椎体前缘和侧方，以及（或）关节突关节骨赘的形成。

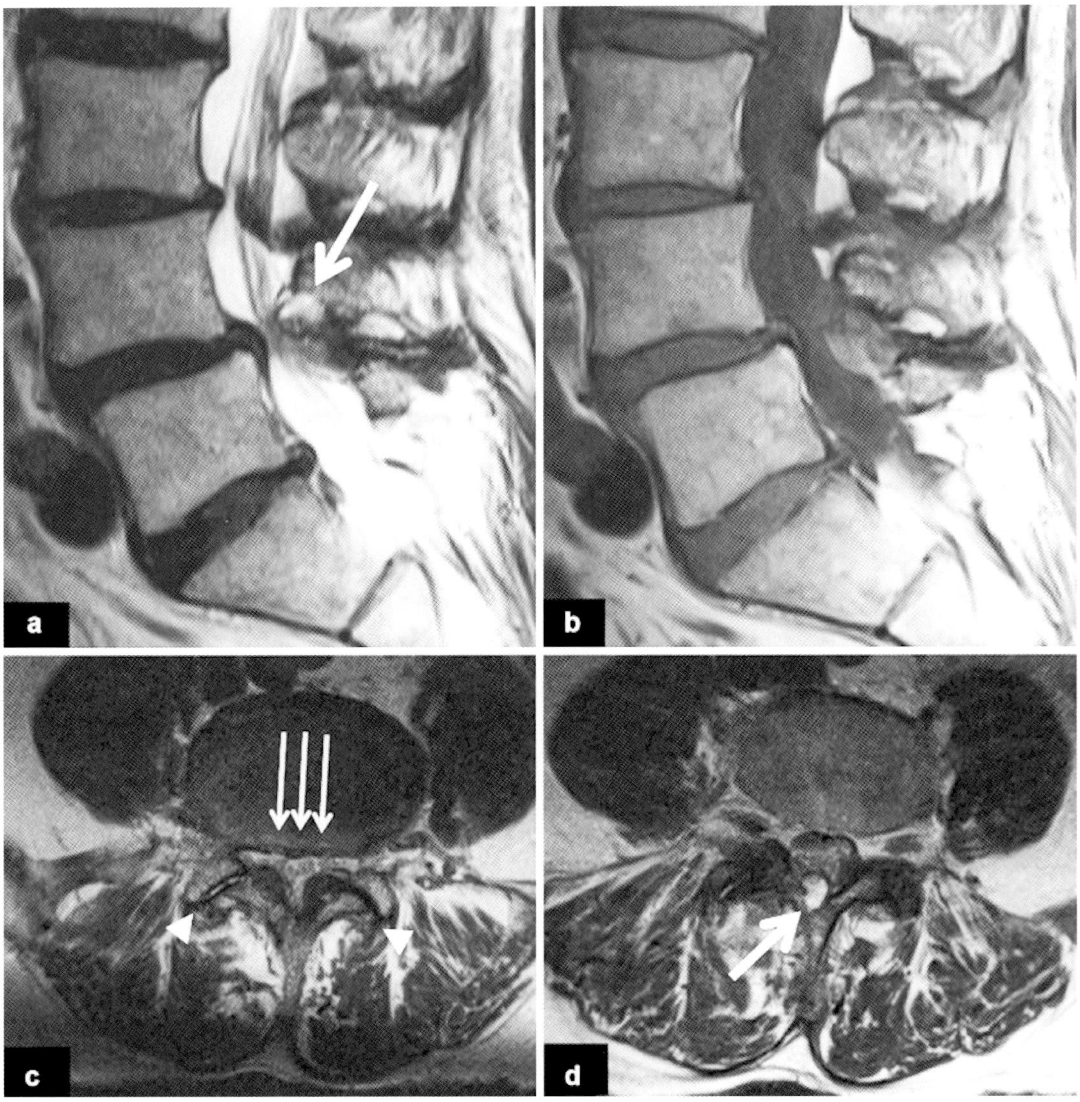

图 21.26 椎管狭窄和滑膜囊肿。一位表现为下腰痛的 78 岁患者的 MRI 图像。矢状位 T2WI（a）和 T1WI（b）可见由于 L4 前滑脱导致的椎管狭窄及滑膜囊肿（粗箭头）。轴位 T2WI（c，d）显示椎管严重的狭窄（小箭头），增生、退变的关节突关节（箭头），以及滑膜囊肿（箭头）

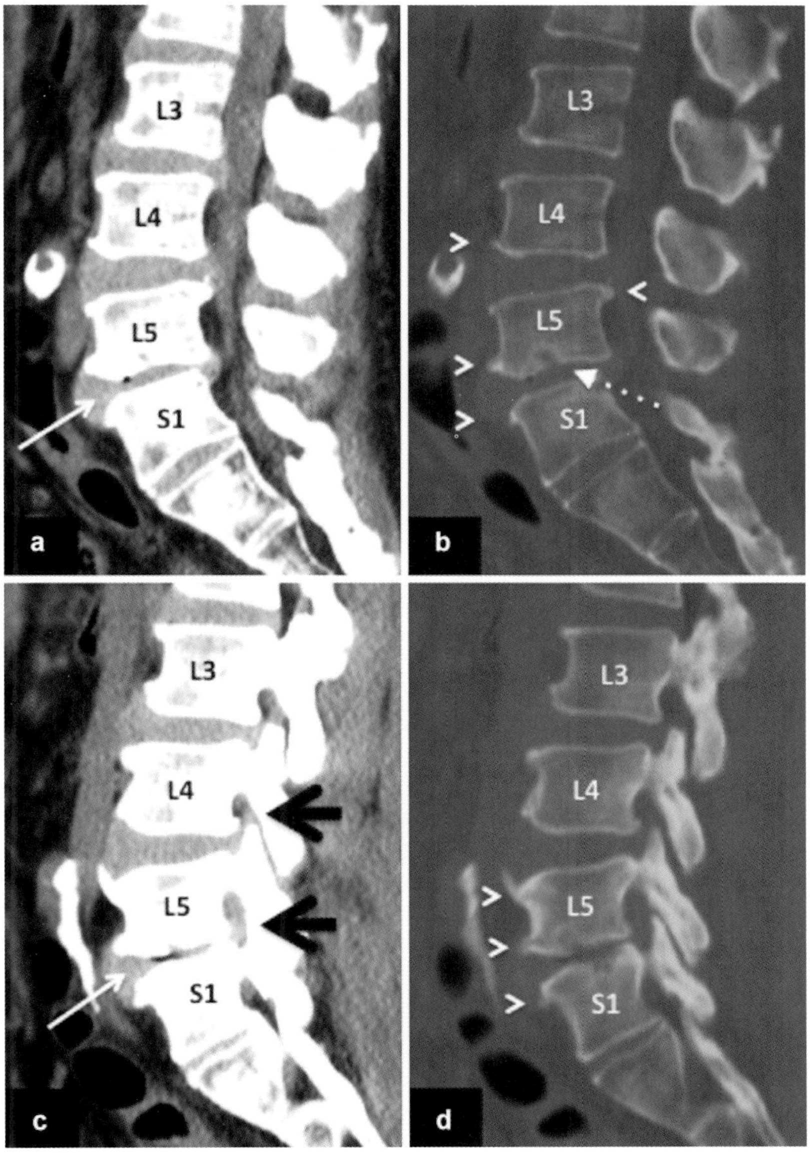

图 21.27 变形忤椎关节强硬。一位表现为右侧坐骨痛的 74 岁女性患者的 CT 图像。可见 S1 腰椎化畸形改变。软组织窗（a 和 c）可见椎间隙狭窄，以及 L3 ~ L4、L4 ~ L5，以及 L5 ~ S1 节段间盘退行性膨出改变（a）。“真空间盘”现象（白色箭标）是退行性疾病的征象。关节突关节和椎体终板的改变可见于骨窗（b，d）。骨赘形成多见于 L4 ~ L5 和 L5 ~ S1 节段（箭头）。这些退行性改变导致了右侧神经根孔（黑色箭标）的狭窄（c）。在 L5 下终板还可见到间盘向椎体间的突出（又称为 Schmorl 结节）（虚线箭标）（b）

- 对于腰椎过度前凸的患者，肥厚性骨骼增生也会出现在棘突之间，引发所谓的 Baastrup 病。
- 骨髓改变、反应性硬化及终板侵蚀可见于终末期。

临床特点

- 这些改变可能会导致下腰痛、晨僵、骨擦音，以及活动度下降等骨关节炎的典型特征。

影像学特点

- 肥厚性骨性改变可通过 CT 检查辨别，多见于腰椎椎体、棘突和骶髂关节（图 21.27）。
- 当骨赘较小时，一般在 T1WI 和液体敏感图像上表现为低信号。当骨赘增大，相较于正常骨髓，更多地表现为中等信号。
- 其他间盘退行性改变的特点也可以通过 CT 和（或）MRI 来进行观察（间盘疾病、椎管狭窄、神经根孔狭窄）。

（胡　岳　段婉茹　译）

参考文献

1. Belkoff SM (2007) Biomechanics of the spine. In: Van Goethem J, van den Hauwe L, Parizel P (eds) Spinal imaging, 1st edn. Springer, Berlin, pp 87–93
2. Jindal G, Pukenas B (2011) Normal spinal anatomy on magnetic resonance imaging. Magn Reson Imaging Clin N Am 19:475–488
3. Pfirrmann CW, Metzdorf A, Zanetti M, Hodler J, Boos N (2001) Magnetic resonance classification of lumbar intervertebral disc degeneration. Spine (Phila Pa 1976) 26:1873–1878
4. Marinelli NL, Haughton VM, Munoz A, Anderson PA (2009) T2 relaxation times of intervertebral disc tissue correlated with water content and proteoglycan content. Spine (Phila Pa 1976) 34: 520–524
5. Thompson JP, Pearce RH, Schechter MT, Adams ME, Tsang IK, Bishop PB (1990) Preliminary evaluation of a scheme for grading the gross morphology of the human intervertebral disc. Spine (Phila Pa 1976) 15:411–415
6. Goldie I (1958) Granulation tissue in the ruptured intervertebral disc. Acta Pathol Microbiol Scand 42:302–304
7. Nowicki BH, Haughton VM, Schmidt TA, Lim TH, An HS, Riley LH 3rd, Yu L, Hong JW (1996) Occult lumbar lateral spinal stenosis in neural foramina subjected to physiologic loading. AJNR Am J Neuroradiol 17:1605–1614
8. Modic MT, Ross JS (2007) Lumbar degenerative disk disease. Radiology 245:43–61
9. Sharma A, Pilgram T, Wippold FJ 2nd (2009) Association between annular tears and disk degeneration: a longitudinal study. AJNR Am J Neuroradiol 30:500–506
10. Fardon DF, Milette PC, Combined Task Forces of the North American Spine Society ASoSR, American Society of N (2001) Nomenclature and classification of lumbar disc pathology. Recommendations of the combined task forces of the North American Spine Society, American Society of Spine Radiology, and American Society of Neuroradiology. Spine (Phila Pa 1976) 26:E93–E113
11. Van de Kelft E, van Vyve M, Selosse P (1992) Postsurgical follow-up by MRI of anterior cervical discectomy without fusion. Eur J Radiol 15:196–199
12. Modic MT, Steinberg PM, Ross JS, Masaryk TJ, Carter JR (1988) Degenerative disk disease: assessment of changes in vertebral body marrow with MR imaging. Radiology 166:193–199
13. Choudhri HF, Perling LH (2006) Diagnosis and management of juxtafacet cysts. Neurosurg focus 20(3):E1
14. Filippiadis DK, Mazioti A, Argentos S, Anselmetti G, Papakonstantinou O, Kelekis N, et al (2015) Baastrup's disease (kissing spines syndrome): a pictorial review. Insights imaging 6(1):123–128
15. Botwin KP, Gruber RD (2003) Lumbar spinal stenosis: anatomy and pathogenesis. Phys Med Rehabil Clin N Am 14:1–15, v
16. Resnick D (1985) Degenerative diseases of the vertebral column. Radiology 156:3–14

基于病理生理学的慢性腰痛诊断和理解

22

Gerbrand J. Groen, Uli H. Beese, Erik Van de Kelft, and Rob J. M. Groen

22.1 引言

全科、骨科、神经科医生及疼痛专科治疗中心中最多的患者是患有慢性腰痛（chronic low back pain，CLBP）的患者。尽管现在大家认为对于疼痛的接受、表达及对于疼痛的个人反应是生理、社会及心理多因素造成的结果，但在以前，疼痛感受及神经传导的过程被认为是主要的影响因素。虽然我们接受如外周及中枢敏化所致的疼痛这样的术语，但是这其中大部分关于 CLBP 的病理生理机制只是基于动物研究的理解，这些结果是否可以推论到人类尚未可知。在实验条件下，所有的参数都可以仔细检查，然而，在患者身上，我们只能依赖于患者的病史、体征、症状和实验室的检查、影像学结果。不幸的是，在很多病例中，先进的医学影像学结果如功能影像，与患者的症状及临床表现并无明显关系[1]。局部的麻醉阻滞可以有效减轻症状，但是其作用也不应过分强调[2-4]。因而，在大于 80% 的 CLBP 患者中，无法找到明确的疼痛诱发因素。这也许很难让人接受，但是在这些患者中，为了了解患者的疼痛来源及确定是何种疼痛，我们只能特别依赖他们的病史和我们的临床发现，而不是先进的医学诊断工具。

和其他很多疼痛一样，在 CLBP 患者，我们最先将一般伤害性疼痛和神经病理性疼痛加以区分，以此进行不同的治疗。当疼痛变为慢性的时候，两者之间的区别不再显著。并且，这两种疼痛可能同时发生（图 22.1）。

由于病理生理机制和准确诊断十分复杂，在对 CLBP 患者的接诊中，医生都在致力于寻找疼痛的可能发生机制。这是广泛被认同的生物 - 心理 - 社会模式中的生物学部分。这种模式主要是强调疼痛可以是伤害性疼痛和（或）神经病理性疼痛。神经病理性疼痛以特征性的疼痛方式和神经系统功能缺损为特征，可能提示疼痛起源于外周性或中枢性神经系统。在一般伤害性疼痛中，特定的生理性刺激（有毒化学物质、机械因素及热刺激）合并由免疫系统介导的炎性物质（白介素及细胞因子）[5]，通过离子通道转化为电信号，在 Aδ 和 C 纤维中传递，将刺激传导至脊髓和中枢神经系统。由于深部伴节性疼痛与内脏牵涉痛类似，因此明确皮肤及脊髓节段性分布十分必要。

与内部器官疼痛感受的节段性分布类似，脊髓的神经分布也显示了多节段和节段间重叠的特点。因而，就我们现在的理解，疼痛的放射性分布在脊髓内并不是节段特异性或是组织特异性的。还因为这一原因，大部分被诊断为“非特异性慢性腰痛”的患者，引发症状的原因可能并非不是特异的。

慢性腰痛并不是诊断，而是对症状的描述。对于这部分患者，“诊断”可以提示病因和疼痛的本质。在这一章节，我们将试图描述病因和不同的慢性腰痛的机制。随着研究不断进展，这一描述可能不太恰当。然而，我们认为，在未来很长的时间中，在面对 CLBP 的患者时，描述表现

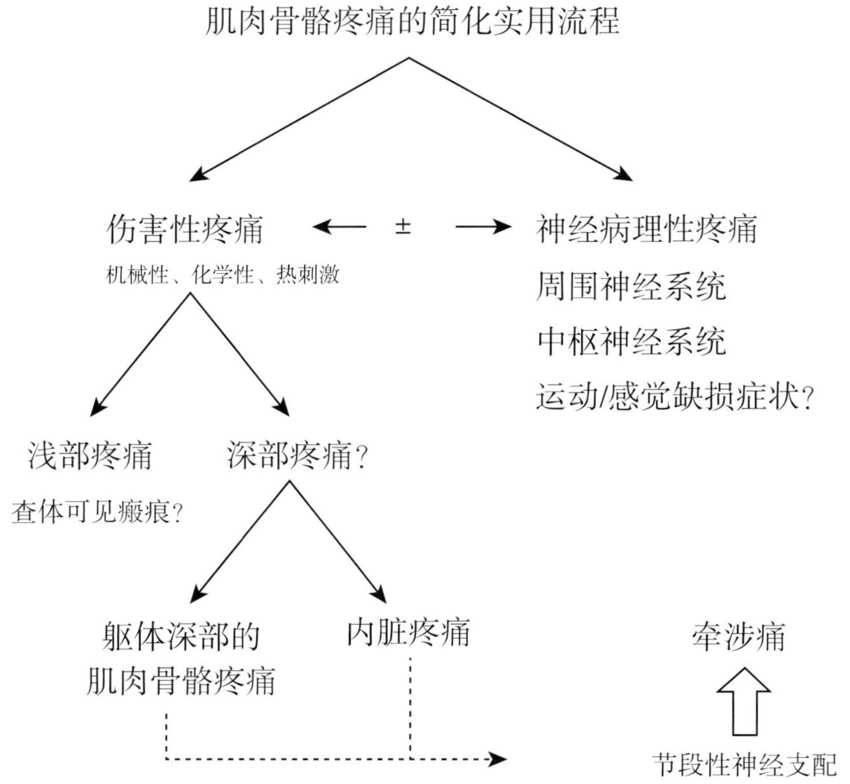

图 22.1 初诊慢性腰痛的简化流程图。若考虑是伤害性疼痛，必须满足两个条件：对痛觉感受器有足够的刺激（机械性、化学性或热刺激），以及该部位存在痛觉感受器。另外，躯体深部的肌肉骨骼疼痛可类似于内脏疼痛，即可以有牵涉痛。因此，理解脊髓结构的节段神经支配是必要的 [2,6]

可能仍是主要的内容。

在讨论特定的疼痛诱发因素和不同的疼痛机制之前，我们将先描述腰痛的病理生理学。

22.2 腰痛的病理生理学

22.2.1 脊柱的痛觉感受器

伤害性疼痛是由于伤害刺激了正常的痛觉感受器，感受器识别并对刺激（压力、极端温度、其他细胞释放的刺激性物质）做出反应，释放疼痛信号，通过神经系统的传导，对伤害或发生伤害的可能性做出识别和反应。这种疼痛产生过程是基于“健康”的感受神经末梢的感受和诱发，并有“静息”的神经末梢的参与。除了机械性和热刺激，这些健康的疼痛感受器也会被炎性物质激活，如质子、前列腺素、缓激肽、血清素、腺苷、组胺和细胞因子。在体内刺激实验 [7]，如椎间盘造影和疼痛激发实验，如高渗盐水注射和关节囊扩张 [8,9]，研究者发现了人类脊髓中痛觉感受器的直接证据。而免疫组织化学对神经肽类的检测或神经生理学实验提供了间接证据 [10]，证明游离神经末梢可部分作为痛觉感受器。目前，在几乎所有的脊柱结构中，都有痛觉感受器的存在，包括椎间盘、椎旁肌肉、韧带、神经根、关节突关节、硬膜、筋膜和骨膜等（表 22.1）。

22.3 脊柱及其周围组织的神经支配

根据神经支配的最初来源，脊柱通常被分为腹侧和背侧两部分，以椎间孔为界 [2,11]。腹侧神经支配包括交感神经和所谓的窦 - 椎神经（sinu-vertebral nerve），背侧神经支配通过脊神经的背侧支传递，不过以上概念是有争议的（讨论见下）。

在脊柱的腰骶段，腹侧部分包括椎体、椎间盘、前纵韧带、后纵韧带、腹侧硬膜，以及腰部肌肉。

表22.1　脊柱脊髓中痛觉感受器和交感感受器的免疫组化检测

	痛觉感受器							交感感受器		
	CGRP	SP	NADPHd	NOS	SNS/PN3	NaN/SNS2	游离神经末梢	TH	NPY	DBH
纤维环	+	+					+	+		
终板	+	+					+			
ALL/PLL	+	+	+				+	+	+	+
硬膜（腹侧）	+	+	+				+	+	+	
关节突关节囊	+	+			+		+	+	+	+
关节突关节滑膜褶皱	+	+					+			
黄韧带					+					
肋椎关节		+					+			

CGRP．降钙素基因相关肽，DBH．多巴胺 β- 羟化酶，NADPH．烟酰胺腺嘌呤二核苷酸磷酸 - 黄递酶；NaN/SNS2．感觉神经元特异性钠通道，NOS．一氧化氮合酶，NPY．神经肽 Y，SP．P 物质，TH．酪氨酸羟化酶，ALL．前纵韧带，PLL．后纵韧带。

背侧部分包括椎弓、关节突关节，以及关节囊、相连的韧带（棘上、棘间韧带，黄韧带）和背部肌肉（图 22.2）。

尽管前部 / 后部神经分布的概念是人为划分的，但这是基于生物力学行为和神经支配的不同。在定义上，背部硬脊膜较少受到窦椎神经硬膜支的支配，故被划分为背侧部分。根据神经分布和治疗方法，骶髂关节被认为是背侧部分。

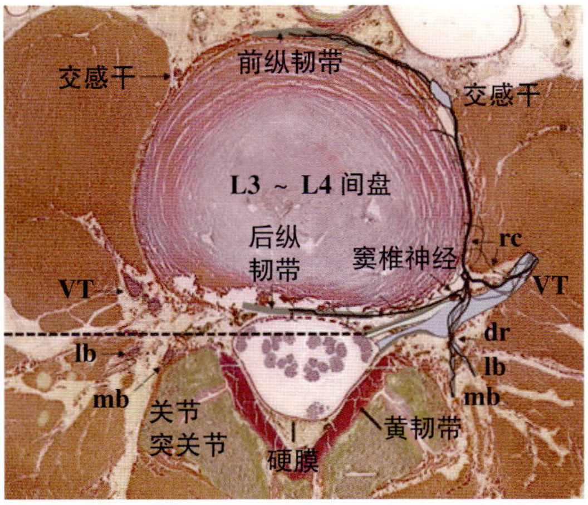

图 22.2　L3 ~ L4 椎间盘水平脊柱脊髓神经支配示意图（按比例进行组织切片、Mallory-Cason 三色染色）。
虚线为腹侧与背侧神经支配区域的分界。L3 脊神经分为腹侧支和背侧支，背侧支又分为内侧支和外侧支，分别支配关节突关节和背部肌肉。PLL/ALL 后纵韧带 / 前纵韧带。窦椎神经（svn）起源于脊神经与交感干的交通支（rc），返回椎管内支配后纵韧带、椎间盘（以及椎体）和硬脊膜。前纵韧带由交感干（Symp）的直接分支支配

因而，关于腹侧部分的诊断和治疗应该关注窦椎神经、交感干神经或脊神经。而对于背侧部分的症状，则应着眼于脊神经的背侧支。而关节突关节的相关症状，应关注邻近背侧支的内侧分支。对于骶髂关节的症状，应关注 S1 ~ S4 骶神经的背侧支。然而，具体方案并不是这么简单。这是因为，腹侧部分的神经分布是多节段和双侧起源的，以及腹侧和背侧部分引起的症状也有可能重叠。

22.3.1　腹侧部分的神经分布

猴子和兔子的实验结果与人类吻合很好[6,12]。基本上在脊柱的每个区域，都存在类似的模式：交通支（rami communicantes，rc）将脊神经与交感干连接起来并发出以下分支：

1. 发出返支经椎间孔进入椎管（即窦椎神经），支配后纵韧带和硬脊膜，以及相邻的椎间盘和椎体的背侧部分。
2. 发出分支支配脊柱外侧部分，包括椎间盘和椎体。
3. 发出连接脊神经背侧支与腹侧支的分支（图 22.2）。进一步分支直接起源于交感干，支配前纵韧带及其覆盖的骨膜和纤维环（图 22.2 和图 22.3）。

几乎所有上述分支彼此相互连接并形成神经网络（丛）。因此，支配腹侧部分的神经是通过3个不同的神经网络，分别是前纵韧带网、后纵韧带网（此二者都供应相邻的椎间盘）和腹侧硬膜网络。所有这些网络都有头尾方向和左右方向的联络。

22.3.1.1 前纵韧带神经网络

前纵韧带（anterior longitudinal ligament，ALL）包含一个非常紧密的神经网络（图22.3），具有许多横向和头尾向的连接，包括来自两个交感干（左和右）的直接分支。从这个ALL网络，神经纤维沿着血管进入椎体，也支配外部纤维环。在这些情况下，除了骨膜之外，椎体有神经支配，因而可能引起疼痛。ALL的神经支配是多节段的，即椎间盘及其黏附的ALL由至少3个相邻的交感神经和脊髓节段支配[2,6]（图22.3，表22.2）。这可能会令人惊讶，然而，这种情况与观察到的皮节的重叠神经支配是类似的。在大鼠较低节段的腰椎，有报道描述了ALL及L5～L6椎间盘和L2脊神经之间的连接，这种连接最可能是通过交感干上升连接的[13]。

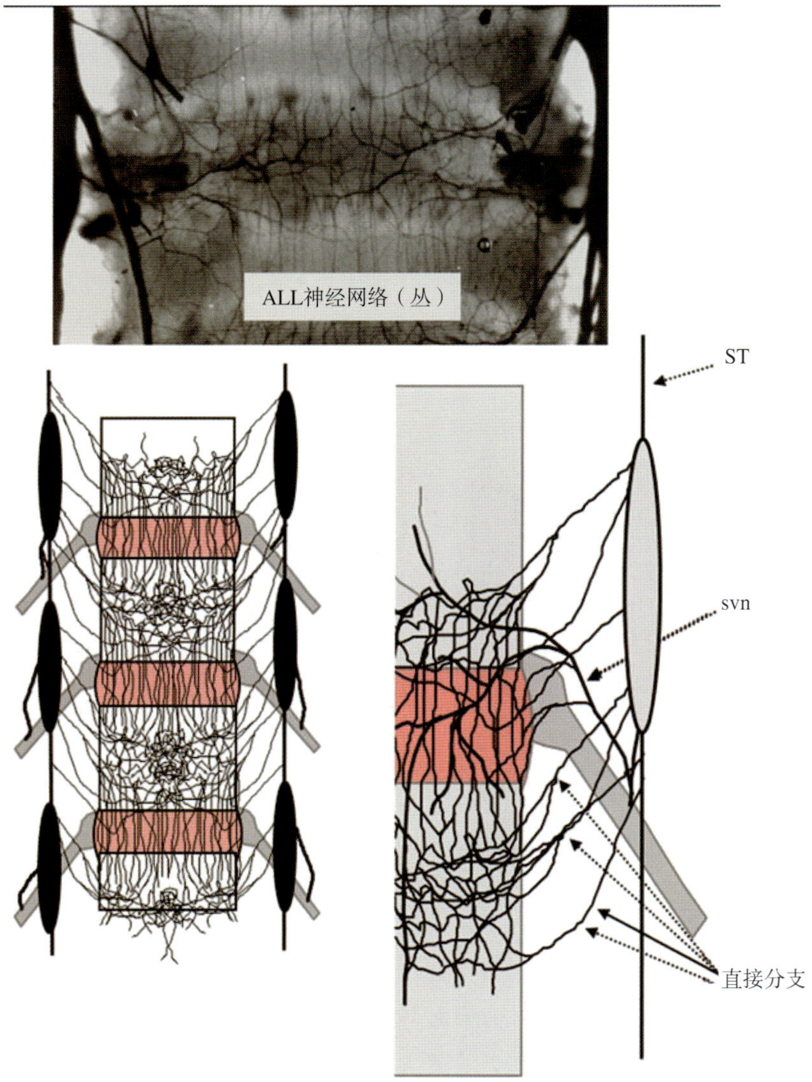

图22.3 上，ALL神经网络腹面观（人，乙酰胆碱酯酶神经染色，Groen等[6]）。下，ALL神经网络起源及多节段神经支配示意图（ST. 交感干，svn. 窦椎神经）

22.3.1.2 后纵韧带神经网络

后纵韧带（posterior longitudinal ligament，PLL）神经网络[6,14]的特征在于从两侧交通支（节段性脊神经和交感神经系统之间的交通支）起源的大大小小的窦椎神经的不断分支，并与上下节段的类似分支交互连接（图 22.4）。较大的窦椎神经的分支主要构成 PLL 神经网络的浅表部分，其在整个脊柱形成连续的纤维状结构，而与椎间盘连接更紧密的 PLL 网络的深部则接收更多来自较小的窦椎神经的局部节段性神经。此外，PLL 神经网络还支配椎体和硬膜外血管，以及后部纤维环的外层。

较大的窦椎神经通常平行于 PLL 的轮廓走行，并发出螺旋状分支至腹侧硬膜[12]（图 22.4）；然而，其模式是可变的。一般来说，二分法将窦椎神经描述为上升和下降两条分支并与相邻节段的分支互相连接。有报道提到横向窦椎神经横穿至椎管的另一侧，还有少数研究表明存在长节段的窦椎神经，上升或下降两个节段以上。虽然已有研究认为窦椎神经是区域性支配模式[15]，但有证据表明，个体内和个体间的差异比目前公认的要大[6]。

22.3.1.3 硬膜神经网络

第 3 个网络主要与腹侧硬膜相关。已证明人类胎儿的背侧硬膜就有神经支配，但数量少，不超过外侧 1/4 范围[12]。在兔子中神经的数量可能会更多一些[16]。然而，腹侧硬膜网络由较大的窦椎神经的主要分支和源于 PLL 神经丛的小的螺旋状神经构成，前者作为螺旋神经向背侧走行（图 22.4）[12,17]。这些神经的螺旋取向能够适应脊柱在屈曲 / 伸展运动过程中硬膜的头尾方向移位。

硬膜神经网络尤其表现出纵向走行的特点，因而其神经支配面积大大超过先前描述的 ALL 和 PLL 神经网络（图 22.3 和图 22.4）。即头侧最多可延伸 4 个节段，尾侧可到达硬膜神经丛进入水平。这就可以解释为什么硬膜神经可以扩展到 9 个节段（表 22.2），以及相邻硬膜神经之间存在大量重叠的现象。

虽然已经证明人类硬脊膜存在神经支配[17]，并有重要作用[16]，然而硬脊膜神经分布的存在及其在脊柱疼痛发病机制中的作用仍存在许多疑问[18]。在一项前瞻性、非手术治疗的腰椎间盘突出的研究中，如果硬膜囊较宽，硬膜被认为是主要的疼痛来源[19]。

22.3.2 背侧部分的神经支配

脊柱的背侧部分由脊神经背支的内侧、外侧和中间支（如果有的话）支配，其中最被重视的是关节突关节的神经支配[11]。关节突关节的关节囊和滑膜褶皱有神经支配。背部固有肌肉（多裂肉和最长肌）由脊神经背支的三个分支配，而关节突关节和棘上、棘间韧带的神经支配仅限于脊神经背支的内侧分支（图 22.2 和 22.5）。

大体解剖研究表明，在脊柱的所有区域，关节突关节由同侧相邻两个节段的脊神经背支的内侧支支配（即所在节段及上一节段）（表 22.2）（图 22.5）[11]。

因此，L4 ～ L5 关节突关节由 L3 脊神经背支下降的内侧支和 L4 脊神经的短暂上升的内侧支支配（也参见表 22.2）。需要强调的是，在上述“背侧部分神经”支配之外，关节突关节囊也由靠近邻近的“腹侧部分”神经、脊神经背支本身，以及邻近的内侧分支支配[20]。因此，诊断性背侧支的内侧分支阻滞不能够完全封闭关节突关节的神经支配。“关节突关节疼痛”诊断的部分问题在于其复杂的神经支配，几乎所有的邻近神经都有参与。理解这些解剖的意义在于我们可以知道通过射频加热的经皮关节突关节去神经过程不能使关节突关节失去所有神经支配，尽管迄今为止许多人仍然有这样的认识。同时，应该意识到，针对内侧支的措施，不仅影响关节突关节神经供应，而且还影响局部肌肉和肌腱的神经支配。在讨论关节突关节疼痛综合征的意义、含义甚至它是否作为一种疾病实体而存在的时候，应该考虑到这一点，特别是当局部麻醉阻滞有效时，关节突关节疼痛是做出诊断的主要或甚至唯一的阳性发现。此外，没有研究证明，进行“关节突关节阻滞”对多裂肌和最长肌神经支配有多

表22.2 脊柱节段神经支配模式（a）一般公式，（b）腰椎适用。

a 脊柱节段

节段	X-4	X-3	X-2	X-1	X	X+1	X+2	X+3	X+4
椎体前部 X									
椎体后部 X									
椎间盘前部 X/X+1									
椎间盘后部 X/X+1									
椎体前部 X+1									
椎体后部 X+1									
腹侧硬膜节段 X									
关节突关节 X/X+1									

b 脊柱节段

节段	Th12	L1	L2	L3	L4	L5	S1	S2	S3
椎体前部 L4									
椎体后部 L4									
椎间盘前部 L4 ~ L5									
椎间盘后部 L4 ~ L5									
椎体前部 L5									
椎体后部 L5									
腹侧硬膜节段 L4									
关节突关节 L4 ~ L5									

若存在长节段窦椎神经

大影响。

此外，双节段支配模式的一致性还存在争议[21]。Suseki 等[21]在大鼠中进行 L5 ~ L6 关节突关节的逆行追踪，并在 L1 ~ L5 背根神经节（DRG）中发现标记神经元，L3 的浓度最高，而根据“双节段支配规则”，标记的 DRG 神经元应只在 L4 和 L5。此外，他们发现 Th12 ~ L5 交感干的神经节中出现标记神经元，L1 和 L4 之间的数目最多。他们再次强调了交通支作为这些多节段连接的躯体感觉和节后交感神经通路的重要性，正如早期研究所证明[22]。他们的发现与早期有关交通支和脊神经背支之间直接联系的报道非常吻合[6,23]（图 22.2）。此外，这些研究还证实了腰部关节突关节有感觉神经和交感神经支配[24]。

22.3.3 骶髂关节的神经支配[25]

一般来说，骶骨和髂骨之间的滑膜关节是骶髂（sacroiliac，SI）复合体的主要组成部分。在骶髂关节（SI joint，SIJ）背侧的旁边，韧带同样是重要的组成部分。在 SI 复合体周围有大量的韧带，包括前、后骶髂韧带和髂腰副韧带、骶结节韧带和骶棘韧带。这些结构，包括邻近的多裂肌的神经支配都应该考虑。令人惊讶的是，这个部位神经支配的研究很少，随着近期人们认识到 SI 关节是慢性腰痛的原因之一后，相关研究才逐渐增加[9,25-27]。

毫无疑问，SIJ 可能是疼痛的来源，因为在骶髂软骨和周围的韧带结构的浅层中发现了痛觉

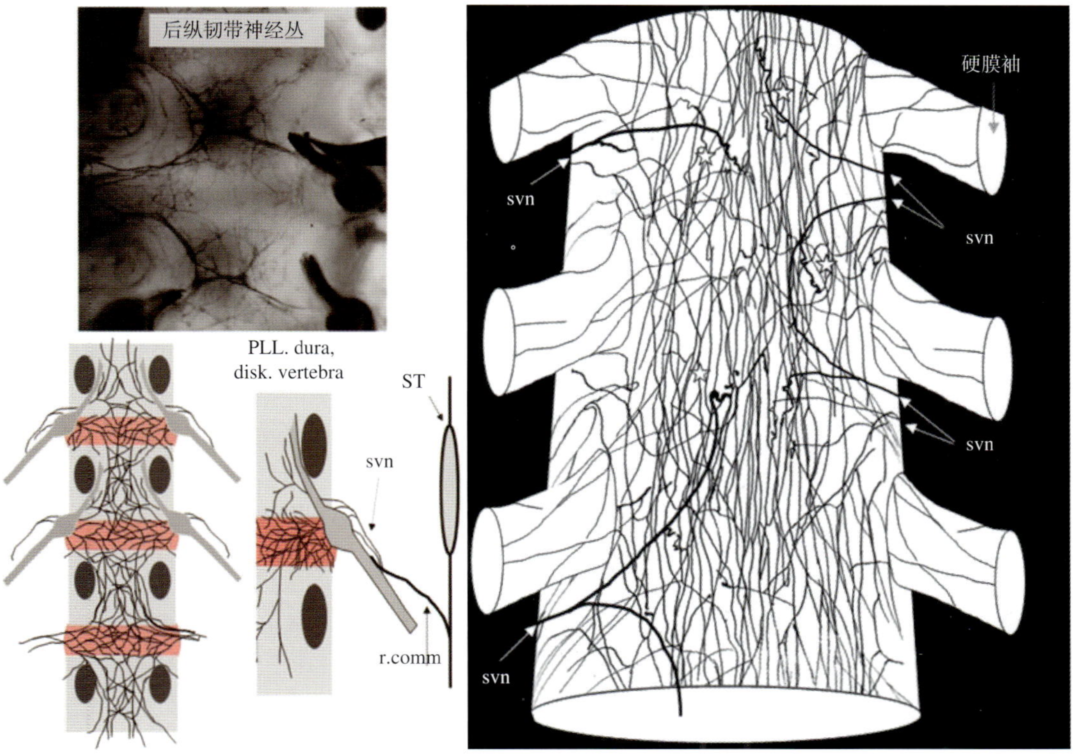

图 22.4 上左：PLL 神经支配背面观（人，乙酰胆碱酯酶神经染色[6]）示 PLL 神经网络的多节段神经支配与起源。PLL 神经丛还与腹侧硬膜神经丛螺旋状连接（上右图☆号所指）。窦椎神经（svn）起源于连通脊神经与交感干（ST）的交通支（r. comm.）

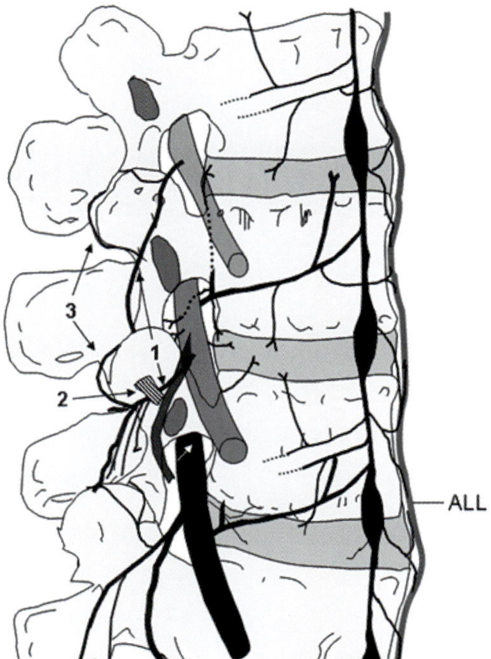

图 22.5 每个腰椎关节突关节至少由同一节段的脊神经（白箭头）背支（箭头 1）的内侧支支配，也由头侧脊神经的内侧支支配。神经阻滞可在该内侧支的起点进行（2）。每个关节突关节由上一节段脊神经的内侧支下行（1），以及同一节段内侧支短暂上行（3）支配。ALL．前纵韧带，Symp．交感神经节

肽P物质和降钙素基因相关肽（calcitonin gene-related peptide，CGRP）[28]。SIJ由L4和L5脊神经的腹侧支、上臀神经和L5、S1和S2的背侧支支配，尽管一些人认为S3（4）的背侧支是主要支配神经[29-31]。这种多节段神经支配模式解释了最近的“假性根痛”现象[25]。

一般来说，SIJ相关的疼痛是依据由SI试验诊断的，需要指出的是，单独的试验结果没有太大的诊断价值，结合骶髂关节（SIJ）的检查试验阳性，与单纯SI试验结果相比，更有诊断价值[32]。同时，当3种或3种以上的SIJ诱发试验阳性时，疼痛与SIJ相关的概率在65%～93%；当＜3种阳性时，SIJ不是疼痛原因的概率在72%～99%[33]。然而，长效或短效局麻药关节内SIJ封闭有效的患者中，放射痛的模式与无效的患者也有很多重叠，不能很好地区分（图22.6，左侧灰色数字）[34]。虽然这种重叠再次说明了这些脊柱结构的多节段神经支配的本质，但它对鉴别诊断没有帮助。只有在考虑疼痛强度分布时，大部分患者的疼痛分布（图22.6，图中右侧暗棕色区域）才出现了区分。在封闭有效的患者中，高强度区域位于髂后上棘附近（Fortin等[9]描述的所谓Fortin区域）；在封闭无效的患者中，高强度区域位于臀部较低的坐骨结节周围（“结节区”），两者之间几乎没有重叠。这表明，结节区域疼痛的患者有SIJ相关疼痛的可能性较小，而Fortin区域疼痛的患者更有可能出现SIJ相关的疼痛。

最后，有些病例中SIJ相关的疼痛可以很像坐骨神经痛[25,35,36]。这可以通过腰骶神经和SIJ支配神经之间的紧密邻近关系解释。个体组织切片（图22.7）中观察L5和S1脊神经位置关系，可见二者均绕过SIJ的腹侧，如果腰骶部坐骨神经痛（L5或S1）的直接原因不明确，该区域是否有病变刺激了L5和S1神经需要鉴别诊断。

22.4 哪里来的疼痛？

22.4.1 伤害性疼痛

- 原发性脊髓伤害性疼痛综合征是疼痛门诊患者最多的一种主诉[2,37]。刺激阈值下降是疼痛的主要原因，纤维组织的机械形变是次要的[1,38]。在晚期，外周和中枢敏化机制引起疼痛的恶化和慢性化[38]。
- 继发性疼痛综合征，是指疼痛放射至由椎间盘突出或退行性病变（如关节突关节炎）引起相应神经受压所支配的皮节区，这种疼痛一般被视为神经病理性疼痛。然而，在我们看来，与腰椎间盘突出相关的根性疼痛综合征首先应被认为是一种伤害性疼痛综合征，因为这种疼痛是直接机械或伤害性化学刺激的结果。最近有报道称磷脂酶A2是一种炎症性刺激成分，在椎间盘突出症导致疼痛的患者中浓度增高，对背根神经节（dorsal root ganglion，DRG）细胞有神经毒性[39]。伴随的免疫反应，可诱发释放炎症因子如肿瘤坏死因子α（TNFα）、白细胞介6（IL-6）、白介素8（IL-8）和前列腺素E2（prostaglandin E_2，PGE2）[40]，刺激脊髓痛觉感受器而引起疼痛。
- 临床研究表明，若未暴露于椎间盘组织、轻度的机械刺激、神经根无压缩或拉伸，不会引起疼痛。与此相反，神经根与突出的椎间盘组织的接触会产生持续的、与术前疼痛相似的坐骨神经痛[7]。直接的张力，或牵拉硬膜袖套、腹侧硬膜或DRG远侧神经可能加重对神经根/DRG的牵引。在同一项研究中，所有手术的患者术中都可见神经周围的纤维化。与直接刺激神经根相反，瘢痕组织的刺激并没有引起疼痛[7]。这些研究结果在一个很好的大鼠模型研究中得到了证明，这表明只有髓核组织导致神经根和（或）DRG敏化之后机械刺激才会引起疼痛[41]。
- 虽然这些数据表明，引起的疼痛只与敏化的神经根和（或）DRG有关，但不能除外直接组织来源的疼痛。例如，对清醒的患者在椎间盘水平直接刺激ALL和PLL可以引起疼痛[7]，而在某些情况下，硬膜引起疼痛也发挥着重要作用[16,19,42]。这并不出乎意料，因为腹侧硬膜和PLL是密切相邻的，可能有共

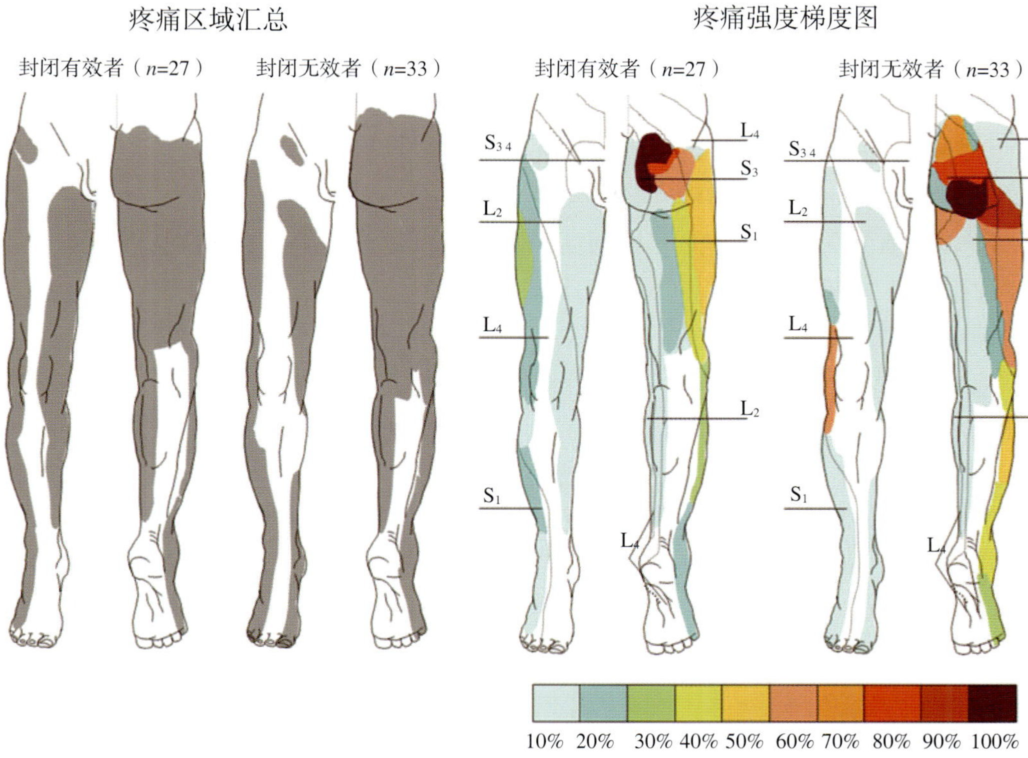

图 22.6　长效或短效局麻药 SIJ 关节内封闭有效或无效的患者的放射痛的模式。左侧为疼痛范围的平铺汇总，右侧为根据疼痛强度绘制的梯度模式图 [34]。需要注意，腰椎皮节区域的疼痛可能起源于 SIJ，SIJ 的神经支配如正文中文字所述（经出版商许可）

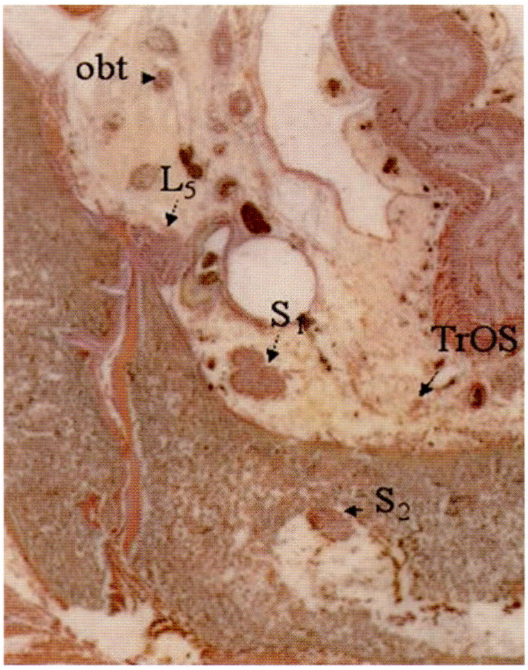

图 22.7　骶髂关节轴位组织切片，示 L5、S1 神经与 SIJ 腹侧关节囊之间的邻近关系。Mallory-Cason 三色染色法。Obt．闭孔神经，TrOS．交感干

同的刺激源。可能二者都是疼痛的原因。在一项以前的研究中发现，若腰椎间盘的纤维环外层有破坏，无论纤维环外形轮廓有无变形，患者都有下肢疼痛 [43]。除了纤维环可以作为疼痛的直接来源 [44,45]，PLL 和局部硬膜被认为也是疼痛来源，因为它们是首先被膨出的椎间盘影响到的结构。其他的疼痛机制包括神经根受压和（或）椎间盘内容物泄露直接刺激神经根导致疼痛 [43]。

- 一般认为，关节突关节也是疼痛的来源。很多高渗生理盐水或关节内注射关节囊扩张刺激研究阐明了单个关节突关节的疼痛投射区域 [9,26]。然而，对关节突关节疼痛的诊断仍有争议，因此也没有恰当的治疗方法。
- 最后，在退行性疾病中，局部因素导致疼痛可能是主要的原因。在人类严重退化的椎间盘中，椎间盘内注射会引起疼痛，在椎间盘纤维环深部组织内也观察到细小神经纤维的

生长[44]。此外，再次强调椎体的终板对椎间盘营养的作用[46]。在重度腰痛、椎间盘高度明显减少的患者，椎板及椎体中可见血管和神经增生现象。CGRP-ir 神经纤维的密度增加，可见 P 物质和神经肽 Y（NPY）-ir 神经纤维，部分与血管无关。结果提示，椎间盘严重退化的患者，终板和（或）椎体可能是疼痛的主要来源[46]。

- 神经根压迫与神经根痛的关系见表 22.3。在一些老鼠和人的研究中，Kobayashi 等[47]强调了神经根营养的作用和神经根的压缩损伤，最后导致的是脊髓背角的神经传入减少。由于相邻的皮节神经相互重叠约 50%，所以可能出现节段性神经痛，但没有明显的感觉缺失。

22.4.2 神经病理性疼痛

国际疼痛研究协会（the international association for the study of pain，IASP）将神经病理性疼痛定义为，由病变或疾病影响躯体感觉神经系统而引起的疼痛[48]。为了提高诊断率和选择最佳治疗方案，建议更好地理解基础病理生理学。

Baron 等将神经病理性疼痛分类四大类[49]：

- 周围神经系统的病灶或多灶性病变（如背部手术失败综合征）。
- 周围神经系统的广泛病变（多神经病变）。
- 中枢神经系统（CNS）病变。
- 复杂神经病理性疾病（复杂局部疼痛综合征 CRPS）。

神经病理性疼痛的典型临床症状表现为各种症状的排列组合。感觉查体包括触觉、针刺觉、压力觉、冷、热、振动觉等。刺激诱发的（阳性）疼痛类型包括感觉迟钝、痛觉过敏，或痛觉异常，并根据刺激动态或静态的特点有所不同。检查时，应该在疼痛异常最明显的区域进行测试，对侧被用作对照。

表22.3 关于神经根病变的可能发生机制，以及根性疼痛中的神经病理性疼痛成分的机制调查[47]

压迫导致神经根病变的出现
慢性神经根压迫之后导致：
蛛网膜下腔梗阻导致脑脊液对神经根的营养减少
静脉淤血引起以下级联反应：
神经根内神经血管屏障减少
神经根内血管通透性增加
神经根水肿增加
轴索流动紊乱
大直径有髓纤维退变
纤维化
传导速度减低

22.5 外周敏化

无髓鞘的 C 纤维和薄髓鞘的 Aδ 纤维特异性痛觉感受器感受潜在或真正的损伤刺激。周围神经病变可诱发异常的敏感性，使这些神经元产生病理性自发活动。在初级传入神经的水平，神经损伤可以触发分子和细胞的改变（图 22.8 和图 22.9）。

22.6 中枢敏化

周围痛觉感受器活性提高可以导致脊髓背角的变化（图 22.10）。接受多种冲动的脊髓神经元称为宽动态范围神经元（wide-dynamic-range neurons），接受伤害性刺激和非伤害性刺激的突触传入，其兴奋性提高（图 22.11）。这种兴奋表现为对有害刺激的神经元反应增强，接受刺激的范围的扩展，并且这种活性提高会向脊髓其他节段扩展。这种中枢致敏作用是由经病理致敏的 C 纤维的活动发起和维持的，这反过来又通过释放谷氨酸和神经肽 P 物质使脊髓背角神经元敏化，其中谷氨酸作用于突触后（N-methyl-D-aspartate，NMDA）受体（图 22.11）。周围神经病变诱导背角突触后二级神经元表达钠通道 Na_v 1.3。在促进中枢敏化的不同细胞内级联反应中，丝裂原活化蛋白激酶系统（mitogen-activated protein kinase system，MAPK）是最重要的一个。它导致脊髓、大脑和脑干的疼痛感觉机制发生改变。一旦中枢致敏性建立，脊髓信号传导神经元就可以被通常无害的触觉刺激所激活。中枢神经元的电压门控N-钙通道位于初级传入神经突触前成分，促进谷氨酸和P物质释放。这些通道在周围神经损伤后发生过表达[49]，将机械、热和化学刺激转化为神经冲动的分子，这些冲动传递到中枢神经系统的过程，以及痛觉感受器的多样性，通过一系列的生物、社会和心理因素相互影响，使得这种病理过程更加复杂。

22.7 哪种疼痛？

除了疼痛的病因问题，在处理患者的慢性腰痛时，另一个重要的问题是疼痛可能是什么性质的？当能够回答这个问题的时候，疼痛的原因可能就知道了，你就可以做出正确的诊断（图22.11）。

- 轴性伤害性疼痛：这是对正常的刺激的正常疼痛反应，如神经压迫、负荷、炎症和有害的刺激。临床上，没有皮肤异常感觉，也没有明显牵涉痛。
- 轴性神经病理性腰痛：这种疼痛的主要原因是长期的有害刺激导致外周/中枢敏化，以及病理组织如退化的纤维环中异常的新生神经纤维所致。通常，刺激诱发的疼痛可分为感觉迟钝、痛觉过敏或异常痛觉，并根据刺激是动态或静态来分类。对于因为退化椎间盘中异常的新生神经纤维导致的长期轴性神经病理性疼痛患者，典型的表现是触碰腰部皮肤时会伴有痛觉过敏及继发的多裂肌痉挛。
- 牵涉痛：对于椎间盘退化长期轴性神经病理性疼痛患者，病因是退化的椎间盘中长入了异常的新生神经纤维，这可以解释腰部皮肤痛觉过敏，以及继发的多裂肌痉挛。
- 间歇性根性疼痛：因为间歇性机械压迫神经根所致，最常见的情况是腰椎过伸时诱发单腿或双腿的放电样疼痛。
- 中枢敏化：这种疼痛性质不再与有害刺激有关。如果中枢敏化已经建立，正常的无害触觉刺激也能够激活脊髓的痛觉传导通路，这是一种异常的反应。对于中枢敏化的患者应警惕慢性疼痛综合征（见第23章）。

22.8 不同疼痛模式的临床共识

如果上述所有脊柱结构都可能是疼痛的来源（疼痛来自哪里？），那么这些深部躯体结构的伤害性刺激就会引起深部躯体的牵涉痛[51]。例如，硬膜神经的扩张和重叠会导致从多个节段到局限脊髓节段的会聚输入，同时，它意味着局部硬脑膜刺激导致脊髓的多节段输入，从而为硬膜疼痛的大范围牵涉痛提供基础，如脊膜炎病例所遇到的情况。在许多疼痛源自颈椎的患者，肩胛间区疼痛（上胸段支配）是一个共同的特点。虽然这被描述为所谓的附加硬膜节段牵涉痛（extra segmentally referred dural pain）[42]，硬膜的多节段神经支配可能更好地解释这一现象。

这种多节段或双节段，甚至部分区域为双侧支配的神经分布模式，也提示了ALL、PLL、椎间盘，或关节突关节的牵涉痛机制。在脊柱的神经支配模式中，这种大量的重叠意味着很难确定具体的受累节段，因为多个刺激来源可能都投射到相同的脊髓节段[2,6,52]。例如，从表22.2可以推测，我们感受到的某个皮节区“X”的疼痛，实际可能起源于椎间盘“X-2/X-1”到“X+2/X+3”，甚至可以是更远节段的硬膜。因此，如果患者初始诊断的治疗效果不佳，则可以再将目标扩展到两个相邻的节段。同时必须考虑到，这种类似网络的神经支配，以及与交感干的连接提供了支配神经绕过标准传导通路的可能。据报道，L4 ～ L5和L5 ～ S1的中央型椎间盘突出，可能会引起腹股沟区域的疼痛（L1、L2皮节区），特别是在老年人容易出现这种情况[53]。一些巧妙的临床和基础研究发现最低位的椎间盘可以有远隔的神经支配[14]。研究中观察到在大鼠的L5 ～ L6椎间盘，以及前后的ALL和PLL，其支配神经

症状	过程、机制	靶点	理想药物	可用药物
自发疼痛（刺痛）	外周痛觉感受器兴奋性增高，异位冲动在背根神经节震荡	钠通道	选择性钠通道阻断剂	利多卡因 卡马西平 奥卡西平 拉莫三嗪 TCA
自发疼痛（持续痛）	**外周痛觉感受器敏感化** 神经炎症 细胞因子释放	细胞因子	细胞因子拮抗剂 环加氧酶阻断剂	TNF-α 拮抗剂 NSAIDs ?
热诱发方面	热刺激感受阈值降低	TRPV1 受体	TRPV1 受体拮抗剂	辣椒素软膏
冷诱发方面	冷刺激感受阈值降低	TRPM8 受体	TRPM8 受体拮抗剂	薄荷醇?
静止机械诱发方面	机械刺激	ASIC 受体	ASIC 受体拮抗剂	?
交感持续性疼痛	去甲肾上腺素	α 受体	α 受体拮抗剂	酚妥拉明 交感阻滞剂 TCA
	组胺	组胺 H1 受体	H1 受体拮抗剂	TCA
	中枢后角兴奋性增高			
	脊髓水平中枢性敏化 持续性 C- 输入导致突触传递增加 C 纤维输入放大	突触前： μ 受体 钙离子通道（α2-δ）	μ 受体拮抗剂 钙离子通道阻断剂 α2-δ 配体	阿片类 加巴喷丁 普瑞巴林
动态机械诱发方面	Aβ 纤维输入门控（动态机械性痛觉过敏） Aδ 纤维输入门控（点状机械性痛觉过敏） 髓内抑制性中间神经元↓（功能性，退行性）	突触后： NMDA 受体 NK1 受体 钠通道 细胞内瀑式反应	NMDA 受体拮抗剂 NK1 受体拮抗剂 选择性钠通道阻滞剂 MAPK 介质	氯胺酮 右美沙芬 卡马西平
	GABA 能神经元	GABAβ 受体	GABAβ 受体拮抗剂	巴氯芬
点状机械诱发方面	阿片能神经元	μ 受体	μ 受体拮抗剂	阿片类
	脊髓水平以上下行调节系统改变			
	抑制性调控↓（去甲肾上腺素，5-HT）	α2 受体 5-HT 受体	α2 受体拮抗剂 NA/5-HT 再摄取阻滞剂	可乐定 TCA 文拉法辛 度洛西汀
	易化性调控↑	?	?	?

图 22.8　神经病理性疼痛与临床症状体征关系模式，以及可能的治疗靶点。

5-HT 5 羟色胺，AS1C 酸敏感离子通道，GABA．γ- 氨基丁酸，MAPK．丝裂原活化蛋白激酶，NK1．神经激肽 1，NMDA．N- 甲基 -D- 天门冬氨酸，NSAIDs．非甾体抗炎药，SMP．交感持续性疼痛，TCA．三环抗抑郁药，TNF-α．肿瘤坏死因子 -α

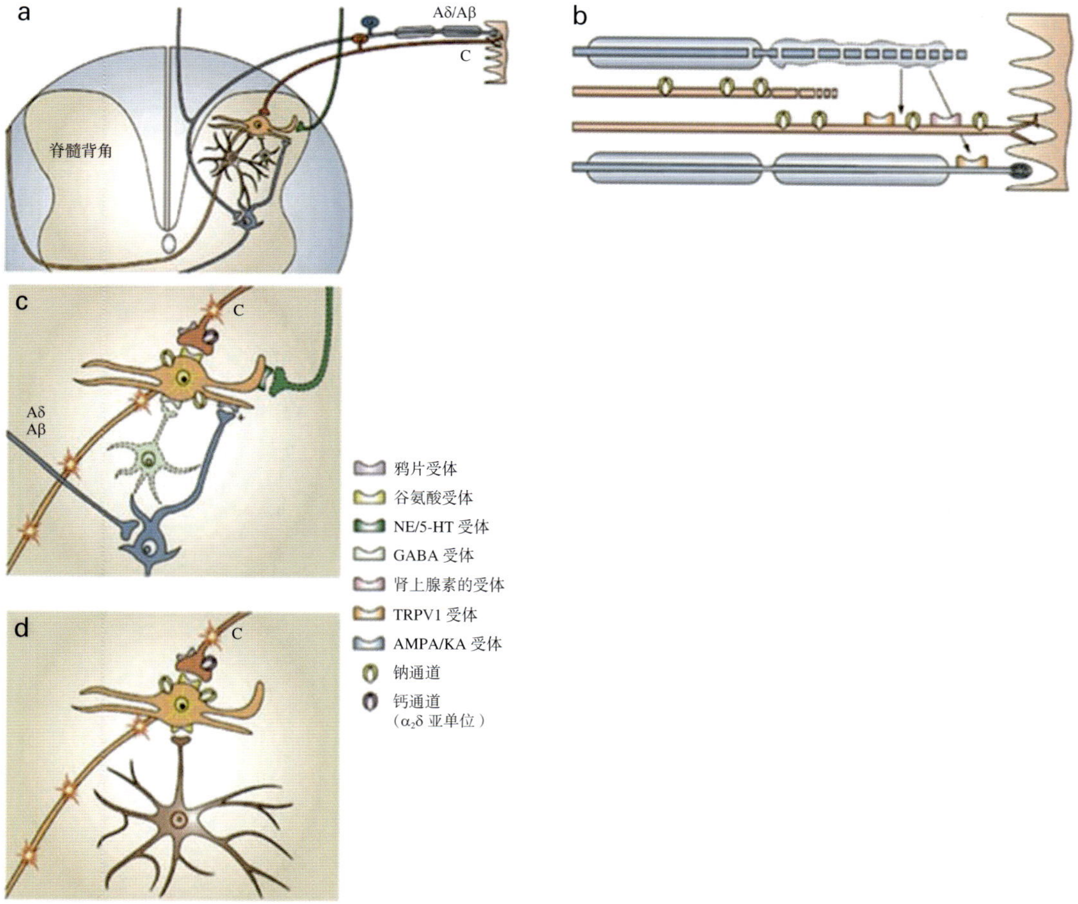

图 22.9 神经病理性疼痛的外周和中枢敏化机制（经允许引自 Nature Reviews Neurology [49]）。

(a) 脊髓背角的主要传入通路及其连接。伤害感受 C 纤维（红色）终止在上板的脊髓丘脑投射神经元（橙色神经元），而非伤害感受的有髓 A 纤维投射到更深的板层。二级投射神经元是宽动态范围（WDR）类型，即它接受从伤害性感受器的直接突触输入，也接收有髓 A 纤维多突触的输入（蓝色神经元系统）。γ- 氨基丁酸（GABA）能中间神经元（绿色神经元）通常在 WDR 神经元上施加抑制性突触输入。此外，下行调控系统也与 WDR 神经元有突触联系（绿色代表下行抑制投射）。脊髓胶质细胞（褐色细胞）也与 WDR 神经元有联系。

(b) 部分神经损伤后，周围神经系统主要传入神经元的变化（伤害感受性 C 纤维，红色；非伤害感受的有髓 A 纤维，蓝色），导致外周敏化。有些轴突损伤并退化（上方二轴突），而其他（下方二轴突）仍然是完整的并与周边终末器官（皮肤）连接。损伤导致 C 纤维上钠通道的表达。此外，与沃勒变性相关的产物，如神经生长因子在残留的纤维附近表达（箭头），刺激未损伤的纤维表达通道和受体（钠通道、TRPV1 受体、肾上腺素受体）。

(c) 伤害感受 C 纤维的自发活动诱发中枢感觉处理的继发变化，导致脊髓兴奋性提高（二级 WDR 神经元的中枢敏化，橙色神经元的星号标记）。这导致从感受机械刺激的 A 纤维（轻触觉和点状刺激；蓝色神经元系统）传入的信号被感受为疼痛（动态和点状机械性疼痛诱发；"+" 指示通过 AMPA/KA 受体的突触门控）。几种突触前（阿片受体，钙通道）和突触后的分子结构［谷氨酸受体、NE（去甲肾上腺素）受体、5- 羟色胺受体、GABA 受体、钠通道］参与中枢敏化。抑制性神经元和下行调控系统（绿色神经元）在神经损伤后发生功能失调，导致抑制不足或易化脊髓背角神经元，进一步加重中枢敏化。

(d) 周围神经损伤激活脊髓非神经元的胶质细胞（褐色细胞），通过释放细胞因子和增加谷氨酸水平进一步增强 WDR 神经元的兴奋性。5-HT．5- 羟色胺，GABA．γ- 氨基丁酸，NE．去甲肾上腺素

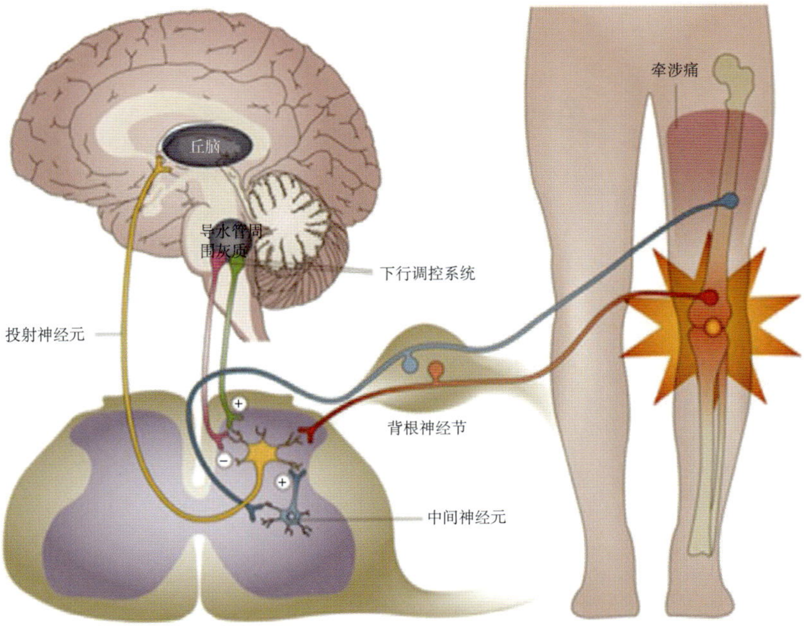

图 22.10 右膝伤害性疼痛中枢敏化的简化示例（PAG，导水管周围灰质）（经允许引自 Nature Reviews Rheumatology[50]）

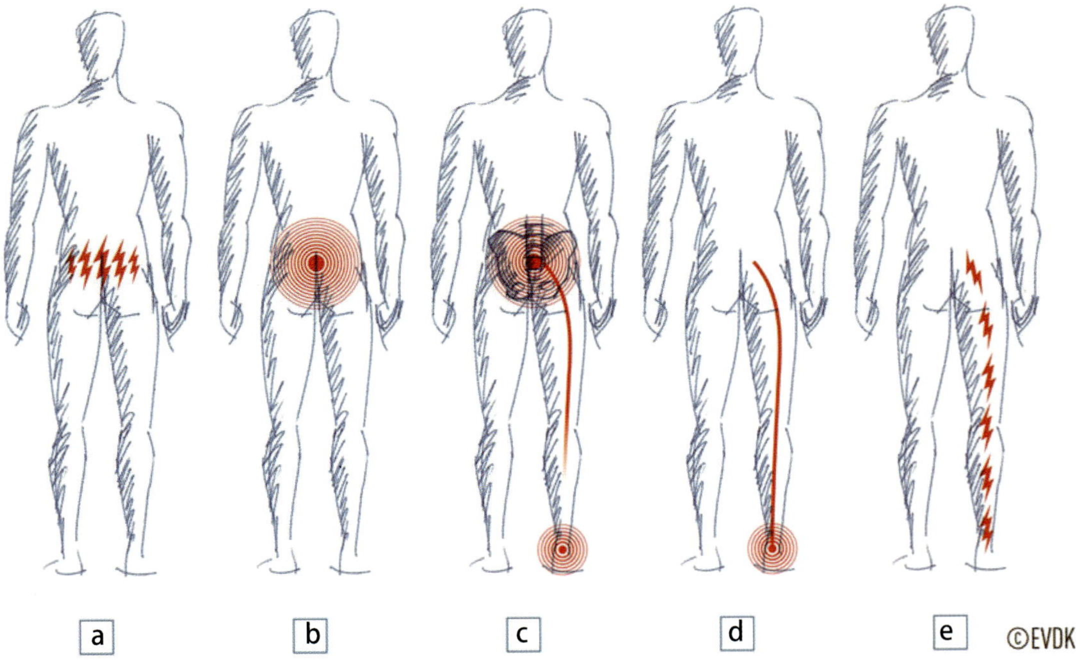

图 22.11 不同疼痛类型的示意图。

在慢性腰腿痛的病例中，正确的诊断不仅是识别疼痛的原因，而且要明确疼痛的性质；“患者究竟是哪种疼痛？”（a）轴性机械性疼痛，这种疼痛主要是机械的，仰卧时可减轻。（b）神经病理性腰痛，这种疼痛的原因可能是退化椎间盘的病理性新生神经支配，疼痛的特点是持续性的腰痛和触碰腰部皮肤时的痛觉过敏。（c）背部手术失败综合征（FBSS）的神经病理性腰腿痛，外周和中枢敏化在这种疼痛感知中起重要作用。（d）神经病理性根性疼痛，可出现在长期根性症状后或 FBSS。（e）典型的放电样疼痛，疼痛的部位在相应神经根支配的皮节区，提示神经根受到刺激，主要由间歇性机械压迫所致，例如在神经孔狭窄或椎间盘突出症的病例中在 L2 节段进入脊髓后角。

这些可能的传导通路如图 22.12 所示。神经纤维经交通支进入交感干上行，再通过更高节段的交通支连接到 L2 脊神经。另一条可能的通路是前述的 PLL 网络和长节段窦 - 椎神经，早期被描述为“下行的 Roofe 神经”[6]。这些研究提示，对于一些患者局部 L5 神经阻滞无效不能说明问题，L2 脊神经阻滞（或在该水平交感神经阻滞）可能会给予充分的止痛，这在一些临床研究中也有过报道[54]。

疼痛转移到另一侧通常被认为“非器质性”疼痛的标志。然而，我们认为这个结论也是应该慎重的，因为这种现象也可以通过双侧神经支配和有时可见的交叉窦 - 椎神经来解释。在一项研究中，在椎间盘的水平刺激神志清楚的患者右侧的 PLL 导致右侧疼痛，其后转移到左侧疼痛[7]。

对个体关节突关节疼痛投射区的研究主要研究对象为志愿者[9]。他们不仅描述了或多或少的标准牵涉痛部位，但也描述了大量相邻关节突关节牵涉痛的重叠部位，这不利于精确的定位诊断。然而，患者和志愿者相比，牵涉痛的部位明显更加扩大、更多重叠，例如颈椎区域[55]。这种现象在慢性疼痛患者更为常见，研究显示更大和（或）更持久的刺激导致牵涉痛的区域加大[51]。目前，我们将这些现象解释为致敏现象。

22.9 持续疼痛患者

当急性疼痛持续的时间比组织修复的时间更长，目前认为 3 个月，疼痛则转变为长期疼痛，患者有很高的机会发展成慢性疼痛，甚至发展成慢性疼痛综合征（见第 24 章）。在慢性疼痛患者中，敏感化和疼痛的行为可能占主导地位。敏感，最近定义为“痛觉神经元对正常刺激的反应增强和（或）对低于正常阈值的刺激做出反应”[56]，是伤害性疼痛和神经病理性疼痛的外周或中枢通路中异常的分子过程，导致痛觉过敏和异常性疼痛（见前述）。外周敏感化是暂时的，

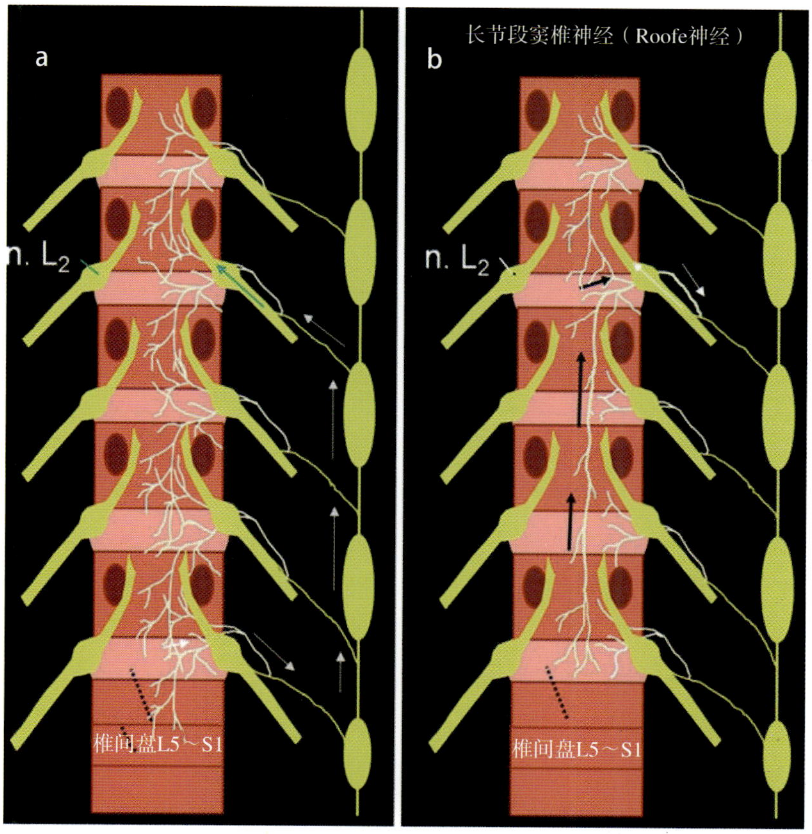

图 22.12 感觉神经纤维从 L5 ～ S1 到 L2 的通路。(a) 通过交感干；(b) 通过 PLL 网络

局限在损伤部位，离子通道表达增加，离子运输增加，最终改变了对热刺激的敏感性（原发性痛觉过敏）。这个过程并不完全是神经元的；局部免疫反应的粒细胞和吞噬细胞也参与其中。然而，中枢敏化是一种长期的反应，它不局限于受伤部位（刺激的接受区域增加），它导致了（继发性）痛觉过敏和异常疼痛。它涉及脊髓后角神经元的改变，并导致一种NMDA受体介导的感觉过敏并激活Aβ神经元。在这里，非神经元的结构也参与敏化过程，例如这里的胶质细胞-神经元的相互作用。最后，在慢性疼痛（综合征）中，出现了张力性抑制调控的缺失（失抑制），如此非痛性刺激也会引起疼痛[5]。

要强调的是，“伤害感受（nociception）”不等同于“疼痛（pain）”。伤害感受是伤害刺激传导到大脑高级中枢，被转化为意识并以不愉快的体验作为应对的过程。因此，简单地说，大脑中枢可以被认为是将传入的伤害性刺激“解释”为疼痛。因此，任何对这个转化过程的干扰都会影响到疼痛的感受。

其中几个中枢可解释疼痛的各种行为。例如，前扣带皮层（anterior cingulate cortex，ACC）负责情绪和注意力，都有高密度的μ阿片受体。此外，胼胝体膝部周围的ACC，对传入伤害性信号的不愉快程度进行测量，与不愉快程度和疼痛强度高度相关。

还有杏仁核，负责对预期疼痛的期望和恐惧，也有高密度μ-阿片受体。海马参与了记忆和疼痛的关系，最后，脑干对于疼痛和自主感觉的上升传入，以及下行调控也是很重要的（图22.13）。

它表明，将伤害性信号转化为疼痛受大脑处理过程影响，这个过程超出了初始神经网络范畴。虽然最近已经开始是否真的存在这样的疼痛基质的讨论，但在我们看来，它的使用可能非常方便[57]。

特别是认知、评价、注意和情感等因素是明显与（慢性）疼痛患者的疼痛体验相关的，但也可能令人惊讶的是，这些也会影响治疗的结果。最近对161例患者进行了一项关于腰痛和坐骨神经痛的侵袭性疼痛治疗的随机对照试验[58-60]，对基线心理测试的因素分析发现，心理情况对治疗结果有非常大的影响。“心理负面”患者对预期治疗效果有负面影响，而“适应管理者”（adaptive manager）的心理模式对预期效果有正面影响（图22.14）。

我们构建了5种临床相关的心理特征：“心理消极”“适应管理者”“刚性素质”“支持伙伴”和“强自我”[59]。通过逻辑回归分析发现这些因素可以预测疼痛能否显著缓解。心理上易受伤害患者的特点是高干扰、生活调控减低、情绪不安、负自我效能、自暴自弃、高焦虑水平、机能不全、低自尊、较差的身心健康水平和低活力（PSYNEG型），往往治疗效果不佳。另一方面，以疼痛减轻和低干扰水平、合理的体力活动、积极期望和合理的身体和社会功能（ADAPT型）为特征的患者对这些干预措施反应更有效。这些结果与患者将这些措施看成安慰治疗或积极治疗无关。因此，从临床和经济的角度来看，社会心理评价对选择慢性腰腿痛患者在应用微创技术之前似乎是合理的。虽然这些资料最初是在射频治疗腰痛和坐骨神经痛的试验中，根据许多心理测量学数据确定的每天与长期脊柱相关的疼痛打交道的临床医生，对这些信息应该不陌生。这些研究清楚地表明，PSYNEG类型的患者永远不应该接受任何形式的介入治疗，当然更不应该进行手术治疗，认知行为治疗可能会更有效。

22.10 结论

22.10.1 总结

如本书所述，慢性腰痛不是诊断，而是症状描述，深入了解疼痛原因和性质可能有助于得出正确的诊断。通常，这些临床知识在治疗策略方面比先进的医学工具（如影像）更重要。

当评估疼痛的原因时，应该时刻注意，患者提出的许多疼痛都可能是牵涉痛，不同来源（例如，腰椎关节突关节和骶髂关节）的牵涉痛模式可能相像。因此，脊柱结构引起的深部躯体疼痛可能牵涉到腿部，甚至超过膝盖，而并不总是局限于腰背部。因此，很明确的是，疼痛位置不能

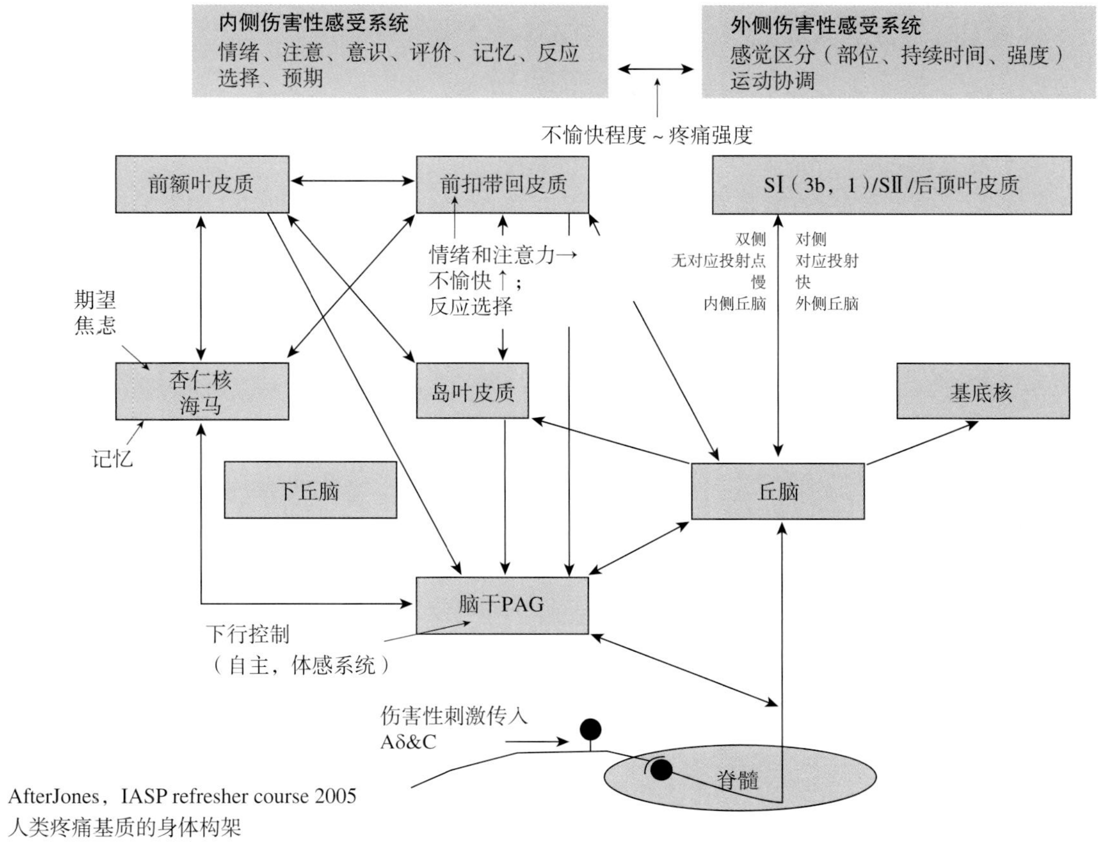

图 22.13 长期伤害性疼痛的中枢敏感化的简化示意图。脊髓、脑干（导水管周围灰质，periaqueductal gray，PAG）、基底节和皮层不同位置都参与和调控这个非常复杂的疼痛机制

疼痛相关心理模式（由因素分析决定）	**疼痛相关心理模式**（由因素分析决定）	
ADAPT（适应管理类型）	PSYNEG（精神消极类型）	
· 低疼痛强度	· 高干预	· 高度焦虑
· 低干预	· 生活调控减低	· 机能不全
· 合理的活动水平	· 情绪不安	· 低自尊
· 积极的预期	· 负自我效能	· 身心健康状况差
· 高水平的身体和社会功能	· 自暴自弃	· 低活力
对治疗效果有积极影响：此评估得分高的患者成功率高	对治疗效果有消极影响：此评估得分高的患者成功率低	

图 22.14 因素分析决定的 5 种疼能相关的社会心理类型中的 2 种[59]，ADAPT（适应管理类型）有正面效应，PSYNEG（精神消极类型）有消极效应[59]

为疼痛来源提供可靠的依据，甚至确定疼痛的组织来源都可能出错。对于为什么疼痛的组织来源与疼痛症状的对应特异性这么低，这可能是另外的一个主要解释。

虽然诊断性神经阻滞可能有助于确定疼痛的病因，但这种方法也有很多局限性（技术，灵敏度、特异性）[2,3]。高级医学影像如 MRI 和单光子发射断层扫描（SPECT）-CT 等也有类似问题[61]。因此，诊断的确定性不像医生和患者希望得那样高，我们必须接受这个事实，预计几十年内可能无法解决。此外，脊柱结构的多节段神经支配模式导致症状和诊断的重叠，也导致随机对照试验中患者的均质性较差，特别是当样本量比较低时。我们经常把苹果和梨比较，还惊讶于得出的结果与我们所期望的不符。更恰当的诊断是解决这个问题的唯一正确方法，因此我们应该引导更多的研究完善诊断方法，而不是更花哨的治疗工具。我们应该寻找可以与特定的治疗和满意的临床效果相关的生物标志物。但是，我们担心的是，由于对于植入物的研究比诊断方法的研究更有经济回报，因此这可能阻碍正确的研究方向。

最后，疼痛应被视为周围神经末梢和脊髓背根神经节的神经元、脊髓、脑干，以及大脑活化所产生的体验。在大脑水平，神经元翻译和处理伤害性刺激并衡量不愉快体验的程度，平衡的最终结果可以体验到疼痛，但也不一定总是这样，因为这个体验的过程可能受许多其他因素所影响，我们才刚刚开始探索疼痛非常复杂和多面的病理生理机制。虽然在过去的几十年里治疗方法改变得很少，但慢性疼痛管理的临床实践经历了一个范式转变。新的焦点是帮助人们与疼痛和平共处。企图为所有患者缓解疼痛的观念已被放弃，因为这在目前是不现实的。

（刘振磊 菅凤增 译）

参考文献

1. Cavanaugh J, Weinstein J (1994) Low back pain: epidemiology, anatomy and neurophysiology. In: Melzack R, Wall P (eds) Textbook of pain. Churchill Livingstone, New York
2. Stolker RJ, Vervest AC, Groen GJ (1994) The management of chronic spinal pain by blockades: a review. Pain 58:1–20
3. Wolff AP, Groen GJ, Crul BJ (2001) Diagnostic lumbosacral segmental nerve blocks with local anesthetics: a prospective double-blind study on the variability and interpretation of segmental effects. Reg Anesth Pain Med 26:147–155
4. Bogduk N (2004) Diagnostic blocks: a truth serum for malingering. Clin J Pain 20:409–414
5. Mifflin KA, Kerr BJ (2014) The transition from acute to chronic pain: understanding how different biological systems interact. Can J Anaesth 61: 112–122
6. Groen GJ, Baljet B, Drukker J (1990) Nerves and nerve plexuses of the human vertebral column. Am J Anat 188:282–296
7. Kuslich SD, Ulstrom CL, Michael CJ (1991) The tissue origin of low back pain and sciatica: a report of pain response to tissue stimulation during operations on the lumbar spine using local anesthesia. Orthop Clin North Am 22:181–187
8. Kellgren J (1939) On the distribution of pain arising from deep somatic structures with charts of segmental pain areas. Clin Sci 4:5
9. Fortin JD, Dwyer AP, West S, Pier J (1994) Sacroiliac joint: pain referral maps upon applying a new injection/arthrography technique. Part I: asymptomatic volunteers. Spine (Phila Pa 1976) 19:1475–1482
10. Cavanaugh JM, Kallakuri S, Ozaktay AC (1995) Innervation of the rabbit lumbar intervertebral disc and posterior longitudinal ligament. Spine (Phila Pa 1976) 20:2080–2085
11. Bogduk N (1983) The innervation of the lumbar spine. Spine (Phila Pa 1976) 8:286–293
12. Groen GJ, Baljet B, Drukker J (1988) The innervation of the spinal dura mater: anatomy and clinical implications. Acta Neurochir 92:39–46
13. Takahashi Y, Morinaga T, Nakamura S, Suseki K, Takahashi K, Nakajima Y (1996) Neural connection between the ventral portion of the lumbar intervertebral disc and the groin skin. J Neurosurg 85: 323–328
14. Suseki K, Takahashi Y, Takahashi K, Chiba T, Yamagata M, Moriya H (1998) Sensory nerve fibres from lumbar intervertebral discs pass through rami communicantes. A possible pathway for discogenic low back pain. J Bone Joint Surg 80:737–742
15. Bogduk N, Tynan W, Wilson AS (1981) The nerve supply to the human lumbar intervertebral discs. J Anat 132:39–56
16. Kallakuri S, Cavanaugh JM, Blagoev DC (1998) An immunohistochemical study of innervation of lumbar

spinal dura and longitudinal ligaments. Spine (Phila Pa 1976) 23:403–411
17. Kimmel DL (1961) Innervation of spinal dura mater and dura mater of the posterior cranial fossa. Neurology 11:800–809
18. Kumar R, Berger RJ, Dunsker SB, Keller JT (1996) Innervation of the spinal dura. Myth or reality? Spine (Phila Pa 1976) 21:18–26
19. Oland G, Hoff TG (1996) Intraspinal cross-section areas measured on myelography--computed tomography. The relation to outcome in nonoperated lumbar disc herniation. Spine (Phila Pa 1976) 21:1985–1989; discussion 1990
20. Stolker R, Vervest A, Groen G, De Ruiter J, Hansen L (1994) On the innervation of the dorsal compartment of the thoracic spine. In: Stolker R, Vervest A (eds) Pain management by radiofrequency procedures in the cervical and thoracic spine: a clinical and anatomical study Thesis, Utrecht, pp 133–144
21. Suseki K, Takahashi Y, Takahashi K, Chiba T, Tanaka K, Morinaga T, Nakamura S, Moriya H (1997) Innervation of the lumbar facet joints. Origins and functions. Spine (Phila Pa 1976) 22:477–485
22. Suseki K, Takahashi Y, Takahashi K, Chiba T, Tanaka K, Moriya H (1996) CGRP-immunoreactive nerve fibers projecting to lumbar facet joints through the paravertebral sympathetic trunk in rats. Neurosci Lett 221:41–44
23. Kikkawa F, Fujikura K, Taniya S, Kaneko K (1978) On the connections between the rami communicantes of the sympathicus and the rami posteriores of the loin nerves (author's transl). Anat Anz 143:301–310
24. Gronblad M, Korkala O, Konttinen YT, Nederstrom A, Hukkanen M, Tolvanen E, Polak JM (1991) Silver impregnation and immunohistochemical study of nerves in lumbar facet joint plical tissue. Spine (Phila Pa 1976) 16:34–38
25. Kurosawa D, Murakami E, Aizawa T (2015) Referred pain location depends on the affected section of the sacroiliac joint. Eur Spine J 24:521–527
26. Fortin JD, Aprill CN, Ponthieux B, Pier J (1994) Sacroiliac joint: pain referral maps upon applying a new injection/arthrography technique. Part II: clinical evaluation. Spine (Phila Pa 1976) 19:1483–1489
27. Schwarzer AC, Aprill CN, Bogduk N (1995) The sacroiliac joint in chronic low back pain. Spine (Phila Pa 1976) 20:31–37
28. Szadek KM, Hoogland PV, Zuurmond WW, De Lange JJ, Perez RS (2010) Possible nociceptive structures in the sacroiliac joint cartilage: an immunohistochemical study. Clin Anat 23:192–198
29. Ikeda R (1991) Innervation of the sacroiliac joint. Macroscopical and histological studies. Nihon Ika Daigaku Zasshi 58:587–596
30. Grob KR, Neuhuber WL, Kissling RO (1995) Innervation of the sacroiliac joint of the human. Z Rheumatol 54:117–122
31. Fortin JD, Kissling RO, O'Connor BL, Vilensky JA (1999) Sacroiliac joint innervation and pain. Am J Orthop (Belle Mead NJ) 28:687–690
32. Hancock MJ, Maher CG, Latimer J, Spindler MF, McAuley JH, Laslett M, Bogduk N (2007) Systematic review of tests to identify the disc, SIJ or facet joint as the source of low back pain. Eur Spine J 16:1539–1550
33. van der Wurff P, Buijs EJ, Groen GJ (2006) A multitest regimen of pain provocation tests as an aid to reduce unnecessary minimally invasive sacroiliac joint procedures. Arch Phys Med Rehabil 87:10–14
34. van der Wurff P, Buijs EJ, Groen GJ (2006) Intensity mapping of pain referral areas in sacroiliac joint pain patients. J Manipulative Physiol Ther 29:190–195
35. Fortin JD, Vilensky JA, Merkel GJ (2003) Can the sacroiliac joint cause sciatica? Pain Physician 6: 269–271
36. Buijs E, Visser L, Groen G (2007) Sciatica and the sacroiliac joint: a forgotten concept. Br J Anaesth 99:713–716
37. Vervest A, Stolker R, Schimmel G (1993) Computerized data-acquisition and reports in the pain clinic. Pain Clin 6:83–95
38. Siddall PJ, Cousins MJ (1997) Spinal pain mechanisms. Spine (Phila Pa 1976) 22:98–104
39. Ozaktay AC, Kallakuri S, Cavanaugh JM (1998) Phospholipase A2 sensitivity of the dorsal root and dorsal root ganglion. Spine (Phila Pa 1976) 23: 1297–1306
40. Nygaard OP, Mellgren SI, Osterud B (1997) The inflammatory properties of contained and noncontained lumbar disc herniation. Spine (Phila Pa 1976) 22:2484–2488
41. Omarker K, Myers RR (1998) Pathogenesis of sciatic pain: role of herniated nucleus pulposus and deformation of spinal nerve root and dorsal root ganglion. Pain 78:99–105
42. Cyriax J (1978) Dural pain. Lancet 1:919–921
43. Ohnmeiss DD, Vanharanta H, Ekholm J (1997) Degree of disc disruption and lower extremity pain. Spine (Phila Pa 1976) 22:1600–1605
44. Coppes MH, Marani E, Thomeer RT, Groen GJ (1997) Innervation of "painful" lumbar discs. Spine (Phila Pa 1976) 22:2342–2349; discussion 2349–2350
45. Palmgren T, Gronblad M, Virri J, Seitsalo S, Ruuskanen M, Karaharju E (1996) Immunohistochemical demonstration of sensory and autonomic nerve terminals in herniated lumbar disc tissue. Spine (Phila Pa 1976) 21:1301–1306
46. Brown MF, Hukkanen MV, McCarthy ID, Redfern DR, Batten JJ, Crock HV, Hughes SP, Polak JM (1997) Sensory and sympathetic innervation of the vertebral endplate in patients with degenerative disc disease. J Bone Joint Surg 79:147–153
47. Kobayashi S, Baba H, Uchida K, Kokubo Y, Kubota C, Yamada S, Suzuki Y, Yoshizawa H (2005) Effect of

mechanical compression on the lumbar nerve root: localization and changes of intraradicular inflammatory cytokines, nitric oxide, and cyclooxygenase. Spine (Phila Pa 1976) 30:1699–1705
48. Taxonomy. I (2012) http://www.iasp-pain.org/Education/Content.aspx?ItemNumber=1698&navItemNumber=576. Accessed Date 2012
49. Baron R (2006) Mechanisms of disease: neuropathic pain – a clinical perspective. Nat Clin Pract Neurol 2:95–106
50. Thakur M, Dickenson AH, Baron R (2014) Osteoarthritis pain: nociceptive or neuropathic? Nat Rev Rheumatol 10:374–380
51. Ruch T (1966) Pathophysiology of pain. In: Ruch T, Patton H (eds) Physiology and biophysics, 19th edn. Saunders, Philadelphia, pp 345–363
52. Gillette RG, Kramis RC, Roberts WJ (1993) Characterization of spinal somatosensory neurons having receptive fields in lumbar tissues of cats. Pain 54: 85–98
53. Yukawa Y, Kato F, Kajino G, Nakamura S, Nitta H (1997) Groin pain associated with lower lumbar disc herniation. Spine (Phila Pa 1976) 22:1736–1739; discussion 1740
54. Nakamura SI, Takahashi K, Takahashi Y, Yamagata M, Moriya H (1996) The afferent pathways of discogenic low-back pain. Evaluation of L2 spinal nerve infiltration. J Bone Joint Surg 78:606–612
55. Bogduk N, Marsland A (1988) The cervical zygapophysial joints as a source of neck pain. Spine (Phila Pa 1976) 13:610–617
56. Loeser JD, Treede RD (2008) The Kyoto protocol of IASP basic pain terminology. Pain 137:473–477
57. Iannetti GD, Mouraux A (2010) From the neuromatrix to the pain matrix (and back). Exp Brain Res 205:1–12
58. Geurts JW, van Wijk RM, Wynne HJ, Hammink E, Buskens E, Lousberg R, Knape JT, Groen GJ (2003) Radiofrequency lesioning of dorsal root ganglia for chronic lumbosacral radicular pain: a randomised, double-blind, controlled trial. Lancet 361:21–26
59. van Wijk RM, Geurts JW, Lousberg R, Wynne HJ, Hammink E, Knape JT, Groen GJ (2008) Psychological predictors of substantial pain reduction after minimally invasive radiofrequency and injection treatments for chronic low back pain. Pain Med 9:212–221
60. van Wijk RM, Geurts JW, Wynne HJ, Hammink E, Buskens E, Lousberg R, Knape JT, Groen GJ (2005) Radiofrequency denervation of lumbar facet joints in the treatment of chronic low back pain: a randomized, double-blind, sham lesion-controlled trial. Clin J Pain 21:335–344
61. Van de Kelft E, Van der Planken D, Van de Kelft A, Melis K (2014) Validation of hybrid SPECT-CT in identifying the pain phenotype in patients with chronic low back pain. Pain Pract 14:80

慢性腰背痛

23

Edward C. Benzel，Erik Van de Kelft，Judith Scheman

从人类采取直立姿势开始，腰痛症状就一直存在。特别值得注意的是，人类是唯一全部时间都使用下肢行走的灵长类动物。其他的动物要么是靠指节运动，要么是靠四肢行走（图 23.1）（另见第 2 章和第 39 章）。

直立姿势和下肢行走导致了“S”形脊柱的形成。作为骨盆倾斜的有效代偿，出现了颈椎、腰椎前凸和胸椎后凸（图 23.1）。如果脊柱保持有效的人体工程学结构，那么人类可以全天都保持站立姿势。但是，站立姿势使得脊柱在颈、胸、腰椎 3 个区域都有偏心的负荷（图 23.2），这又导致了退变的加速（图 23.3）。

随着衰老出现退变加速，随之出现解剖及影像学改变。由于老化和过度的负荷，不仅椎间盘退变，关节突关节也会出现肥大和骨赘的形成。这种现象（退化的椎间盘和关节突关节）在中老年人群中非常普遍，但并不一定与症状相关。当今还没有一种单一的医学学影像技术可以将关节突关节或椎间盘诊断为疼痛的来源。虽然一些先进的医学成像技术的敏感度非常高，但在大多数情况下仍然缺乏特异性（见第 24 章）。有足够的证据显示，即使再先进的影像学技术也不会改善患者的预后，而且可能使患者面临不必要的危害，并增加成本[1]。因此，将症状归因于解剖本身会使问题变得过于简单而且常常会出现错误。

慢性或长期（> 3 个月）腰痛可分为 3 个临床类型：

- 慢性特发性腰痛：大多与所谓的“危险”信号相关，或有明确的力学原因，通常有确定的疼痛来源。
- 慢性非特发性腰痛。
- 慢性疼痛综合征。

慢性非特发性腰痛（即没有所谓的危险信号或明显的力学原因）占所有慢性腰痛的 85%，影像学检查不能显示明显的疼痛来源。这些患者得不到具体诊断，找不出疼痛的原因和性质。在慢性非特发性腰痛中疼痛的性质往往难以描述，也找不出原因，因此慢性非特发性腰痛不能当作诊断，而仅仅是症状的描述。与许多其他医学领域一样，相关性与因果关系的混淆导致错误的诊断与干预，甚至造成不必要的伤害。最近在一项 RCT 研究中证实，多学科保守治疗对慢性非特发性腰痛患者的功能障碍、运动性恐惧和行走能力恢复是有益的[2]。慢性疼痛综合征定义为，与行为、抑郁、焦虑、严重的日常活动受限、无成就感、过度使用医疗保健有关，但与器质性疾病无关的难治性疼痛。

长时间的疼痛十分常见[3]。腰痛是长时间疼痛最常见的种类[4]。当疼痛病症长时间存在时，必须考虑到疼痛的复杂心理社会环境。大量研究已经表明，社会心理因素对于手术治疗疼痛效果的预判是有帮助的，其他因素还包括影像学和临床发现[5-13]。

临床中必须区分“慢性疼痛”（仅由疼痛持续

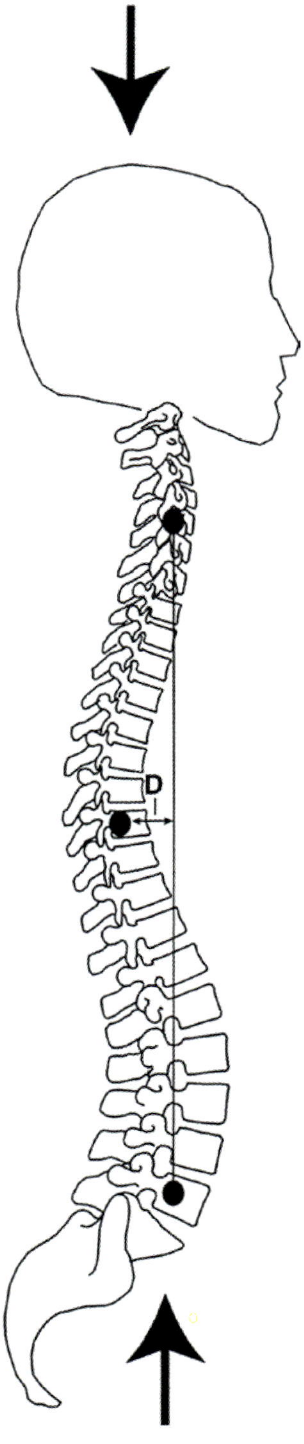

图 23.1 脊柱后凸的姿势（如图示的胸椎）增加了力矩（D）的长度，因此，这个弯曲力矩的强度由离心轴向载荷产生（箭头）（经 benzel[25] 许可）

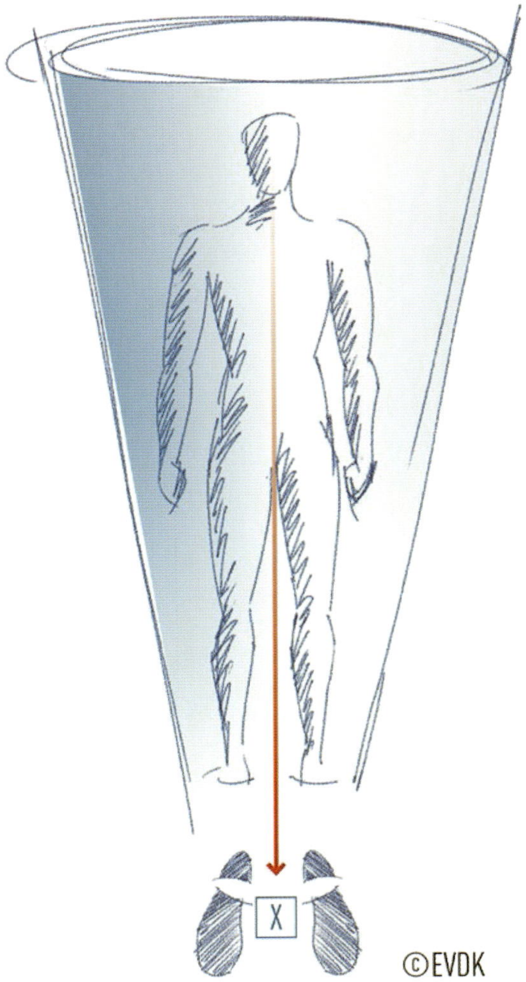

图 23.2 脊柱运动锥的人体工程学；双脚站立，重力线落在地上 X 点，身体可以在这个圆锥体内运动而不摔倒

时间，即 3 ~ 6 个月定义）和“慢性疼痛综合征”（由社会保障局定义为与行为、抑郁、焦虑、明显的日常活动限制、无成就感、过度使用医疗保健有关，但与器质性疾病无关的难治性疼痛）。需要指出的是，临床医生通常没有认识到这种区别。

在本章中，我们将首先介绍 3 种慢性腰痛的临床特点，主要关注如何处理慢性非特发性腰痛，以及如何避免对慢性疼痛综合征患者进行手术，并讨论这一系列复杂症状与患者诉求之间的关系和决策。

23.1 慢性特发性腰痛

因为有各种不同的治疗可以选择，并且疼痛可以治愈，因此这种情况也许称为长期疼痛更适合。

- “慢性”是指类似癌症或糖尿病等情况长期持续存在。通常情况下，这种长期（3 个月以上）的腰痛与所谓的“黄色”危险因素相

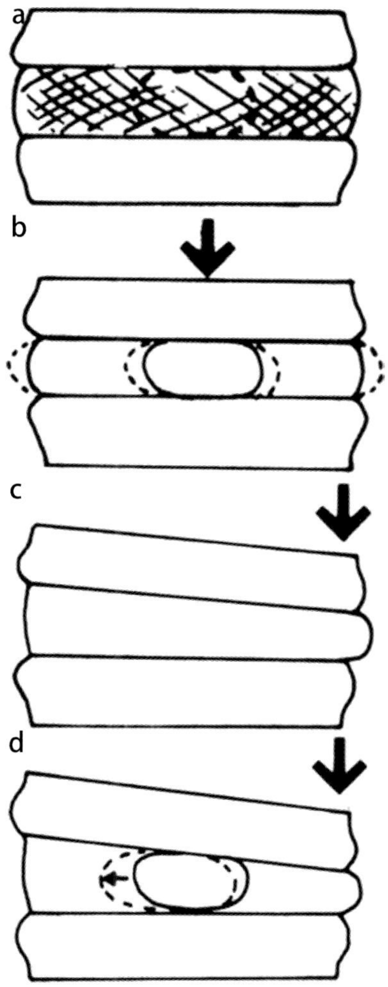

图 23.3 椎间盘。纤维环的纤维在不同层面呈放射状交叉排列。髓核被包绕在纤维环中（非病理情况）(a)。轴向载荷出现力的均匀分布（b)。偏心载荷导致纤维环膨出、脊柱曲线的偏移、纤维环张力出现在凸侧（c)。当纤维环膨出时，髓核常向相反的方向移动，这就产生了偏心载荷（实心到虚线轮廓）(d)（经 benzel[25] 许可）

关（详见下文）。

- “特发性”意味着人们能够找出疼痛的病理生理机制。因此在大多数情况下，可以做出明确的诊断，表明症状的性质和原因。寻找正确的诊断，不仅应该寻找疼痛的起源，还要分析其类型。是简单的轴向伤害性疼痛还是轴向神经病变？是否有针刺疼痛或根性神经性疼痛？有没有外周或中枢病变的证据？所有这些疼痛特征在慢性腰背痛的病理生理学章节中已有描述（见第 22 章）。一些“红色”危险因素及疼痛的特征可以促使临床医生查找可处理的病因。如果伴随“黄色”危险因素，我们应该警惕疼痛中枢敏感化和症状向慢性发展的倾向，以避免出现慢性疼痛综合征。
- “红色”危险因素
  - 腰痛（LBP）首次主诉年龄段＜ 20 岁，或＞ 55 岁。
  - 创伤。
  - 持续进行性腰痛。
  - 恶性肿瘤病史。
  - 长期使用类固醇。
  - 毒品、免疫抑制和 HIV 感染。
  - 身体一般状态差。
  - 不明原因的体重减轻。
  - 出现神经系统体征和症状。
  - 包括腰椎在内的脊柱失衡。
  - 感染的症状和体征。

这些“红色”危险因素都可以通过病史和临床检查来获得。

除表现为长期腰痛并伴“红色”危险因素的患者外，疼痛也可以为机械性疼痛。机械性疼痛往往是特发性的。机械性背痛和退行性腰椎滑脱这两类特发性腰痛应与非特发性腰痛，甚至慢性疼痛综合征区分开，因为如果疼痛与影像学检查发现一致，就可以手术治疗并取得良好效果。对于这类疼痛，目前有效的治疗手段可以减轻或治愈，并改善功能和提高生活质量。

机械性背痛表现为三联征也可称为一种综合征。

1．深在和严重的疼痛（最初是轴性伤害性疼痛，随后因游离神经末梢进入病理性椎间盘纤维环出现轴性神经性疼痛）。
2．由于脊柱负荷（如搬重物、弯腰、站立、行走）而加重的疼痛。
3．通过脊柱负荷减小（如坐、躺、休息）而改善甚至消失的疼痛。

以上三联征中的最后一个也许是最重要的。在考虑任何手术之前，外科医生应首先查明患者能否寻找到一个相对舒适的姿势。如果不能确定这一点，那么通过内固定手术就不太可能成功。换句话说，如果患者找不到“脊柱稳定”的舒适姿势，外科医生也很可能无法通过关节融合手术达到和维持“脊柱稳定”的功能。即使患者能找到一个特定的舒适姿势，也不能完全除外同时存在的社会心理因素[5]。

如果存在长期特发性腰痛，手术治疗可能是有益的；慢性非特发性腰痛手术疗效不太清楚；诊断明确的慢性疼痛综合征应避免手术。

23.2 慢性非特发性腰痛

当存在长期腰痛时，除非疼痛是非特发性的，否则疼痛将会有慢性化趋势。由于这些患者中没法找到疼痛的具体原因，因此无法做出明确诊断。慢性非特发性腰痛不是诊断，而是症状的描述。因为没有确定的疼痛机制，只能针对症状治疗。然而，没有证据证明，传统的症状治疗方式是有益的，如外支具、非类固醇性抗炎药、肌肉松弛剂、阿片样物质、针灸和物理治疗等。最近的研究报告显示，生物社会心理学康复对精心挑选的一些积极合作的患者可能是有益的。这种包括认知行为治疗在内的多学科疼痛康复治疗，在减少残疾、运动性恐惧、症状恶化，以及改善生活质量和步态方面，优于单纯训练[2]。使用11分疼痛数字评分量表（numerical rating scale，NRS）进行评估，两组治疗效果（对照和康复治疗组）没有统计学差异，但病史长短对疼痛程度有明显影响。

当治疗长期非特发性腰痛患者时，应该警惕所谓的“黄色”危险因素。“黄色”危险因素的存在表明长期疼痛正在变为慢性疼痛，更糟糕的是，向慢性疼痛综合征发展。此时，由于疼痛的中枢敏感化，简单的治疗方法已经不能解除症状与体征。

- “黄色”危险因素[14]
  - 尝试了不同的治疗方法，但由于“重大副作用”，所有治疗都被中止。
  - 止痛药对疼痛无效。
  - 越来越多的功能丧失。
  - 不仅是腰痛，而且是在全身不同部位的疼痛。
  - 情绪低落
  - 社会孤立
  - 对医务人员不再信任。

23.3 慢性疼痛和慢性疼痛综合征

疼痛不是外周损伤本身感受到的，而是大脑中感觉到的，因此，“慢性腰痛的问题不是脊柱，而是大脑。”国际疼痛研究协会将疼痛定义为感觉和情感过程[15]。疼痛的体验是个性的，而且是有个体差异的。疼痛是由疼痛处理系统调节的结果，而疼痛处理系统又受每个人既往独特的疼痛体验调节。事实上，疼痛并非一定有组织损伤（如用牙咬铝箔或指甲敲击黑板），组织损伤也并非疼痛感知的前提因素。此外，疼痛是一种多方面的体验，必须考虑痛苦体验的所有组成部分，了解每个人的疼痛感知。如果没有考虑到心理和行为因素，疼痛的经历和疼痛相关的疾病就会继续得不到良好治疗。

关于疼痛的认知和心理，以及相关的情感，是疼痛体验的重要因素。无望、无助、愤怒、恐惧和其他令人不安的情绪增加了急、慢性疼痛的感知。医生的解释或患者不切实际的期望往往会加重患者疼痛的感受，如“神经被这个凸起或突出的椎间盘压扁”“我只能在余生中忍受疼痛”。因此，改善认知、心理和情感可能是最恰当和最有价值的治疗。本书其他部分更详细地解释了疼痛的这种中枢致敏现象（见第22章）。

在我们社会，慢性疼痛带来了令人吃惊的个人和社会花费。尽管取得了极大进展，甚至可以采用手术等方式，但疼痛现状没有得到根本改善，这导致大量医疗资源失控和逐渐增加。

尽管疼痛感受器可以继续发挥作用，但是慢性疼痛被认为在很大程度上受周围和中枢神经系统的影响（另见第22章和第24章）。慢性非癌性疼痛（chronic noncancer pain，CNCP）通常被定义为持续3～6个月或超过预期组织愈合时间的疼痛。通常慢性疼痛开始于一些损伤、炎症过程或对神经组织的损伤引起的急性疼痛。然而，慢性疼痛不仅仅是急性疼痛的持续存在，也是一种新的病症——神经系统的致敏和抑制丧失。例如，在遗传性镰状细胞病中，异常血红蛋白导致血细胞变得畸形（如镰刀），从而阻塞毛细血管并导致组织缺氧而疼痛。在细胞镰状化的危险间期，人是无痛的。然而医生经常遇到在这个时期主诉有疼痛的患者，这些患者常常被认为仅仅是想吃药了。这种发作间期疼痛现象已经在啮齿动物实验中被证实，主要是因为在一段时间的疼痛发作后，逐渐发展成为慢性疼痛。这代表了慢性非癌性疼痛（CNCP）治疗的一种挑战——严重的疼痛和功能障碍，但又没有明确的病理解释，并且很难治疗，因此患者的疼痛往往被低估。多数慢性疼痛的患者不会继续发展成慢性疼痛综合征，只要他们的疼痛不影响到情绪和功能。这不受疼痛的严重程度影响，而是受显著的社会心理因素所影响，如创伤史和药物滥用等[16]。

另外一个值得关注的是阿片诱导的痛觉高敏现象[17]。这种现象在长期服用止痛药物的患者中并不罕见。这些患者可能会从阿片类药物中获得短期益处，但从长远来看，疼痛程度可能会逐步升级。细心的观察者随时间能够发现，长期的阿片类药物使用升级与疼痛程度加重之间可能互存因果。但是患者往往感觉不到疼痛的这种细微差别。

上述临床类型、系列发现和症状很常见，但不易鉴别。医生很少关注到这些系列症状和发现的诊断价值。事实上，这些发现和症状通常被相关区域的影像学病变所掩盖（例如，极不典型的腰背痛和退行性腰椎滑脱），遗憾的是，医生常常针对影像学上的病变进行治疗。

在上述背景下，医生往往难以做出正确的慢性疼痛综合征的诊断。医生误判或根本没有正确判断这些症候群的原因，可能归因于躯体化综合征（somatization syndrome）。在这种情况下，躯体化综合征可能就是慢性疼痛综合征（即慢性腰背痛综合征）。这种慢性疼痛综合征（chronic pain syndrome，CPS）的诊断主要依靠来自患者的“三联”表现：

1．长期持续的疼痛，既不是真正皮肤疼痛也不是躯体疼痛；在 11 点分 NRS 量表中范围从 0（无疼痛）到 10（最可怕的痛苦），这些患者经常表示 10 甚至 11。
2．以睡眠中断和不安，以及不能得到很好的恢复为特点的睡眠障碍。
3．没有活力或长期处于低活力水平，通常因为“害怕疼痛”而活动减少。患者可能深陷痛苦之中，担心疼痛可能因为存在某种病变，这种病变会进一步造成“伤害”。这种“伤害”很少发生，但由此引起的妄想（称为 kinesiophobia），由于医生及其他人的误导而加重，因此对疼痛的感知也由于不断治疗而火上浇油[2,18]。事实上，告诉患者影像学上发现的病变对患者不会引起伤害可能是细心的医生最具临床意义的治疗。

慢性疼痛综合征是指持续性严重疼痛，伴有显著功能障碍 / 残疾，以及系列的行为和心理改变。多模式治疗方法对慢性疼痛综合征具有很好的疗效。针对疼痛、情绪和功能的治疗已被证明是治疗持续、严重性疼痛最有效的方法（图 23.4）。这种全面、跨学科的疼痛康复计划将身体调理、医疗和药物治疗，以及心理干预多种治疗整合到一起。大量研究证明其持续改善疼痛、情绪和功能的功效能够持续 10 年。

慢性疼痛综合征不太可能受益于手术、其他介入措施或麻醉止痛药物，但是对于机械性腰痛则可能是有益的。一些措施对治疗慢性疼痛可能会有一定的效果，但由于没有长期的随访，我们通常认为，尽管有一定效果，但实际上临床效果和其他治疗并没有差异，甚至可能使患者恶化。由于心理社会因素等原因，外科方法难以治愈慢性疼痛综合征。相反，机械性疼痛通常可以得益于一些治疗措施，如拉伸训练，特殊情况下，甚至可以行脊柱固定和（或）稳定性重建手术以恢复脊柱平衡（参见第 38 章和第 39 章）。对于慢性疼痛综合征，药物治疗（例如膜稳定剂，如加巴喷丁和抗抑郁药）可能对慢性疼痛更有效，而不是手术干预（尽管没有证据）。

慢性疼痛综合征的有效治疗方案应该是包括以上多种方法的综合治疗。慢性疼痛专业治疗团

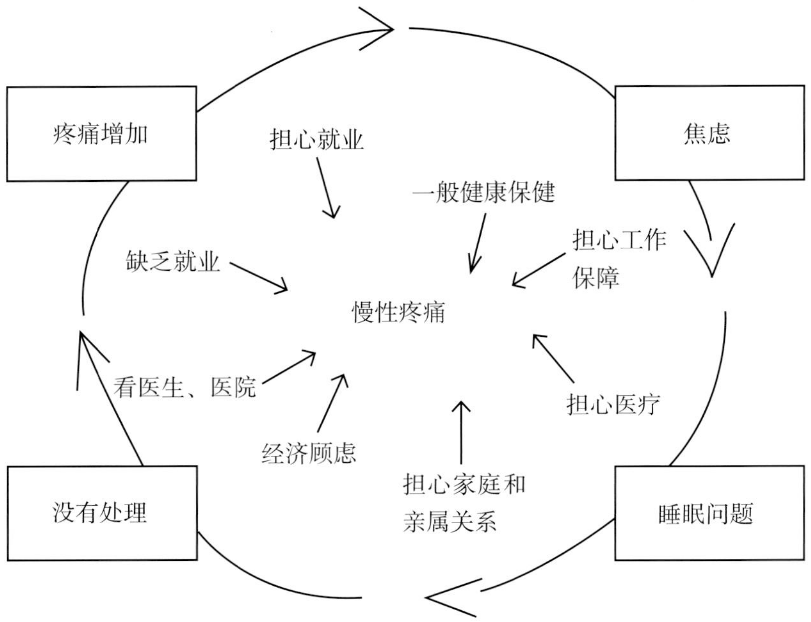

图 23.4 在慢性疼痛综合征中，外周疼痛反应致中枢致敏，或者神经性疼痛触发发展成复杂的综合征，都难以处理

队可以有效地解决这一问题[19-21]。

作为治疗的底线——手术，很少能解决慢性疼痛，特别是慢性疼痛综合征。这些患者的手术费用高昂，潜在风险大，长远来看没有益处。此外，手术大大增加了医疗费用。在这类患者人群中，不仅手术可能过度使用，同时增加的还有各种非手术干预措施和不断增加的阿片类药物剂量，这些治疗都有潜在危害可能。这些都导致整体治疗成本上升。如前所述，对于非特发性慢性 LBP，如果是慢性腰痛综合征，手术不应被视为有效的治疗方案。这意味着在超过 85% 的 CLBP 患者中，脊柱外科医生不能以合理的手术显著改善患者症状！跨学科方法的综合治疗方案应用于治疗这些复杂的慢性疼痛综合征，即使在这个最难治疗的患者亚群中，也已经取得了巨大成功[2,19-21]。医生和社会面临的主要问题是建立慢性疼痛综合征的“诊断”。如果患者继续寻求一些无效的治疗（通常是治疗急性疼痛的方法，如手术），尽管许多医生可能更愿意提供这种治疗（原因众多，包括市场因素），但由于医生没有或不能建立正确的诊断（慢性躯体化综合征），作为个人和社会将会继续为此纠结。从这一方面讲，将医生、患者和社会作为一个整体进行教育对解决这一巨大的医疗保健问题至关重要。

如果上述 3 种不同类型的慢性腰痛（特发、非特发和慢性疼痛综合征）可以很容易地被识别，那又为什么在我们的日常实践中会经常无法识别它们？而这又将给我们、给社会带来什么样的后果呢？

23.4 成功的脊柱手术

23.4.1 医生真的了解他们的患者吗？

“医生真的了解他们的患者吗？”这是一个多么简单的问题！他们当然了解！一方面，医生知道患者的名字、患者的个人生活（在大多数情况下），以及患者的实验室检查、影像学检查结果和临床体征。“但另一方面，他们真的了解他们的患者吗？”通过提出一个看似无关的问题，我们的目的是进一步探讨这个概念。“为什么外科手术结果会在不同的患者、不同的医生、不同地域之间有巨大的差异？”

23.4.2 异质性

患者人群，包括亚群体，是相当多变的，然而医生往往将治疗策略应用于群体和亚群体，就好像他们是一样的。医生在“选择手术患者”中缺少什么？是不是背痛都一样？从医生那里来看，是否存在不确定因素？如果假设是成立的（已经被很多事实证明），确实存在着一些尚未确定的因素[22]，很明显，医生并不真正“了解”他们的患者。

慢性腰痛手术很常见，或过于常见，但手术的总体结果并不总是令人满意[23]。据估计，从生活质量来看，腰痛手术成功率不足50%。此外，并发症是常见的，并且随访时间通常相对较短，只维持手术后几个月，而不是几年或一生。那么，下一个问题是“为什么腰痛的手术率如此之高，成功率却如此之低？”简单地说，大多数情况下是因为“错误的诊断”，尽管实际的答案非常复杂，还有手术指征不明确、手术技术欠佳以及心理社会困扰和未知因素等：

手术成功 =（正确的指征 × 完美的手术技术）/（心理社会困扰 ^{2} × 未知因素）

23.4.3 假设一致

大多数背部手术不成功的原因是由于①疼痛的解剖位置和②影像学检查似乎相符（例如，背部疼痛和影像学上腰椎滑脱或“黑间盘”）。医生假设影像学检查和临床表现是符合的。背痛存在，还有符合解剖学的影像学发现就够了吗？不，还不够。影像与临床结果之间存在相关性并不意味着因果关系。那又意味着什么？诊断是否不正确？至今尚未确定的诊断是在捉迷藏吗？现代脊柱外科医生可能会漏诊什么？[5] 良好的诊断意味着明确指出疼痛的原因和性质。在慢性腰痛中，85% 以上的患者我们无法“诊断”，即我们无法确诊疼痛机制（见第 25 章）。该领域研究的重点应关注与特定治疗方案和临床结果相关的具体生物标志物（如现代肿瘤学）的鉴别上。

23.5 慢性腰背痛的成本

据估计，美国每年在慢性腰背痛上花费约 6350 亿美元，超过糖尿病、癌症及心脏病的总和，接近卫生健康总支出的 1/3。这一花费随美国卫生健康费用总额相对于国民生产总值（GDP）的增长而持续上升，目前卫生健康费用已经占到 GDP 的 20%（图 23.5）。

这种花费在很大程度上是被浪费掉的。事实上，这种花费导致了进一步的支出——使问题显著地更加复杂化。如果我们能够一贯为有需要的患者提供正确的治疗方法，那么公共卫生福利将会立即戏剧性地获益。通过简单地消除慢性疼痛的一半支出，医疗卫生总支出将减少近 20%，而对应于 20 世纪 90 年代初期所占的百分比，用于医疗保健的国内生产总值支出的百分比将减少到约 13%。另一方面，慢性疼痛康复方案已被证明是有效和有用的[21]。

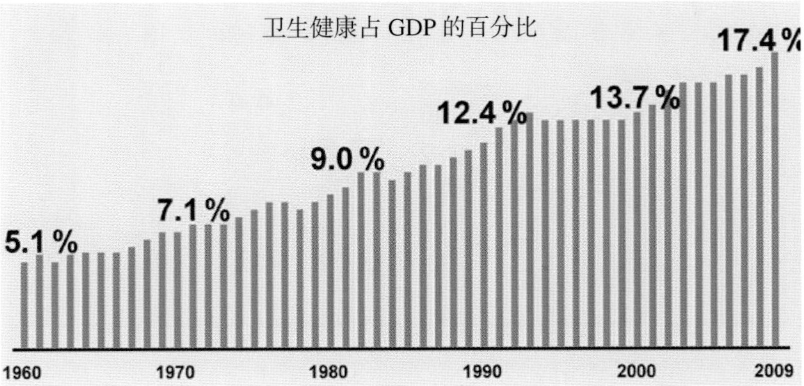

图 23.5 1969—2009 年，美国的医疗开支占 GDP 的比例（来源：经合组织健康数据 2011. statlink：http：//dx.doi.org/10.1787/888932523215）

23.6 我们花的钱值得吗?

如果我们花的钱是值得的，美国医疗保健的过度支出实际上会被认为是可以接受的，但事实并非如此。美国的婴儿死亡率超过许多其他第一世界国家的死亡率（图 23.6），美国的预期寿命比第一世界大多数国家低，美国在这一类别中排在第 29 位（图 23.7）。

而且，美国的生活质量指数排在第 31 位。尽管美国医疗保健的平均支出每人每年超过 7000 美元，这比医疗保健人均支出排名第 2 的挪威高出 2000 多美元（图 23.8）。

如果上述对慢性疼痛的过度支出不能削减，美国医疗卫生会由此误导而发生根本性变化。全面削减医生治疗的报销比例虽然不是好办法，但是看起来不可避免。因此，建立基于正确诊断和经济、有效且规范的治疗而报销的措施至关重要。基于正确诊断和规范一致的治疗而进行报销是真正大幅削减成本的关键，同时增加了重要价值：

价值 = 质量 / 成本

23.7 慢性疼痛地域性

在现在的西方社会，人们追求个人成功。如果不成功，往往不认为是由于个人原因，疾病常常是一个很好的借口。因此，慢性疼痛非常流行，其发病率也在不断上升。所产生的慢性疼痛涉及几乎所有临床学科的领域，包括脊柱科相关的腰背部痛，耳鼻喉科的颞下颌关节疼痛，妇科的慢性盆腔疼痛，风湿病学的纤维肌痛和消化科的慢性腹痛[6-13]，各种疼痛还远远不限于这些。单就这些疾病就令人难以置信地消耗了无数的医疗资源，却几乎没有效果，甚至还会对所谓的患者造成重大伤害。这反过来又转化成多方面的悲剧，患者受苦，医生沮丧，医疗保健成本飞涨。尽管有争议，可以说目前慢性疼痛综合征治疗混乱的受益者，是药物和器械行业、大量的外科医生和各种疼痛治疗师。前者使医生产生了对脊柱植入物、麻醉药物，以及不恰当的各种药物和（或）装置的“使用愿望”，后者为患者提供不必要和有害的手术和药物。

解决这个问题有多简单？如果存在可能定义慢性疼痛患者的指标，那么一旦确定患者，就可以采用适当的治疗策略，避免不必要的操作、手术和治疗。这看起来其实很简单，只是上述的

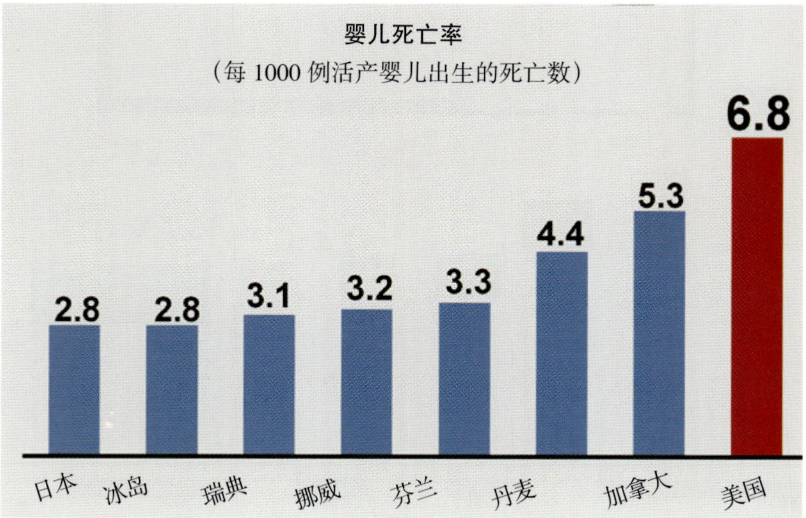

图 23.6 婴儿死亡率（每 1000 名活产婴儿死亡数；2007 年经济合作与发展组织数据）——第一世界国家的比较（来源：健康，美国，2007，表 25，http：//www.cdc.gov/nchs/data/hus/hus07.pdf#listtables）

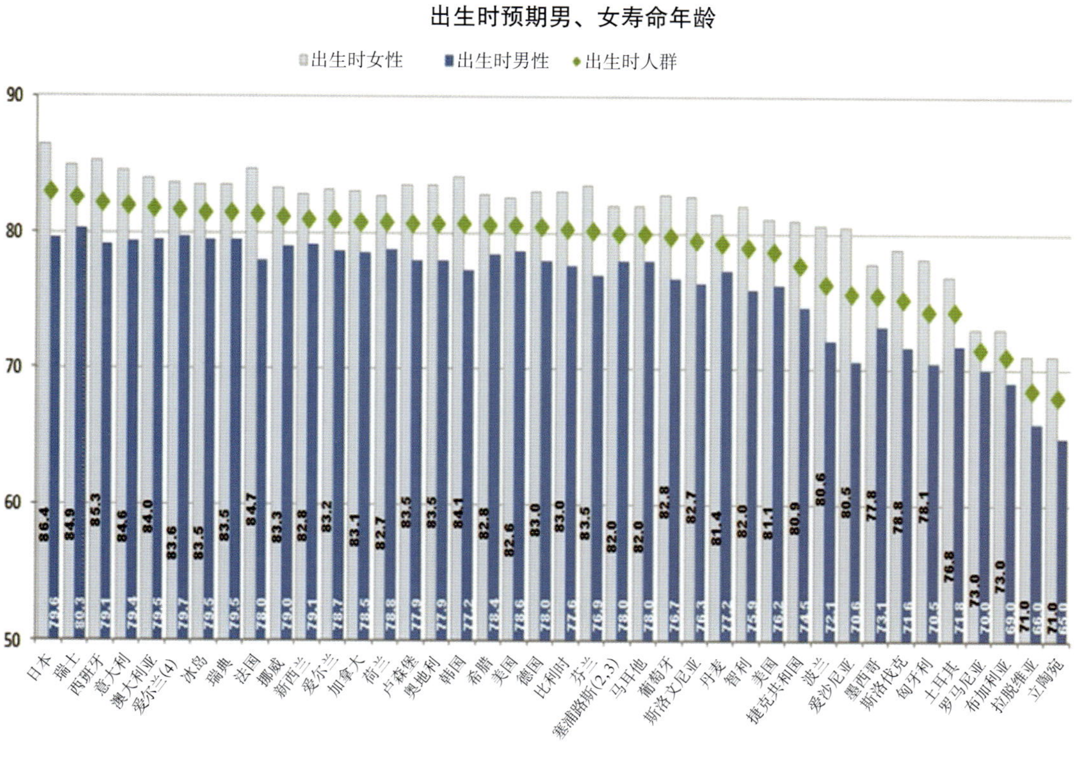

图 23.7 2010 年男性和女性平均寿命（2010 年经合组织数据）——第一世界国家之间的比较。（来源：http：//www.oecd.org/els/family/CO1_2_Life_expectancy_at_birth_1May2014.pdf）

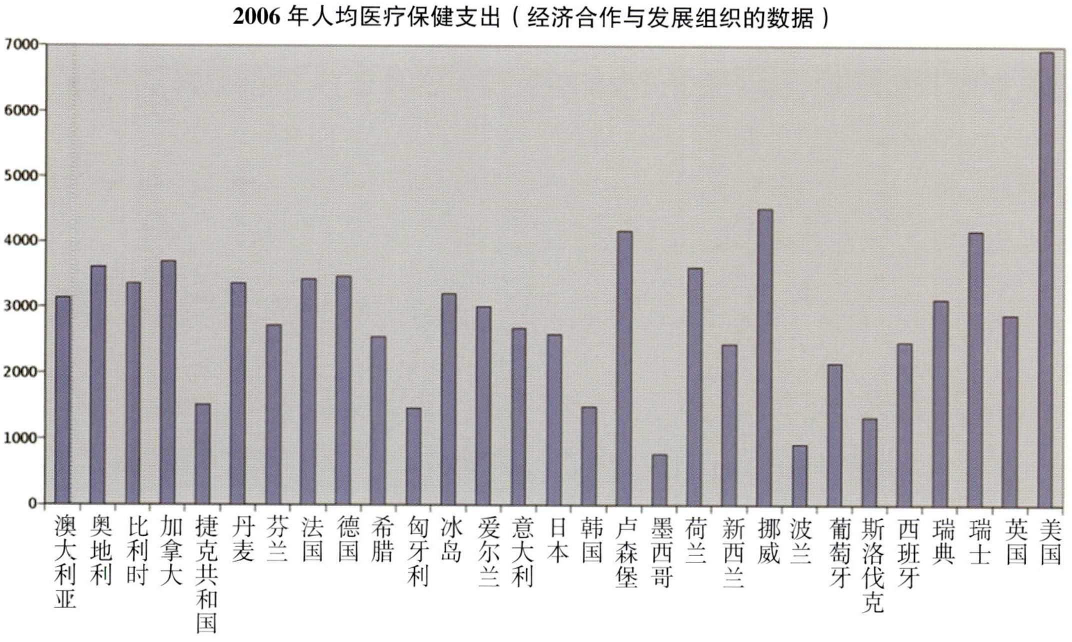

图 23.8 人均医疗保健支出（2006 年经济合作与发展组织的数据）——第一世界国家的比较研究（来源：http：//www.fighting29th.com/2009/08/no-spin-healthcare-facts.html）

"游戏规则"使它变得复杂。

慢性疼痛问题有多大？据估计，1/3 的美国人（约 1 亿人）患慢性疼痛。虽然一些慢性疼痛患者不会消耗过多的医疗保健费用，但多数会。他们的差异很可能存在于慢性疼痛与慢性疼痛综合征之中。无论如何，这些人中的大多数很悲惨并正在接受无效甚至有害的治疗。遗憾的是，医疗界还不能，或者说还没能够识别这些患者。

23.8 价值

价值 = 质量 / 成本

这是一个简单的方程式。它是从经济 / 商业领域衍生或借鉴的，适用于医学实践。当使用诸如手术等商品和服务与价值（即利用≈价值）相关时，我们可以放心地认为钱花到了正当的地方了。在提供治疗费用之前，社会和政府是要求考虑成本效益的。调整后的生活质量年（the quality-adjusted life year，QALY）是一个经过验证的健康测量。这种质量水平在 0（死亡）和 1（完美健康）之间，可以通过适当的问卷调查得出结果。在欧洲，根据欧洲公民的情况，这样的 QALY（1 年健康状况）可能会花费 4 万欧元。因此在提出治疗时，可以根据 QALY 的最大值和可合理预期的健康收益 / 年度（经 RCT 证实）来衡量成本和效益[24]。

因此，我们应该意识到，医疗保健过多使用，并超越所产生的价值时，意味着我们花费了许多没有必要的支出。这种支出通常不会有满意的结果，甚至会对患者造成伤害，这就会敦促当局减少医疗开支，但同时会殃及那些确实受益于脊柱手术的患者。在这方面，我们脊柱外科医生还有很长的路要走！我们应该专注于研究、创新、教育（我们自己、患者和政府）、制订国际公认的指南和证据等。特别是对于慢性腰痛，大多数研究工作应集中在诊断，而不是治疗方法的创新上。无论治疗方式如何，这些患者治疗的临床结果通常不好，原因可能是因为我们无法区分可能受益的亚组，不能提供个性化的治疗，也就无法在总体上获得良好效果。因此，在该领域极少的 RCT 研究中，总是在拿着苹果和梨比较，因此，难以找出哪一种特定的治疗会有效。

如前所述，美国婴儿死亡率、预期寿命和生活质量指数与其他第一世界国家相比不占优势，伴随的地理、政治因素等使得美国医疗保健支出远远超过其他国家。这是多个"玩家"共同博弈的必然结果。

- 博弈系统

医药器械行业，医生和许多其他"玩家"通常会通过各种各样的漏洞（即"博弈系统"）来寻求获得更多的经济利益。这种"漏洞"通常包括过度医疗，如过度手术、过度操作、过度使用药物等。他们还不愿意使用可能有很大成功概率的治疗策略，如对慢性疼痛综合征患者使用过量和昂贵的麻醉止痛药物、反复注射阻滞和反复手术治疗等，很遗憾，这一现象目前相对盛行。患者真正需要的可能不是手术，不是麻醉止痛药物，不是注射，而是慢性疼痛的多学科综合治疗。

- 精确的诊断

医生也许不理解或不能选择性区分上述具有慢性疼痛综合征的患者。医生往往通过影像系统对患者做出初步的判断，这种判断往往基于常见的病理进程（或者说随年龄增加而出现的解剖学改变），例如 L4 ~ L5 退行性脊柱滑脱、MRI 上的所谓黑色椎间盘等。这样，医生就会做出不恰当的背部疼痛诊断及随之不相关的治疗——诊断为机械性背痛，同时给予减压和内固定。这里的问题是背部疼痛是否是特发性的，如患者是否有肌筋膜疼痛综合征？是否有机械性疼痛？炎性疼痛（如早期强直性脊柱炎）？慢性疼痛综合征或以上几种合并存在？每一种疼痛都应该依据病史做出特定的诊断。如肌筋膜痛往往有表面疼痛与肌肉力量差，机械性疼痛的特征在于疼痛深在且痛苦难忍，负重可以加重疼痛，不负重时可以有效缓解。炎症疼痛的特点是在 40 岁以下的患者，睡眠状态佳，但醒来时背部疼痛最为严重，晨起后逐渐减轻。这些疼痛中，只有机械性疼痛或伴有神经功能损害的特发性 LBP 才对手术治疗有效。在这里，希望医生不要像盲人摸象，摸了大

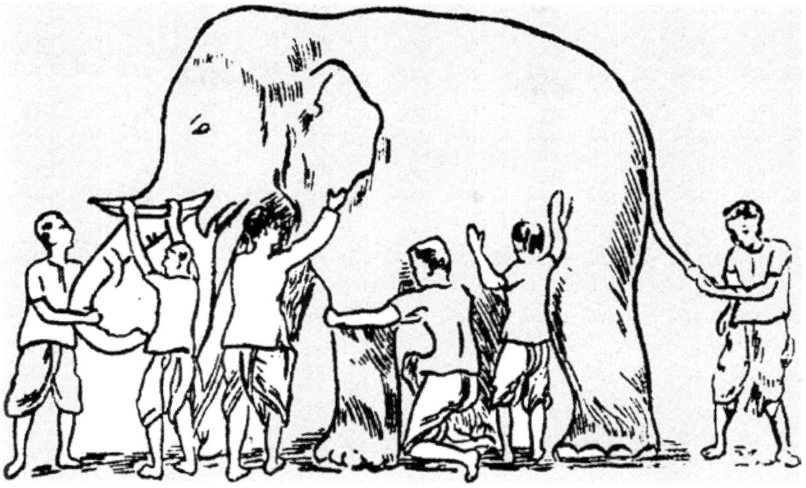

图 23.9 谚语：盲人摸象（http：//www.jainworld.com/ literature/story25.htm）

象的尾巴，就误认为大象像一根绳子（图 23.9）。

此时只需要去掉眼罩，就可以看到“整只大象”，这样就可以做出合理的“诊断”。医生应该从临床诊断开始，脱掉眼罩，然后用影像学方法来确认他的诊断，就像在办公室里检查一只大象。需要记住的是，即使无症状的患者，影像学上的异常发现也非常普遍，这些异常影像学改变非常容易误导医生[22]。在大多数慢性腰背痛患者中，进一步的影像学检查可发现，影像学表现与其症状之间并无相关性[1]。

- 博弈结果

如果把所有这一切都考虑进去，我们将节省数十亿美元，此外，也将提高数百万患者的生活质量。如果没有这样做，我们会陷入难以想象的政治 / 社会 / 财政困境。政治家会继续全面削减成本，而不管是否有些患者会从治疗中受益，因而医疗卫生质量继续恶化。政客们会继续争吵与患者利益、成本控制不是特别相关的问题。最后，如我们所知，不仅在美国，如果欧洲及世界其他地区也学习这种制度的话，整个医疗保健系统就会崩溃。

（谢青松　杜越崎　王作伟 译）

参考文献

1. Chou R, Deyo RA, Jarvik JG (2012) Appropriate use of lumbar imaging for evaluation of low back pain. Radiol Clin N Am 50:569–585
2. Monticone M, Ambrosini E, Rocca B, Magni S, Brivio F, Ferrante S (2014) A multidisciplinary rehabilitation programme improves disability, kinesiophobia and walking ability in subjects with chronic low back pain: results of a randomised controlled pilot study. Eur Spine J 23:2105–2113
3. Johannes CB, Le TK, Zhou X, Johnston JA, Dworkin RH (2010) The prevalence of chronic pain in United States adults: results of an internet-based survey. J Pain: Off J Am Pain Soc 11:1230–1239
4. Deyo RA, Mirza SK, Martin BI (2006) Back pain prevalence and visit rates: estimates from U.S. national surveys, 2002. Spine (Phila Pa 1976) 31:2724–2727
5. Carragee EJ, Alamin TF, Miller JL, Carragee JM (2005) Discographic, MRI and psychosocial determinants of low back pain disability and remission: a prospective study in subjects with benign persistent back pain. Spine J 5:24–35
6. Wideman TH, Sullivan MJ (2012) Development of a cumulative psychosocial factor index for problematic recovery following work-related musculoskeletal injuries. Phys Ther 92:58–68
7. Lopez-Olivo MA, Landon GC, Siff SJ, Edelstein D, Pak C, Kallen MA, Stanley M, Zhang H, Robinson KC, Suarez-Almazor ME (2011) Psychosocial determinants of outcomes in knee replacement. Ann Rheum Dis 70:1775–1781
8. Campbell AC, Briggs AM, O'Sullivan PB, Smith AJ, Burnett AF, Moss P, Straker LM (2011) An exploration of the relationship between back muscle endurance and familial, physical, lifestyle, and psychosocial factors in adolescents and young adults. J Orthop Sports Phys Ther 41:486–495

9. Dorn SD, Hernandez L, Minaya MT, Morris CB, Hu Y, Lewis S, Leserman J, Bangdiwala SI, Green PH, Drossman DA (2010) Psychosocial factors are more important than disease activity in determining gastrointestinal symptoms and health status in adults at a celiac disease referral center. Dig Dis Sci 55:3154–3163
10. Day MA, Thorn BE (2010) The relationship of demographic and psychosocial variables to pain-related outcomes in a rural chronic pain population. Pain 151:467–474
11. Soklaridis S, Ammendolia C, Cassidy D (2010) Looking upstream to understand low back pain and return to work: psychosocial factors as the product of system issues. Soc Sci Med 71:1557–1566
12. Vernon H, Guerriero R, Kavanaugh S, Soave D, Moreton J (2010) Psychological factors in the use of the neck disability index in chronic whiplash patients. Spine (Phila Pa 1976) 35:E16–E21
13. Somers TJ, Keefe FJ, Godiwala N, Hoyler GH (2009) Psychosocial factors and the pain experience of osteoarthritis patients: new findings and new directions. Curr Opin Rheumatol 21:501–506
14. Kendall NA (1999) Psychosocial approaches to the prevention of chronic pain: the low back paradigm. Baillieres Best Pract Res Clin Rheumatol 13: 545–554
15. IASP (2011) IASP taxonomy. http://www.iasp-pain.org/Education/Content.aspx?ItemNumber=1698&&navItemNumber=576. Accessed date 2011
16. Lunzer MM, Yekkirala A, Hebbel RP, Portoghese PS (2007) Naloxone acts as a potent analgesic in transgenic mouse models of sickle cell anemia. Proc Natl Acad Sci U S A 104:6061–6065
17. Angst MS, Clark JD (2006) Opioid-induced hyperalgesia: a qualitative systematic review. Anesthesiology 104:570–587
18. French DJ, France CR, Vigneau F, French JA, Evans RT (2007) Fear of movement/(re)injury in chronic pain: a psychometric assessment of the original English version of the Tampa scale for kinesiophobia (TSK). Pain 127:42–51
19. Patrick LE, Altmaier EM, Found EM (2004) Long-term outcomes in multidisciplinary treatment of chronic low back pain: results of a 13-year follow-up. Spine (Phila Pa 1976) 29:850–855
20. Gatchel RJ, Peng YB, Peters ML, Fuchs PN, Turk DC (2007) The biopsychosocial approach to chronic pain: scientific advances and future directions. Psychol Bull 133:581–624
21. Turk DC (2002) Clinical effectiveness and cost-effectiveness of treatments for patients with chronic pain. Clin J Pain 18:355–365
22. Turk DC, Swanson KS, Tunks ER (2008) Psychological approaches in the treatment of chronic pain patients – when pills, scalpels, and needles are not enough. Can J Psychiatry 53:213–223
23. Phillips FM, Slosar PJ, Youssef JA, Andersson G, Papatheofanis F (2013) Lumbar spine fusion for chronic low back pain due to degenerative disc disease: a systematic review. Spine (Phila Pa 1976) 38:E409–E422
24. Annemans L (2014) De Prijs van uw gezondheid. Lannoo Campus, Leuven
25. Benzel EC (2015) Biomechanics of Spine Stabilization. 3rd ed. Thieme Publishing, New York. ISBN 978-1-60406-924-2

腰背痛的病因与机制

24

Helena Brisby

24.1 引言

腰背痛的疼痛机制在某些方面仍不明确，区分来源至关重要。急性腰背痛，多在数日或数周内恢复，其机制与慢性腰背痛并不一致。在急性腰背痛的发生中，肌肉痉挛占有很重要的原因。然而，关于肌痉挛是原发因素还是继发因素仍不确定。慢性腰背痛患者，或者说长期腰背痛患者，椎间盘的退行性改变被认为是最重要的疼痛来源，而其他脊柱结构，及复杂的神经系统和心理因素也参与疼痛的发生（见第 22 章和第 23 章）。关于多种组织共同参与腰背痛病理生理改变的理论依据将在本章中做进一步讨论。

24.2 急、慢性腰背痛定义

急性腰背痛（low back pain，LBP）为一常见疾病，指持续 6 周以内的腰部疼痛，是西方国家患者在基层医院就诊的十大病因之一。其中，超过西方总人口 80% 的人群一生中经历过至少一次腰背痛 [1]，45 ~ 65 岁为高发年龄 [2]。这种急性疼痛与肌肉痉挛密切相关。然而，关于具体的潜在诱因仍不明确。椎间盘病变（纤维环破裂或突出）及侧方关节问题（滑膜炎、关节囊张力增高、骨性关节炎）都是急性 LBP 的致病因素。且这些病理改变在影像学检查中往往没有特异性表现。

慢性腰背痛（CLBP）通常指超过 3 个月的腰部持续性疼痛 [3,4]。由于 CLBP 并不像其他慢性疾病（如糖尿病、心力衰竭）那样会伴随患者的一生，所以称为“长期疼痛”可能更为确切。患病率在 2% ~ 40%（平均为 15%）[5]，高发年龄段为 40 ~ 50 岁 [6]。和急性腰背痛一样，长期腰背痛的疼痛机制尚不明确，但一般也认为是由多因素共同造成。经研究发现，许多因素在长期腰背痛患者中更为常见，如吸烟、缺乏锻炼、劳累、肥胖、工作满意度低、抑郁及严重焦虑等 [7-10]。这些因素在疼痛的发生发展中起着重要作用，但还没有任何病理解剖学方面的合理解释。椎间盘通常被认为是最为关键的疼痛起源部位，联合肌肉痉挛，在腰背痛的机制中扮演着重要的角色。

24.3 椎间盘与疼痛

许多研究者认为椎间盘的退变是引起长期腰背痛的主要因素。因有数据显示，慢性腰背痛患者中发生椎间盘退变及终板病变的概率要高于普通人群 [7,11]。在正常的椎间盘，神经末梢仅存在于纤维环的最外层 [12,13]，且正常椎间盘内部及周围不存在疼痛相关的标志物，如 P 物质、降钙素基因相关肽（CGRP）、肠血管活性肽（VIP）[14]。而在退变的椎间盘里，神经末梢可分布到纤维环的深层 [15,16]，甚至到达髓核里 [17]。神经纤维可能是伴随血管肉芽组织生长到纤维环的裂隙中，可同时分布在退变椎间盘的前后部 [14,17]。这种随着脊柱负荷增加（轴向压力或前弯腰）而加重的钝性疼痛，即盘源性疼痛，或许与这些神经末梢的激惹相关。姿势改变及椎间盘退变会引起椎间盘后外侧的内部剪切力和纤维张力增高[18]。这种椎间盘退变在MRI上表现为椎间盘突出，以及T2WI椎间盘突出处高信号影（局部水分增加）。除了机械因素之外，炎症反应在椎间盘退变引起的背痛中也起着重要作用。椎间盘组织本身，尤其是髓核（NP），也会对神经组织造成负面影响。有研究发现髓核能降低脊神经根的传导速度[19]，引起神经纤维退化，增加神经纤维放电[20]，吸引炎症细胞聚集[21]，及增加神经周围毛细血管通透性[22]。有研究曾在接受融合手术的CLBP患者的椎间盘组织及椎间盘突出组织中发现了不同的炎性和信号传导物质，如肿瘤坏死因子（TNF）、白介素（IL-1B、IL-6、IL-8）及NO等[23,24]。然而，在许多无症状患者的MRI中也能发现椎间盘退变的征象[25,26]，因此，长期腰背痛与MRI所提示的椎间盘退变之间的联系缺乏特异性。另一经常使用的诊断检查为椎间盘造影，但其有效性已经受到质疑。由于椎间盘造影没有对鉴别疼痛起源点起太大帮助[27,28]，甚至可能对间盘组织造成伤害（尤其是作为对比的正常椎间盘）[29]，因此，椎间盘造影的使用目前已不推荐。

24.4 肌肉与疼痛

肌肉在激活、收缩状态下的变化可能同时参与急性和长期LBP的发生。

尤其是在急性腰背痛患者，通常会存在肌痉挛，并在早期限制患者的活动。然而，关于肌肉痉挛是LBP的首发因素还是继发因素尚未可知。

基础及临床研究已经发现，长期腰背痛患者的腰腹肌肉的活动模式发生了变化[30,31]。但这种变化是为了增加脊柱稳定性，减少疼痛（疼痛-适应模式），还是变化本身便是疼痛来源（疼痛-痉挛-疼痛模式），尚不清楚[32]。在已经证实存在矢状位失平衡的患者，肌肉因素在疼痛的发生中起着重要作用。

24.5 关节和疼痛

关节突的关节囊内存在感觉及自主神经纤维。因此关节突关节的病变可能会直接引起疼痛的信号传导[33]（见第22章）。

不论是炎性反应（如骨性关节炎），还是关节负重的生物力学改变（软骨退化、软骨下骨、及关节囊）都有可能刺激到这些神经末梢。当发生关节突关节的骨性关节炎时（尤其在有椎间盘退变的患者更为常见），这些机制可能同时出现。炎症改变可以通过MRI发现（见第30章），包括滑膜炎（关节间积液）、关节囊炎、软骨下骨水肿。但是也能发现一些骨关节炎的间接表现，如炎性囊肿、软骨损伤、软骨下坏死、骨赘增生。这些后期的影像学表现与关节突关节炎的后期表现相关，疼痛可能在轻微炎症，或有MRI、SPECT/CT尚不能察觉的机械刺激时就会出现（24.1）[34]。

有研究发现，在膝关节、颞颌关节的骨关节炎患者[35,36]及长期非特异性腰痛患者[37]的关节内，NO这一炎性标志物明显增多。这也支持了部分长期腰背痛患者的疼痛可能来源于关节突关节。因为脊柱的神经支配呈节段性，还有植物神经系统的分布，所以脊柱的病理改变会导致局部的、非放射性的牵涉痛。这种疼痛即为关节突来源的疼痛的典型表现，虽然不是特异的（见第22章）。

24.6 椎体终板与疼痛

椎体内存在伤害感受器，而最常见的涉及椎体的脊柱疼痛病理学改变便是骨质疏松性压缩骨折。这些骨折出现前可能没有任何的外伤情况，或仅仅是发生在骨质疏松患者的一些轻微创伤后（如弯腰及抬重物）。

在椎间盘退变及腰背痛的患者，椎体的终板内变化十分常见，最早由Modic描述[38,39]。根据MRI的T1及T2序列上不同表现，将Modic改变分为1、2、3型（1型为短T1长T2，2型为长T1长T2，3型为短T1短T2）（见第21章）。这些MRI上的不同表现跟椎间盘退变的不同时期相关（首先为软骨水肿，约持续2年，然后为终板

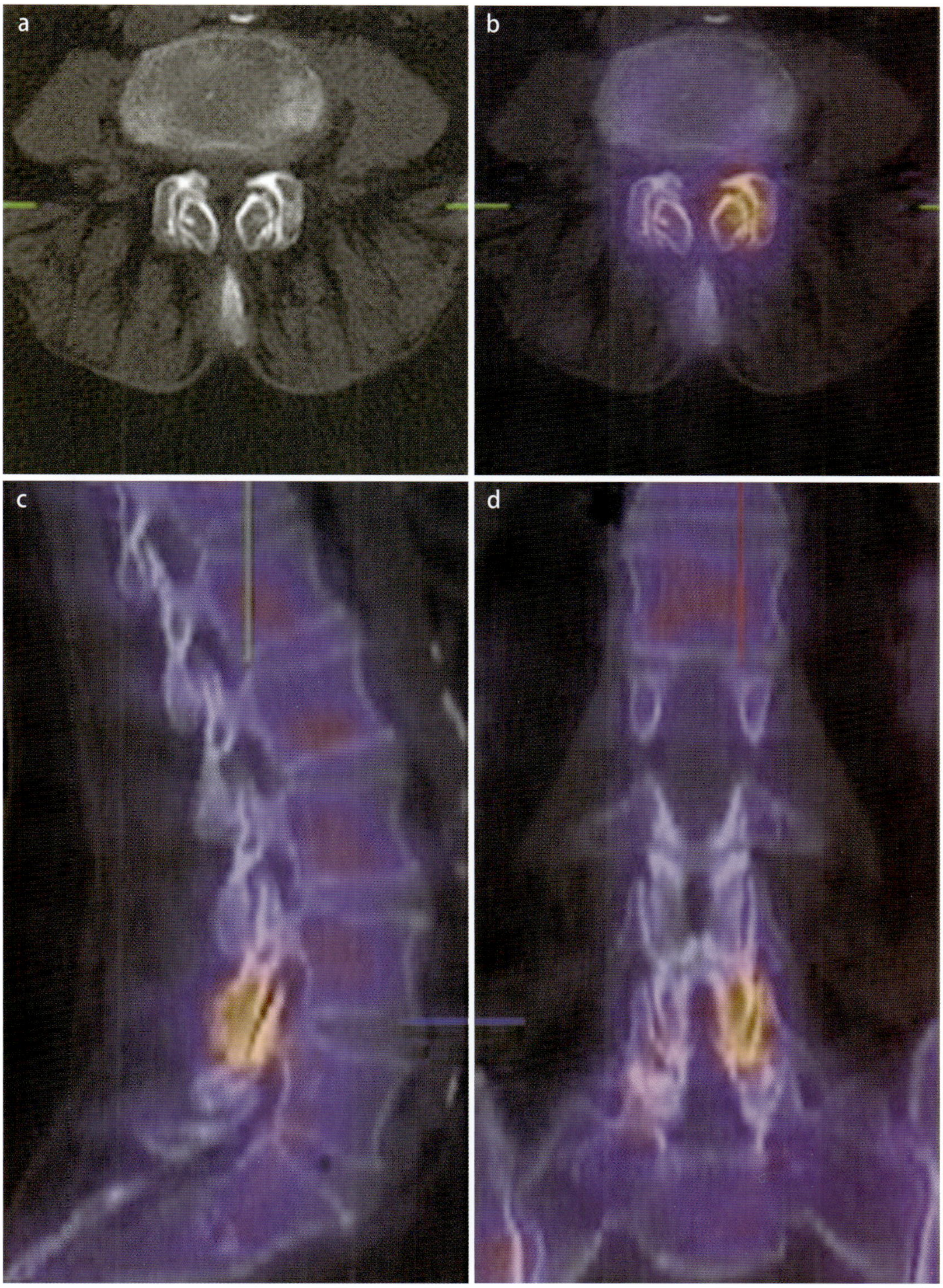

图 24.1 腰椎 SPECT/CT。73 岁腰背痛女性患者，SPECT/CT 上 L4 ~ L5 节段可见关节突关节的骨性关节炎（CT 轴位像：图 a，SPECT/CT 轴位像：图 b，矢状位：图 c，冠状位：图 d）。CT 上可见双侧的关节退变，但在 SPECT 图像中，只有 L4 ~ L5 左侧关节突关节存在代谢改变

下骨质的脂肪变性）[40]。Modic 改变与疼痛之间的联系在此之间就有研究报道过 [41,42]，且在最近成为了大量研究的热门主题，但这种联系目前仍不明确。研究发现 Modic 改变可以作为腰椎随年龄退变过程的动态标志物。而这些病灶随着时间推移可能在各种类型之间转变，混合型的 Modic

改变可能提示该病灶处于转变的中间期[43]。1 型改变很可能为早期的炎症反应，与活跃期腰背痛和节段失稳有密切关系，因此反映了腰椎退变早期和生物力学失稳的情况。因此，这些改变可能预示腰椎关节融合术后的效果良好。自然病程显示 1 型 Modic 改变会逐渐趋于稳定，并在平均 6 个月到 2 年内转变为 2 型。而 2 型 Modic 改变与腰背痛之间没有明显联系，在生物力学方面更加稳定，而纵向的压力会偶尔引起向 1 型的转变。关于 3 型 Modic 改变的自然病程及病理意义尚不明确。

24.7 韧带与疼痛

在大多数的韧带内，会分布有稀疏的神经末梢和纤维。在后纵韧带（PLL）内也发现有神经纤维的分布[44]，而该韧带在解剖上位于椎间盘的后方，而当椎间盘发生退变时通常会向后膨胀（本身多无临床症状），因此会牵拉后纵韧带，刺激韧带内的伤害感受器。另一可能机制为纤维环泄漏的化学物质或炎性反应也可能会刺激到感受器。然而，关于韧带在腰椎疼痛信号传导中的作用仍缺乏足够的研究。

24.8 疼痛感知、调制和心理因素

在治疗疼痛患者时应该牢记，疼痛的感知是一个完全主观的过程。疼痛感知在进化过程中的意义是提醒个体有组织损伤的出现，进而去规避伤害甚至死亡。然而，本体感觉系统会通过增加其敏感度来应对游离神经末梢的刺激，导致功能反应的减少。通过这种机制，无害的刺激就会引起放大的反应，即外周敏化。疼痛的调制也有可能位于脊髓以上的水平，即中枢敏化。而这种疼痛感知层面的变化经常被称为神经可塑性改变，在许多慢性疼痛的发生中扮演着重要的角色。在这种情况下，长期的腰背痛会逐渐转变为慢性疼痛，部分患者甚至会出现“慢性疼痛综合征”（见第 22 章和第 23 章）。事实上，关于脊柱源性疼痛，应考虑到以下 5 种机制：

1. 轴性疼痛（机械性腰背痛，有时会伴有牵涉痛）。
2. 轴性神经病理性疼痛（退变椎间盘内异常增生的神经纤维）。
3. 根性疼痛（及神经病理性根性痛）。
4. 疼痛和中枢敏化（经常出现在慢性腰背痛综合征）。
5. 根据皮节区分布的疼痛发作（由间歇性的神经根受压 / 炎症导致）[45]。

有部分证据支持腰背痛患者中存在这些机制，如功能 MRI[46]。脑内化学物质变化（N- 乙酰天冬氨酸和葡萄糖的减少），并已通过质子磁共振波谱的验证[47]。

在 Moseley 等人的研究中发现，告知疼痛生理机制及疼痛本身并不危险这一事实可以改变脑活动，尤其在特殊疼痛形式存在的情况下；然而，研究中仅仅观察了一名患者的情况[48]。

对疼痛的研究显示，心理因素对长期腰背痛患者的治疗效果存在影响，较高程度的疼痛相关焦虑，以及较低的疼痛耐受能力会降低治疗的效果[49]。然而，到底长期疼痛会对个体的心理造成多大影响不得而知，相反的情况是这种潜在的变化会在严重疼痛及慢性疼痛综合征的形成中起多大作用也并不明确（见第 23 章）。社会心理压力会对疼痛感知和治疗造成影响，它的出现往往会降低各种疼痛治疗后的效果，包括手术。因此，在这部分患者的治疗中应考虑到心理因素的影响。

24.9 小结

许多脊柱结构会参与腰背痛的产生。椎间盘退变可能通过刺激纤维环内的伤害感受器而影响神经系统，引起伤害性疼痛，以及之后的神经病理性轴性疼痛，及“椎间盘源性疼痛”。此外，椎间盘正常结构的改变还会降低其负重性能，引起受累节段的异常运动，进而刺激纤维环外层的机械性刺激感受器。而临床中经常见到的因负重及其他脊柱负荷运动而加剧疼痛（如弯腰）的现象可以很好地支持这一理论。已有研究证实，退

变的椎间盘内存在向纤维环内层生长的神经纤维。局部释放的炎性物质也会刺激到纤维环的伤害感受器，引起“神经病理性”轴性疼痛。而存在与其他脊柱结构内的伤害感受器，如关节突关节、韧带及肌肉，也会受到这些物理性或化学性的刺激。在这些脊柱结构内伤害感受器所受的刺激下，本体感觉系统会增加本身的敏感度，并在非伤害性刺激下产生非功能性的反应，最终导致过度反应（外周敏化）。由于脊柱由各节段由脊神经及内脏自主神经支配，所以脊柱病变会产生局部痛、非根性痛、牵涉痛。

此外，疼痛可以在更高的中枢进行调制，包括脊髓和脑（中枢敏化）。所感知的疼痛程度的变化，经常被称作神经可塑性，被认为在疼痛发展中扮演着重要的角色。此外，心理因素在腰背痛患者的疼痛产生中也起着重要作用。这两方面有可能造成慢性疼痛综合征，以主要的大脑皮质功能障碍为特点，临床上表现为非节段性弥漫性疼痛、睡眠障碍、抑郁及焦虑等。

（林彦达　菅凤增 译）

参考文献

1. Walker BF (2000) The prevalence of low back pain: a systematic review of the literature from 1966 to 1998. J Spinal Disord 13:205–217
2. Waterman BR, Belmont PJ Jr, Schoenfeld AJ (2012) Low back pain in the United States: incidence and risk factors for presentation in the emergency setting. Spine J 12:63–70
3. Smith B, Gribbin M (2001) Etiology, prevention, treatment, and disability management of chronic pain. Introduction. Clin J Pain 17:S1–S4
4. Spitzer WO (1987) State of science 1986: quality of life and functional status as target variables for research. J Chronic Dis 40:465–471
5. Manchikanti L, Singh V, Datta S, Cohen SP, Hirsch JA, American Society of Interventional Pain P (2009) Comprehensive review of epidemiology, scope, and impact of spinal pain. Pain Physician 12:E35–E70
6. Biering-Sorensen F (1982) Low back trouble in a general population of 30-, 40-, 50-, and 60-year-old men and women. Study design, representativeness and basic results. Dan Med Bull 29:289–299
7. Frymoyer JW (1992) Predicting disability from low back pain. Clin Orthop Relat Res 279:101–109
8. Videman T, Battie MC (1999) The influence of occupation on lumbar degeneration. Spine (Phila Pa 1976) 24:1164–1168
9. Hodselmans AP, Dijkstra PU, Geertzen JH, van der Schans CP (2010) Nonspecific chronic low back pain patients are deconditioned and have an increased body fat percentage. Int J Rehabil Res Int Z Rehabilitations Forsch Rev Int Rech Readapt 33:268–270
10. Chou R, Shekelle P (2010) Will this patient develop persistent disabling low back pain? JAMA 303:1295–1302
11. Muftuler LT, Jarman JP, Yu HJ, Gardner VO, Maiman DJ, Arpinar VE (2015) Association between intervertebral disc degeneration and endplate perfusion studied by DCE-MRI. Eur Spine J 24:679–685
12. Palmgren T, Gronblad M, Virri J, Kaapa E, Karaharju E (1999) An immunohistochemical study of nerve structures in the anulus fibrosus of human normal lumbar intervertebral discs. Spine (Phila Pa 1976) 24:2075–2079
13. Roberts S, Eisenstein SM, Menage J, Evans EH, Ashton IK (1995) Mechanoreceptors in intervertebral discs. Morphology, distribution, and neuropeptides. Spine (Phila Pa 1976) 20:2645–2651
14. Konttinen YT, Gronblad M, Antti-Poika I, Seitsalo S, Santavirta S, Hukkanen M, Polak JM (1990) Neuroimmunohistochemical analysis of peridiscal nociceptive neural elements. Spine (Phila Pa 1976) 15:383–386
15. Coppes MH, Marani E, Thomeer RT, Groen GJ (1997) Innervation of “painful” lumbar discs. Spine (Phila Pa 1976) 22:2342–2349, discussion 2349–2350
16. Le Maitre CL, Hoyland JA, Freemont AJ (2007) Interleukin-1 receptor antagonist delivered directly and by gene therapy inhibits matrix degradation in the intact degenerate human intervertebral disc: an in situ zymographic and gene therapy study. Arthritis Res Ther 9:R83
17. Peng B, Wu W, Hou S, Li P, Zhang C, Yang Y (2005) The pathogenesis of discogenic low back pain. J Bone Joint Surg 87:62–67
18. Schmidt H, Kettler A, Heuer F, Simon U, Claes L, Wilke HJ (2007) Intradiscal pressure, shear strain, and fiber strain in the intervertebral disc under combined loading. Spine (Phila Pa 1976) 32:748–755
19. Olmarker K, Rydevik B, Nordborg C (1993) Autologous nucleus pulposus induces neurophysiologic and histologic changes in porcine cauda equina nerve roots. Spine 18:1425–1432
20. Takebayashi T, Cavanaugh JM, Cuneyt Ozaktay A, Kallakuri S, Chen C (2001) Effect of nucleus pulposus on the neural activity of dorsal root ganglion. Spine (Phila Pa 1976) 26:940–945
21. Olmarker K, Blomquist J, Stromberg J, Nannmark U, Thomsen P, Rydevik B (1995) Inflammatogenic properties of nucleus pulposus. Spine (Phila Pa 1976) 20:665–669
22. Byrod G, Otani K, Brisby H, Rydevik B, Olmarker K (2000) Methylprednisolone reduces the early vascular permeability increase in spinal nerve roots induced by epidural nucleus pulposus application. J Orthop Res: Off Publ Orthop Res Soc 18:983–987
23. Ahn SH, Cho YW, Ahn MW, Jang SH, Sohn YK, Kim HS (2002) mRNA expression of cytokines and che-

mokines in herniated lumbar intervertebral discs. Spine (Phila Pa 1976) 27:911–917
24. Burke JG, Watson RWG, Conhyea D, McCormack D, Dowling FE, Walsh MG, Fitzpatrick JM (2003) Human nucleus pulposus can respond to a pro-inflammatory stimulus. Spine (Phila Pa 1976) 28:2685–2693
25. Borenstein DG, O'Mara JW Jr, Boden SD, Lauerman WC, Jacobson A, Platenberg C, Schellinger D, Wiesel SW (2001) The value of magnetic resonance imaging of the lumbar spine to predict low-back pain in asymptomatic subjects: a seven-year follow-up study. J Bone Joint Surg Am 83-A:1306–1311
26. Jensen MC, Brant-Zawadzki MN, Obuchowski N, Modic MT, Malkasian D, Ross JS (1994) Magnetic resonance imaging of the lumbar spine in people without back pain. N Engl J Med 331:69–73
27. Carragee EJ, Lincoln T, Parmar VS, Alamin T (2006) A gold standard evaluation of the "discogenic pain" diagnosis as determined by provocative discography. Spine (Phila Pa 1976) 31:2115–2123
28. Hebelka H, Nilsson A, Hansson T (2013) Pressure increase in adjacent discs during clinical discography, questions the methods validity. Spine (Phila Pa 1976) [Epub ahead of print]
29. Carragee EJ, Don AS, Hurwitz EL, Cuellar JM, Carrino JA, Herzog R (2009) 2009 ISSLS prize winner: does discography cause accelerated progression of degeneration changes in the lumbar disc: a ten-year matched cohort study. Spine (Phila Pa 1976) 34:2338–2345
30. Dankaerts W, O'Sullivan P, Burnett A, Straker L, Davey P, Gupta R (2009) Discriminating healthy controls and two clinical subgroups of nonspecific chronic low back pain patients using trunk muscle activation and lumbosacral kinematics of postures and movements: a statistical classification model. Spine (Phila Pa 1976) 34:1610–1618
31. Kaigle AM, Wessberg P, Hansson TH (1998) Muscular and kinematic behavior of the lumbar spine during flexion-extension. J Spinal Disord 11:163–174
32. van Dieen JH, Selen LP, Cholewicki J (2003) Trunk muscle activation in low-back pain patients, an analysis of the literature. J Electromyogr Kinesiol: Off J Int Soc Electrophysiol Kinesiol 13:333–351
33. Sommer C, Lindenlaub T, Teuteberg P, Schafers M, Hartung T, Toyka KV (2001) Anti-TNF-neutralizing antibodies reduce pain-related behavior in two different mouse models of painful mononeuropathy. Brain Res 913:86–89
34. Van de Kelft E, Van der Planken D, Van de Kelft A, Melis K (2014) Validation of hybrid SPECT-CT in identifying the pain phenotype in patients with chronic low back pain. Pain Pract 14:80
35. Karan A, Karan MA, Vural P, Erten N, Tascioglu C, Aksoy C, Canbaz M, Oncel A (2003) Synovial fluid nitric oxide levels in patients with knee osteoarthritis. Clin Rheumatol 22:397–399
36. Suenaga S, Abeyama K, Hamasaki A, Mimura T, Noikura T (2001) Temporomandibular disorders: relationship between joint pain and effusion and nitric oxide concentration in the joint fluid. Dentomaxillofac Radiol 30:214–218
37. Brisby H, Ashley H, Diwan AD (2007) In vivo measurement of facet joint nitric oxide in patients with chronic low back pain. Spine (Phila Pa 1976) 32:1488–1492
38. Modic MT, Masaryk TJ, Ross JS, Carter JR (1988) Imaging of degenerative disk disease. Radiology 168:177–186
39. Modic MT, Steinberg PM, Ross JS, Masaryk TJ, Carter JR (1988) Degenerative disk disease: assessment of changes in vertebral body marrow with MR imaging. Radiology 166:193–199
40. Albert HB, Kjaer P, Jensen TS, Sorensen JS, Bendix T, Manniche C (2008) Modic changes, possible causes and relation to low back pain. Med Hypotheses 70:361–368
41. Kjaer P, Korsholm L, Bendix T, Sorensen JS, Leboeuf-Yde C (2006) Modic changes and their associations with clinical findings. Eur Spine J 15:1312–1319
42. Kuisma M, Karppinen J, Niinimaki J, Ojala R, Haapea M, Heliovaara M, Korpelainen R, Taimela S, Natri A, Tervonen O (2007) Modic changes in endplates of lumbar vertebral bodies: prevalence and association with low back and sciatic pain among middle-aged male workers. Spine (Phila Pa 1976) 32:1116–1122
43. Rahme R, Moussa R (2008) The modic vertebral endplate and marrow changes: pathologic significance and relation to low back pain and segmental instability of the lumbar spine. AJNR Am J Neuroradiol 29:838–842
44. Kojima Y, Maeda T, Arai R, Shichikawa K (1990) Nerve supply to the posterior longitudinal ligament and the intervertebral disc of the rat vertebral column as studied by acetylcholinesterase histochemistry. I. Distribution in the lumbar region. J Anat 169:237–246
45. Freynhagen R, Baron R, Gockel U, Tolle TR (2006) Pain DETECT: a new screening questionnaire to identify neuropathic components in patients with back pain. Curr Med Res Opin 22:1911–1920
46. Giesecke T, Gracely RH, Grant MA, Nachemson A, Petzke F, Williams DA, Clauw DJ (2004) Evidence of augmented central pain processing in idiopathic chronic low back pain. Arthritis Rheum 50:613–623
47. Grachev ID, Fredrickson BE, Apkarian AV (2002) Brain chemistry reflects dual states of pain and anxiety in chronic low back pain. J Neural Transm 109:1309–1334
48. Moseley GL (2005) Widespread brain activity during an abdominal task markedly reduced after pain physiology education: fMRI evaluation of a single patient with chronic low back pain. Aust J Physiother 51:49–52
49. Riipinen M, Niemisto L, Lindgren KA, Hurri H (2005) Psychosocial differences as predictors for recovery from chronic low back pain following manipulation, stabilizing exercises and physician consultation or physician consultation alone. J Rehabil Med 37:152–158

合理选择慢性腰背痛的影像学检查 25

Amir Qaseem and Erik Van de Kelft

25.1 引言

大多数腰背痛患者会在刚开始治疗时接受常规脊柱影像学检查［腰椎 X 线检查、计算机断层扫描（CT），或磁共振成像（MRI）］[1,2]。但是，美国医师学会（ACP）和美国疼痛学会（APS）建议，只有患重度或进行性神经功能缺损或有严重基础疾病症状或体征的患者才需要做影像学检查[3]。提出这些建议的理由是，常规影像学检查不能改善临床结果，反而会对患者造成不必要的伤害，并增加腰背痛管理的费用[4,5]。诊断研究，特别是影像学研究，应该解决一些与技术功效、诊断准确性、治疗效果及临床结果相关的问题。

ACP/APS 的建议与美国放射学会的标准是一致的[6]。这些建议是根据脊柱成像策略的随机试验结果而提出的。大多数诊断试验研究主要评估脊柱成像鉴别疾病或状况的准确度，但也有一些随机试验对临床结果进行了评估，提供了有关其利害的直接信息[7-10]。

本章主要讨论长期、慢性腰背痛，但也会提供一些急性腰背痛方面的医学影像学指南。

25.2 腰背痛的医学影像

正如本书的其他部分所述，腰背痛并不是一个诊断，而是一种症状。对于长期（3 个月以上）腰背痛，患者和医生会寻找合适的治疗方法，目的仍是治愈。而对于慢性腰背痛（CLBP），能够完全消除症状的治疗不再是首要目的。像糖尿病一样，CLBP 是一种慢性病。因此，我们必须在腰背痛出现后的第一个月内、在它还没有因疼痛的外周和中枢敏化作用而变成慢性病之前，彻底找到正确的诊断和合适的治疗方法。从这个方面来看，3 ～ 6 个月的时间范围十分关键。在寻找正确诊断的过程中，医学影像学技术虽然很先进，但大多数情况下似乎并不能确定疼痛产生的机制或疼痛的性质。在 CLBP 中，正确的诊断意味着疼痛的原因和性质清楚明了。

腰背痛患者经常会做腰椎影像学检查。虽然临床实践指南建议，只有当存在其他危险信号（见第 23 章）或明显属于机械性腰背痛的情况下才需要做影像学检查，但是，很多人常常在没有明确适应证的情况下开展影像学检查。对所有慢性腰背痛患者做常规影像学检查这种做法并不好，因为它不能改善临床结果，还会让我们所有人都受到过多辐射。它很不划算，并且会造成伤害，因为它会让患者和临床医生产生虚假的期待。

25.2.1 影像学检查的益处

任何诊断试验的最终目的都是为了改善临床结果。对于 80% 的慢性腰背痛患者（无危险信号、无机械性疼痛），没有任何参考标准能够区分症状性和无症状性、普通退行性改变或年龄相关的影像学发现，而这些对判断慢性腰背痛的诊断准确性是必需的。

在一个 Meta 分析提到的 6 项随机对照试验

研究中，对没有特发基础疾病的急性或亚急性腰背痛患者，分别接受腰椎影像学检查（X线、MRI或CT）后给予常规治疗，和不经过影像学检查直接给予常规治疗，结果发现二者在疼痛、功能、生活质量和患者自评的改善情况方面没有差别[4]。这项Meta分析显示，没有经过常规影像学检查的常规治疗的短期效果（< 3个月）更好。虽然有人认为常规影像学检查的结果可能会减少腰背痛引起的焦虑[11]，但实际上常规影像学检查并没有对患者的心理产生有利作用[4]。在这一点上，不同影像学技术类型（X线或高级影像技术MRI或CT）之间没有差别。腰背痛患者做常规影像学检查比不做费用更高，但好处却不明显[12,13]。

为什么常规影像学检查没有提高非特异性腰背痛的治疗效果?

- 在急性腰背痛中，几个月以后疼痛和功能仍有显著改善的可能。因此，和大多数急性腰背痛一样，一些非特异性长期腰背痛的自然病程预后是良好的。
- 在急性腰背痛中，需要紧急确认原因的频率非常低，在非特异性急性腰背痛中，频率为零。
- 常规影像学检查不能改善急性腰背痛患者的临床结果的原因在于，影像学检查结果和症状之间的相关性太差；大部分腰椎影像学检查的结果在无症状个体中很常见。

腰椎影像学检查可以发现在许多无腰背痛患者中存在异常影像学改变。在腰背痛患者中，疼痛与影像学异常之间的相关性很低。一项系统回顾发现，腰背痛和腰椎间盘退行性病变之间的关系的比值为1.2 ~ 3.3，与脊柱退行性变或脊椎滑脱之间没有关联[14]。一项随机试验对快速MRI和X线检查之后治疗腰背痛的效果进行了比较，结果发现MRI没有体现额外的价值[15]。这些结果证实了MRI图像上显示的较小异常与临床不相关。这些异常中有很多都是年龄增长而出现的正常表现[16-18]。一项横断面研究回顾了60岁及60岁以上无症状受试者的数据，发现其中36 %有椎间盘突出、21 %有椎管狭窄、90 %有椎间盘退化或膨出[19]。84 %的受试者腰背痛发生之前的腰椎影像学异常在症状发生之后没有变化或有所改善[20]。

非特异性慢性腰背痛患者的影像学检查结果很少影响治疗计划和临床结果。对20 ~ 50岁患者的68,000张腰椎X线片的回顾分析显示，在每2500例患者中只有1例有明确的发现[21]。在两项分别研究中，每200例患者中仅有1或2例腰椎放射学检查的结果对治疗有帮助[22,23]。一项随机试验对接受进一步影像学检查与无影像学检查的患者进行对比，结果发现他们的诊断或治疗计划并无差别[24]。没有证据证明，与常规治疗相比，影像学检查可以改善临床结果[3]。

25.2.2 辐射暴露

腰椎X线检查和CT扫描会使患者受到低水平的辐射，可能会致癌。接受腰椎CT扫描的患者平均辐射剂量为6 mSv，相当于500次胸部X线检查的辐射剂量[25]。在一项风险模型研究中，2007年在美国开展的220万例腰椎CT扫描估计会增加1200个癌症病例（2015年，在人口1100万的比利时，220万人接受了CT扫描！）[26]。外科医生应该了解，术中3D成像技术，或其他任何额外的CT扫描都会使患者受到大量的辐射暴露。腰椎CT扫描中如果使用含碘造影剂，可能引起超敏反应和肾病。

25.2.3 成本效益

评估一项临床服务的成本效益，需要对其临床效果与增加的成本进行权衡[12]。与常规诊疗相比，腰椎影像学检查不能改善非特异性慢性腰背痛患者的临床结果，这一点已经得到证实。额外的检查显然会导致额外的费用，而且，影像学检查还有可能会使患者受到更多伤害。因此，我们可以说，没有明确指征的腰椎影像学检查并不划算[12,13]。

25.2.4 危害

提到医学影像，最先想到、也最明显的危险的是辐射照射。此外，告诉患者有腰椎异常还有标签化危害[27]。这一点已经得到一项试验的证实。在这项试验中，所有腰背痛患者接受MRI检查，并随机分成两个组，一组告诉他们检查结果，另一组不告诉。最后研究结果显示，知道MRI结果的一组人的总体健康改善幅度比另一组小[28]。另一项试验对腰背痛患者进行了至少6周的跟踪。一组患者做常规X线检查，而另一组不做。3个月后，X线检查组患者的疼痛更重、总体健康状况更差[29]。向患者提供与临床相关性不大的医学影像发现可能会使患者感到担忧，并对背部的哪怕轻微症状过度关注，或因害怕而避免活动和运动，从而导致更多的结构性损伤[27]。

医学影像的结果可能导致许多不必要的治疗，如手术或其他干预[30]。脊柱手术的比率与高端脊柱影像技术的使用之间有很强的关联性[31]。一项随机试验研究提示，接受快速MRI检查的患者脊柱手术的比例是接受X线检查者的两倍[15]。在工作相关的急性腰背痛患者，发病一个月内做MRI检查和不做MR检查相比，做MR的患者手术比例是不做MRI的8倍，总医疗费用增加5倍[32]。

为什么目前的实际工作与循证证据不一致呢？

- 患者的期望是使用腰椎影像学技术的一个重要原因[33]。患者想要医生对其症状做出解释，因而会要求做诊断试验[34]。人类总是想要弄清因果关系。在发生腰背痛时，患者想知道疼痛源自哪里，为什么会发生。我们很难向他们解释说，我们无法找到疼痛的原因或起源。而告诉患者其医学影像学资料显示的脊柱看起来像80岁老人的脊柱则太过于简单。问题是，患者并不能从这种不恰当的信息中得到好处。
- 在随机试验中，无论临床结果如何，患者对于接受常规腰椎影像学检查的满意度比不做影像学检查更高，而且更愿意接受高端影像学检查，而非X线检查[15,29]。
- 在医生被起诉或患者不满意时，遗漏重要诊断的风险的责任会迫使医生做出防卫措施，并过度使用影像学检查。
- 工作负荷和过多的候诊患者使医生感到时间紧迫。安排影像学检查比向患者解释为什么不需要做影像学检查所花费的时间更短。尤其是在患者认为自己非常需要影像学检查时，为了节省时间而安排影像学检查的比例增大[11]。
- 在私人机构，医学影像学检查也会增加医生收入。

25.3　建议

长期或慢性腰背痛什么时候需要影像学检查？

对于没有严重潜在疾病（红色危险信号）或机械原因引起的非特异性腰背痛患者，常规影像学检查不会改善临床结果，反而会产生额外的费用，使患者受到不必要的辐射并增加侵入性治疗的概率。一旦告诉患者有退行性病变，就会产生标签化风险，患者就有可能按照标签化而改变生活行为方式。

美国医师学会（ACP）和美国疼痛学会（APS）联合发布的腰背痛诊断与治疗指南中包含下列重要建议[3]。

- 临床医生应该开展有针对性的病史和体格检查，将腰背痛患者归为3大类型：
  1. 非特异性腰背痛。
  2. 可能与神经根病变或椎管狭窄有关的背痛，或；
  3. 可能与其他特定脊柱原因有关的背痛（即机械性或红色危险信号）。

  病史应包括社会心理风险因素评估，这项评估可以预测慢性致残性背痛或慢性疼痛综合征。
- 临床医生不能常规对非特异性腰背痛患者做影像学检查或其他诊断试验。
- 当腰背痛患者有严重或进行性神经功能缺损，或根据病史和体格检查结果怀疑患者有严重的潜在疾病时（红色危险信号），临床医生应该为其做诊断性影像学检查和试验。
- 对于长期腰背痛和有神经根病变或椎管狭窄症状或体征的患者，只有当他们需要做手术或硬膜外类固醇注射（有疑似神经根病变）时，临床医生才能为其做磁共振成像（优先选择）或计算机断层扫描。

美国放射学会发布的基于共识意见的腰背痛影像学检查适当性标准与ACP/APS指南一致，

具体内容总结如下[35]。

对于有或无神经根病变的简单腰背痛，如果没有下列红色危险信号，急性期不适合做影像学检查：

- 近期发生过严重创伤或较轻创伤，年龄在 50 岁以上。
- 不明原因体重减轻。
- 不明原因发热。
- 免疫抑制。
- 有癌症病史。
- 静脉毒品。
- 长期使用皮质类固醇或有骨质疏松症。
- 年龄在 70 岁以上。
- 局灶性神经功能缺损伴进行性或致残性症状。
- 持续 6 周以上。

如果存在红色危险信号，可以即刻行 X 线检查，以排除恶性肿瘤。当有疑似感染、马尾神经综合征和神经功能缺损时应行 MRI 检查。

在试验性治疗后，如果怀疑患者有强直性脊柱炎和椎体压缩性骨折，则可以做 X 线检查。

当怀疑患者有神经根病变或椎管狭窄，且患者需要做手术时，应该行 MRI 扫描。

当患者在一个月的试验性治疗之后病情改善或症状消除，或初次影像学检查后临床状况没有变化，不建议再行影像学检查。

25.3.1 长期腰背痛

图 25.1 是我们科室（Nikolaas 总医院神经外科，圣尼可拉斯，比利时）治疗急性和长期 / 慢性腰背痛时采用的检查流程。

- 对于急性腰背痛，我们遵循上述提到的建议：只在有红色危险信号时进行影像学检查。如果长期腰背痛患者出现红色危险信号，则对急性腰背痛患者的建议也同样适用。
- 对于有明确机械性成分的长期或慢性腰背痛（患者能够找到疼痛消失的位置），传统 X 线

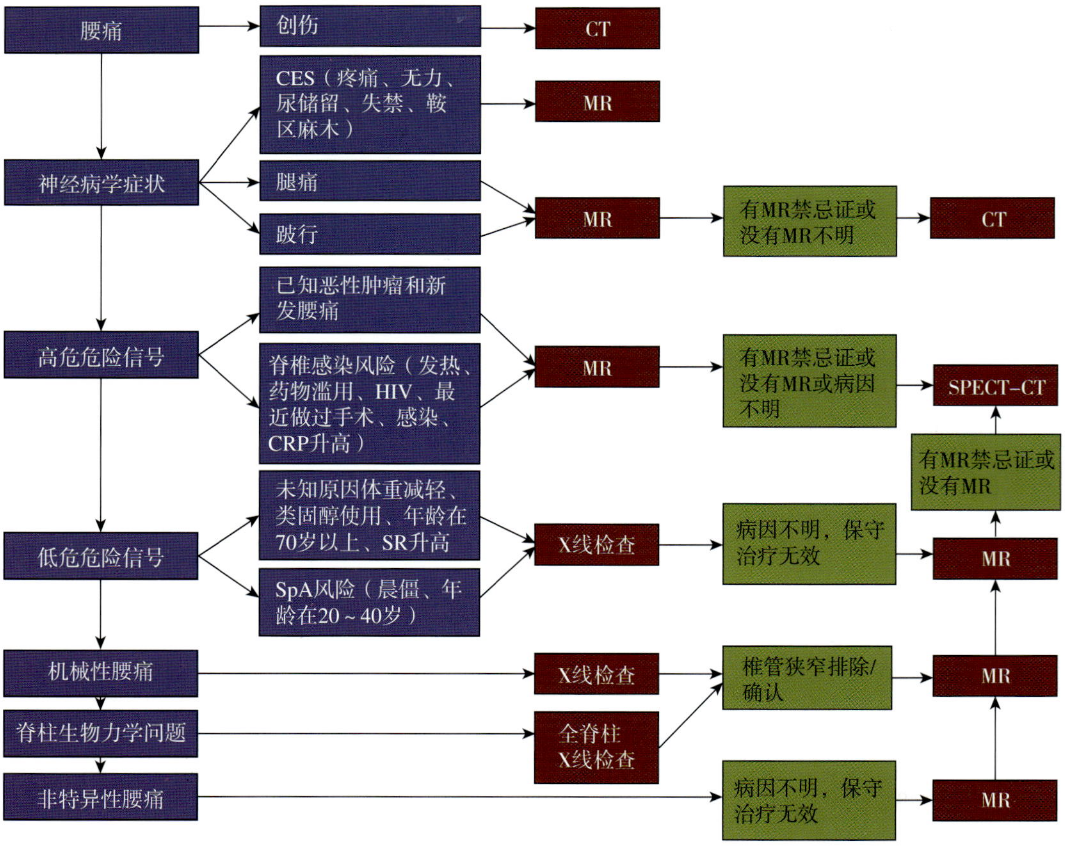

图 25.1 腰背痛患者的医学影像检查选择流程图。CES．马尾神经综合征，SpA．强直性脊柱炎，MR．磁共振，CT．计算机断层扫描，SPECT．单光子发射断层扫描，CRP．C 反应蛋白，SR．红细胞沉降率（血沉）

检查可以查出严重不稳定因素。但是，我们建议额外做一次 MRI 以排除任何并发症（关节囊肿、黄韧带肥厚）或其他病变。如果临床上明显有矢状位失平衡，需要做额外的全脊柱 X 线检查，并分析脊柱骨盆参数（见第 39 章）。

- 对于症状治疗后未能缓解的非特异性长期腰背痛，我们建议选择 MRI 进行影像学检查。但是，必须清楚的是，这种高端影像学技术在几乎所有病例中都会查出一些问题。这种“问题”应该由前文所述的熟悉相关知识的医生来解读。许多情况下，MRI 检查结果与患者的症状和体征之间几乎没有相关性！如果能够找到明显的疼痛产生原因，则不需要再做进一步的影像学检查。
- 目前，SPECT/CT 还没有被用作慢性腰背痛诊断的常规检查方法。由于它可以详细显示任何骨代谢改变区域，将来它可能会在疼痛性骨关节炎的检测中发挥作用。但是，大家要谨记，这种影像学方法在慢性腰背痛中的作用尚未得到确认，而它产生的辐射剂量对患者的影响非常大。

（韩　锋　王作伟　译）

参考文献

1. Di Iorio D, Henley E, Doughty A (2000) A survey of primary care physician practice patterns and adherence to acute low back problem guidelines. Arch Fam Med 9:1015–1021
2. Webster BS, Courtney TK, Huang YH, Matz S, Christiani DC (2005) Physicians' initial management of acute low back pain versus evidence-based guidelines. Influence of sciatica. J Gen Intern Med 20:1132–1135
3. Chou R, Qaseem A, Snow V, Casey D, Cross JT Jr, Shekelle P, Owens DK, Clinical Efficacy Assessment Subcommittee of the American College of P, American College of P, American Pain Society Low Back Pain Guidelines P (2007) Diagnosis and treatment of low back pain: a joint clinical practice guideline from the American College of Physicians and the American Pain Society. Ann Intern Med 147:478–491
4. Chou R, Fu R, Carrino JA, Deyo RA (2009) Imaging strategies for low-back pain: systematic review and meta-analysis. Lancet 373:463–472
5. Lurie JD, Birkmeyer NJ, Weinstein JN (2003) Rates of advanced spinal imaging and spine surgery. Spine (Phila Pa 1976) 28:616–620
6. ACoRA (2008) Appropriateness criteria. Low back pain. American College of Radiology, Reston
7. Fryback DG, Thornbury JR (1991) The efficacy of diagnostic imaging. Med Decis Making 11:88–94
8. Guyatt GH, Tugwell PX, Feeny DH, Haynes RB, Drummond M (1986) A framework for clinical evaluation of diagnostic technologies. CMAJ 134:587–594
9. Sackett DL, Haynes RB (2002) The architecture of diagnostic research. BMJ 324:539–541
10. Schunemann HJ, Oxman AD, Brozek J, Glasziou P, Jaeschke R, Vist GE, Williams JW Jr, Kunz R, Craig J, Montori VM, Bossuyt P, Guyatt GH, Group GW (2008) Grading quality of evidence and strength of recommendations for diagnostic tests and strategies. BMJ 336:1106–1110
11. Schers H, Wensing M, Huijsmans Z, van Tulder M, Grol R (2001) Implementation barriers for general practice guidelines on low back pain a qualitative study. Spine (Phila Pa 1976) 26:E348–E353
12. Owens D, Qaseem A, Snow V et al (2010) High value, cost conscious care: concepts for clinicians to evaluate benefits, harms, and costs of medical interventions. Ann Intern Med 154:174–180
13. Department of Clinical Epidemiology and Biostatistics, McMaster University Health Sciences Centre (1984) How to read clinical journals: VII. To understand an economic evaluation. Can Med Assoc J 130:1542–1549
14. van Tulder MW, Assendelft WJ, Koes BW, Bouter LM (1997) Spinal radiographic findings and nonspecific low back pain. A systematic review of observational studies. Spine (Phila Pa 1976) 22:427–434
15. Jarvik JG, Hollingworth W, Martin B, Emerson SS, Gray DT, Overman S, Robinson D, Staiger T, Wessbecher F, Sullivan SD, Kreuter W, Deyo RA (2003) Rapid magnetic resonance imaging vs radiographs for patients with low back pain: a randomized controlled trial. JAMA 289:2810–2818
16. Jarvik JJ, Hollingworth W, Heagerty P, Haynor DR, Deyo RA (2001) The longitudinal assessment of imaging and disability of the back (LAIDBack) study: baseline data. Spine (Phila Pa 1976) 26:1158–1166
17. Jensen MC, Brant-Zawadzki MN, Obuchowski N, Modic MT, Malkasian D, Ross JS (1994) Magnetic resonance imaging of the lumbar spine in people without back pain. N Engl J Med 331:69–73
18. Wiesel SW, Tsourmas N, Feffer HL, Citrin CM, Patronas N (1984) A study of computer-assisted tomography. I. The incidence of positive CAT scans in an asymptomatic group of patients. Spine (Phila Pa 1976) 9:549–551
19. Boden SD, Davis DO, Dina TS, Patronas NJ, Wiesel SW (1990) Abnormal magnetic-resonance scans of the lumbar spine in asymptomatic subjects. A prospective investigation. J Bone Joint Surg Am 72:403–408
20. Carragee E, Alamin T, Cheng I, Franklin T, van den

Haak E, Hurwitz E (2006) Are first-time episodes of serious LBP associated with new MRI findings? Spine J 6:624–635
21. Nachemson A (1976) The lumbar spine: an orthopaedic challenge. Spine 1:59–71
22. Halpin SF, Yeoman L, Dundas DD (1991) Radiographic examination of the lumbar spine in a community hospital: an audit of current practice. BMJ 303:813–815
23. Rockey PH, Tompkins RK, Wood RW, Wolcott BW (1978) The usefulness of x-ray examinations in the evaluation of patients with back pain. J Fam Pract 7:455–465
24. Gillan MG, Gilbert FJ, Andrew JE, Grant AM, Wardlaw D, Valentine NW, Gregori AC, Scottish Back Trial G (2001) Influence of imaging on clinical decision making in the treatment of lower back pain. Radiology 220:393–399
25. Fazel R, Krumholz HM, Wang Y, Ross JS, Chen J, Ting HH, Shah ND, Nasir K, Einstein AJ, Nallamothu BK (2009) Exposure to low-dose ionizing radiation from medical imaging procedures. N Engl J Med 361:849–857
26. Berrington de Gonzalez A, Mahesh M, Kim KP, Bhargavan M, Lewis R, Mettler F, Land C (2009) Projected cancer risks from computed tomographic scans performed in the United States in 2007. Arch Intern Med 169:2071–2077
27. Fisher ES, Welch HG (1999) Avoiding the unintended consequences of growth in medical care: how might more be worse? JAMA 281:446–453
28. Ash LM, Modic MT, Obuchowski NA, Ross JS, Brant-Zawadzki MN, Grooff PN (2008) Effects of diagnostic information, per se, on patient outcomes in acute radiculopathy and low back pain. AJNR Am J Neuroradiol 29:1098–1103
29. Kendrick D, Fielding K, Bentley E, Kerslake R, Miller P, Pringle M (2001) Radiography of the lumbar spine in primary care patients with low back pain: randomised controlled trial. BMJ 322:400–405
30. Rhodes LA, McPhillips-Tangum CA, Markham C, Klenk R (1999) The power of the visible: the meaning of diagnostic tests in chronic back pain. Soc Sci Med 48:1189–1203
31. Verrilli D, Welch HG (1996) The impact of diagnostic testing on therapeutic interventions. JAMA 275:1189–1191
32. Webster BS, Cifuentes M (2010) Relationship of early magnetic resonance imaging for work-related acute low back pain with disability and medical utilization outcomes. J Occup Environ Med 52:900–907
33. Verbeek J, Sengers MJ, Riemens L, Haafkens J (2004) Patient expectations of treatment for back pain: a systematic review of qualitative and quantitative studies. Spine (Phila Pa 1976) 29:2309–2318
34. McPhillips-Tangum CA, Cherkin DC, Rhodes LA, Markham C (1998) Reasons for repeated medical visits among patients with chronic back pain. J Gen Intern Med 13:289–295
35. Davis PC, Wippold FJ 2nd, Brunberg JA, Cornelius RS, De La Paz RL, Dormont PD, Gray L, Jordan JE, Mukherji SK, Seidenwurm DJ, Turski PA, Zimmerman RD, Sloan MA (2009) ACR appropriateness criteria on low back pain. J Am Coll Radiol 6:401–407

26 脊柱术中高端成像及导航技术

Richard J. Mannion

26.1 引言

现阶段，对于某些特定的颅脑外科手术，如脑肿瘤或脑脓肿，术中应用导航已经被认为理所应当。设想如果在没有使用导航的手术中出现的并发症通过应用导航技术有可能帮助避免，那么导航的价值就不能忽视。然而，这种情况到目前为止仍没有出现。即使在过去的10年，人们一直在试图证实，目前市场上的导航系统，其初始设置及注册所多花费的时间和有限的准确性，与颅脑手术中导航所带来的优势相比，是否利远大于弊。

对脊柱手术而言，情况并不完全相同。导航应用于脊柱手术的理论优势非常明显，而且这种尝试也并不新鲜。然而，导航技术的一些不足最近被逐渐发现。与颅骨可以被头架牢牢固定不同，脊柱的多关节结构在注册时更具挑战性。许多脊柱手术涉及三维结构坐标的改变，但目前的导航技术不能及时地适应这一点。在导航技术刚开始应用到脊柱手术时，由于技术不能满足解剖和手术的要求，对于导航在整个漫长手术过程中的准确性渐渐变得不那么信任。注册过程非常繁琐、费时，且经常出现差错。由于这些原因，虽然几乎所有的脊柱外科医生在过去20年里或多或少地接触过导航技术，但他们大多数放弃了这一技术，而使用更加可靠的直视或实时透视技术。

然而，和颅脑手术出现的情况一样，随着导航科技的发展，脊柱手术中解剖和病理方面的要求已被逐渐满足。脊柱导航手术中最成熟的领域为微创手术，尤其是涉及经皮内固定的手术。在没有导航的情况下，这类手术往往十分依靠术中透视，然而，对长时间的射线暴露给患者、术者及整个手术团队带来的影响，其合理性令人担忧[1]。导航技术可以给术者和手术团队带来无射线的手术环境，这种潜在的优势是显而易见的。注册、定位架固定、摄像技术及图像处理方面的进步使得导航已经可以胜任各种脊柱手术，包括退行性疾病、感染、肿瘤及畸形等。此外，这些技术已被证实不仅在微创手术，在开放的手术同样可行、可靠。在这一章，将对这一类的部分技术进行总结，也包括它们在某些特定手术的应用、技术上的进展和在未来需要改进的不足之处。

26.2 注册：原则

脊柱导航要克服的第一个困难便是固定参考架，这样，患者脊柱结构的空间关系就可以得到保持。但在某些手术，这显然是无法实现的，比如矫形手术和骨折的减压 / 内固定手术，因为这些手术的目的是要矫正脊柱的形态，自然要改变脊柱的三维立体结构。即使在简单的退行性疾病手术，如切除关节突关节、切除椎间盘改变椎间隙高度等操作，都会导致脊柱结构的改变而使得导航准确性下降。这种情况下导航厂家给予术者的官方建议往往是重新注册，但这样会由于耗时和增加辐射暴露等原因而使得导航实用性下降。

一种相对实际的解决办法是尽可能地缩短注册和导航之间的时间。实际上，对某一耗时数小时的特定术式，导航仅仅对术中的某些步骤是有帮助的。比如，在脊柱侧弯的开放手术中，导航技术仅在部分椎弓根植入时有帮助，再比如微创腰椎融合术，应用导航的关键步骤为手术最开始时的经皮椎弓根螺钉的植入，该过程要在减压及处理椎间隙之前进行。在后面的例子中，导航技术对于椎间孔减压和椎间融合器的植入也非常有帮助，但与椎弓根植钉不同，这些步骤中因部分关节突切除及椎间隙变化导致的导航准确性下降所造成的影响要小得多。因为在椎弓根螺钉植入时，容错的空间很小，螺钉植入不当会造成非常严重的后果。

- 对于开放矫形手术，最好的选择是在需要时进行导航，固定参考架，进行注册，完成螺钉植入，并最后完成手术。
- 对于腰椎融合手术，可以在手术最开始完成注册，当然，手术的第一步应该是在目标椎弓根完成钉道准备。这意味着即使参考架与脊柱之间的空间关系发生变化，也不会对导航的准确性有多少影响。

目前有两种技术可以将参考架固定到脊柱手术的患者身上。第一种技术是通过经皮钉将参考架固定在髂后上棘，根据手术的目标节段，可以调整钉的方向，这样既可以不妨碍螺钉的植入（如经皮 S1 螺钉植入），又能限制参考架与导航内固定材料之间的距离（如胸腰交界处的手术），保证准确性（图 26.1）。如果手术节段更高，那么就要考虑因参考架与导航器械之间距离的增加而导致的准确性下降。

第二种选择为棘突夹，可以更好地应对胸腰交界处以上的微创及开放手术。在经皮微创手术中，应在手术的开始放置棘突夹，而在开放手术，应在术野暴露后安放，原因已在上文中阐明。需要重申的是，参考架的位置需要认真考虑，不让其妨碍术中操作是非常关键的（听上去很简单，但确实会发生）。

偶尔会出现参考架植入困难的情况，比如因患者之前做过手术并切除了棘突，或因为骨质缺乏、骨质疏松等。在这些情况下，术者应该放弃导航而改用实时透视技术。如果不能获得稳定的参考架，就应该停用导航。

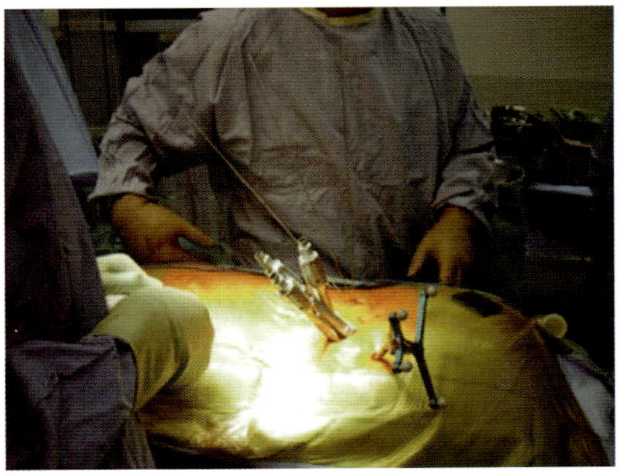

图 26.1 微创导航腰椎融合手术，术中经皮参考架固定在左侧髂后上棘

26.3 脊柱导航技术进展

早期脊柱导航依赖于参考架植入后 C 臂摄取的 2D 透视像（图 26.2）。这种导航技术相对简单，但与实时透视相比它不能给术者提供更多的视觉信息。这种技术唯一的优势在于将放射源移出了术区，但其仅限于短节段的腰椎手术。如果存在冠状位畸形的情况，每个节段植入螺钉时都需要新的透视图像，以尽可能地矫正终板及前后位的旋转。事实上，这使得早期导航技术仅适用于简单的腰椎手术。

随着注册软件的发展，可以将术中获得的 2D 透视图像和术前的 CT 扫描影像融合在一起，这样就可以让术者在手术中使用 3D 多平面的导航分析，如在椎弓根螺钉植入时，术者可以通过观察到冠状位、矢状位及轴位的 CT 成像，以及虚拟的螺钉开路轨迹和钉道。这种技术的不足主要有三点：患者需要在术前按照要求进行一次 CT 扫描；其次，注册仅适用于特定的脊柱节段，因此要求在每个固定节段需要重复该过程（不切实际），这样，手术只能限制在 1 ~ 2 个节段的固定范围；第三，注册过程缺乏可靠性且费时，还要防止不同节段间的混淆，如透视中的 L3 当作

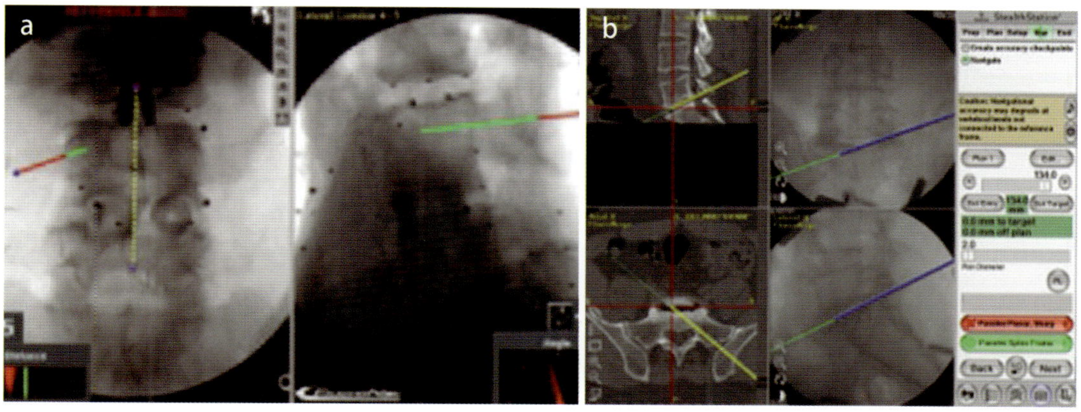

图 26.2 根据术中 2D 透视成像的注册技术。(a) 仅单独透视,(b) 透视成像融合术前 CT 图像并进行多平面的导航

CT 扫描的 L4 节段会造成灾难性的后果,这只能靠术者的判断。

26.4 术中 3D 成像

由于这些原因,基于 2D 透视的导航技术在脊柱外科协会并不受欢迎。任何费时且准确性欠佳的技术都会被拿来和实时成像技术(2D 透视成像或术者的眼和手)相比较。脊柱导航进展史上最重大、最重要的事件便是术中 3D 成像的发展。事实上,它在手术时所提供给术者的多平面视觉效果与 CT 扫描基本相同。术中 3D 成像无需进行术前 CT 扫描(图像在患者摆好手术体位便可进行采集),而注册过程会在图像传递到导航系统后自动进行,这样这个过程的耗时会非常少,而且对多节段的手术来讲,准确性也有提高(手术期间需要同样保持脊柱与参考架之间的空间关系稳定)。

26.4.1 市场上的 3D 系统

目前,可以通过 3 种途径获得术中 3D 成像(表 26.1)。

首先是多功能"高端"C 臂机,与其他昂贵的设备相比,它有很多优势。它的外观和功能与普通的 2D C 臂相似,但它为等中心设计,在图像摄取过程可以围绕患者自转,通常有 190°,产生 3D 图像。从实用性的角度,它是最为便携的一种选择,能在其他科室不需要导航的手术中充当普通 2D 透视的作用,且放射科技师对其早已熟悉,不牵涉训练的问题。该 C 臂机与普通 C 臂比,相对昂贵,但价格并不会超出太多,如果医院资金受限,该 C 臂机是一个不错的选择。然而,与表中的其他选择相比,也存在一些明显的不足之处。

- 首先,在图像摄取时导航工作台的照相机需要看到 C 臂和参考架,而只有在旋转臂上安置了带有基准标记的适配器之后才能满足这一点。而这些适配器价格昂贵,在计算经费时需要考虑到,这使得高端 C 臂与其他选择相比,花费上并不占优势。
- 其次,与其他方式相比,多平面的图像质量较差。对于骨质正常、没有明显肥胖,体内没有金属植入物的患者,这种图像质量在导航时一般可以接受。然而,对于肥胖、骨质缺乏的患者,这种图像质量下进行多平面导航往往是不可能的(图 26.3)。其他术中 3D 成像技术的一个非常好的优势在于可以在手术结束前看到内固定物植入的情况,这样在少数不满意的时候可以进行直接的修整和翻修。而使用高端多功能 C 臂,在我们的经验里,是不可能获得符合这种要求的图像质量的。
- 第三,体积(也就是便携性)既是优势也有可能是劣势。在我们所做的许多脊柱手术中,导航往往可以跨越若干个脊柱节段,而 C 臂透视仅仅能提供 3 个节段的影像。

表26.1 不同的术中3D成像系统相比较

	3D- 等中心 C 臂	O 臂	术中 CT
实用性	++++	+++	+
手术室配置要求	必需碳纤维透光床	建议碳纤维透光床	必须 CT 配套手术床
辐射量（2D/3D）	+/++	++/++	+++
图像质量	+	+++	++++
是否支持内固定后成像	否	是	是
导航	需要适配器	集成一体	集成一体
范围（脊柱节段）	3	5 ~ 6	全脊柱
花费（£）	++	+++	++++

- 第四，关于 C 臂的直径，多数系统都在努力能在普通的手术床上提供等中心的脊柱影像。根据我们的经验，唯一的解决方案就是使用碳纤维透光手术床，如 Jackson 和 Allen 手术床。这在决定哪一种系统更为适合科室使用时，都应考虑在资金经费的问题里。

另一个可以解决 3D-C 臂很多不足之处，但是更为昂贵的选择便是 O 臂，一种可以提供多平面脊柱影像，且在图像质量方面可以达到 CT 水平的 3D 透视技术（Medtronic，Minneapolis，Minnesota，USA）（图 26.4），这样，可以在手术结束前对已经植入的内固定物的位置进行确认。O 臂机的臂为完整的圆形，且可以调节转动，因此能够围绕患者，无论手术床是中心单柱支撑还是两端双柱支撑（图 26.4b）。O 臂的直径要大于 3D-C 臂，可以在普通的手术床获得等中心的影像，虽然会有因金属床导致的图像衰减引起的干扰，使用碳纤维透光床，如 Jackson 或 Allen 手术床会达到最佳的图像质量。较大的图像范围可以一次涵盖 5 ~ 6 个手术节段，这样通过简单的一次旋转，可以满足绝大多数需要导航的脊柱手术。而将 O 臂与导航整合在一起，意味着图像传递到导航工作台变得非常迅速，在 1 min 之内就可以获得典型的 3D 影像（图 26.5）。

解决 3D 多平面成像的最为昂贵的办法为术中 CT 扫描，其提供的图像治疗最高，尽管 CT 骨窗图像（脊柱导航需要骨窗图像）和 O 臂的图像质量之间的差别可以忽略不计（图 26.5）。

然而，对于软组织影，CT 扫描要优于 O 臂；所以当术中需要头颅、胸腔或腹部影像时，可以重点考虑术中 CT（Airo，BrainLab AG，Feldkirchen，Germany）（图 26.6）。相对于 O 臂或 C 臂，CT 的另一个优势在于可以在需要的时候获得患者整体的影像。因此，通过一次图像摄取便可以完成多节段的导航，使用术中 CT 不再受探测器体积的限制，而是受限于参考架与目标节段之间的距离（当参考架定位于髂后上棘，而目标椎体位于上胸椎或颈椎时，将严重限制导航的进行）。CT 扫描相对于 O 臂的缺点主要有以下 3 方面：

- 首先，花费更多。即使厂家声称花费上不会有明显的增加，但导航工作站和手术床的花费必须考虑在内。因为 CT 的环状外形是不能改变的，因此必要使用配套的单柱手术床。
- 其次，随着市场上 CT 便携性的提高，当两名术者同时需要进行 CT 扫描，或想要在两个手术间之间移动 CT 时，则要求每个手术间都配备有 CT 配套的手术床，且每个手术间的放射安全防护要求需要达标。
- 第三，辐射问题，这也是将在下一部分详细讨论的内容。CT 扫描可以获得 O 臂无法获得的高质量的软组织影（脑、胸腔、腹腔），但在大多数脊柱外科医生眼里这是没有必要的。

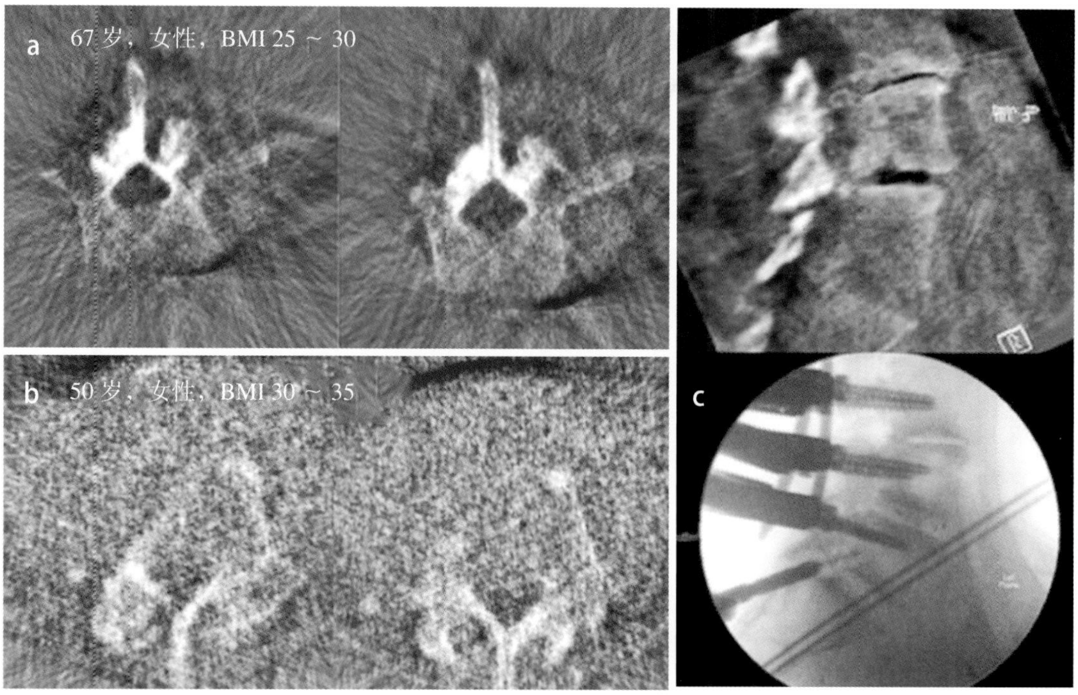

图 26.3 术中 3D 等中心 C 臂图像。(a) 为标准体型患者。(b) 为肥胖患者，图像质量的差别非常明显，这种技术在肥胖患者、骨质疏松患者及有脊柱植入物的患者中使用受限。(c) 为有植入物患者的图像对比，上图为是矢状位重建，图像质量明显较差，下图为标准透视

26.5 辐射问题

上文中提到的所有系统，在图像摄取时，外科医生、麻醉医生及外科团队都将位于射线暴露区域之外，或躲避在铅屏后。因此，相比传统的 C 臂透视（需要在手术区域进行，医生穿着铅衣进行防护），这些系统对外科医生 / 外科团队的辐射量都相对减少。

而考虑到患者的辐射暴露，毫无疑问，越高的图像质量意味着越大的辐射剂量，如术中 CT 扫描，其次为 O 臂，3D-C 臂最少。由于患者之间的差异，及 2D、3D 图像设置的不同（如 2D 脊柱节段的成像及等中心点的设置要优于 3D 图像的摄取），在本文中并没有对 3 种系统的辐射剂量进行直接的对比。有许多办法可以减少辐射量的暴露（如减小视野，通过增加层厚或减少剂量适当地降低图像质量）。一种粗略的估算方法是，一次 O 臂曝光的剂量是常规腰椎 CT 扫描的 50%[2]。3D-C 臂的辐射量要低于 O 臂（文献中鲜有报道总结），但要承认的一点是，尽管 O 臂在手术室中的辐射量要高于 3D-C 臂，但如果患者在 C 臂透视之后，术后还需要 CT 扫描，那么这一部分辐射量也应该计算在内。

26.6 提示与技巧

- 要谨记导航的局限性和不足之处，比如，增加参考架与目标椎体之间的距离会降低导航的准确性。
- 影响导航准确性的最大因素还是导航系统与术者之间的默契，即“人为因素”[4]。如果在注册时出现了错误而没有注意，或在注册后，参考架与脊柱之间的距离发生了改变，尤其在微创手术，会有出现严重错误的风险，而这种风险在开放手术或普通透视引导的微创手术中是不会发生的。
- 在手术中，术者应对这些可能出现的错误保持持续的警惕。如果 3D 导航提示的结构与术者所想不一致，此时应该对系统进行检查。

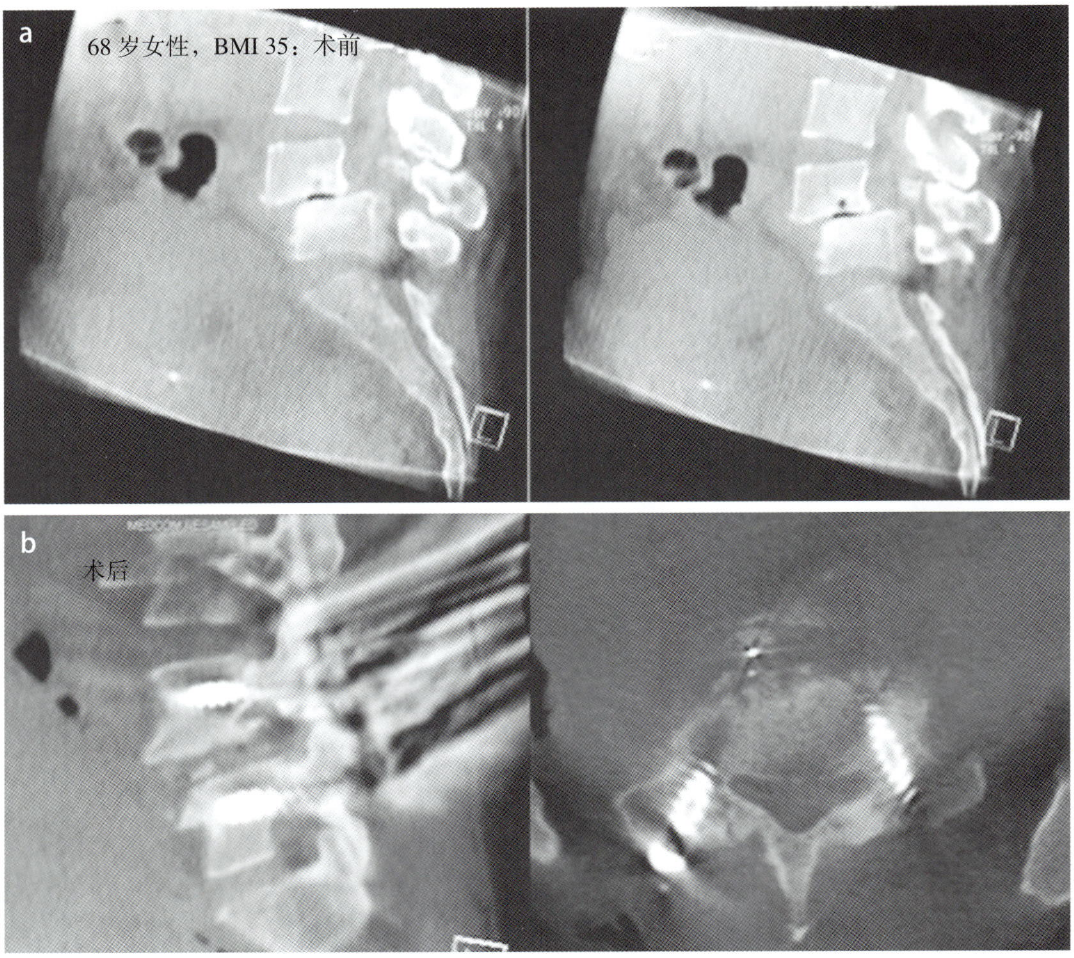

图 26.4 O 臂图像质量，（a）术前，（b）椎弓根螺钉植入后。在图像质量上，O 臂与 3D-C 臂之间的差别是显著的，并可以和 CT 的骨窗媲美。因此这可以在 3D-C 臂不能满足的手术中使用，也可以允许在内固定物植入后到手术结束前之间进行图像摄取

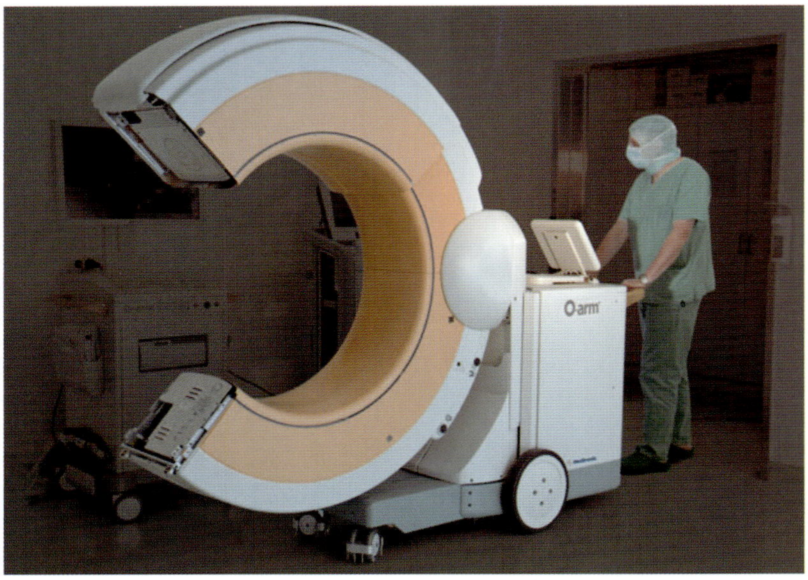

图 26.5 手术间的 O 臂（经过 Medtronic，plc © Medtronic，plc 的同意）

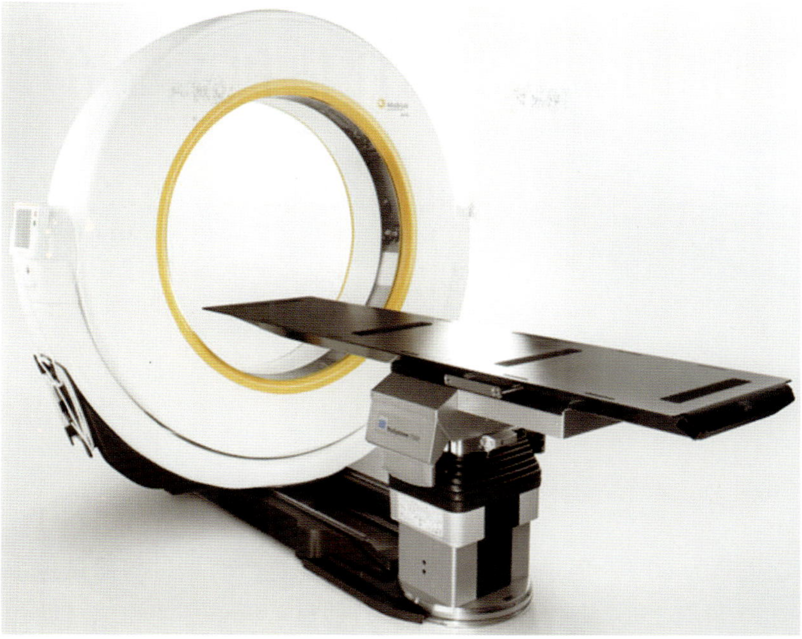

图 26.6 Airo，BrainLab AG，费德吉尔新，德国

26.7 循证依据

目前有越来越多的文献证据支持 3D 导航的应用。然而，没有随机对照试验对脊柱手术的两种或两种以上图像技术进行对比。

在椎弓根螺钉植入时，已经有相当一部分文章证实，相比于徒手和传统透视，导航引导在颈胸腰椎的内固定手术中可以提高植钉的准确性 [5]。据研究报道，其在胸腰椎手术中的准确率，达 97.5%，这是其他任何关于徒手植钉或透视引导植钉的所无法比拟的 [2]。在此看来，导航的准确性要高于 2D 透视和肌电图 [2]。

26.8 小结

术中获得与 CT 相当的影像学资料，并结合自动注册，是迄今为止导航在脊柱手术中的最大进展，其在准确性、可靠性和时间花费上都有不小的进步。本章节中总结了脊柱手术中的各种影像引导技术。从导航技术应用到脊柱手术开始，支持脊柱导航的文献报道逐渐增多，可以想象，在下一个 10 ~ 20 年，导航技术会像在颅脑手术中那样，成为脊柱手术不可或缺的一部分。

（林彦达　菅凤增 译）

参考文献

1. Yu E, Khan SN (2014) Does less invasive spine surgery result in increased radiation exposure? A systematic review. Clin Orthop Relat Res 472:1738–1748
2. Van de Kelft E, Costa F, Van der Planken D, Schils F (2012) A prospective multicenter registry on the accuracy of pedicle screw placement in the thoracic, lumbar, and sacral levels with the use of the O-arm imaging system and StealthStation navigation. Spine (Phila Pa 1976) 37:E1580–E1587
3. Scheufler KM, Franke J, Eckardt A, Dohmen H (2011) Accuracy of image-guided pedicle screw placement using intraoperative computed tomography-based navigation with automated referencing. Part II: thoracolumbar spine. Neurosurgery 69:1307–1316
4. Tjardes T, Shafizadeh S, Rixen D, Paffrath T, Bouillon B, Steinhausen ES, Baethis H (2010) Image-guided spine surgery: state of the art and future directions. Eur Spine J 19:25–45
5. Puvanesarajah V, Liauw JA, Lo SF, Lina IA, Witham TF (2014) Techniques and accuracy of thoracolumbar pedicle screw placement. World J Orthop 5:112–123

27 腰椎间盘突出的评估和手术治疗

Erik Van de Kelft

尽管下腰痛的发生率为60%，但是下腰痛合并坐骨神经痛的发生率只有1%。坐骨神经痛是腰椎间盘突出最常见的症状。L4 ~ L5是椎间盘突出最常见节段，其次是L5 ~ S1和L3 ~ 4，其他节段和多节段的椎间盘突出比较少见。其他引起坐骨神经痛的原因包括脊柱退变、感染、肿瘤和血管性疾病。腰椎间盘突出的自然病史是良好的，坐骨神经痛是否需要手术治疗还存在着争议。越来越多的椎间盘突出合并坐骨神经痛患者采取了保守治疗方案。现在，微创技术发展迅速，手术治疗也更积极，患者症状发作几周，保守治疗仍然不缓解，就可以选择手术治疗。一些手术技术（如显微内镜椎间盘切除术）创伤非常小，甚至门诊就可以完成[1]。作为脊柱外科医生，迅速解除患者病痛、恢复患者正常生活是我们的责任。

在这个章节中，我们将讨论腰椎间盘突出的症状、手术适应证、手术获益和风险，后面的章节，我们主要介绍腰椎间盘切除的手术方法和技巧。

27.1 坐骨神经痛

年龄相关因素影响着髓核和纤维环的退变（见第3章）。这些退变导致了髓核脱水，作为半流体状态的特性减低。形态学上，髓核失去弹性，椎间盘高度下降，不能均衡受力[2,3]。

坐骨神经痛发病通常没有急性诱因，或者在一些不经意的活动或动作之后发病，通常对生活影响也很小。多数情况下，只是表现为急性腰背痛。在这个时期，核磁共振成像（MRI）可以清楚地显示纤维环的裂隙（见21章）。炎症反应进一步发展（纤维环裂隙的结果），临床症状开始加重甚至疼痛难忍。为了稳定受累脊柱节段，多数患者出现了椎旁肌肉痉挛。在一些病例中，纤维环的裂隙越来越大，最后完全破裂，部分髓核从纤维环破口中脱出，导致了坐骨神经痛或小腿疼痛。这个时期的坐骨神经痛表现为受累神经支配区域的放射性疼痛。脱出髓核对神经的机械压迫是造成肢体放射性疼痛的最初原因。不久以后，损伤的神经根出现了炎症反应，有毒物质通过纤维环裂口释放。炎症反应可以通过保守治疗治愈，但是肢体的烧灼痛和钝痛会持续很长时间，即使神经根完全减压后也会这样。

保守治疗的最初目的是减轻炎症反应引起的疼痛。保守治疗包括卧床休息、非甾体抗炎药物、放松肌肉、硬膜外注射激素等。根据坐骨神经痛的自然病史，各种保守治疗方法的预后没有什么差别。但是在发病的急性期，患者会尽各种努力来减轻疼痛。急性期过后，约50%的患者症状在2个月内会出现明显的缓解[4]。

腰椎间盘突出可以通过CT，最好使用MRI来确诊。

27.2 手术治疗

27.2.1 绝对手术适应证

根据个人观点，腰椎间盘突出引起的急性坐

骨神经痛有3个绝对手术适应证。

- *马尾神经综合征*。腰椎间盘突出压迫马尾神经可以造成膀胱、直肠功能障碍（一般早期症状不明显）。出现了急性马尾神经压迫症状需要紧急处理，这也是唯一的急诊腰椎间盘切除手术指征，在这种情况下进行保守治疗最终都会惹上麻烦。所以，我们对椎间盘压迫造成的马尾神经损害症状要保持高度的警惕。尽管没有证据支持早期手术的预后会更好，我们仍然建议出现马尾神经压迫症状的24 h内进行手术治疗[5]。在充分的减压后，疼痛可以完全缓解，但是膀胱、直肠功能障碍可能会持续几个月甚至不能缓解。
- *肌力下降和感觉障碍*。5% ~ 20% 的坐骨神经痛患者会出现肌力下降和（或）感觉障碍等症状，这种情况应该选择尽快手术。神经根减压手术越早，神经功能恢复得越好。但是，也有学者提出即使3个月后手术，患者肌力恢复情况和早期手术的差别也极小[6]。况且，也没有证据证明手术治疗效果优于保守治疗。但是，对神经功能障碍患者，伦理委员会不会允许医生利用患者进行两种治疗方法的随机对照研究，所以我们不知道手术与保守治疗效果的确切差别。
- *严重的持续疼痛*。很显然，不是所有的患者都有足够的时间进行保守治疗。忙碌的患者往往希望医生能够立即解决他们的疼痛及由此而来的工作及生活不便。由于显微外科技术及内窥镜技术的应用，手术越来越微创化，甚至可以在门诊手术，因此成为越来越有吸引力的治疗方法，即使在发病的第一周内。后面我们会讨论到，其实早期手术的主要目的是解除疼痛，而不是追求更好的远期效果。腰椎间盘突出手术和保守治疗相比，远期效果甚至自然病史都没有明显差别。

27.2.2 相对手术适应证

美国神经外科医师协会和骨科医师协会在很多年前就制定了7条椎间盘突出的手术治疗的指导标准。

- 适当保守治疗2 ~ 4周失败。
- 相应皮节分布区的根性疼痛。
- 同一皮节分布区的感觉障碍。
- 受累神经支配肌肉的肌力下降。
- 相对于疼痛、肌力下降和感觉障碍的腱反射下降。
- 直腿抬高范围受限并诱发根性疼痛。
- 影像学（CT或MR）检查发现与临床一致[7]。

直到今天，这个手术标准仍然适用。对于符合这些标准的患者，是手术解除疼痛还是保守治疗取决于患者本人。Weber做过前瞻性随机对照研究，比较手术治疗与保守治疗两种方法的效果，研究表明，在1年内，手术效果要优于保守治疗，在4 ~ 10年随诊的时候，两种治疗效果没有明显差别[8]。最近，SPORT研究表明，在4年的随访中[9]，手术治疗的效果要优于保守治疗。尽管手术可以迅速地缓解患者疼痛，但是各种方法的远期治疗效果都是类似的，坐骨神经痛缓解率为87%左右。

现在，普遍认可的观点是，腰椎间盘突出造成坐骨神经痛的患者在经过8周保守治疗后，症状会有明显改善[10-13]。目前有争议的是，对一小部分症状不缓解的患者该怎么处理？多项多中心前瞻性随机对照研究表明，持续性坐骨神经痛患者接受手术治疗后短期内症状明显缓解，明显优于保守治疗[10,15]。需要指出的是传统开放手术和显微手术效果没有明显差异[14-17]。

27.3 手术获益和风险

根据一项32年的研究，手术治疗和保守治疗的远期效果没有明显差异，近期的多个研究也证实了这一结论。既然手术没有更好的远期效果，而且还有出现并发症的风险，为什么还要选择手术呢？很明显，在“绝对手术适应证”中，特别是出现马尾神经受压时，手术使患者获益。对于“相对手术适应证”，手术的好处是患者的疼痛得到迅速缓解。因此，选择疼痛持续4周的急性坐骨神经痛手术的获益要大于持续6周的慢性坐骨神经痛，因为6周时疼痛已经接近自行缓解，6周时手术的获益较小，而且神经经过6周的压迫，能够恢复到什么程度也存在疑问。

许多患者对手术有恐惧心理，而且经常会听说某某做完手术瘫痪的故事，可实际情况是，尽管理论上手术可能损伤神经根，但是实际发生的概率是很低的。最严重的手术并发症是椎间盘炎，发生率是0.04%。椎间盘炎往往发生在术后几周至几个月时，表现为剧烈的下腰痛，治疗上需要使用抗生素6周以上。伤口及表浅组织感染的发生率也很低（0.4%）。

椎间盘突出手术切除有两个主要目的，即刻缓解症状和防止复发。90%以上的病例术后症状立即缓解，但是防止复发就比较困难了。一些医生为了防止复发，行近乎全椎间盘切除，但是，椎间盘切除得越多，也越容易引起椎间高度下降，造成了脊柱不稳和关节突关节疼痛。使用内固定材料来防止复发还在研究中。事实上，椎间盘突出复发并不单单发生在手术患者，手术和非手术患者的复发率没有差异[8]。纤维环出现裂缝后，椎间盘也会发生退变，因此，不管手术或非手术患者，椎间盘退变都会造成下腰痛。在作者看来，复发和持续的下腰痛并不是手术的并发症，而是椎间盘退变发展的结果。

主要的手术“并发症”是所谓的“术后失败综合征”，其发生率不到所有手术患者的1%[18]。起因不明，内在的神经根病变可能是主要原因，包括神经根受压时间过长、手术损伤神经、术后蛛网膜炎，或以上几种因素同时存在。术后失败综合征表现为肢体的钝痛或烧灼痛，发生在术后几周至几个月。脊髓电刺激治疗对半数患者有效[18]（见37章）。

27.4 结论

对于腰椎间盘突出造成坐骨神经痛的患者，当保守治疗无效时，选择手术治疗是明智的。随着微创手术技术的发展，甚至成为门诊手术，除了绝对手术适应证外，相对手术适应证也越来越普遍。在这种情况下，手术可以使患者症状迅速缓解，恢复以前的功能。尽管如此，还是应该告知患者手术治疗的远期效果和保守治疗没有区别。

作者关于循证证据的总结

当疼痛科同行介入腰椎间盘突出引起的疼痛治疗以来，在Mixter和Barr 100年以后，我们外科医生仍然没有更好的证据证明手术治疗效果要优于其他治疗措施。尽管对腰椎间盘自然病史的正面或负面影响还不清楚，但对腰椎间盘突出引起的坐骨神经疼痛，在一些良好选择的患者，相对于保守治疗，手术可以更快地缓解急性疼痛。根据最新Cochrane的研究，有强烈证据支持椎间盘切除术效果要优于化学髓核溶解术和安慰剂治疗；大量证据表明，在有选择的患者，对于保守治疗失败后的腰椎间盘突出引起的坐骨神经痛，手术有其临床有效性。除了目前已经较少应用木瓜凝乳蛋白酶髓核溶解术外，其他微创手术的证据还不明确[19]。

尽管缺少1A级证据，但是已经有证据证明疼痛介入治疗有效。2B± 级证据证明椎板间激素注射（依靠渗透）治疗腰椎间盘突出有效。对于腰椎间盘膨出（限制型），2B+级证据证明在相应椎间盘突出一侧的椎间孔注射激素有效。对于脱出的椎间盘碎块，这项技术有效性的证据等级为2B-[25]（见表27.1）。

表27.1 腰骶部放射性疼痛的介入治疗效果评估

治疗方法	治疗效果评估的证据级别
椎板间激素注射	2B±
椎间孔激素注射治疗限制型腰椎间盘膨出	2B+
椎间孔激素注射治疗椎间盘脱出	2B−
脊神经节射频损毁术	2A−
脊神经节脉冲射频治疗	2C+

（王作伟　王　凯　菅凤增 译）

参考文献

1. Smith M, Foley K (1998) Microendoscopic discectomy (MED): the first one hundred cases. Neurosurgery 43:702
2. Mouw L, Hitchon P (1996) Pathogenesis and natural history of degenerative disc and spinal disease. In: Tindall G, Cooper P, Barrows D (eds) The practice of neurosurgery. Williams & Wilkins, Baltimore, pp 2357–2366
3. Dowd G, Rusich G, Connolly E (1998) Herniated lumbar disc evaluation and management. Neurosurgery 8:140–160
4. Saal JA (1996) Natural history and nonoperative treatment of lumbar disc herniation. Spine (Phila Pa 1976) 21:2S–9S
5. Chau AM, Xu LL, Pelzer NR, Gragnaniello C (2014) Timing of surgical intervention in cauda equina syndrome: a systematic critical review. World Neurosurg 81:640–650
6. Hakelius A (1970) Prognosis in sciatica. A clinical follow-up of surgical and non-surgical treatment. Acta Orthop Scand Suppl 129:1–76
7. Long D, Filtzer D, BenDebba M (1988) Clinical features of the failed back syndrome. J Neurosurg 69:61–71
8. Weber H (1983) Lumbar disc herniation. A controlled, prospective study with ten years of observation. Spine (Phila Pa 1976) 8:131–140
9. Weinstein JN, Tosteson TD, Lurie JD, Tosteson A, Blood E, Herkowitz H, et al (2010) Surgical versus nonoperative treatment for lumbar spinal stenosis four-year results of the Spine Patient Outcomes Research Trial. Spine (Phila Pa 1976) 35: 1329–38
10. Vroomen PC, de Krom MC, Wilmink JT, Kester AD, Knottnerus JA (1999) Lack of effectiveness of bed rest for sciatica. N Engl J Med 340:418–423
11. Hofstee DJ, Gijtenbeek JM, Hoogland PH, van Houwelingen HC, Kloet A, Lotters F, Tans JT (2002) Westeinde sciatica trial: randomized controlled study of bed rest and physiotherapy for acute sciatica. J Neurosurg 96:45–49
12. Awad JN, Moskovich R (2006) Lumbar disc herniations: surgical versus nonsurgical treatment. Clin Orthop Relat Res 443:183–197
13. Peul WC, van den Hout WB, Brand R, Thomeer RT, Koes BW, Leiden-The Hague Spine Intervention Prognostic Study G (2008) Prolonged conservative care versus early surgery in patients with sciatica caused by lumbar disc herniation: two year results of a randomised controlled trial. BMJ 336:1355–1358
14. Henriksen L, Schmidt K, Eskesen V, Jantzen E (1996) A controlled study of microsurgical versus standard lumbar discectomy. Br J Neurosurg 10:289–293
15. Lagarrigue J, Chaynes P (1994) Comparative study of disk surgery with or without microscopy. A prospective study of 80 cases. Neurochirurgie 40:116–120
16. Katayama Y, Matsuyama Y, Yoshihara H, Sakai Y, Nakamura H, Nakashima S, Ito Z, Ishiguro N (2006) Comparison of surgical outcomes between macro discectomy and micro discectomy for lumbar disc herniation: a prospective randomized study with surgery performed by the same spine surgeon. J Spinal Disord Tech 19:344–347
17. Tullberg T, Isacson J, Weidenhielm L (1993) Does microscopic removal of lumbar disc herniation lead to better results than the standard procedure? Results of a one-year randomized study. Spine (Phila Pa 1976) 18:24–27
18. Van de Kelft E, De La Porte C (1994) Spinal cord stimulation in failed back surgery syndrome. Qual Life Res 3:21–27
19. Gibson JN, Waddell G (2007) Surgical interventions for lumbar disc prolapse. Cochrane Database Syst Rev 2:CD001350
20. Van Boxem K, Cheng J, Patijn J, van Kleef M, Lataster A, Mekhail N, Van Zundert J (2010) 11. Lumbosacral radicular pain. Pain Pract 10:339–358

28 腰椎间盘突出：内镜及显微外科治疗

Lee A. Tan，Carter S. Gerard，Laura A. Snyder，
and Richard G. Fessler

28.1 简介

在临床工作中，腰椎间盘突出是脊柱外科医生最常遇到的疾病之一。由于突出的椎间盘压迫神经根或使之产生炎症，所以腰椎间盘突出的患者常表现为腰背痛和神经根痛，还伴有神经系统症状。疼痛的性质主要是轴性疼痛、神经根性痛或者混合痛。由于医学影像学技术可以为大多数病例提供清晰的影像学结果并明确疼痛病因，所以通常可以做出明确的诊断。

许多患者保守治疗效果欠佳。通过外科手术对受压的神经根进行减压通常可以产生立竿见影的效果。

腰椎间盘突出的外科治疗最早可以追溯到1829年，A. G. Smith在美国完成了第1例椎板切除术[1]。1909年由Fedr Krause报道了首例成功摘除破裂的椎间盘的手术[2]，在当时摘除的椎间盘还被视为一种“内生软骨瘤”。1933年Mixter和Barr在新英格兰外科协会的年会上发表了他们里程碑式的文章，在文章中他们描述到：“病因并非是先前所认为的软骨性肿瘤（内生软骨瘤），椎间盘的破坏才是引起腰背痛和神经根痛的常见原因。”这标志着坐骨神经痛和椎间盘突出现代认识的开端。Mixter和Barr同时指出外科手术是治疗椎间盘突出最有效的方法，这在当时引领了外科手术治疗椎间盘突出的新潮，如今看来，那是一个“椎间盘的时代”[3]。20世纪70年代Yasargil，Caspar和Williams开始将显微镜及显微外科技术应用于椎间盘手术中[4]。1991年Faubert和Caspar发明了管状牵开器[5]，随后1997年Foley和Smith报告了显微内镜技术[6]（microendoscopic technique），通过管状牵开器和显微内镜技术有机结合形成了微创外科（minimally invasive surgical，MIS）治疗腰椎间盘疾病的新技术。

利用内镜或显微镜的微创外科技术使外科医生在治疗脊柱脊髓病变时，可以将对周围软组织和肌肉产生的损伤降到最低。尽管传统术式非常有效，但肌肉间管状牵开器具有以下优点：无需大的切口便可直视神经根及椎间盘，极大地减少了对邻近肌肉及韧带的损伤，同时减轻术后疼痛；减少术中出血，从而加速了患者的康复并且缩短住院时间。此外，对于周围解剖结构损害的减少也使未来相关性疾病的医源性损害得到最大程度的降低。在本章中，我们将详细讲述显微内窥镜和显微外科技术的应用。

28.2 诊断及手术适应证

对于任何外科手术来讲，病患的选择（例如正确的诊断和手术适应证）是决定临床预后最重要的因素之一，对于腰椎间盘疾病的治疗也不例外（参见23章）。所有的患者都应该有详细的病史询问和完善的神经系统检查。最适合外科手术治疗的患者表现为，沿皮节区放射性疼痛，诱发后疼痛加重，相应皮肤节段感觉减弱或异常，相关肌群的运动能力或反射丧失。通过MRI和CT

检查可以看到神经受压部位，从而进一步明确诊断。MRI 的应用使患者无需再进行脊髓造影的检查。

标准的术前评估也应包括腰椎正、侧位及过屈过伸位 X 线检查。椎体间异常活动（尽管无一致的标准）或者大于 I° 脊椎滑脱的患者应考虑行椎间融合术。曾有外科手术史的患者也应行 MRI 平扫和增强检查，目的是从神经根周围的瘢痕组织中辨别复发的椎间盘突出。突出椎间盘较大并向头端移位时，突出的椎间盘压迫出口根，因为出口根从椎弓根下方走出椎间孔；远外侧的椎间盘突出也可能在椎间孔内或椎间孔外压迫出口根。根据不同类型的突出采取不同的手术策略和手术方式，这将在本书第 29 章阐述。伴有关节突关节退变时，增生的关节突会压迫神经根的背侧，此时神经根位于椎弓根下方的椎间孔的内侧走行。

患者在术前应完善医疗检查并且满足全身麻醉（全麻）或局部麻醉（局麻）的条件。

28.3 外科技术

28.3.1 体位

在内镜和显微外科微创手术中，患者体位是相似的。患者被送往手术室后，尽管可行局部麻醉（硬膜内 / 外麻醉），但我们常规行普通气管插管麻醉。术前 1 h 给予抗生素（青霉素过敏者可使用一代头孢或万古霉素 / 克林霉素）。在显微镜下椎间盘切除术中通常不使用肌电图 - 脊髓体感诱发电位（EMG-SSEP）监测。对于单纯的突出患者，手术时间通常少于 1 h，所以一般不使用 Foley 氏导尿管。将患者从仰卧位翻转到俯卧位并抬到 Wilson 脊柱架上（图 28.1）。

- 将手术切口部位置于手术架顶点处，这样可以扩大相应椎板和关节间隙，从而增加神经根和椎间孔的暴露。采取适当措施确保患者颈部处于舒适状态并且双眼不受任何物体压迫。
- 膝胸位也不错，但相对于 Wilson 体位架，后部结构张开，扩大椎板间的手术入路并不是那么重要。
- 对于有或怀疑有颈椎病的患者，最好进行清醒光纤镜下插管和摆放体位。
- 身体受压点处应仔细检查并妥善垫好。

28.3.2 显微内镜下椎间盘切除术

- 显微内镜下椎间盘切除术（microendoscopic diskectomy，MED）采用连续扩张套管和管状牵开器系统（图 28.2a）。METRx（Medtronic Sofamor Danek，Memphis，TN）椎间盘镜系统可以与标准的视频监视器一起使用（图 28.2b）。摄像头和光源通过顺时针旋转安装于 METRx 椎间盘内镜上。
- 当摄像头与光源连接后，通过锁定机制将 METRx 环形附件固定在内镜上，然后连接吸引器。完成摄像、光源安装后，连接至监视器。然后进行白平衡调节，在镜头前方放置一个白色不反光的 1 cm 物体，按压显示器上的白色按钮时（图 28.2c），为了获得最佳白平衡效果，应确保整个内镜术野图像均为白色。此时，进一步用防雾液清理内镜远端，防雾液一般配备在显微内镜椎间盘切除术手术包中。METRx 椎间盘内镜具有以下配置：工作长度 100 mm，可视视角 25°，可视视野 90°，景深 5 ~ 50 mm。METRx 椎间盘内镜与视频和三晶片摄像机兼容。手术室中典型的 MED 配置如图 28.3 所示。
- 当内镜装配完成后，患者的背部常规消毒铺巾。
- 通过侧位 X 线透视明确腰部手术节段，之后将一个 20 号的穿刺针插入到脊柱旁的肌肉组织中，此针应插入症状侧椎间盘水平（图 28.4a），距离中线大约有一个手指宽度（1.5 cm），必要时需要调整针的方向刚好指向椎间隙。当拔出脊柱针后常规注射丁哌卡因（0.25%）并沿着预先选定的皮肤切口进行局麻。
- 拔出定位针后，用 11 号的刀片垂直刺开皮肤。在 X 线侧位透视下，将穿刺针垂直插入，并且直接指向上位椎板的下缘（图 28.4b）。穿刺针成功放入后，将皮肤切口对

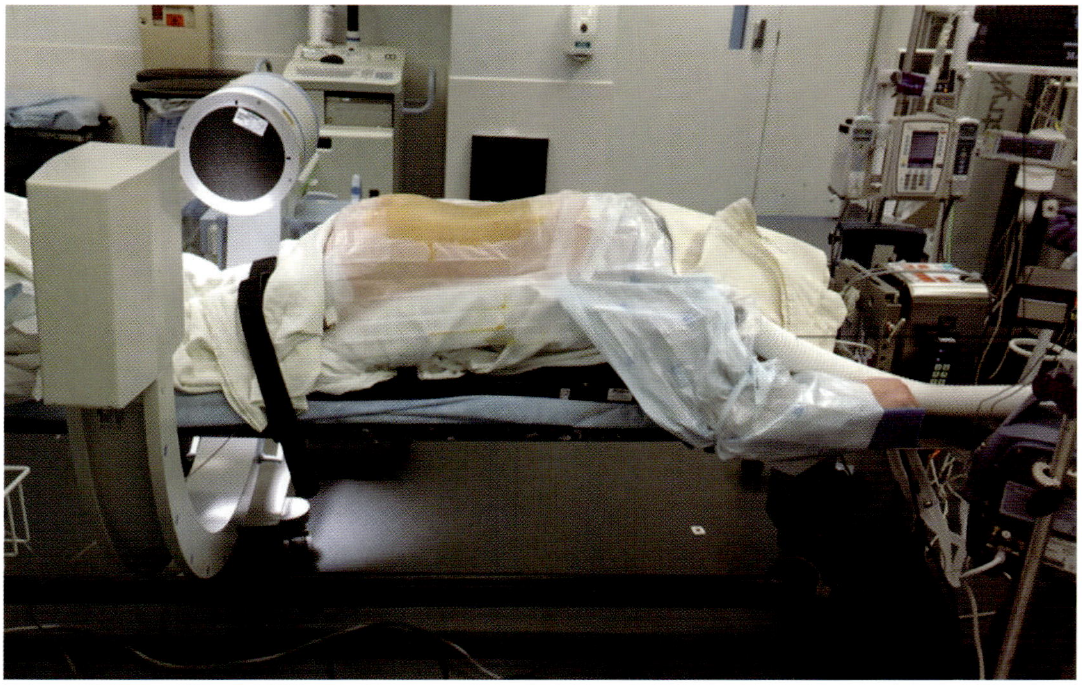

图 28.1 患者置于 Wilson 体位架上，手术节段应位于体位架的最高点。使用可透 X 线的手术床（Jackson 手术床）可以确保对患者进行正侧位透视

称地延长至与管状牵开器的直径相匹配。例如，16 mm 的管状牵开器需要做一个 16 mm 的皮肤切口。

- 利用旋转逐级插入软组织扩张器。将初始扩张器安全锚定到上位椎板与关节突交界处（峡部）后，就可以把定位针拔出。此时需要轻微地内倾，以确保椎板间隙和侧隐窝的最佳手术显露。最后在 X 线透视下确认（图 28.4b）。
- 一些外科医生倾向于在冠状和矢状面上使用初始扩张器触探椎板。这一操作有助于明确解剖结构，也可以分离附着椎板的肌肉，有利于去除软组织。尝试这一操作时须小心谨慎，以防止损伤相邻的结构。我们通常不采用这项技术。
- 随后的扩张套管依次逐级放置在初始扩张器上。如果对其位置不确定，则每次放置后利用 X 线透视进行校准。最后，当获得满意的手术空间后，在扩张器上安置工作通道 / 管状牵开器，工作通道须在 X 线透视下确认位置良好（图 28.5a，图 28.5b）。我们倾向于使用直径为 18 mm 的工作通道。
- 将固定于手术台上的固定臂与管状牵开器相连，以便管状牵开器牢固固定于恰当位置。当取出扩张器后，便在椎板和椎板间隙中建立了手术通道。这需要在 X 线透视下反复校准。
- 接下来把内镜插入到管状牵开器中（图 28.6），环状的锁定臂可以确保内镜牢固固定于管状牵开器中。为了避免内镜与软组织接触及可能造成的污染，开始时内镜应放于最易取出的部位。当镜头污染时，从管状牵开器中取出内镜并用防雾液和纱布清洗镜头。调整内镜焦距及方向至标准位置（在显示屏上，上部是内侧）。显示器上的 V 型指示器用来提示内镜在管状牵开器中的位置，这样，无论如何旋转内镜，方向总能准确确认。
- 电凝分离手术野中存在的任何软组织，最好在感觉到骨结构时再进行软组织的电凝分离。最后，用髓核钳去除剩余的软组织。必须清除手术通道中的所有残余软组织，以最大限度地提高管状牵开器内的工作空间。软组织的去除有助于识别椎板和椎间隙的边

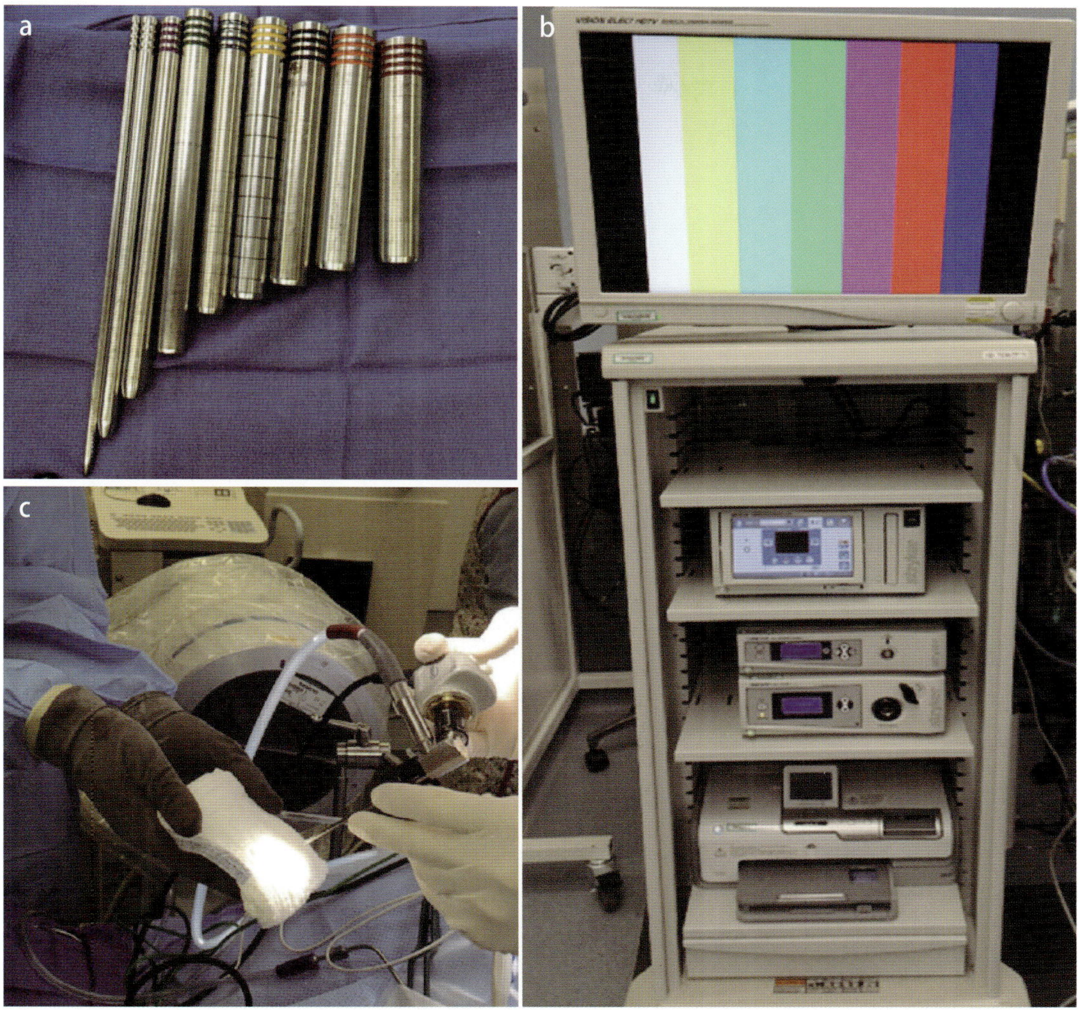

图 28.2 照片显示在显微内镜椎间盘切除术（MED）中使用的逐级扩张套管（a）、视频监视系统（b）和内镜系统（c）

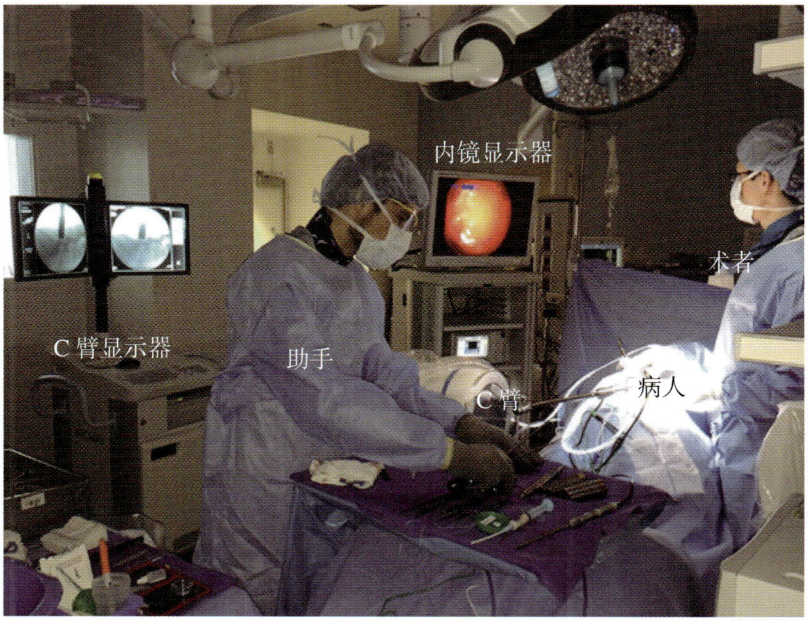

图 28.3 MED 中手术室的典型配置

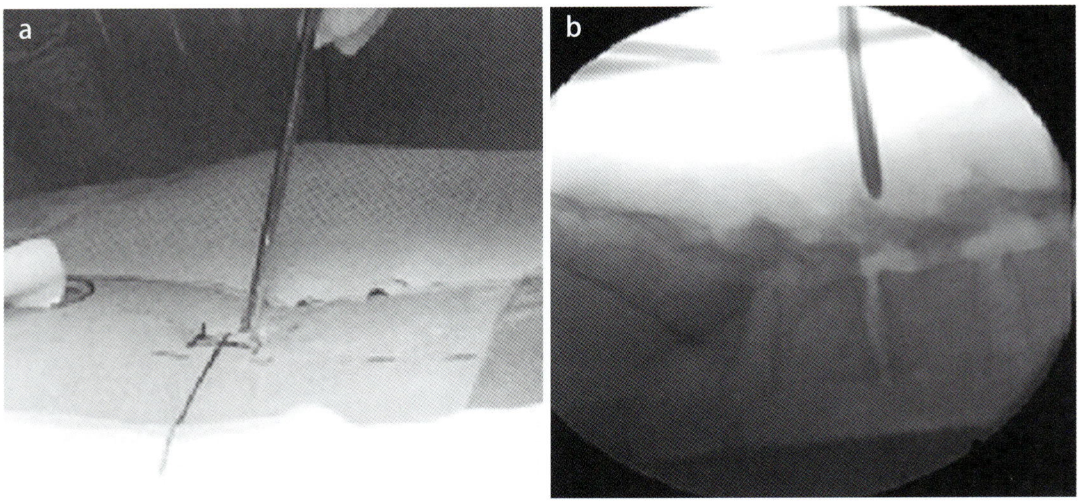

图 28.4　照片显示术中利用透视行手术节段定位

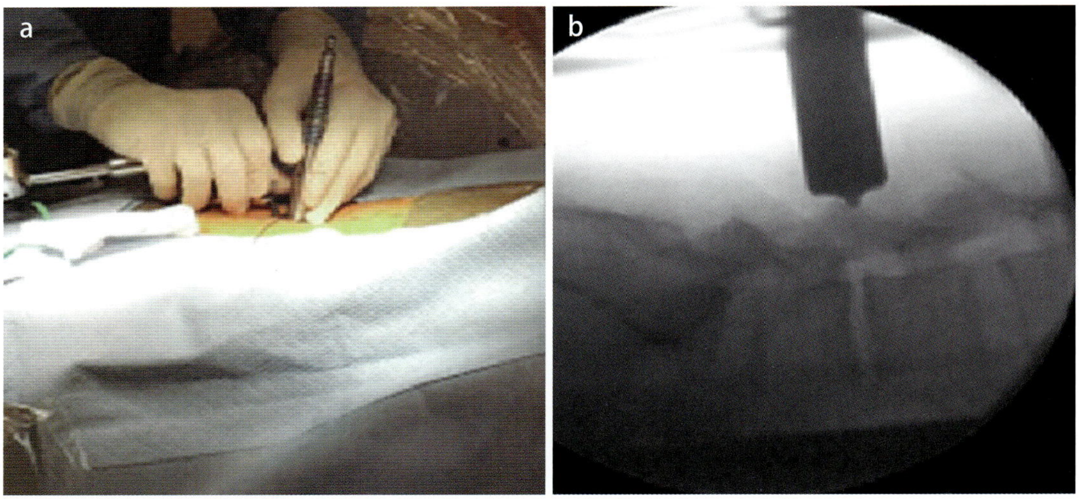

图 28.5　术中照片显示，管状牵开器固定到预定位置（a），以及术中的 X 线透视（b）

缘，并能明确关节突关节与牵开器的位置关系。这些解剖结构有利于准确进行椎板切开术。必要时，手术通道应重新定位，目的是使关节突内侧面、椎板外侧和一小部分的椎间隙显露在术野中。

- 随后用小型弧形刮勺在椎板的底面分离黄韧带。也可以去除部分椎板，直至黄韧带消失（头端椎板内附着处）并显露硬脊膜。
- 使用磨钻或 Kerrison 内镜咬骨钳去除椎板和关节突关节面的内侧部分（图 28.7a）。大多数脊柱外科医生熟悉这种技术。除了在术中使用管状牵开器外，骨结构的切除方法与显微镜下椎间盘切除术十分相似。
- 利用这种方式，可以完成半椎板切除术、部分关节突关节面切除术和椎间孔切开术。骨结构的切除虽然十分有限，但足以清楚地看到里面的神经、硬膜囊，以及突出的椎间盘的局部解剖结构。
- 利用带角度的刮匙，通过转动切开黄韧带进入硬脊膜外。如果在头端骨切除后可以完全看见硬脊膜，则可以只提起黄韧带完成进一步切除。提起黄韧带后，使用 Kerrison 椎板钳沿硬脊膜外进行切除（图 28.7b）。
- 先用 Penfield 神经剥离子向内侧分离神经根，

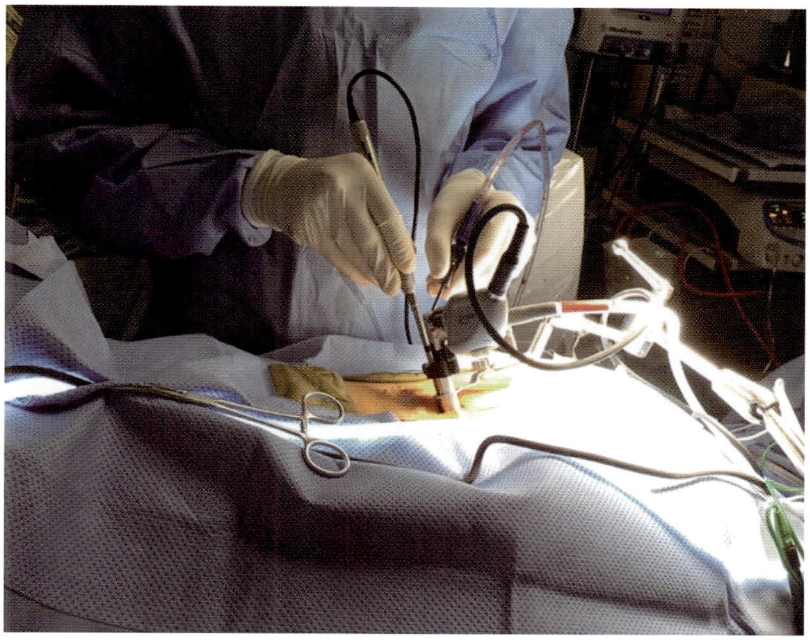

图 28.6 术中照片显示手术医生将内镜固定在管状牵开器上并进行操作

然后紧接着使用吸引器以帮助暴露椎间盘（图 28.7c）。用双极电凝硬膜外静脉丛止血，显微剪将其剪断。

- 如果椎间盘纤维环没有裂口，使用 10 号刀片切开。使用小的髓核钳去除突出的椎间盘（图 28.7d）。不要尝试全部髓核切除，因为没有证据显示这对患者有益。
- 骨膜和骨的出血可用骨蜡和电凝进行处理。使用双凝电极和浸有凝血酶的明胶海绵填塞以对软组织进行止血。
- 在关闭切口之前，使用带有抗生素的乳酸林格氏液反复冲洗。
- 使用间断可吸收缝线对筋膜进行缝合。在缝合皮肤时可采用反向皮下间断缝合法和连续皮下间断缝合法。皮肤胶也可作为辅助。

28.4 微创通道显微椎间盘切除术

患者体位的摆放及管状牵开器的应用与显微手术方法相似。将患者摆到适当的体位后，使用 C 型臂获得正确的侧位 X 线以定位和明确手术区域。确定椎间隙后，沿患者的腹部侧方放置一个长的定位针，直接对应椎间隙，背侧应对应关节突关节。以此作为导向，在患者的皮肤（距离中线 1.5 cm）进行标记。如果标记正确，此点应位于所确定的椎间隙的关节突关节的表面。

- 随后对皮肤进行消毒和铺巾。C 型臂套无菌套放在手术区域。相对于标准的显微椎间盘切除技术，此技术有所不同，整个过程都要使用 C 型臂，因此外科医生和 OR 操作人员始终都要穿戴安全防护服。用混有肾上腺素的麻药对术区进行浸润麻醉。同时，助手可以将固定手柄和蛇形牵开器固定到手术台上。固定手柄和蛇形牵开器放在臀部手术的对侧。C 型臂放在术者的对面。
- 为了避免触碰到 C 型臂底座，显微镜放在手术的同侧。通常最简单的方法是将 C 型臂显示器放到手术台脚端。
- 在之前所标记的地方用 11 号手术刀做一个小的皮肤切口。用不锈钢导针插入小切口，并经软组织到达深部的骨质。应用 X 线透视来确定导针的位置。最安全的方法是将导针垂直穿入，常至横突。在关节面的外侧部穿针是较好的选择，而关节面的内侧穿针可能穿过椎板间隙并伤及椎管内结构。将导针向内侧移动固定到关节面上，并使之位于椎间

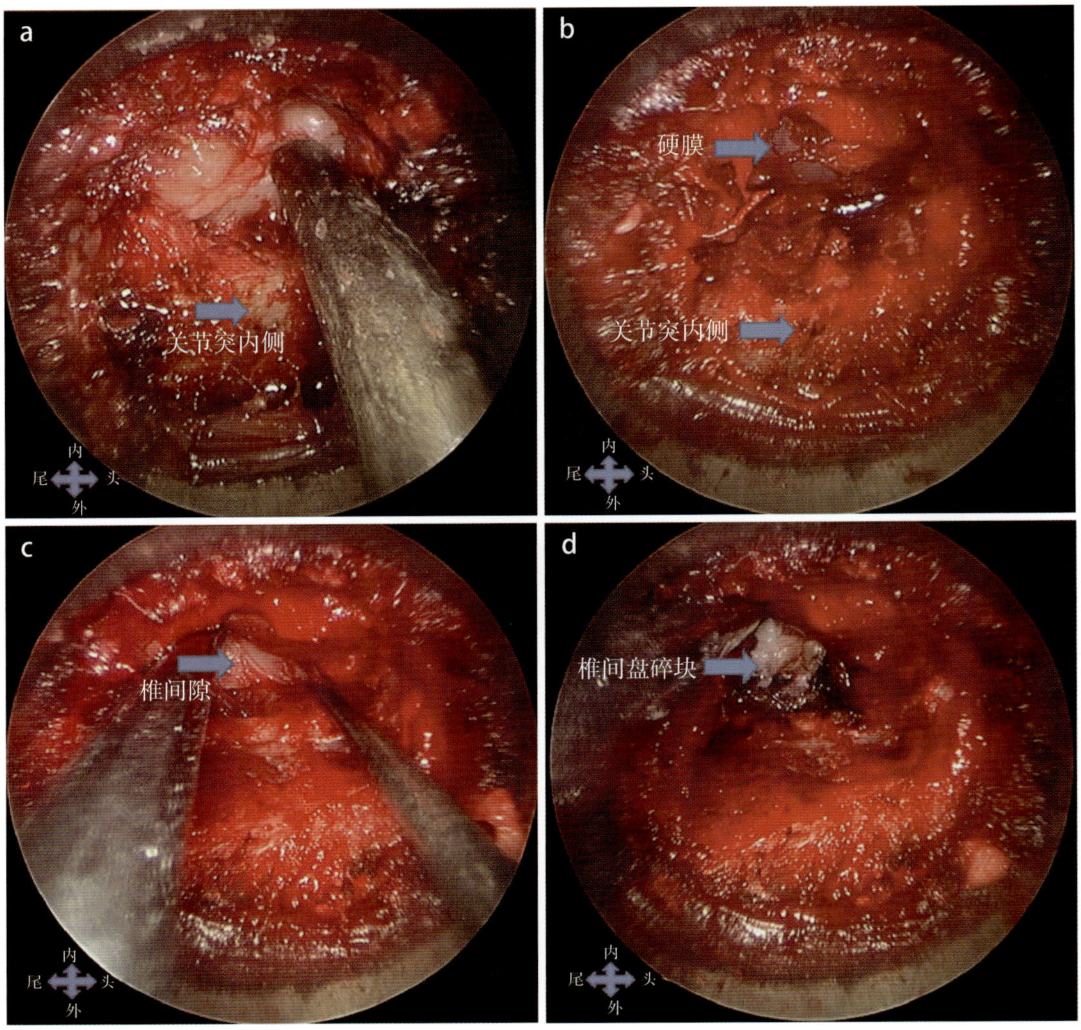

图 28.7 术中内镜图像显示椎板和关节突内侧切除（a），黄韧带切除，暴露下面的硬膜（b），将硬膜囊和神经根向内侧牵拉以暴露突出的纤维环（c），纤维环切开后切除椎间盘，突出的椎间盘准备被切除（d）

隙的中心。一旦合适的路径确立，就可以延长皮肤切口以适应管状牵开器的尺寸。

- 随后将一级扩张器沿导针旋入。X 线透视用于确保扩张器位于关节面上。之后取出导针并将初始扩张器留在原处，目的是避免导针误入椎管内。然后依次放入剩余的扩张器。使用 X 线透视确保预期的手术通道。为了分离腰椎背侧的组织，扩张器可通过旋转方式逐级安放。下方的肌肉应沿着纤维组织剥离，切忌撕扯。确定扩张器紧贴骨面非常重要，这样可以将需要随后去除的软组织减少到最少。
- 在 X 线透视的反复引导下，手术通道经过最后一个扩张器旋入，并略微内倾。腰椎疾病中 18 mm 的手术通道较为理想。使用单极电凝分离位于骨质上的剩余肌肉组织（图 28.8a, b）。单极电凝只在处理骨结构时使用。在关节突的外侧操作比较安全，在关节突内侧操作时，注意辨认椎板间隙。在肌肉切除之前，管状通道内的周围肌肉应完全分离，否则会出血过多，并且会将更多的肌肉牵拉到手术通道边缘下部。在分离开始时，利用单极的“切割”似乎比“电凝”更有效。
- 肌肉组织清除干净后，使用直刮匙去除剩下的软组织并识别椎间隙和椎板的下缘。手术通道向内倾斜以识别棘突和椎板的连接处。

剩余的软组织利用电凝进一步去除。

- 使用直刮匙从椎板上沿内侧分离黄韧带。沿内侧确定这一平面并逐渐向外侧分离是最安全的操作方式。然后，利用弧形刮匙沿椎板下分离黄韧带。当需要切除较多的椎板时，黄韧带的头端多数可以在椎板的前 1/3 处看见，到达黄韧带头端后可以直接看到硬脊膜。使用弧形刮匙可以轻易地从下方硬脊膜表面提起黄韧带。X 线透视可以协助判断椎板下方的位置及其相应椎间隙的背面。
- 充分显露后，使用 3 mm 和 4 mm 的 Kerrison 椎板钳进行椎板切除。为了达到充分切开椎间孔和切除椎间盘的目的，操作主要在侧方进行。带角度的刮匙有助于确定操作界面，以避免硬脊膜和神经根的损伤。通常，椎板切除应包括从椎弓根到椎弓根的全椎间孔范围。
- 在椎板与关节突连接处，通常需要使用高速磨钻进行椎板 / 关节突内侧部分切除（图 28.8c）。关节突部分切除后，带角度的刮匙应该能够很容易地进入椎间孔。X 线透视可以确认椎板和椎间孔的切开范围。侧方操作时，向外侧调整手术通道是非常有帮助的。骨出血可以使用骨蜡止血。多数病例中，骨质开放后，可显露出神经根肩部和外侧的黄韧带。
- 在骨完全开放后，注意力应转向黄韧带的切除。沿着切开的椎板的上缘，使用 4 号 Penfield 剥离子分开黄韧带（如果黄韧带头端没有暴露），此处的韧带通常是最薄的。如果其他部位的黄韧带已经开放，也可以直接利用。之后使用弧形刮匙在硬脊膜和黄韧带之间建立一个手术界面。沿着切开的椎板边缘向腹侧分离黄韧带。直角椎板钳对于黄韧带的去除更有帮助，黄韧带切除应沿着神经根的外侧缘进行。突出的椎间盘可能压迫神经根并使神经根变形移位，这种情况下，可能需要切除关节突内侧更多的部分，以充分显露神经根的肩部。
- 如仅有椎间孔疾病，最后须使用球形探子探查椎间孔以确保减压充分。需要注意的是，使用 Wilson 体位架，尤其采用膝胸位时，椎间孔比在站立位或后伸位时更宽。
- 使用神经剥离子或钝钩探查硬脊膜的腹侧是否有隐匿性椎间盘突出。急性椎间盘突出的处理方式类似于标准的显微椎间盘切除术。使用 4 号 Penfield 神经剥离子探查神经根的腋部和肩部。如发现椎间盘从神经根的腋部突出并且阻碍神经根向内侧分离，则应首先进行腋部减压。
- 利用带拉钩的吸引器向内侧分离并牵开硬膜囊。此时往往需要将工作通道安放至外侧，以便将硬膜牵向内侧，吸引器拉钩保护好神经根。对硬膜外静脉丛可以电凝止血。必要时切开纤维环，切除突出的椎间盘。
- 完成腋部减压后，将拉钩放于神经根肩部外侧，将神经根及其肩部牵向内侧（图 28.8d ~ f），进一步完成椎间盘切除。关于理想的椎间盘切除数量，目前没有证据，但至少神经根应充分减压并且不能留有明显的椎间盘突出物。
- 完成椎间盘切除后，用含有大量抗生素的生理盐水冲洗切口（没有证据证明其有效性）。应充分止血，如果需要，可以在切口放一小块浸有凝血酶的明胶海绵。如果神经根出现肿胀，也可使用浸有 40 mg 醋酸甲泼尼龙的明胶海绵覆盖（没有证据证明其有效性）。

松开蛇形拉钩并移开显微镜。原先由扩张器压迫的肌肉出血点，很容易识别止血。切口应反复冲洗。缝合背部腰筋膜，运用间断皮内缝合法缝合皮下组织和皮肤。切口用氯基烯酸盐黏合剂包扎，将患者送往麻醉恢复室。

多数情况下，术后观察患者 2 ~ 4 h，如果疼痛充分缓解并且无恶心呕吐、可以下床活动，并且膀胱功能恢复后便可出院。无禁忌证的患者（如肾功受损、反应性气道病、非甾体抗炎药过敏等），单次剂量静脉 / 肌肉内的酮络酸有助于缓解术后疼痛。术后第 2 天允许患者淋浴，术后 6 周内避免提＞ 10 磅（约 5 kg）的重物。

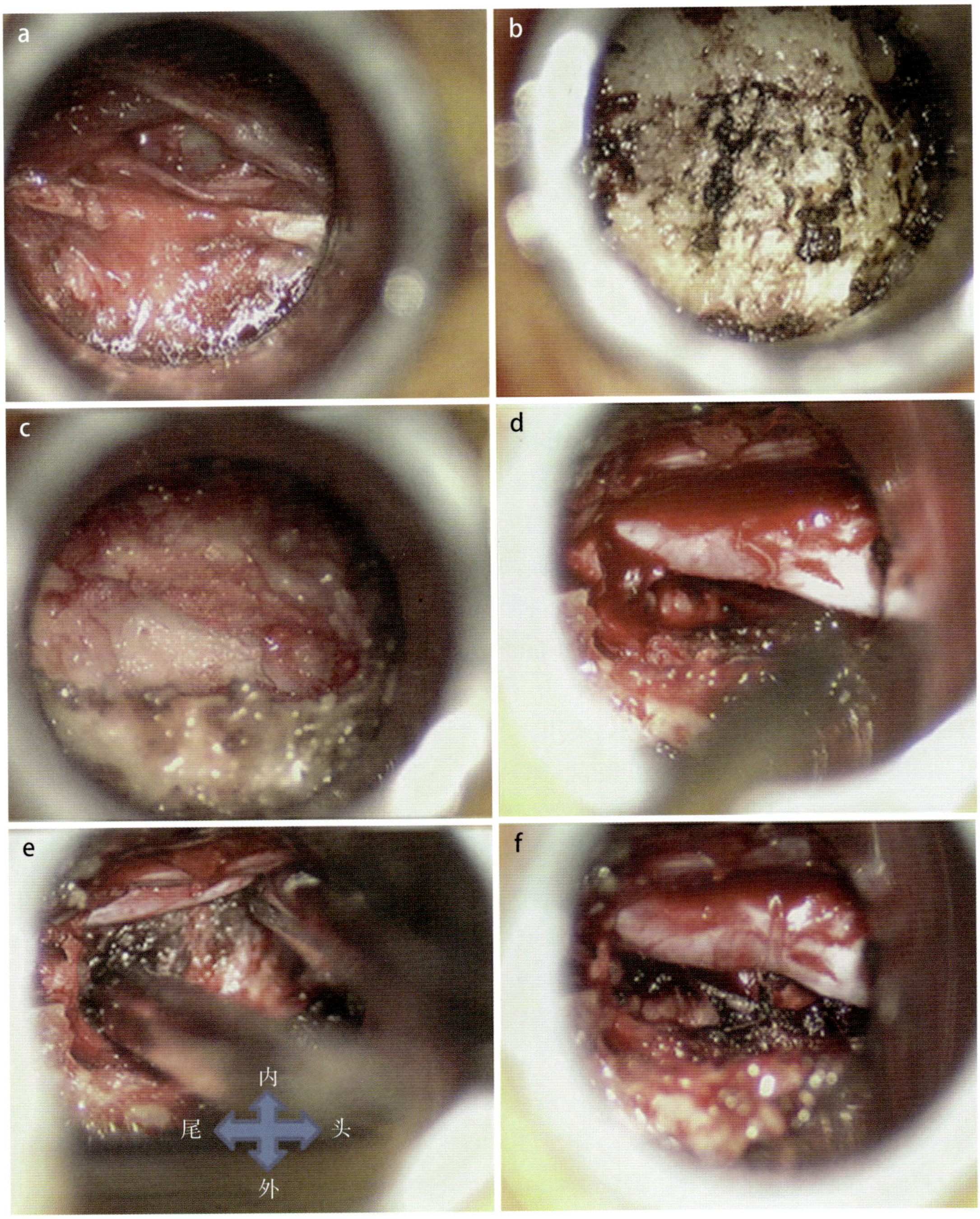

图 28.8 单极电刀用于分离附着于椎板上的残留肌肉（a 和 b）。椎板 / 关节突部分切除术后（c）可见黄韧带，黄韧带切除后可见神经根（d）。(e) 向内侧牵拉神经根和硬膜囊后，探查突出的椎间盘。(f) 突出的椎间盘切除后，神经根游离

28.4.1 要点和技巧

- 血管和腹腔脏器损伤是 MED 和 MIS/ 显微外科下椎间盘切除术的潜在并发症。在手术定位过程中应使用 X 线透视确定定位针的深度，定位针尖端应在横突的背侧，目的是使定位针固定在关节突上。在椎间盘切除过程中，使用 X 线透视明确椎间盘内器械的深度以确保纤维环的腹侧面不受侵犯，以免造成腹膜后间隙和肠管的损伤。
- 硬脊膜撕裂是另一个不常见的潜在并发症。在手术定位过程中，应小心地将定位针固定到关节突上[10]。从皮肤垂直穿入定位针，不要向内侧倾斜可以避免进入椎板间隙；尤其

在复发性椎间盘突出中十分重要，因为在这种情况下存在椎板缺损。当第一个扩张器放入后，取出定位针可预防其在后续扩张器放入时发生移位。在椎板切开之前，确定内侧椎板和黄韧带之间的平面关系有助于防止硬脊膜意外撕裂。如果发生硬脊膜撕裂，则需要直接修补，纤维蛋白胶可以作为辅助。由于微创外科方式下无效腔较小，所以发生硬脊膜撕裂后的患者较少出现症状[7,13]。

- 如果突出的椎间盘较大，术中需要较大范围的牵拉神经根，有可能会出现急性神经根病变。在这些患者中，快速使用甲强龙是相当有效的。尽管疼痛很严重，但症状通常在7～10天内消失。经过物理疗法和类固醇治疗6周仍有症状的患者应复查MRI。在无明显复发的情况下，可以尝试在硬膜外使用类固醇以控制疼痛。如果存在明显的轻到中等程度的椎间盘突出，则应尝试重新探查和减压。

28.5 循证证据

- 腰椎间盘突出手术还是非手术治疗

脊柱患者治疗结果研究试验（the spine patient outcomes research trial，SPORT）是一个随机对照的临床试验，它比较了腰椎间盘突出、腰椎管狭窄和腰椎滑脱的手术与非手术治疗。2003年3月—2004年11月，在美国13个中心招募了超过500名腰椎间盘突出的患者进行此项研究[12]。所有患者都经影像学证实存在腰椎间盘突出且症状至少6周。2006年发表研究结果表明，在意向治疗（intent-to-treat）分析中，手术治疗和非手术治疗在随访期间都显示出了明显的症状改善。然而，研究中存在大量交叉，现实治疗（as-treated）分析中发现，相比于非手术治疗组，手术治疗组的患者的术前疼痛、功能障碍和肢体残疾更加严重。因此，这不利于手术治疗效果的对比，有可能低估手术的效益。尽管如此，手术治疗在意向治疗分析中显示出和非手术具有同样的效果，并在2年的现实治疗研究中有更好的效果[8,9]。

为期4年的现实治疗研究中，在所有初始结果测试中，手术治疗组显示出了更好的疗效，包括SF-36量表中躯体疼痛得分（45.6 *vs.* 30.7），体能量表得分（44.6 *vs.* 29.7）和Oswestry残疾指数（–38.1 *vs.* –24.9）[8]。SPORT试验最近发表的研究结果显示[10]，这些疗效为期8年后仍然持续。这些结论与旧版的Weber的试验（1983）形成了鲜明的对比，在旧版的Weber的试验中，外科手术在随访的初期相对于保守治疗有意义，但2年后发现没有任何的不同[11]。

- 手术技术的类型

尽管SPORT研究中采用了标准开放显微镜下椎间盘切除术，但多个研究表明它与微创外科技术有相同的临床预后[12]，尽管微创手术可能有、但从未证实的明显优势，如更小的手术切口、棘突旁肌肉组织和韧带损伤较小、术后疼痛较轻、术中出血更少、患者恢复更快、短期可以出院等。保留后方张力带也极大减少了医源性损伤[13]，并减少了未来临近节段退变和腰椎后凸发生的可能性。

作者关于循证证据的总结

手术治疗 *vs.* 保守治疗

腰椎间盘突出引起坐骨神经痛的多数患者在保守治疗6～8周后，症状会改善，因此，腰椎间盘突出是一种自限性疾病[14-16]。目前仍存在的争论是，对经过保守治疗后症状没有缓解及出现了神经功能障碍的患者，我们应该做些什么。多个前瞻随机试验表明，相比于非手术治疗，对于选择手术治疗的腰椎间盘突出和存在神经根病变的患者，短期内症状有了明显改善[11,17-20]。需要指出的是，无论患者选择标准开放式椎间盘切除术、显微镜下椎间盘切除术还是内镜下椎间盘切除术，症状的改善程度都是一样的[21-24]。

1983年Weber提示，外科手术可以有效缓解患者腿部疼痛，但这一效果随着时间的推移逐渐降低[11]。近期，SPORT评估了伴有神经根痛的腰椎间盘突出患者的治疗，发现相比于3个月的保守治疗[9]，外科治疗没有增加其他额外的疼痛缓解和功能改善。但结合为期4年的现实治疗分析，在所有原始和后来的数据分析显示，除工作状态外，对腰椎间盘突出患者进行手术治疗比保守治疗有更明显的症状改善。手术节段越高（越向头端），手术治疗的效果也越好（Ⅰ级证据）。其他另外的两个随机对照试验结果也支持以上结论[17-19]。

对于治疗费用的研究表明，早期显微镜下椎间盘切除术的费用是比较划算的，因为如果把患者康复后劳动所得计算在内的话，手术的实际费用比保守治疗少[19,25]。这个研究也发现，相对于保守治疗来讲，进行早期椎间盘切除术的患者提高了质量调整生命年（quality-adjusted life years，QALYs）[25]。

分析这些随机试验数据时，需要考虑到它们的局限性。一个关键的因素是，这些研究不是非盲对照，因为不能在保守治疗组进行对照试验手术。因此，患者知道他们属于哪个组，并且对治疗效果有个人的预期，因此有可能影响研究结果。另一个潜在的影响因素是治疗交叉，近一半的保守治疗患者最终经历了外科手术，反之亦然[9,11,17-19]。

开放 *vs.* 微创手术

尽管有许多开放椎间盘切除术和显微镜下椎间盘切除术的数据对比，但是对于有持续神经根受累的腰椎间盘突出患者，尚缺乏微创外科技术有效性的证据。目前的随机对照试验大部分关注于比较经皮通道椎间盘切除术和标准的显微椎间盘切除术[26-28]。经皮通道椎间盘切除术试验中仅有一项采用了双盲设计，这也是最近所有研究中最大的一组数据[26]。与之前的研究相比，该随机前瞻性试验研究的结果没有发现行经皮通道椎间盘切除术的患者比常规行显微镜下椎间盘切除术的患者恢复得更快。在改善腿痛和腰痛方面，行显微镜下椎间盘切除术的患者比行经皮通道椎间盘切除术的患者效果稍好，为期1年的残疾评分也是这样[26]。

还有其他一些小规模的研究评估了其他的微创外科技术，例如经皮腰椎间盘旋切术[29]、经皮人工髓核摘除术[30]和内镜下椎间盘切除术[26]，但这些研究无法令人信服。

目前没有研究去评估激光椎间盘切除术、等离子消融髓核成形术和其他微创技术与开放椎间盘切除术和显微镜下椎间盘切除术的结果。

目前还不清楚随机对照试验是否能找出“最好的外科技术”，因为这些治疗方法都可以极大地缓解疼痛（甚至保守治疗也可以），且并发症发生率很低。要想在两个治疗组中得出有意义的差异，就必须对成千上万的患者进行试验分析。

（刘晓东　王作伟　译）

参考文献

1. Oppenheimer JH, DeCastro I, McDonnell DE (2009) Minimally invasive spine technology and minimally invasive spine surgery: a historical review. Neurosurg Focus 27:E9
2. Castro I, Santos DP, Christoph Dde H, Landeiro JA (2005) The history of spinal surgery for disc disease: an illustrated timeline. Arq Neuropsiquiatr 63:701–706
3. Parisien RC, Ball PA (1998) William Jason Mixter (1880–1958). Ushering in the “dynasty of the disc”. Spine (Phila Pa 1976) 23:2363–2366
4. Maroon JC (2002) Current concepts in minimally invasive discectomy. Neurosurgery 51:S137–S145
5. Faubert C, Caspar W (1991) Lumbar percutaneous discectomy. Initial experience in 28 cases. Neuroradiology 33:407–410
6. Foley KT, Smith MM (1997) Microendoscopic discectomy. Tech Neurosurg 3:301–307
7. Wong AP, Shih P, Smith TR, Slimack NP, Dahdaleh NS, Aoun SG, El Ahmadieh TY, Smith ZA, Scheer JK, Koski TR, Liu JC, Fessler RG (2014) Comparison of symptomatic cerebral spinal fluid leak between patients undergoing minimally invasive versus open lumbar foraminotomy, discectomy, or laminectomy. World Neurosurg 81:634–640
8. Weinstein JN, Lurie JD, Tosteson TD, Tosteson AN, Blood EA, Abdu WA, Herkowitz H, Hilibrand A, Albert T, Fischgrund J (2008) Surgical versus nonoperative treatment for lumbar disc herniation: four-year results for the Spine Patient Outcomes Research Trial (SPORT). Spine (Phila Pa 1976) 33:2789–2800

9. Weinstein JN, Lurie JD, Tosteson TD, Skinner JS, Hanscom B, Tosteson AN, Herkowitz H, Fischgrund J, Cammisa FP, Albert T, Deyo RA (2006) Surgical vs nonoperative treatment for lumbar disk herniation: the Spine Patient Outcomes Research Trial (SPORT) observational cohort. JAMA 296:2451–2459
10. Lurie JD, Tosteson TD, Tosteson AN, Zhao W, Morgan TS, Abdu WA, Herkowitz H, Weinstein JN (2014) Surgical versus nonoperative treatment for lumbar disc herniation: eight-year results for the spine patient outcomes research trial. Spine (Phila Pa 1976) 39:3–16
11. Weber H (1983) Lumbar disc herniation. A controlled, prospective study with ten years of observation. Spine (Phila Pa 1976) 8:131–140
12. Kamper SJ, Ostelo RW, Rubinstein SM, Nellensteijn JM, Peul WC, Arts MP, van Tulder MW (2014) Minimally invasive surgery for lumbar disc herniation: a systematic review and meta-analysis. Eur Spine J 23:1021–1043
13. Lee P, Liu JC, Fessler RG (2011) Perioperative results following open and minimally invasive single-level lumbar discectomy. J Clin Neurosci: Off J Neurosurg Soc Australas 18:1667–1670
14. Vroomen PC, de Krom MC, Wilmink JT, Kester AD, Knottnerus JA (1999) Lack of effectiveness of bed rest for sciatica. N Engl J Med 340:418–423
15. Hofstee DJ, Gijtenbeek JM, Hoogland PH, van Houwelingen HC, Kloet A, Lotters F, Tans JT (2002) Westeinde sciatica trial: randomized controlled study of bed rest and physiotherapy for acute sciatica. J Neurosurg 96:45–49
16. Awad JN, Moskovich R (2006) Lumbar disc herniations: surgical versus nonsurgical treatment. Clin Orthop Relat Res 443:183–197
17. Osterman H, Seitsalo S, Karppinen J, Malmivaara A (2006) Effectiveness of microdiscectomy for lumbar disc herniation: a randomized controlled trial with 2 years of follow-up. Spine (Phila Pa 1976) 31: 2409–2414
18. Peul WC, van Houwelingen HC, van den Hout WB, Brand R, Eekhof JA, Tans JT, Thomeer RT, Koes BW (2007) Surgery versus prolonged conservative treatment for sciatica. N Engl J Med 356: 2245–2256
19. Peul WC, van den Hout WB, Brand R, Thomeer RT, Koes BW, Leiden-The Hague Spine Intervention Prognostic Study G (2008) Prolonged conservative care versus early surgery in patients with sciatica caused by lumbar disc herniation: two year results of a randomised controlled trial. BMJ 336: 1355–1358
20. Weinstein JN, Tosteson TD, Lurie JD, Tosteson AN, Hanscom B, Skinner JS, Abdu WA, Hilibrand AS, Boden SD, Deyo RA (2006) Surgical vs nonoperative treatment for lumbar disk herniation: the Spine Patient Outcomes Research Trial (SPORT): a randomized trial. JAMA 296:2441–2450
21. Henriksen L, Schmidt K, Eskesen V, Jantzen E (1996) A controlled study of microsurgical versus standard lumbar discectomy. Br J Neurosurg 10:289–293
22. Lagarrigue J, Chaynes P (1994) Comparative study of disk surgery with or without microscopy. A prospective study of 80 cases. Neurochirurgie 40:116–120
23. Katayama Y, Matsuyama Y, Yoshihara H, Sakai Y, Nakamura H, Nakashima S, Ito Z, Ishiguro N (2006) Comparison of surgical outcomes between macro discectomy and micro discectomy for lumbar disc herniation: a prospective randomized study with surgery performed by the same spine surgeon. J Spinal Disord Tech 19:344–347
24. Tullberg T, Isacson J, Weidenhielm L (1993) Does microscopic removal of lumbar disc herniation lead to better results than the standard procedure? Results of a one-year randomized study. Spine (Phila Pa 1976) 18:24–27
25. van den Hout WB, Peul WC, Koes BW, Brand R, Kievit J, Thomeer RT, Leiden-The Hague Spine Intervention Prognostic Study G (2008) Prolonged conservative care versus early surgery in patients with sciatica from lumbar disc herniation: cost utility analysis alongside a randomised controlled trial. BMJ 336:1351–1354
26. Arts MP, Brand R, van den Akker ME, Koes BW, Bartels RH, Peul WC, Leiden-The Hague Spine Intervention Prognostic Study G (2009) Tubular diskectomy vs conventional microdiskectomy for sciatica: a randomized controlled trial. JAMA 302:149–158
27. Righesso O, Falavigna A, Avanzi O (2007) Comparison of open discectomy with microendoscopic discectomy in lumbar disc herniations: results of a randomized controlled trial. Neurosurgery 61:545–549; discussion 549
28. Ryang YM, Oertel MF, Mayfrank L, Gilsbach JM, Rohde V (2008) Standard open microdiscectomy versus minimal access trocar microdiscectomy: results of a prospective randomized study. Neurosurgery 62:174–181; discussion 181–172
29. Chatterjee S, Foy PM, Findlay GF (1995) Report of a controlled clinical trial comparing automated percutaneous lumbar discectomy and microdiscectomy in the treatment of contained lumbar disc herniation. Spine (Phila Pa 1976) 20:734–738
30. Mayer HM, Brock M (1993) Percutaneous endoscopic discectomy: surgical technique and preliminary results compared to microsurgical discectomy. J Neurosurg 78:216–225

29 椎间孔外侧型椎间盘突出

Erik Van de Kelft and Frederic Martens

29.1 引言

椎间孔主要是由上、下椎弓根形成的三维空间，我们称之为椎弓根外侧间隔。而椎间孔外侧区则为椎弓根外侧的区域，尽管在表述上极外侧、椎间孔及椎间孔外侧型椎间盘突出意思相近，但我们认为椎间孔外侧型的说法能提供更多的手术治疗的信息。

在腰椎间盘退变患者，当试图寻找时，就会发现，极外侧神经根压迫是相对常见的现象[1-11]。在所有症状性神经根压迫的腰椎间盘突出患者中，椎间孔外侧型占10%左右[11]，这和我们过去临床中统计资料基本相似。多数情况下，外侧型椎间盘突出位于L3/4、L4/5节段，而高位节段的突出少见。因此，主要临床症状表现为L3、L4神经支配区域的疼痛，而不是坐骨神经痛，具体疼痛特点取决于相应节段。对于临床上存在L3或者L4神经疼痛或者神经功能缺失症状者，我们要考虑到椎间孔外侧型椎间盘突出的可能。外侧型突出很少发生的L5/S1节段。外侧型椎间盘突出在椎弓根的出口处压迫头端的神经出口根，例如，L3/4节段外侧型突出受压神经根为L3而非L4（图29.1）。

29.2 诊断

只根据临床症状不能做出椎间孔外侧型腰椎间盘突出的诊断。尽管在大多数病例中，椎间孔外侧型椎间盘突出的临床症状，包括疼痛和神经功能缺失相对椎管内型突出更为明显，这可能是由于神经根被挤压在突出的髓核和椎弓根之间狭窄的空间所致。而且，突出的髓核通常直接挤压神经根神经节的位置。此处出口神经根直径粗大，对疼痛敏感，经椎间孔注射激素类药物也难以缓解疼痛，由于解剖位置特点，经椎板间药物也难以渗透而起到作用。

在一些情况下，CT扫描难以发现这些突出物而被放射医生忽略（图29.2a，b），对于这些有典型L3或者L4神经根症状而CT没有阳性发现者，应预约MRI进一步明确（图29.3）。

由于识别这些突出物（特别是CT扫描）非常困难，有时难以做出正确的术前诊断，因而有可能采取不正确的手术方式而破坏重要的骨质结构，最终导致手术的失败，这些重要的结构包括关节突和峡部骨质等。由于椎间孔外侧型椎间盘突出引起的神经受压需要从椎间孔外侧探查减压，因此术前一定要做好相应的防范措施。

本章我们将介绍椎间孔及椎间孔外侧型椎间盘突出症的手术方法，该方法可以保留关节突及最少的骨切除。

29.3 椎间孔区真性椎间盘突出的显微手术方法

单纯的椎间孔型而不合并椎间孔外侧型椎间盘突出，突出物位于上、下椎弓根之间，由于

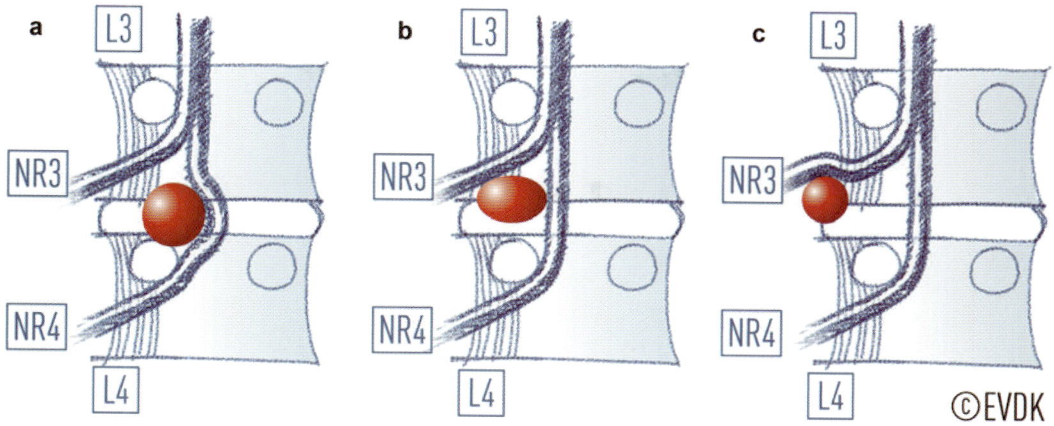

图 29.1 L3/4 节段椎间盘突出示意图。椎间孔为上、下椎弓根之间的部分，根据突出物的位置不同，影响 L3 或 L4 神经根，或者同时累及。对于突出物在椎管内的（a），L4 神经根受压，而突出物在椎间孔区的（b），L4 或 L3 神经根都有可能受累或者同时累及，取决于突出物的大小。对于外侧型突出，则仅仅影响 L3 神经根

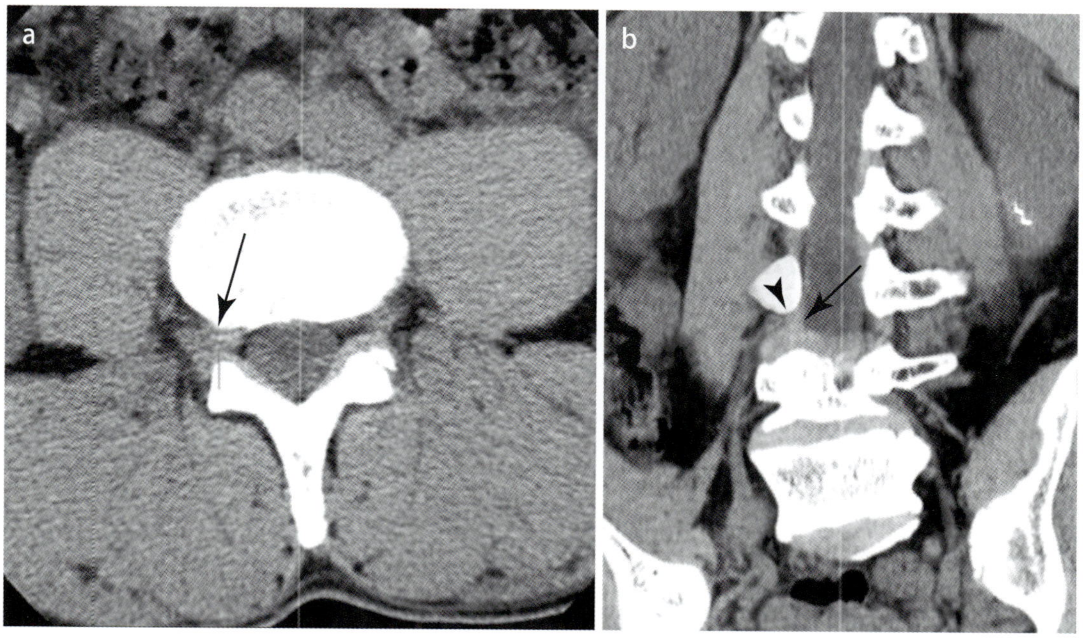

图 29.2 （a）一例右侧 L3 神经根痛患者的 CT 扫描。可以看到椎间孔处的突出物（箭头）。但 CT 对于椎间孔区软组织的分辨率弱于 MRI（图 29.3）。（b）同一个患者的 CT 扫描冠状位重建，可以看到 L3/4 椎间孔处的突出物（箭头），L3 神经根受压于头端的椎弓根

椎间孔的骨性限制而出现症状。椎弓根侧方存在很大的空间，因此，偶然发现之前被忽略的外侧型椎间盘突出并不意外，个人猜测，我们称之为外侧型椎间盘突出引起症状的情况其实只是位于椎间孔之间部分所致。另外，根据我们的经验发现，所有的椎间孔区的突出都是向头端突出，位于椎体后缘的后方和椎弓根下缘的内侧。此类突出将神经根压迫于椎弓根的内下缘（图 29.1b）。正因如此，此类突出可以通过经典的椎板间或椎管外极外侧入路方法切除。有人选择半椎板切除的方法处理椎间孔区的突出物，同时潜行切除部分关节突。术者站在突出部位的对侧，手术床旋转向突出侧（术者对侧），手术显微镜配备直目镜，这样椎间孔及神经根腋下至椎弓根处出口段都可

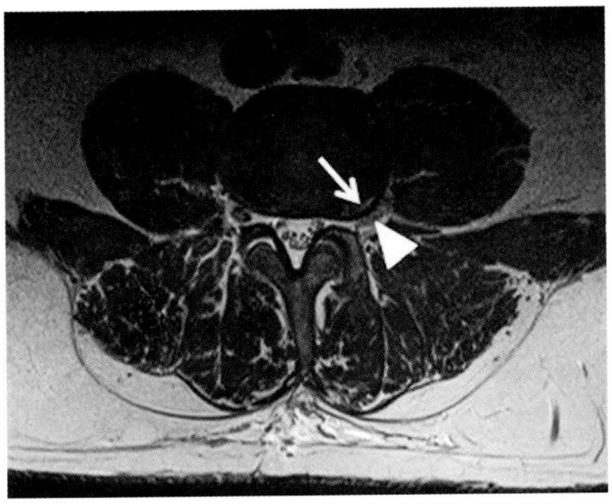

图 29.3 MRI 可以提供椎间孔处更高的空间分辨率，轴位 T2 加权像，可以看到纤维环的裂缝及 L4/5 椎间孔处的突出物（长箭头），以及神经根受突出的椎间盘压迫（箭头）

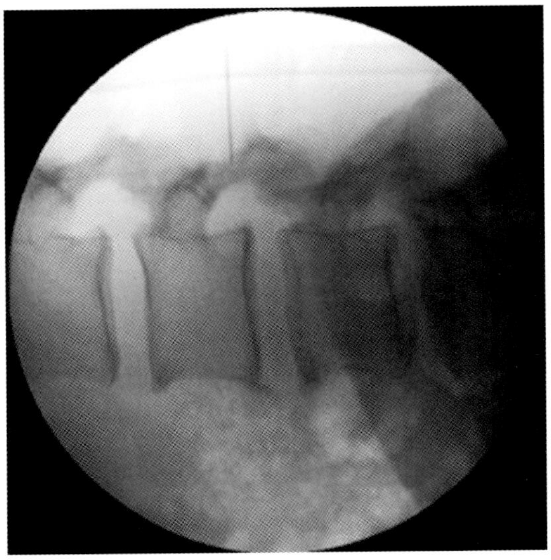

图 29.4 切除 L3/4 椎间孔区突出的椎间盘，术前 X 线侧位像定位针位于 L3 椎板峡部

以清晰可见。该技术可以确保椎间孔及其上方的髓核碎片完全摘除。这种手术技术已经在该书其他章节描述，此处不再赘述。就个人而言，我更倾向于选择经椎管外显微手术方法切除这些突出物。

29.4 经椎管外显微手术切除椎间孔及椎间孔外侧型椎间盘突出

- 显微技术处理椎间孔区（外侧）突出物时，切口中心位于上位椎体的峡部，切口位置需要 X 线透视确认。如对于 L3/4 椎间孔区的突出，X 线侧位像应定位于 L3 椎板的峡部（图 29.4）。因此，该方法手术切口比经典椎板间入路要高一些。相对椎管内的突出，椎间孔区的椎间盘常常突向头端。手术切口至少需要 5 cm，这样便于牵开关节突侧方的结构。我们通常在中线旁 2 cm 行皮肤切开，让麻醉医师给予适量的肌松，有助于肌肉的牵拉。
- 皮肤切开时同时切开浅筋膜，电刀分离棘突处附着肌肉，钝性分离椎旁及关节突处肌肉。关节突侧方附着的肌肉没有必要分离切开。
- 我们采取旁正中（但非经肌间隙 Wiltse）入路，这样在解剖上更清晰，但相对于经肌肉间隙入路，需要手术切开更长、更多的肌肉牵拉。Williams 自动牵开器的尖端放置于关节突侧方，关节突侧方的多裂肌没有必要分离。
- 应用电刀将相应椎板及峡部的软组织清除彻底，关节突不需要分离。
- 术中需要暴露到相应节段头侧横突起点与上关节突外侧之间的三角区域，此处操作只要没有切开横突间韧带，基本就没有神经根损伤的风险。在到达横突间韧带之前确保此处的软组织清理彻底（图 29.8）。
- 当尾端关节突大部分及头端关节突下缘可以触摸探查到时，接下来的操作就需要在显微镜下进行。
- 手术的目标是峡部、头端横突内下缘，以及相应的椎弓根（图 29.5）。
- 切除部分峡部外侧缘和头端椎弓根下缘的部分骨质，对于非常靠外的极外侧型突出，下位上关节突外侧缘的骨质也需要部分切除。
- 只有足够的骨质切除才能显露上、下椎弓根间隙的上部并完成减压。注意峡部尾端下方的黄韧带，可以保护硬脊膜和神经结构，而头端没有黄韧带。因此，聪明的做法是首先磨除尾端骨质直至显露黄韧带，然后逐渐向头端磨除，头端需注意腹侧的硬脊膜及神经（图 29.6）。

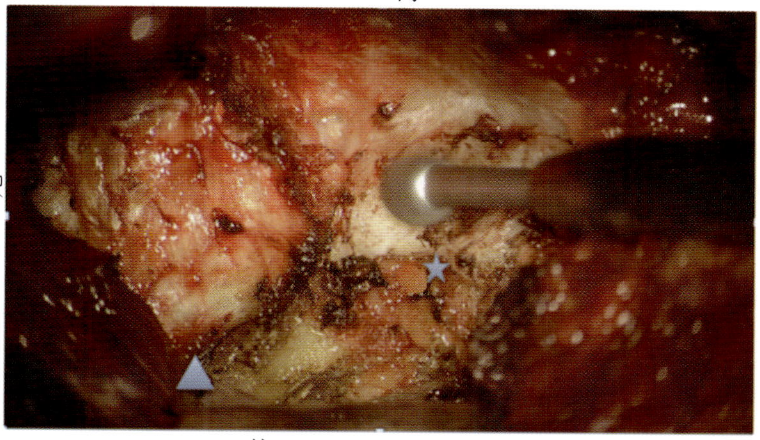

图 29.5 一例左侧 L3/4 椎间孔 / 椎间孔外侧型椎间盘突出症术中显微手术图像，可以看到头端的关节囊（箭头），（星号）显示高速磨钻磨除峡部外侧骨质

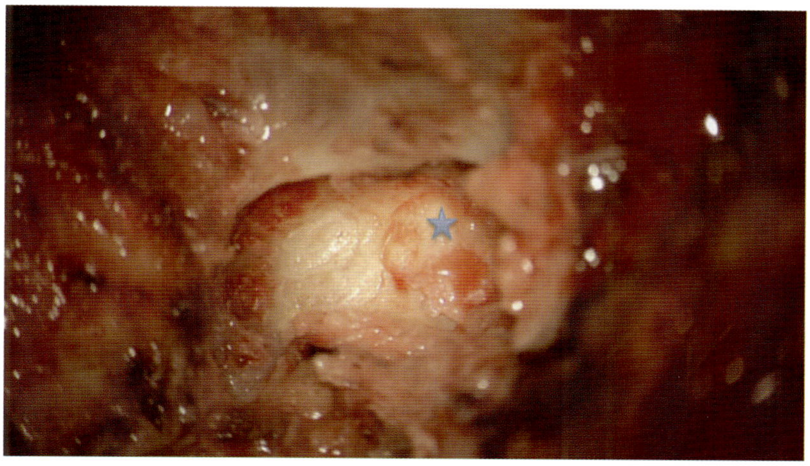

图 29.6 首先从峡部尾端磨除直至黄韧带的显露，然后移向头端，头端没有黄韧带保护硬脊膜

- 到达此处后，可以采用小号枪状咬骨钳咬除骨质减压，这样比高速磨钻更为安全（图 29.7）。
- 一旦骨性减压完成，椎间孔区减压只需要切除横突间韧带和椎间孔区侧方的黄韧带即可（图 29.8 和图 29.9）。
- 节段不同，椎体后弓和椎间盘及关节突之间的距离也有所差异。越靠近尾端，上、下椎弓根之间的空间被骨质覆盖越多，操作的空间也就相应变小 [12]。不过，大多数外侧型突出发生在 L3/4 节段，其次是 L4/5 节段。
- 用神经拉钩或吸引器向上牵开黄韧带便可显露神经根，进一步切除黄韧带及横突间韧带可以清晰地看到神经根及突出的间盘碎块（图 29.10）。
- 完成上述操作后，神经根直视可见，可以发现神经根被椎间盘碎块挤压向头侧，刚好位于椎弓根的下方 [13-17]（图 29.11）。
- 确定神经根位置后，进入由上位关节突与下位横突形成的间隙显露神经根及其伴行的根动脉。如果这个空间过于狭小，可采用高速磨钻磨除下位上关节突外缘骨质增加显露，一般建议在打开 / 切除横突间韧带前进行此操作。
- 为了保护关节突，视角可以向头侧倾斜而非严格的外侧方向到达突出的间盘，切除突出的间盘碎块，并尽可能少地切除髓核（图 29.12）。

这种手术方式仅适用于术前诊断为椎间孔型或椎间孔外侧型突出者。手术过程与在本章节中

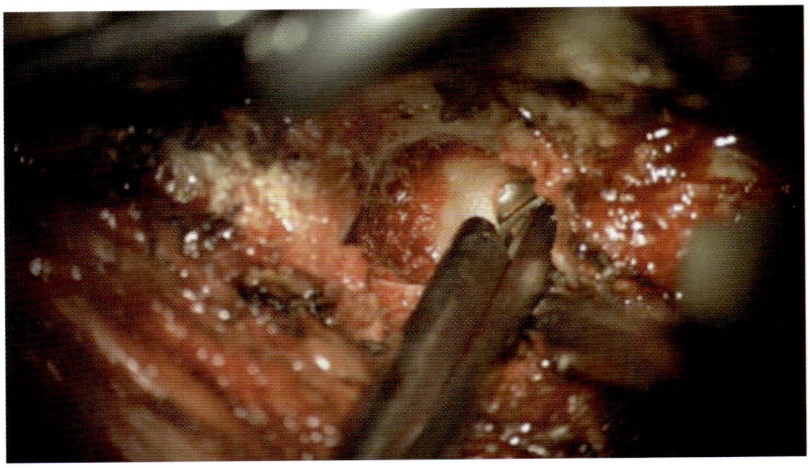

图 29.7 应用小号枪状咬骨钳咬除峡部头端腹侧骨质更为安全

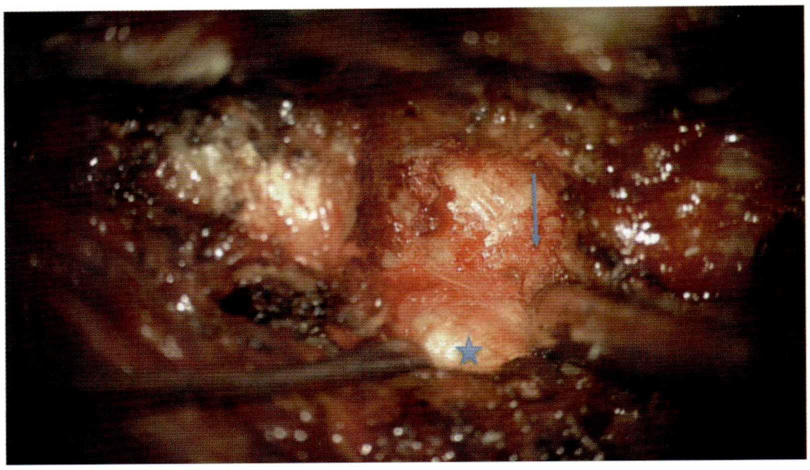

图 29.8 横突间韧带位于上、下横突之间（星号），起到保护椎间孔外侧区神经的作用，和黄韧带的外侧边缘关系密切（箭头所示），只要黄韧带和横突间韧带没有被破坏，就不会有神经根意外受损的风险

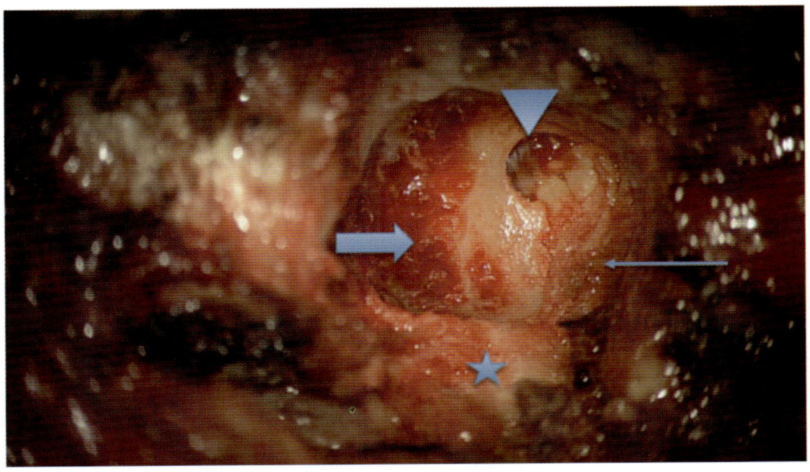

图 29.9 黄韧带的头侧，显露的硬脊膜和神经根（箭头），将要切除的骨质（粗长箭头）及黄韧带（细长箭头），以及横突间韧带（星号）

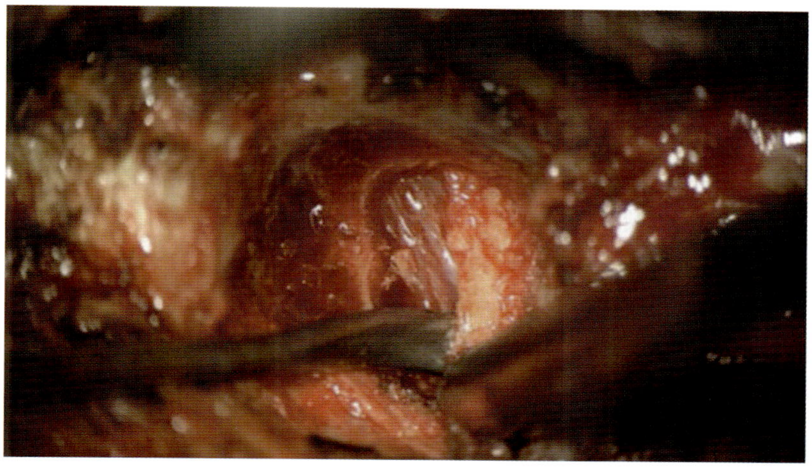

图 29.10 神经剥离子或神经钩将黄韧带向上牵开并切除，同时切除横突间韧带

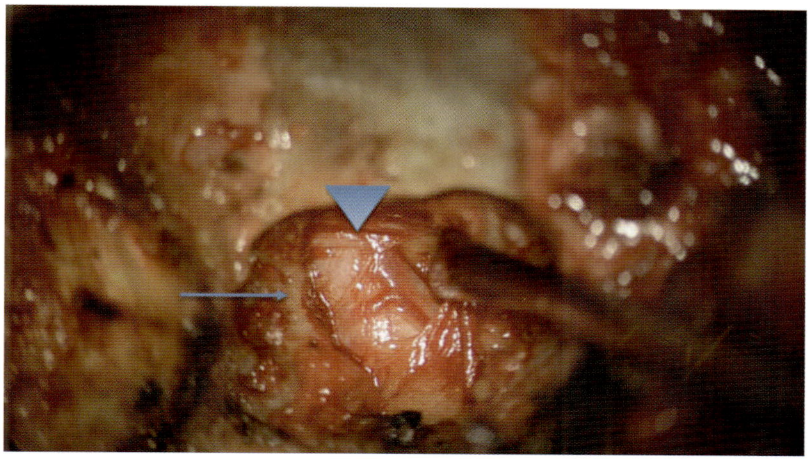

图 29.11 神经根（箭头）很容易识别和分离，在所有的病例中，神经根都被突出的间盘碎块向头侧挤向椎弓根（长箭头）

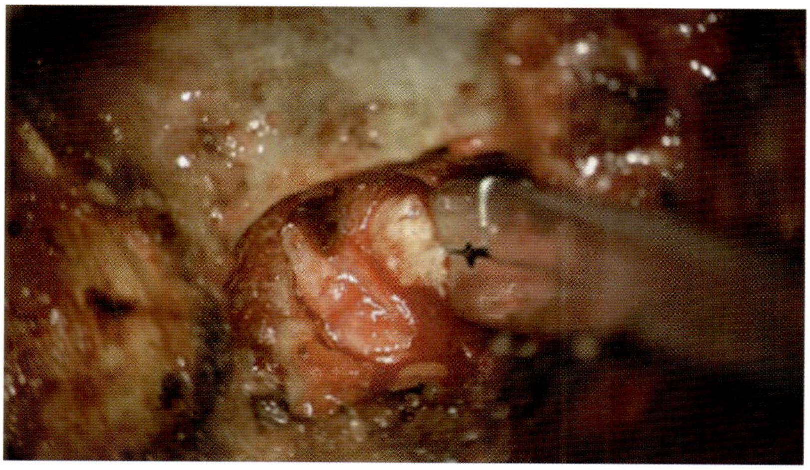

图 29.12 切除突出间盘碎块

提到的侧方减压类似，这种方法早在1965年提出并不断改进[1]。Osgood等人[18]改良了这一术式并应用于神经根切断术，随后有学者将这一技术应用于极外侧型腰椎间盘突出[19-23]。Ray[24]和Lee等人[25]则将这术式应用于椎间孔神经根挤压症。多数人认为去除峡部外侧缘及下位椎体上关节突上缘骨质可以从侧方显露椎间孔。术中需要注意防止关节囊的损伤，虽然单侧关节突轻度破坏很少会引起症状性的脊柱不稳，但即使是轻微的术后脊柱不稳也可能会导致椎间孔区神经根的功能异常[6]。如上所述，该手术的目标是峡部的外侧缘，而非上、下横突间的空间，其他一些学者持有相同的观点[19-23]。文献报道和我们的研究发现，极外侧型椎间盘突出的症状以神经根性症状为主，而非腰背痛[1-3,11]。我们手术仅仅切除导致症状的突出间盘组织，而不是整个间盘的切除，期望这样可以防止术后腰背疼痛。尽管因切除间盘组织的方式不同而导致术后腰背疼痛之间的关系尚未明了，但我们还是仅行神经根减压，尽可能减小医源性损伤[26]。

对于椎间孔或椎间孔外侧型椎间盘突出的手术，需要对该部位的解剖有着熟悉的理解，否则会导致不良的手术后果，如采取椎板间经椎管入路手术，必然会导致手术侧关节突的破坏，因此，对于术前的诊断，采用MRI确诊有时很有必要。除了对椎间孔区熟悉的解剖知识外，微创技术可以减少手术创伤，加快患者的恢复[27]。对于没有经验的脊柱外科医生需要学习本章节描述的手术方法。

29.5 提示与技巧

- 对于存在L3或者L4神经根性症状者，一定要确认是否有椎间孔或椎间孔外侧型椎间盘突出。如果在椎管内没有发现引起根性症状的突出间盘，需要观察椎间孔，CT不能明确者，需要行MRI明确。
- 切口至少需要5 cm长，最好向中线旁开2 cm，切口以峡部为中心，这比相应节段椎间盘的位置稍偏向头侧。
- 处理软组织时，其腹侧面只要没有越过峡部，就不会有损伤神经根的危险。
- 切除峡部外侧缘骨质是进入椎间孔的关键。
- 对于椎间孔外侧型椎间盘突出，术中确保向外侧探查神经根至神经节，因为突出物可以延伸到很靠外的位置！
- 尽量避免关节突的破坏，没有任何手术指征需要这样去做。
- 对于神经根红肿或发蓝的病例，局部应用类固醇激素可能有帮助。

（张　科　王　凯　王作伟　译）

参考文献

1. Abdullah AF, Ditto EW 3rd, Byrd EB, Williams R (1974) Extreme-lateral lumbar disc herniations. Clinical syndrome and special problems of diagnosis. J Neurosurg 41:229–234
2. Autrique A, Lesoin F, Bouasakao N, Clarisse J, Jomin M (1989) Le traitement chirurgical des hernies discales foraminales lombaires. J Chiropr (Paris) 126: 338–343
3. Jackson RP, Glah JJ (1987) Foraminal and extraforaminal lumbar disc herniation: diagnosis and treatment. Spine (Phila Pa 1976) 12:577–585
4. Kornberg M (1987) Computed tomography of the lumbar spine following discography. Clinical application in selective cases. Spine (Phila Pa 1976) 12:823–825
5. Kornberg M (1987) Extreme lateral lumbar disc herniations. Clinical syndrome and computed tomography recognition. Spine (Phila Pa 1976) 12:586–589
6. Kunogi J, Hasue M (1991) Diagnosis and operative treatment of intraforaminal and extraforaminal nerve root compression. Spine (Phila Pa 1976) 16:1312–1320
7. Mixter W, Barr J (1934) Rupture of the intervertebral disc with involvement of the spinal canal. N Engl J Med 211:208–215
8. Motateanu M, Frankhauser H, Mansouri B, de Tribolet N (1986) La hernie discale lombaire extremement laterale. A propos d'une serie de 25 cas. Neurochirurgie 32:74–80
9. Sachs BL, Vanharanta H, Spivey MA, Guyer RD, Videman T, Rashbaum RF, Johnson RG, Hochschuler SH, Mooney V (1987) Dallas discogram description. A new classification of CT/discography in low-back disorders. Spine (Phila Pa 1976) 12:287–294
10. Saegesser M (1977) Aktuelle Probleme in Chirurgie und Orthopaedie. Huber, Bern
11. Segnarbieux F, Van de Kelft E, Candon E, Bitoun J, Frerebeau P (1994) Disco-computed tomography in

extraforaminal and foraminal lumbar disc herniation: influence on surgical approaches. Neurosurgery 34:643–647; discussion 648
12. Schlesinger SM, Fankhauser H, de Tribolet N (1992) Microsurgical anatomy and operative technique for extreme lateral lumbar disc herniations. Acta Neurochir 118:117–129
13. Fournier D, Guy G, Cronier P, Lescalie F, Pillet J, Mercier P (1990) Topographic anatomy of the lumbar lateral vertebral groove. Anatomical basis of the surgical approach to extra foraminal herniated disc. Surg Radiol Anat: SRA 12:187–191
14. Mayoux-Benhamou MA, Revel M, Aaron C, Chomette G, Amor B (1989) A morphometric study of the lumbar foramen. Influence of flexion-extension movements and of isolated disc collapse. Surg Radiol Anat: SRA 11:97–102
15. Stephens MM, Evans JH, O'Brien JP (1991) Lumbar intervertebral foramens. An in vitro study of their shape in relation to intervertebral disc pathology. Spine (Phila Pa 1976) 16:525–529
16. Vital JM, Lavignolle B, Grenier N, Rouais F, Malgat R, Senegas J (1983) Anatomy of the lumbar radicular canal. Anat Clin 5:141–151
17. Weber H (1983) Lumbar disc herniation. A controlled, prospective study with ten years of observation. Spine (Phila Pa 1976) 8:131–140
18. Osgood CP, Dujovny M, Faille R, Abassy M (1976) Microsurgical ganglionectomy for chronic pain syndromes. Technical note. J Neurosurg 45:113–115
19. Kaneda K, Abumi K, Shirato O, Fujija M, Homma S (1987) Extraforaminal lumbar disc herniation: surgical procedures and their results. International Society for the Study of the Lumbar Spine, Rome
20. McCullogh J (1989) Principles of microsurgery for lumbar disc disease. Raven, New York
21. Moriyama A, Taijama T, Sugijama H (1990) Lateral fenestration and discectomy for extreme lateral lumbar disc herniation. Orthop Trauma Surg 33: 1137–1143
22. Reulen HJ, Pfaundler S, Ebeling U (1987) The lateral microsurgical approach to the "extracanalicular" lumbar disc herniation. I: a technical note. Acta Neurochir 84:64–67
23. Zindrick M, Wiltse L, Rauschning W (1987) Lumbar spine surgery. Mosby, St Louis
24. Ray C (1987) Lumbar spine surgery. Mosby, St Louis
25. Lee CK, Rauschning W, Glenn W (1988) Lateral lumbar spinal canal stenosis: classification, pathologic anatomy and surgical decompression. Spine (Phila Pa 1976) 13:313–320
26. Williams RW (1978) Microlumbar discectomy: a conservative surgical approach to the virgin herniated lumbar disc. Spine (Phila Pa 1976) 3:175–182
27. Muralikuttan KP, Hamilton A, Kernohan WG, Mollan RA, Adair IV (1992) A prospective randomized trial of chemonucleolysis and conventional disc surgery in single level lumbar disc herniation. Spine (Phila Pa 1976) 17:381–387

30 腰椎关节突关节的医学影像学检查

Marguerite Faure, Jef Huyskens, Johan W. M. Van Goethem, Kristoff Muyll, Caroline Venstermans, Luc Van Den Hauwe, Frank De Belder, Koen Melis, Frank Ramon, and Paul M. Parizel

30.1 引言

在评估下腰痛（low back pain，LBP）时，常常使用影像学来区分疼痛是特发性还是非特发性慢性下腰痛（chronic LBP，CLBP）。然而，影像学上见到的解剖学异常与临床病史和治疗效果之间的相关性还存在争议。在一些病例中，通过影像学检查并不能明确慢性下腰痛的原因。

由于潜在引起疼痛的原因为数众多和多元化，有时候甚至不能确定疼痛产生的真正原因，因此，慢性下腰痛的诊断和治疗仍然存在很多的问题及挑战。功能影像学检查或许可能会提供一些关于疼痛特征的线索。如本书中其他部分描述的（见第 22 章），如果疼痛的原因和特征不能确定，就不能得到合适的诊断。尽管大部分文献关注在椎间盘上，但越来越多的人意识到像关节突关节这样的滑膜关节在慢性下腰痛中同样起着重要的作用。

关节突关节介导的脊柱疼痛的诊断比较困难。即使病史及体格检查提示关节突关节可能为慢性下腰痛的原因，但是不能确诊 [1]。诊断性阻滞阳性不是确诊依据，但是能够预测关节突关节去神经化后的疗效。

尽管放射科医师常被临床医师要求确定关节突关节炎的程度，但是已经发表的影像学研究报道，慢性下腰痛的临床症状和影像学上观察到的脊柱退行性改变没有相关性 [2]。

目前腰椎关节突关节的退变和症状性下腰痛之间的关系依然不明确，因此，这是还需要争论的一个话题。

关节突关节炎与影响脊柱前方的结构的退变性椎间盘疾病在功能上密切相关（图 30.1）[3]。

30.2 关节突关节疾病

关节突关节是脊柱后弓之间的关节，它们是脊柱后柱的重要部分，为脊柱提供结构稳定性。关节突关节由相邻的上、下关节突组成，后方覆盖纤维关节囊。

后方韧带复合体（关节突关节囊、黄韧带、棘间韧带和棘上韧带）保持每一个关节突关节和椎体在一个相对固定的位置。后方韧带复合体的损伤可以导致关节突关节的不稳定、半滑脱和脱位。

与椎间盘不同的是，关节突关节由两个关节面组成，属于真正的滑膜关节。它能够产生滑液，有润滑作用，对关节软骨表面起营养作用。

与所有滑膜关节相同的是，骨性关节炎以关节间隙的丢失、滑液的减少、关节软骨的破坏和缩水，以及骨质增生、骨赘形成为特点。腰椎关节突关节骨性关节炎过程很早就能发现严重的软骨坏死。

关节突关节骨性关节炎或腰椎关节突关节退变性疾病是最常观察到的病理变化，主要发生在老年人，实际上 60 岁以上的所有人都会出现。一些腰椎关节突关节的退变在 20 岁以前已经开始发生，并且没有性别上的差异。这些早发的退

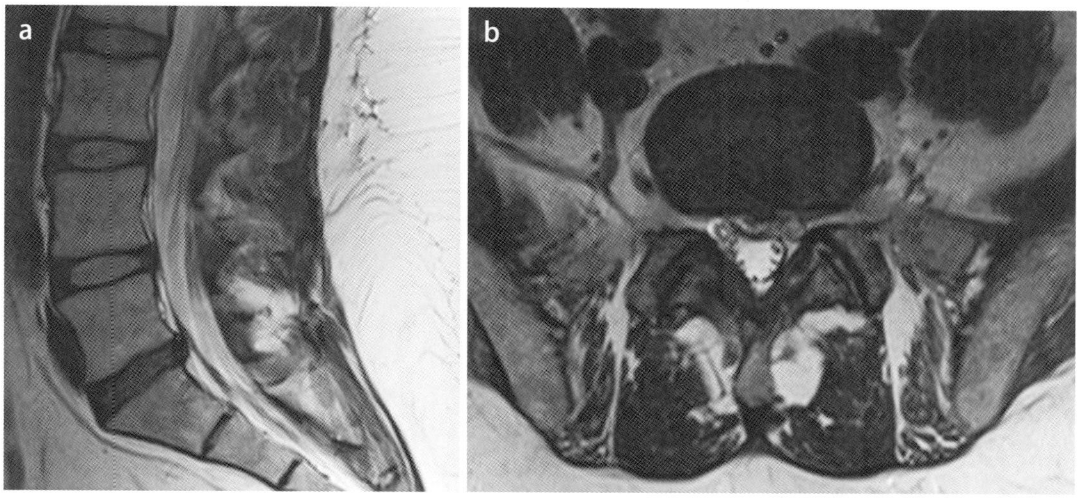

图 30.1 腰椎 MRI 检查。一位 33 岁女性下腰痛患者的矢状位 T2 加权像（a）和轴位 T2 加权像（b）显示，L5 ~ S1 节段椎间盘退变，出现椎间盘突出及双侧关节突关节增生性退变

变可能与机械性应力、反复轻微的创伤和（或）遗传因素相关，使得他们更加早地易于出现退变。

症状和体征是非常不特异并且可变的，最常见的是出现轴性机械性下腰痛。在腰部后伸和旋转的时候，症状会加重，在腰部前屈时，症状会减轻。腰椎关节突关节退变性疾病最常见的牵涉痛类型是放射至臀部、腹股沟或大腿，偶尔也会放射至小腿。

从影像学资料上来看，疼痛和腰椎关节突关节的退变程度相关性不大。然而，很多研究发现关节突关节在临床上是脊柱重要的致痛因素，症状性关节突关节疾病患者可能通过针对性的治疗得到改善[4,5]。

当脊柱屈伸或旋转时，腰椎关节突关节的机械应力增加。尤其是举重物旋转脊柱，应力似乎会转移到关节上，应力的转移引起并加重了骨性关节炎退变的进程。在一项最新的生物力学研究中，所有的腰椎节段在搬重物时均发生旋转[6]。可能是由于关节突关节面更加倾向于矢状方向排列，L4 ~ L5 椎体的前后位移最大，明显大于 L5 ~ S1，这可能解释 L4 ~ L5 关节突关节为何是最常出现骨性关节炎的原因，尤其是合并明显的腰椎前凸时（高骨盆入射角）。在相同的测试中，最大的垂直传导发生在 L5 ~ S1，可能是这个节段的椎间盘由于轴向负荷，最容易出现椎间盘退变的原因。

越来越多的影像学研究集中到如何看到关节突关节及周围软组织的炎症上。炎症可能引起下腰痛，但并非骨性关节炎所有的改变都是炎症。骨质增生（例如骨赘形成或骨刺）是对炎症的一种保护性反应，目的是消除炎症反应。目前认为这种骨代谢的改变不会带来直接的疼痛，但是它可以引起神经孔的狭窄，导致神经根的机械刺激引起疼痛。

退变性腰椎滑脱是椎间盘和关节突关节不能保持节段的稳定，一个椎体相对于另一个椎体在矢状位上的移位。许多情况与关节突关节病变以及节段运动障碍相关。进行性的软骨丢失和关节重构可以引起关节突关节的半脱位，并最终出现椎体滑脱（图 30.2）。

如之前提到的，由于脊柱的机械特性，尤其是 L4 ~ L5 易于发生滑脱。人们认为腰椎过度前凸（高骨盆入射角）容易出现退变性脊柱滑脱（见第 39 章）[3]。在 L5 ~ S1，由于关节突关节更加倾向于冠状排列，很少出现退变性脊柱滑脱，如果这个节段出现滑移，主要是由于峡部裂引起。

感染性或者脓性关节突关节炎是一种完全不同的和少见的疾病，它可以引起与退变性疾病相似的影像学表现，但是通常炎症反应更重，病程

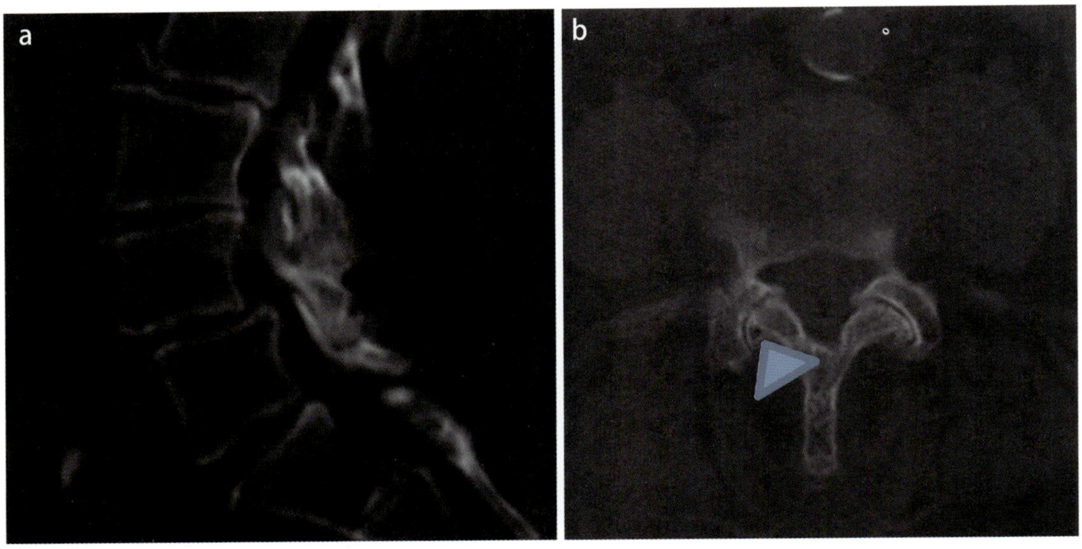

图 30.2 腰椎 CT 扫描。矢状位（a）和轴位（b）重建显示关节突关节退变，L4 椎体由于关节突退变出现椎体前移，可以看到增生性骨赘形成、关节间隙丢失和软骨下空洞（箭头）

进展得更快。孤立性的病变需要注意与结核和医源性原因相鉴别（图 30.3）。在一些情况下可以继发于椎间盘和（或）椎体的感染（椎间盘炎）。

30.3 腰椎关节突关节的影像学检查

30.3.1 X 线片

关节突骨性关节炎是一种常见的影像学表现，尤其在老年患者。标准的前后位（AP）和侧位成像的临床价值有限，除非存在明显的不稳，这种不稳能够在 X 线片得到很好的评估。由于关节突关节的位置倾斜和弧形的布局，斜位 X 线成像是显示下腰椎关节突关节间隙最好的投射方向，即使在斜位 X 线成像，每一个关节只有与 X 射线束平行的部分才能够被清楚地显示。

关节突关节退变以关节间隙变窄、硬化、骨质增生和骨赘形成为特征，也可能出现关节内气化（真空现象）（图 30.4），同时椎体滑脱也很常见。

常规 X 线片对轻度的关节突关节疾病不敏感，但在评估严重的骨性退变和动力位影像上的不稳定时，非常敏感。

标准的 X 线片在筛查关节突骨性关节炎和根据 Meyerding 分类的脊柱滑脱的分级（表 30.1）上得到了很好的应用[7]。尤其在评估屈伸运动相关的异常时很有用。这一点在评估脊柱滑脱不稳的分度上非常有用。如前所述，即使在存在明显的脊柱滑脱的病例中[8,9]，关节突骨性关节炎和临床的相关性仍然不清楚，且存在争议。

30.3.2 CT 扫描

与常规 X 线相比，CT 扫描由于其多平面成像、对骨结构及其周围软组织的高对比度，提高了关节突关节的显示能力。

由于软骨下硬化和侵袭、骨质过度生长和（或）黄韧带增厚，在 CT 上能够观察到关节突关节间隙的狭窄。这种情况可以导致椎间孔的神经激惹。继发的征象包括关节间积气、关节积液和椎体滑脱。滑膜囊肿可以表现为向关节突关节后部扩展，也可以向前进入椎管或椎间孔。关节半

表30.1 腰椎滑脱的Meyerding分级。

1	椎体＜ 25% 的移位
2	椎体的移位在 25% ～ 50 %
3	椎体的移位在 50% ～ 75 %
4	椎体的移位在 75 % 以上
5	椎体完全前移（椎体完全向前移位，与下位椎体产生向下的移位）

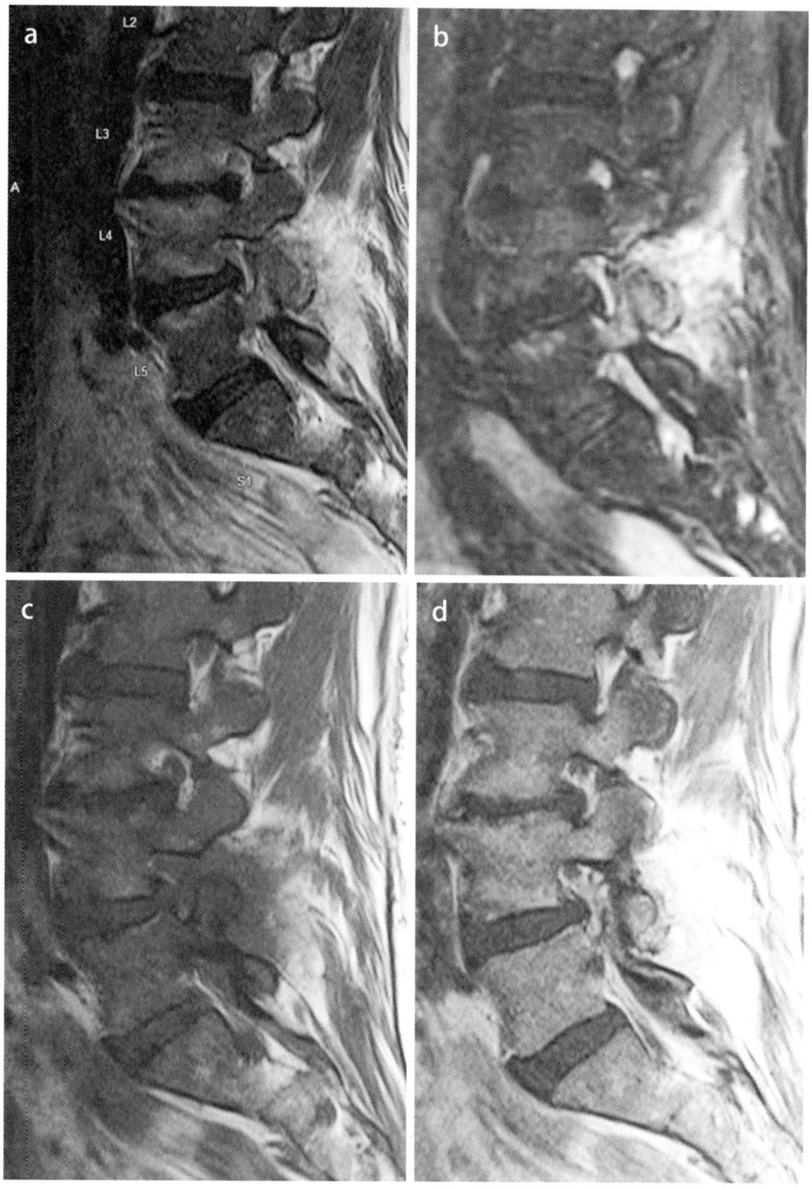

图 30.3 腰椎 MRI。矢状面 T2 加权像（a）、短 T1 反转恢复序列（short T1 inversion recovery，STIR）（b）、T1 加权像（c）和增强 T1 加权像（d）。轴位 T2 加权像（e）、T1 加权像（g）和增强 T1 加权像（h）。一位 58 岁患有右下肢丹毒的妇女出现背部疼痛。右侧 L4 ~ 5 关节突关节滑膜炎，周围软组织出现炎症，尤其在液体敏感序列（STIR），静脉注射钆剂后出现软骨下骨的强化

脱位行牵引治疗时可以出现关节内积气（真空）（图 30.5）。

这些骨性关节炎引起的异常可以在 CT 扫描上显示并分级[10]。根据 Pathria 发表的标准，Weishaupt 将关节突骨性关节炎分为四度，0 度：正常；1 度：轻度退变性疾病；2 度，中度退变性疾病；3 度：重度退变性疾病（图 30.5）（表 30.2）[8,11]。在评价关节突关节的退变时，由于磁共振成像和 CT 扫描对于观察者之间有很好的一致性，当可以行核磁共振成像检查时，就不需要额外的 CT 扫描来评价关节突关节的退变程度[9]。但是需要再次强调的是，异常的形态学改变与病理、临床症状和体征并不完全一致。

30.3.3 磁共振成像（MRI）

在退变性椎间盘疾病、椎管狭窄、感染和腰

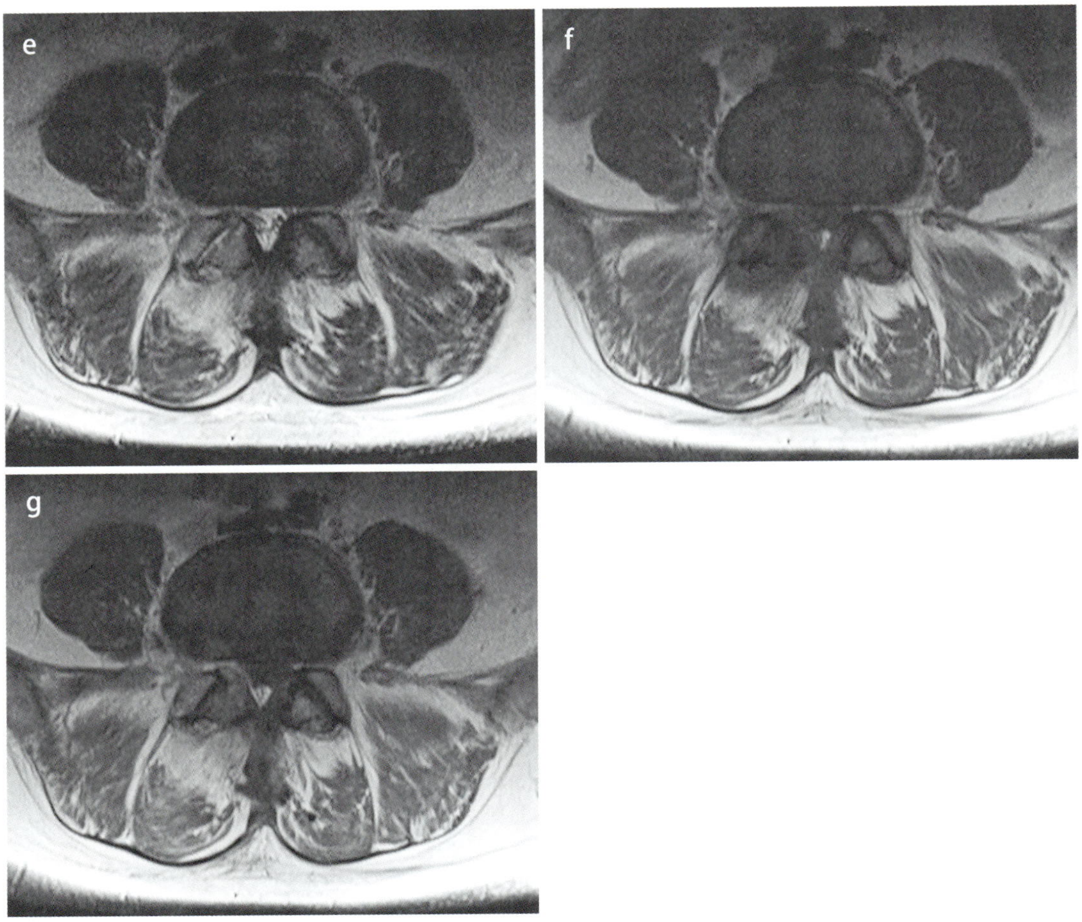

图 30.3（续）

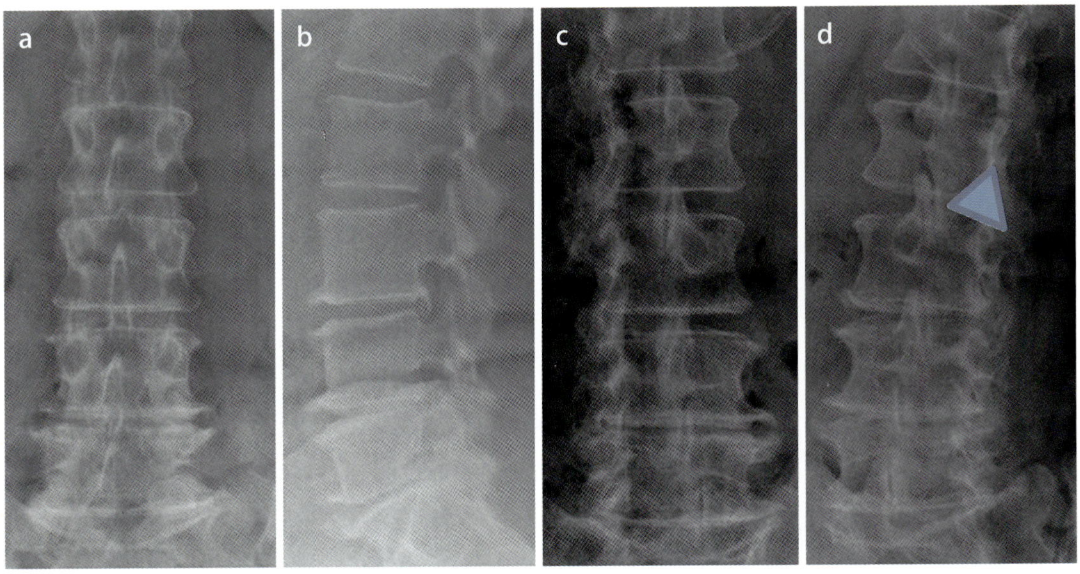

图 30.4 腰椎常规放射学检查。前后位（a）、侧位（b）、左斜位（c）和右斜位（d）。一位 56 岁背部疼痛的女性，显示 L3 ～ L4、L4 ～ L5 和 L5 ～ S1 椎间盘出现退变和关节病变，尤其是右斜位（d）显示的 L2 ～ L3 右侧关节突关节更清楚（箭头）

表30.2 关节突关节退变的分级标准（Pathria改编自Weishaupt）[9]

0	关节间隙正常（2 ± 4 mm 宽）
1	关节间隙狭窄（< 2 mm）和（或）小骨赘，和（或）关节突轻度增生
2	关节间隙狭窄和（或）中等大小骨赘，和（或）关节突中度增生，和（或）关节下骨轻度侵袭
3	关节间隙狭窄和（或）大骨赘，和（或）关节突重度增生，和（或）关节下骨重度侵蚀，和（或）关节下囊肿形成

椎尸瘤的诊断方面，CT 扫描已经在很大程度上被 MRI 取代了。MRI 是一种非侵袭性成像检查，能够提供很好的软组织成像，而且没有电离辐射。MRI 在评价腰椎关节突关节退变上的作用尚欠明确，关节突关节的骨性关节炎可以发生在有下腰痛的患者[12]，也可以常常出现在大部分无症状人群。如之前提到的，CT 扫描和 MRI 在显示关节突关节形态学异常方面是一致的，但是 MRI 在显示硬膜囊和脂肪充盈的神经孔受压上更有优势。如此而言，MRI 是显示神经根受压理想的检查方法（图 30.6）。MRI 同样可以清楚地显示关节间隙、关节囊或关节周围软组织的炎症（图 30.7）[9,13]。

目前从已发表的其他有关滑膜关节的文献来看，最近的研究表明对于腰椎关节突关节（相对于椎间盘）的检查可能做得更好。这些结构的慢性退变性骨性关节炎过程包括活动的滑膜炎症，这一情况可以通过磁共振脂肪饱和技术发现。关节突关节滑膜炎可以使用分级系统来分级（表 30.3）。关节滑膜炎似乎与患者的疼痛有很好的相关性[14]。另外，滑膜的异常改变似乎与 SPECT 结果相关[15,16]。

30.3.4 单光子发射断层成像 / 计算机断层扫描成像（SPECT/CT）

关节突关节形态学的变化并不与临床完全相关，因此，只有进一步了解这些结构改变导致的相关的功能特征，才能指导制定临床决策和改善

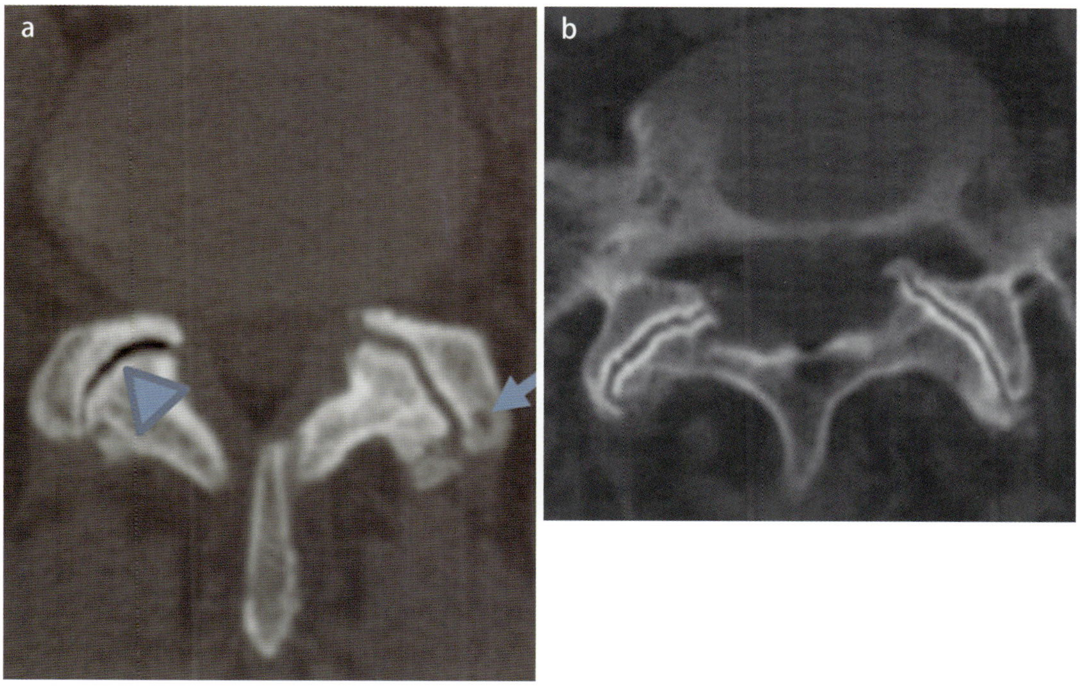

图 30.5 CT 轴位像（a）显示右侧关节突关节疾病轻度退变（Weishaupt 1 级）：关节突关节间隙狭窄、小骨赘形成和关节突轻度肥大，注意关节腔内积气（真空现象）（箭头）；左侧关节突关节中度退变（Weishaupt 2 级）：关节突关节间隙狭窄、中等大小骨赘形成和轻度关节下骨破坏（长箭头）。（b）双侧重度退变性疾病（Weishaupt 3 级）：关节间隙狭窄、大骨赘形成和双侧关节突重度增生

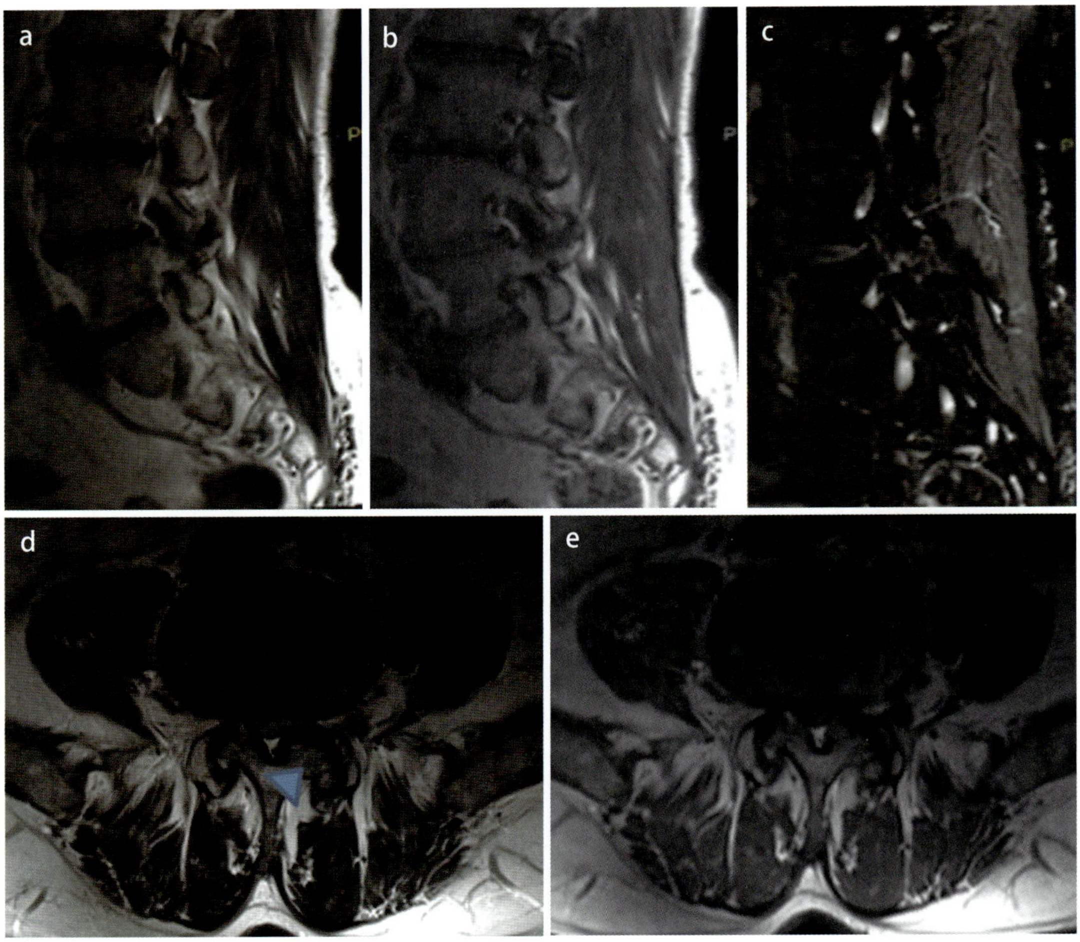

图 30.6 腰椎 MRI。58 岁男性，慢性下腰痛伴有根性症状、神经源性跛行。矢状位 T2 加权像（a）、T1 加权像（b）和 STIR 像(c)；轴位 T2 加权像(d)和 T1 加权像。显示 L4 ~ L5 椎间盘退变膨隆、增生性关节突关节骨性关节炎和椎管狭窄；左侧 L3 ~ L4、L4 ~ L5 和 L5 ~ S1 神经根孔狭窄。注意观察左侧 L4 ~ L5 关节突关节软骨下水肿（箭头）、关节腔内积液（关节滑膜炎的征象）

表30.3 关节突关节滑膜炎的分级标准

0	无信号异常
1	局限于关节囊的异常信号
2	关节周围信号异常，<关节周长的 50%[a]
3	关节周围信号异常，>关节周长的 50%[a]
4	在 3 级的基础上，扩展至椎间孔、黄韧带、椎弓根、横突或椎体的异常信号

[a] 异常信号可以扩展至关节柱或椎板，但是不参与分级的定义。

治疗效果。核素骨扫描或 SPECT（3D 成像）是通过静脉注射示踪剂（双磷酸盐标记的锝 99[m]）来检测骨相关病变的特征。锝 99[m] 双磷酸盐通过羟磷灰石晶体表面的化学吸收，在分子水平上与骨结合，它们的吸收主要受成骨细胞活性和（相对小的程度）局部血流影响[17]。在腰椎关节突关节骨性关节炎的情况下，增强的示踪剂摄取反映了滑膜炎症相关的充血和（或）作为对炎症的一种（保护性的）反应性骨重塑。这种摄取机制可以在出现明显的形态学改变之前，就能早期检测到退变性关节突关节“疾病”。骨核素扫描成像关节突关节高示踪剂的摄取，可以预测疾病过程中放射学上的进展。在放射学表现的关节突关节异常，如果核素骨扫描结果正常，通常不会出现早期病情进展[18]。

SPECT 可以预测下腰痛患者对关节突关节阻滞的潜在疗效。骨 SPECT 阳性的患者对关节突关节注射的反应较好，而没有通过骨 SPECT 评价或 SPECT 检查阴性的患者从关节突关节注射中获益的可能性减少[19-21]。需要重点强调的是，不管在临床和经济上都有，合适的患者选择好处，可避免侵袭性操作（如注射治疗）相关的不

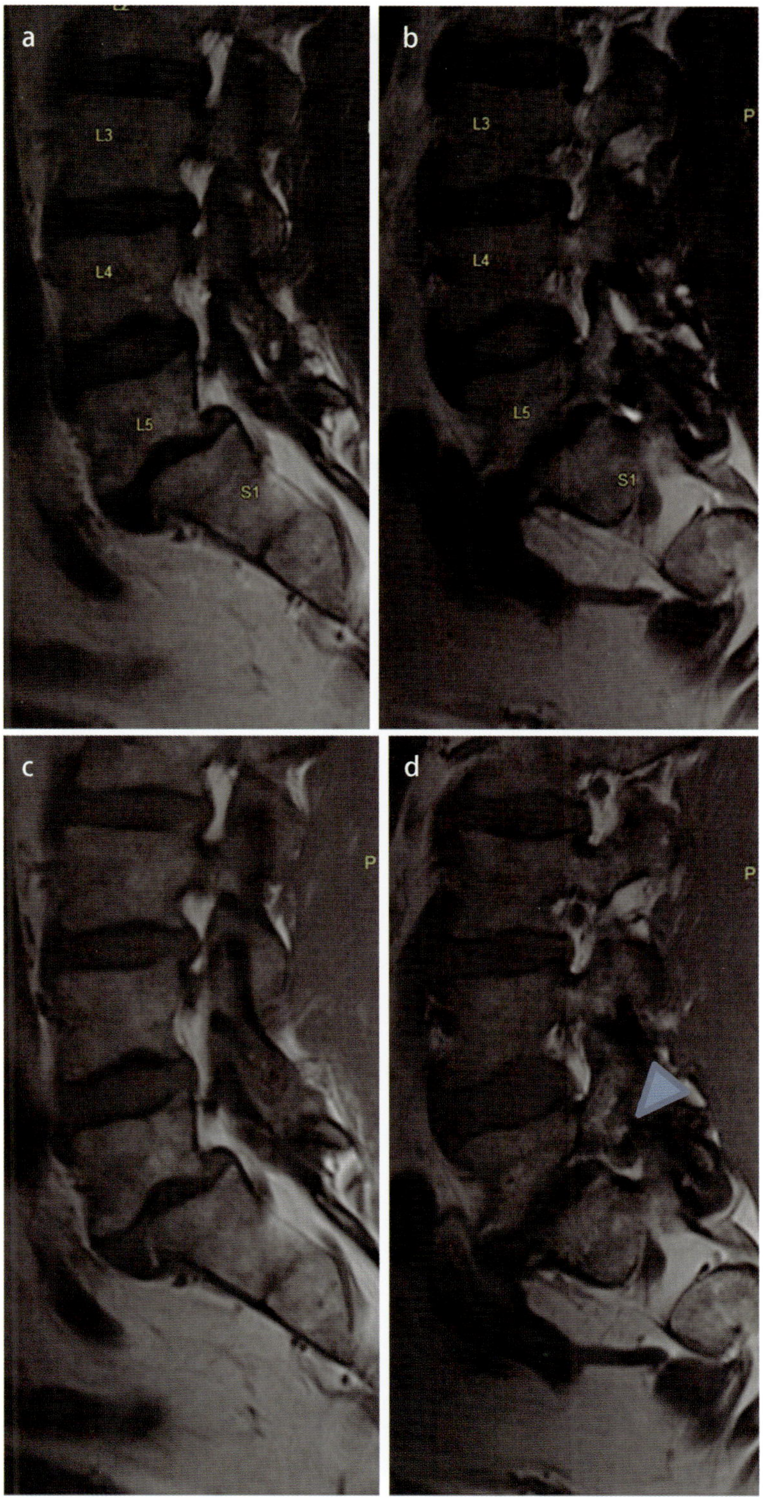

图 30.7 腰椎 MRI。61 岁男性，放射性背部疼痛。矢状位 T2 加权像（右 a，左 b），T1 加权像（右 c，左 d）和 STIR 像（右 e，左 f）；轴位 T2 加权像（g）和 T1 加权像（h）。L5 椎体退变性前移，双侧 L3 ~ L4、L4 ~ L5、L5 ~ S1 关节突关节增生。注意观察左侧 L5 由于椎间孔狭窄出现神经根受压（箭头）（d）；轴位像清楚地显示 L4 ~ L5 关节突关节内积液（箭头），并发左侧关节滑膜（腱鞘）囊肿（箭）（g，h）

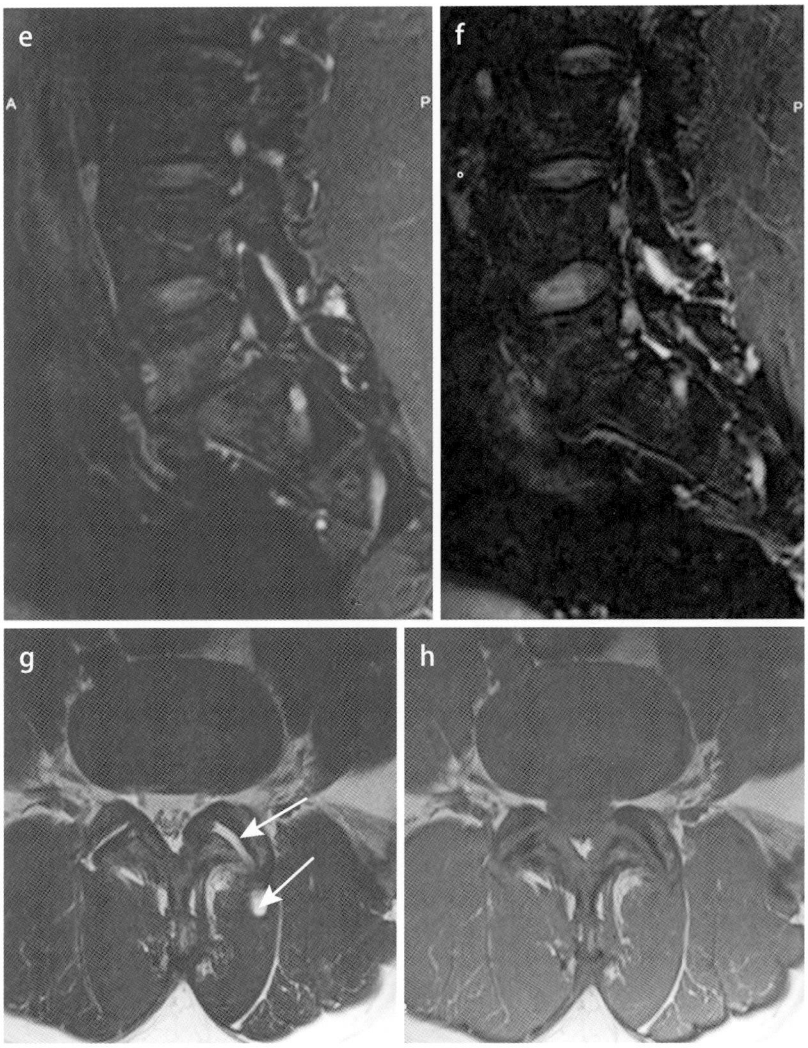

图 30.7（续）

必要的风险和花费。

将 SPECT、CT 的影像整合到一起已经成为日常工作中核素骨成像新的标准（图 30.8）。与单独的 SPECT 相比，在评价慢性脊柱疼痛患者中，SPECT 和 CT 扫描影像的组合有很多明显的优势，如精确衰减校正的高质量 SPECT 影像、根据示踪剂摄取增加进行的精确定位，以及观察者和观察者间较高的一致性和精确性[22]。除此之外，CT 扫描成像还可以提供（依赖 CT 成像的质量 / 剂量）临床相关的形态学信息，如神经孔狭窄或腰椎滑脱。

在评价关节突关节病变上，与 MRI 相比，SPECT/CT 检查能提供的信息有限，所以这两种成像工具可以互补[23,24]，尤其是发现结果不确定或磁共振成像上存在多发异常的患者。SPECT/CT 也能在选择适合关节突关节注射的患者方面体现出其价值。

30.4 小结

在退变性腰椎关节突关节疾病的检测和分级上，CT 扫描是最敏感的技术。另一方面，在显示硬膜囊和脂肪充盈的神经孔的受压、神经根的压迫和周围软组织的炎症方面，磁共振成像（MRI）是最好的检查方法。常规的 X 线动力位影像能够评估运动相关的异常。

关节突关节的形态学影像学检查可能价值有限，但检测是否存在炎症则很有意义。在 SPECT

上，关节突关节放射性核素的摄取（作为炎症的直接信号）和关节内注射疗效的相关性已经得到证实[19,20]。

研究表明 MRI 上显示的关节突关节滑膜炎和慢性下腰痛相关。此外，磁共振上显示的滑膜异常似乎和 SPECT 骨代谢异常相关。

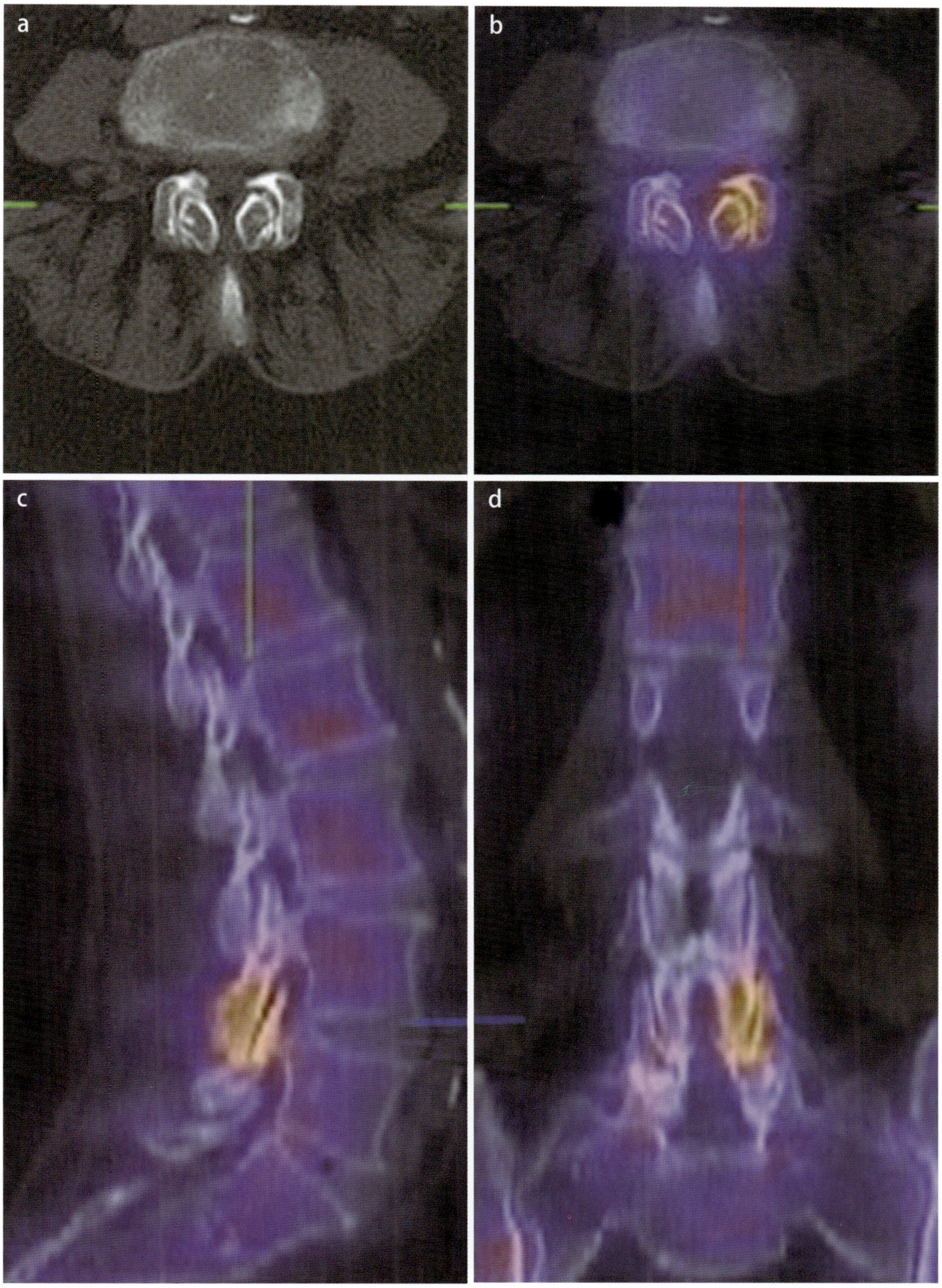

图 30.8　腰椎 SPECT/CT。73 岁女性，下腰痛，SPECT/CT 显示 L4 ~ L5 关节突关节炎的典型表现。轴位 CT（a）和 SPECT/CT 轴位（b）、矢状位（c）和冠状位（d）成像，CT 成像显示双侧关节突关节退变（Weishaupt 2 级），而 SPECT 显示仅仅左侧有局灶性示踪剂增强摄取，可用来判断可能的疼痛产生部位

（刘振磊　吴　浩　菅凤增 译）

参考文献

1. Hancock MJ, Maher CG, Latimer J, Spindler MF, McAuley JH, Laslett M, Bogduk N (2007) Systematic review of tests to identify the disc, SIJ or facet joint as the source of low back pain. Eur Spine J 16:1539–1550
2. Schwarzer AC, Wang SC, O'Driscoll D, Harrington T, Bogduk N, Laurent R (1995) The ability of computed tomography to identify a painful zygapophysial joint in patients with chronic low back pain. Spine (Phila Pa 1976) 20:907–912
3. Gellhorn AC, Katz JN, Suri P (2013) Osteoarthritis of the spine: the facet joints. Nat Rev Rheumatol 9:216–224
4. Cohen SP, Raja SN (2007) Pathogenesis, diagnosis, and treatment of lumbar zygapophysial (facet) joint pain. Anesthesiology 106:591–614
5. van Kleef M, Vanelderen P, Cohen SP, Lataster A, Van Zundert J, Mekhail N (2010) 12. Pain originating from the lumbar facet joints. Pain Pract 10:459–469
6. Wu M, Wang S, Driscoll SJ, Cha TD, Wood KB, Li G (2014) Dynamic motion characteristics of the lower lumbar spine: implication to lumbar pathology and surgical treatment. Eur Spine J 23:2350–2358
7. Meyerding H (1932) Spondylolisthesis. Surg Gynecol Obstet 54:371–377
8. Pathria M, Sartoris DJ, Resnick D (1987) Osteoarthritis of the facet joints: accuracy of oblique radiographic assessment. Radiology 164:227–230
9. Weishaupt D, Zanetti M, Boos N, Hodler J (1999) MR imaging and CT in osteoarthritis of the lumbar facet joints. Skeletal Radiol 28:215–219
10. Carrera GF, Haughton VM, Syvertsen A, Williams AL (1980) Computed tomography of the lumbar facet joints. Radiology 134:145–148
11. Weishaupt D, Zanetti M, Hodler J, Boos N (1998) MR imaging of the lumbar spine: prevalence of intervertebral disk extrusion and sequestration, nerve root compression, end plate abnormalities, and osteoarthritis of the facet joints in asymptomatic volunteers. Radiology 209:661–666
12. Resnick D, Niwayama G (1995) Degenerative diseases of the spine. In: D R (ed) Diagnosis of bone and joint disorders. Saunders, Philadelphia, pp 1396–1462
13. Carrino JA, Lurie JD, Tosteson AN, Tosteson TD, Carragee EJ, Kaiser J, Grove MR, Blood E, Pearson LH, Weinstein JN, Herzog R (2009) Lumbar spine: reliability of MR imaging findings. Radiology 250:161–170
14. Czervionke LF, Fenton DS (2008) Fat-saturated MR imaging in the detection of inflammatory facet arthropathy (facet synovitis) in the lumbar spine. Pain Med 9:400–406
15. Kim KY, Wang MY (2006) Magnetic resonance image-based morphological predictors of single photon emission computed tomography-positive facet arthropathy in patients with axial back pain. Neurosurgery 59:147–156; discussion 147–156
16. Van de Kelft E, Van der Planken D, Van de Kelft A, Melis K (2014) Validation of hybrid SPECT-CT in identifying the pain phenotype in patients with chronic low back pain. Pain Pract 14:80
17. Fogelman I (1980) Skeletal uptake of diphosphonate: a review. Eur J Nucl Med 5:473–476
18. Hutton CW, Higgs ER, Jackson PC, Watt I, Dieppe PA (1986) 99mTc HMDP bone scanning in generalised nodal osteoarthritis. II. The four hour bone scan image predicts radiographic change. Ann Rheum Dis 45:622–626
19. Dolan AL, Ryan PJ, Arden NK, Stratton R, Wedley JR, Hamann W, Fogelman I, Gibson T (1996) The value of SPECT scans in identifying back pain likely to benefit from facet joint injection. Br J Rheumatol 35:1269–1273
20. Pneumaticos SG, Chatziioannou SN, Hipp JA, Moore WH, Esses SI (2006) Low back pain: prediction of short-term outcome of facet joint injection with bone scintigraphy. Radiology 238:693–698
21. Koh WU, Kim SH, Hwang BY, Choi WJ, Song JG, Suh JH, Leem JG, Shin JW (2011) Value of bone scintigraphy and single photon emission computed tomography (SPECT) in lumbar facet disease and prediction of short-term outcome of ultrasound guided medial branch block with bone SPECT. Korean J Pain 24:81–86
22. Malham GM, Parker RM, Ballok ZE, Goss B, Diwan AD, Uribe JS (2015) Bone scans are reliable for the identification of lumbar disk and facet pathology. Glob Spine J 5:23–30
23. Matar HE, Navalkissoor S, Berovic M, Shetty R, Garlick N, Casey AT, Quigley AM (2013) Is hybrid imaging (SPECT/CT) a useful adjunct in the management of suspected facet joints arthropathy? Int Orthop 37:865–870
24. Harisankar CN, Mittal BR, Bhattacharya A, Singh P, Sen R (2012) Utility of single photon emission computed tomography/computed tomography imaging in evaluation of chronic low back pain. Indian J Nucl Med 27:156–163

腰椎关节突关节病变的外科治疗

31

Erik Van de Kelft

31.1 引言

腰椎的基本解剖单位是三关节复合体，由一个椎间盘和一对关节突关节（或小关节）组成（图 31.1a ~ c）。

关节突关节的主要功能是限制脊柱各个方向的运动，并承受体重。在正常的情况下，关节突关节承受 25% 的垂直应力，不过在椎间盘高度下降的情况下及在颈椎节段，关节突关节承受的应力增大[1]。动物[2,3]及尸体[4-6]的研究结果提示，与其他滑膜关节一样，反复的应力蓄积会增加关节突关节患病的风险。在人体，一个解剖单位内任何结构的退变毫无疑问地会引起其他相应结构的退变[7-10]。由于椎间盘高度下降的风险随着年龄而增加，因此，关节突关节疾病在老年人也很常见。“关节突关节综合征”的存在一直备受质疑，尽管没有明确的定义，但目前在临床逐渐被接受。一般认为关节突关节疾病占慢性下腰痛的 1/3，仅仅排在退变性椎间盘疾病之后[11]，但是关节突关节作为致痛因素的作用，由于其鉴别诊断困难、缺乏共识和最佳治疗的证据，仍然在很大程度上没有得到很好评估。

目前治疗关节突关节疾病的主要方法包括药物治疗、关节内类固醇激素注射（证据级别 2B+）和射频神经毁损（1B+）。在美国，尽管关节突关节源性疼痛的射频神经毁损治疗作为第二大介入性操作，但是仅有微弱的科学依据来证明其有效性（1B+）[12]。

目前还没有证据支持“局部阻滞确诊的关节突关节源性疼痛”的手术治疗，但是不同的器械和外科技术已经大规模应用。对各种非手术治疗无效的重度患者而言，尽管没有证据支持，但是腰椎关节融合术常常用来治疗关节突关节源性疼痛[13-15]。对于保守治疗无效的慢性腰椎关节突关节源性疼痛患者而言，这是治疗方法上一个明显的跨越。在这一章，通过描述病理生理学、正确诊断的难度和不同的治疗方法，从而介绍笔者的治疗原则、可行性研究和保留腰椎关节突关节功能、缓解疼痛的外科技术。

31.2 病理生理学

腰椎关节突关节源性疼痛指起源于关节突关节任何结构的疼痛，包括纤维关节囊、滑膜、透明软骨和软骨下骨等。对于每一个结构而言，都可以表现为特异性的病理生理过程。显而易见，关节的异常运动可以造成关节囊的损伤；滑膜炎产生的原因可以与其他滑膜关节炎症一样。然而，目前认为急性腰痛很少是由于关节囊损伤所致，大家通常接受的是，关节突关节源性疼痛的起病较缓慢，而不是快速起病。慢性（> 3 个月）关节突关节源性疼痛最常见的病理生理过程是滑膜关节退变性骨性关节炎（图 31.2）。

骨性关节炎是所有滑膜关节最常见的一种退变性疾病，其临床特征表现为：

- 在应力集中区域，局部软骨的损害，合并：

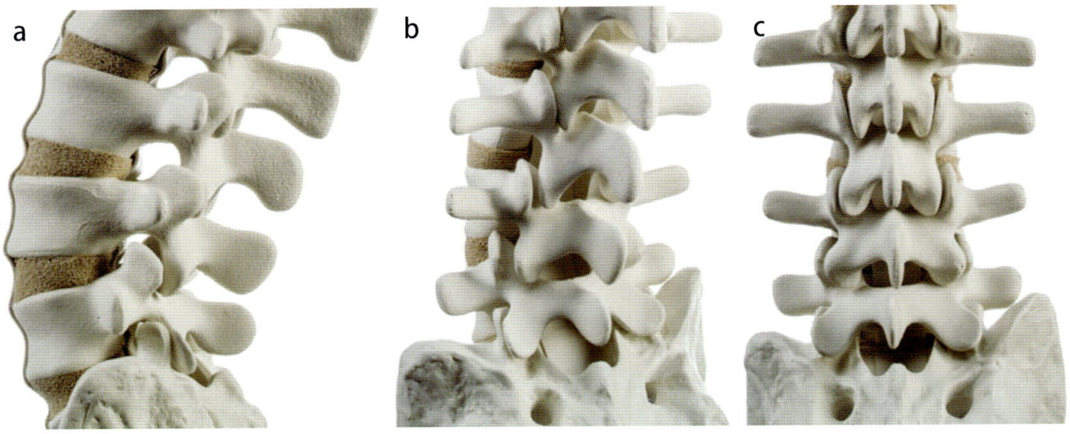

图 31.1 (a) 椎间盘和关节突关节组成的三关节复合体侧面观,(b) 三关节复合体斜面观,(c) 腰椎关节突关节后面观

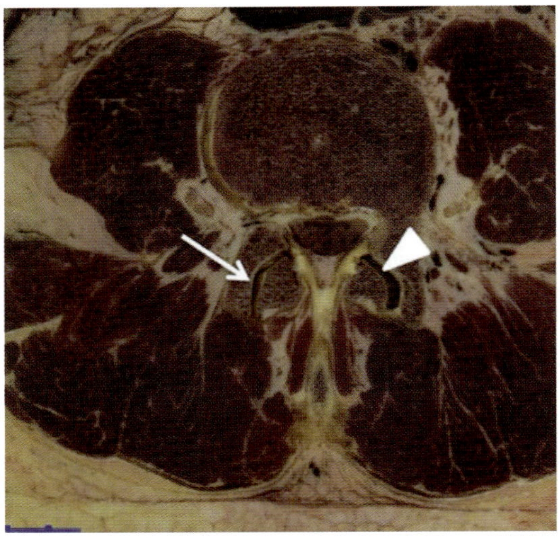

图 31.2 L4 椎体水平 L3 ~ L4 关节突关节的断层解剖。关节突关节是一个典型的具有关节囊、关节软骨(长箭)和滑液(箭头)的滑膜关节

- 关节边缘新骨形成(骨赘)。
- 软骨下骨的改变(成骨活性)。
- 不同程度的滑膜炎。
- 关节囊增厚。

由于特异性的炎症系列过程,所有这些退变都可以引起疼痛,这种疼痛的特征主要是轴性伤害性疼痛。对骨性关节炎而言,腰椎关节突关节的任何结构均可累及[16]。X 线片上出现关节间隙变窄,随后出现关节形态不规则、骨赘形成,有时候出现软骨下骨的改变等(见第 30 章)。Fujuwara[17] 及 Weishaupt[18] 等详细描述了这些改变在 MR 上的表现。在 SPECT/CT 上,软骨下骨活性(成骨)表现为热点。我们最近的研究发现,100 例慢性下腰痛患者经过 SPECT/CT 检查,42.5% 的人表现为一个或多个关节突关节的骨代谢改变,这提示存在退变性骨性关节炎的过程。

这些情况与年龄明显相关,40 岁之前比较少见,随着年龄增长而上升,大多数 70 岁以上的老年人影像学资料都会出现腰椎关节突关节炎,但并不一定伴随疼痛。在胸椎和颈椎,关节突关节炎的发生率更高,可能是由于这些区域的关节突关节承受了更多的应力。影像学上的关节突关节损害可能出现疼痛,但是损害的严重性与疼痛的严重性关系不大。当所有软骨消失,关节突关节的功能和疼痛可能也会消失。骨性关节炎可以看作是一种自限性的生理退变,最终导致关节功能的丢失和疼痛的消失。因此,对关节突关节综合征来说,是什么原因导致从无病状态到疾病状态的转换还不清楚,反过来也是这样。

据最可靠的估计,关节突关节源性疼痛患病率在腰椎占 10% ~ 15%,胸椎占 40% ~ 50%,颈椎占 45% ~ 55%[20,21]。

31.3 诊断

有许多的争论和文章来阐述"关节突关节源性疼痛",明确这一诊断意味着对疼痛的特性和原因有适当的解释。由于关节突关节神经分布的复杂性,判定某一关节突关节作为慢性下腰痛的唯一原因十分困难（图 31.3）。

如病理生理学中提到的，很多原因可以引起关节突关节疼痛，但在 CLBP，骨性关节炎是最常见的一种原因。所有滑膜关节骨性关节炎的典型症状包括活动时的摩擦音、运动受限（由于疼痛和骨赘的原因）、休息后僵硬感和关节活动时的疼痛。大部分情况下，关节突关节源性慢性下腰痛的本质应该与其他关节的骨性关节炎类似（如膝关节和髋关节）：

- 关节活动时疼痛。
- 休息后开始活动时疼痛（初始痛）。
- 关节短暂的非活动性僵硬。
- 关节活动受限伴活动时疼痛。
- 关节摩擦音。
- 症状起病缓慢。

31.4 疼痛的特点和原因

31.4.1 病史

关节突关节骨性关节炎是常见的病理改变，其最常见的主诉是起病隐匿的腰背部轴性疼痛，疼痛一般逐渐进展，而不是突发起病（与其他滑膜关节的骨性关节炎相同）。虽然双侧症状更为常见，但单侧关节源性疼痛也被经常报道。因为椎间盘源性（无椎间盘突出）疼痛很少是单侧的，因此这有助于关节突源性疼痛的临床诊断。由于牵涉痛类型不同（图 31.3），起源于腰椎上关节突的疼痛常扩展至腹部侧方、臀部、腹股沟和大腿外侧，而来自下关节突的疼痛通常累及臀部。膝关节以远的疼痛很少与腰椎关节源性疼痛相关，但由于膝关节的神经支配是脊神经的一部分，因此也不能完全除外。与其他关节的症状性骨关节炎一样，可能是由于骨赘的原因，脊柱后伸接近小关节的极限时，可以出现疼痛和活动受限。尽管存在所有这些“特征”，但关节源性疼痛到目前还很难说什么是其“典型”的临床表现。

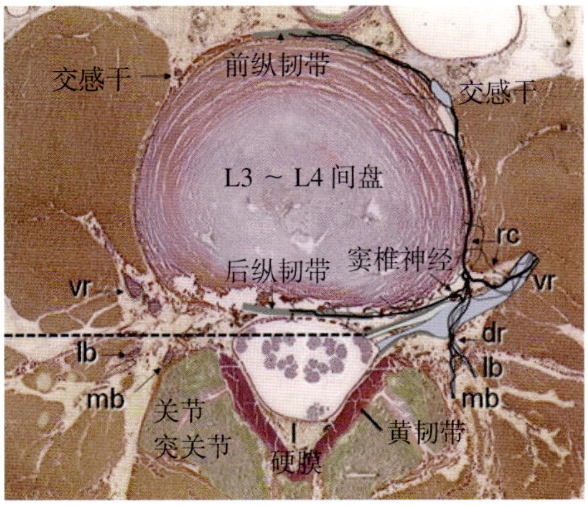

图 31.3 关节突关节的神经支配非常复杂。关节本身主要由脊神经背根（dr）的内侧支（mb）支配，但遵循头侧神经支配和跨中线支配的原则。经过交通支（rc）与交感干（TrOs）的联系可以引起其他的体征和症状，与关节突关节病变相似（更详细的内容见第 22 章）

31.4.2 体格检查

许多临床研究的结果并不确定，源于腰椎关节源性疼痛的唯一体检结果可能是椎旁压痛[20,21]。然而在最近的研究中，关节应力改变或后伸，以及同侧旋转时疼痛这一概念未能得到很好复制[22]。如果不能证明腰椎后伸时疼痛加重，美国保险公司对于关节突关节的治疗不予以报销。目前临床检查不能提供有价值的关节突关节疾病的诊断，但在诊断以前，一些其他病理性改变，如神经根性疼痛和髋关节炎等必须排除。

31.4.3 影像学检查

影像学显示椎间盘退变通常先于腰椎关节突关节的退变。而实际情况是，在每一个高端的成像研究中，通常都会观察到腰椎关节突关节的退变，甚至在无症状志愿者。但是，在医学成像中看到的关节退化的严重程度与关节阻滞阳性（见后述）或疼痛无关。关于腰椎成像的更详细的描述，尤其是对关节突关节的描述，我们可以参考另一章（见第 30 章）（图 31.4）。

SPECT/CT 是一种显示功能分子成像的融合技术，最近被用来诊断“病理性关节”。然而，在我们的研究中，100 个无症状患者中有 21 个在一个或多个腰椎关节突关节可以看到热点[19]。这些热点提示成骨细胞活动改变，可以在骨性关节炎中孤立表现。这些热点可能提示存在骨性关节炎，但不是与疼痛总能相对应。当没有伴随软骨

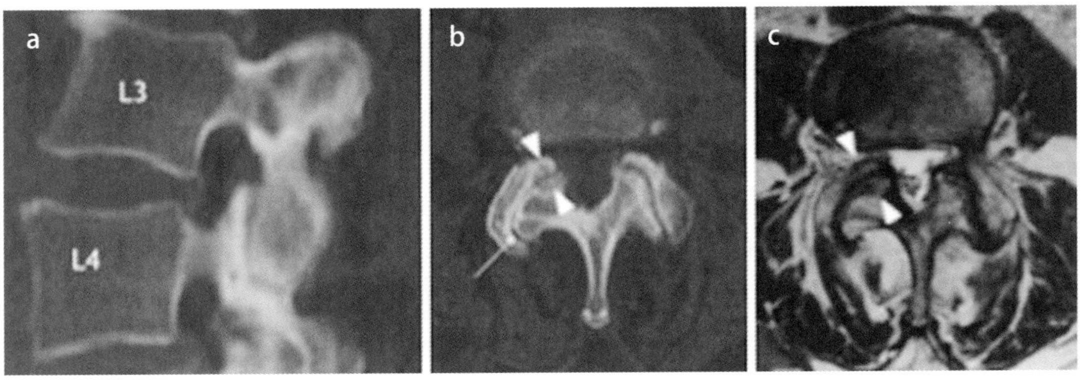

图 31.4　关节突关节退变。一位 65 岁严重下腰痛的男性患者的腰椎 CT 及 MRI。矢状位（a）、轴位（b）CT 成像和 MRI 轴位 T2 加权像（c）示 L3 ~ L4 关节突关节的骨性关节炎。两种检查都显示增生和关节间隙的狭窄。注意轴位 CT（b）和 MRI（c）软骨下侵蚀（箭头）改变。骨赘和关节内积气，即所谓的真空现象（箭），往往在 CT 上显示更好。（感谢 Van Goethem 教授）

下炎症、滑膜炎和（或）关节囊的病理改变时，骨代谢的改变可能不会引起疼痛。在同一研究中，我们发现 42.5% 的慢性腰痛患者有腰椎关节突关节的热点。

31.4.4　诊断性阻滞

诊断性阻滞阳性被认为是鉴别关节突关节疼痛最好的方法 [20,21]。然而，诊断性阻滞并不准确，是通过试图增加敏感性而牺牲特异性为代价的。此外，诊断性阻滞阳性与背根内侧支射频毁损术后的良好预后明显相关。因此，与其说是“诊断性阻滞”，不如说是“预后性阻滞”更贴切 [20]。作者本人喜欢把这个“诊断性”技术描述为“背根内侧支的局部麻醉阻滞”，虽然表述稍微长一点，但更准确。

由于影像学改变和关节源性疼痛不存在相关性，多数“预后性阻滞”在 L3-L4-L5-S1 节段进行，由于在头尾侧方向的神经交叉性支配（尽管也有侧方神经支配的报道），阻滞一个单一的关节突关节没有任何意义（图 31.5）。

关节突关节的神经阻滞最好在其内侧支，刚好走行在上关节突外侧、横突背侧处。对于真正的“预后性阻滞”，只能使用局部麻醉剂（最多 0.75 ml），绝对不能加入激素。究竟疼痛缓解到什么程度，才能确定疼痛可能是关节源性的呢？一般认为，暂时性疼痛减轻一半以上可被认为是阻滞阳性。几项随机对照研究发现，与关节内阻滞相比，内侧支阻滞是判断射频毁损治疗疗效更好的预测工具 [20]。

31.5　治疗

31.5.1　保守治疗

对于腰椎关节源性疼痛的有效治疗没有足够证据的主要原因在于缺乏准确的诊断工具。虽然疼痛的特点与其他滑膜关节相似，但是不能明确疼痛的真正原因。如我们之前提到的，病史、临床检查和影像学资料，甚至“预后性阻滞”都缺乏敏感性和特异性。

因此，对慢性非特异性腰痛患者进行治疗时，我们没有办法选择两个病理生理学（原因）相同的患者组群进行比较。就像将苹果和梨比较，我们不能证明在所选择的治疗方法中有任何明显差异。对慢性非特异性腰痛的诊断方面需要做更多的研究，尤其是对关节源性疼痛更是如此。在治疗方面，应包括药物、运动锻炼、注射、神经毁损和手术治疗等多方面。

31.5.1.1　药物治疗

关于非干预治疗在“诊断性阻滞”确诊的腰椎关节源性疼痛中的评估还没有相关研究。然而，非甾体抗炎药（NSAIDs）、对乙酰氨基酚

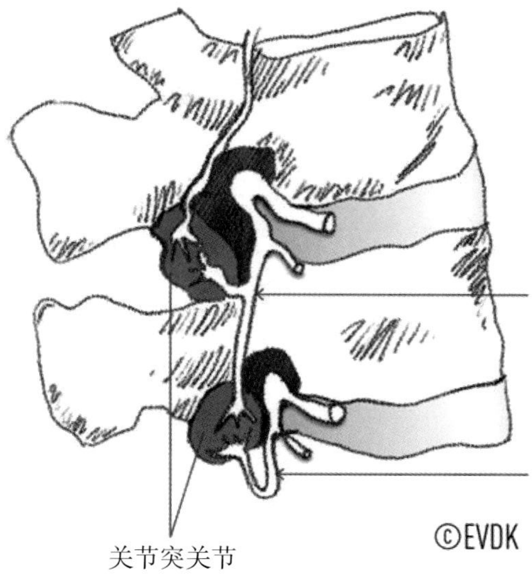

图 31.5 腰椎关节突关节的神经支配比较复杂，至少由相应节段和上一个节段的后支的内侧支支配。因此，如果想判断是否单一关节突关节为唯一的致痛因素，局部麻醉阻滞一个节段的背内侧支是没有意义的

（扑热息痛）和阿片类药物是使用最多的药物，但没有证据表明它们有多大益处。

31.5.1.2 运动锻炼

非干预性治疗的最有力的证据（仍然很薄弱）是运动联合认知行为治疗[18]。但是，在大多数西方国家，包括比利时，对这种治疗方法的费用仅予以部分报销，因此，运动锻炼并不是很流行。

31.5.1.3 注射

关节内注射存在争议，大部分文献回顾认为在腰椎关节突关节内注射类固醇激素无效。一项针对 SPECT/CT 阳性患者的随机研究报告指出，与同样剂量激素脊神经背根内侧支注射相比，相应关节内注射类固醇激素后 12 周时疼痛缓解更明显[23]。目前，腰椎关节突关节内类固醇激素注射的临床证据级别为 2B+，因此，部分神经射频毁损更值得推荐。目前还需要进一步的研究来评估对于这类病变影像学检查的敏感性和特异性。我们最近开展了一项前瞻性研究，来探讨 MRI 和 SPECT/CT 的影像学结果与关节突关节背根内侧支"预后性阻滞"疗效的相关性。

31.5.1.4 射频神经毁损

自从内侧支靶向射频神经毁损技术应用以来，共进行了 7 项随机对照研究。5 项研究得出阳性结论，2 项可疑阳性，1 项结果为阴性（原文疑有误译者注）[21]。目前认为射频毁损疗效的临床证据级别为 1B+。尽管目前没有更强的证据证明其疗效，但由于其并发症发生率低，同时也缺乏其他更好的方法，仍不失为一种可选择的治疗方式。

31.6 外科治疗

31.6.1 腰椎管狭窄和退变性腰椎滑脱

腰椎关节突关节与椎管及椎间孔毗邻，其退变会导致关节突关节增生、椎体间对位不良和骨赘形成，这些将成为椎管狭窄和椎间孔狭窄的重要原因。非随机研究结果发现，对于腰椎管狭窄出现神经源性间歇性跛行伴有严重的疼痛和进行性神经功能障碍的患者，可以通过外科减压手术获益，但是随着时间的推移可以再出现缓慢的加重[24]。将保守治疗和外科治疗进行比较的第一个随机对照研究包括 94 例患者，这项研究的结论是外科治疗效果优于保守治疗[25]。外科治疗包括节段性减压和责任区域的关节突关节的下方切除。考虑到已经存在或潜在的腰椎不稳风险，必要时可以行关节融合术并辅以椎弓根固定。正如作者所指出，外科手术疗效是否能维持还需要长期的随访来判断[25]。

退变性腰椎滑脱是由于关节突关节退变导致的一个椎骨相对于另一个椎骨的前移，而椎弓保持完整。在退变性腰椎滑脱，腰椎前凸的程度和不同节段的生物力学是问题的源头。在极度脊柱前凸，如较大的骨盆入射角（见第 39 章），L4 ～ L5 节段更易出现脊柱滑脱。最近的生物力学研究发现，在搬重物时，前后平面的应力主要集中在这个节段[24]。这个节段的关节突关节面呈矢状方向，使得 L4 更容易滑脱。虽然骨赘的形成能够阻止下关节突从上关节突滑移，但是侧隐窝处会出现神经根受压，最终 L4 相对于 L5 向前滑动。当关节突关节半脱位时，就会出现椎管狭窄致神经受压，当根性症状或神经源性跛行持续时，像 SPORT 试验[26]的结果那样，相对于保守治疗，手术能取得更好的效果。该研究包括 304 名随机对照组和 303 例观察组患者，手术包括标准后路椎板切除减压术，包括或不包括双侧单节段关节融合术（髂骨植骨伴或不伴后路椎弓根螺钉内固定）。非手术为标准的治疗方案，推荐包括积极的物理治疗、教育或咨询、在家锻炼指导等，如果允许，还可以使用非甾体类抗炎药物。两个组间的分析发现治疗 3 个月时手术有显著的优势，1 年后优势较前增加，而在 2 年时仅略有下降。关于退行性腰椎滑脱症最恰当的外科技术，我们在本书的其他章节中提及。

31.6.2 滑膜囊肿

滑膜囊肿引起关节扩大，不管有无出血，都可以不出现症状而偶然被发现，或者引起症状性神经压迫，出现根性症状[27]。大多数腰椎滑膜囊肿患者出现在 60 岁，女性稍多，腰椎滑膜囊肿的发病率不到整个症状性腰痛患者的 0.5%。囊肿最常出现在 L4 ～ L5 节段（与之前退变性腰椎滑脱描述的原因相同），可以是双侧或者单侧出现（图 31.6）。发病原因可能与脊柱不稳定及关节突关节病变相关。退行性腰椎滑脱症状的加重和囊肿形成有很明显的相关性。Khan 和 Girardi 在一篇非常全面的综述文章中总结说，对于有持续性神经根症状的患者来说，尽管可以采用适当的保守治疗[25,27-29]，但是切除囊肿和神经减压，同时行或不行关节融合术仍然是一种合适的治疗选择。

31.6.3 关节突关节源性疼痛

目前对于上述所有的病变，减压术伴或不伴腰椎融合术似乎是最好的外科治疗选择，但是腰椎椎体间固定被认为是最后的治疗措施。从历史上看，椎体间固定的主要缺点是活动能力的丧失，并导致邻近节段退变[30]。

当仅考虑到慢性腰椎关节突关节疼痛时，没有证据表明腰椎融合术是有益的，原因显而易见，没有临床研究对这类诊断的这类治疗做出过报告。因此，对那些保守治疗无效的患者，无论哪种手术方式，可能都会有效，但没有临床证据。很难接受 10% ～ 15% 的慢性腰痛患者实际上存在关节源性疼痛，但我们不能做出正确的诊断，规范的保守治疗也只有微弱的证据证明其有效。因此，利用手术减轻疼痛，同时像其他关节如膝和髋一样恢复关节的功能，是一个不错的建议。但无论如何，当我们不能确定疼痛的起源时（如关节源性疼痛），腰椎融合术都应该非常谨慎采用。

当考虑到缓解疼痛的同时恢复关节的功能时，可以考虑关节置换，这种替换已经被成功地用于治疗诸如髋关节、膝关节和肩关节等较大关节的其他退变性疾病，也包括更小一点的关节，例如拇指的掌指关节。这些治疗可以达到即刻缓解疼痛和恢复关节活动的目的。

与髋关节和膝关节置换术相比，用人工替代物代替退化的关节面可以减轻疼痛（切除病理性软骨可以阻止骨性关节炎的炎症过程），并可能恢复其功能。腰椎关节突关节全关节置换术是脊柱外科领域的一个新概念。然而，除了减压、稳定和恢复脊柱序列，作为脊柱外科医生，当植入腰椎及颈椎人工椎间盘时，在减轻疼痛恢复功能

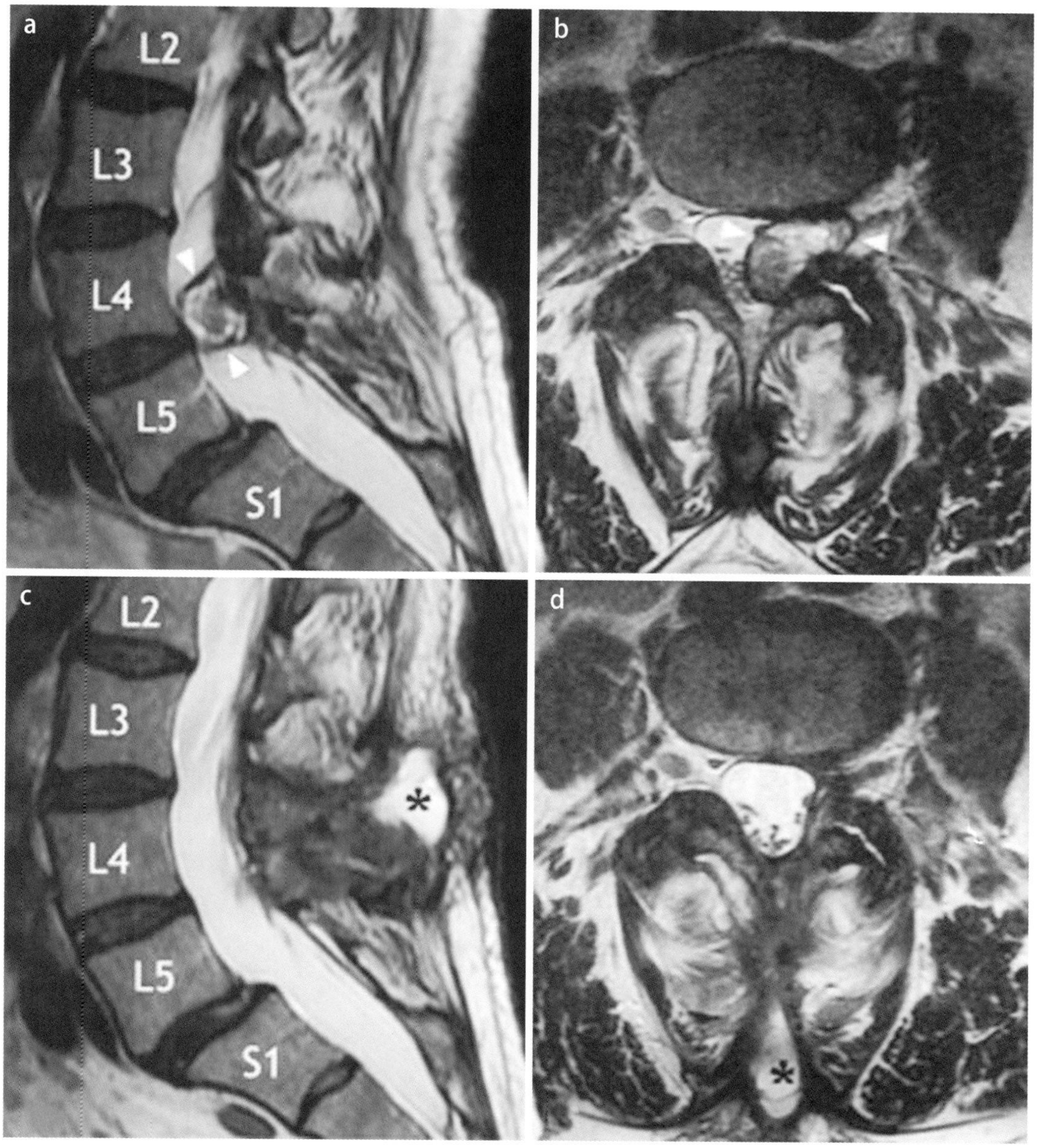

图 31.6 关节突关节的滑膜囊肿。一位 70 岁男性的腰椎 MRI，患者表现为慢性下腰痛和近期出现的左侧坐骨神经痛。住院时矢状位和轴位 T2 加权像（a，b）和术后影像。术前 MRI（a，b）显示左侧关节突关节大的囊肿，压迫硬膜囊和侵占左侧侧隐窝。囊肿内容物信号不均匀，周围边缘为低信号（箭头）。手术切除囊肿，确诊为滑膜囊肿。术后检查（c，d）显示囊肿完整切除。后方软组织内可见小的积液（星号）。注意由于双侧关节突关节增生退变导致的 L5 向前滑移。在轴位影像上，没有发现峡部裂（感谢 Van Goethem 教授）

方面，我们已经有一些经验。相对于关节间融合术，人工椎间盘在减少邻近节段退变方面已经证明是有效的，并且显示出更好的长期结果。人工椎间盘的目的是取代中间的椎间盘，而不是整个运动节段。在过去的几年中，人们做了很多尝试进行单独关节突关节的置换，或结合椎间盘一起置换，以达到功能上 360° 关节成形的目的。关节突关节置换术（ARFS）（Facet Solutions Inc，Logan，UT），TFAS（Archus Orthopedics，Inc.，Redmond，Washington），和 TOPS（Premia Spine Ltd，Ramat Poleg，Israel），关节垫片（Zyre）（Spinal Elements，Inc.，Carlsbad，Carolina）以及 Glyder（Zyga Technology，Inc.，Minnetonka；MN），和关节面重建植入物（FENIX ®-Lanterna Medical Technologies，St.Gallen，Switzerland）均已进行了临床研究[31]。

最近两篇文章描述了腰椎关节面重建植入物

的初步结果。其中一个植入物是关节突关节面重建系统，称为 FENIX®[31,32]。FENIX® 是为减少关节突关节的摩擦（由于损坏的软骨）、减轻疼痛和保持活动而设计。目的是治疗退行性关节突关节疾病，不管合并或者不合并椎间盘病变。

对关节突关节退行性改变引起的慢性腰痛来说，我们现在还不知道将来关节表面重建是否能提供一种治疗上的选择。如上所述，只要关节突关节源性疼痛的诊断不清楚，不管选择何种治疗方法，RCT 将不会提供任何重要的依据。因此，需要一项良好设计的研究证实这种处理方法是否在将来具有实用价值。尽管在本书中介绍这种植入物的外科相关技术可能存在争议，但我决定这样做的主要目的是为了让所有脊柱外科医生对关节突关节源性的慢性腰痛的诊断、适应证、潜在的手术解决方案及创新等进行思考。不管怎样，我相信本章中描述的外科技术在我们将来探索关节突关节源性疼痛的外科治疗中将会有用。问题是，只要我们不能弄清楚大样本慢性腰痛患者的本质，包括保守治疗或手术治疗在内的各种治疗方式都将失败，这就不能为临床提供证据。

31.7 腰椎关节突关节面重建

31.7.1 适应证 / 禁忌证

作者关于循证证据的总结

应该清楚地认识到，尽管这项外科技术得到了很好的发展，而且对于每一位脊柱外科医师是可行的，但到目前为止，还没有证据证明患者能够从这类治疗中获益。与自然进展或任何其他保守治疗相比，除了腰椎间盘切除能够获益外，其他任何脊柱外科手术都是如此。我不认为在不久的将来，脊柱外科的随机对照研究能够指导我们对于某个特定的问题得到一个最合适的外科治疗方式。但同时这也不意味着“各种术式”都能接受，我认为针对特定的问题在国际上达成共识和指南是有帮助的。新的技术不断涌现，如果前瞻性研究提示某项新技术的应用没有危害，并且对有良好手术指征的患者有益的话，那么这项技术就应该被推广到整个脊柱领域。因此，在这里我详细地介绍了这项特殊的外科技术，因为我相信，当对关节突关节源性疼痛的诊断有更多的认识时，也许该技术的某些部分会有潜在价值。

目前，我开展了一项初步的前瞻性调查研究，包括术后评估（VAS 疼痛评分和 ODI）和影像学（静态和动态 X 线植入物的评估）资料。对于纳入标准，尽管目前很难完全做到，但是我们尽可能选择将关节突关节作为唯一的疼痛原因的研究对象。

31.7.1.1 适应证

1．患者超过 3 个月的腰痛，提示关节突关节综合征。
2．放射学检查提示有关节突关节的病变，这就意味着患者要具有以下特征：
- 关节突关节退变的放射学证据（CT 或者 MRI）“Weishaupt 分级 1 或者 2 级”。
- 正常或者接近正常的椎间盘，Pfirrman 1、2 或者 3 级。
- 任何腰椎间盘没有 1 型 Modic 改变。

3．在相应节段或相应节段的上一个节段，脊神经背根内侧支对局部麻醉阻滞（1% 的利多卡因 0.75 ml），有阳性反应（> 50% 暂时性疼痛缓解）。
4．保守治疗 3 个月失败，包括 NSAID、关节突关节阻滞、运动锻炼和射频关节神经毁损。关节神经毁损是在关节突关节阻滞阳性的基础上，对相应的脊神经后根内侧支进行射频治疗。
5．慢性下腰痛疼痛程度 VAS > 4 分。
6．慢性腰痛出现功能障碍 ODI > 40（基于 100 分）。
7．疼痛频率至少在 3 分以上（总分 5 分）。
8．在椎间盘置换术后，患者出现后方结构

的疼痛，提示关节突关节综合征。

9．经关节滑膜囊肿或骨赘切除之后的关节成形。

31.7.1.2 禁忌证

1．骨质疏松或者骨量减少患者。
2．峡部裂腰椎滑脱或腰椎动态 X 线明显的退变性腰椎滑脱患者。
3．椎间盘突出或脱出患者。
4．中央型椎管狭窄合并根性症状和体征的患者。
5．马尾综合征患者。
6．相应节段的关节突关节缺失或者骨折的患者。
7．之前做过椎板切除 / 棘突切除（无法行经椎板固定）。
8．极度肥胖的患者，BMI > 35。
9．患者手术或其他部位有活动性的感染，或者在同节段有脊柱肿瘤的患者。
10．对铬钴过敏的患者。
11．术前检查、分析、判断关节突关节方向是必需的（CT 或者 MRI）。多数情况下，关节突关节的方向是冠状位的（有时在 L5/S1，经椎板螺钉的固定比较麻烦）。

31.7.2 植入物

FENIX® 包括 3 个主要组成部分：

1．上关节突关节面重建植入物，包含一个锁定的基底和一个关节面。
2．下关节突关节面重建植入物。
3．经椎板锁定装置，包括经椎板螺钉和锁紧装置。

上关节突关节面锁定基底植入物设计成一个后方弯曲的表面来适应上关节突关节面。经椎板入路，锁定基底通过一枚 3.4 mm 空心螺钉在准备好的上关节突骨性关节表面固定（图 31.7）。植入物的关节面通过 Morse 锥与基底锁定连接，并与相应下关节突植入物的关节面相关联（图 31.8 ～图 31.11）。

下关节突关节植入物完全覆盖下关节突切除的一面，或者说，它被牵向部分切除的椎板（见后述）。植入物的后面通过经椎板螺钉和棒与部分切除的椎板的外侧部分紧密固定（图 31.12 和图 31.13）。

下关节突关节植入物的非关节面经等离子涂层处理，以便更加易于长期的骨融合，同时设计了一个凹槽，容纳经关节锁定螺钉（图 31.11）。凹槽和锁定螺钉的设计使植入物与经关节螺钉能够即刻固定，防止任何脱位，并能够促进与骨的长期整合（图 31.14）。

31.7.3 术前评估

由于植入物的固定经椎板进行，外科医生在手术计划之前应该确认经椎板入路是否可行。最佳的影像学资料是 CT 冠状位重建（图 31.15）。通过椎板画一条直线，如果直线终止在同侧上关节突的中心，那么经椎板技术是可行的。进一步来说，为了下关节突植入物经椎板的坚强固定，相应节段的椎板和棘突必须完整。

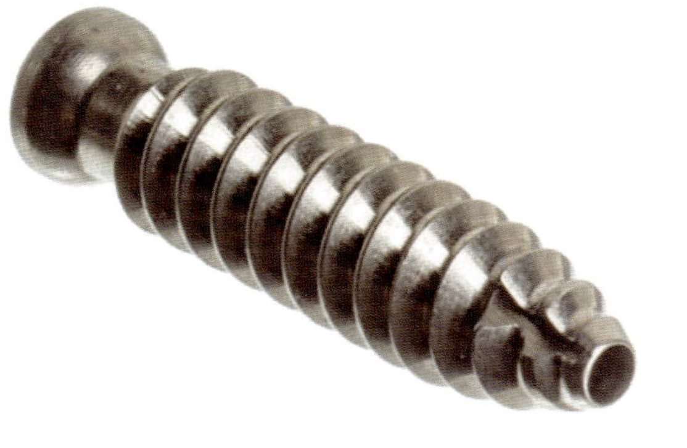

图 31.7 用于固定上关节突植入物锁定基底的空心螺钉

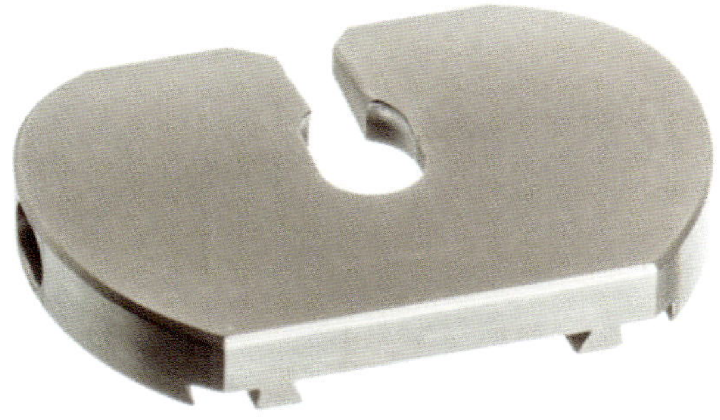

图 31.8 上关节突植入物锁定基底的背面

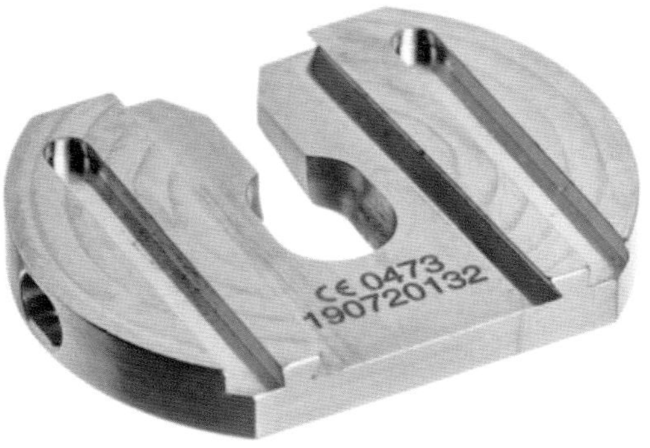

图 31.9　锁定基底的正面

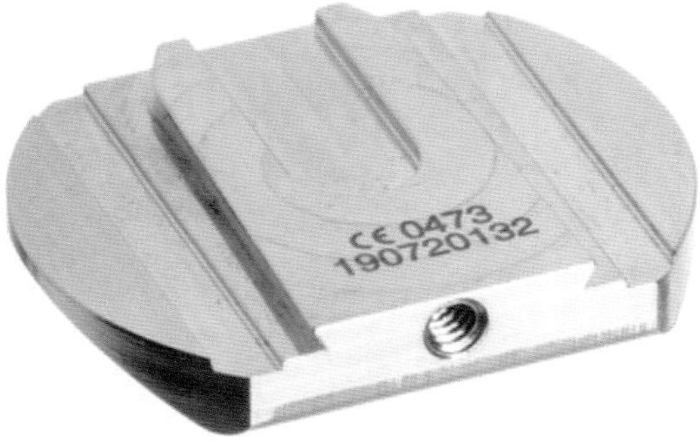

图 31.10　上关节突植入物的背面显示与锁定基底相吻合

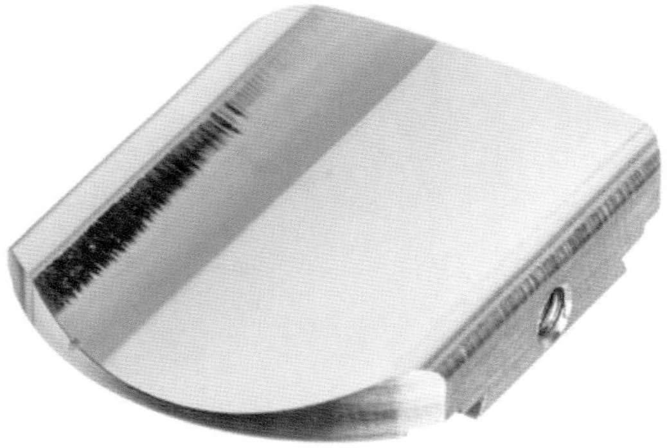

图 31.11　上关节突植入物的关节面

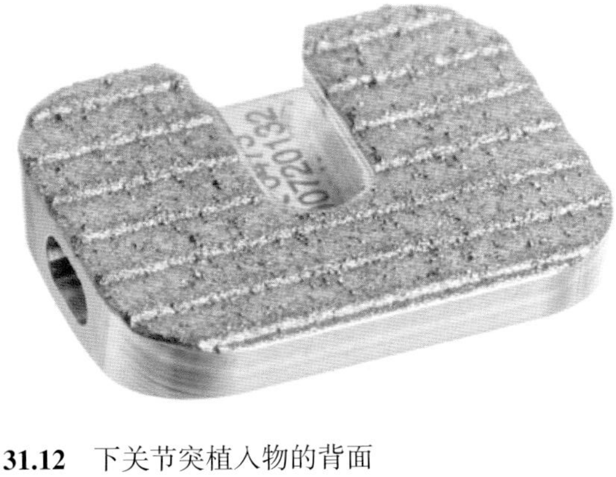

图 31.12　下关节突植入物的背面

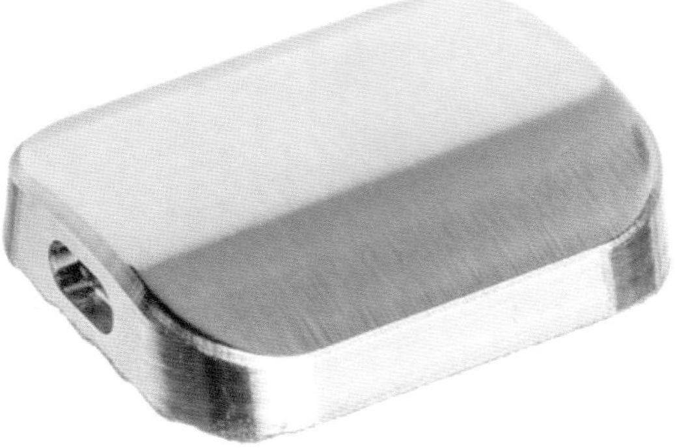

图 31.13　下关节突植入物的关节面

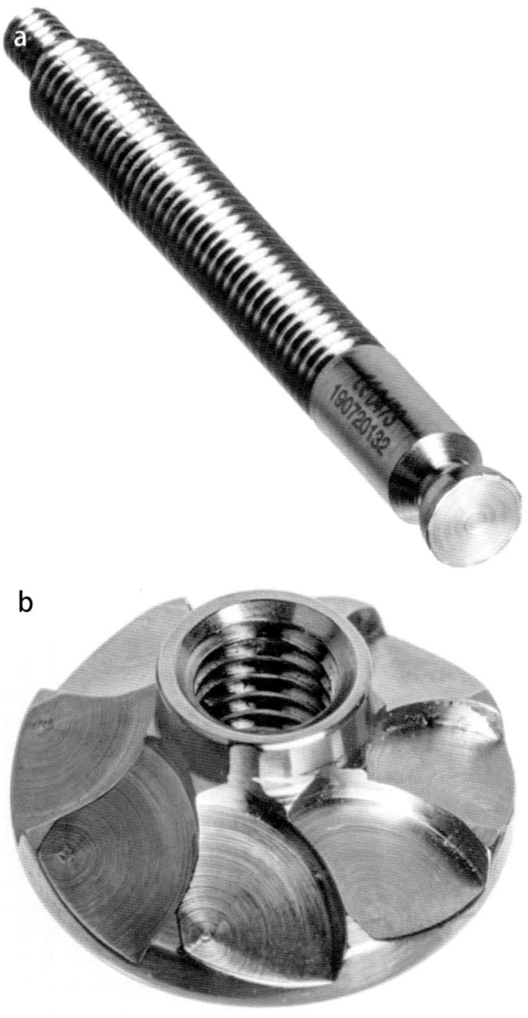

图 31.14　(a) 固定下关节突植入物的经椎板锁定螺钉；(b) 螺钉通过一个螺帽在椎板和棘突的交界区锁紧

31.8　手术技术

31.8.1　责任节段关节突关节的暴露

- 患者全麻，取中立位，俯卧于透 X 线的手术床上。

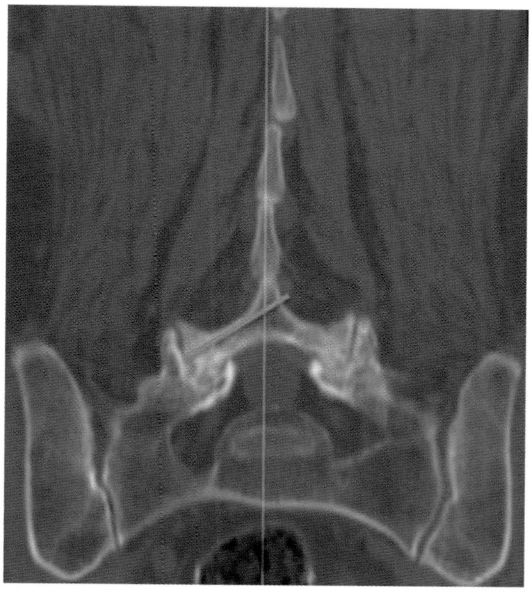

图 31.15 通过 L5 椎板的冠状面 CT 骨窗重建，一条线（蓝线）越过 L5 椎板骨皮质至 L5 ～ S1 关节中央结束。在这种情况下，L5 ～ S1 适合 FENIX® 植入物经椎板固定。术前影像学诊断可以评估经椎板锁定螺钉的长度。注意：双侧关节突关节退变（Weishaupt 2 级）

- 避免膝胸位（腰椎关节突关节将半脱位），如果 FENIX® 在此位置上植入，当患者在正常直立位时，关节面不能很好地对合。患者腰椎前凸越明显（术前站立位 X 线评估），在植入 FENIX® 时，就越需要关注腰椎前凸。
- L4 ～ 5 前凸明显可能提示皮肤和关节突关节之间的距离越大，需要一个更长的通道叶片才能到达。
- 几乎所有的入路中，我都使用 Quadrant 牵开器（Medtronic，Minneapolis，Minnesota，USA）。在关节突关节很深时，有时候需要使用最长的管道。
- 在手术操作之前，确保透视设备已经准备好，能够拍摄清楚的侧位片、斜位片、前后位和出口位片（图 31.16）。
- 如果以微创方式手术，可以在关节突关节上方中心的皮肤做一个长 25 ～ 33 mm 的小切口，中线旁开 3 cm。确切的 Wiltse 肌肉间入路旁开距离可以在术前影像片上测量（图 31.17 ～图 31.19）。

通过改良 Wiltse 肌肉间入路（经典的入路是经肌肉入路，出血太多）直接经工作通道接近关节突关节。如果照明不佳，可以使用录像辅助的内镜、叶片照明或者显微镜。当然也可以采用传统的开放性手术，中线切口，椎旁肌向外侧分离牵开，充分暴露相应节段关节突关节的关节囊，确认关节位置后，透视下确认相应的节段无误。

- 当安放自动牵开器时，确保没有金属框架经过中线，不然经椎板螺钉的成像可能会受影响，必要时，可以在责任关节的同侧固定牵开器。

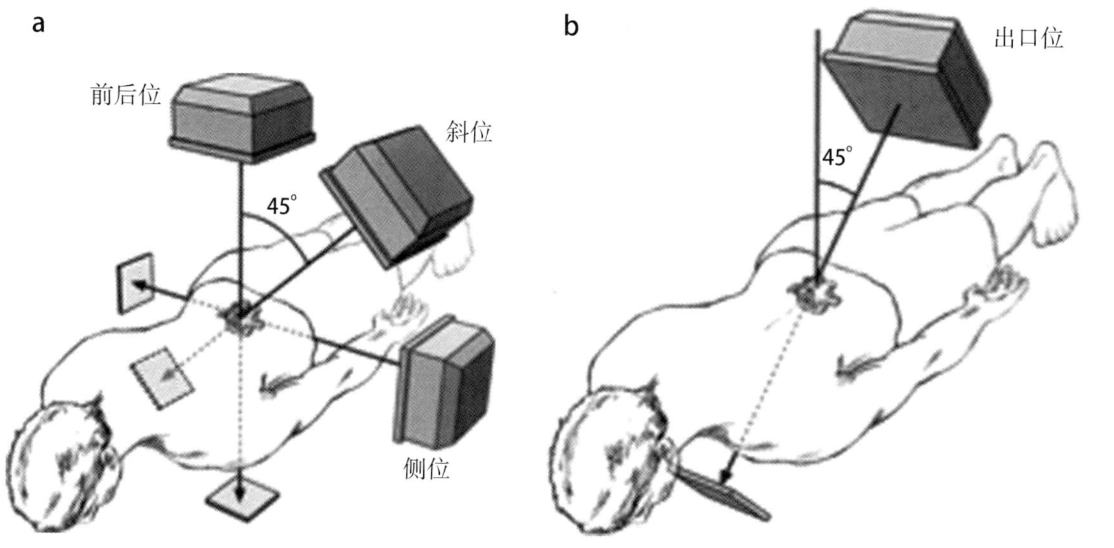

图 31.16 经椎板螺钉放置的放射学观察包括前后位、侧位、斜位（a）和出口位（b）

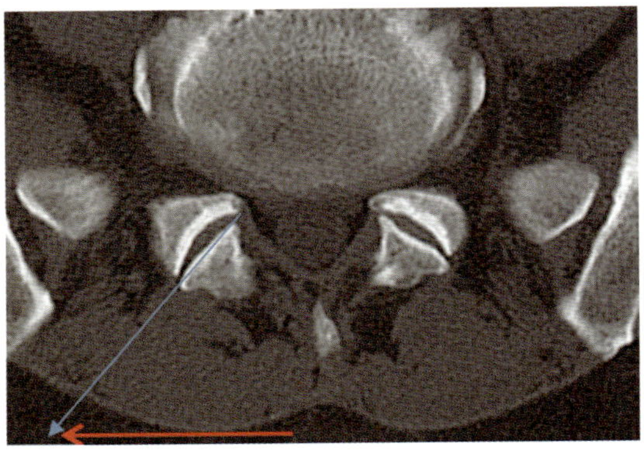

图 31.17 CT 上，应该评估关节突关节的斜度（这是一例非手术病例，Weishaupt 0 级），并计算出合适的切口部位（红色箭头）

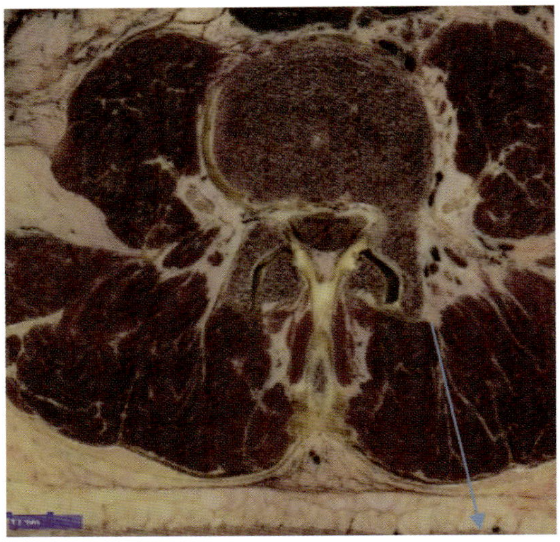

图 31.18 L4 ~ L5 关节突关节横断面解剖。注意观察上关节突呈凹形，关节方向呈斜形，下方的黄韧带保护着神经根及硬膜囊。在所有关节的准备过程中，需要注意上关节突的关节方向。常规的半 Wiltse 入路采用中线旁开 3 cm（蓝色箭头）切口，我们不太喜欢出血较多的真正的经 Wiltse 肌肉入路，更愿意选择保护肌肉、寻找肌肉间的脂肪层的入路。记住关节突关节的平面非常重要，关节间隙准备时，对关节突关节平面的重视可以确保关节成形术后关节的自然功能（感谢 G. Groen 教授）

- 在需要双侧 FENIX® 植入时，先完成一侧，再进行另一侧。
- 关节突关节完全暴露后（所有关节囊和椎板周围的软组织应该用单极电刀在切开模式下去除），从头侧向尾侧去除骨赘和关节囊，也可以同样使用单极电刀完成，这样，关节间隙就很容易辨认（图 31.22）。
- 下关节突的切除应该在下关节突的关节面内侧 5 mm 处开始（图 31.23）。这个大块切除会使手术变得容易，尤其是安装下关节突植入物时，如果椎板被去除得太多，可以通过选择一个大的上关节面植入物来弥补。
- 在切除下关节突时，注意平行上关节突残余的关节面切除椎板（图 31.23）。开始时，需要注意不要切透或切除黄韧带，我一般使用

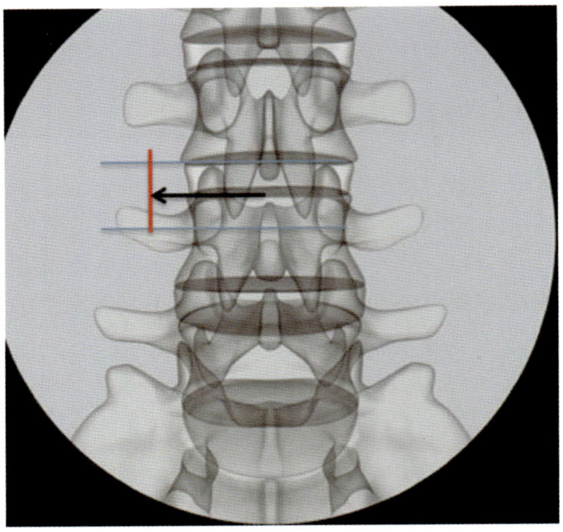

图 31.19 左侧 L3 ~ L4 入路的手术切口（红线）。前后位上切口在关节突关节上方（两条平行蓝线之间）中线旁开 3 cm（黑色箭头）

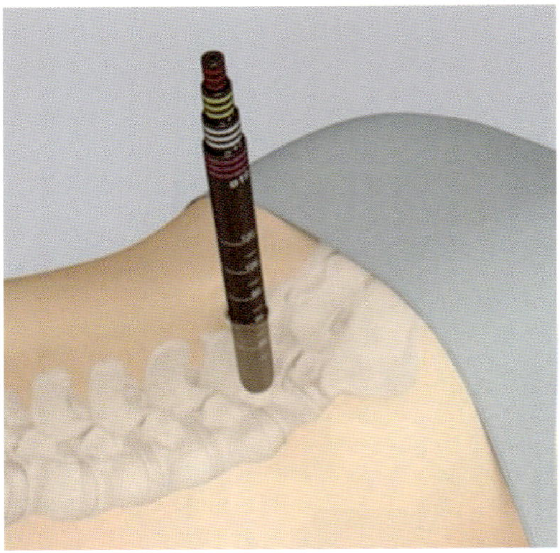

图 31.20 扩张套管直接至责任关节突关节（图示左侧 L4 ~ L5），以便于肌肉的钝性分离。最大的扩张管到位后，可以测量理想的叶片长度，植入 Quadrant 牵开器并固定（图 31.21）

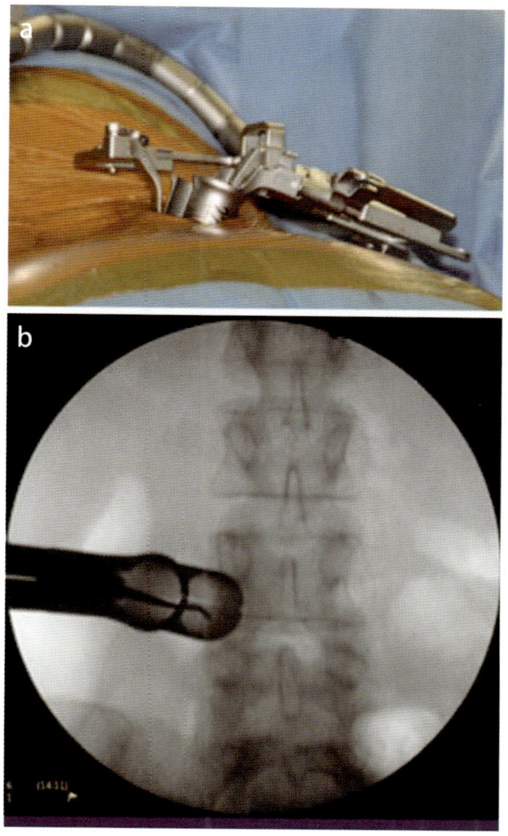

图 31.21 （a）Quadrant 牵开器植入并固定好；(b）前后位透视显示放置到位的牵开器在关节突关节上方，Pennfield 探子可以标记关节间隙

超声骨刀（Farmingdale，New York，USA）来完成这一操作，它可以防止误伤黄韧带及下方的神经结构。一个光滑的切面很重要，这样更容易安装植入物并有利于骨的长入。

- 高速磨钻去除上关节突所有的软骨。必须注意确保保留软骨下骨，避免破坏关节皮质骨面（图 31.24）。
- 如果需要，此时可以行椎间孔减压，可以通过小的椎板咬骨钳切除黄韧带。
- 黄韧带切除后，可以显露神经结构，并确认减压是否彻底。在我看来，这一操作只有通过合适的与关节突关节方向平行（斜位）的视野，以及良好的照明（例如手术显微镜）才能做到。如果不需要神经减压，黄韧带应尽量完整保留，以维护神经结构及关节复合体的完整与稳定。

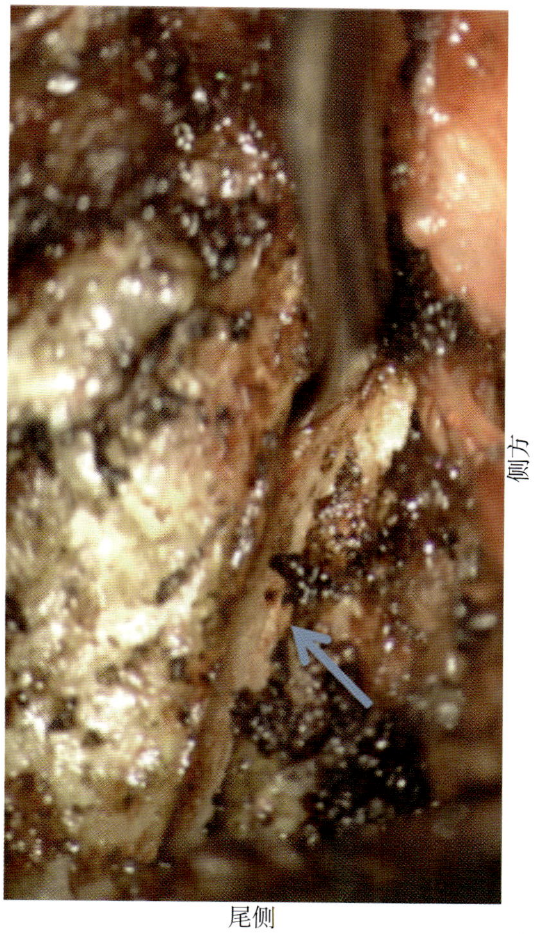

图 31.22 单极切除关节囊后，右侧 L4 ~ L5 关节间隙的显微镜下图像，图像聚焦在上关节突关节面（箭头）

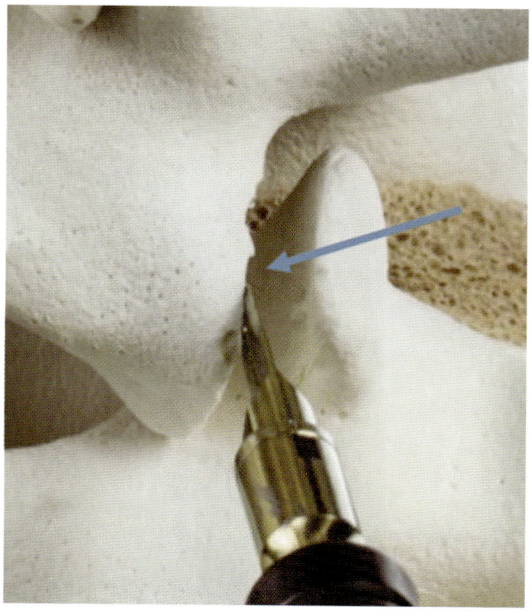

图 31.23 与对应的上关节突关节面平行，切除下关节突关节面内侧约 5 mm 的骨质（箭头）。注意该模型上超声骨刀的切割刀头

31.8.2 植入前的准备

- 在经椎板植入固定锁定基底的螺钉和经椎板锁定螺钉之前，先在对侧做 1 cm 的切口（图 31.25a）。通过适当的前后位像可以显示经椎板螺钉的理想路径，这样就可以确定对侧切开的精确位置（图 31.25b）。
- 图 31.25b 显示的前后位 X 线片，可以帮助

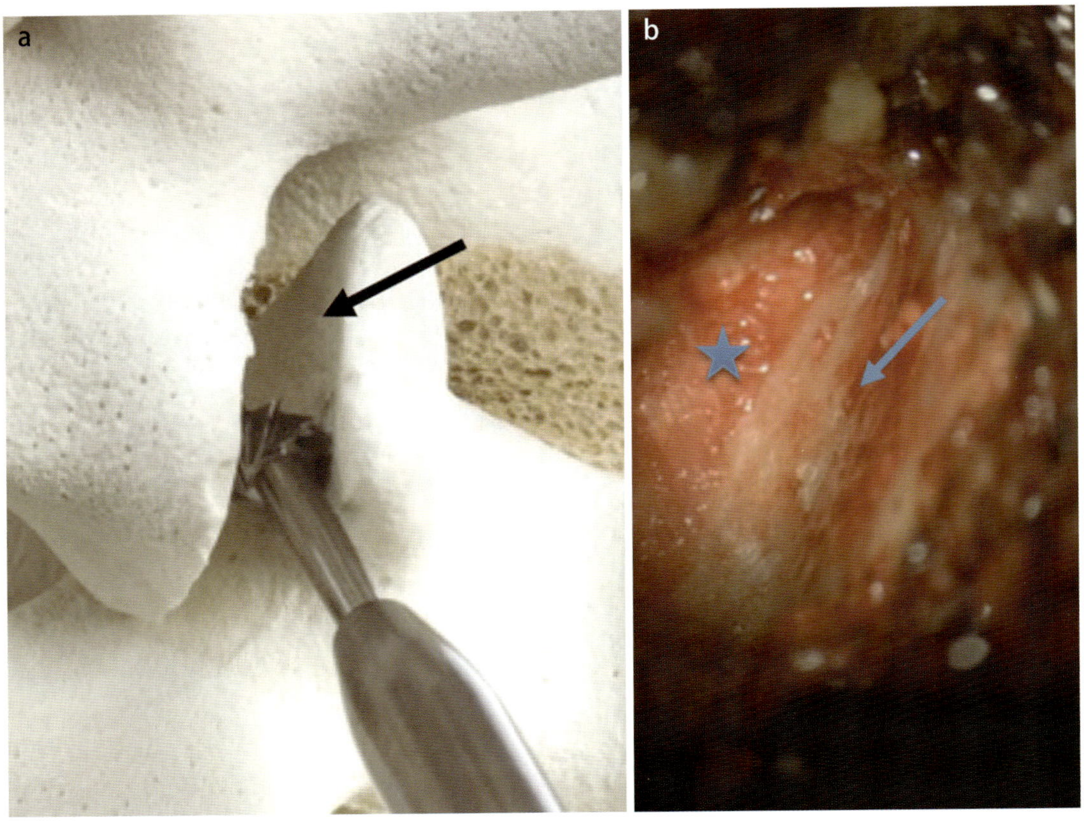

图 31.24 (a) 高速磨钻切除对应的上关节突关节面的软骨；(b) 术中显微镜下图片：上关节突骨面上标记的红色斑点（蓝色箭头），用来安装锁定基底，下方可见黄韧带（星号）

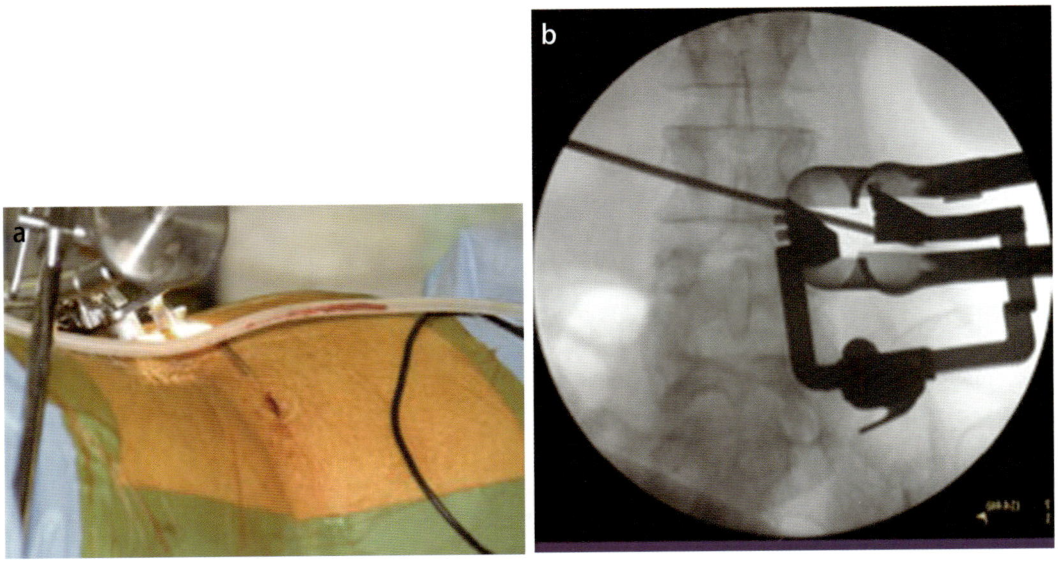

图 31.25 (a) 在关节植入的对侧行 1 cm 皮肤切口，在前后位上可以显示合适的位置。(b) 前后位透视图像显示，L3 ~ L4 关节突关节的自动牵开器。皮肤上放置克氏针，并在前后位上调整投射方向，以标记出经椎板的确切轨迹。这样可以帮助判断对侧经椎板入路的理想皮肤切口

标记患者皮肤的最佳穿刺路径，并有利于确定 FENIX® 导针对侧的理想进针点和建立合适的工作通道。

- 通过切口插入导针，在出口位X线片上，导针应指向棘突和椎板的连接处（图 31.26）。导针理想的方向必须通过前后位（头尾方向）和出口位像（腹背方向）确认。前后位及出口位X线片不断转换，逐步推进导针。导针应该始终保持在椎板内，通过这样的操作，导针会自动到达部分切除的关节间隙内（图 31.26 和图 31.27）。

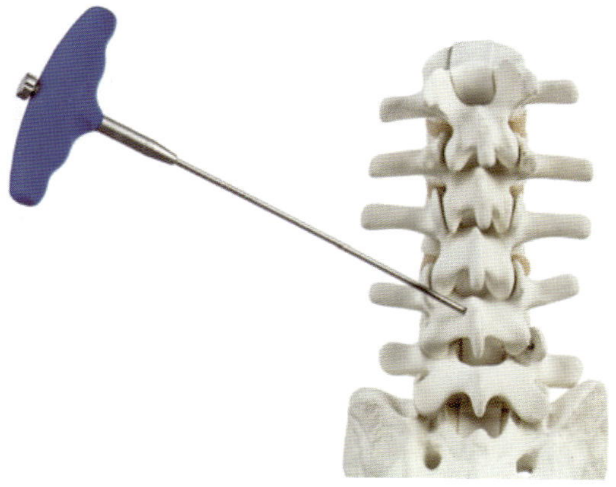

图 31.27 人工骨标本上显示导针经椎板植入

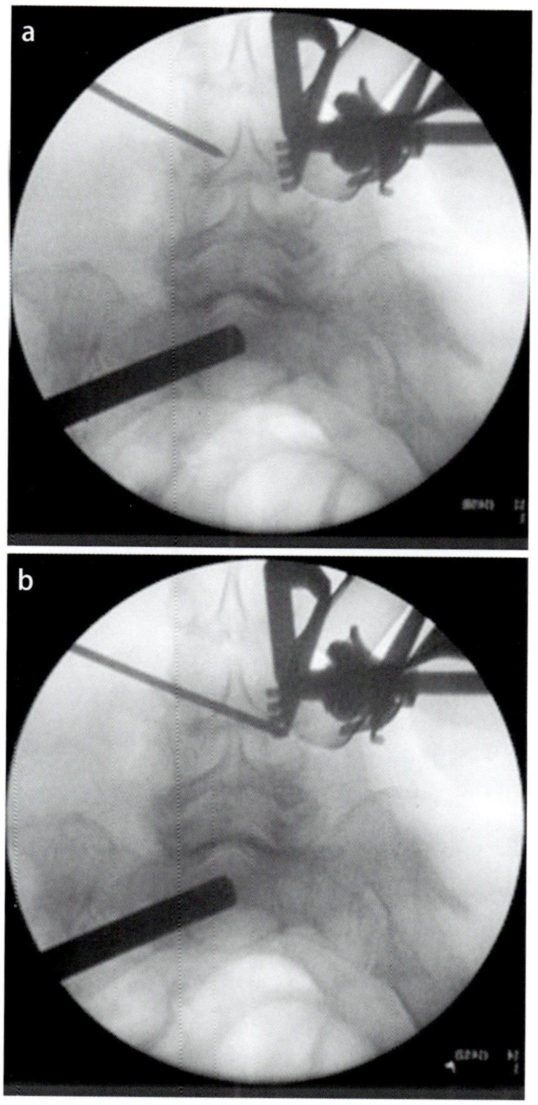

图 31.26 （a）出口位透视下显示导针在 L3 椎板和棘突交界区，（b）推进导针至部分切除的关节间隙内，始终保持导针在 L3 椎板内

- 经导针植入克氏针，将克氏针螺纹尾端抵达并固定在上关节突上。去除穿刺针后，通过克氏针插入肌肉扩张导管，并放置工作通道（图 31.28a，b 和图 31.29a，b）。

31.8.2.1 钻孔建立经椎板通路

- 利用克氏针导入 3.4 mm 的空心钻，利用脊柱出口位像，确保钻在双侧椎板皮质之间，没有进入椎管（图 31.30）。

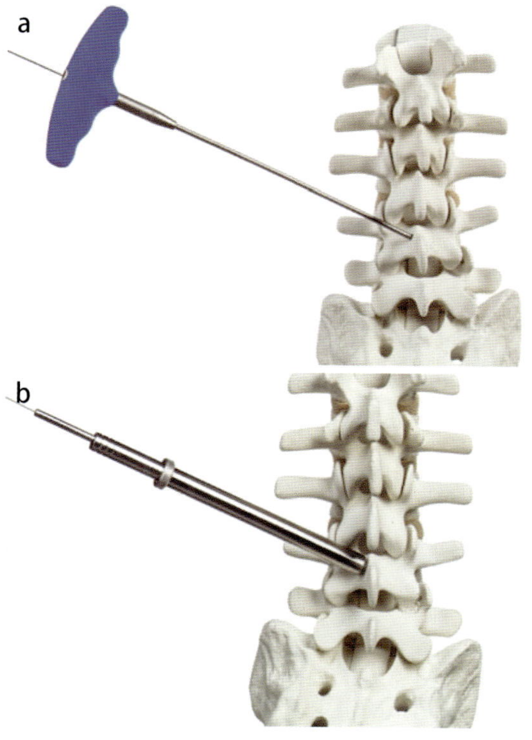

图 31.28 （a）导针内插入克氏针，（b）拔出导针，通过肌肉扩张管，植入工作通道至其接触到骨质

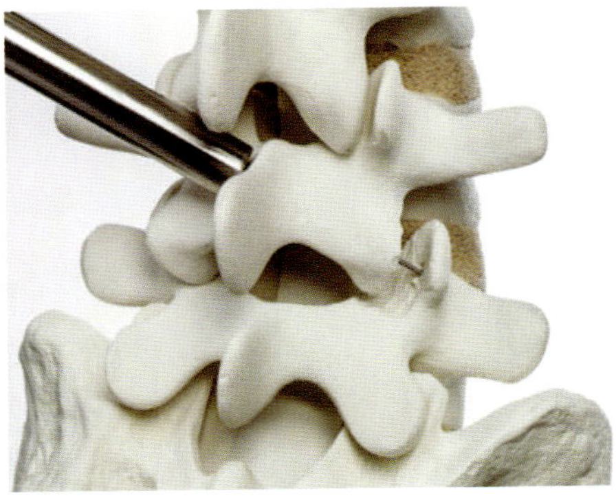

图 31.29 克氏针理想的位置应该是经椎板（L4）到达上关节突中点

- 理想的的椎板通道应该在关节突关节中央穿出（图 31.30b）。注意不要钻入上关节突，否则将妨碍锁定基底合适的螺钉固定。

31.8.2.2 双侧病变的话，在对侧重复上述步骤

在钻对侧椎板的孔道时，注意进针点的位置以确保锁定螺钉的钉道不会干扰同侧先前的钉道。在同侧准备好的针道内插入一根克氏针或者导针能够帮助确定进针点的方向。对侧的进针点相对于第一个进针点可以稍微靠外侧和头侧（图 31.31）。

31.8.3 植入物的植入

- 利用植入物导入器，在准备好的间隙内置入上关节突植入物锁定基底（图 31.32），确保锁定基底的后方与准备好的关节面完美匹配，这将有助于合适的骨质长入。如果匹配不佳，可以继续打磨关节面，直到能够匹配好。打磨过程中应尽可能不要破坏关节面的皮质骨，打磨到皮质出现出血点即可。
- 通过已经准备好的椎板通道，沿克氏针植入 3.2 mm 空心螺钉固定上关节突锁定基底（图 31.33）。
- 一旦锁定基底固定牢靠，可以去除克氏针，但是需要保持工作通道不动。
- 通过工作通道植入经椎板螺钉，下关节突植入物通过转动螺栓固定（图 31.34）。
- 确保经椎板螺钉末端的节扣与下关节突组件

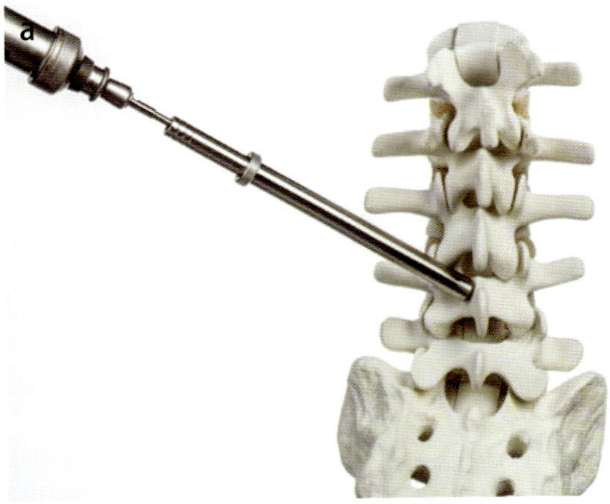

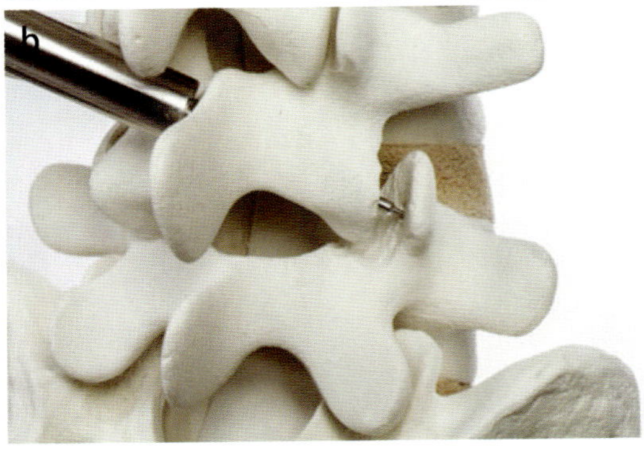

图 31.30 （a）装入空心钻，（b）空心钻应该在到达上关节突之前停止

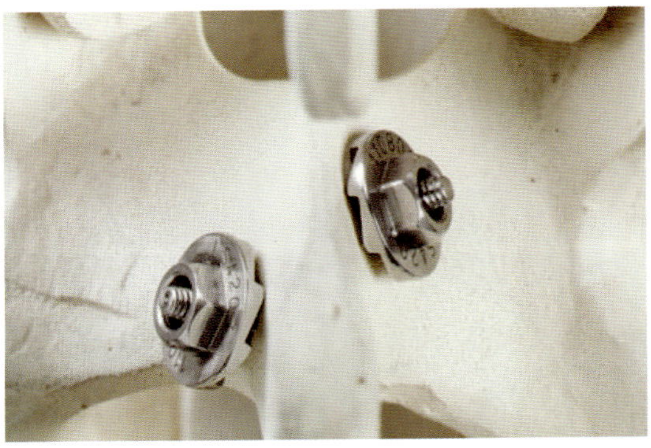

图 31.31 对侧进入点应该在第一个进入点的稍微偏外和偏头侧，以避免经椎板锁定螺钉在棘突 - 椎板交界区彼此碰在一起

轨道的起始部接触，在经椎板螺钉放入下关节突配件并锁定时，一定要有“咔哒”感。
- 利用经椎板锁定螺钉改锥，在锁定螺钉上锁紧螺栓，直到下方植入物与部分切除的椎板完美结合（图 31.35）。
- 在两个关节植入物之间选择适合型号的试模（图 31.36），试模能够帮助选择适合的上关

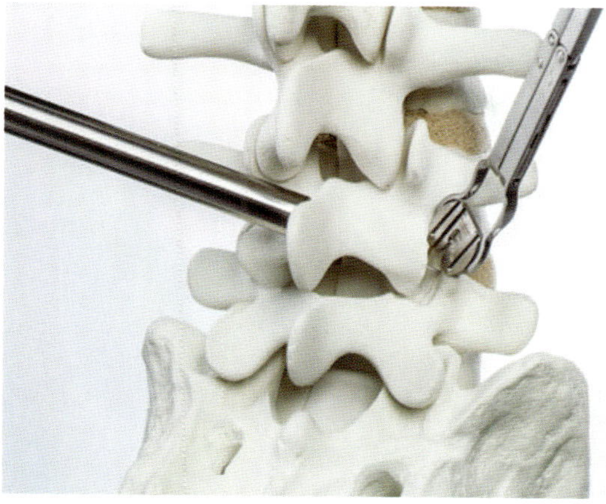

图 31.32　上关节突植入物锁定基底；在克氏针上顺畅的滑动以检查是否与上关节突关节面匹配

节突植入物。通过确认两个关节面之间的紧密接触和对合来平衡关节，这一步骤非常值得推荐。

- 在锁定基底上，滑入合适规格的上关节突植入物（图 31.37）。
- 缝合两处伤口。

作者对于证据的观点

如这一章所描述，没有证据证明任何外科治疗对关节源性慢性下腰痛有益。如果我们不能正确诊断关节突关节引起的慢性下腰痛，试图证明一种治疗方式比其他方式有效的比较性研究都将失败。不能做出合适的诊断，就没有可比性。

尽管疼痛治疗医生会遇到相同的诊断问题，但是他们通过自身工作提出了一些证据，当然不是十分令人信服，说明他们面临同样的问题。

关节突关节内类固醇激素注射临床有效的证据级别为 2B+[21]。

关节突关节局麻阻滞阳性（1% 的利多卡因 0.75 ml）后，背根内侧支的射频治疗证据级别为 1B+，是目前报道的治疗慢性下腰痛最好的证据级别之一[21]。

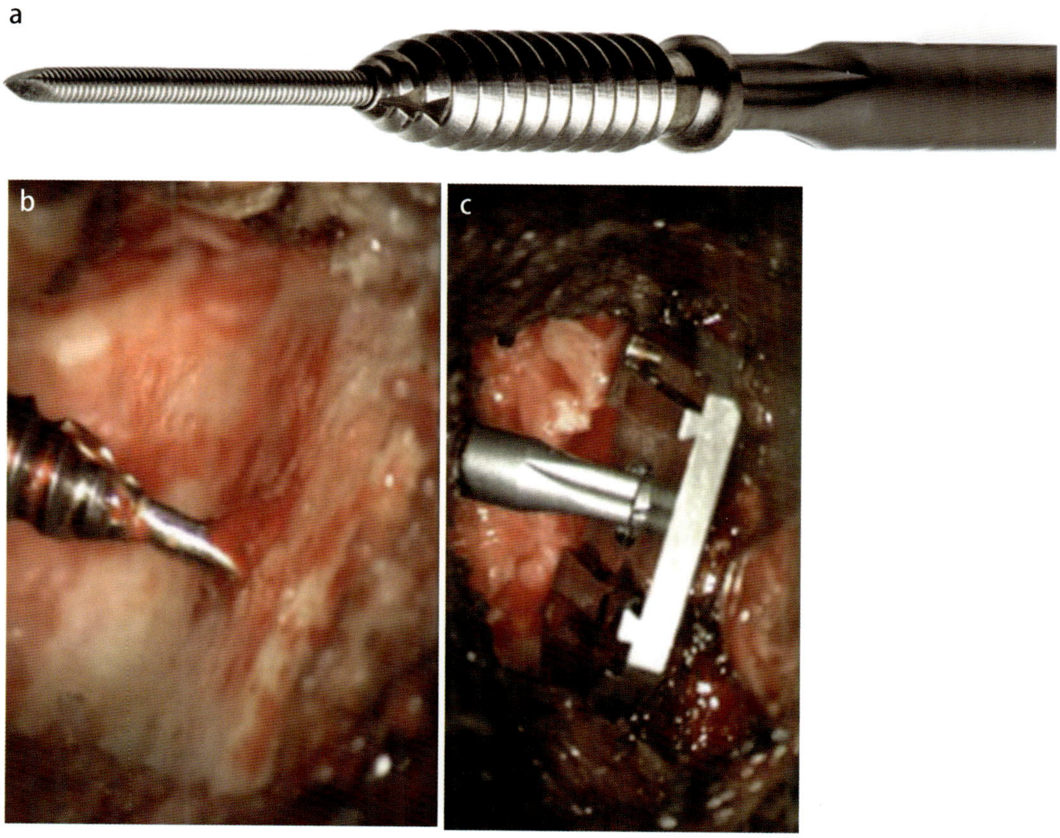

图 31.33　(a) 安装锁定基底螺钉，由于是空心螺钉，可以通过螺刀将克氏针推进；(b) 拧入螺钉直至在部分切除的关节突关节间隙内可见，注意克氏针锚定在上关节突；(c) 空心螺刀的术中像，通过推进螺钉固定锁定基底

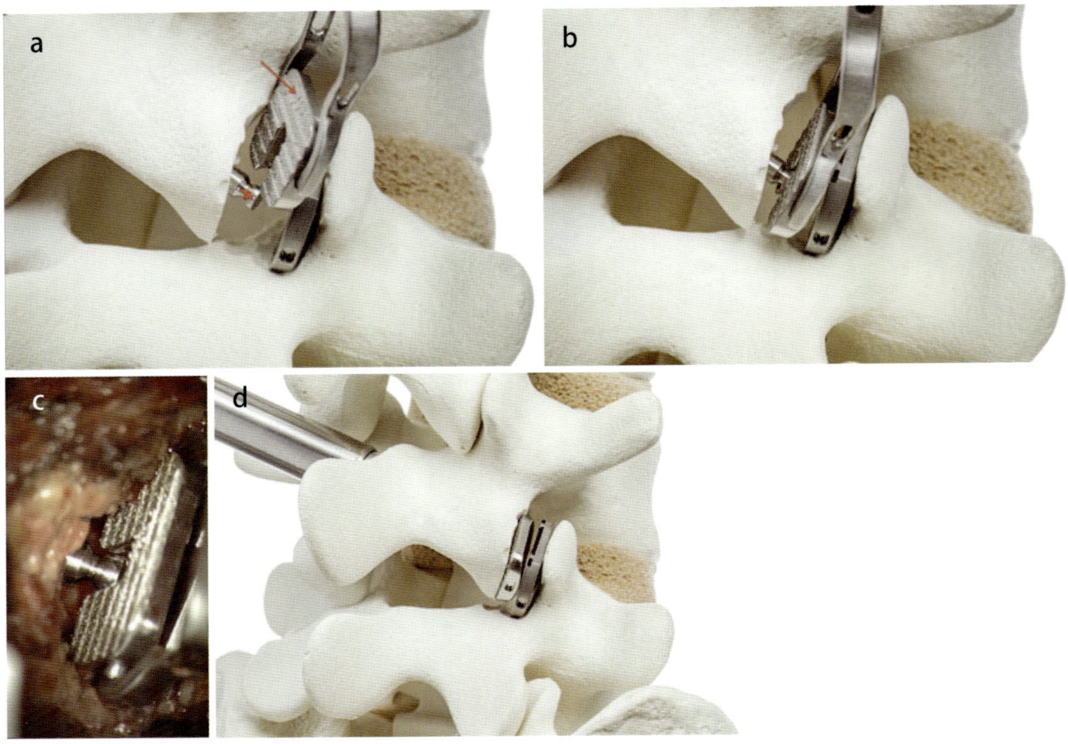

图 31.34 （a）注意经椎板锁定螺钉（小箭头）和下关节突植入物的后方结构，（b）在螺钉上滑动下关节突植入物，（c）术中图像，（d）下关节突植入物与部分切除的椎板锁定

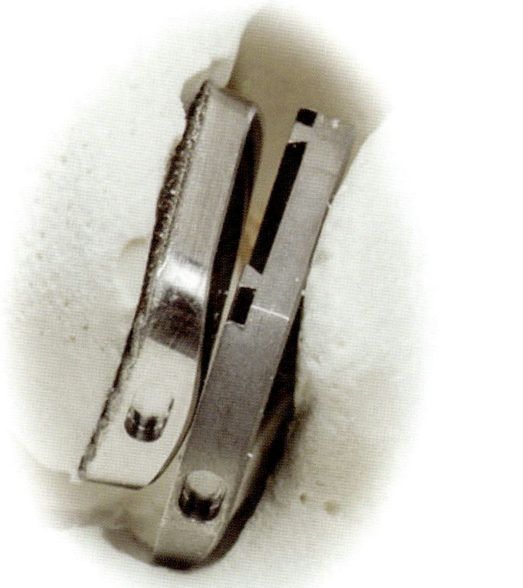

图 31.35 通过转动锚定在经椎板锁定螺钉的螺栓，下关节突植入物逐渐与部分切除的下关节突固定。注意下关节突植入物的后方结构是如何与部分切除的椎板很好地固定的

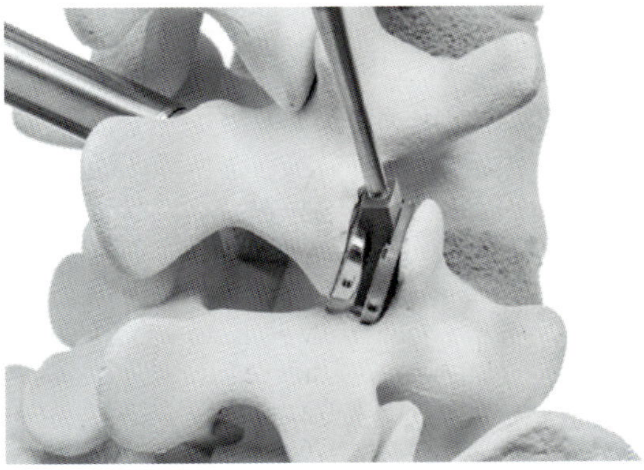

图 31.36 原位试模选择合适的上关节突植入物

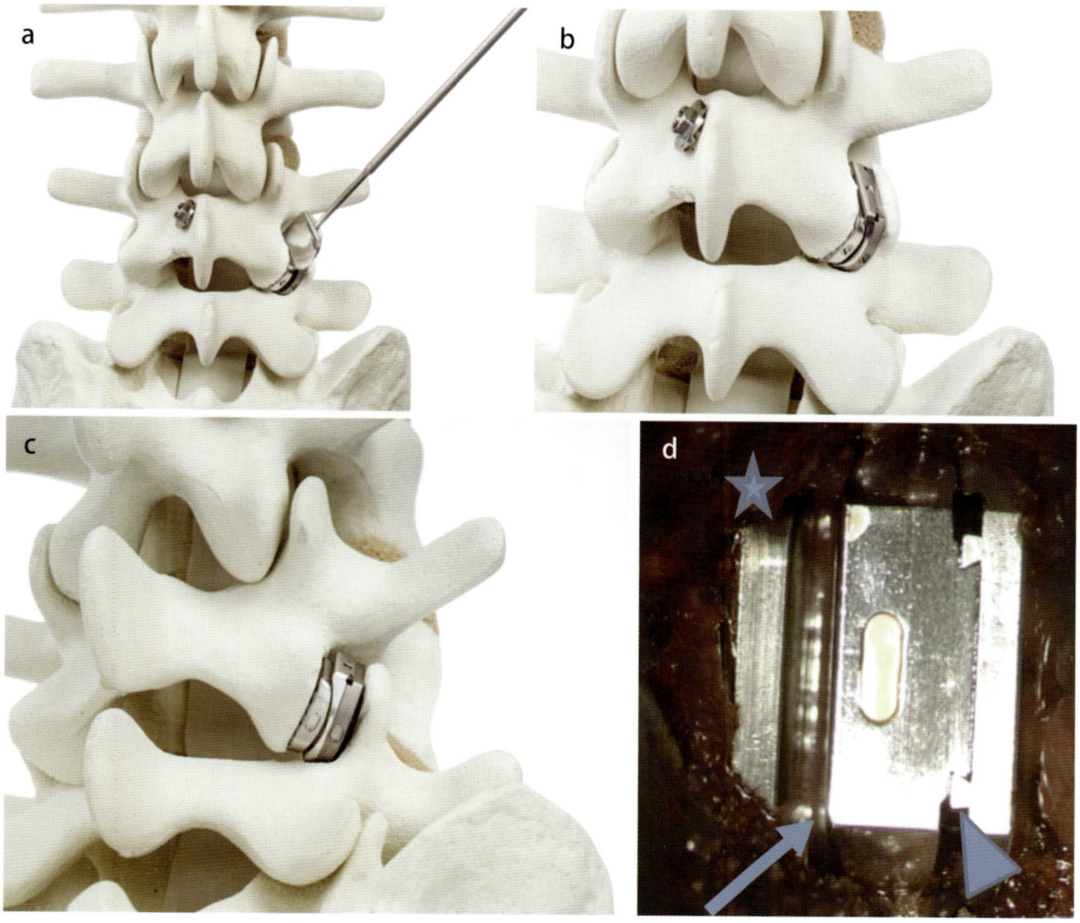

图 31.37 （a）在锁定基底上滑动上关节突植入物；（b）取下插入器，FENIX® 完成植入；（c）注意两个植入装置的完美结合；（d）术中植入物组装完成后上面观，注意锁定基底（箭头）和上关节植入物（箭）之间的锁定机制，星号为下关节突植入物上面观

（吴 浩 菅凤增 译）

参考文献

1. Yang KH, King AI (1984) Mechanism of facet load transmission as a hypothesis for low-back pain. Spine (Phila Pa 1976) 9:557–565
2. Ozaktay AC, Cavanaugh JM, Blagoev DC, Getchell TV, King AI (1994) Effects of a carrageenan-induced inflammation in rabbit lumbar facet joint capsule and adjacent tissues. Neurosci Res 20:355–364
3. Ozaktay AC, Cavanaugh JM, Blagoev DC, King AI (1995) Phospholipase A2-induced electrophysiologic and histologic changes in rabbit dorsal lumbar spine tissues. Spine (Phila Pa 1976) 20:2659–2668
4. Little JS, Ianuzzi A, Chiu JB, Baitner A, Khalsa PS (2004) Human lumbar facet joint capsule strains: II. Alteration of strains subsequent to anterior interbody fixation. Spine J 4:153–162
5. Little JS, Khalsa PS (2005) Human lumbar spine creep during cyclic and static flexion: creep rate, biomechanics, and facet joint capsule strain. Ann Biomed Eng 33:391–401
6. Ianuzzi A, Little JS, Chiu JB, Baitner A, Kawchuk G, Khalsa PS (2004) Human lumbar facet joint capsule strains: I. During physiological motions. Spine J 4:141–152
7. Gotfried Y, Bradford DS, Oegema TR Jr (1986) Facet joint changes after chemonucleolysis-induced disc space narrowing. Spine (Phila Pa 1976) 11:944–950
8. Panjabi MM, Krag MH, Chung TQ (1984) Effects of disc injury on mechanical behavior of the human spine. Spine (Phila Pa 1976) 9:707–713
9. Haher TR, O'Brien M, Dryer JW, Nucci R, Zipnick R, Leone DJ (1994) The role of the lumbar facet joints in spinal stability. Identification of alternative paths of loading. Spine (Phila Pa 1976) 19:2667–2670, discussion 2671
10. Adams MA, Freeman BJ, Morrison HP, Nelson IW, Dolan P (2000) Mechanical initiation of intervertebral disc degeneration. Spine (Phila Pa 1976) 25:1625–1636
11. DePalma MJ, Ketchum JM, Saullo T (2011) What is the source of chronic low back pain and does age play a role? Pain Med 12:224–233

12. Manchikanti L (2004) The growth of interventional pain management in the new millennium: a critical analysis of utilization in the medicare population. Pain Physician 7:465–482
13. Esses SI, Botsford DJ, Kostuik JP (1989) The role of external spinal skeletal fixation in the assessment of low-back disorders. Spine (Phila Pa 1976) 14:594–601
14. Esses SI, Moro JK (1993) The value of facet joint blocks in patient selection for lumbar fusion. Spine (Phila Pa 1976) 18:185–190
15. Jackson RP (1992) The facet syndrome. Myth or reality? Clin Orthop Relat Res 279:110–121
16. Dieppe PA, Lohmander LS (2005) Pathogenesis and management of pain in osteoarthritis. Lancet 365:965–973
17. Fujiwara A, Tamai K, An HS, Lim TH, Yoshida H, Kurihashi A, Saotome K (2001) Orientation and osteoarthritis of the lumbar facet joint. Clin Orthop Relat Res 385:88–94
18. Weishaupt D, Zanetti M, Boos N, Hodler J (1999) MR imaging and CT in osteoarthritis of the lumbar facet joints. Skeletal Radiol 28:215–219
19. Van de Kelft E, Van der Planken D, Van de Kelft A, Melis K (2014) Validation of hybrid SPECT-CT in identifying the pain phenotype in patients with chronic low back pain. Pain Pract 14:80
20. Cohen SP, Huang JH, Brummett C (2013) Facet joint pain – advances in patient selection and treatment. Nat Rev Rheumatol 9:101–116
21. van Kleef M, Vanelderen P, Cohen SP, Lataster A, Van Zundert J, Mekhail N (2010) 12. Pain originating from the lumbar facet joints. Pain Pract 10:459–469
22. Cohen SP, Hurley RW, Christo PJ, Winkley J, Mohiuddin MM, Stojanovic MP (2007) Clinical predictors of success and failure for lumbar facet radiofrequency denervation. Clin J Pain 23:45–52
23. Makki D, Khazim R, Zaidan AA, Ravi K, Toma T (2010) Single photon emission computerized tomography (SPECT) scan-positive facet joints and other spinal structures in a hospital-wide population with spinal pain. Spine J 10:58–62
24. Wu M, Wang S, Driscoll SJ, Cha TD, Wood KB, Li G (2014) Dynamic motion characteristics of the lower lumbar spine: implication to lumbar pathology and surgical treatment. Eur Spine J 23:2350–2358
25. Malmivaara A, Slatis P, Heliovaara M, Sainio P, Kinnunen H, Kankare J, Dalin-Hirvonen N, Seitsalo S, Herno A, Kortekangas P, Niinimaki T, Ronty H, Tallroth K, Turunen V, Knekt P, Harkanen T, Hurri H, Finnish Lumbar Spinal Research G (2007) Surgical or nonoperative treatment for lumbar spinal stenosis? A randomized controlled trial. Spine (Phila Pa 1976) 32:1–8
26. Weinstein JN, Lurie JD, Tosteson TD, Zhao W, Blood EA, Tosteson AN, Birkmeyer N, Herkowitz H, Longley M, Lenke L, Emery S, Hu SS (2009) Surgical compared with nonoperative treatment for lumbar degenerative spondylolisthesis. four-year results in the Spine Patient Outcomes Research Trial (SPORT) randomized and observational cohorts. J Bone Joint Surg Am 91:1295–1304
27. Khan AM, Girardi F (2006) Spinal lumbar synovial cysts. Diagnosis and management challenge. Eur Spine J 15:1176–1182
28. Atlas SJ, Keller RB, Robson D, Deyo RA, Singer DE (2000) Surgical and nonsurgical management of lumbar spinal stenosis: four-year outcomes from the maine lumbar spine study. Spine (Phila Pa 1976) 25:556–562
29. Weinstein JN, Lurie JD, Tosteson TD, Hanscom B, Tosteson AN, Blood EA, Birkmeyer NJ, Hilibrand AS, Herkowitz H, Cammisa FP, Albert TJ, Emery SE, Lenke LG, Abdu WA, Longley M, Errico TJ, Hu SS (2007) Surgical versus nonsurgical treatment for lumbar degenerative spondylolisthesis. N Engl J Med 356:2257–2270
30. Mannion AF, Leivseth G, Brox JI, Fritzell P, Hagg O, Fairbank JC (2014) ISSLS prize winner: long-term follow-up suggests spinal fusion is associated with increased adjacent segment disc degeneration but without influence on clinical outcome: results of a combined follow-up from 4 randomized controlled trials. Spine (Phila Pa 1976) 39:1373–1383
31. Van de Kelft E (2013) Lumbar facet resurfacing: first experience with the FENIX implant. J Spinal Disord Tech E-pub ahead of print
32. Meisel H-J, Seller K, Löth A, Büttner-Janz K, Stosberg P, Moser A, Miller LE, Block JE, Pimenta L (2014) Minimally invasive facet restoration implant for chronic lumbar zygapophysial pain: 1-year outcomes. Ann Surg Innov Res 8:7
33. Weishaupt D, Zanetti M, Hodler J, Boos N (1998) MR imaging of the lumbar spine: prevalence of intervertebral disk extrusion and sequestration, nerve root compression, end plate abnormalities, and osteoarthritis of the facet joints in asymptomatic volunteers. Radiology 209:661–666
34. Pfirrmann CW, Metzdorf A, Zanetti M, Hodler J, Boos N (2001) Magnetic resonance classification of lumbar intervertebral disc degeneration. Spine (Phila Pa 1976) 26:1873–1878
35. Modic MT, Masaryk TJ, Ross JS, Carter JR (1988) Imaging of degenerative disk disease. Radiology 168:177–186
36. Wiltse LL, Bateman JG, Hutchinson RH, Nelson WE (1968) The paraspinal sacrospinalis-splitting approach to the lumbar spine. J Bone Joint Surg Am 50:919–926
37. Wiltse LL (1973) The paraspinal sacrospinalis-splitting approach to the lumbar spine. Clin Orthop Relat Res 91:48–57
38. Anand N, Baron EM, Bray RS Jr (2008) Modified muscle-sparing paraspinal approach for stabilization and interlaminar decompression: a minimally invasive technique for pedicle screw-based posterior nonfusion stabilization. SAS J 2:40–42

腰椎板切除术：传统手术与微创手术

32

Richard Assaker

32.1 引言

神经性跛行是一种与腰椎管狭窄相关的临床症状，最早由 Verbiest 于 1954 年提出[1]。通常，腰椎管狭窄是一种退行性病变，导致椎管、侧隐窝及椎间孔狭窄。随着高龄人口增加，腰椎管狭窄发病率也随之增加。同时，腰椎管狭窄也是老年患者脊柱手术中最常见的手术指征[2-4]。

在一项包含 232 个样本（年龄：孕 6 周至 92 岁）的尸检中，婴儿未发现腰椎管狭窄，88% 的青少年和成年人可见不同程度的狭窄；超过 65 岁的标本均发现腰椎管狭窄[5]，但出现临床症状的患者为 5/100,000[6]。手术治疗的主要目的是神经减压，是否行内固定仍存在争议。

32.2 诊断及临床表现

32.2.1 诊断

腰椎管狭窄可导致神经性跛行，但影像学表现和临床症状通常不相符。发病机制可能为机械压迫或椎管狭窄所致硬膜外血管充血，导致神经根营养受累。这是一种慢性病，隐匿起病，常于 60 ～ 70 岁发病；先天性腰椎管狭窄发病会更早一些。

32.2.2 症状

- 主要临床症状表现为站立或行走时单 / 双侧下肢麻木、无力或不适。坐位、躺下或前屈时症状可缓解。如果是侧隐窝狭窄，通常表现为单侧放射性跛行，后伸时加重，休息时缓解。
- 由于节段性不稳（退变性腰椎滑脱）、矢状位失平衡或神经根压迫常可导致腰背痛并放射至臀部和大腿近端，这种腰痛也与体位、动作相关，是一种特殊的慢性腰背痛。
- 步行距离减少，加之疼痛，导致生活质量明显下降。晚期可能会出现马尾神经综合征，但并非该疾病的典型症状。除了神经性跛行，还可能出现大小便功能障碍。

32.2.3 体征

休息时，神经查体通常无异常。有时可见感觉减退或腱反射减低，但对于老年人来讲这些体征并无特异性，这也可能由于同时合并多发性神经病变所致。

体格检查可见腰椎活动度减少及脊柱压痛。这些体征与正常退行性改变相关，也无特异性。对间歇性跛行患者，应检查外周血管搏动，以排除血管源性跛行。

32.2.4 鉴别诊断

鉴别诊断中，要考虑血管缺血所致的跛行、周围神经病等，如果主要表现为大腿近端或臀部不适的话，应该除外髋关节炎等。

- 缺血性血管病：腰痛并不多见，腿痛更多表现为抽筋、站立时间减少等，腿痛与体位无关。应注意皮肤营养改变及周围血管搏动的消失。血管源性跛行患者骑车时会痛，而神经性跛行患者骑车时通常不会引起腿痛。下肢血管超声有助于排除此诊断。

- 周围神经病：临床中周围神经病变与神经源性跛行同时发生并不罕见。考虑到预后，术前需要充分了解是否存在周围神经病，并取得患者知情同意，告知术后可能仍有一些不适，以免被认为是手术失败。
- 髋关节炎：对于疼痛分布不典型的腿痛患者，应检查髋关节活动度。老年患者中，髋关节伸展为腰椎前凸减少的一种代偿（参见第 39 章）。当这种代偿达到极限，便会出现损伤，表现为腿部放射痛，类似于神经根性痛。临床检查中，患者俯卧，髋部过伸时可以发现是否存在这种代偿。另一方面，髋关节炎也可导致腿痛，这种疼痛以另一种形式表现，当患者为仰卧位，外展外旋髋关节时，可出现腹股沟区及大腿前侧痛。

32.2.5 影像学表现

影像学可以协助诊断腰椎管狭窄，与周围神经病变的鉴别还需神经电生理学的帮助。需要注意的是，使用现代成像技术时（CT、MRI），患者通常取卧位，而患者主诉常为站立位时出现不适。因此，应检查腰椎 X 线动力片、脊柱正侧位全长片，以除外腰椎不稳和多发椎间盘退行性病变所导致的腰椎前凸减少（参见第 39 章）。对这类患者，如果只行扩大的椎板全切除术而未行内固定，术后很快会导致矢状位失平衡，同术前一样会使步行距离减少，但这是另一个机制。

如果合并多发性神经病变，术后预后可能不乐观，但这并不能成为非手术治疗的理由。

32.3 退变性腰椎管狭窄椎板切除术手术指征

- 尽管没有循证证据支持，神经功能缺失或马尾神经综合征是手术的绝对指征。这两种情况下采取非手术治疗，如果效果不好，可能引起诉讼。
- 通常，保守治疗无效或神经性跛行影响患者生活质量时应推荐手术治疗。但狭窄程度和跛行程度并不相关，因此，患者的期望、残疾程度、合并症是评估是否采取手术治疗的重要参考，同时背痛也应考虑在内。
- 如果慢性下腰痛明显，并且考虑疼痛是由节段性不稳或关节突关节炎引起，手术治疗时应考虑是否行内固定术。
- 结合患者的病史、临床表现、影像学资料和心理状况（慢性疼痛综合征不是好的手术指征，参见第 22 章），既要考虑一般原则，也需要考虑个体化治疗，手术方案因人而异。

32.4 手术技术

治疗腰椎管狭窄的首要目标是神经减压。减压时不仅要考虑马尾神经，还要考虑到侧隐窝及椎间孔处的神经根。要确保患者站立位时，神经结构能够充分减压。为达到这个目标，传统上采用广泛的全椎板切除术[7-11]。

32.4.1 传统椎板切除术

- 要点：手术的目标是解除狭窄节段的神经压迫，这就需要切除一些软组织（增生的黄韧带、滑膜囊肿、突出的间盘等）和增生的骨性结构（关节骨赘、椎板）等，操作过程中需谨慎，不要破坏腰椎的稳定性。直到最近 10 年，保留关节的椎板切除术仍然是椎板切除的金标准手术方式，该术式切除中线的骨韧带结构及椎板，部分切除关节突关节的内侧。即便如此，仍有术后腰椎失稳的报道，由此驱使许多医生采取“预防性”腰椎固定手术，但这也导致老年人手术中并发症发病率的增加（图 32.1）[12-13]。

传统的椎板切术通过切除棘突和部分椎板及关节突关节可达到马尾和神经根的减压。手术过程中，除去韧带和骨的切除，在进行椎旁肌广泛分离过程中，使其失去附着点。因此，手术失败的主要原因是由于节段性医源性不稳和椎旁肌损伤，尤其是多裂肌损伤所致[14-25]。中线骨和韧带的切除、肌肉失去附着及萎缩导致脊柱不能保持直立，并因此出现脊柱平衡失代偿[26-27]（图 32.1f ～ h）

32.4.2 传统椎板切除术手术技巧

- 全麻后留置导尿管，预防性应用抗生素。患者取俯卧位，面部、躯干和四肢着力点均用护垫保护。将患者转为膝胸卧位（或使用 Wilson 体位架），确保腹部悬空，减少静脉压力，从而减少出血。
- 以髂嵴为标志（根据骨盆入射角不同，一般在 L4 ～ L5 或更高的节段），通过触摸确定 S1 ～ L2 的位置并用记号笔标记。在棘突间放置定位针，X 线透视确定相应节段。当采用局部椎板切除术时，术前、术中需要行 X 线检查来辨别相应的节段。
- 皮肤消毒后铺巾，切开皮肤后，于骨膜下用单极电凝分离椎旁肌（多裂肌），暴露出两侧关节突，注意不要暴露横突（最长肌），也不要侵及不需要固定的关节囊（除非需要行关节间融合）。
- 双侧椎板切除，以达到中央和侧隐窝减压。减压常用 Kerrison 咬骨钳（大型号的更安全），也可以使用带动力的 Kerrison 咬骨钳或高速磨钻或超声骨刀。
- 理想状态下，峡部至少保留 5 mm，最好 7 mm，以避免术后患者站立时峡部骨折。当潜行切除上关节突时，应至少保留 50% 的关节突复合体，包括上、下关节突的功能。很重要的一点是不要侵犯关节囊，尤其是偏向矢状方向排列的关节（L4 ～ L5 以上）。关节偏向矢状面部分越多，术后医源性不稳的风险越大。侧隐窝减压后使用 Woodson 牙科

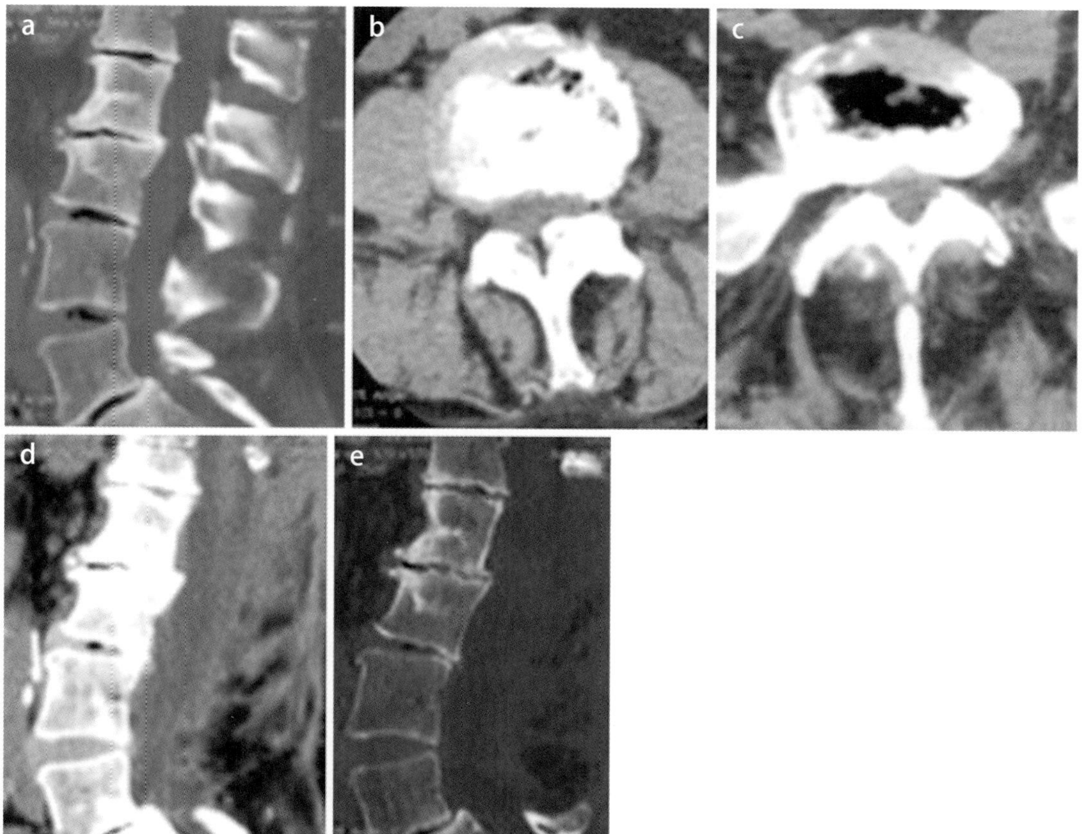

图 32.1 （a ～ c）术前 CT：L5 ～ S1、L2 ～ 3 腰椎管狭窄，（d，e）术后 CT 示骨、韧带结构和肌肉被破坏，（f ～ h）脊柱全长片示矢状位失平衡（C7 铅垂线位于股骨头前）

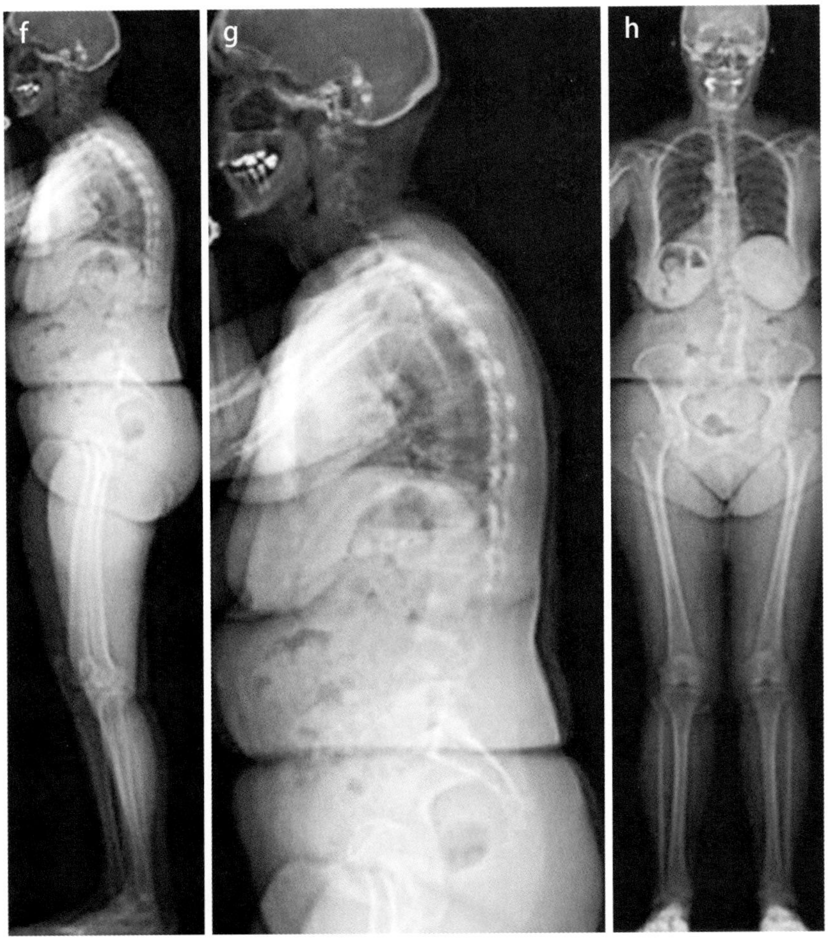

图 32.1（续）

器械探查，以确保椎间孔空间足够大。需要注意的是，膝胸体位有利于椎间孔的扩大，但很多情况下，当患者站立或腰椎伸展时可能出现椎间孔压迫及相应的神经根症状。

- 充分减压后放置硬膜外引流管，缝合筋膜（不缝合多裂肌，否则会引起肌肉坏死和瘢痕形成），分层缝合皮下组织和皮肤。

术后不需要佩戴支具，鼓励尽早活动。

32.4.3 腰椎管狭窄微创手术的合理性

32.4.3.1 更少的肌肉创伤

后方入路会遇到多裂肌（棘突和关节突之间）和最长肌（关节突旁）（图 32.2）。多裂肌尤为重要，是稳定腰椎的主要力量[28-30]。超过 2/3 的脊柱力量是由多裂肌提供的，可以防止随着年龄增加而出现脊柱后凸。多裂肌短小而结实，横截面大，允许强大的力量在相对小的空间内传递。每个脊柱外科医生应熟知多裂肌的解剖结构及附着点。多裂肌的多翼及多层束状排列在控制及稳定腰椎方面起重要作用。腰椎康复包括加强多裂肌的训练，保留它的附着点对最佳的功能康复至关重要。

32.4.3.2 保留中线骨性结构

为了在减压的同时维持腰椎稳定性，出现了相对保守、减少肌肉创伤的手术方式[31-34]，部分椎板取代了椎板全切术。McCulloch 和 Young 在显微镜下行椎板部分切除术[35-37]，利用单侧或双侧部分椎板切除取代了传统的沿中线椎板全切术。这种术式保留了骨和韧带结构（棘突和棘间韧带），可减少医源性不稳和医源性矢状位失

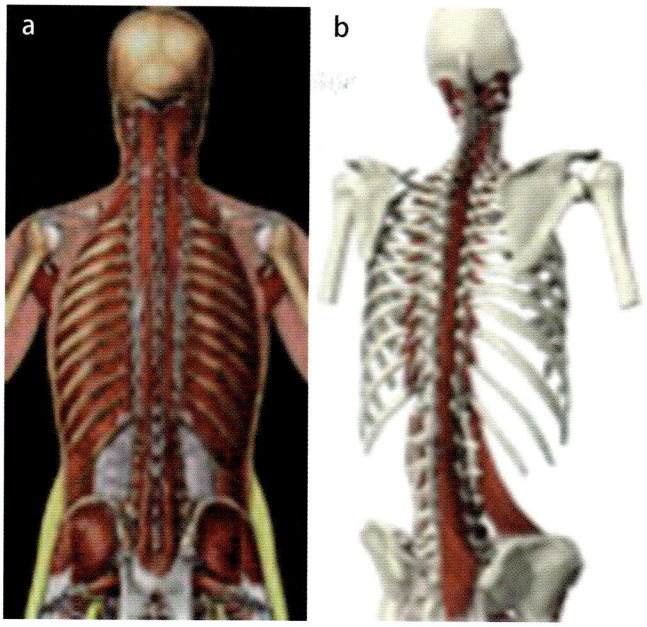

图 32.2 （a，b）多裂肌及其分布

平衡的发生。

32.4.3.3 保留脊柱后方结构的完整性

技术的进一步发展不仅关注骨和韧带结构，还关注肌肉的附着点和整个脊柱的稳定性。单侧椎板开窗双侧减压技术，只分离一侧、保留对侧肌肉。该技术的改进保留了更多的肌肉，采用肌肉分离技术，保留了中线骨、韧带、肌肉和肌腱等结构 [38]。

还有其他几种“保护”性腰椎管减压术式：

- 腰椎棘突劈开的椎板切除术 [39]（图 32.3）：将棘突于正中矢状面分开，保留其两侧肌肉附着点。通过中线椎板切开达到减压的目的。手术结束，重建中线结构时，复位棘突。
- 改良的单侧椎板切除双侧减压术 [40]（图 32.4）：棘突于矢状面分开，其中的一半牵至手术侧。所有肌肉附着点均保留。
- 管状牵开显微减压 [41]（图 32.5）：用扩张器和管状牵开器钝性分离肌肉，切除同侧部分椎板，于棘突下越过中线达到对侧，完成减压。有关技术的细节后面还将讨论。

尽管传统手术和微创手术的目的相同，但是其手术入路和原理不同。开放手术通过切除附着的肌肉暴露脊栏，而微创通过钝性分离或肌群间隙达到暴露脊柱的目的。因此与入路相关的损伤和保留肌肉的解剖位置和功能是微创手术和传统手术的主要区别。

32.5 微创单侧半椎板切除双侧减压技术

32.5.1 手术技术（图 32.6）

- 患者行全身麻醉，优先取膝胸体位（最大程度暴露椎管内容物），用定位针在透视下确定病变节段。
- 在中线旁 2 ~ 2.5 cm 处做一个与中线平行的 3 cm 左右切口。打开浅筋膜，牵开多裂肌，放置直径 22 mm 的管状牵开器通道。
- 通道斜置，在需要减压节段椎板的尾端，指向棘突基底（棘突和椎板连接处）（图 32.6）尽可能使用短通道，方便调节光线和手术器械的操作，这样，多裂肌的肌腱可得以保留。
- 导入手术显微镜，从同侧的棘突和椎板交界处的皮质骨开始磨除，须使用专用的高速磨钻，防止硬膜损伤（图 32.7）。
- 首先磨除棘突的基底和对侧椎板的腹侧面，磨除过程中，保留黄韧带在原位置，以防止硬膜被误伤。骨质结构切除后，使用

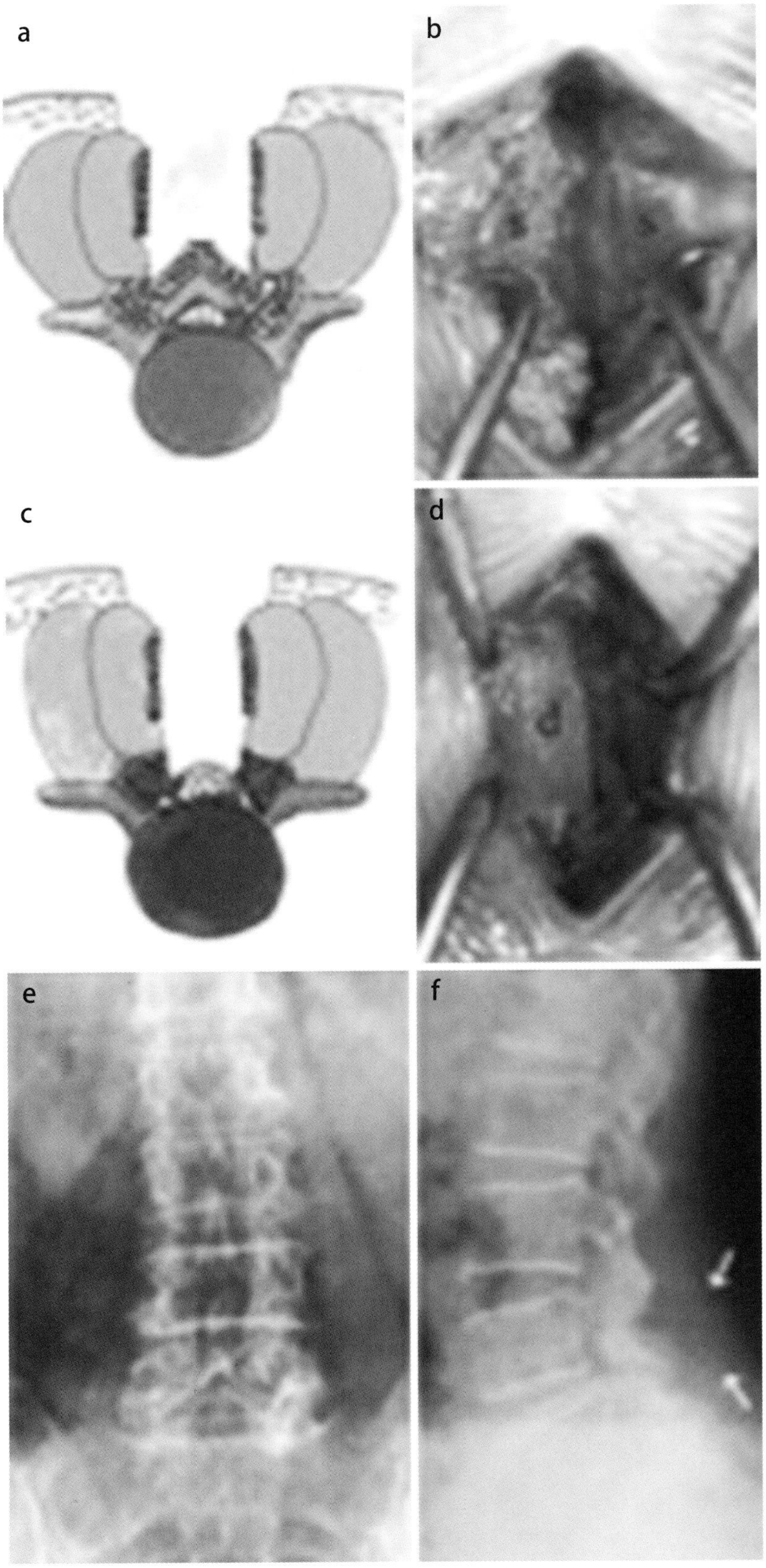

图 32.3　术中所见及 X 线显示，L4 棘突分开后 L4 ～ L5 节段减压。(a，b) L4 棘突在中线纵向切开，将其基底从 L4 后弓处分离，双侧椎旁肌依然附着于同侧被分开的棘突上。L3 ～ L4、L4 ～ L5 间的棘上韧带、棘间韧带也用手术刀纵向分开。小心剥离附着于 L4 椎板的肌肉，将棘突及其附着的肌肉向两侧牵拉，即可暴露出 L4 椎板。(c，d) 神经充分减压后，被切开的棘突通过缝合复位。术中照片 (b，d) 示分开的棘突和减压后暴露的硬膜。(e，f) 术后正侧位片示棘突存在（箭头所指处）

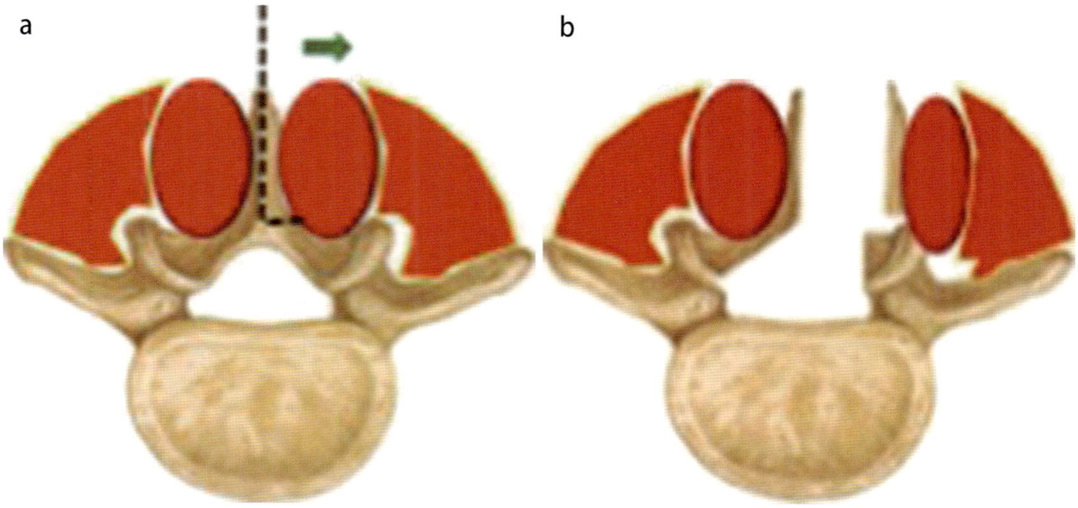

图 32.4　(a,b) 单侧椎板切除双侧减压

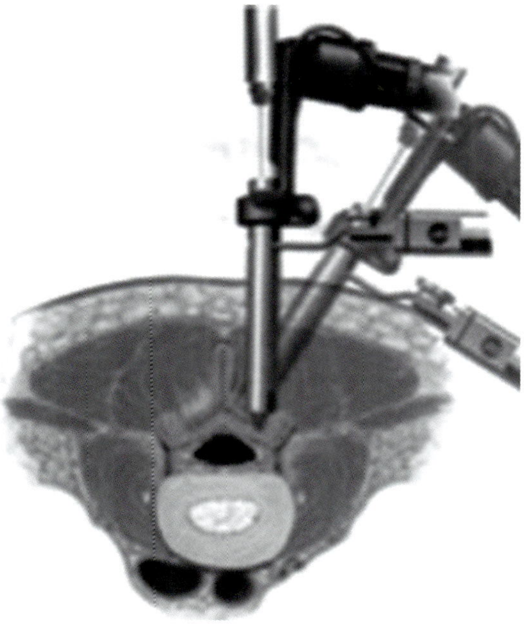

图 32.5　利用显微内镜技术操作的开始步骤，首先行单侧部分椎板及内侧关节突切除，通过调整内镜方向，达到对侧减压

Kerrison 咬骨钳去除黄韧带。

- 转换显微镜角度至对侧，显露侧隐窝，进一步使用磨钻、咬骨钳、髓核钳等进行减压。尽可能切除对侧上关节突内侧，尤其合并骨赘增生时。
- 这样可以从一侧棘突下经过棘突根部，达到椎管两侧减压的目的。双侧的神经根及硬膜同时获得减压。
- 多节段减压可以用可扩张通道或交叉 Crossover 技术，即利用普通通道，不同节段之间交叉从不同侧别进行减压。
- 分层缝合伤口，放置 48 h 引流管，骨切除后的残腔出血可压迫硬膜，残腔越大越容易。
- 术后当天即可下床活动，引流管保留 48 h，拔出引流管即可出院。

简而言之，腰椎管狭窄微创手术包含以下几个关键概念：

1. 更少的手术创伤，减少老年患者围术期并发症。
2. 保留多裂肌附着点和中线骨及韧带结构，避免医源性不稳（图 32.8）。
3. 老年患者由于年龄原因导致的腰椎前凸减少，微创部分椎板切除术对矢状位排列产生的影响很小。而传统的椎板切除术无论是对腰椎还是颈椎，都会导致医源性的脊柱后凸。

32.6　提示与技巧

- 使用微创技术时，从简单的病例做起，比如 L4 ～ L5 单节段腰椎管狭窄。
- 确保病变节段无明显的不稳。

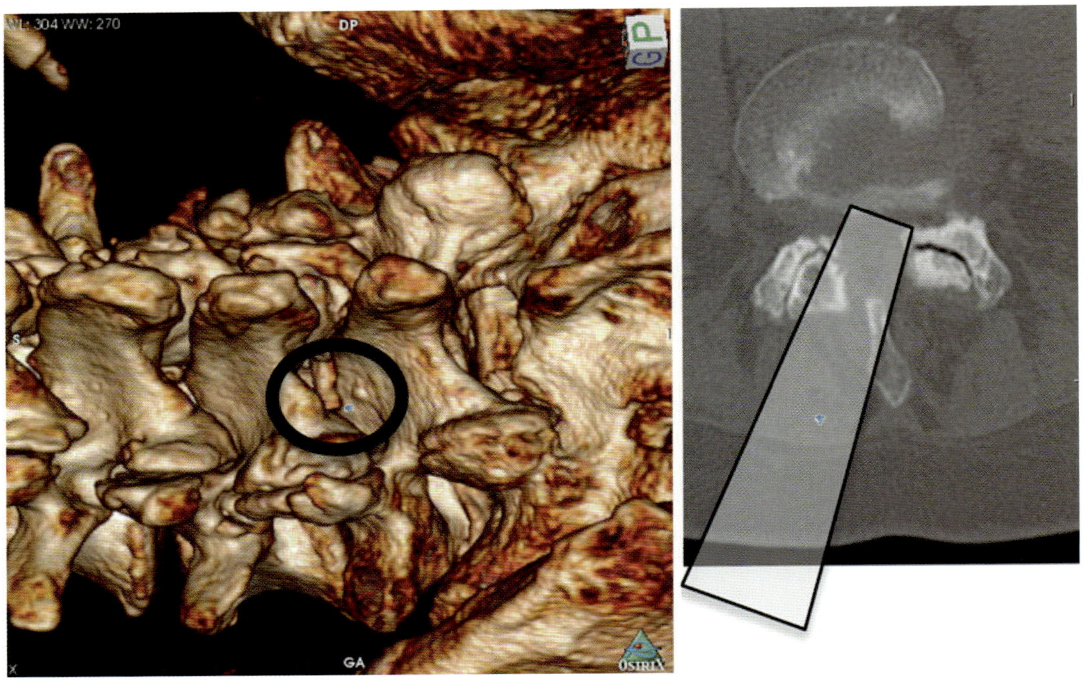

图 32.6 术前 CT 3D 重建，显示通道应放置的位置、方向（左图），以及通过微创手术能达到的减压范围（右图）

- 患者取膝胸体位，可最大程度地打开椎管。
- 第一次做微创手术时，多用透视，确保通道的位置准确。
- 固定好通道，同时不影响其转动。
- 在我们看来，显微镜相比于内镜，有其自身优势并能提供更好的视野。
- 使用磨钻保护器：硬膜轻微的损伤可用胶黏补，某些情况下，磨钻若撕破硬膜有可能是灾难性的，很难去修补。
- 磨除棘突 - 椎板连接处时，会发现很快就可以到达对侧。
- 切除的范围较小，引流管应放置到位，否则小的血肿都可导致切除腔内出血压迫圆锥。

作者关于循证证据的总结

基于循证考虑这个话题时，需要注意 3 点，手术治疗是否优于保守治疗？微创手术是否优于开放手术？是否需要内固定？

手术 / 保守治疗

- Matsudaira[42] 团队做了一项回顾性研究，共 55 位患者，对比手术治疗和保守治疗的效果。经过 2 年的随访，19 位患者只做了椎板切除术，20 位患者行椎板切除术加内固定，16 位患者进行药物治疗。两组手术治疗患者随访结果均明显优于药物治疗组患者，而是否进行内固定则无明显差异。
- 最近的一篇综述报告，对腰椎管狭窄和神经源性跛行患者的非手术治疗效果进行了评估。5 项临床研究对比了手术和各种非手术治疗的临床结果。一项研究发现，经过 2 年随访后，手术和非手术治疗对于疼痛的缓解无明显差异。其余 4 项研究均发现，手术治疗对于疼痛的缓解在任一时间段均明显优于非手术治疗，但行走能力无明显差别[43]。

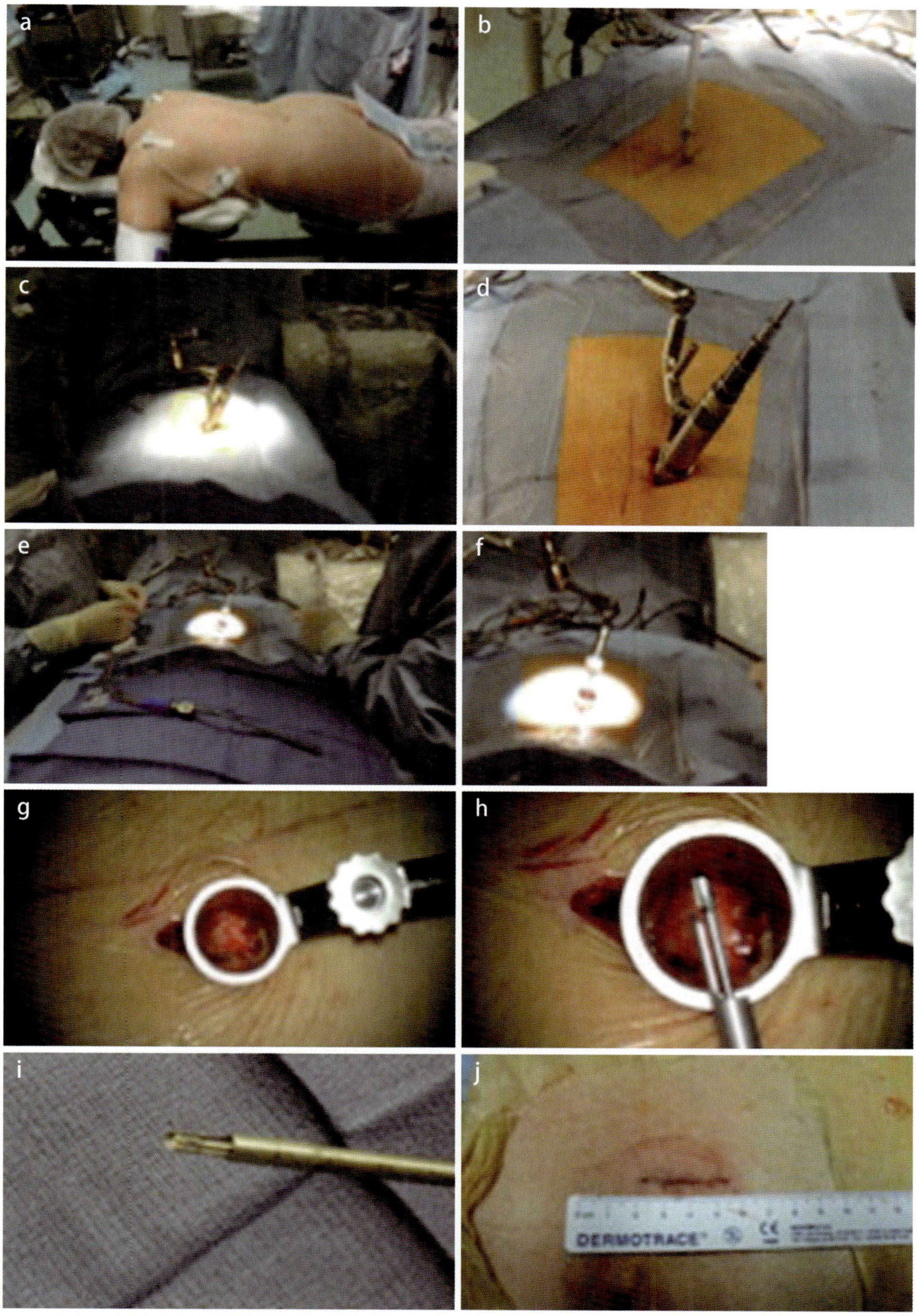

图 32.7 术前（a）体位（该病例使用了 Wilson 体位架）；（b）病变节段定位；（c）分离肌肉，放置通道；（d）注意通道的内侧；（e,f）管状牵开系统的放置；（g）显微镜下棘突椎板交界区；（h,i）用电钻磨除椎板 ；（j）皮肤缝合

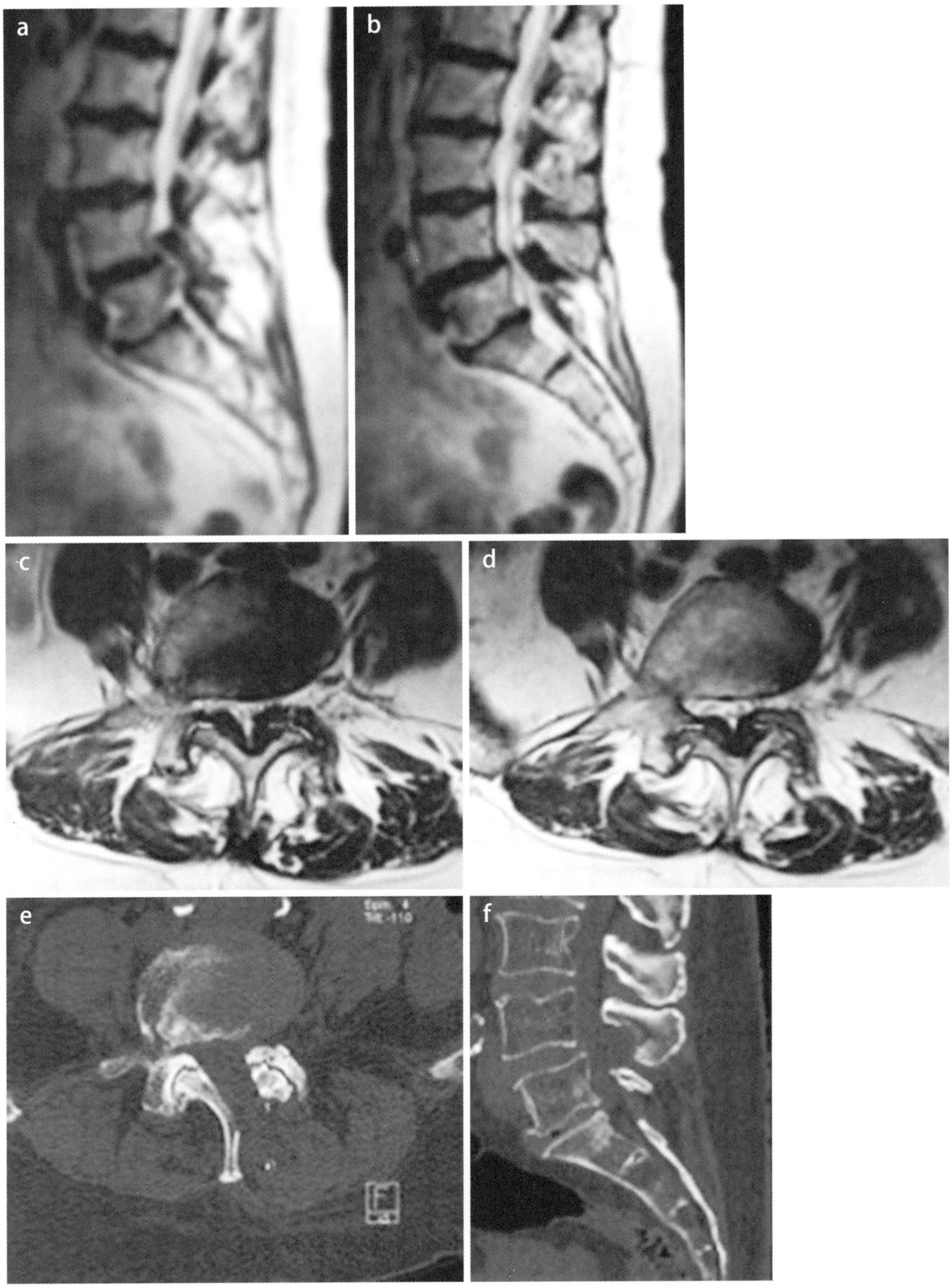

图 32.8 （a，d）术前 MR 示关节突关节及黄韧带增生导致的 L4 ~ L5 椎管狭窄；（e）术后 CT 轴位示，单侧侧隐窝减压，对肌肉创伤很小；（f）术后 CT 矢状位重建示中线结构保留；（g，h）术后 CT 三维重建，显示骨切除及骨窗经过中线

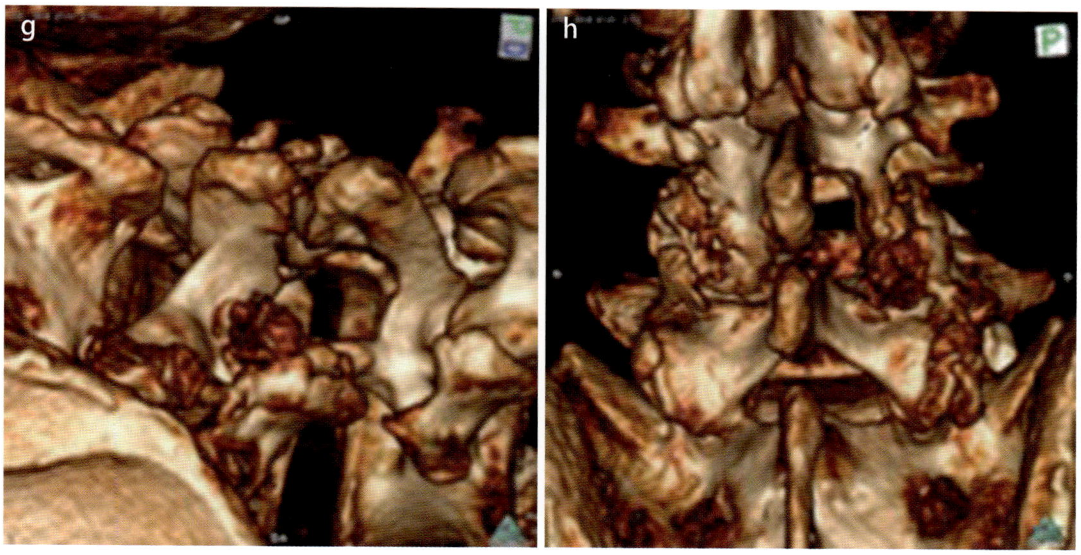

图 32.8（续）

• 尽管2010年SPORT研究提示，有症状的腰椎管狭窄患者手术治疗对于缓解疼痛和改善功能优于非手术治疗，但Cochrane系统评价表示，目前相关研究相对较少，仅有少量研究支持此结论。

微创 / 开放手术

目前，尚无证据（RCT研究）证明，对于退行性腰椎管狭窄患者微创手术治疗效果比开放手术好。然而，对于特定的患者（单节段或术前存在腰椎后凸），微创手术可能受益更多。来源于Cochrane的系统回顾，对比了单侧椎板切开双侧减压、双侧椎板切开和劈开棘突后椎板切开与传统的椎板切除术对患者的功能障碍、术后恢复和腿痛的治疗效果，但是证据等级很低。

内固定？

• Martin团队[44]发表的一篇系统回顾提示，至少1年随访时关节间融合组较单纯减压组效果好。内固定可提高融合率、减少假关节形成，但临床效果与融合未做内固定组相比无明显差别。
• 由Herkowitz和Kurz[12]组织的一项前瞻性研究结果显示，25位患者行单纯减压术，25位患者行减压加融合术。随访3年，相比于单纯减压术，减压加融合术对于患者腰痛和腿痛的改善效果显著。
• Gibson和Waddell的一项Cochrane系统评价[45]发现，对腰椎管狭窄患者行后路融合、前路融合、四周融合的效果，3项临床研究之间存在矛盾，难以得出有效结论。

迄今为止，对X线动力片无明显腰椎不稳的患者，仍无证据或指南支持对其行椎板切除术后应行融合术。然而，某些情况下还是可以考虑融合的，如椎板切除时切除了关节突关节，可推荐“预防性”融合。

（孙海梁　王作伟　译）

参考文献

1. Verbiest H (1954) A radicular syndrome from developmental narrowing of the lumbar vertebral canal. J Bone Joint Surg 36-B:230–237
2. Cavusoglu H, Kaya RA, Turkmenoglu ON, Tuncer C, Colak I, Aydin Y (2007) Midterm outcome after

unilateral approach for bilateral decompression of lumbar spinal stenosis: 5-year prospective study. Eur Spine J 16:2133–2142
3. Rosen DS, O'Toole JE, Eichholz KM, Hrubes M, Huo D, Sandhu FA, Fessler RG (2007) Minimally invasive lumbar spinal decompression in the elderly: outcomes of 50 patients aged 75 years and older. Neurosurgery 60:503–509; discussion 509–510
4. Turner JA, Ersek M, Herron L, Deyo R (1992) Surgery for lumbar spinal stenosis. Attempted meta-analysis of the literature. Spine (Phila Pa 1976) 17:1–8
5. Milhorat TH, Kotzen RM, Anzil AP (1994) Stenosis of central canal of spinal cord in man: incidence and pathological findings in 232 autopsy cases. J Neurosurg 80:716–722
6. Melancia JL, Francisco AF, Antunes JL (2014) Spinal stenosis. Handb Clin Neurol 119:541–549
7. Airaksinen O, Herno A, Turunen V, Saari T, Suomlainen O (1997) Surgical outcome of 438 patients treated surgically for lumbar spinal stenosis. Spine (Phila Pa 1976) 22:2278–2282
8. Atlas SJ, Deyo RA, Keller RB, Chapin AM, Patrick DL, Long JM, Singer DE (1996) The Maine Lumbar Spine Study, part III. 1-year outcomes of surgical and nonsurgical management of lumbar spinal stenosis. Spine (Phila Pa 1976) 21:1787–1794; discussion 1794–1785
9. Iguchi T, Kurihara A, Nakayama J, Sato K, Kurosaka M, Yamasaki K (2000) Minimum 10-year outcome of decompressive laminectomy for degenerative lumbar spinal stenosis. Spine (Phila Pa 1976) 25: 1754–1759
10. Katz JN, Lipson SJ, Larson MG, McInnes JM, Fossel AH, Liang MH (1991) The outcome of decompressive laminectomy for degenerative lumbar stenosis. J Bone Joint Surg Am 73:809–816
11. Tuite GF, Stern JD, Doran SE, Papadopoulos SM, McGillicuddy JE, Oyedijo DI, Grube SV, Lundquist C, Gilmer HS, Schork MA et al (1994) Outcome after laminectomy for lumbar spinal stenosis. Part I: clinical correlations. J Neurosurg 81:699–706
12. Herkowitz HN, Kurz LT (1991) Degenerative lumbar spondylolisthesis with spinal stenosis. A prospective study comparing decompression with decompression and intertransverse process arthrodesis. J Bone Joint Surg Am 73:802–808
13. Hopp E, Tsou PM (1988) Postdecompression lumbar instability. Clin Orthop Relat Res 227:143–151
14. Fox MW, Onofrio BM, Onofrio BM, Hanssen AD (1996) Clinical outcomes and radiological instability following decompressive lumbar laminectomy for degenerative spinal stenosis: a comparison of patients undergoing concomitant arthrodesis versus decompression alone. J Neurosurg 85:793–802
15. Johnsson KE, Willner S, Johnsson K (1986) Postoperative instability after decompression for lumbar spinal stenosis. Spine (Phila Pa 1976) 11: 107–110
16. Kleeman TJ, Hiscoe AC, Berg EE (2000) Patient outcomes after minimally destabilizing lumbar stenosis decompression: the "Port-Hole" technique. Spine (Phila Pa 1976) 25:865–870
17. Nakai O, Ookawa A, Yamaura I (1991) Long-term roentgenographic and functional changes in patients who were treated with wide fenestration for central lumbar stenosis. J Bone Joint Surg Am 73: 1184–1191
18. Tuite GF, Doran SE, Stern JD, McGillicuddy JE, Papadopoulos SM, Lundquist CA, Oyedijo DI, Grube SV, Gilmer HS, Schork MA et al (1994) Outcome after laminectomy for lumbar spinal stenosis. Part II: radiographic changes and clinical correlations. J Neurosurg 81:707–715
19. Weiner BK, Walker M, Brower RS, McCulloch JA (1999) Microdecompression for lumbar spinal canal stenosis. Spine (Phila Pa 1976) 24:2268–2272
20. Airaksinen O, Herno A, Kaukanen E, Saari T, Sihvonen T, Suomalainen O (1996) Density of lumbar muscles 4 years after decompressive spinal surgery. Eur Spine J 5:193–197
21. Armin SS, Holly LT, Khoo LT (2008) Minimally invasive decompression for lumbar stenosis and disc herniation. Neurosurg Focus 25:E11
22. Castro-Menendez M, Bravo-Ricoy JA, Casal-Moro R, Hernandez-Blanco M, Jorge-Barreiro FJ (2009) Midterm outcome after microendoscopic decompressive laminotomy for lumbar spinal stenosis: 4-year prospective study. Neurosurgery 65:100–110; discussion 110; quiz A112
23. Khoo LT, Fessler RG (2002) Microendoscopic decompressive laminotomy for the treatment of lumbar stenosis. Neurosurgery 51:S146–S154
24. Mariconda M, Fava R, Gatto A, Longo C, Milano C (2002) Unilateral laminectomy for bilateral decompression of lumbar spinal stenosis: a prospective comparative study with conservatively treated patients. J Spinal Disord Tech 15:39–46
25. Thome C, Zevgaridis D, Leheta O, Bazner H, Pockler-Schoniger C, Wohrle J, Schmiedek P (2005) Outcome after less-invasive decompression of lumbar spinal stenosis: a randomized comparison of unilateral laminotomy, bilateral laminotomy, and laminectomy. J Neurosurg Spine 3:129–141
26. Macnab I, Cuthbert H, Godfrey C (1977) The incidence of denervation of the sacrospinales muscles following spinal surgery. Spine 2:294–298
27. Sihvonen T, Herno A, Paljarvi L, Airaksinen O, Partanen J, Tapaninaho A (1993) Local denervation atrophy of paraspinal muscles in postoperative failed back syndrome. Spine (Phila Pa 1976) 18:575–581
28. Donisch EW, Basmajian JV (1972) Electromyography of deep back muscles in man. Am J Anat 133:25–36
29. Ward SR, Kim CW, Eng CM, Gottschalk LJ, Tomiya A, Garfin SR, Lieber RL (2009) Architectural analysis and intraoperative measurements demonstrate the unique design of the multifidus muscle for lumbar spine stability. J Bone Joint Surg Am 91:176–185
30. Kim CW (2010) Scientific basis of minimally invasive spine surgery: prevention of multifidus muscle injury during posterior lumbar surgery. Spine (Phila

Pa 1976) 35:S281–S286
31. Spetzger U, Bertalanffy H, Reinges MH, Gilsbach JM (1997) Unilateral laminotomy for bilateral decompression of lumbar spinal stenosis. Part II: clinical experiences. Acta Neurochir 139:397–403
32. Watanabe K, Hosoya T, Shiraishi T (2003) Spinous process splitting laminectomy preserving posterior musculo-ligamentous complex for lumbar spinal canal stenosis. Rinsho Seikei Geka 38:1401–1403
33. Weiner BK, Fraser RD, Peterson M (1999) Spinous process osteotomies to facilitate lumbar decompressive surgery. Spine (Phila Pa 1976) 24:62–66
34 Yong-Hing K, Kirkaldy-Willis WH (1978) Osteotomy of lumbar spinous process to increase surgical exposure. Clin Orthop Relat Res 134:218–220
35. McCulloch J (1991) Microsurgical spinal laminotomies. In: Frymoyer JW (ed) The adult spine: principles and practice. Raven, New York, pp 1765–1784
36. Young S, Veerapen R, O'Laoire SA (1988) Relief of lumbar canal stenosis using multilevel subarticular fenestrations as an alternative to wide laminectomy: preliminary report. Neurosurgery 23:628–633
37. Hong SW, Choi KY, Ahn Y, Baek OK, Wang JC, Lee SH, Lee HY (2011) A comparison of unilateral and bilateral laminotomies for decompression of L4-L5 spinal stenosis. Spine (Phila Pa 1976) 36:E172–E178
38. Thongtrangan I, Le H, Park J, Kim DH (2004) Minimally invasive spinal surgery: a historical perspective. Neurosurg Focus 16:E13
39. Watanabe K, Hosoya T, Shiraishi T, Matsumoto M, Chiba K, Toyama Y (2005) Lumbar spinous process-splitting laminectomy for lumbar canal stenosis. Technical note. J Neurosurg Spine 3: 405–408
40. Liu X, Yuan S, Tian Y (2013) Modified unilateral laminotomy for bilateral decompression for lumbar spinal stenosis-technical note. Spine (Phila Pa 1976) 38:E732
41. Guiot BH, Khoo LT, Fessler RG (2002) A minimally invasive technique for decompression of the lumbar spine. Spine (Phila Pa 1976) 27:432–438
42. Matsudaira K, Yamazaki T, Seichi A, Takeshita K, Hoshi K, Kishimoto J, Nakamura K (2005) Spinal stenosis in grade I degenerative lumbar spondylolisthesis: a comparative study of outcomes following laminoplasty and laminectomy with instrumented spinal fusion. J Orthop Sci: Off J Jpn Orthop Assoc 10:270–276
43. Ammendolia C, Stuber KJ, Rok E, Rampersaud R, Kennedy CA, Pennick V, Steenstra IA, de Bruin LK, Furlan AD (2013) Nonoperative treatment for lumbar spinal stenosis with neurogenic claudication. Cochrane Database Syst Rev (8):CD010712
44. Martin CR, Gruszczynski AT, Braunsfurth HA, Fallatah SM, O'Neil J, Wai EK (2007) The surgical management of degenerative lumbar spondylolisthesis: a systematic review. Spine (Phila Pa 1976) 32: 1791–1798
45. Gibson JN, Waddell G (2005) Surgery for degenerative lumbar spondylosis. Cochrane Database Syst Rev (4):CD001352

33 退变性脊柱滑脱

Antonio A. Faundez and Jean-Charles Le Huec

33.1 引言

脊柱滑脱（spondylolisthesis，SPL）源于希腊语 *spondylos*（椎骨）和 *olisthesis*（滑动），定义为上位椎体相对于下位椎体发生向前或向后的滑移（图 33.2）。

成人最常见的脊柱滑脱类型为退变性和峡部裂型[1-3]。

从流行病学角度出发，最常见的类型为退变性脊柱滑脱，发病率为 5% ~ 8%[4,5]。退变性脊柱滑脱（degenerative spondylolisthesis，DSPL）是椎间盘发生退变的结果，以椎间高度丢失导致的一连串后果为特点。首先表现为关节突关节面不均匀的变化，这样就会或多或少地引起对称性的骨关节炎改变。关节突增生使关节之间发生分离，导致上位椎体向前方滑动（脊柱滑脱）。这种现象常见于 Roussouly 4 型脊柱（见第 39 章和图 33.3），其他现象可以代偿这种滑脱。对我们脊柱外科医生来说，非常重要的是将脊柱滑脱（包括退变性和峡部裂型）理解为脊柱后凸性病理改变。

根据病因学（Wiltse）[2] 或者滑脱程度[1,6] 对脊柱滑脱进行了各种分类。退变性脊柱滑脱时，受关节突的限制，椎体间的滑脱度不会超过 50%。

成人脊柱滑脱的现代治疗方法包括对脊柱骨盆参数、脊柱形态和矢状面平衡等方面的详细分析，以确保治疗效果的可持续性[7]。

作者建议学习本章之前先阅读第 39 章内容，因为可能经常提到，但本章对所有脊柱相关参数和 Roussouly 脊柱分型等不再进行重复叙述。

本章将重点讨论退变性脊柱滑脱（DSPL）。因峡部裂引起的脊柱滑脱在病理生理学和外科治疗策略上完全不同，我们将在其他单独的章节（第 35 章）中讨论这种病理过程。

33.2 病理生理学

33.2.1 根据滑移程度分型（Taillard）

大多数情况下，腰椎滑脱是根据滑移的程度进行分型的（图 33.2）。

33.2.2 退变性脊柱滑脱的病因学

尽管有时候发现关节突关节炎比椎间盘退变出现得更早，但脊柱的生理性退变多数情况下始于椎间盘。腰椎间盘退变主要受遗传因素驱动，机械性压力对退变性损伤的启动或进展仅有着少许的影响[8,9]。腰椎间盘高度的丢失会对关节突的滑膜软骨结构产生额外的压力，并继而导致后方关节发生滑移。这种情况下可以出现关节炎，并且受关节方向的影响（关节面方向）[10,11]。近来对腰椎的生物力学研究表明，搬重物时，L4 ~ L5 节段前后平移比 L5 ~ S1 节段明显[12]。此外，L4 ~ L5 关节面的方向更接近于矢状，而 L5 ~ S1 更接近于冠状。Roussouly 1 和 4 型脊柱中，L5 较其他类型更加前倾，因此更容易发生向前方滑移（图 33.1）。这些发现或许能够解释为

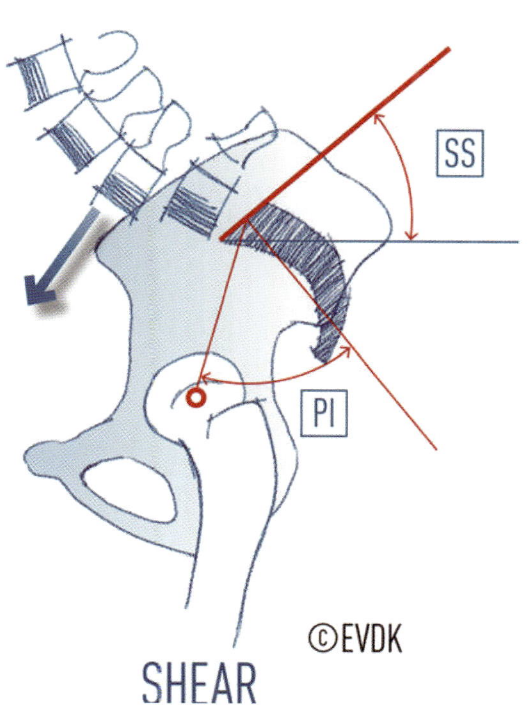

图 33.1　剪切力（尤其在 L4 ～ L5 节段）能够导致局部不稳定并出现退变性脊柱滑脱，尤其是骨盆入射角大的患者

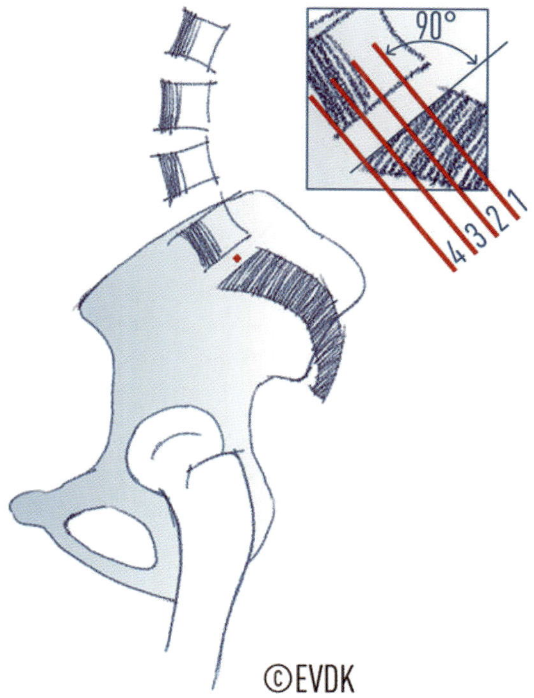

图 33.2　根据下位椎体的终板进行滑脱分度：本例为 L5 ～ S1 节段。在 5 型滑脱（椎体前移），上位椎体后缘向腹侧大大超过下位椎体的前缘，这种情况不会出现在退变性脊柱滑脱中，仅见于峡部裂型脊柱滑脱

何在退变性脊柱滑脱中，L4 ～ L5 节段比其他节段更容易受到影响。实际上，关节突关节的方向对 L5 ～ S1 具有保护作用，由于 L4 ～ L5 节段位于腰椎前凸的顶点，其关节面的方向更接近于前后位，因此，在 L4 ～ L5 节段上所受垂直应力最大，这成为退变性后凸畸形的启动因素。

骨赘增生引起关节面逐渐脱位，连同椎间盘退变引起过度活动一起，导致退变性脊柱滑脱。滑脱既可能是前脱位，也可能是后脱位，后者的发生率不高，一旦发生，往往多见于腰曲顶椎上方的一个节段。腰椎滑脱产生病理性脊柱形变，导致局部后凸畸形，对于整体脊柱矢状位平衡可能产生影响（图 33.3a）。如果病变累及多个脊柱节段，将导致脊柱严重的矢状位失平衡（图 33.3b）。椎间盘和关节突的非对称性退变引起椎体旋转，这样就会出现新发的成人退变性脊柱侧凸 [13]。

评估腰椎退变性滑脱时，很重要的一点是将脊柱作为整体而非仅注意局部缺陷（图 33.3a，b）。对脊柱进行分析及手术时，矢状面上的平衡比冠状面上的平衡更加重要。矢状面的平衡和脊柱形态是以不同的参数为特征的 [14]（见第 39 章和第 40 章）：

- 腰椎前凸是由骨盆入射角（pelvic incidence，PI）确定的。
- 胸椎后凸是由腰椎前凸确定的。
- C7 的铅垂线理想情况下应该经过骶骨终板。
- 理想的脊柱骶骨角（spinosacral angle，SSA）应为 135°±8°。

在无症状的人群中，腰椎间盘均处于前凸位 [15,16]。顶椎以下椎间盘高度的丢失引起生理性前凸的丢失，因此腰椎退变是一个逐渐后凸的过程。后方关节突的退变将引起骨赘增生，使上位椎体容易向前滑移（前滑脱）。向前滑脱导致节段性前凸及整个腰椎前凸的明显丢失，如果滑脱涉及多个节段，这种前凸的丢失将更加严重。

为了代偿下方的病变椎间盘所造成的前凸丢失，上方正常的椎间盘会出现过度前凸。这种代偿受到前纵韧带拉伸和关节突的限制。过度前凸引起的椎体后倾可能引起疼痛。

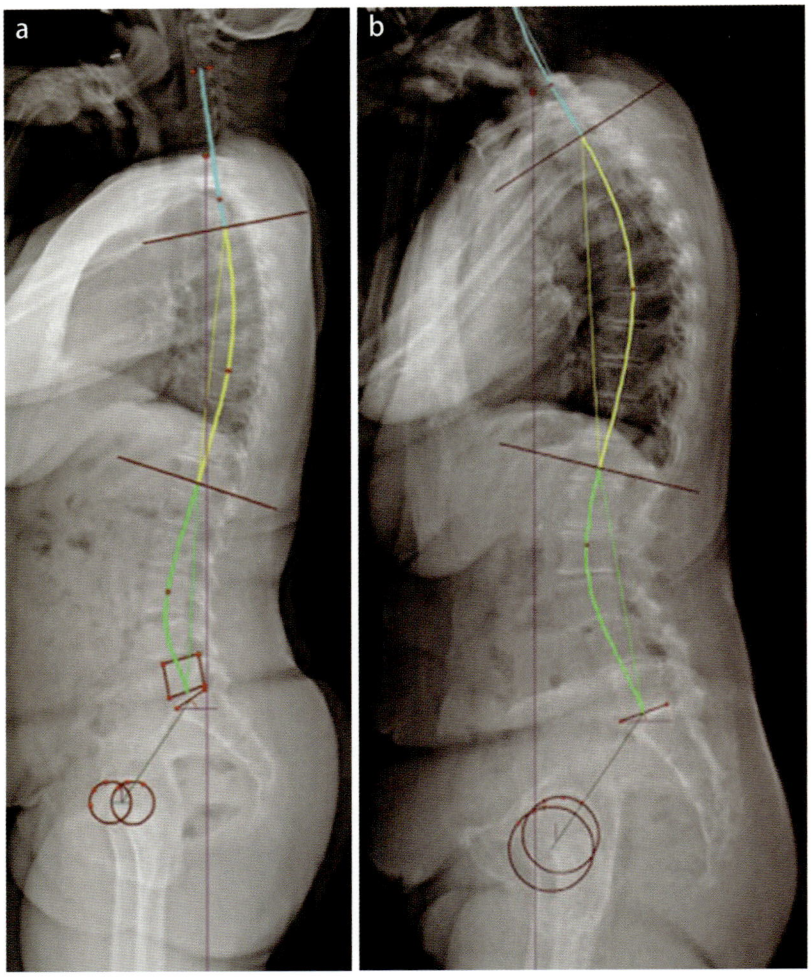

图 33.3 （a）全脊柱 X 线（ESO 影像），L4 ～ L5 节段 2 度退变性脊柱滑脱（DSPL）患者的矢状面影像。该患者骨盆入射角大（PI > 60°），对整个脊柱的平衡影响很小，C7 铅垂线经过骶骨。（b）多节段 DSPL 患者（骨盆入射角大）的腰椎放射学影像，有节段性腰椎后凸（L4 ～ S1）及矢状位失平衡（C7 铅垂线位于股骨头的前方）。此时手术治疗策略与平衡状态下的完全不同：理想状态下，此患者需要行 L4 节段的椎弓根截骨术和长节段的关节融合术，以达到最佳的矫正效果

最初椎间盘机械压力的改变，可以引起退变加速及椎体后下角的逐渐移动。基于关节面的不同方向，可能发生：

- 前脱位引起椎间盘的前方张开，椎体后下角压在下位椎体的上终板。这是一种代偿性现象，体现脊柱失衡的严重性。这一现象称之为“倚背征（leaning back sign）”，类似滑雪者在厚厚的积雪中向后倾斜的状态（图 33.4a，b）。尽管这是矢状面失衡代偿机制的典型特点，但这种征象却从未被描述过。这种“倚背”的结果是椎间孔的狭窄及潜在的神经根受压。骨盆入射角和骶骨倾斜大时（Roussouly 4 型，图 33.5），腰骶区承受的垂直剪切力也更明显。
- 后脱位最常见于腰椎前凸顶椎头端的节段，伴有椎间盘的前方张开（图 33.6a，b），以及椎体向后数毫米的移位，导致椎间孔的轻微狭窄。

任何由于椎间盘塌陷所导致的腰椎前凸丢失都将引起代偿性机制的发生，目的在于维持最符合人体工程学的矢状面平衡。有几种不同的代偿机制（图 33.7），可能发生在数个节段上，也不遵循特定的顺序 [17-19]。

- 骨盆：骨盆能够围绕着股骨头在矢状面上进

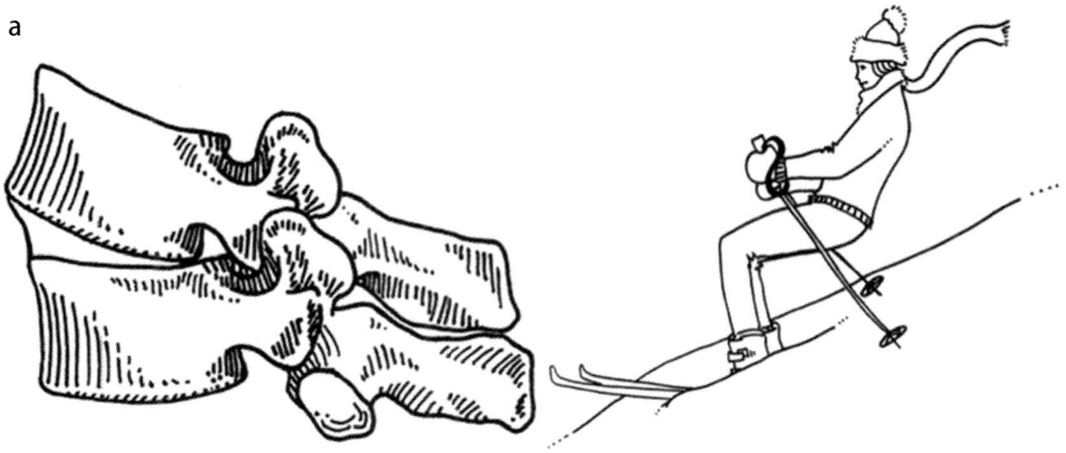

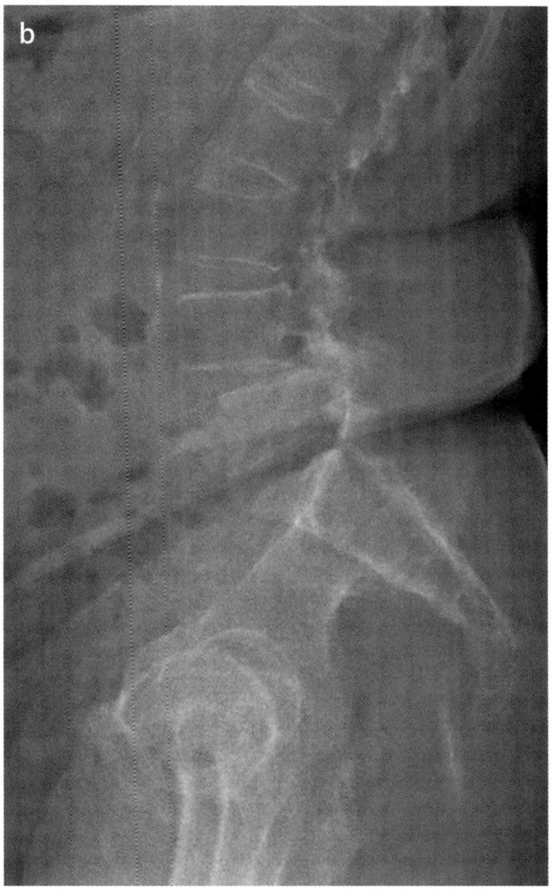

图 33.4 （a）（左）倚背征：是一种节段性前凸的代偿性机制，表现为上位椎体前滑脱伴有椎间盘间隙前方张开，以及其后下方终板向下位椎体的上方终板倚靠。（右）可以与滑雪者在深雪中相比。此征源自于椎旁肌收缩。（b）腰椎侧位 X 线片显示 L4 ～ L5 节段的倚背征

行旋转，骨盆后旋（pelvic retroversion）是对于矢状位失平衡的代偿性反应，其角度受到骨盆入射角（pelvic incidence，PI）的限制：PI 数值越高，骨盆可能后旋的范围越大。在这个过程中，髋关节处于伸展状态（图 33.7），骨盆后旋受髋关节伸展程度的限制。

- 椎旁肌：通过增加椎旁肌肉的持续收缩可以对抗矢状面上的失衡，但这意味着更大的能量消耗，并导致肌肉疲劳，限制了我们的耐力和行走距离[14]。在胸段，可以出现典型的代偿性后凸变小，甚至出现胸椎前凸。
- 膝关节屈曲：当骨盆或脊柱节段的代偿能力到达极限时，还可以通过屈膝来保证身体的重心处于平衡位置（例如，脊柱前倾时，可以通过屈膝达到平衡，而伸膝会加重失衡，躯体将前倾）。

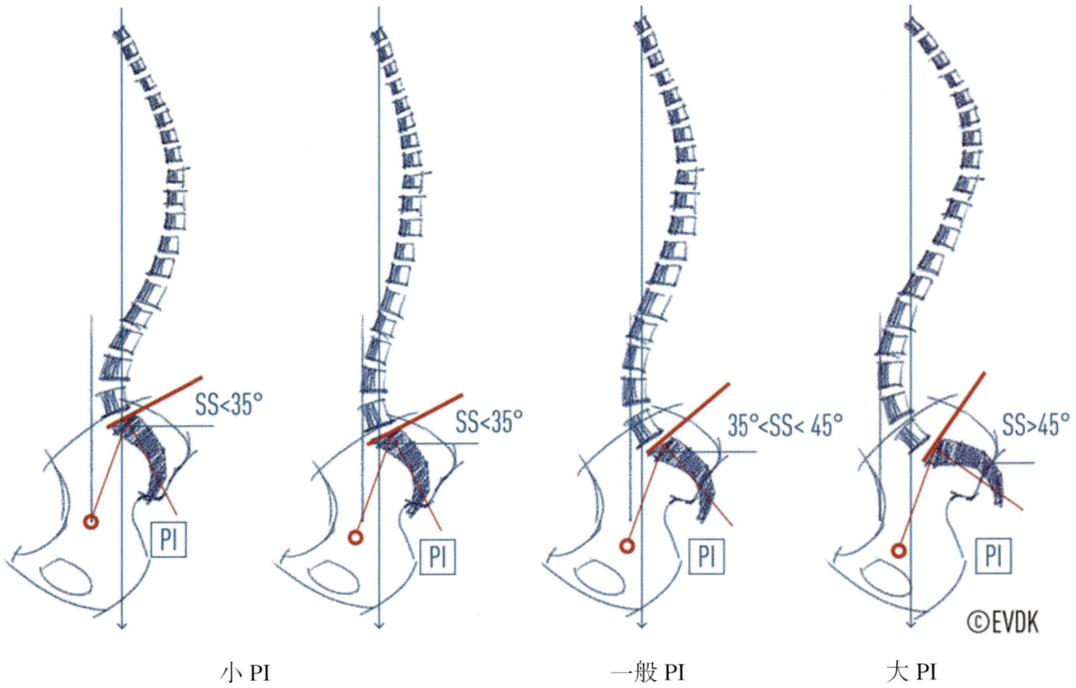

图 33.5 Roussouly 分级

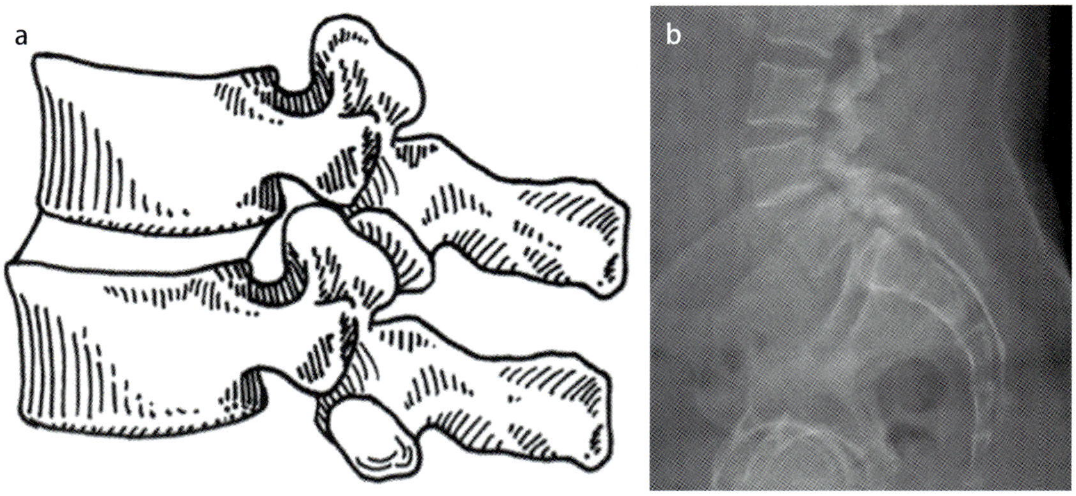

图 33.6 （a）经典后滑脱示意图。（b）腰椎侧位 X 线片显示 L3 ~ L4 节段的后滑脱伴有椎间隙前方张开，下方节段出现代偿性的退变性前滑脱（L4 ~ L5）

认识这三种代偿性机制对于临床和放射学都很重要。DSPL 是一种节段性后凸疾病，明确是否伴有脊柱整体矢状面上的失衡非常重要。SPL 邻近节段代偿的存在与否将影响着治疗的策略（图 33.3b）[20]。

并非所有的 DSPL 都出现临床症状。症状的出现表现为不同程度的功能障碍，可以表现为单纯的机械性腰背痛，或者同时伴有单根或多根神经受压症状，甚至出现神经源性跛行。慢性腰背痛可以来源于椎间盘、肌肉和关节突的炎症。椎间孔狭窄可以引起神经根症状，而椎管狭窄引起神经源性间歇性跛行。椎间盘退变及椎间高度的降低同时引起椎间孔的高度的降低，而椎体的滑移减少了椎间孔和椎管内部的空间。滑移、关节

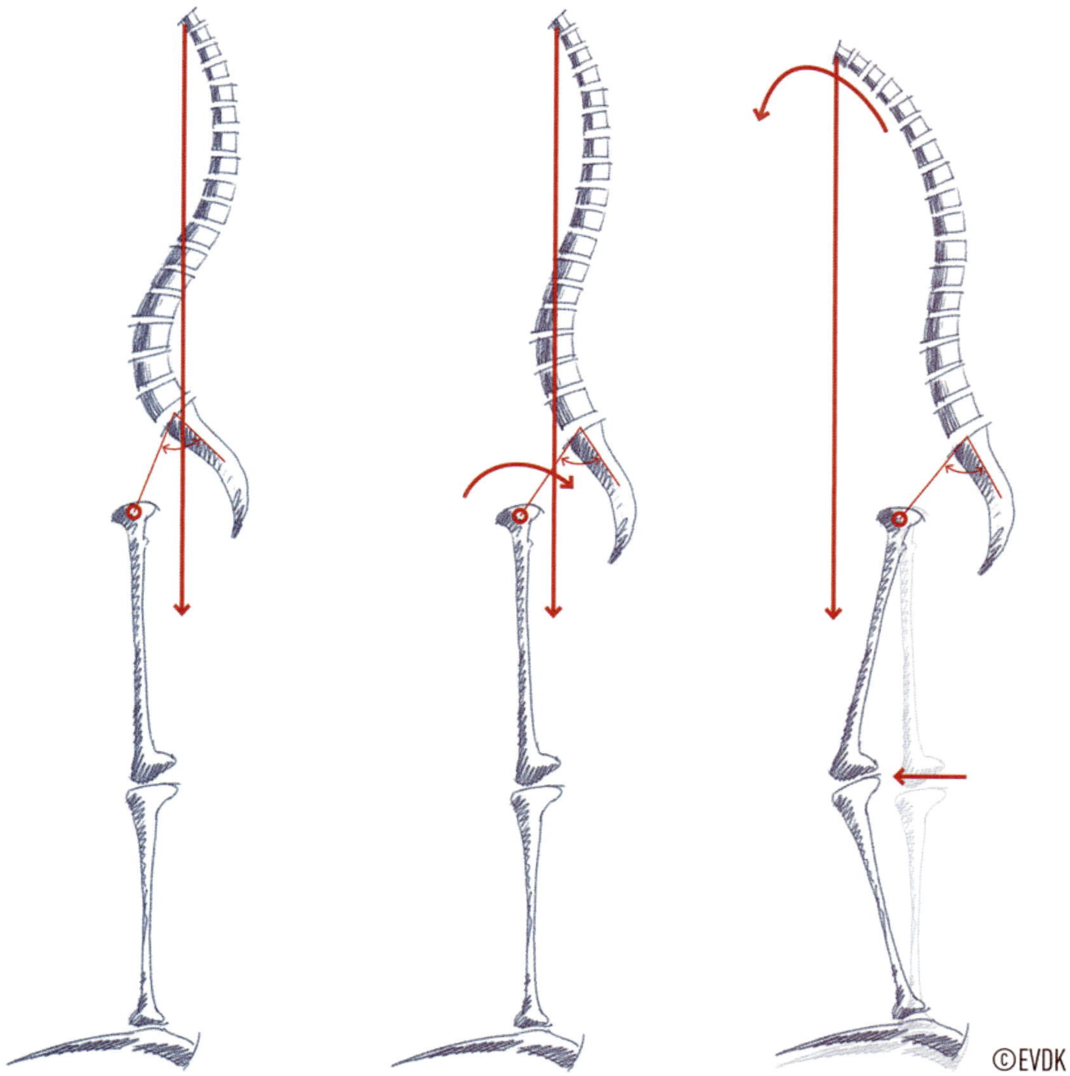

图 33.7 随着年龄老化出现的退变性脊柱滑脱的代偿机制：骨盆的后旋、臀部的伸展和膝关节屈曲

突增生，以及随后发生的黄韧带肥厚使得椎管的直径变小。

这些力学机制表现为患者在站立和行走时出现典型的临床症状，当身体后伸时症状加重，向前屈曲时缓解，躺下时消失。因此，这些患者的主诉往往是慢性机械性腰背痛，有时伴有神经根症状和（或）神经源性间歇性跛行（见第 23 章）。

33.3 手术适应证

应该先行至少 3 个月的非手术治疗，当保守治疗无效且腰背部疼痛和神经源性跛行引起严重障碍时，则建议行手术治疗。没有高级别的循证医学证据明确回答如何选择保守治疗方式或者不同的手术方式。

DSPL 时后弓跟椎体并无分离，上位椎体向前滑脱必然伴随着椎管容积的减小。手术治疗的主要目的应该包括：

- 马尾神经和相应神经根减压。
- 稳定失稳节段。
- 恢复脊柱曲度，最大限度地保持脊柱的人体工程学平衡；增加相应椎体之间的骨接触，以促进骨融合。

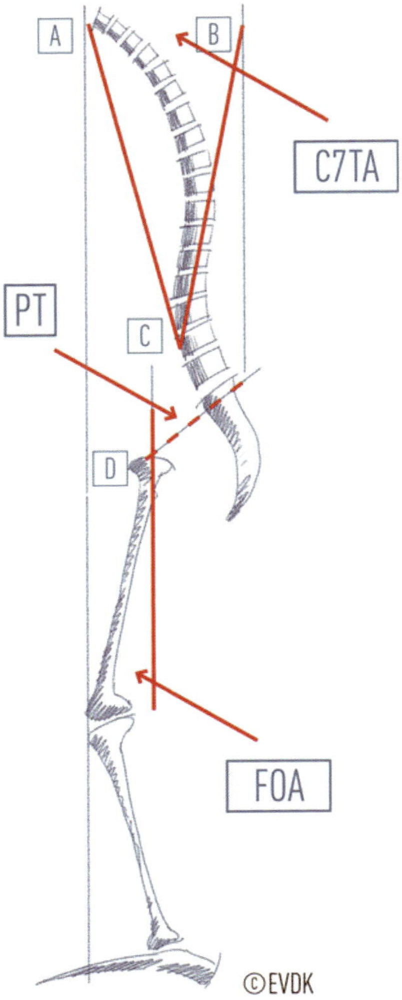

图 33.8 FBI 测量方法。(A) 实际的 C7 位置，(B) 理想的 C7 位置，(C) 模拟截骨角度，(D) 股骨头的中心。C7TA 在 A，C 和 B 中测量的 C7 移位角度，PT (pelvic tilt)。骨盆旋转，FOA (femur obliquity angle)。股骨倾角，通过 D 的垂线和股骨解剖轴测量。FBI 角 = C7TA+PTCA+FOA，PTCA 是 PT 的代偿角度，意味着如果测量的 PT < 25°，则 PTCA=5°；如果测量的 PT > 25°，则 PTCA=10°(PTCA 由 Le Huec 等 [19] 发表的研究结果确定)

33.3.1 手术策略

从生物力学角度出发，情况相对简单，手术前需要明确是否存在矢状位失平衡的代偿。另外，需要指出的是，由于关节突的限制，退变性脊柱滑脱的程度绝对不会超过 50%。

平衡状态良好的 DSPL，或是矢状面上失衡存在代偿的 DSPL，很少需要或没有必要纠正腰椎的前凸。根据是否合并其他因素，如内科疾病等，可以考虑采用微创手术进行减压（椎板切开、椎板成形或者椎板切除术）(图 33.3a)。做这类手术时，术者应该尽量减少对脊柱后方结构的损伤，避免发生进一步的滑移。尽管目前还缺乏相关的证据，我们推荐微创的手术方式（第 32 章）。

如果影像学显示存在矢状位失平衡的代偿，至少恢复局部椎体曲度，甚至是腰椎曲度是很有必要的。需要时，可以在适当的减压术后辅以内固定，例如椎弓根钉棒系统（图 33.3b）。

手术矫正脊柱曲度的目的在于矫正腰椎前凸的丢失，同时恢复局部脊柱至接近于正常的解剖结构。后者可以根据患者的个体化骨盆入射角和相应的 Roussouly 理想脊柱曲度来决定（图 33.5）(见第 39 章)。我们力求将脊柱恢复到 DSPL 发生之前的最初力学情况下。以下公式是恢复生理前凸参数的简单原则：

- 理论上腰椎前凸（L1 ~ S1）=LL=1/2PI+28°
- 节段性脊柱前凸 L4 ~ S1= 理论上腰椎前凸的 2/3

如果存在由于多节段退变相关的矢状面明显失衡时，有多种协助我们确定腰椎前凸复位程度的计算方法。我们最喜欢的是 Le Huec 等 [21] 描述的基于诸多脊柱骨盆参数的全平衡指数（full balance index，FBI)。FBI 可以评估获得理想的矢状面平衡所需要恢复腰椎前凸的程度。它不仅考虑到从 C7 椎体投射的垂直线（C7 铅垂线），而且还考虑到了骨盆的后旋（pelvic tilt，骨盆旋转）和股骨倾斜（与屈膝有关），这是矢状面平衡失代偿机制的两个重要参数（图 33.8）[20]。

然而，腰椎后凸矫形无法预测矫正后胸段脊柱的变化情况。这需要借助胸椎的动力位 X 线，胸椎后凸曲度变小，但肌肉活动良好还是强直性脊柱僵硬可以很容易辨别。在进行 DSPL 的每种手术治疗前，上述情况都应该给予考虑。行脊柱固定术时，术前应该对理想的腰椎曲线进行计算，术中测量理想的脊柱前凸指标，这样钛棒就位后，可获得良好的放射学和临床结果。

编者注

治疗脊柱疾病时，除了对椎管内部结构进行减压外，脊柱固定是手术的另外一个关注点。所有固定手术的最终目标是融合。为了实现这一目标，有诸多提高融合程度的方法。当考虑不同的手术技术和（或）入路时，术者首先应该评估这种方式是否妨碍融合。尽管多数情况下均能够获得融合，但不融合也不意味着术后一定会出现疼痛，而融合也并不能保证会获得更好的临床治疗效果。尽管如此，融合还是应该被视为固定手术的最佳结果。因此，可以说融合是手术操作的结果，而非操作本身。然而，许多腰椎内固定手术描述为“融合（fusion）”手术，例如后路腰椎椎体间融合术（PLIF）、经椎间孔腰椎椎体间融合术（TLIF）和前路腰椎椎体间融合（ALIF）术。本书中，我们尝试使用关节固定术（arthrodesis）来描述这一操作，而将“融合”描述为术后理想的治疗结果，即两个（或多个）邻近椎体之间形成连续性骨桥，可以在矢状位和（或）冠状位CT薄层骨窗扫描清楚显示。我们意识到，纠正那些被广泛使用的“老”术语需要一段时间，但我们还是建议将一些常用的描述，如PLIF更改为PLIA（posterior lumbar interbody arthrodesis，后路腰椎椎体间关节固定术）。当然，在本书中，我们尊重不同作者的喜好。

33.4 恢复腰椎前凸的手术技术

33.4.1 后路手术

成年患者采取俯卧位。避免术中腹部受压很重要，这将保证下肢和骨盆静脉回流不受影响，可以减少术中出血。为了达到这一目的，可以使用多种类型的手术床。我们喜欢使用的手术床之一是Jackson床（OSI，日本东京）。它由碳制框架组成，能够提供4个患者的软支点，使其腹部完全悬空，可以自然产生腰椎正常生理前凸。这种体位对于神经结构的减压要求更高，但对于固定手术，如果采取胸膝位，则无法获得更好的效果。

33.4.2 经椎间孔腰椎椎体间融合术

经椎间孔腰椎椎体间融合术（transforaminal lumbarInterbody fusion，TLIF）技术由Harms等报告，包括经椎间孔尽可能向椎间隙前方放置椎体间融合器或植骨块[22,23]（图33.9a）。椎弓根螺钉和连接棒可以允许进行后方加压操作，能够获得多达8°～10°的节段性前凸（Cantilever技术），明显优于PLIF技术。这种技术需要完全切除单侧关节突关节（Smith-Petersen截骨术，SPO）来植入椎间融合器。如果需要最大限度地矫正节段性前凸，也考虑完全切除对侧的关节突关节（见章节33.4.4）。

- 手术入路采用传统的后正中切口和肌肉分离牵开，或者改良的双侧微创Wiltse入路（不损伤肌肉，而是用手指钝性分开多裂肌和最长肌之间的无血管界面），或者采取单侧微创关节突切除术、椎间融合器和同侧螺钉植入术对侧经皮螺钉植入术。
- 经椎间孔切除椎间盘应尽可能彻底，以获得最大面积的椎体间融合区域，并植入尽可能大的椎间融合器（前方高，结合后方固定及加压能够获得最大的前凸角度）（图33.9a）。
- 尽管目前没有指南或证据表明哪种椎间隙植入材料更好，我们通常尽可能地向椎间隙内填充源自切除关节突的松质骨来获得良好的融合。倾斜植入椎间融合器并旋转到达最佳的前方位置。尽量将椎间融合器锁定于椎间隙的前方，尽可能植入最大高度的椎间融合器，这样可以获得较大的加压杠杆力臂，能够最大限度地恢复节段性前凸（图33.9a,b,c）。

33.4.3 后路腰椎椎体间融合术

后路腰椎椎体间融合术（posterior lumbar interbody fusion，PLIF）通常在椎板切除术后并排植入两个椎体间融合器，我们认为这种术式存在以下缺点：

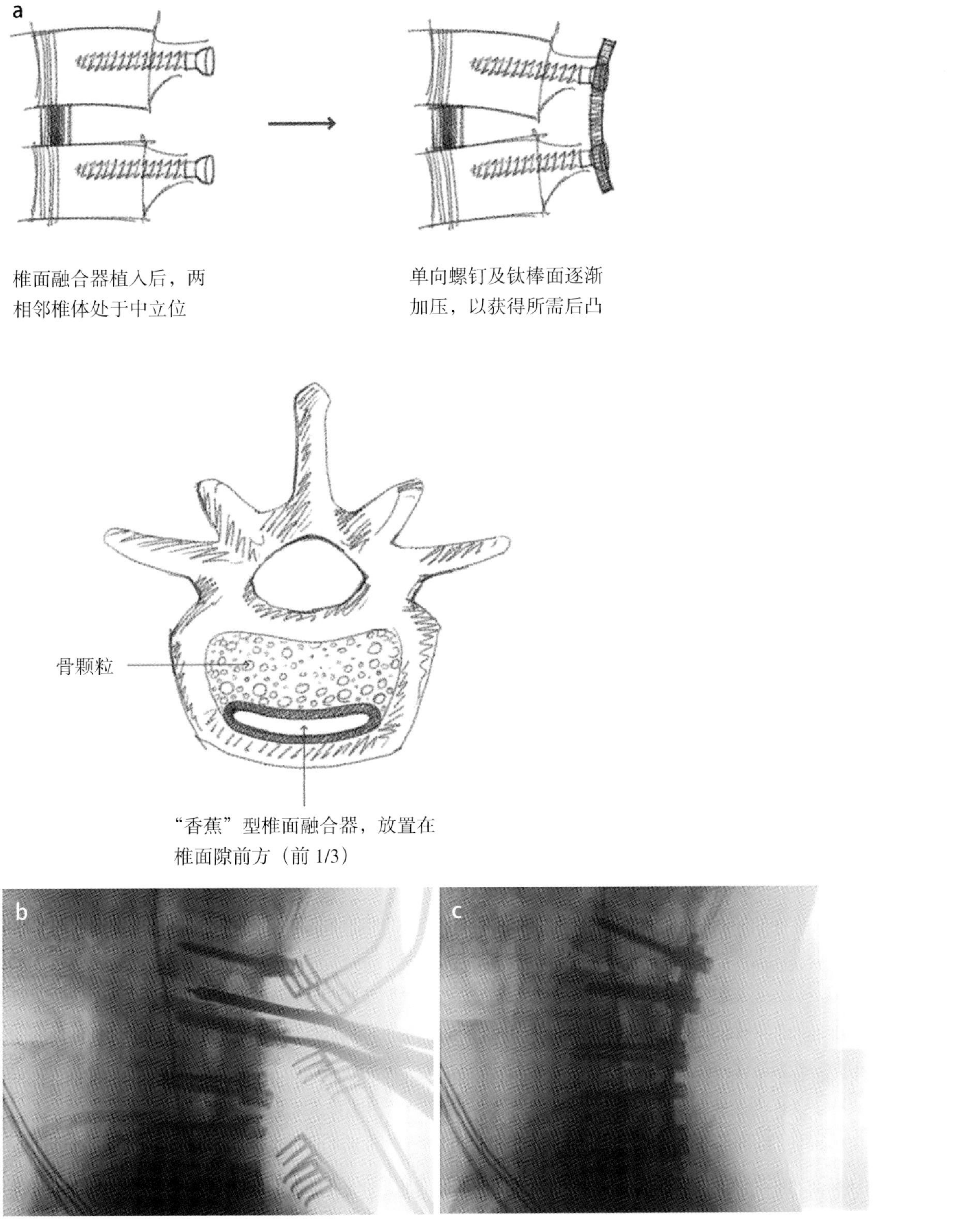

图 33.9 （a）TILF 和椎弓根间截骨术（ICO）中椎间融合器的正确放置：椎间隙的前 1/3。植骨块可以被填塞在椎间融合器的侧方和后方。TILF 和 ICO 之间的差别在于，ICO 需要对双侧关节突行最大限度的切除。（b）术中侧位影像，显示椎弓根螺钉和准备将椎间融合器放置于椎间隙的前 1/3。（c）术中侧位影像显示通过椎弓根螺钉进行后方加压，这例 ICO 在 L2 ~ L3 节段获得了 15° 的节段性前凸角（旋臂技术）

直接显露神经结构和硬脊膜，增加了硬膜撕裂和术后纤维化程度。

椎间融合器的位置过于偏向椎间隙的后方，妨碍了旋臂技术的使用，导致恢复节段性前凸的效果不佳。通常情况下，无论使用何种类型的椎间融合器（“前凸”融合器），PLIF 技术能够获得的节段性前凸不会超过 6°。

33.4.4 Chevron 椎弓根间截骨术

Smith-Petersen 1945 年首先报告了这一技术，用于手术矫正矢状位畸形的强直性脊柱炎患者[24]，Chevron 椎弓根间截骨术（interpe-dicular chevron osteotomy，ICO）是这一技术的改良。最初术式包括广泛地切除后方关节突，然后通过后方加压引起椎间盘平面的骨折来获得较大程度的前凸。利用这种最初技术，有人报告有出现严重血管性并发症（主动脉破裂）的可能。现在使用的改良术式要求椎间盘有一定的活动性，或者手术松解后椎间盘可以活动。我们将这种技术称为 Chevron 椎弓根间截骨术（interpedicular chevron osteotomy，ICO）。从技术上看，这是一种“开放性”TLIF 手术，与微创的 TILF 技术不同之处在于不保留棘间韧带和对侧关节突关节。在 ICO 术中，整个双侧关节突均切除以获得最大限度的节段性前凸，最多可达 10° ~ 15°。这就要求使用高度较高，并尽可能地向前放置椎间融合器，同时最大限度地利用椎弓根螺钉（单向螺钉）和连接棒进行加压，才能获得上述前凸矫正效果。这样的固定在生物力学上十分稳定[23,25]。还有矫形的另外一些手段，若椎间盘高度足够，可以利用关节突切除收集到的骨质行后外侧融合术，但当椎间盘完全塌陷时，这种后外侧融合技术无法获得充分的前凸。

33.4.5 术后管理

有文献报告[26]，非甾体类抗炎药有增加不愈合的风险，因此应当限制使用，最好不用。我们推荐术后数周使用外支具以协助镇痛。术中行放射学检查测量脊柱前凸矫正情况（SagittalMeter app），术后常规行放射学检查。

33.4.5.1 前路手术

大多数 DSPL 可以经后路手术治疗，这种手术方式可以同时实现减压和矫正节段性前凸。前路技术常以前路腰椎椎体间融合术（anterior lumbar interbody fusion，ALIF）或者直接侧方椎体间融合术（direct lateral interbody fusion，DLIF）来命名，它们基本上类似。这些手术通常经腹膜后的微创途径来实施，通过恢复椎间盘高度获得对椎间孔区的减压。由于使用单一融合器的不融合发生率较高，我们强烈推荐联合使用前路钛板或者后路经皮椎弓根螺钉和钛棒系统[27,28]。骨形态形成蛋白（bone morphogenetic protein，BMP）是一种细胞因子，能够诱导成骨细胞分化，与其他骨替代物相比具有更好的作用，因此在前路手术中得到了认可和接受[29,30]。

在试图恢复节段性前凸时，只有当后方关节突关节没有阻碍和无滑脱或滑脱小于 10° 时，我们才推荐使用前路融合术。这种技术获得的脊柱前凸的数量要少于行关节突关节切除和使用椎弓根螺钉（ICO）的后路开放手术，却高于 PLIF 技术。

33.5 小结（表 33.1）

TILF 和 ICO 是手术治疗 DSPL 的首选技术。如果矢状面失衡是由多节段退变所致，这两种技术应当包括在众多治疗策略中。

只要遵循脊柱前凸矫正的原则，也可以使用微创技术。但问题在于矫形时，不仅要对关节突进行彻底的处理，还需要切除棘间韧带才能获得满意的前凸矫正程度。

PILF 仍然是一种常用的技术，但术中务必将两个椎间融合器尽量向前放置，否则会削弱恢复脊柱前凸的能力。PILF 的融合率非常高，原因可能在于它对终板的处理比 TILF 更好。

ALIF 或者 DLIF 是非常有趣的技术，因为它们保留了后方的肌肉，但获得的脊柱前凸矫正有限，只能应用在早期的 DSPL 中，对于全脊柱矢状面平衡矫正有限。在这些病例中，可以仅考虑采用微创椎板切除实现椎管减压。

表33.1

手术技术	手术指征	节段性矫正程度
TILF+ 椎弓根螺钉	轻度峡部裂型 SPL，伴或不伴矢状面失衡的 DSPL	8° ~ 10°
PILF + 椎弓根螺钉	无矢状面失衡的 DSPL	0° ~ 5°
CIO + 椎弓根螺钉	轻度峡部裂型 SPL，伴代偿性或失代偿性矢状面失衡的 DSPL	10° ~ 15°
AILF/DLIF（不使用椎弓根螺钉）	轻度不伴有矢状面失衡的 SPL	0° ~ 5°

33.6 提示与技巧

- 术前分析脊柱骨盆参数是明确 DSPL 最佳手术治疗策略的关键
- 忽视矢状位曲度可能导致短期或长期治疗结果不满意。
- 术前应该个性化计算患者理想的脊柱曲度，并在术中连接固定棒之前予以确认。
- 必须根据所需矫正的腰椎前凸程度来选择不同的手术技术。
- 患者应采取俯卧位，避免腹部受压引起术中出血增多；需要恢复腰椎前凸时不要采取胸膝位。

（李 振 王 凯 王作伟 译）

参考文献

1. Meyerding HW (1956) Spondylolisthesis; surgical fusion of lumbosacral portion of spinal column and interarticular facets; use of autogenous bone grafts for relief of disabling backache. J Int Coll Surg 26: 566–591
2. Wiltse LL, Newman PH, Macnab I (1976) Classification of spondylolisis and spondylolisthesis. Clin Orthop Relat Res 117:23–29
3. Gill GG, Manning JG, White HL (1955) Surgical treatment of spondylolisthesis without spine fusion; excision of the loose lamina with decompression of the nerve roots. J Bone Joint Surg Am 37-A: 493–520
4. Beutler WJ, Fredrickson BE, Murtland A, Sweeney CA, Grant WD, Baker D (2003) The natural history of spondylolysis and spondylolisthesis: 45-year follow-up evaluation. Spine (Phila Pa 1976) 28:1027–1035; discussion 1035
5. Fredrickson BE, Baker D, McHolick WJ, Yuan HA, Lubicky JP (1984) The natural history of spondylolysis and spondylolisthesis. J Bone Joint Surg Am 66:699–707
6. Taillard W (1969) Trauma and spondylolisthesis. Acta Orthop Belg 35:703–716
7. Labelle H, Roussouly P, Berthonnaud E, Dimnet J, O'Brien M (2005) The importance of spino-pelvic balance in L5–s1 developmental spondylolisthesis: a review of pertinent radiologic measurements. Spine (Phila Pa 1976) 30:S27–S34
8. Videman T, Battie MC, Parent E, Gibbons LE, Vainio P, Kaprio J (2008) Progression and determinants of quantitative magnetic resonance imaging measures of lumbar disc degeneration: a five-year follow-up of adult male monozygotic twins. Spine (Phila Pa 1976) 33:1484–1490
9. Battie MC, Videman T, Gibbons LE, Fisher LD, Manninen H, Gill K (1995) 1995 Volvo Award in clinical sciences. Determinants of lumbar disc degeneration. A study relating lifetime exposures and magnetic resonance imaging findings in identical twins. Spine (Phila Pa 1976) 20:2601–2612
10. Berlemann U, Jeszenszky DJ, Buhler DW, Harms J (1998) Facet joint remodeling in degenerative spondylolisthesis: an investigation of joint orientation and tropism. Eur Spine J 7:376–380
11. Kalichman L, Suri P, Guermazi A, Li L, Hunter DJ (2009) Facet orientation and tropism: associations with facet joint osteoarthritis and degeneratives. Spine (Phila Pa 1976) 34:E579–E585
12. Wu M, Wang S, Driscoll SJ, Cha TD, Wood KB, Li G (2014) Dynamic motion characteristics of the lower lumbar spine: implication to lumbar pathology and surgical treatment. Eur Spine J 23:2350–2358
13. Aebi M (2005) The adult scoliosis. Eur Spine J 14:925–948
14. Roussouly P, Pinheiro-Franco JL (2011) Sagittal parameters of the spine: biomechanical approach. Eur Spine J 20(Suppl 5):578–585
15. Roussouly P, Gollogly S, Berthonnaud E, Dimnet J (2005) Classification of the normal variation in the sagittal alignment of the human lumbar spine and pelvis in the standing position. Spine (Phila Pa 1976) 30:346–353
16. Vialle R, Levassor N, Rillardon L, Templier A, Skalli W, Guigui P (2005) Radiographic analysis of the sagittal alignment and balance of the spine in asymptomatic subjects. J Bone Joint Surg Am 87:260–267
17. Barrey C, Roussouly P, Le Huec JC, D'Acunzi G, Perrin G (2013) Compensatory mechanisms contributing to keep the sagittal balance of the spine. Eur

Spine J 22(Suppl 6):S834–S841
18. Barrey C, Roussouly P, Perrin G, Le Huec JC (2011) Sagittal balance disorders in severe degenerative spine. Can we identify the compensatory mechanisms? Eur Spine J 20(Suppl 5):626–633
19. Le Huec JC, Charosky S, Barrey C, Rigal J, Aunoble S (2011) Sagittal imbalance cascade for simple degenerative spine and consequences: algorithm of decision for appropriate treatment. Eur Spine J 20(Suppl 5): 699–703
20. Barrey C, Jund J, Perrin G, Roussouly P (2007) Spinopelvic alignment of patients with degenerative spondylolisthesis. Neurosurgery 61:981–986; discussion 986
21. Le Huec JC, Leijssen P, Duarte M, Aunoble S (2011) Thoracolumbar imbalance analysis for osteotomy planification using a new method: FBI technique. Eur Spine J 20(Suppl 5):669–680
22. Harms JG, Jeszenszky D (1998) The unilateral transforaminal approach for posterior lumbar interbody fusion. Oper Orthop Traumatol 10:90–102
23. Polly DW Jr, Klemme WR, Cunningham BW, Burnette JB, Haggerty CJ, Oda I (2000) The biomechanical significance of anterior column support in a simulated single-level spinal fusion. J Spinal Disord 13:58–62
24. Smith-Petersen M, Larson CB, Aufranc OE (1945) Osteotomy of the spine for correction of flexion deformity in rheumatoid arthritis. J Bone Joint Surg 27:1–11
25. Anand N, Hamilton JF, Perri B, Miraliakbar H, Goldstein T (2006) Cantilever TLIF with structural allograft and RhBMP2 for correction and maintenance of segmental sagittal lordosis: long-term clinical, radiographic, and functional outcome. Spine (Phila Pa 1976) 31:E748–E753
26. Reuben SS, Ablett D, Kaye R (2005) High dose nonsteroidal anti-inflammatory drugs compromise spinal fusion. Can J Anaesth 52:506–512
27. Gerber M, Crawford NR, Chamberlain RH, Fifield MS, LeHuec JC, Dickman CA (2006) Biomechanical assessment of anterior lumbar interbody fusion with an anterior lumbosacral fixation screw-plate: comparison to stand-alone anterior lumbar interbody fusion and anterior lumbar interbody fusion with pedicle screws in an unstable human cadaver model. Spine (Phila Pa 1976) 31:762–768
28. Pellise F, Puig O, Rivas A, Bago J, Villanueva C (2002) Low fusion rate after L5–S1 laparoscopic anterior lumbar interbody fusion using twin stand-alone carbon fiber cages. Spine (Phila Pa 1976) 27:1665–1669
29. Schleicher P, Gerlach R, Schar B, Cain CM, Achatz W, Pflugmacher R, Haas NP, Kandziora F (2008) Biomechanical comparison of two different concepts for stand alone anterior lumbar interbody fusion. Eur Spine J 17:1757–1765
30. Burkus JK, Transfeldt EE, Kitchel SH, Watkins RG, Balderston RA (2002) Clinical and radiographic outcomes of anterior lumbar interbody fusion using recombinant human bone morphogenetic protein-2. Spine (Phila Pa 1976) 27:2396–2408

34 腰椎失稳的微创手术治疗

Kai-Michael Scheufler and Daniela Diesing

34.1 微创（MIS）腰椎融合术的原则

34.1.1 引言

开放性腰椎融合术需要充分显露脊柱，这可能造成肌肉的缺血性损伤和术后的椎旁肌群萎缩，从而造成长期背痛[1-3]。对于早期的旨在减少腰椎开放手术弊端的微创技术（或称为更少创伤的技术），其名词称谓一直备受争议[3-7]。为了确定微创腰椎融合术的核心特征，欧洲脊柱外科医生最近声明，“肌肉保留，通过肌肉内或肌肉间分离，最大限度地减少腰筋膜和椎旁肌剥离，同时处理脊柱病变和放置内植入物”，应该被认为是微创手术[8]。在小切口技术中，植入物经过肌肉间在直视下进行放置；而经皮技术则是在影像学或导航技术（图 34.1）的引导下，非直视穿刺皮肤植入内植入物[8-13]。因此，其重点是减少软组织损伤，尽量减少手术并发症，而不是简单地限制皮肤切口的长度[1,8,9,14-30]。微创腰椎融合术的终极目标在于通过结合以下几点提高整体治疗的成功率，a．减少术中失血，b．减少手术部位疼痛、感染和伤口愈合问题，c．加快术后恢复并尽快重返工作岗位，d．潜在减少开放性关节融合术的长期并发症，如邻近节段性退变[31]。

众多微创方法和肌肉保留的牵开技术的目的在于减少手术入路相关的并发症[4,9,10,17,19,24,32-43]。目前，有专门设计的用于小切口或 X 线引导的经皮椎弓根螺钉 / 棒固定的器械，以及脊柱减压、椎间盘切除、椎体融合器放置，甚至是畸形复位的工具[9,12,13,15,22,25,29,35,44-53]。总体来说，微创腰椎融合术是根据脊柱入路的方向进行分类的，即前路、前斜、侧路、后外侧和后路等。这些方法可单独或联合使用，以达到手术目的。

34.1.2 手术技术

34.1.2.1 一般原则

前路 / 前外侧入路（Mini-ALIA，Mini-OLIA）

作为传统前路技术向微创技术的改进，目前的前路腰椎椎间固定术（anterior lumbar interbody arthrodesis，ALIA）利用腹膜后入路到达腰椎前方。由于技术的复杂性和并发症发生率较高，20 世纪 90 年代开始的内镜下经腹腔入路已基本被废弃[34,40,54,55]。前路 0° 小切口 ALIA 主要用于 L5/S1 和 L4/L5 椎间盘[16]，而前外侧入路使外科医生可以在患者侧卧位情况下处理包括 L5/S1 在内的所有腰椎节段病变[17,56,57]，因此 OLIA 为目前应用最多的前路技术。

斜外侧入路腰椎椎体间固定术（oblique lumbar interbody arthrodesis，OLIA）

- 斜外侧入路的切口位于真正侧方前 6 ~ 8 cm（相对轴位 90°），在 L5 / S1 椎间盘间隙，大约位于髂前上棘内侧 2 ~ 3 个手指。钝性分离皮下疏松脂肪组织，这样有助于避免损伤髂腹股沟神经。
- 通过腹直肌鞘在中线 0° 方向分离（避免肌肉切断），分离腹部横、斜肌层时采用斜向

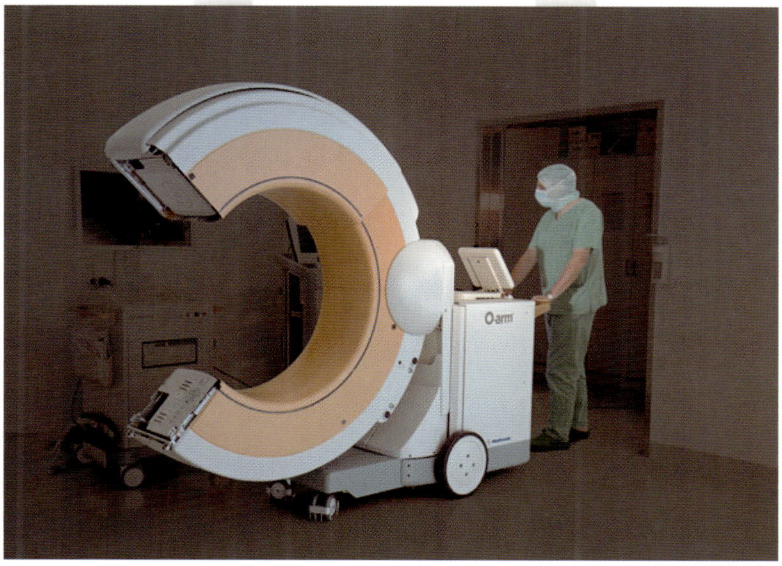

图 34.1 手术室中 O 臂

（50° ~ 60°）分离到达腹膜后间隙。相比于90° 的侧方入路，斜外侧入路避免了腰大肌的分离切开 [17,56,57]。

- 腹膜和同侧输尿管游离后牵向中线。间盘切除过程中关键的解剖标志包括同侧腰大肌（轻轻的钝性分离，避免损伤走行在腰大肌上的生殖股神经）和髂总静脉（在处理 L4/L5 间盘间隙的过程中，髂腰 / 腰升静脉需要保护 / 切断）。
- 动脉与脊柱之间通过疏松脂肪组织可以很容易地分离，而静脉可能与前纵韧带和椎间盘纤维环紧密相连，因此必须小心地进行钝性解剖，以确保血管游离并避免撕脱和潜在的严重出血。谨慎使用双极和钝性剥离脂肪组织，有利于减少上腹下丛的意外损伤，从而避免由此造成的逆行射精和性交困难。
- 前 / 斜外侧入路是最具代表性的腰椎微创技术 [比 90° 侧方入路 / 后方微创手术（MIS）入路损伤更小]，该技术可以最大限度地减小对软组织的操作，同时提供广泛的相应节段操作空间和提供更好的关节融合环境。两种技术都需要对椎间盘彻底清除和广泛牵开，以便于植入较大的、结构性前凸的融合器和前路钉板。理想的前凸因人而不同，取决于患者的脊柱骨盆参数。需要特别注意的是，最尾端的两个腰椎运动节段占据了整个腰椎前凸的 60% ~ 80%。另外，前路微创椎间固定术可与后路经皮椎弓根固定相结合 [48]。

侧方微创入路（LLIA，及 DLIA/XLIA）

侧方 90° 经腰大肌入路是真正的侧方入路，可以显露从胸腰连接处一直到 L4/L5 椎间盘 [14-16,19,32,33,38,42,43,46,58-61]（图 34.4）。手术种类包括侧方腰椎椎间融合术（LLIA）、直接侧方腰椎椎间融合术（DLIA）和 90° 侧方椎间融合术（远外侧入路）（XLIA）。近来侧方腰椎融合术使用率的快速增长可能是由于直接侧方入路的简单和高效 [15,32,44,46,60,62]。各类微创畸形手术都利用了侧方入路可以显露脊柱胸腰段的独特特征。固定于手术床的固定牵开系统有利于微创手术的术区暴露，同时为外科医生增加操作空间，如进行椎间盘切除术、椎管减压、全面的矫形操作、腹外侧钉板、从 T3 ~ L4 的钉棒系统 [30,42-44,46,58,60,62,63]。为了便于外科医生整个手术过程的解剖学定位和进行椎管减压及脊柱内固定，患者通常是固定在 90° 侧卧位。虽然患者取侧卧位时可以打入椎弓根螺钉（尤其是影像引导下），但大多数外科医生宁愿在俯卧位上重新摆放患者，然后开始（经皮）后路椎弓根螺钉固定。

- 对于DLIA、LLIA及XLIA，均采用相同的经肌肉间技术。沿纤维方向钝性分离腹直肌、腹外斜肌之后，就进入了腹膜后间隙，同时可以辨认腰大肌的侧方。钝性分离可以减少腹壁前方肌肉的运动/感觉神经损伤。
- 同样，在随后的腹膜后钝性分离过程中，斜行穿过腹膜后间隙的髂腹股沟、髂腹下神经和股外侧皮神经等组织也存在损伤风险[42,59,64]。
- 在自由和诱发肌电监测引导下，使用专用的管状扩张牵开系统，或使用小切口牵开器在直视下沿肌纤维方向分离腰大肌前1/3，这样可以避免腰骶丛的损伤，尤其在L4水平以下。
- 与前路/前外侧入路相似，需要切除全部椎间盘，然后植入大块植骨以恢复椎间孔高度和腰椎前凸。DLIA/XLIA在脊柱畸形治疗方面的优点是公认的[44,53,63]。
- 与ALIA/OLIA相似，DLIA/XLIA也能与侧方钉板或者（经皮的）后路椎弓根固定相结合。考虑到神经相关的并发症，L4/5节段操作时会有超过50%的患者出现暂时（永久）腰大肌和大腿力弱症状[32,42,53,59,64-66]，因此90°的经腰大肌入路在L3/4及L3/L4以上节段进行更为合理。

后外侧/后方入路（TLIA，PLIA）

传统上，广泛应用的后外侧经椎间孔腰椎椎体间固定术（TLIA）和后路腰椎椎体间固定术入路（PLIA）是最初改良至MIS的腰椎椎间技术[5,7,12,13,25,37,39,49,52,67,68]。通过将传统的中线切口改变为旁正中经肌肉间入路后，在不剥离脊柱后方椎旁肌的情况下，也能准确处理椎管、椎间盘及椎弓根。利用固定或可扩张的管状牵开系统，可以经肌肉间建立手术通道，同时，专用的照明系统或利用外科显微镜可以提供清晰可见的手术视野[24,25,37,51,68]。各种几何形态的融合器都适用于MIS TLIA或PLIA，包括原位可膨式融合器。MIS PLIA通常需要双侧入路进入椎间系，而MIS TLIA则在单侧关节突切除后进行，可以避免椎管内操作。由于其相对于PLIA用途更广[13,24,25,68]和并发症发生率更低[69]，TLIA已经成为应用最广泛的后路MIS脊柱融合术。在肥胖患者中，MIS TLIA的整体并发症的发生率低于开放性TILA[41]。尽管TLIA中间盘切除量不如前路和侧方入路[51]，但其融合成功率可达到90%及90%以上（和常规的开放性TLIA相当）。详细准备植骨床（即椎间系）和充足的植骨量（使用自体碎骨）是融合成功所必需的[13,24,51,68]。如果有需要，也可以通过双侧或单侧通道（交叉）进行硬膜囊/神经根减压，类似于常规的显微外科技术[13]。

34.1.3 各种MIS技术的适应证和禁忌证

只要能够避免手术禁忌证（见下文），相应手术技术符合特定的要求，对于训练有素的外科医师来说，腰椎融合术中使用微创技术不会影响手术的安全性。正确选择合适的手术方式至关重要。前方（斜外侧）入路腰椎椎间内固定术特别适合于L5/S1和L4/L5节段的解剖复位和关节融合。而在L4/L5以上节段，90°侧方入路（DLIA，XLIA）是最高效且风险最小的。因为在L4/L5节段行DLIA/XLIA时，短暂/永久性神经并发症（特别是大腿疼痛和感觉缺失，屈髋和伸膝无力）的风险会大大增加[42,53,59,61,64,66]。在行DLIA/XLIA的患者中超过50%的人出现永久性感觉障碍，这是必须重视的问题，同时需要强调谨慎选择最佳的手术技术。在ALIA和OLIA中，文献报道的主要血管和内脏损伤的发病率极低。在摒弃20世纪90年代流行的腹腔镜技术后，目前热衷的腹膜后入路中，由于继发腹下神经丛损伤引起的逆行射精的风险已经明显降低[5,21,40,54,55]。节段性脊柱前凸的恢复与纠正与前纵韧带切开（ALL）及椎体间前凸融合器有重要关系，因此在治疗腰椎平背/脊柱侧后凸畸形方面，ALIA/OLIA一般比侧方和后路技术更有效[15,17,29,44-46,48,49,57,62,70]。通过使用前凸型融合器（提供15°～20°矢状角），能够有效纠正矢状面畸形。然而，有人报告，在不附加后路椎弓根螺钉固定时，单纯侧方入路椎体间融合可能出现难以接受的融合器沉降（高达30%）和骨不连（20%）[46]。因此，经前路和尤其是侧方入路行椎体间融合时，需要辅助后路椎弓根螺钉固定，以保证矢状面的充分纠正和提高融合成功率。

侧方入路和后路椎体间融合可以纠正 5° ~ 10° 的节段性前凸 [15,29,44]，然而，其冠状位矫正方面效果极好 [15,29,44,49,52]。腰椎下段（PLIA 和 TLIA）的后路方式可以避免 L4/L5 节段前 / 外侧入路中可能遇到的主要血管损伤，同时允许进行单 / 多节段腰椎椎体间融合术和钉棒固定，也不需要改变患者的体位。最近有报告显示 TLIA 手术的临床结果更好（ODI 的改进更好），因此在治疗 L4/L5 椎体滑脱时，可能优于 ALIA [37]。然而，没有证据支持这一假设。

制定手术策略时，最适合的生物力学必须与手术入路所带来的风险相权衡。相关的临床资料需要认真考虑：

- ALIA 似乎更适合 L5/S1 节段融合 [37]。
- OLIA 似乎更适合多节段融合的患者，包括 L5/S1 间盘（比如前路矫形）。
- DLIA/XLIA 在 L3/L4 及以上节段时（跨越胸腰交界区）临床效果最好。

关于后方入路：

- 相对于 PLIA，TLIA 神经损伤的风险更小，并允许放置较大融合器。
- TLIA 很适合短节段及多节段腰椎融合术，尤其是在 L4/5 节段 [37]，甚至向上延伸至 L1/2。L5/S1 节段在技术上要求更高，特别是伴有较大的骶骨倾斜、椎间隙塌陷、滑脱超过Ⅱ度的患者。在这种情况下，ALIA 联合后路椎弓根固定似乎有更好的临床和影像学效果。

MIS 腰椎融合术的禁忌证包括术中 X 线影像显影不清、以前多节段融合手术史、高度滑脱和僵硬畸形（后凸）。

相对于开放性手术，MIS 技术在腰椎融合术有明显的性价比，可以显著减少手术时间、住院时间（在美国甚至门诊手术）、麻醉时间、VAS 评分、术中出血量、手术部位的感染率等 [27,28,71]。由于不是严格的随机对照，这些“优势”的证据水平不超过 B3。

34.1.3.1 TLIA 详细步骤

患者体位和皮肤切口标志（图 34.3）：

- 患者需俯卧在可透视的手术床上，将相应的固定节段摆放在合适位置。腰椎前凸越变直（采用膝胸卧位），椎间孔入路越容易进入，但可能固定在中立或后凸位，会造成医源性脊柱形态改变。
- C 臂能从侧位判断患者是否摆放在最好的体位，并能够提供准确的节段定位，借助 X 线在患者皮肤上标记出目标椎间盘节段，以避免当 C 臂转换为前后位时，对节段判断错误。
- 一旦摆好理想的体位并且标记好相应节段，则应该旋转 C 臂以获得更清楚的前后位图像。在 X 线上，相应椎体的上终板投影应该呈一条线，椎弓根投影的上缘应该靠近上终板的下方，同时棘突必须在两椎弓根的中央。整个手术过程可以在这个前后位的透视下进行操作。或者使用导航和（或）术中 CT 扫描（O-arm，Medtronic，Minneapolis）。接下来需要根据前后位影像标记后正中线，同时在后正中线旁开 4 cm 做两条平行线，在神经根受压严重的一侧，在旁正中线与之前侧位透视的椎间盘皮肤标线相交处为中心，行 3 cm 的皮肤切口。
- 使用 11 号刀进行皮肤切开，平行切开筋膜。利用手指或钝性扩张器，沿着多裂肌和背最长肌之间到达关节突外侧 [7]。
- 单极电刀剥离关节突上的背最长肌。确定操作节段正确非常重要！由于下腰椎前凸，关节突在下腰椎水平十分靠近，即使是在患者正确定位之后，也很容易不经意地显露错误的关节突。因此，若有怀疑，则需要重新透视定位。多数情况下，进行这些操作时，单极电刀的“切”的模式更适合。
- 剥离附着在关节突上的肌腱后，可以在上关节突（外侧）使用逐级扩张套管。扩张套管逐级拧入有助于剥离附着的肌腱。
- 在扩张器套管的侧面测量叶片长度，并将适当尺寸叶片的牵开器放置在扩张套管上。当牵开器放置在扩张套管之后，前后旋转牵开器有助于将它向下移动至正确位置。固定好牵开器叶片的位置使其与间盘在一个平面，并朝向关节突内侧和棘突基部。我们喜欢带空隙的牵开器（Quadrant，Medtronic，Minneapolis，Minnesota，USA）（图 34.2 和图 34.3），以便手术器械在工作通道内操作。双极电凝轻灼椎旁肌纤维，并使用单极电刀将其从关节突上分离下来。

- 骨切除的范围包括关节突的下（内）部分和椎板的一半，包括棘突的基底。保留黄韧带，以便下关节突切除时保护硬膜。
- 用带角度的刮匙和髓核钳掀起并切除黄韧带以暴露硬膜。必要时行对侧黄韧带及下关节突（内侧）部分切除（参见第 32）。如果对侧需要更多的空间，可以将棘突基底的骨去除。调整牵开器的角度是进入对侧侧隐窝的关键。另外，对侧侧隐窝减压也可以通过对侧入路，当然在暴露充分和具备一定经验的前提下，通过单侧入路即可完成。
- 牵开器头尾两端的叶片与椎间盘保持平行状态，在处理椎间盘本身时需要稍向外调整一下方向。
- 上关节突应该切除至下位椎弓根的上方，注意不要损伤椎弓根内侧壁。为了更安全可靠，小心使用 Karrison 咬骨钳，我们喜欢使用高速电钻进行操作。椎弓根上方的骨质需要全部切除，以获得足够的空间植入椎间融合器。残余的骨质（通常位于上关节突外侧，椎弓根头端）通常会阻碍大型号融合器的安全植入。
- 当下位椎弓根上方所有骨组织切除后，硬脊膜囊甚至不需要牵拉即可安全植入椎间融合器。
- 从椎体后方松解游离硬膜囊，以便椎间融合器植入时上下相应神经根不受影响。这一操作在返修手术时格外重要，因为硬膜常常和椎体后缘粘连在一起。
- 此时，椎间盘已经被充分暴露至能切除的最大范围。硬膜外静脉丛用双极电凝烧灼止血。
- 在显微镜下，使用 N°11 的刀片矩形切开纤维环，深至髓核（切口可以随后用铰刀进一步扩大）。
- 利用不同角度的刮匙和骨锉完成椎间盘大部分切除和终板的准备。平滑旋转铰刀和选用试模可以用来扩大和释放更多的椎间隙。最常遗漏的椎间盘碎片是同侧椎间盘的侧方和对侧椎间盘的后方（对侧硬膜下方）。
- 终板出现凹陷时椎间盘切除具有一定的挑战性，有时需要切除椎体后缘的骨赘和（或）使用角度适合的刮匙，也可以用骨凿切除椎体后上缘的骨赘，以方便进入椎间隙并处理终板。注意不要损伤上、下终板，终板需要处理至表面出现自发的出血点。手术的目的主要是融合，如果有软骨残留，就会妨碍融合。如果骨刀不慎切除终板过多时，为避免终板沉降，就不应该再植入融合器；这种情况下，应利用自体骨充分填充椎间隙。

当 MRI 上显示 Modic 1 型终板改变，或 SPECT/CT 上显示终板的骨代谢增强时，需要格外留意终板（大多数情况下，当一种影像学检查发现问题时，可以使用另一种方法可以确认），这种情况往往提示有活动性终板炎症，因此很容易受到损伤。在这些情况下也可以考虑应用自体骨移植，而不是植入融合器，因为融合器可以穿透终板随后下沉。尽管椎体沉降本身不会造成不好的临床效果，但在某些情况下，对侧椎间孔也许会因此变窄，出现神经根受压。

- 椎间隙的彻底松解和椎间高度的恢复有助于滑脱复位。在螺钉锁定之前，通过椎体间撑开 / 融合器植入可以使局部节段恢复生理曲度。
- 依次插入试模，直至椎间隙完全牵开和试模牢固固定。融合器型号偏小可能增加后方固定物的应力，有内固定失败、不融合、融合器移位、局部后凸等风险。融合器型号过大则会产生终板损坏和植入物下沉和（或）关节突受损，即使是在融合的情况下也可能出现关节突关节炎、慢性腰痛等。

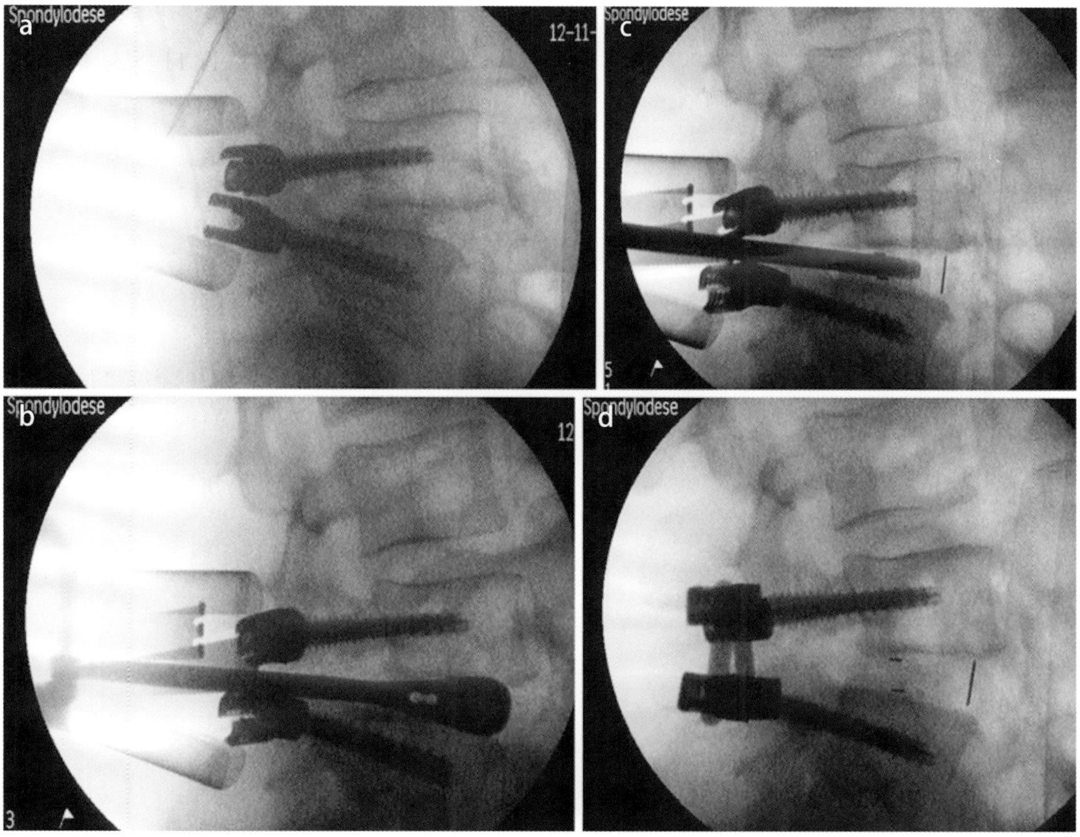

图 34.2 术中系列 X 线透视显示 MIS-TLIA 通过保留肌肉的管状牵开器完成。椎弓根螺钉在放入可扩张的管状牵开器之前已经植入（a）。在没有牵开器的情况下，植入螺钉更加自由方便。椎间隙清除后，使用椎体间前凸扩张器有助于松解前方的纤维环（b），然后植入融合器（c）。钉棒完成后的侧位透视图像（d）

- 融合器可选择斜形或香蕉形。斜形融合器容易植入，但终板呈凹面时，把持不足。香蕉形融合器植入困难，但更符合生物力学特征，很少向后方移位。子弹头形融合器（便于植入的改进型）应慎用，因为植入过程中可能会对前环造成损伤。最近有一种新型的可膨胀的斜形融合器，可以压缩一定的高度后进行植入，以减少神经根损伤的风险，在植入椎间隙后融合器可扩张恢复高度。
- 不论使用哪种类型的融合器，都应该注意尽量将其向前推（不损坏前方纤维环的情况下），以便在螺钉间加压时恢复腰椎前凸。因此，额外的骨颗粒填充椎间隙不应该靠前，而是在融合器后方。
- 所有类型的植入物都能用以填充椎间隙；没有证据证明其中任何一种术后融合率优于另一种。

34.1.3.2 MIS 椎弓根螺钉固定系统

MIS 经椎弓根固定技术的共同特征是图像引导椎弓根定位（参考第 26 章）（图 34.4）。因为 MIS 术中通常不会对椎弓根进行直接解剖显露，因此椎弓根螺钉的进钉点、钉道，以及随后的螺钉植入均需要双平面透视或电脑辅助图像引导 [13,29,35,68,72-75]。通过手指或器械触摸解剖标志可以协助影像引导，并减少外科医生和工作人员的辐射暴露。各种 X 线透视下植入螺钉技术文献中均有报告 [13,35,72]。简言之，椎弓根螺钉进钉及植入过程中，可以借助前后位、侧位、双平面 X 线，或手术解剖协助完成。不管使用哪一种技术，将影像始终与相应节段保持一致是减小螺钉植入错误的重要条件。各种研究表明，在螺钉误植率方面 MIS 固定技术优于传统的开放技术 [8,11,13,35,37,72-74,76-78]。

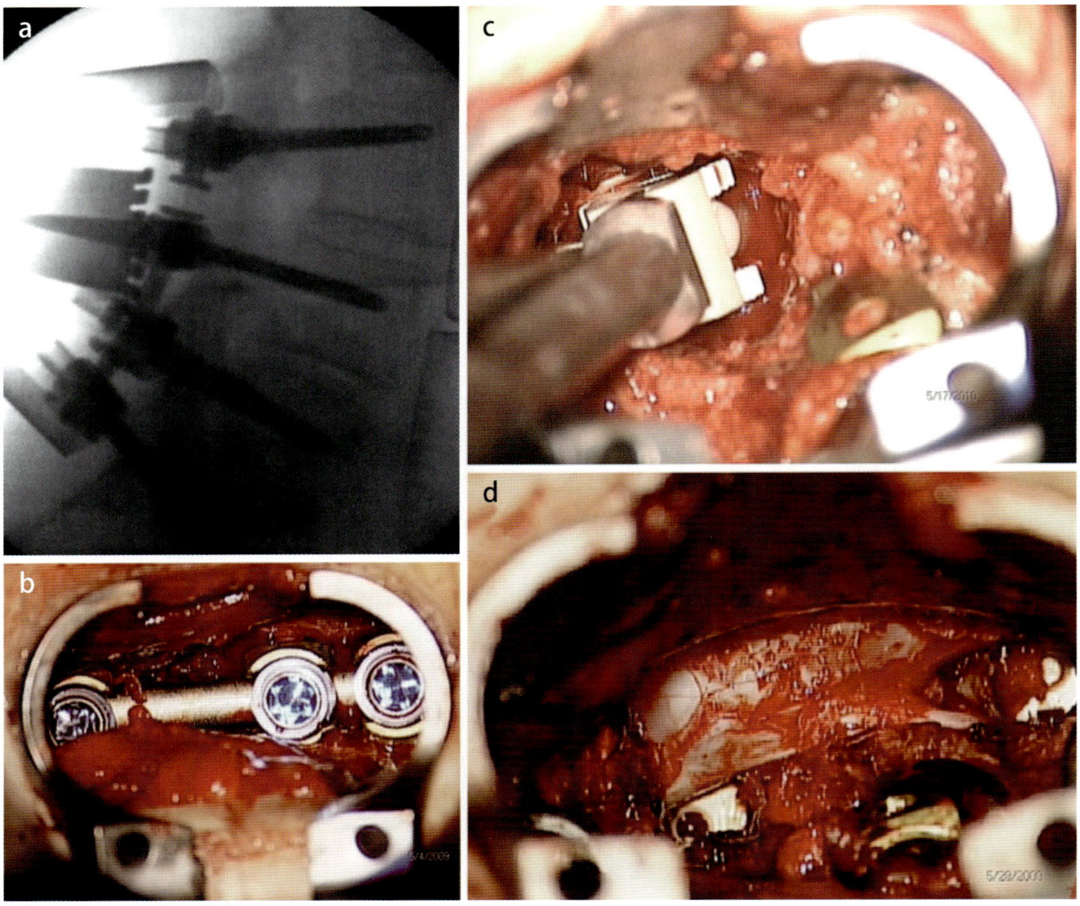

图 34.3　（a）术中侧位透视，通过管状牵开器行 3 个节段的椎弓根螺钉内固定。（b）双节段 MIS TLIF 完成后，通过管状牵引器观察椎旁肌。注意保存完好的肌肉，这样可以在后外侧关节融合术中为血管提供良好的融合床。（c）手术显微镜下将融合器植入椎间隙。（d）最后通过手术显微镜观察，可见椎管双侧获得广泛减压。椎间隙和走行的神经根也清晰显示

- 不管术中透视或影像导航，术前在皮肤上标记出椎弓根轮廓对于椎弓根定位是必要的。
- 利用前后位透视，皮肤切口位于椎弓根投影外侧 1cm 处。这样可以和椎弓根和螺钉内聚的轨迹相一致，也更有利于相应皮肤和筋膜切口对齐，并便于钛棒的植入。此外，稍微偏向外侧切口也可以避免关节突的意外受损。
- 经皮螺钉切口（2 cm），以及小切口 / 肌间入路的皮肤切口（1 个节段平均 4 cm）可以允许外科医生通过手指从椎旁肌到达目标区域（例如横突、关节突等），从而验证图像引导的椎弓根螺钉进钉点。
- 使用空心还是非空心螺钉系统一般取决于术者的个人喜好。当使用空心系统时，术者需要注意避免导丝误伤椎前软组织（和血管）。
- 可以使用徒手或者在引导杆的帮助下进行棒的植入。当使用有固定圆弧的引导杆进行多节段棒植入时，螺钉尾的精确对准是植入棒的必要条件。一般来讲徒手植棒操作起来更加自由，而且多节段的操作更加简便（图 34.4）。棒依次通过长尾螺钉，可以直视观察。此外，现在多数的腰椎内固定器械都有专用的工具，以确认钛棒是否准确通过钉尾，并在锁定之前确认钛棒可以牢固地固定在螺钉上。
- 长节段固定时，常需要增加透视，尤其是肥胖患者，以避免无意间钛棒穿入螺钉旁的筋膜内。

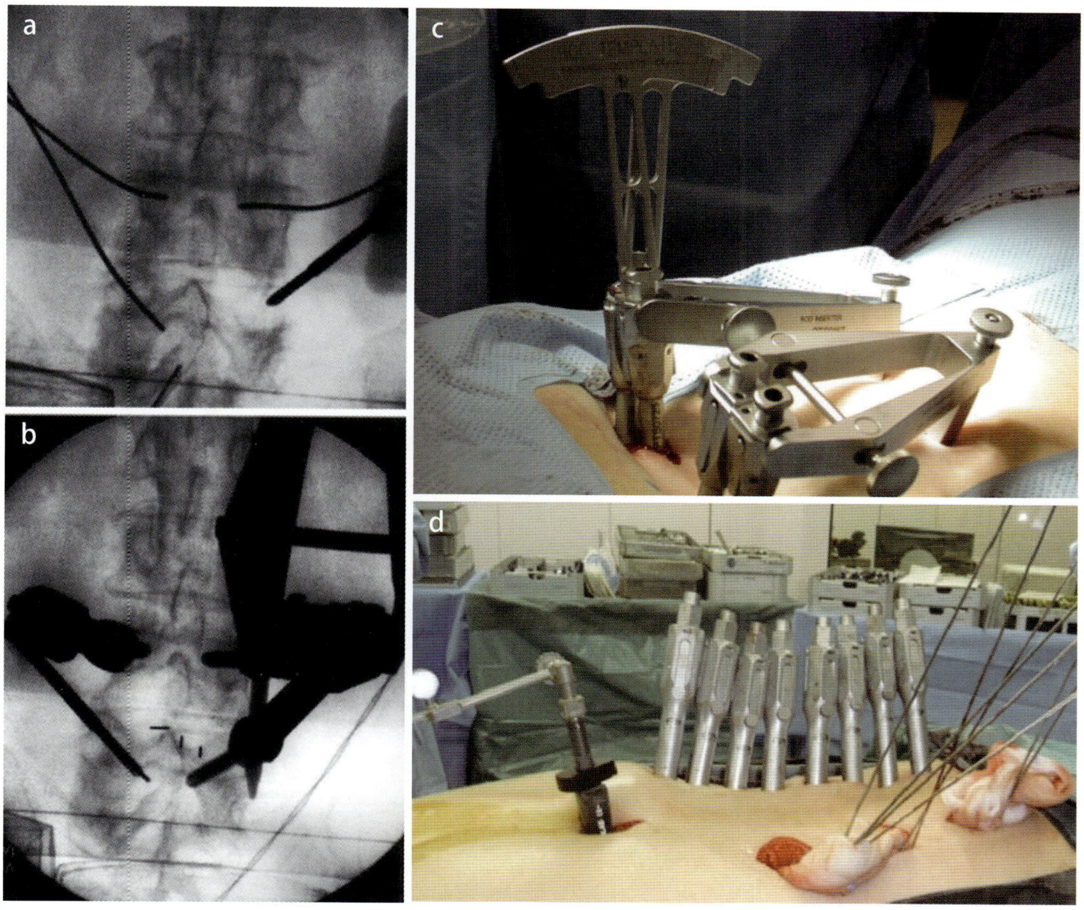

图 34.4 (a) 利用单独前后位透视技术行椎弓根定位。在获得标准前后位透视后，即两侧椎弓根投影对称、上终板呈一条线，使用 Jamshidi 套管穿刺针进行椎弓根穿刺。穿刺针从 10 点（左）和 2 点（右）位置开始向前推进，在插入深度为 2cm 时，在前后位透视上，穿刺针的尖端应位于椎弓根中内 1/3，然后将钝头的导丝插入椎体以引导螺钉植入。(b、c) 带钉尾延长器的空心螺钉已经经导丝植入椎体。在照片的右侧，一个固定弧度的棒植入弓已经连接到螺钉延长器上，棒的长度利用安装在螺钉延长器（c）上的测量模板测量。(d) 导航引导下，带延长器的多根椎弓根螺钉已经植入。徒手经皮植入钛棒，注意对侧的导丝也已经就位。导航参考架通过单独的切口固定到 L5 棘突上

34.1.3.3 MIS 椎弓根螺钉植入的步骤（图 34.4）

体位

微创腰椎椎弓根螺钉植入与传统的开放性后路手术的手术室布置和体位是一样的；患者俯卧在可透视的手术台上，必须能进行前后位和侧位透视或术中 CT 扫描（O-arm，Medtronic，Minneapolis，Minnesota，USA），以便获得导航所需的三维成像。腹部必须没有压迫以便于静脉回流。

- 经皮椎弓根螺钉植入可以通过四种方法进行：标准的前后位（AP）透视、根据 Magerl（或称鹰眼征）3/4 侧位椎弓根透视、影像导航，以及双平面透视。
- 我们喜欢使用前后位透视或者结合 O 臂与 S7 导航引导（Medtronic，Medtronic，Minneapolis，Minnesota，USA）。O-arm 导航技术 Mannion 在本书中已经做了描述（25 章），因此这里我们将介绍前后位透视技术，。
- 单纯使用前后位透视非常高效，并且也可以避免在前后位和侧位透视之间轮换，更容易保持无菌。此外，两个外科医生可以同时从两侧操作，减少手术时间和辐射暴露。然而，这种技术并非对每个患者都是可行的。对于病态肥胖（BMI > 35）、严重的解剖畸形和骨质疏松患者，我们建议使用导航引

导。在透视引导下的所有病例中，外科医生必须能够获得清晰的图像，并确定每一个需要固定的椎体。在转换到前后位透视之前，利用侧位 X 线确认节段。

- 在患者体位摆放完成之后，应该行标准的前后位透视，X 线中心应该平行于目标椎体的上终板，终板的投影应该是一条线，前和后边缘都重叠在一起。此外，椎弓根的上缘投影应该刚好在上终板投影下方，同时棘突应该恰好在两椎弓根正中（图 34.4a）。
- 获得一个标准前后位透视图像后，我们可以在皮肤上标记椎弓根螺钉的进钉点。沿两侧相应椎弓根外缘纵向放置克氏针并做标记，然后通过侧方透视将克氏针放在平行于椎弓根的矢状方向上，并在皮肤上标记，两条标记线相交。如果仅借助标准前后位透视，可以遵循以下步骤，第二条侧位透视线并不是必须的。
- 皮肤切口在两条皮肤标记线交点外侧 1cm 处，或椎弓根投影外缘中点外 1cm。这样与椎弓根内聚的方向一致（不同节段有区别，可以借助术前影像进行判断），有助于更好地将螺钉对齐。
- 使用 N°11 刀片切开皮肤和筋膜，并钝性分离肌肉组织（使用手指或扩张套管）直到横突。积累一些经验后，可以很容易地使用扩张套管进行操作。若不确定，可以通过手指触摸或前后位透视进行确认。随后，将 Jamshidi 穿刺针插入切口并固定在相应椎弓根的进钉点位置（有足够的经验的话，Jamshidi 穿刺针可以直接插入，而不需要对横突进行钝性分离）。
- 正确的腰椎椎弓根进钉点位于上关节突外侧的外缘与横突中线交点处，峡部斜向上的斜坡上。标准前后位用以确认定位，同时针尖应与目标椎弓根侧壁投影重合。如果将椎弓根投影看成钟表，右侧椎弓根投影应该在 2 点钟的位置，左边在 10 点位置（图 34.4a）。
- 穿刺针的头尾方向可以借助透视调整。在标准前后位，穿刺针应平行于椎体上终板。此时不需要侧位透视。
- 一旦确认 Jamshidi 穿刺针的位置，就可以轻轻打入或向前推动穿过皮质骨，并随后进入椎弓根松质骨数毫米。在 AP 位上，穿刺针应该保持与上终板平行。然后在皮肤上方 2 cm 处标记穿刺针，以跟踪穿刺针随后进入椎弓根的深度。这样可以避免侧位透视。根据术前影像学检查测量每个水平椎弓根的长度，使用 S7/O-arm 导航时，可以术中直接测量。
- 穿刺针平行于终板并以 10° ～ 12° 内聚，逐步到达标记的深度（约 2 cm 或根据术中导航测量的实际椎弓根长度）。
- 进行这一操作时，穿刺针的尖端不能透过椎弓根投影的内侧。透过内侧表明穿刺针进入了椎管并可能影响到神经结构和（或）硬膜。此时，穿刺针的尖端应该到达椎弓根根部，椎体后壁的前方，即椎管的前方。然后，将前端为顿头的导丝通过穿刺针针心进入椎体松质骨并继续向前推进 10 ～ 15 mm。
- 当导丝固定后，取出穿刺针，沿导丝攻丝后，植入空心的椎弓根螺钉。此时，标准的侧位透视可以确定螺钉的合适长度。在腰椎，一般来说，只要保持在轴位上向内汇聚，45 mm 的螺钉长度不会穿透前方椎体皮质。当使用导航时，术中可以测量出理想的螺钉长度。在固定节段的椎体两侧重复上述步骤。
- 关于棒的植入，遵循几个原则就可以经皮顺利、快速地放置。首先最重要的是螺钉位置，特别注意螺钉在冠状和矢状面上的排列。螺钉深度把握在螺钉与上关节突外侧缘靠近时有轻微的阻力。如果螺钉拧紧过多，棒的植入就比较麻烦。
- 在不同节段之间，螺钉的尾端延长器应该顺序对称排列。
- 可以借助螺钉的尾端延长器在矢状及冠状位上对钛棒塑型。
- 借助胸腰椎椎板的叠瓦状排列保护，塑形后，钛棒应该由头端至尾端的方向植入。

- 我们喜欢徒手植棒，尤其是当需要多个节段固定时。
- 将棒推进到螺钉头上。如果该过程较困难，需要确保螺钉头能否多向运动，否则，需要将螺钉轻微退出一点。
- 拧入螺帽，加压（永远不要撑开！），以恢复理想的脊柱形态。最后检查肌肉/筋膜没有卡压，缝合伤口。
- 如果需要对腰椎滑脱复位，钛棒可以先固定到下位螺钉上，同时提拉头端的椎弓根螺钉至棒的位置。这一技术需要良好的螺钉抓持力以防止拔出。一定要选择最大直径的螺钉。在L4～L5，通常选用直径7 mm的螺钉。
- 在Ⅰ度和Ⅱ度滑脱中，我们倾向于在利用钉棒系统复位之前植入融合器。在Ⅲ度滑脱中，在利用钉棒系统复位之前，首先将椎间撑开器插入椎间隙中，紧接着植入融合器。这样一个操作顺序可以很容易地进行节段性复位和椎间融合器的植入，因为在矢状面（部分）复位后可以有一个“更大”的空间，以便于融合器植入。

34.1.3.4 并发症的预防及处理

MIS本身并不是目标，对于有经验的医生，它能通过最小的软组织损伤获得和开放手术相同的良好结果。因此当一个人想尝试选择最佳治疗方案时，MIS也满足了另一个标准：“primum non nocere”（在任何情况下，不要对患者进行不必要的伤害）。充分的外科训练/经验、遵循业已证明的脊柱生物力学和融合生物学原则，合理使用器械是有效避免并发症的关键。MIS腰椎融合术的并发症与传统的开放手术相似[14,18,20,29,34,53,62,64,79]。与MIS本身直接相关的并发症主要是由于外科医生无法在MIS暴露范围内完成手术目的[23]。在我们的经验中，真正与MIS相关的并发症非常少见，主要是由于手术计划或经验不足。少数情况下需要将微创转为开放手术：

- 在MIS前路手术中，深部大血管撕裂引起的无法控制的出血。
- 在前路和后路手术中，不能清楚和安全地在椎间隙中使用工具。
- 后路手术中不能安全进行椎管减压。
- 不能放置后路器械。

思考

- 硬膜撕裂一般不需要通过扩大显露来处理，但最好通过纤维蛋白胶和纤维蛋白明胶海绵进行多层覆盖。
- 在前路手术中，静脉损伤的轻微出血通常应用局部止血剂便能得到很好的控制。
- 除非在术中透视/导航明确认正确的轨迹，否则绝不应插入植入物。
- 当术中成像质量不能清晰地显示解剖结构时，应该放弃MIS技术。
- 在任何手术中使用的技术必须以手术目的和患者的安全为基础，而不是外科医生所掌握的技术。
- 手术的补救预案及基本要求（包括在前路手术中血管外科医生的协助）需要纳入治疗计划，以处理潜在的手术并发症（如血管损伤）。

34.2 提示与技巧

- 术中透视或影像引导和手指触摸关键解剖标志需要贯彻在整个手术过程，以确保正确的术中定位。尽力确保在合适的解剖平面进行分离，以达到最小的软组织损伤和椎旁肌出血。
- 在单侧后路的情况下，C臂机应放在手术对侧。
- 在外侧经腰大肌入路中，建议使用肌电图监测腰丛神经[58,64,65]。
- 采用MIS技术时，逐步减小显露的范围，有助于外科医生顺利地适应MIS操作空间受限和使用MIS器械等，减少学习曲线中遇到的典型问题，通常需要30～50个病例[80,81]。
- 在最初的病例中，有经验的MIS外科医生进行帮助尤其有用。充分的外科医生培训、技能和经验是在临床实践中安全有效地应用MIS的必要条件。当外科医生由于入路的相关限制失去位置判断或无法获得预期的结果时，应该毫不犹豫地扩大手术入路。

34.3 临床证据

多项临床研究显示，相比非手术治疗，椎体间融合术治疗退变性腰椎滑脱[82]、退行性椎间盘疾病[83]，甚至慢性腰痛[84]效果均优于非手术治疗。然而，10% 左右的再手术率[83,86]，要求医生应该遵循更加严格的、以循证为依据的手术指征。

在手术并发症或融合率方面，没有科学证据证明某种植入物或椎体间融合器优于另一种。在过去的十几年，已经开发出了各种微创腰椎治疗方法，以尽量减少与手术相关的并发症。经皮椎弓根螺钉和棒内固定已经被广泛应用，专门设计的相应手术器械用于 MIS 椎间融合器的植入[11,12,14,15,25,35,37,46,51,60,69,80]。在腰椎融合术中，MIS 技术的安全性和临床实用性已经得到证实[24,29,41,60,68,87]。迄今为止，没有令人信服的证据表明 MIS 腰椎融合术的融合率低于传统的开放手术。此外，MIS 手术有软组织损伤更小、失血量少、手术部位感染率低和术后局部疼痛轻等优点[14,29,30,41,88-90]。有令人信服的证据表明，后方 MIS 入路（PLIA、TILF）可以有效减少椎旁肌的骨 - 肌腱复合体破坏，尤其是附着于棘突和上关节突的多裂肌。同样，前路（包括 OLIA）和侧路（DLIA / XLIA）MIS 可显著减少腹壁肌层的损伤[10,32,33,61]。因此，与传统的开放手术相比，所有的 MIS 手术都有证据表明能减少失血、更快的术后下床活动、减少术后止痛药的使用、缩短住院时间[8,9,24,29,30,62]。在一项回顾性研究中，止痛药物的使用从 MIS 术前的 100% 下降到术后 6 个月的 31%[90]。与开放手术相比，MIS-TLIA 术后的吗啡使用显著减少[89]，而接受 MIS 腰椎融合术的患者可以更早停止使用止痛药[88]。此外，正规康复的需要似乎也减少了[8]。

尽管有这么多的可能性和不少的科学报道，但没有证据证明 MIS 腰椎融合优于开放融合。

作者关于循证证据的总结

除了椎管减压，脊柱的稳定性是治疗脊柱病变时的第二个要素。在所有稳定性手术过程中，融合应该是最终目标。为实现这一目标，人们尝试了不同的技术来提高融合率。当考虑不同的技术和（或）手术时，应该评估这一技术是否妨碍融合。尽管在多数病例可以获得融合，但不融合并不意味着术后疼痛，而融合也不等于手术的成功。但不管怎么说，融合应被视为脊柱固定的最佳结果。因此，融合是外科手术的结果，而不是操作过程本身。很多腰椎固定手术，都称为“融合（fusion）”手术，如在腰椎后路椎体间融合术（PLIF）、经椎间孔腰椎椎间融合术（TLIF）、前路腰椎椎间融合术（ALIF），在本书中，我们试图用“关节固定术（arthrodesis）”描述手术过程，而将“融合”用来描述术后结果，即 CT 扫描矢状位和（或）冠状位薄层重建可见两个（或更多）相邻椎体之间出现连续骨桥。因此我们建议改变常用术语，如 PLIF 为 PLIA（后路腰椎椎体间固定术），尽管我们都认识到，“旧”的术语已经得到广泛认可，改变需要一段时间。本章的作者同意使用这一更恰当的术语。

（赵兴华　陈　赞　王作伟　译）

参考文献

1. Kawaguchi Y, Matsui H, Tsuji H (1996) Back muscle injury after posterior lumbar spine surgery. A histologic and enzymatic analysis. Spine (Phila Pa 1976) 21:941–944
2. Sihvonen T, Herno A, Paljarvi L, Airaksinen O, Partanen J, Tapaninaho A (1993) Local denervation atrophy of paraspinal muscles in postoperative failed back syndrome. Spine (Phila Pa 1976) 18:575–581
3. Spoor AB, Oner FC (2013) Minimally invasive spine surgery in chronic low back pain patients. J Neurosurg Sci 57:203–218
4. Smith ZA, Fessler RG (2012) Paradigm changes in spine surgery: evolution of minimally invasive techniques. Nat Rev Neurol 8:443–450
5. Watkins R (1992) Anterior lumbar interbody fusion surgical complications. Clin Orthop Relat Res 284: 47–53

6. Weber BR, Grob D, Dvorak J, Muntener M (1997) Posterior surgical approach to the lumbar spine and its effect on the multifidus muscle. Spine (Phila Pa 1976) 22:1765–1772
7. Wiltse LL, Bateman JG, Hutchinson RH, Nelson WE (1968) The paraspinal sacrospinalis-splitting approach to the lumbar spine. J Bone Joint Surg Am 50: 919–926
8. Pereira P, Buzek D, Franke J, Senker W, Kosmala A, Hubbe U, Manson N, Rosenberg W, Assietti R, Martens F, Barbanti Brodano G, Scheufler K (2014) Surgical data and early postoperative outcomes after minimally invasive lumbar interbody fusion: results of a prospective, multicenter, observational data-monitored study. PLOS one 10(3):e0122312
9. Kim DH, Jaikumar S, Kam AC (2002) Minimally invasive spine instrumentation. Neurosurgery 51:S15–S25
10. Mayer HM (1997) A new microsurgical technique for minimally invasive anterior lumbar interbody fusion. Spine (Phila Pa 1976) 22:691–699; discussion 700
11. Raley DA, Mobbs RJ (2012) Retrospective computed tomography scan analysis of percutaneously inserted pedicle screws for posterior transpedicular stabilization of the thoracic and lumbar spine: accuracy and complication rates. Spine (Phila Pa 1976) 37:1092–1100
12. Sandhu F, Fessler R (2005) Minimally invasive transforaminal lumbar interbody fusion. In: Kim H, Fessler R, Regan J (eds) Endoscopic spine surgery and instrumentation. Thieme, New York, pp 265–280
13. Scheufler KM, Dohmen H, Vougioukas VI (2007) Percutaneous transforaminal lumbar interbody fusion for the treatment of degenerative lumbar instability. Neurosurgery 60:203–212; discussion 212–203
14. Barbagallo GM, Albanese V, Raich AL, Dettori JR, Sherry N, Balsano M (2014) Lumbar lateral interbody fusion (LLIF): comparative effectiveness and safety versus PLIF/TLIF and predictive factors affecting LLIF outcome. Evid-Based Spine-Care J 5:28–37
15. Berjano P, Lamartina C (2013) Far lateral approaches (XLIF) in adult scoliosis. Eur Spine J 22(Suppl 2): S242–S253
16. Dakwar E, Ahmadian A, Uribe JS (2012) The anatomical relationship of the diaphragm to the thoracolumbar junction during the minimally invasive lateral extracoelomic (retropleural/retroperitoneal) approach. J Neurosurg Spine 16:359–364
17. Davis TT, Hynes RA, Fung DA, Spann SW, MacMillan M, Kwon B, Liu J, Acosta F, Drochner TE (2014) Retroperitoneal oblique corridor to the L2-S1 intervertebral discs in the lateral position: an anatomic study. J Neurosurg Spine 21:785–793
18. Elias WJ, Simmons NE, Kaptain GJ, Chadduck JB, Whitehill R (2000) Complications of posterior lumbar interbody fusion when using a titanium threaded cage device. J Neurosurg 93:45–52
19. El Saghir H (2002) Extracoelomic mini approach for anterior reconstructive surgery of the thoracolumbar area. Neurosurgery 51:S118–S122
20. Faciszewski T, Winter RB, Lonstein JE, Denis F, Johnson L (1995) The surgical and medical perioperative complications of anterior spinal fusion surgery in the thoracic and lumbar spine in adults. A review of 1223 procedures. Spine (Phila Pa 1976) 20: 1592–1599
21. Flynn JC, Price CT (1984) Sexual complications of anterior fusion of the lumbar spine. Spine (Phila Pa 1976) 9:489–492
22. Guiot BH, Khoo LT, Fessler RG (2002) A minimally invasive technique for decompression of the lumbar spine. Spine (Phila Pa 1976) 27:432–438
23. Hee HT, Castro FP Jr, Majd ME, Holt RT, Myers L (2001) Anterior/posterior lumbar fusion versus transforaminal lumbar interbody fusion: analysis of complications and predictive factors. J Spinal Disord 14:533–540
24. Isaacs RE, Podichetty VK, Santiago P, Sandhu FA, Spears J, Kelly K, Rice L, Fessler RG (2005) Minimally invasive microendoscopy-assisted transforaminal lumbar interbody fusion with instrumentation. J Neurosurg Spine 3:98–105
25. Khoo LT, Palmer S, Laich DT, Fessler RG (2002) Minimally invasive percutaneous posterior lumbar interbody fusion. Neurosurgery 51:S166–S181
26. Larson SJ, Holst RA, Hemmy DC, Sances A Jr (1976) Lateral extracavitary approach to traumatic lesions of the thoracic and lumbar spine. J Neurosurg 45: 628–637
27. Parker SL, Adogwa O, Witham TF, Aaronson OS, Cheng J, McGirt MJ (2011) Post-operative infection after minimally invasive versus open transforaminal lumbar interbody fusion (TLIF): literature review and cost analysis. Minim Invasive Neurosurg: MIN 54: 33–37
28. McGirt MJ, Parker SL, Lerner J, Engelhart L, Knight T, Wang MY (2011) Comparative analysis of perioperative surgical site infection after minimally invasive versus open posterior/transforaminal lumbar interbody fusion: analysis of hospital billing and discharge data from 5170 patients. J Neurosurg Spine 14: 771–778
29. Scheufler KM, Cyron D, Dohmen H, Eckardt A (2010) Less invasive surgical correction of adult degenerative scoliosis. Part II: complications and clinical outcome. Neurosurgery 67:1609–1621; discussion 1621
30. Scheufler KM (2007) Technique and clinical results of minimally invasive reconstruction and stabilization of the thoracic and thoracolumbar spine with expandable cages and ventrolateral plate fixation. Neurosurgery 61:798–808; discussion 808–799
31. Mannion AF, Leivseth G, Brox JI, Fritzell P, Hagg O, Fairbank JC (2014) ISSLS prize winner: long-term follow-up suggests spinal fusion is associated with increased adjacent segment disc degeneration but without influence on clinical outcome: results of a combined follow-up from 4 randomized controlled trials. Spine (Phila Pa 1976) 39:1373–1383
32. Benglis DM, Elhammady MS, Levi AD, Vanni S (2008) Minimally invasive anterolateral approaches for the treatment of back pain and adult degenerative

deformity. Neurosurgery 63:191–196
33. Bertagnoli R, Vazquez RJ (2003) The Anterolateral TransPsoatic Approach (ALPA): a new technique for implanting prosthetic disc-nucleus devices. J Spinal Disord Tech 16:398–404
34. Escobar E, Transfeldt E, Garvey T, Ogilvie J, Graber J, Schultz L (2003) Video-assisted versus open anterior lumbar spine fusion surgery: a comparison of four techniques and complications in 135 patients. Spine (Phila Pa 1976) 28:729–732
35. Foley KT, Gupta SK (2002) Percutaneous pedicle screw fixation of the lumbar spine: preliminary clinical results. J Neurosurg 97:7–12
36. Kossmann T, Jacobi D, Trentz O (2001) The use of a retractor system (SynFrame) for open, minimal invasive reconstruction of the anterior column of the thoracic and lumbar spine. Eur Spine J 10:396–402
37. Kim JS, Kang BU, Lee SH, Jung B, Choi YG, Jeon SH, Lee HY (2009) Mini-transforaminal lumbar interbody fusion versus anterior lumbar interbody fusion augmented by percutaneous pedicle screw fixation: a comparison of surgical outcomes in adult low-grade isthmic spondylolisthesis. J Spinal Disord Tech 22:114–121
38. Moskovich R, Benson D, Zhang ZH, Kabins M (1993) Extracoelomic approach to the spine. J Bone Joint Surg 75:886–893
39. Rosenberg WS, Mummaneni PV (2001) Transforaminal lumbar interbody fusion: technique, complications, and early results. Neurosurgery 48:569–574; discussion 574–565
40. Regan JJ, Yuan H, McAfee PC (1999) Laparoscopic fusion of the lumbar spine: minimally invasive spine surgery. A prospective multicenter study evaluating open and laparoscopic lumbar fusion. Spine (Phila Pa 1976) 24:402–411
41. Terman SW, Yee TJ, Lau D, Khan AA, La Marca F, Park P (2014) Minimally invasive versus open transforaminal lumbar interbody fusion: comparison of clinical outcomes among obese patients. J Neurosurg Spine 20:644–652
42. Uribe JS, Arredondo N, Dakwar E, Vale FL (2010) Defining the safe working zones using the minimally invasive lateral retroperitoneal transpsoas approach: an anatomical study. J Neurosurg Spine 13:260–266
43. Uribe JS, Dakwar E, Cardona RF, Vale FL (2011) Minimally invasive lateral retropleural thoracolumbar approach: cadaveric feasibility study and report of 4 clinical cases. Neurosurgery 68:32–39; discussion 39
44. Acosta FL, Liu J, Slimack N, Moller D, Fessler R, Koski T (2011) Changes in coronal and sagittal plane alignment following minimally invasive direct lateral interbody fusion for the treatment of degenerative lumbar disease in adults: a radiographic study. J Neurosurg Spine 15:92–96
45. Brantigan JW, Steffee AD, Lewis ML, Quinn LM, Persenaire JM (2000) Lumbar interbody fusion using the Brantigan I/F cage for posterior lumbar interbody fusion and the variable pedicle screw placement system: two-year results from a Food and Drug Administration investigational device exemption clinical trial. Spine (Phila Pa 1976) 25:1437–1446
46. Castro C, Oliveira L, Amaral R, Marchi L, Pimenta L (2014) Is the lateral transpsoas approach feasible for the treatment of adult degenerative scoliosis? Clin Orthop Relat Res 472:1776–1783
47. Foley KT, Smith MM (1997) Microendoscopic discectomy. Tech Neurosurg 3:301–307
48. Hsieh PC, Koski TR, O'Shaughnessy BA, Sugrue P, Salehi S, Ondra S, Liu JC (2007) Anterior lumbar interbody fusion in comparison with transforaminal lumbar interbody fusion: implications for the restoration of foraminal height, local disc angle, lumbar lordosis, and sagittal balance. J Neurosurg Spine 7: 379–386
49. Lippman CR, Spence CA, Youssef AS, Cahill DW (2003) Correction of adult scoliosis via a posterior-only approach. Neurosurg Focus 14:e5
50. Perez-Cruet MJ, Foley KT, Isaacs RE, Rice-Wyllie L, Wellington R, Smith MM, Fessler RG (2002) Microendoscopic lumbar discectomy: technical note. Neurosurgery 51:S129–S136
51. Rihn JA, Gandhi SD, Sheehan P, Vaccaro AR, Hilibrand AS, Albert TJ, Anderson DG (2014) Disc space preparation in transforaminal lumbar interbody fusion: a comparison of minimally invasive and open approaches. Clin Orthop Relat Res 472:1800–1805
52. Sears W (2005) Posterior lumbar interbody fusion for degenerative spondylolisthesis: restoration of sagittal balance using insert-and-rotate interbody spacers. Spine J 5:170–179
53. Tormenti MJ, Maserati MB, Bonfield CM, Okonkwo DO, Kanter AS (2010) Complications and radiographic correction in adult scoliosis following combined transpsoas extreme lateral interbody fusion and posterior pedicle screw instrumentation. Neurosurg Focus 28:E7
54. Lindley EM, McBeth ZL, Henry SE, Cooley R, Burger EL, Cain CM, Patel VV (2012) Retrograde ejaculation after anterior lumbar spine surgery. Spine (Phila Pa 1976) 37:1785–1789
55. Tiusanen H, Seitsalo S, Osterman K, Soini J (1995) Retrograde ejaculation after anterior interbody lumbar fusion. Eur Spine J 4:339–342
56. Silvestre C, Mac-Thiong JM, Hilmi R, Roussouly P (2012) Complications and morbidities of mini-open anterior retroperitoneal lumbar interbody fusion: oblique lumbar interbody fusion in 179 patients. Asian Spine J 6:89–97
57. St Clair S, Tan JS, Lieberman I (2012) Oblique lumbar interbody fixation: a biomechanical study in human spines. J Spinal Disord Tech 25:183–189
58. Benglis DM, Vanni S, Levi AD (2009) An anatomical study of the lumbosacral plexus as related to the minimally invasive transpsoas approach to the lumbar spine. J Neurosurg Spine 10:139–144
59. Dakwar E, Vale FL, Uribe JS (2011) Trajectory of the main sensory and motor branches of the lumbar plexus outside the psoas muscle related to the lateral retroperitoneal transpsoas approach. J Neurosurg

Spine 14:290–295
60. Isaacs RE, Hyde J, Goodrich JA, Rodgers WB, Phillips FM (2010) A prospective, nonrandomized, multicenter evaluation of extreme lateral interbody fusion for the treatment of adult degenerative scoliosis: perioperative outcomes and complications. Spine (Phila Pa 1976) 35:S322–S330
61. Regev GJ, Kim CW (2014) Safety and the anatomy of the retroperitoneal lateral corridor with respect to the minimally invasive lateral lumbar intervertebral fusion approach. Neurosurg Clin N Am 25:211–218
62. Alimi M, Hofstetter CP, Cong GT, Tsiouris AJ, James AR, Paulo D, Elowitz E, Hartl R (2014) Radiological and clinical outcomes following extreme lateral interbody fusion. J Neurosurg Spine 20:623–635
63. Smith WD, Dakwar E, Le TV, Christian G, Serrano S, Uribe JS (2010) Minimally invasive surgery for traumatic spinal pathologies: a mini-open, lateral approach in the thoracic and lumbar spine. Spine (Phila Pa 1976) 35:S338–S346
64. Ahmadian A, Deukmedjian AR, Abel N, Dakwar E, Uribe JS (2013) Analysis of lumbar plexopathies and nerve injury after lateral retroperitoneal transpsoas approach: diagnostic standardization. J Neurosurg Spine 18:289–297
65. Banagan K, Gelb D, Poelstra K, Ludwig S (2011) Anatomic mapping of lumbar nerve roots during a direct lateral transpsoas approach to the spine: a cadaveric study. Spine (Phila Pa 1976) 36:E687–E691
66. Sofianos DA, Briseno MR, Abrams J, Patel AA (2012) Complications of the lateral transpsoas approach for lumbar interbody arthrodesis: a case series and literature review. Clin Orthop Relat Res 470:1621–1632
67. Humphreys SC, Hodges SD, Patwardhan AG, Eck JC, Murphy RB, Covington LA (2001) Comparison of posterior and transforaminal approaches to lumbar interbody fusion. Spine (Phila Pa 1976) 26:567–571
68. Schwender JD, Holly LT, Rouben DP, Foley KT (2005) Minimally invasive transforaminal lumbar interbody fusion (TLIF): technical feasibility and initial results. J Spinal Disord Tech 18(Suppl):S1–S6
69. Mehta VA, McGirt MJ, Garces Ambrossi GL, Parker SL, Sciubba DM, Bydon A, Wolinsky JP, Gokaslan ZL, Witham TF (2011) Trans-foraminal versus posterior lumbar interbody fusion: comparison of surgical morbidity. Neurol Res 33:38–42
70. Kim JS, Lee KY, Lee SH, Lee HY (2010) Which lumbar interbody fusion technique is better in terms of level for the treatment of unstable isthmic spondylolisthesis? J Neurosurg Spine 12:171–177
71. Singh K, Nandyala SV, Marquez-Lara A, Fineberg SJ, Oglesby M, Pelton MA, Andersson GB, Isayeva D, Jegier BJ, Phillips FM (2014) A perioperative cost analysis comparing single-level minimally invasive and open transforaminal lumbar interbody fusion. Spine J 14:1694–1701
72. Ahmad FU, Wang MY (2014) Use of anteroposterior view fluoroscopy for targeting percutaneous pedicle screws in cases of spinal deformity with axial rotation. J Neurosurg Spine 21:826–832
73. Scheufler KM, Franke J, Eckardt A, Dohmen H (2011) Accuracy of image-guided pedicle screw placement using intraoperative computed tomography-based navigation with automated referencing. Part II: thoracolumbar spine. Neurosurgery 69:1307–1316
74. Scheufler KM, Franke J, Eckardt A, Dohmen H (2011) Accuracy of image-guided pedicle screw placement using intraoperative computed tomography-based navigation with automated referencing, part I: cervicothoracic spine. Neurosurgery 69:782–795; discussion 795
75. Van de Kelft E, Costa F, Van der Planken D, Schils F (2012) A prospective multicenter registry on the accuracy of pedicle screw placement in the thoracic, lumbar, and sacral levels with the use of the o-arm imaging system and StealthStation navigation. Spine (Phila Pa 1976) 37:E1580–E1587
76. Gelalis ID, Paschos NK, Pakos EE, Politis AN, Arnaoutoglou CM, Karageorgos AC, Ploumis A, Xenakis TA (2012) Accuracy of pedicle screw placement: a systematic review of prospective in vivo studies comparing free hand, fluoroscopy guidance and navigation techniques. Eur Spine J 21:247–255
77. Nandyala SV, Fineberg SJ, Pelton M, Singh K (2014) Minimally invasive transforaminal lumbar interbody fusion: one surgeon's learning curve. Spine J 14: 1460–1465
78. Waschke A, Walter J, Duenisch P, Reichart R, Kalff R, Ewald C (2013) CT-navigation versus fluoroscopy-guided placement of pedicle screws at the thoracolumbar spine: single center experience of 4,500 screws. Eur Spine J 22:654–660
79. Boden SD, Andersson GB, Fraser RD, Garfin SR, Goel VK, Hanley EN Jr, Katz JN, Pope MH, Sonntag VK, Spratt KF et al (1995) Selection of the optimal procedure to achieve lumbar spinal fusion. Introduction. 1995 Focus Issue Meeting on Fusion. Spine (Phila Pa 1976) 20:166S
80. Lee KH, Yeo W, Soeharno H, Yue WM (2014) Learning curve of a complex surgical technique: minimally invasive transforaminal lumbar interbody fusion (MIS TLIF). J Spinal Disord Tech 27:E234–E240
81. Sclafani JA, Kim CW (2014) Complications associated with the initial learning curve of minimally invasive spine surgery: a systematic review. Clin Orthop Relat Res 472:1711–1717
82. Weinstein JN, Lurie JD, Tosteson TD, Hanscom B, Tosteson AN, Blood EA, Birkmeyer NJ, Hilibrand AS, Herkowitz H, Cammisa FP, Albert TJ, Emery SE, Lenke LG, Abdu WA, Longley M, Errico TJ, Hu SS (2007) Surgical versus nonsurgical treatment for lumbar degenerative spondylolisthesis. N Engl J Med 356:2257–2270
83. Carreon LY, Glassman SD, Howard J (2008) Fusion and nonsurgical treatment for symptomatic lumbar degenerative disease: a systematic review of Oswestry Disability Index and MOS Short Form-36 outcomes. Spine J 8:747–755
84. Fritzell P, Hagg O, Wessberg P, Nordwall A (2001) 2001 Volvo Award Winner in Clinical Studies: lumbar fusion versus nonsurgical treatment for chronic low

back pain: a multicenter randomized controlled trial from the Swedish Lumbar Spine Study Group. Spine 26:2521–2532; discussion 2532–2524

85. Mirza SK, Deyo RA, Heagerty PJ, Turner JA, Martin BI, Comstock BA (2013) One-year outcomes of surgical versus nonsurgical treatments for discogenic back pain: a community-based prospective cohort study. Spine J 13:1421–1433
86. Radcliff K, Curry P, Hilibrand A, Kepler C, Lurie J, Zhao W, Albert TJ, Weinstein J (2013) Risk for adjacent segment and same segment reoperation after surgery for lumbar stenosis: a subgroup analysis of the Spine Patient Outcomes Research Trial (SPORT). Spine (Phila Pa 1976) 38:531–539
87. Scheufler KM, Cyron D, Dohmen H, Eckardt A (2010) Less invasive surgical correction of adult degenerative scoliosis, part I: technique and radiographic results. Neurosurgery 67:696–710
88. Adogwa O, Parker SL, Bydon A, Cheng J, McGirt MJ (2011) Comparative effectiveness of minimally invasive versus open transforaminal lumbar interbody fusion: 2-year assessment of narcotic use, return to work, disability, and quality of life. J Spinal Disord Tech 24:479–484
89. Peng CW, Yue WM, Poh SY, Yeo W, Tan SB (2009) Clinical and radiological outcomes of minimally invasive versus open transforaminal lumbar interbody fusion. Spine (Phila Pa 1976) 34:1385–1389
90. Rouben D, Casnellie M, Ferguson M (2011) Long-term durability of minimal invasive posterior transforaminal lumbar interbody fusion: a clinical and radiographic follow-up. J Spinal Disord Tech 24:288–296

峡部裂所致腰椎滑脱症的外科治疗 35

Julien Rigal, Nicolas Plais, Antonio Faundez,
and Jean-Charles Le Huec

35.1 引言

脊椎峡部裂的定义是指位于上关节突和下关节突之间峡部（关节间隙）的单侧或双侧缺损（图 35.1）。

脊椎滑脱（spondylolisthesis，SPL）（来自古希腊语 *spondylos*，指脊椎；*olisthesis*，意思为滑动）被定义为一个脊椎相对于在其下面的脊椎上的滑动。

35.1.1 流行病学

普通人群中峡部裂的发生率（图 35.1）在 3% ~ 12%[1]。由于种族差异和性别不同，峡部裂的发生率是不同的，男：女发生率是 2 ∶ 1[2]。在某些人群，尤其是爱斯基摩人中，脊椎峡部裂的发病率更高，发病率超过 60%[3]。

随着婴儿逐渐直立行走，脊柱峡部裂也逐渐发生[2]，其发病率从 4 岁时的 4.4% 增加到成人时的 10% 以上。在青春期，近 15% 的病例从局部区域性发育异常逐步向椎体滑脱阶段演变[4]。这种进展演变与成年后的骨盆入射角（pelvic incidence）有关[5]（见第 38 章）。

35.1.1.1 分类

基于以下几点，脊椎滑脱的分类有不同的类型：

- 病因学[6]。
- 影像学滑脱程度[7]。

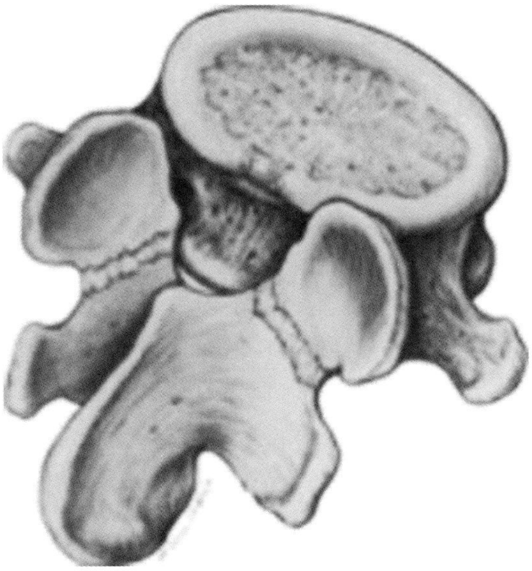

图 35.1 椎板双侧峡部裂的示意图

- 骨盆参数和发育原因[8,9]。

根据滑脱程度的不同[7]，我们在本书中使用 Meyerding 的分类方法，这种分类方法是目前唯一可以被所有病例采用的方法（图 35.2）：

1. 0 度：没有滑脱。
2. Ⅰ度：滑脱程度在 0 ~ 25%。
3. Ⅱ度：滑脱程度在 25% ~ 50%。
4. Ⅲ度：滑脱程度在 50% ~ 75%。
5. Ⅳ度：滑脱程度在 75% ~ 100%。
6. Ⅴ度：滑脱程度＞ 100%。

其他分类方法是对峡部裂型滑脱和退行性病变的不同综合。这些分类方法的建立更多是基

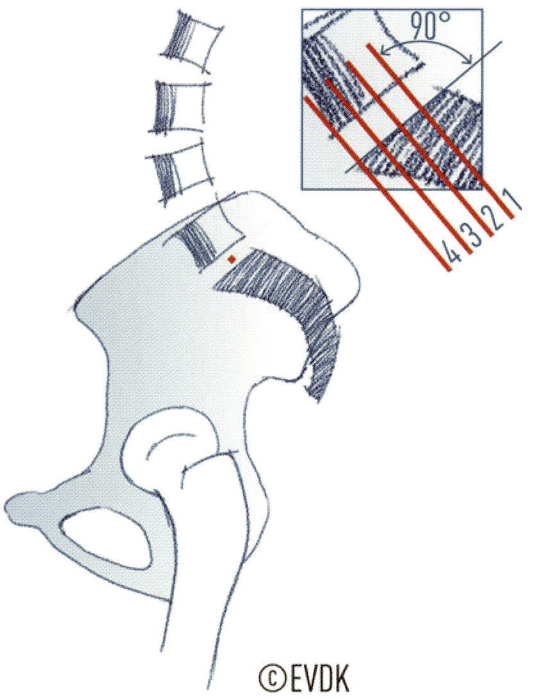

图 35.2 腰椎滑脱严重度分级，按照上位椎体相对于下位椎体发生滑移的程度每 25% 为 I 度

于学术兴趣，但对日常工作中的使用和治疗作用甚微。我们只简单介绍 Wiltse 的病因分类 [6] 和 Marchetti 及 Bartolozzi [8] 的病因分类（35.3 和 35.4）。

35.1.2 病理生理学

脊椎滑脱往往伴随着脊柱直立的出现而发生 [10]。年轻运动员的患病率更高 [11]。最易累及的运动是潜水、摔跤、举重和体操。这些运动员的腰椎经常面临过屈 / 过伸的运动，从而增加腰椎旋转应力和轴向应力 [12]。

在年轻运动员中，脊椎峡部裂被认为是在椎板峡部发生疲劳骨折的基础上，骨化修复不完全，同时脊椎的过度运动和应力增大共同作用在脊椎后弓上，最终导致峡部裂。这种骨折可能不会完全修复，最终出现骨折处的硬化和假关节的形成。

在某些情况下，骨折发生修复，但会出现峡部延长，这会发生继发性的脊椎部分滑脱。

在 90% 的峡部裂病例中，峡部裂发生节段多在腰骶水平（L5 节段）。这个节段的解剖特点就

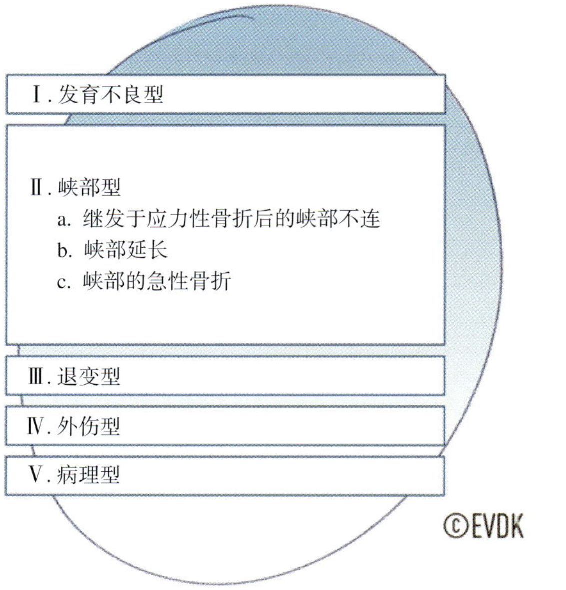

图 35.3 峡部断裂的病因学 Wiltse 分型

是在最后一个活动间盘节段（L5/S1 间盘）出现倾斜角度最大的骶骨平台，重力的分解这个水平上影响得最大，尤其是在骨盆入射角较大的情况下 [13]。

L5/S1 关节突关节是一个冠状排列的关节，其解剖特点可以防止 L5 发生相对于 S1 的滑脱，但是这种机制在峡部裂时将完全丧失（图 35.1）。

在屈伸运动过程中，从 L1 ～ L5 的峡部所承受压力逐渐增大 [14]。出现这种力学变化的原因目前已经确定是多因素的：机械因素（如 L4/L5 关节突关节在过伸时的压力，会在骨盆入射角较小时，在关节间发生类似“胡桃夹子”的力学作用导致关节间压力增大）；解剖因素（骶骨倾斜角过大，骨盆入射角过大时，会增加重力作用在关节突关节间的分力 [15]）。

解剖学的好发因素：

- 这一理论得到某些种族或家族遗传倾向的支持：
  - 超过 60% 的爱斯基摩人会发生峡部裂 [3]。
  - 白人中的发病率高于黑人 [10]。
  - 男性发病率高于女性 [10]。
  - 脊柱裂的发生与峡部裂的发生存在相关性 [16]。
- Wiltse [6] 将发育不良型脊柱滑脱定义为由腰

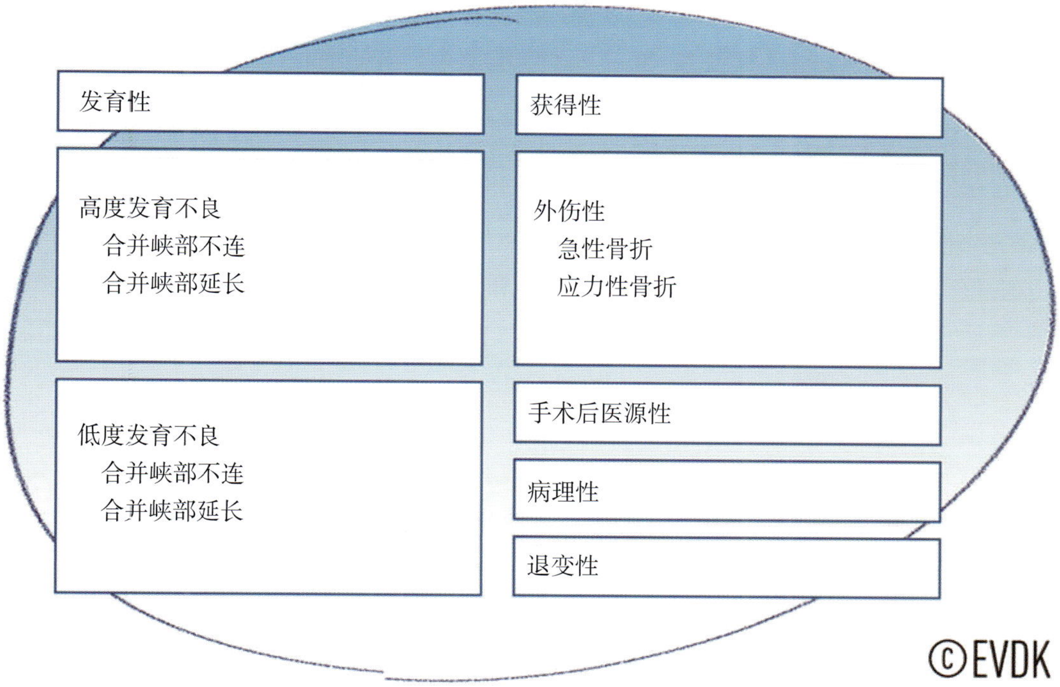

图 35.4 峡部断裂的病因学 Marchetti 和 Bartolozzi 分型

骶关节先天性异常引起的 L5 相对于骶骨发生的滑脱。其中一种常见的先天因素就是 L5 的后弓发育不全。脊柱裂的存在、发育不良的关节突关节和峡部延长，都改变了脊椎后柱的力传导，增加了发生水平滑动的应力（图 35.4 和图 35.5）。

- Marchetti 和 Bartolozzi [8] 提出观点认为峡部裂和脊椎发育不良可以导致发育性的脊椎滑脱。
- 严重的发育不良型脊椎滑脱常伴有腰骶椎后凸，L5 椎体的楔形改变，L5 横突的发育不良和骶骨形态变异。
- Labelle [15] 认为，骶骨 - 骨盆先天异常和腰骶部发育不良是导致骶骨骨盆空间关系异常和矢状位失平衡的原因。
- Zehnder [17] 证明，在患有脊椎峡部裂的患者群体中，相邻腰骶关节突关节的头尾距离明显小于正常人群。这种空间距离的相对减少可能会增加小关节间的应力，因而增加腰椎过伸运动过程中发生峡部骨折的风险（图 35.5）。
- 最后，脊椎峡部裂的存在通常与少年性椎体骨软骨病（Scheuermann 病）有关 [18]。

35.1.2.1 脊椎峡部裂的生物力学理论

现代脊椎峡部裂的生物力学理论是建立在如下几个参数的分析结果之上：

1. 矢状位平衡分析。
2. 椎间盘退变的分析。
3. 对椎板峡部机械应力的分析。

正常人矢状位平衡与椎间盘退变相关现象分析

要了解生物力学在脊柱峡部裂发生学的作用，必须了解脊柱 - 骨盆矢状位平衡分析的基础知识（参见第 38 章）。事实上，脊柱的矢状位平衡在理解峡部裂的生物力学方面具有重要意义，而且对不同类型的脊柱裂选择正确的治疗策略有重要的意义 [19,20]。

35.1.2.2 骨盆入射角

Duval-Beaupère 和 Legaye [21,22] 描述的骨盆入射角（pelvic incidence，PI）是指经过骶骨终板

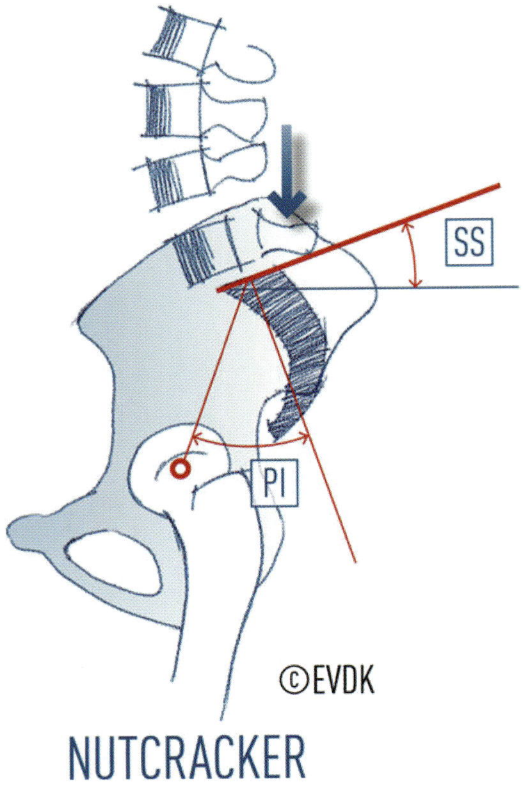

图 35.5 Nutcracker 的关于双侧峡部骨折的理论，认为多发生在脊柱骨盆入射角（PI）较小的时候

中点的垂线与连接该点到股骨头中心的连线之间的角度（图 35.6）。骨盆入射角是一个解剖角度，其数值在青春期增加，在发育成熟后数值保持不变[5]。

在几何学上分析，骨盆入射角（PI）是另外两个角度的总和，即骶骨倾斜角（sacral slope，SS，骶骨终板的切线与水平线之间的角度）和骨盆旋转角（pelvic tilt，PT，即垂直穿过股骨头中心的垂线和连接股骨头中心到骶骨终板板中心的连线之间的夹角）（图 35.6）。即

$$PI = SS + PT。$$

由于骨盆可以围绕股骨头转动，在 PI 保持不变的前提下，PT 和 SS 保持互补的关系。如果骨盆向后倾，PT 增加，SS 以相同的比例减少，但 PI 始终保持不变。相反，如果骨盆前倾，PT 降低，SS 增加。在一个正常的无症状人群中，PI 的角度在 28° ~ 85°[23]。

由于骨盆后倾的范围与骨盆入射角成正比（高 PI 值意味着骨盆更大的后旋和倾斜范围），因此对于骨盆入射角小的人而言，骨盆后倾的范围也小，其原因在于，这种情况下髋关节过伸范围也较小。

35.1.2.3 脊柱参数

脊柱的矢状面曲线的特点是由一系列前凸和后凸的曲线构成，特别是颈胸交界和胸腰交界区，解剖学的特点决定了脊柱曲线的变化[20]。

在站立状态下，腰椎前凸的范围可能比 T12/L1 解剖交界处更短或更长。腰椎前凸和胸椎后凸之间的界限称为拐点，其位置因受试者不同而不同，主要取决于脊柱骨盆入射角的类型（PI）和矢状位失平衡的补偿机制[24]（图 35.7）。因此，这个拐点不是固定的，而是随着脊柱的骨盆入射角的类型及其状态的功能不同而改变（参见第 39 章）。

腰椎前凸的角度就是通过测量拐点水平椎体和 S1 终板之间的角度而获得。Berthonnaud 等人[25]提出了一个方法来测量腰椎前凸：利用两个切线弧来代表腰椎前凸时的生物力学特点（图 35.8 和图 35.9）。

35.1.2.4 骨盆参数与脊柱参数的关系

以骨盆入射角为特征的骨盆前后宽度对位于其上方的脊柱形状的形成具有一定的作用。事实上，最符合经济学原理的站立姿势就是发生在脊柱理想的平衡位置[23]。

Roussouly 和其他作者通过研究，提出了腰椎前凸（LL）和骶骨倾斜角（SS）之间的关系[5,26]。对于一个较大的 SS，腰椎前凸（LL）也会相应增大且范围增加；对于较小的 SS 而言，腰椎前凸 LL 较小且相应范围变小。基于 SS 和 LL 之间的这种相关性，Roussouly 等人对脊柱 - 骨盆的关系提出了 4 种分型（图 35.10）[23]。

在退行性腰椎滑脱或峡部裂性腰椎滑脱中，外科医生最感兴趣的脊柱 - 骨盆复合体的分型是 Ⅰ 型（小 PI 和 SS）和 Ⅳ 型（大 PI 和 SS）。

与间盘退变相关的矢状位平衡问题的代偿机制为了能够以垂直于股骨头的符合人体工程学的

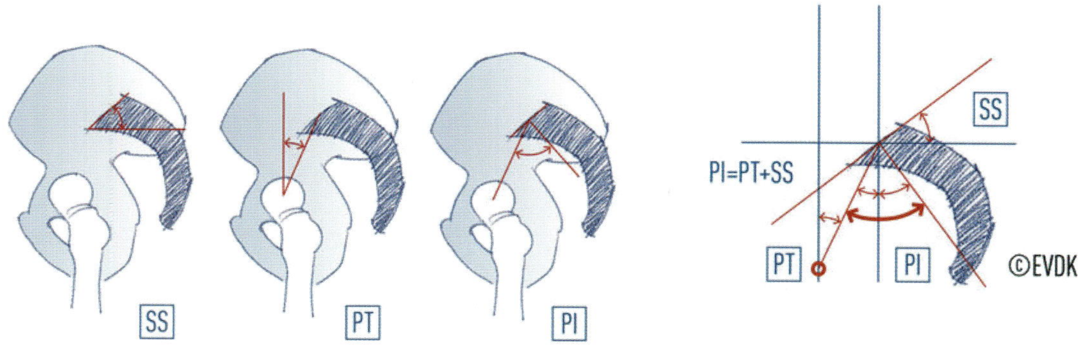

图 35.6 绘图显示 SS（sacral slope，骶骨倾斜角），PT（pelvic tilt，骨盆旋转角），PI（pelvic incidence，骨盆入射角）

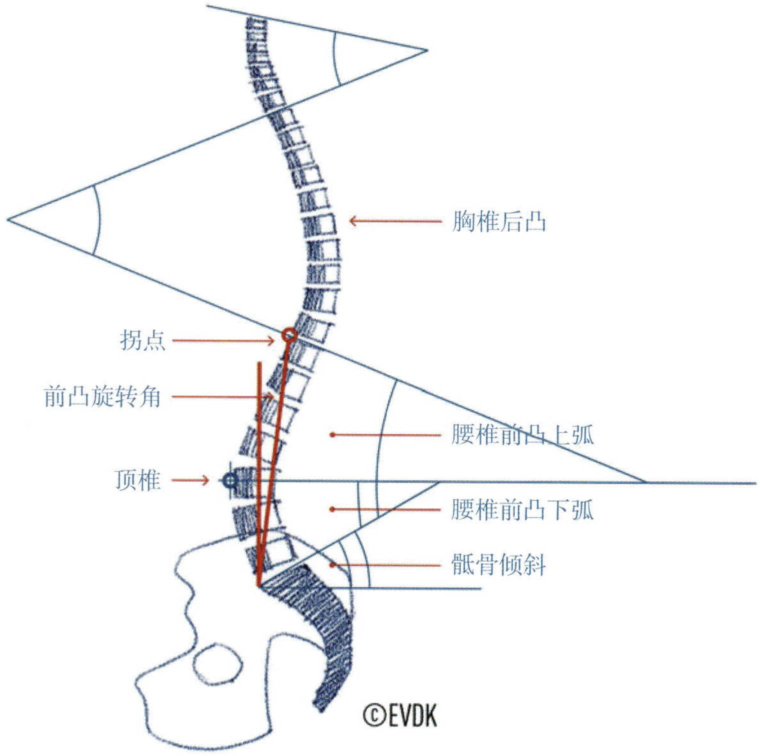

图 35.7 脊柱矢状位参数示意图。曲度拐点并不是恒定不变的，而是根据脊柱的骨盆入射角而发生变化（见 39 章）

方式来平衡和维持其身体，人体共有四种类型的代偿机制。通过这些代偿，可以保持整个身体的重力线近似在一条直线。这些代偿按照顺序依次发挥作用：

- 髋部过伸。
- 骨盆后倾。
- 膝关节屈曲。
- 腰椎前凸消失后相邻节段发生向后滑脱，说明脊柱存在平衡问题（图 35.11）。

椎板峡部的机械受力分析

峡部裂所致脊柱滑脱是由于脊椎峡部（或关节间峡部）水平骨质丧失连续性（裂解）所致。在此类患者中，Roussouly 等将其分成两组，分别具有明显不同脊柱骨盆参数 [15]。第一组患者的特征为滑脱程度＜ 35%，脊柱 - 骨盆参数中骨盆入射角较小（＜ 45°），骶骨倾斜角小（＜ 40°）。相反，第二组的特征在于椎体滑脱程度较高（＞ 35%），骨盆入射角较高（＞ 55°），骶骨倾斜角

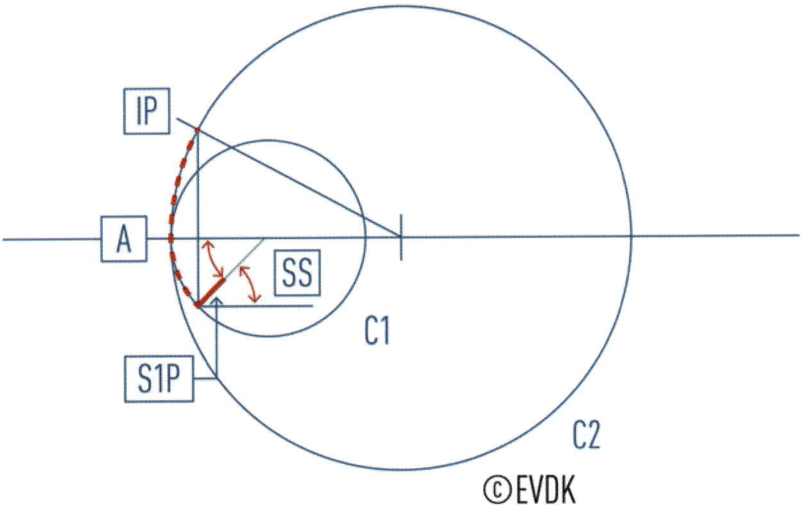

图 35.8 腰椎前凸的上弧与下弧的构成与脊柱的骨盆入射角 PI 相对应。IP 曲度拐点，A 腰椎前凸顶点，SS 骶骨倾斜角，S1P 骶骨上终板，SS 骶骨倾斜角

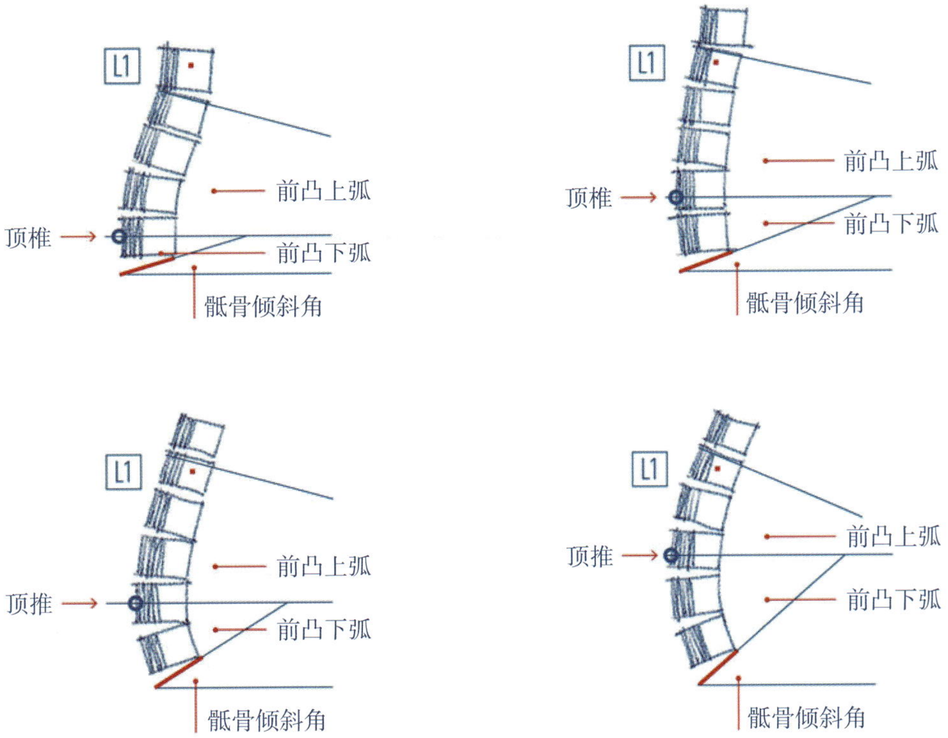

图 35.9 腰椎前突的上弧和下弧可以决定腰椎的力学变化特点。在Ⅰ型中，由于 PI 过小，可以导致峡部裂而致椎体滑脱。在Ⅳ型中，由于剪切力的存在，在 L5/S1 节段同样可以发生椎体滑脱

较高（> 40°）（图 35.10）。因此可以得出结论：根据 Roussouly 分类，低度脊椎滑脱的患者多具有Ⅰ型脊柱骨盆平衡分型[23]。在这种情况下，峡部裂的原因是通过“胡桃夹”机制，上下相邻的关节突导致峡部受力增加的结果（图 35.5）。由于骶骨倾斜角较小，椎体滑脱进展的风险相对较低。

相反，滑脱程度较高的患者（> 35%）最常

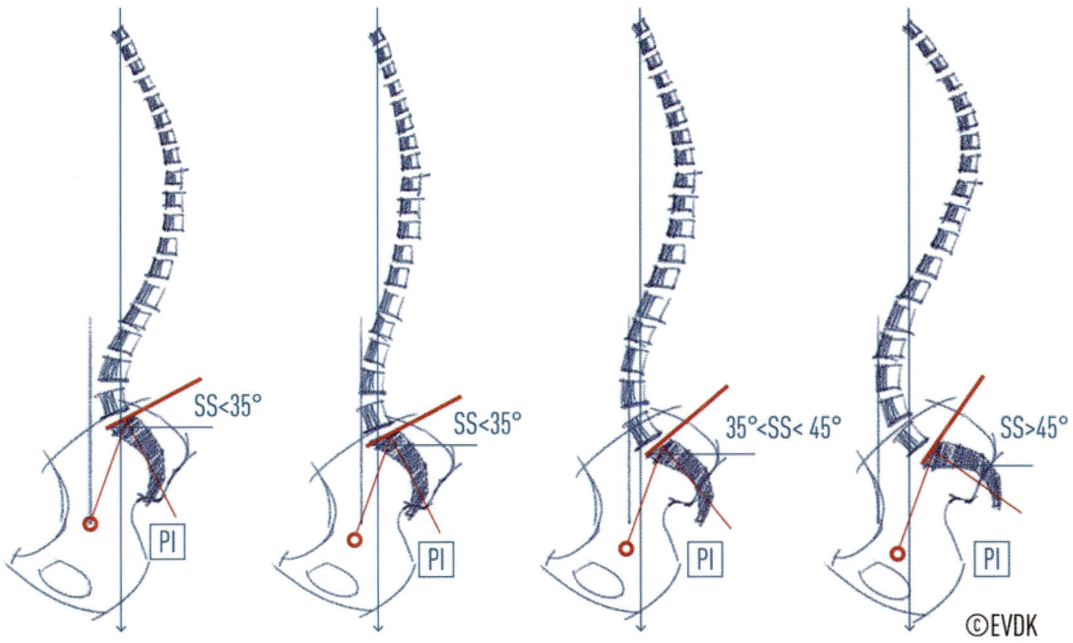

图 35.10 根据脊柱的 PI 和 SS 不同，脊柱 - 骨盆的关系分为四种类型

见的是 Roussouly 的Ⅳ型脊柱 - 骨盆分型，胸椎后凸大，腰椎前凸严重，L5 ～ S1 椎间盘的方向非常垂直。由于特征性的较高的骶骨倾斜角（> 40°），椎板峡部受到向下和向前牵引力的作用，最终结果导致峡部裂的发生。在上述情况的共同作用下，滑脱进展的风险非常高。

以上的假设已由 Labelle 等人证实 [27]。在儿童中，Mac-Thiong 等人表明在脊柱生长期间骨盆入射角（PI）略有增加（年龄在 3 ～ 18 岁）。在此过程中，脊柱 - 骨盆参数与腰椎前凸（LL）、骶骨倾斜角（SS）和骨盆入射角（PI）之间遵循相同的关系 [5,28]。在儿童中，通过观察峡部裂的程度来监测脊椎滑脱，同一组作者得出结论可以将这类患者分成两组：一组是低度的脊椎滑脱，具有低 PI 和低 SS 的特点；另一组是高度的脊椎滑脱，具有高 PI 和高 SS。此外，在对脊柱 - 骨盆参数详细分析的基础上，可以进一步将高度脊椎滑脱的儿童分成两个亚群：矢状位平衡亚组和矢状位失平衡亚组 [29]。这些发现提示这两组患者的脊椎滑脱进展的风险完全不同 [27,30]。

1. 在具有高 PI 和高 SS 的圆顶形骶骨的患者中，其 L5/S1 的间盘较垂直，因而脊椎滑脱的进展的风险更大。这些患者往往具有矢状位失平衡，因而大多数患者都有临床症状 [28,29]。
2. 具有正常骶骨终板平面、低度的脊椎滑脱、良好的矢状位平衡的患者，往往很少出现症状，仅表现为年龄相关的椎间盘退变，可能导致椎间孔狭窄和轻度的滑脱进展。

在圆顶形骶骨上测量骨盆入射角（PI）并不容易。最可靠的参数是测量 L5 的入射角（L5I），因为 L5 的终板可以保留正常的解剖结构。L5 入射角（L5I）的测量方法与在骶骨上终板测量的骨盆入射角（PI）的方法相同，但是以 L5 的上终板作为测量的参考平面（图 35.12）。已经有研究证明，L5 入射角与患者的实际 PT 具有高度相关性 [31]。

Labelle [27] 证明在具有圆顶形骶骨的患者中，可以根据 L5 的入射角将患者分为三组：即< 30°，30° ～ 45° 和> 45°，其中脊椎滑脱的进展风险随

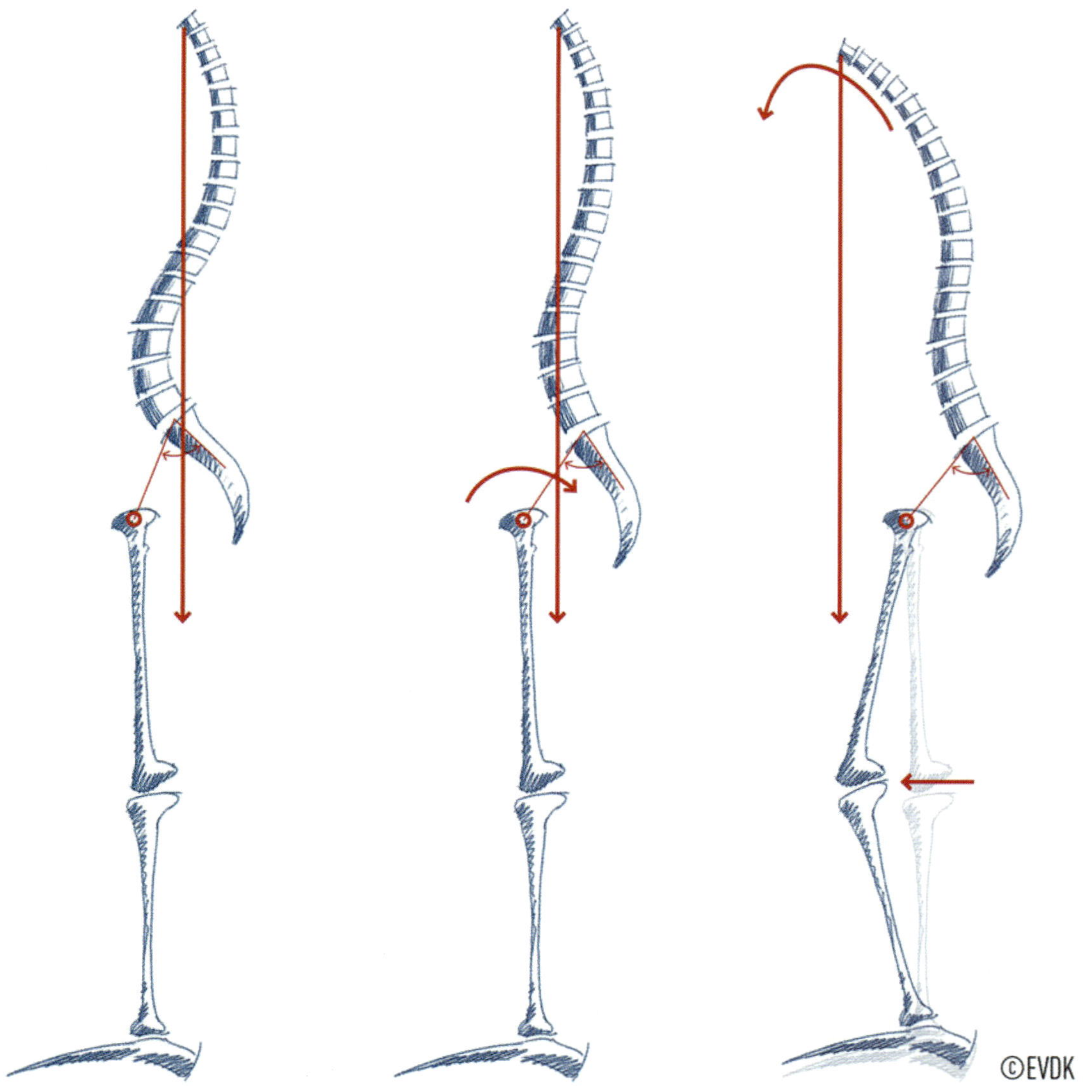

图 35.11 在老年退变的脊柱，矢状位平衡的自然代偿机制。在右图注意骨盆的后倾和膝关节的屈曲

着 L5 入射角的增大而增大。

35.2 诊断

35.2.1 临床

尽管脊椎滑脱经常可以没有症状，但它仍然是儿童背痛的主要原因。在儿童和青少年中，由脊椎滑脱引起的腰痛通常是长期存在的特定腰痛。这种腰痛具有机械性的特点和某些典型的症状（如根性体征和症状），而且疼痛的症状随着运动的增加而加剧，特别是在脊柱过伸运动时更加明显。在 40% 的脊椎滑脱患者中，可以找到明确的外伤病史 [32]。

因而在出现急性腰痛的青少年运动员中去寻找可能存在峡部裂，这是特别重要的。

腰痛的发生与脊椎滑脱具有相关性。

（a）低度的脊椎滑脱：

- 腰骶部疼痛。
- 腰部过伸运动时诱发疼痛和过伸实验呈阳性。
- 腘绳肌痉挛。

（b）高度的脊椎滑脱：

- 长期腰痛。
- 临床检查时可以发现存在平背（PI 低的情况下），触诊可以发现腰椎棘突的“阶梯感”或“落空感”（L5 比 L4 更容易触及）（图 35.13）。
- 出现矢状位失衡的代偿。Phalen 征和 Dickson

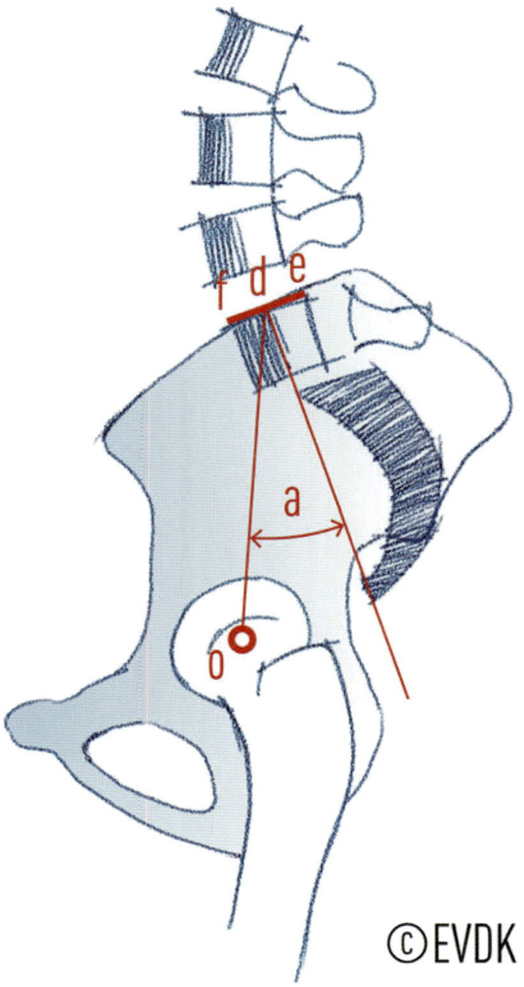

图 35.12 在穹隆型的骶骨，测量 PI 时，可以利用 L5 椎体的上终板中点进行测量

征是指出现骨盆后旋和腘绳肌长度缩短、腰椎过度前凸（主要发生在伴有高 PI 的Ⅳ型脊柱骨盆类型中）。患者常常表现为膝盖弯曲，髋部过伸和特有的“蹲伏”走路姿势。

- 姿势或结构性脊柱侧凸。

（c）神经症状和体征：

在 15% 的脊椎滑脱的病患中，会出现神经症状和体征[33]。

脊椎滑脱程度与神经结构受压的风险之间存在直接相关性。

对于高度的脊椎滑脱患儿（滑脱程度＞ 50%），建议进行彻底的神经系统检查。建议重点评估骶神经根的功能状态。

对于低度脊椎滑脱的成人，其主要症状是长期存在的腰背痛，其发生原因是特异性的机械性因素所致[30]。

35.2.2 放射学

X 线

脊椎滑脱的 X 线研究是影像学的基础，可以用来分析以下两类信息：

- 局部峡部裂的影像学表现（如对侧椎弓根硬化、棘突的中线偏离、圆顶形骶骨和关节异常等）。
- 脊柱 - 骨盆参数的测量，用来指导脊椎滑脱的诊断、分类和治疗。

图像采集时应该按照 G. Morvan [34] 定义的标准站立姿势进行拍摄（图 35.14）。

Maldague [35] 描述了脊椎滑脱过程中 X 线的表现。他将脊椎滑脱过程中的 X 线表现分为四个不同的阶段：

（a）单侧椎弓根的实变征。

（b）单侧椎弓根的破坏征。

（c）对侧椎弓根的实变征。

（d）双侧峡部裂。

（e）渐进性滑脱（在青春期发育期间风险更大）。

完整的放射学检查包括以下几项：

1．前后位（AP）X 线

前后位 X 线可以识别脊柱裂或相关的脊柱变形（如脊柱侧凸）。疼痛通常会导致青少年出现非结构性的脊柱侧凸。

2．侧位 X 线

这项检查能够确定脊椎滑脱的诊断。许多测量值可以在脊柱侧位图像上完成：

- 滑脱的程度。目前常用的 Meyerding 脊椎滑脱分级法将滑脱的严重程度分为 5 个等级[7]。
- 测量骨盆和脊柱参数：
  - PI，PT，SS。
  - 腰椎前凸（LL）。
- 测量腰骶椎后凸。
- 腰骶角的测量：Dubousset [36] 提出腰骶角，

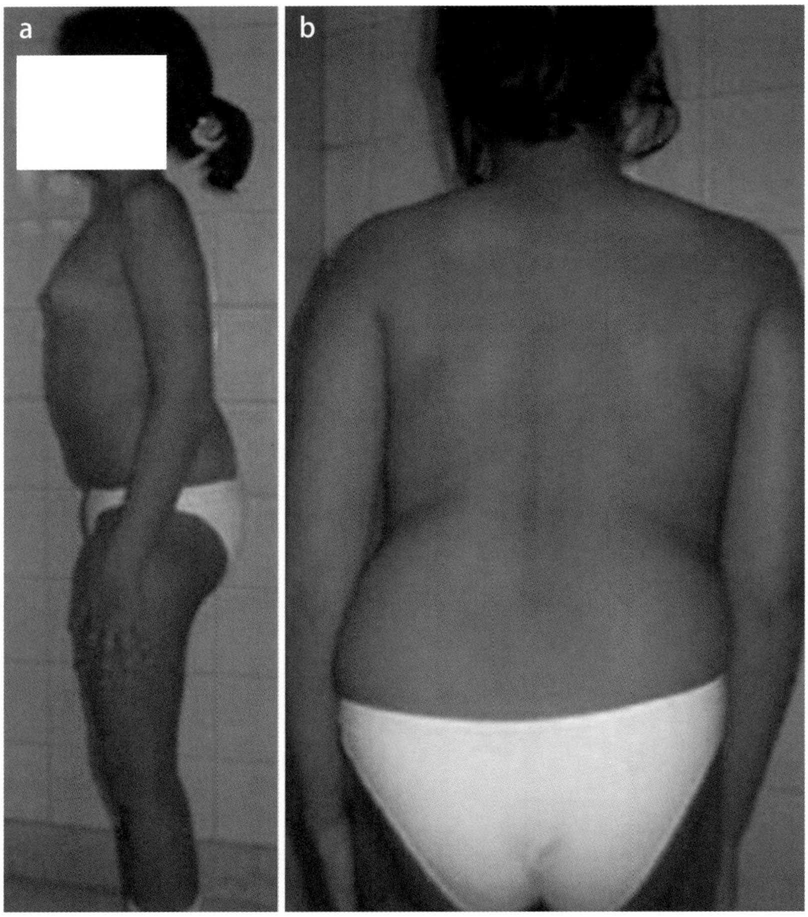

图 35.13 年轻女性，腰椎滑脱伴 L5 峡部裂，滑脱达 60%。骨盆存在后倾，双膝屈曲，患者存在矢状位失平衡。患者的平背和后倾的骨盆提示脊柱的 PI 值低，通过骨盆倾斜来代偿脊柱的失平衡

定义为由骶骨后缘的切线和 L5 上终板的切线组成（图 35.15）。当腰骶角 < 90° 时，可以诊断为腰骶椎后凸，脊椎滑脱与垂直的骶骨终板平面相关，并具有局部不稳定性。当腰骶角测量值 > 90° 时，脊椎滑脱的严重程度就与相对水平位的骶骨相关，这种情况往往预后较好。

- S1 终板：S1 终板的水平与圆顶型骶骨的存在是脊椎滑脱进一步加重的重要风险因素。L5 向前滑动时由于缺乏来自 S1 的后部结构的支撑，会相应地促进 S1 前部的生长，这将导致圆顶形骶骨的形成。出于同样的原因，L5 椎体也会出现梯形的改变，其椎体前方较高。这些因素由 Wiltse 和 Boxall 进行了分析[37,38]，然后最终由 Taillard 完成。他的脊椎发育不良的观点[39]描述了 L5 椎体所发生的变化，表明圆顶型椎体的形成与滑脱进展的风险有关。
- 在 S1 后缘的垂直线和平行于 L5 上终板的线之间计算的滑移角或“滑动角”也可用于测量腰骶椎后凸。

3. 脊柱全长片或低剂量的 EOS（EOS imaging Paris，France）。直立站立位的全脊柱图像对于研究每个患者的矢状位平衡是必不可少的。该体位的 X 线片还可以测量脊椎滑脱的脊柱骨盆参数，从而为脊椎滑脱的诊断和治疗提供依据（图 35.16）。
4. 斜位 X 线片的采集目前还存在争议，但在进行矢状位重建的情况下，CT 扫描功能更强大。斜位 X 线片这种投影方式能够清楚地显示峡部裂的典型影像（一只带领结的苏格兰狗的图像）（图 35.17）。

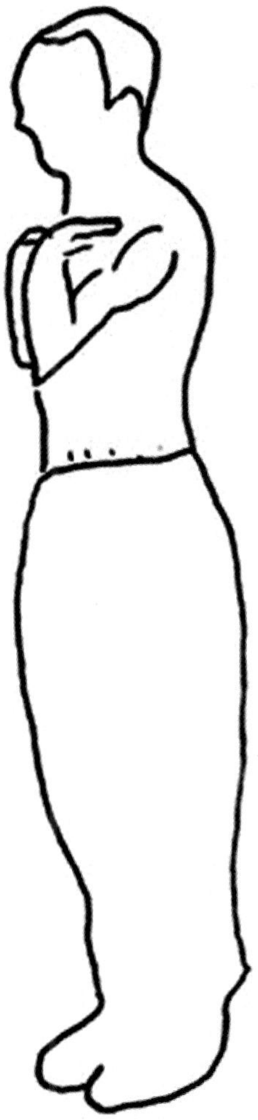

图 35.14　拍摄时的标准姿势

5．屈曲 / 伸展动力位 X 线

这些图像用于评估脊椎滑脱的动态过程，并研究滑脱的可复性问题。

CT

CT 图像可用于精确观察腰椎和骶骨的骨骼结构。这种检查方式对于检测峡部裂（图 35.18 和图 35.19）、后弓发育异常、骨骼发育不良所致形态异常和术后评估骨组织不融合等非常敏感。由于标准水平扫描对诊断峡部裂分辨率较低，因此在进行影像重建时必须垂直于峡部的长轴，这样可以增加检出的阳性率。

SPECT

只有在特殊情况下才需要进行，比如在青少年诊断峡部裂比较困难时，这种方法可能有用。在峡部的热点信号表明局部的骨代谢发生改变，从而能够检测出通过 CT 或 X 线无法识别的峡部裂（图 35.19）。SPECT 还可以用来测量应力性骨折发生愈合的潜力、慢性病变与急性病变的鉴别，但其特异性较弱，尚有待验证。

MRI

在发生高度脊椎滑脱的患者，往往并存神经系统受损的体征，这类患者需要进行 MRI 检查。MRI 还可以显示间盘病变的程度（通常采用 Pfirrmann 分型[40]）和终板炎的变化（通常由 Modic[41] 描述），并且能够用来研究肌肉组织。

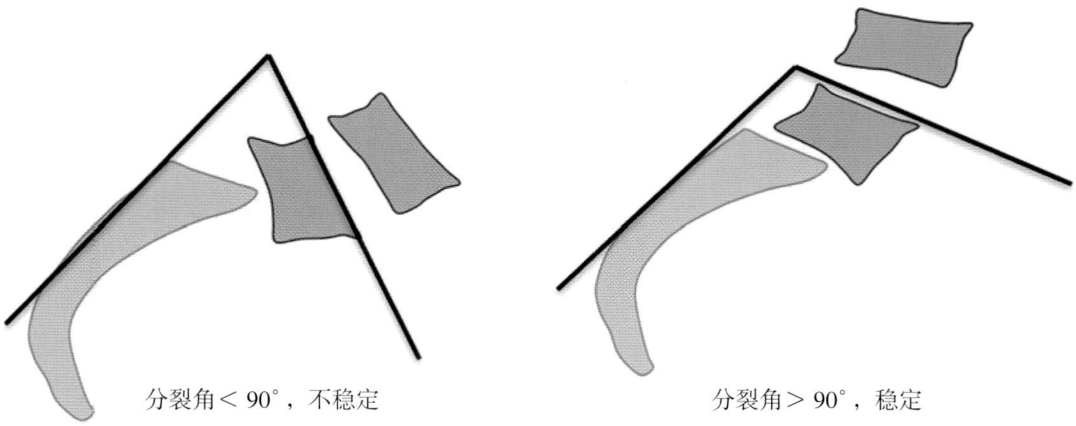

图 35.15　腰骶角 (lumbosacral angle) 或分裂角（split angle）示意图。当分裂角＜ 90° 时为不稳定状态，当分裂角＞ 90° 时为稳定状态

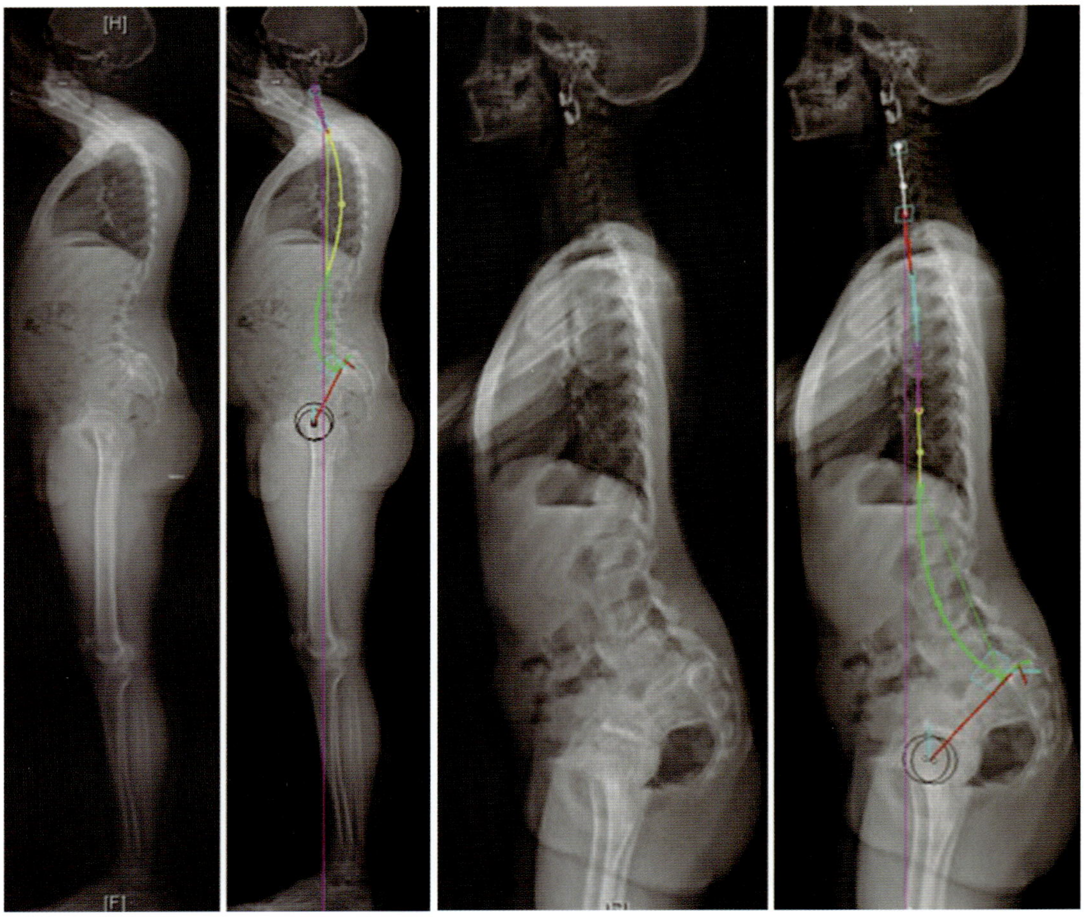

图 35.16 全脊柱站立位 X 线片对于研究和分析每位患者的矢状位平衡是必须的，可以通过研究脊柱 - 骨盆参数来对脊柱滑脱进行分类和治疗

它还可以显示椎间孔区神经根受压的程度（图 35.20）。

骨扫描

针对脊椎滑脱这种病理状态的研究，骨扫描是完全没有用的。

35.3 治疗

Wiltse 分型 [6] 或 Marchetti-Bartolozzi 分型 [8] 在提出时并没有涉及治疗上的应用，因此只是个描述性的分型。

最近，脊柱畸形研究学组（spinal deformity study group，SDSG）[42] 根据脊椎滑脱程度和脊柱骨盆参数提出了新的脊椎滑脱分型，该分型包括六种不同形态的矢状位分类（图 35.21）。在 2010 年，Mac-Thiong [43] 证明了这种分型的可靠性及其临床意义。观察者组内和组间的观察可信度为 80%（Kappa 角分别为 0.74 和 0.65），其可信值与前述分型相似，这种分型方法可用于指导临床治疗。

基于 Labelle 和 SDSG 的工作基础，Le Huec 等 [30] 提出了一种治疗流程，该流程在此分型的基础上，并结合患者的矢状位平衡，明确提出了两种治疗观点（图 35.21）。他们提出，当采取外科治疗的方法时，只有在矢状位失平衡的患者或 L5 ～ S1 骨接触面积不能充分确保良好的骨性融合时，才需要对脊椎滑脱进行复位操作。

35.3.1 保守治疗

针对低度脊椎滑脱的年轻患者，和滑脱程度低于 50%（SDSG 分型中的 1 型和 2 型）的患者，保守治疗仍然是目前最常用的治疗选择。应建议

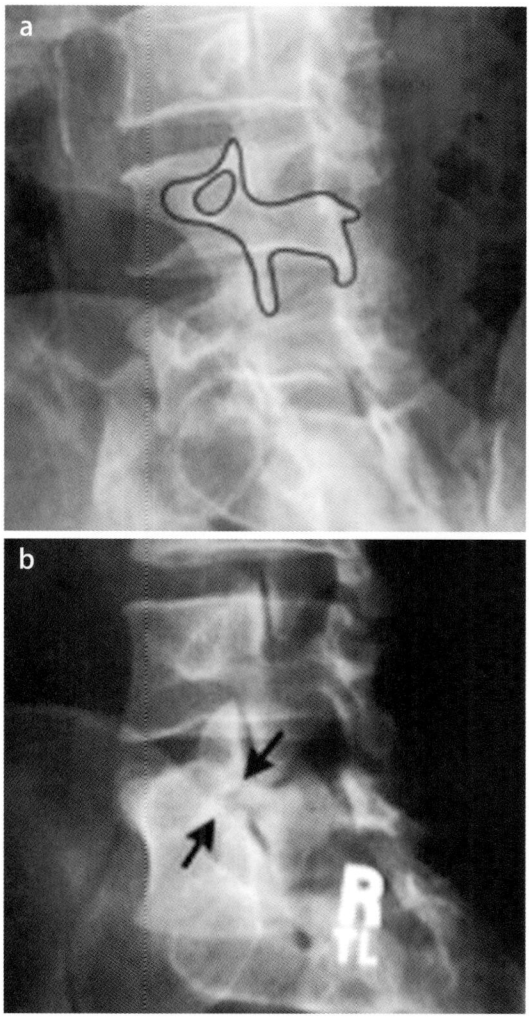

图 35.17 (a) L4 椎体的斜位苏格兰狗头影像。本例患者没有狗脖断裂（峡部裂），(b) L5 椎体的斜位显示苏格兰狗脖断裂，提示峡部裂（黑箭头）。L4 的苏格兰狗头是正常的

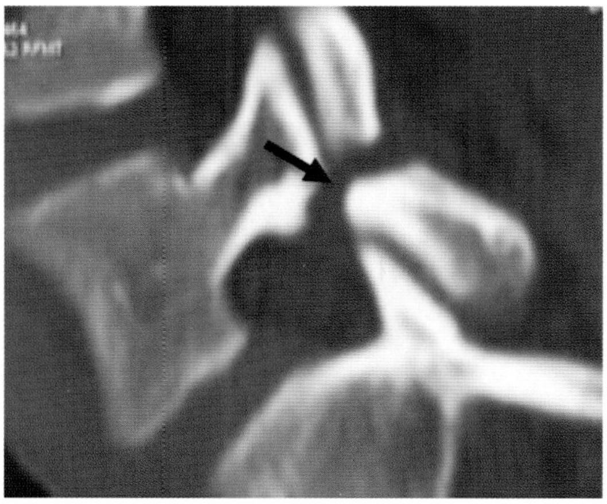

图 35.18 CT 三维重建显示椎板的峡部裂（黑箭头）

患者及其父母减少青少年的体力活动；同时给予药物治疗（包括非甾体抗炎药 NSAIDS 和肌松剂）来缓解症状；采用物理疗法，旨在减少腰椎过伸过程中产生的张力，缓解肌肉挛缩。

使用带有股骨支架的外固定支具目前是有争议的，同样包括穿戴 3 ~ 6 个月减少腰椎前凸的支具（图 35.22），这些方法的有效性目前存在争议。这些治疗方式的目的是为了使峡部裂融合，但在最近的文献中其治疗结果很少报道 [44]。然而，根据 Dubousset [45] 报道，大多数以外支具方式治疗的峡部裂都获得骨性愈合。根据 Steiner [46] 报道，80% 有腰椎滑脱症状 0 或 Ⅰ 级的患者在保守治疗后症状缓解。Morita 等 [47] 表明 73% 的早期确诊的脊柱滑脱症患者可以获得自发的愈合。这些研究足以支持外固定支具治疗的“好结果”。

最后，通过保守治疗，超过 90% 的儿童在峡部裂出现之前，能够恢复其活动水平。

皮质类固醇的注射从未被证明在腰痛的治疗中有效。

对于接受上述治疗的患者，如果治疗时间超过 6 个月，并且症状没有明显改善，或者如果症状和体征明显，影像学诊断表明进行性滑脱，则可以采用手术治疗。

35.3.2 峡部裂型脊椎滑脱的手术治疗

当考虑对峡部裂型脊椎滑脱进行手术修复时，必须对其脊柱 - 骨盆参数进行分析，从而确定理想的手术策略（图 35.21 所示）。手术的方法包括从峡部裂修复到脊椎滑脱复位，以及不同节段的骨性融合固定术。

“未失衡”患者的外科治疗

Le Huec 等人提出了针对矢状位平衡患者的决策过程 [30]，没有腰骶椎后凸的矢状位平衡患者，不论是低度或高度的脊椎滑脱，都不需要进行复位手术，可以进行原位的关节突融合术。目前可以使用多种手术技术来实现关节突融合，每种手术技术都有自己的手术指征。

- 峡部裂的修复

对于青少年和年轻运动员发生的症状性峡部裂，若不伴有椎体滑脱，则可以考虑采用峡部修

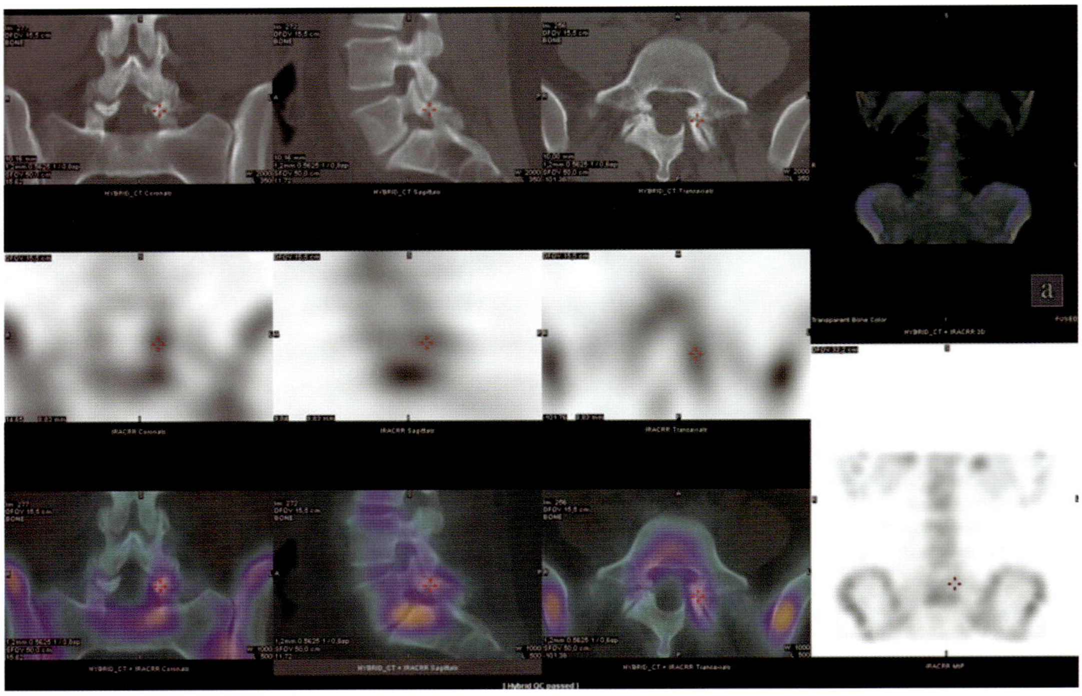

图 35.19 SPECT/CT 影像提示 L5 椎板双侧峡部裂（上图）。左侧峡部和终板骨代谢的增强提示机械应力局部增高

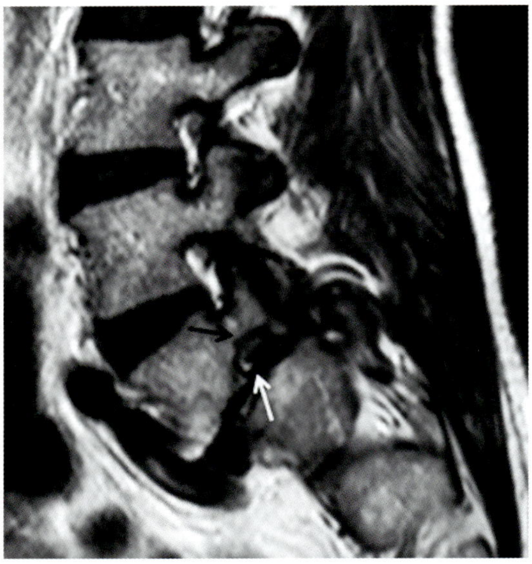

图 35.20 在椎间孔处神经根受到突出的间盘的压迫和 Gill 结节的压迫（在峡部裂增生的纤维组织）（白箭头），以及头侧椎弓根的压迫（黑箭头）

复术。经过局部利多卡因注射后，如果疼痛明显缓解，表明这种手术技术会带来良好的术后预期效果[50]。MRI 检查提示健康椎间盘的存在和低骨盆入射角也是这类手术获得良好结果的重要提示。

脊柱裂、退行性椎间盘、关节突关节炎或发育不良，这些现象都是直接峡部修复术的绝对禁忌证。

如果患者存在骶骨发育不良或峡部延长，实施峡部修复术的效果就会逊色于 L5/S1 节段的关节融合术[13]。

手术技术

必须彻底清除峡部裂的骨缘间的纤维结缔组织，为峡部间植骨提供干净的骨表面。

可以使用以下几种方法来稳定脊椎后弓：

1．在峡部植入固定螺钉。
2．在横突和棘突之间以钢丝加固。
3．双侧椎弓根螺钉，并通过钛棒连接到棘突上。
4．双侧椎弓根螺钉结合椎板钩（见图 35.23a，b）。

Kakiuchi 等人报道了一组利用峡部修复技术治疗的患者，接近 80% 的患者获得了良好的手术效果[49]，手术后患者症状消失。

- 在没有内固定的条件下利用骨移植进行 L5/S1 关节融合：

这项技术目前很少使用，文献已经证明采用

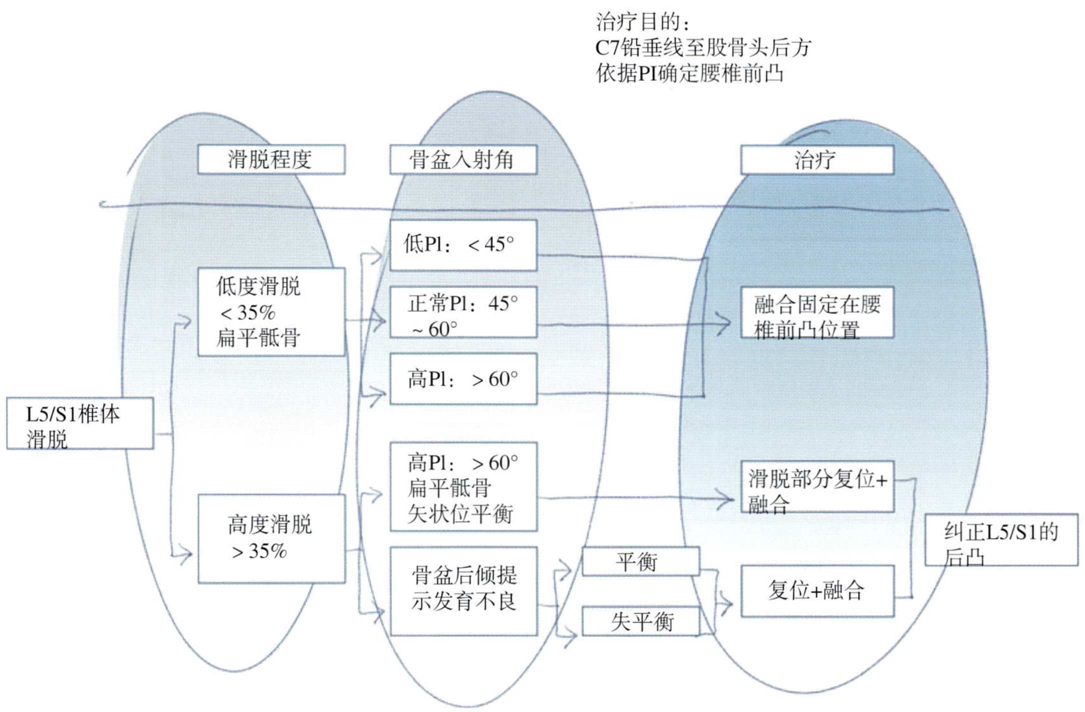

图 35.21 腰骶段脊椎滑脱的治疗决策流程

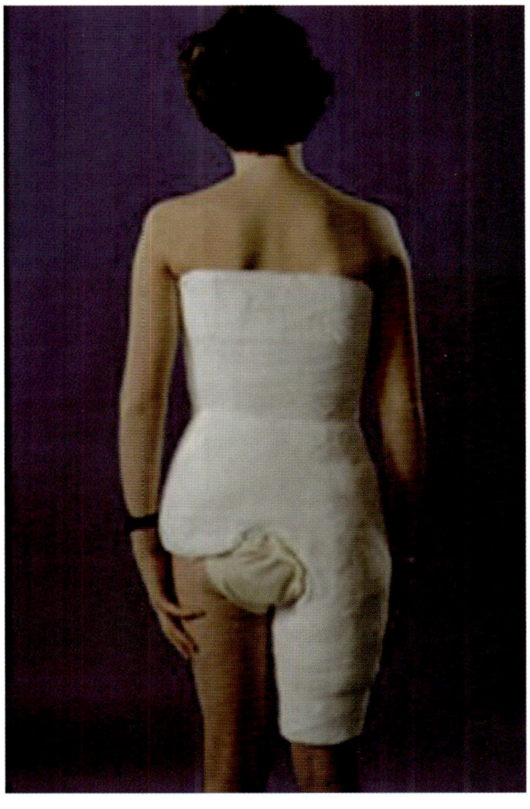

图 35.22 带有股骨固定的胸腰支具示意图

坚强的内固定可以避免术后限制性的外固定支具带来的危害。

- 内固定辅助的关节融合术

（a）椎弓根螺钉固定结合使用后外侧植骨融合技术（在 L5/S1 之间去皮质的关节突和横突之间进行植骨）对 L5/S1 节段进行固定融合。

（b）后路椎间融合术 TLIF /PLIF

经椎间孔腰椎椎间融合术（TLIF）：该技术通过椎间孔完成放置椎间融合器或骨移植物进行脊柱融合术。椎间融合器放置的位置尽量在脊柱的前柱或中柱，同时给予椎弓根螺钉之间加压，能够增加节段性前凸角度达到最大 7°。这对于恢复矢状位平衡有很大帮助。该手术技术需要完整切除下关节突（Smith-Petersen 截骨术，SPO），以便于通过椎间孔植入椎体间融合器。如果需要最大限度地恢复节段性脊柱前凸，或者确保对侧神经根减压，则对侧的关节突也可完全切除。

后路腰椎椎间融合术（PLIF）：该技术在处理脊椎滑脱患者时的缺点是必须将两个椎间融合器放置在原本就很狭窄的椎体之间，而且椎间融合器的位置不能像 TLIF 操作时那样放置在脊柱的

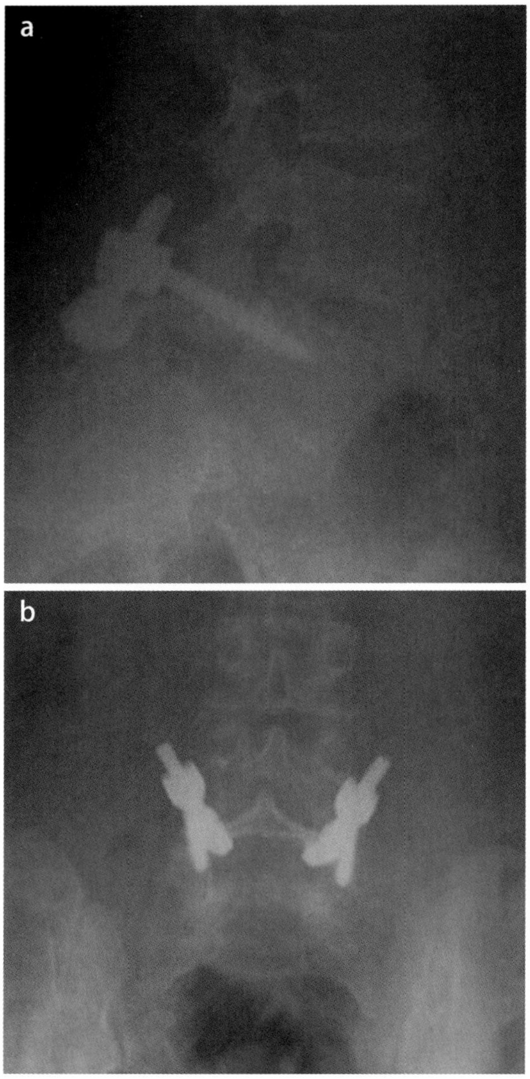

图 35.23　侧位（a）及前后位（b）X 线显示双侧 L5 椎弓根螺钉及椎板下钩

前柱，因而在恢复腰椎前凸的效果上远不如 TLIF 有效，而且 PLIF 的手术并发症相对较高 [52]。

（c）前路腰间椎间融合术（ALIF）：

经前路腹膜后入路完成椎体间融合的手术，自 20 世纪 70 年代以来为大家所逐步掌握 [50]。首先，这一入路与后路相比具有许多优点。它可以直接从前方进入腰椎间盘，可以在处理间盘的同时，从化学和机械因素两个方面解决腰痛的问题 [51,52]。而且 ALIF 手术还可以避免后路手术常有的对后方肌群的破坏和神经损伤的风险。

然而，正如 Meyerding 等所指出（图 35.24a1 和 a2），利用 ALIF 技术处理峡部裂性脊椎滑脱的指征比较局限，只适用于滑脱程度＜Ⅰ级的患者 [53]，这类患者具有低骨盆入射角（PI）（从生物力学的角度看更稳定），和骶骨终板相对水平的解剖特点（低 PI 时的脊柱常见情况）。必须在术前评估耻骨联合的位置，以免采用 ALIF 技术处理 L5 ～ S1 椎间盘时，由于间盘的倾斜角度过大影响手术视线。

（d）前后路联合手术

在某些病例，可以采用联合手术的方式，即一期完成后路固定手术，二期通过前路手术完成椎体间融合的手术操作（或相反）。

（e）经椎体螺钉（图 35.24b1 & b2）

对于脊柱高度滑脱而又保持矢状位平衡的患者，可以采用原位关节融合术（无需复位）。经骶骨固定的技术能够达到坚强的内固定，但通常需要额外固定更多的脊柱节段（以减少假关节形成的风险），因此这种固定技术往往会带来脊柱固定节段的活动度丢失。应当建议这种患者在术后长时间内佩戴外支架，并需要连续的 X 线监测。

– Abdu 等人 [57] 报告了一种 L4 ～ S1 关节固定的手术方式，利用 S1 ～ L5 的经椎体螺钉技术，螺钉从 S1 进入，向上向前穿过 L5/S1 椎间盘，最后到达 L5 椎骨的前缘。

- 为了提供前方支撑和减少假关节形成的风险，Bridwell [54] 使用腓骨完成椎体间融合。在完成椎板减压手术后，经后入路完成腓骨自体骨的椎间植入，并固定在 S1 上终板和 L5 下终板之间。最后利用 L4 ～ S1 的后外侧融合技术结合椎弓根螺钉固定技术完成此手术。
- 然而，这些“原位”（即没有复位）的关节融合术仍然存在假关节形成等不可忽略的风险，患者可以出现进行性腰椎滑脱、神经学症状恶化或内固定拔出等并发症。因此，这种原位关节融合术的适用对象多为矢状位平衡的患者。

当脊椎滑脱的患者出现神经系统受损的体征时，外科手术减压是必要的。

通过下面的示范病例，可以充分说明外科减压的必要性。腰椎峡部裂后由于应力增大，导致椎间孔处的纤维组织增生（Gill 结节），从而致

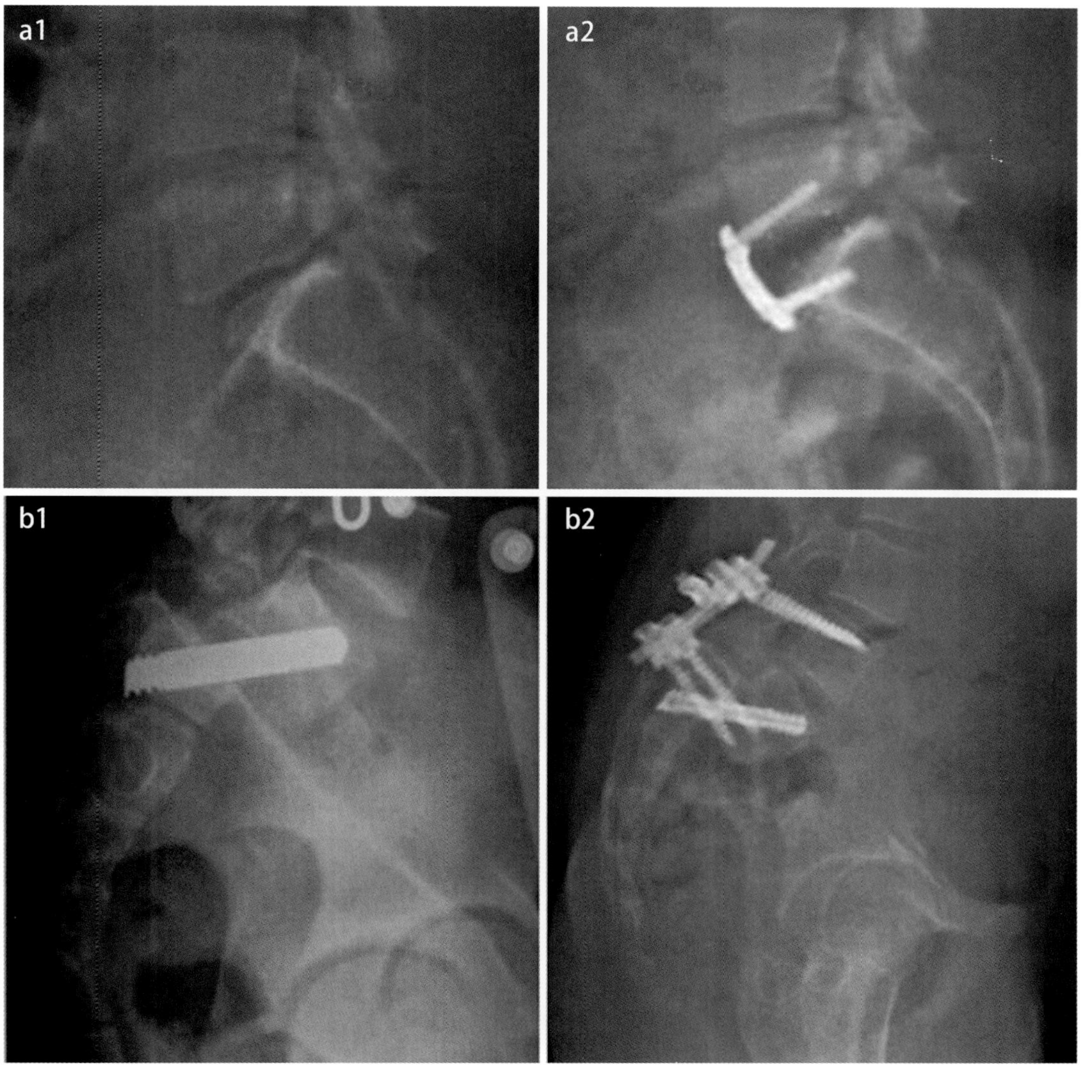

图 35.24 （a）峡部裂型Ⅰ级脊椎滑脱，手术方式是 ALIF(a2)。（b）经骶骨 L5/S1 固定（左），在通过后路椎弓根螺钉 - 钛棒固定

使出口根受压，此时手术减压的范围应该是双侧减压，减压范围足够大。必须进行后弓的切除，椎间孔切开，致压的关节突也需要一并切除（图 35.25）。

需要着重强调的是，充分减压会增加假关节形成和节段性不稳定的风险。如果不利用内固定技术恢复脊柱稳定，这就可能会导致脊椎滑脱的发生或进展。

- 当患者无神经受压的症状时，是否需要对神经结构进行减压是有争议的。正如 Carragee 指出 [55]，在这些情况下获得坚强的融合比减压更重要，这也正是我们的观点。

“失衡”患者的外科治疗

脊椎重度滑脱患者是否要复位，取决于整个脊柱的矢状位平衡状态。手术医生必须判定脊椎滑脱的患者是否需要复位，以及如何复位来纠正患者的矢状位平衡和姿势。因此，手术的主要目标是复位滑脱，使患者的脊柱重新恢复矢状位平衡状态。对腰骶椎后凸的复位相对于椎体滑脱的复位要更重要。Hresko [56] 和 Mac-Thiong [9] 在他们提出的分级系统中，对 5 型和 6 型的患者进行脊椎滑脱的复位。Lablele [57] 在对 71 例患者的多中心研究中证实，对 L5/S1 滑脱，通过复位可以明显改善矢状位平衡和 L5/S1 运动节段的形

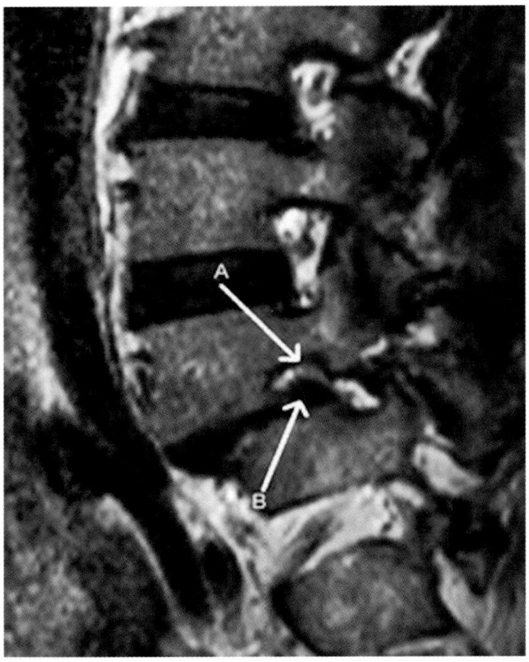

图 35.25 Gill 结节，在峡部裂部位增生的纤维组织（箭头 B）可以挤压椎间孔，神经根受到来自下方的 Gill 结节和上方的椎弓根（箭头 A）的挤压

态。总的来说，矢状位失平衡与重度脊椎滑脱、L5 ～ S1 关节突的发育不良和圆顶形骶骨终板等因素有关，因此，腰骶后凸更为重（> 90°）和复杂。

重度脊椎滑脱的手术方法与轻度脊椎滑脱的手术方法不同：

- 椎管狭窄和神经根孔狭窄的风险明显增高，因而双侧 L5 神经根都承受非常大的张力。
- 进行复位手术时存在技术困难：
  - 植入 L5 椎弓根螺钉时，由于发育不良，导致椎弓根直径过小，植钉困难。此外，由于椎体滑动和腰骶椎后凸，椎弓根在矢状面上的空间位置会非常水平。因此在植钉的过程中，通常会出现椎弓根骨皮质破坏。
  - 骶骨终板相对倾斜过大，在内固定过程中，有骶骨骨折的风险。
  - 脊柱前柱支撑力不足。
- 与未失衡的脊柱相比，重度脊椎滑脱手术治疗后假关节发生率高，滑脱进展风险高，神经损伤或器械松动的风险大大增加。
- 术后外固定支具的佩戴时间较长，但这种做法的获益和指征目前还没有足够的证据支持。

必须要非常明确的一点是：我们治疗的这类脊椎滑脱的重点是纠正腰骶关节的后凸。因此，手术原则是纠正 L5/S1 的后凸畸形，而不是纠正滑脱本身。有几种方法可以计算得出腰椎前凸的理想角度。我们采用的方法是在考虑几个脊柱 - 骨盆参数的基础上制定的全脊柱平衡指数（full balance index，FBI）方法，这一方法由 Le Huec 等人首次提出的 [58]（图 35.26）。

FBI 方法可以预测需要达到的腰椎前凸的合适角度，以重建最佳的脊柱矢状位平衡。它不仅考虑了 C7 的 SVA（脊柱垂直轴线），还考虑了骨盆入射角（PI）、骨盆旋转（PT）和股骨倾斜角（膝盖的弯曲），骨盆旋转（PT）和股骨倾斜角是对矢状位失衡的两个重要补偿指标。另一方面，FBI 方法不能预测矫正腰椎前凸后对胸椎后凸的影响。因此，有时必须使用脊柱胸椎的功能位影像来进行评估。无症状人群的正常 FBI < 5°，但即使< 10°，临床结果往往也很好 [59]。

可以使用几种手术技术对脊椎滑脱进行复位，具体的选择取决于所需的脊柱矫正程度。

1．外科技术

通过牵引的方法逐渐恢复腰骶段的前凸，然后通过石膏支具外固定和后外侧植骨 / 螺钉固定来达到融合的目的。

在非常年轻的患者中，L5 ～ S1 的滑脱多是可复性的。Dubousset 展示了安装在牵引床上的牵引系统，通过牵引，可以达到使滑脱复位的目的。然后对于利用石膏支具外固定来保持脊椎滑脱获得的复位状态，当进行后路手术操作时，仅保留身体前部的石膏支具就可以。一旦植骨操作完成后（有或没有内固定器械），患者就可以重新放置在石膏支具内，维持 6 周。

2．手术复位技术

手术复位技术有多种，包括后方牵引螺钉技术、摇椅技术，以及前后联合的手术技术。下面我们简单介绍这种复位手术技术的一般原理。

- 在神经生理学监测下，完成神经结构的减压和椎弓根螺钉固定。
- 可以进行 L5 ～ S1 椎间盘切除或骶骨穹窿

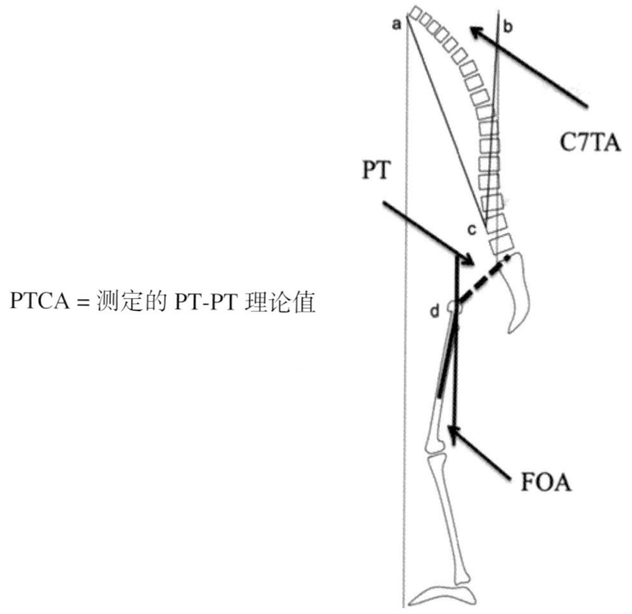

图 35.26 C7 移行角（C7TA）：C7 椎体下终板的中点（a）与该点在 S1 终板的中点的铅垂线投影（b），C 点是选择截骨椎体水平的前缘，最常选择的节段是 L4 椎体。股骨倾斜角（FOA）：股骨倾斜的测量是通过股骨干和铅垂线（d）。骨盆代偿角（PTCA）：骨盆倾斜角（PT）的测量按照标准的方法，股骨头的圆心到骶骨终板的中点连线与通过该点的垂线夹角。PTCA= 测量的 PT-PT 理论值（PI/2-11°）

部分的截骨术，以改善复位，并且更重要的是可以为椎体间植骨融合提供高质量的骨表面。Shufflebarger 认为这种骶骨穹窿截骨术可以促进植骨融合，并减少对神经根带来的张力。

- 撑开的操作是绝对禁忌证，它是对腰骶椎后凸畸形复位技术的完全误解；任何类型的撑开操作都会引发更多的腰骶部后凸。
- 为了防止牵拉神经根导致神经功能损伤的危险并防止螺钉拔出，复位操作必须要很缓慢，必须逐渐缓慢地向神经根方向旋转骨盆（前旋），绝不要在 L5 椎骨上进行牵拉操作。
- 临时稳定棒放置在 L3 ~ S1，只在骶骨端进行临时固定，有利于这些操作。
- 对于重度的 L5/S1 后凸畸形或存在骨质疏松症的患者，可考虑髂骨固定或延长固定在 S2，以提供坚实的固定融合。
- 通过简单的椎体间植骨，来实现 360° 融合，减少假关节形成的风险。强烈不建议在有圆顶形骶骨存在的情况下或者在切除骶骨穹隆的情况下使用椎间融合器。事实上，在切除骶骨穹顶后，椎间融合器“沉降”的风险大大增加，融合器与骶骨穹顶形终板之间的稳妥放置存在困难，而且难以准确到位，经常导致 L5 ~ S1 后凸加重。应该放弃把融合器放在圆顶形骶骨终板上的坏习惯。只有平坦的骶骨终板适用于椎间融合器。
- 复位操纵使用“旋臂”技术或杠杆技术的原理。首先将螺钉紧紧固定在骶骨上，将一根按照脊柱前凸的角度塑形的钛棒固定在骶骨上。利用压棒技术将钛棒逐渐推入螺钉的钉尾，并与 L5 +/- L4 椎弓根螺钉接合。在此操作中，骨盆转向脊柱，没有拉伸 L5 神经根，降低了神经损伤的风险。为了促进这种操作，助手可以提起两条腿，以便骶骨朝向 L5 方向旋转。
- 在重度滑脱的患者，术后期间，为了松弛坐骨神经，在仰卧休息时，患者膝部之下垫高两块床枕，可以降低坐骨神经的张力。

3．椎体脱位（spondyloptosis）：Gaines’技术

- 如果出现 L5 椎体前移，当 L5 椎体前脱位于 S1 的骶骨终板下方时，应用前后路联合的方

法对 L5 椎体进行完整切除。

- 在一期手术阶段，通过前路进行椎体切除。在二期手术时，经后路完全切除 L5 椎板。此外，在 L4 和 S1 完成椎弓根螺钉固定和后外侧植骨。根据患者的脊柱 - 骨盆参数，将钛棒塑形弯曲成理想的腰椎前凸角度。

作者利用上述技术对一组年龄在 12 ～ 50 岁的 30 例患者进行了研究，术后随访发现了 2 例假关节形成，75% 的患者出现 L5 神经根暂时性神经损伤，2 例永久性神经功能损伤，这两例患者需要进行脚踝的关节融合术。尽管如此，30 例患者表示对手术满意。没有患者出现性功能障碍或马尾神经损伤，整体矢状面平衡得到改善，但在这组病例中矢状面平衡的改善没有量化。

35.4　小结

总之，峡部裂所致的脊椎滑脱不应与退行性滑脱相混淆。事实上，其临床特点和处理是不同的。疼痛和神经功能障碍是导致患者就医的最常见的临床症状。

影像学检查应该完整，包括椎间盘和矢状面平衡的评估，因此，脊柱全长 X 线片和 MRI、CT 是必不可少的。

临床处理取决于脊椎滑脱的类型和严重程度。

大多数脊椎滑脱可以通过保守治疗来处理，这已被证明是有效的治疗方法。然而，对于重度滑脱，严重的矢状位失平衡和保守治疗失败的患者，手术治疗仍然是唯一的选择。

对矢状位平衡的分析对于治疗策略的选择至关重要。因此，如果没有明确脊柱的平衡特性，就不要轻易考虑实施关节融合术。在矢状位失平衡的情况下，关节融合术应该以矫正腰骶椎后凸为主，这与滑脱复位本身相比更重要。

脊椎滑脱是一种复杂的病理状况，它的治疗应该根据患者的年龄、临床情况，以及所有的综合状况来决定。多学科治疗是成功的保证。

作者关于循证证据的总结

关于这个问题，文献中有大量关于重度脊柱滑脱复位治疗安全性和有效性的证据。但基于这些证据，给不出治疗的指南。

尽管在这些研究中及在这些研究之间存在明显的不一致，但只要能做到以下几点，在极少并发症的前提下实现脊椎滑脱的复位还是可以做到的：

1. 在进行神经结构彻底减压的操作时必须要非常小心。
2. 撑开操作不是快或多，而是应该避免。
3. 仔细地进行关节融合固定术。

为了在 L5 ～ S1 有足够的骨性接触面，应至少部分复位滑脱。应谨慎使用椎间融合器，尤其在骶骨终板呈圆顶形的情况下应避免使用。

比尝试复位更重要的操作是恢复脊柱的矢状位平衡。到目前，没有证据表明针对峡部裂型的脊椎滑脱，L5 ～ S1 关节融合术在恢复脊柱的矢状面平衡方面，优于任何其他的关节融合术。对于脊柱外科医生来说，当能够恢复矢状位平衡，尤其是在术前有明显不平衡的情况下，术后的结构在生物力学上就更合理。

到目前，有共识提示，脊椎滑脱复位可以提供全面的生物力学优势，如果不能实现某种程度的复位，会由于持续性的脊柱畸形或内固定失败，不可避免地产生较差的结果。因此，临床上到底哪种治疗方式更优，是滑脱复位术还是原位关节融合术，目前得不出结论。我们应该以复位为目标，至少可以促进椎间融合，同时恢复局部脊柱曲度，以恢复脊椎的整体矢状位平衡。

（王兴文　菅凤增 译）

参考文献

1. Kalichman L, Kim DH, Li L, Guermazi A, Berkin V, Hunter DJ (2009) Spondylolysis and spondylolisthesis: prevalence and association with low back pain in the adult community-based population. Spine (Phila Pa 1976) 34:199–205
2. Fredrickson BE, Baker D, McHolick WJ, Yuan HA, Lubicky JP (1984) The natural history of spondylolysis and spondylolisthesis. J Bone Joint Surg Am 66:699–707
3. Simper LB (1986) Spondylolysis in Eskimo skeletons. Acta Orthop Scand 57:78–80
4. Beutler WJ, Fredrickson BE, Murtland A, Sweeney CA, Grant WD, Baker D (2003) The natural history of spondylolysis and spondylolisthesis: 45-year follow-up evaluation. Spine (Phila Pa 1976) 28:1027–1035; discussion 1035
5. Mac-Thiong JM, Berthonnaud E, Dimar JR 2nd, Betz RR, Labelle H (2004) Sagittal alignment of the spine and pelvis during growth. Spine (Phila Pa 1976) 29:1642–1647
6. Wiltse LL, Newman PH, Macnab I (1976) Classification of spondylolysis and spondylolisthesis. Clin Orthop Relat Res 117:23–29
7. Meyerding HW (1932) Spondylolisthesis: surgical treatment and results. Surg Gynecol Obstet 54:371–377
8. Marchetti P (1997) Classification of spondylolisthesis as a guideline for treatment. In: Bridwell K, DeWald C (eds) The textbook for spinal surgery. Lippincott Williams and Wilkins, Philadelphia
9. Mac-Thiong JM, Labelle H (2006) A proposal for a surgical classification of pediatric lumbosacral spondylolisthesis based on current literature. Eur Spine J 15: 1425–1435
10. Rowe GG, Roche MB (1953) The etiology of separate neural arch. J Bone Joint Surg Am 35-A:102–110
11. Rossi F, Dragoni S (2001) The prevalence of spondylolysis and spondylolisthesis in symptomatic elite athletes: radiographic findings. Radiography 7:37–42
12. Weir MR, Smith DS (1989) Stress reaction of the pars interarticularis leading to spondylolysis. A cause of adolescent low back pain. J Adolesc Health Care 10:573–577
13. Tsirikos AI, Garrido EG (2010) Spondylolysis and spondylolisthesis in children and adolescents. J Bone Joint Surg 92:751–759
14. Dietrich M, Kurowski P (1985) The importance of mechanical factors in the etiology of spondylolysis. A model analysis of loads and stresses in human lumbar spine. Spine (Phila Pa 1976) 10:532–542
15. Roussouly P, Gollogly S, Berthonnaud E, Labelle H, Weidenbaum M (2006) Sagittal alignment of the spine and pelvis in the presence of L5-s1 isthmic lysis and low-grade spondylolisthesis. Spine (Phila Pa 1976) 31:2484–2490
16. Ota H (1967) Spondylolysis: familial occurrence and its genetic implications. Nihon Seikeigeka Gakkai Zasshi 41:931–941
17. Zehnder SW, Ward CV, Crow AJ, Alander D, Latimer B (2009) Radiographic assessment of lumbar facet distance spacing and pediatric spondylolysis. Spine (Phila Pa 1976) 34:285–290
18. Ogilvie JW, Sherman J (1987) Spondylolysis in Scheuermann's disease. Spine (Phila Pa 1976) 12: 251–253
19. Le Huec JC, Saddiki R, Franke J, Rigal J, Aunoble S (2011) Equilibrium of the human body and the gravity line: the basics. Eur Spine J 20(Suppl 5):558–563
20. Le Huec JC, Roussouly P (2011) Sagittal spino-pelvic balance is a crucial analysis for normal and degenerative spine. Eur Spine J 20(Suppl 5):556–557
21. Legaye J, Duval-Beaupere G, Hecquet J, Marty C (1998) Pelvic incidence: a fundamental pelvic parameter for three-dimensional regulation of spinal sagittal curves. Eur Spine J 7:99–103
22. Duval-Beaupere G, Schmidt C, Cosson P (1992) A Barycentremetric study of the sagittal shape of spine and pelvis: the conditions required for an economic standing position. Ann Biomed Eng 20:451–462
23. Roussouly P, Gollogly S, Berthonnaud E, Dimnet J (2005) Classification of the normal variation in the sagittal alignment of the human lumbar spine and pelvis in the standing position. Spine (Phila Pa 1976) 30:346–353
24. Berthonnaud E, Dimnet J, Roussouly P, Labelle H (2005) Analysis of the sagittal balance of the spine and pelvis using shape and orientation parameters. J Spinal Disord Tech 18:40–47
25. Berthonnaud E, Labelle H, Roussouly P, Grimard G, Vaz G, Dimnet J (2005) A variability study of computerized sagittal spinopelvic radiologic measurements of trunk balance. J Spinal Disord Tech 18:66–71
26. Rajnics P, Templier A, Skalli W, Lavaste F, Illes T (2002) The importance of spinopelvic parameters in patients with lumbar disc lesions. Int Orthop 26:104–108
27. Labelle H, Mac-Thiong JM, Roussouly P (2011) Spino-pelvic sagittal balance of spondylolisthesis: a review and classification. Eur Spine J 20(Suppl 5): 641–646
28. Mac-Thiong JM, Labelle H, Berthonnaud E, Betz RR, Roussouly P (2007) Sagittal spinopelvic balance in normal children and adolescents. Eur Spine J 16: 227–234
29. Wang Z, Parent S, Mac-Thiong JM, Petit Y, Labelle H (2008) Influence of sacral morphology in developmental spondylolisthesis. Spine (Phila Pa 1976) 33:2185–2191
30. Le Huec JC, Charosky S, Barrey C, Rigal J, Aunoble S (2011) Sagittal imbalance cascade for simple degenerative spine and consequences: algorithm of decision for appropriate treatment. Eur Spine J 20(Suppl 5): 699–703
31. Labelle H, Roussouly P, Berthonnaud E, Dimnet J, O'Brien M (2005) The importance of spino-pelvic balance in L5-s1 developmental spondylolisthesis: a review of pertinent radiologic measurements. Spine (Phila Pa 1976) 30:S27–S34
32. Hu SS, Tribus CB, Diab M, Ghanayem AJ (2008)

Spondylolisthesis and spondylolysis. Instr Course Lect 57:431–445
33. Sherman FC, Rosenthal RK, Hall JE (1979) Spine fusion for spondylolysis and spondylolisthesis in children. Spine (Phila Pa 1976) 4:59–66
34. Morvan G, Mathieu P, Vuillemin V, Guerini H, Bossard P, Zeitoun F, Wybier M (2011) Standardized way for imaging of the sagittal spinal balance. Eur Spine J 20(Suppl 5):602–608
35. Maldague B, Malghem J (1985) Developmental spondylolysis. J Radiol 66:263–274
36. Dubousset J, Charpak G, Dorion I, Skalli W, Lavaste F, Deguise J, Kalifa G, Ferey S (2005) A new 2D and 3D imaging approach to musculoskeletal physiology and pathology with low-dose radiation and the standing position: the EOS system. Bull Acad Natl Med 189:287–297; discussion 297–300
37. Boxall D, Bradford DS, Winter RB, Moe JH (1979) Management of severe spondylolisthesis in children and adolescents. J Bone Joint Surg Am 61:479–495
38. Wiltse LL, Winter RB (1983) Terminology and measurement of spondylolisthesis. J Bone Joint Surg Am 65:768–772
39. Taillard W (1969) Trauma and spondylolisthesis. Acta Orthop Belg 35:703–716
40. Pfirrmann CW, Metzdorf A, Zanetti M, Hodler J, Boos N (2001) Magnetic resonance classification of lumbar intervertebral disc degeneration. Spine (Phila Pa 1976) 26:1873–1878
41. Modic MT, Masaryk TJ, Ross JS, Carter JR (1988) Imaging of degenerative disk disease. Radiology 168:177–186
42. Labelle H, Roussouly E, Berthonnaud P, Mac-Thiong J, Hresko T, Dimar J, Parent S, Weidenbaum M, Brown C, Hu S (2009) Presentation of the Spondylolisthesis classification based on spino-pelvic alignment. Scoliosis Research Society annual meeting, San Antonio
43. Mac-Thiong JM, Duong L, Parent S, Hresko MT, Dimar JR, Weidenbaum M, Labelle H (2012) Reliability of the Spinal Deformity Study Group classification of lumbosacral spondylolisthesis. Spine (Phila Pa 1976) 37:E95–E102
44. Bell DF, Ehrlich MG, Zaleske DJ (1988) Brace treatment for symptomatic spondylolisthesis. Clin Orthop Relat Res 236:192–198
45. Dubousset J (1997) Treatment of spondylolysis and spondylolisthesis in children and adolescents. Clin Orthop Relat Res 337:77–85
46. Steiner ME, Micheli LJ (1985) Treatment of symptomatic spondylolysis and spondylolisthesis with the modified Boston brace. Spine (Phila Pa 1976) 10:937–943
47. Morita T, Ikata T, Katoh S, Miyake R (1995) Lumbar spondylolysis in children and adolescents. J Bone Joint Surg 77:620–625
48. Bourghli A, Aunoble S, Reebye O, Le Huec JC (2011) Correlation of clinical outcome and spinopelvic sagittal alignment after surgical treatment of low-grade isthmic spondylolisthesis. (IF 2,47) Eur Spine J 20 (Suppl 5):663–668
49. Kakiuchi M (1997) Repair of the defect in spondylolysis. Durable fixation with pedicle screws and laminar hooks. J Bone Joint Surg Am 79:818–825
50. Crock HV (1970) A reappraisal of intervertebral disc lesions. Med J Aust 1:983–989
51. Mooney V (1989) Where is the lumbar pain coming from? Ann Med 21:373–379
52. Kuslich SD, Ulstrom CL, Michael CJ (1991) The tissue origin of low back pain and sciatica: a report of pain response to tissue stimulation during operations on the lumbar spine using local anesthesia. Orthop Clin North Am 22:181–187
53. Aunoble S, Hoste D, Donkersloot P, Liquois F, Basso Y, Le Huec JC (2006) Video-assisted ALIF with cage and anterior plate fixation for L5-S1 spondylolisthesis. J Spinal Disord Tech 19:471–476
54. Bridwell KH (1996) Load sharing principles: the role and use of anterior structural support in adult deformity. Instr Course Lect 45:109–115
55. Carragee EJ (1997) Single-level posterolateral arthrodesis, with or without posterior decompression, for the treatment of isthmic spondylolisthesis in adults. A prospective, randomized study. J Bone Joint Surg Am 79:1175–1180
56. Hresko MT, Labelle H, Roussouly P, Berthonnaud E (2007) Classification of high-grade spondylolistheses based on pelvic version and spine balance: possible rationale for reduction. Spine (Phila Pa 1976) 32: 2208–2213
57. Labelle H, Roussouly P, Chopin D, Berthonnaud E, Hresko T, O'Brien M (2008) Spino-pelvic alignment after surgical correction for developmental spondylolisthesis. Eur Spine J 17:1170–1176
58. Le Huec JC, Leijssen P, Duarte M, Aunoble S (2011) Thoracolumbar imbalance analysis for osteotomy planification using a new method: FBI technique. Eur Spine J 20(Suppl 5):669–680
59. Le Huec JC, Cogniet A, Demezon H, Rigal J, Saddiki R, Aunoble S (2015) Insufficient restoration of lumbar lordosis and FBI index following pedicle subtraction osteotomy is an indicator of likely mechanical complication. Eur Spine J 24(Suppl 1):S112–S120

椎体成形术 / 椎体后凸成形术 36

Frédéric Schils and Patrick Fransen

36.1 引言

在欧洲 50 ~ 79 岁的人群中，实际估计椎体压缩性骨折（vertebral compression fractures，VCFs）的发生率为女性 1%，男性 0.6%[1]。考虑到近 2/3 的椎体压缩性骨折未被确诊，而出现临床症状的 VCF 可能合并严重的并发症，因此对于这类患者需要严密观察，合理治疗。

VCF 最突出的临床表现包括疼痛、肺功能下降、日常活动减少、止痛药物使用量增加，以及脊柱畸形乃至预期寿命的降低[2,3]。

虽然在大多数情况下，适当的非手术治疗（包括卧床休息、止痛、使用支具和物理治疗）可以产生良好的结果（尽管目前没有循证医学证据），但许多患者还需要长时间随访以明确是否存在进行性椎体塌陷、邻近节段的骨折或脊柱畸形等，有时还需要手术治疗其压缩骨折。

当患者经过严格的对症保守治疗无效时，此时患者会抱怨出现进展性或者耐药性疼痛，或者脊柱畸形，或者因为药物的副作用而无法坚持服药，此时患者通常会提出手术治疗的要求。

特别是西方国家随着人口的老龄化，骨质疏松症日益成为主要的健康问题。国际组织（主要是世界卫生组织和联合国）通过“骨与关节十年计划（2000—2010）”致力于推动社会对骨质疏松症给予更多关注，包括更好地理解骨吸收的病理生理学，骨质疏松性骨折的生物力学、危险因素、发病率、流行病学和自然史，以及可能的治疗方法等。

当前有限的社会保障体系和经济形势也给医生和所在医院带来了很大的压力，要求对此类患者治疗过程中使用更加高效，且成本效益更高的治疗方法。

因此，我们通过注册和临床研究的方法来收集到了相关的证据，为治疗提供了临床数据支持。

在本章中，我们将介绍使用椎体成形术和（或）后凸成形术治疗 VCF。采用经皮微创固定手术及开放手术来处理脊柱不稳定和（或）由于这些骨折导致的神经功能缺失等内容，将在本书的其他章节进行介绍。

36.1.1 椎体成形术和球囊后凸成形术

作为经典的微创治疗方法，椎体成形术（VP）和球囊后凸成形术（BKP）现在越来越多地被神经外科医生、骨科医生、介入放射科医生和疼痛科医生所使用。这两种技术旨在通过注射水泥稳定和加强骨折椎体。一般来说，VP 主要用于缓解椎体骨折带来的疼痛及稳定骨折，降低继发性椎体塌陷的风险。由于骨水泥是在高压下直接注入椎体，因此在此过程中可能会观察到水泥渗漏[4]。

如果治疗的目的是椎体高度恢复或椎体内形成空腔，球囊后凸成形术（BKP）可以作为首选，如果治疗目的是矫正与骨质疏松 VCF 相关的脊柱后凸畸形，或前面提到的创伤性椎体骨折，或者用于治疗椎体疼痛和可能不稳定的肿瘤病变，在椎体内形成空腔可能对治疗有帮助。为了实现这些目标，BKP 应该在骨折后相对较早地进行（文献推荐期＜ 3 周至＜ 3 个月）。手术可以在全身麻醉下进行，也可以根据患者 / 麻醉医生 / 外科医生的偏好及预期的手术持续时间进行局麻下手术。通过在椎体内膨胀气囊使空腔形成成为可能，与 VP 相比可在更低的压力下注入水泥，因此有助于降低椎体外水泥渗漏的风险，并可更好地控制椎体内骨水泥的分布 [5]。

36.1.2 临床诊断

骨质疏松症大多是一个隐匿进展的疾病，最终可能导致骨折的发生。骨质疏松性骨折大多发生在脊柱，也可发生在肋骨、髋部或腕部。脊柱骨折可能是隐匿的，有一过性的中度疼痛，或者也可表现为轻度外伤后的畸形疼痛（有时仅仅在身体倾斜后发生椎体骨折），功能障碍或者如果治疗不恰当时出现进展性后凸畸形。

发生 VCF 后，局部疼痛经常向身体前方或向侧面放射，但很少向下肢放射。恶心、腹痛和胸痛并不罕见。这些症状通常会因为行走、坐姿或站立等姿势改变而加重。临床体征往往复杂多样，鉴别诊断很重要，因为这些老年患者可能患有其他疾病［如腹部器官和（或）心肺疾病引起的内脏疼痛］。

由于 VCF 的非特异性起病模式，从疼痛起病到确诊 VCF 需要花费的时间常以月计算。

为了确诊 VCF，可以使用以下几种影像检查手段。

36.1.2.1 影像检查：X 线片

根据国际指南，骨质疏松症患者的微小创伤，或 65 岁以上女性和 70 岁以上男性的轻微创伤，如果引起剧烈疼痛，就应该进行放射性检查。如果没有其他危险因素存在（见第 25 章），脊柱的 X 线检查可能足以证实或排除脊柱骨折的诊断 [6]。如果 X 光片检查可以证实骨质疏松症患者的椎体骨量下降，那么估计至少已经有 40% ～ 75% 的骨骼钙离子成分的丢失。骨质疏松症可以导致椎体的中心部分密度下降，相对于骨密度较高的骨性终板，椎体中心变得透明。随后，椎体的形状会发生改变，可能出现楔形椎体（前柱骨折压缩的同时中柱保持完整）、椎体扁平，甚至完全压缩成平板样（vertebra plana）。在某些情况下，相邻的椎间盘会出现终板的凹陷，从而产生所谓的鱼样椎（fish vertebra）。

所有这些椎体形态变化都不是特定在骨质疏松症患者所发生。它们在其他情况下也可以看到，如佩吉特病（Paget's diseas）、Scheuermann 病、转移瘤、甲状旁腺功能亢进和骨软骨病等。

普通 X 线片的主要不足之一是难以准确估计骨折发生的时间，因为当时间超过 3 个月时，由骨折引发的症状，往往很难通过椎体成形术再有效改善，这一不足限制了普通 X 线的价值。特别是对于椎体后凸成形术，为了椎体骨折复位，更应该在骨折发生后的头几周内就拍摄 X 线片。为了评估骨折的时间，需要其他的放射学评估。

36.1.2.2 计算机断层扫描（CT）

当需要精确地看到骨形态或骨折是否由高速创伤引起时，通常使用 CT 检查。特别是，CT 可用于评估椎体后壁的完整性与椎管内的骨折碎片，而这是椎体后凸成形术的禁忌证。当患者无法进行 MRI 检查，或临床需要 3D 重建影像时（创伤情况下），CT 也是一种非常有效的成像方式。此外，CT 能够在立体的三个平面上提供图像，用以评估椎体骨折的稳定性（图 36.1）。

36.1.2.3 磁共振成像（MRI）

对于临床医生来说，以下 MRI 的信号特征非常重要：

- T1 加权像能够显示来自脂肪组织的短 T1 信号（亮）和来自流体（即水）的长 T1 信号（暗）。
- T2 加权像呈现液体的长 T2 信号（亮），有时称为“水图像”。

为了诊断急性 VCF，短 T1 反转恢复（short T1 inversion recovery，STIR）序列被认为是最敏感的。STIR 是具有特定时序的反转恢复脉冲序列，

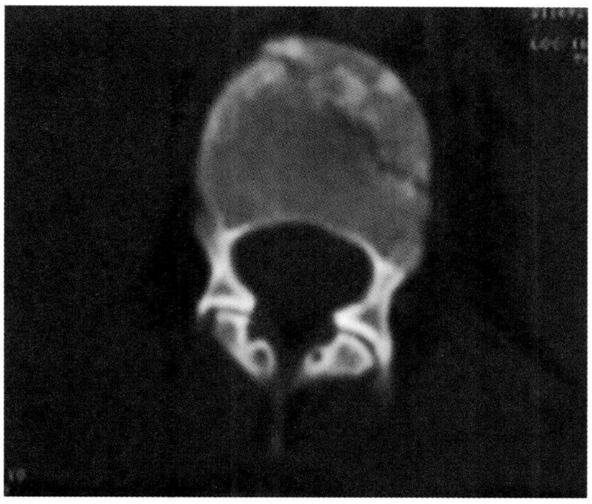

图 36.1 椎体骨折的轴位 CT

可以抑制来自脂肪的信号。它具有检测骨髓变化的能力，并能够在平扫的情况下显示神经解剖结构（脑脊液、脊髓、神经根等），同时具有可靠、无创和快速的特点。MRI 检查在这个疾病的处理决策过程中起着关键的作用，特别是能够提供关于椎体骨折时间的信息。对于多发骨折的患者来说，MRI 可以帮助定位责任节段的椎体骨折（“待治疗”椎骨骨折）（图 36.2）。

36.1.2.4 骨密度检查（Dexa 扫描）

在一些国家（例如比利时），骨质疏松的诊断证明是医疗费用报销的强制要求。目前国际公认，骨质疏松是一个系统性骨骼疾病，其特征为骨质的骨量降低和微观结构的恶化，随之而来的是骨脆性增加和骨折次数的增加 [7,8]。骨质的精准测量是诊断骨质疏松的基础 [7]，目前是以骨密度（bone mineral density，BMD）的形式来表达。骨质疏松的定义是腰椎或髋部的 T-score ＜ –2.5（L1 ～ L4 或 L2 ～ L4，根据世界卫生组织工作组指南）[8]。

36.1.2.5 单光子发射计算机断层扫描（SPECT/CT）

当 MRI 无法完成或有禁忌证时，为了评估椎体骨折的急性期时间段或在骨肿瘤的初始阶段进行评估，SPECT/CT 成像可以提供有效的帮助。SPECT/CT 提示的“热点”信号能够表明成骨细胞的活性，但这种信号有可能在骨折创伤急性发作后持续数月。因此，这种成像方式与 MRI 相比，在确定骨折的发生时间上并不具有特异性（图 36.3）。

36.1.3 手术治疗

36.1.3.1 手术指征

疼痛性骨质疏松性椎体压缩性骨折

疼痛性骨质疏松性椎体压缩性骨折椎体成形术（VP）和球囊辅助后凸成形术（BKP）的指征：对于保守治疗失败，并表现为进行性加重的 VCF。VCF 常继发于原发性或继发性骨质疏松。MRI 上的骨髓水肿（最优的检查序列是 STIR 序列）和骨显像中的少量放射性示踪剂的摄取（标记的磷酸盐）是证明骨折急性期的有效检查。

最近两项随机对照试验（RCT）的结果引起了从业者的怀疑，因为与疼痛性骨质疏松椎体骨折患者相比，VP 与安慰手术相比没有带来更有益的作用 [9,10]。虽然被列为具有 1 级证据的随机对照试验，但这两项研究一直是备受批评的焦点，因为可能存在方法的偏倚，主要涉及手术的时间安排［一些手术是在骨折发生后较晚的时间（几乎愈合的时间）进行的］和手术病例的纳入标准（没有 MRI 检查来证明骨折的发生时间，这有可能导致不合适的病例纳入研究），还有就是安慰手术中使用麻醉药注射（可能有止痛效果，而真的安慰手术不应使用任何活性药物）。因此，这两项研究的结论目前仍有待讨论，尚未被广泛接受。

溶骨性肿瘤

对由椎体溶骨性转移癌或多发性骨髓瘤所引起的脊柱疼痛性病理骨折，可能不适合进行根治性肿瘤切除，可以通过骨水泥注射来处理。在疼痛、背部功能和生活质量评分方面，BKP 可以带来快速和持续的临床改善。从技术上讲，在 BKP 手术过程中，可以很容易地获得活检标本，以确定诊断 [11,12]。

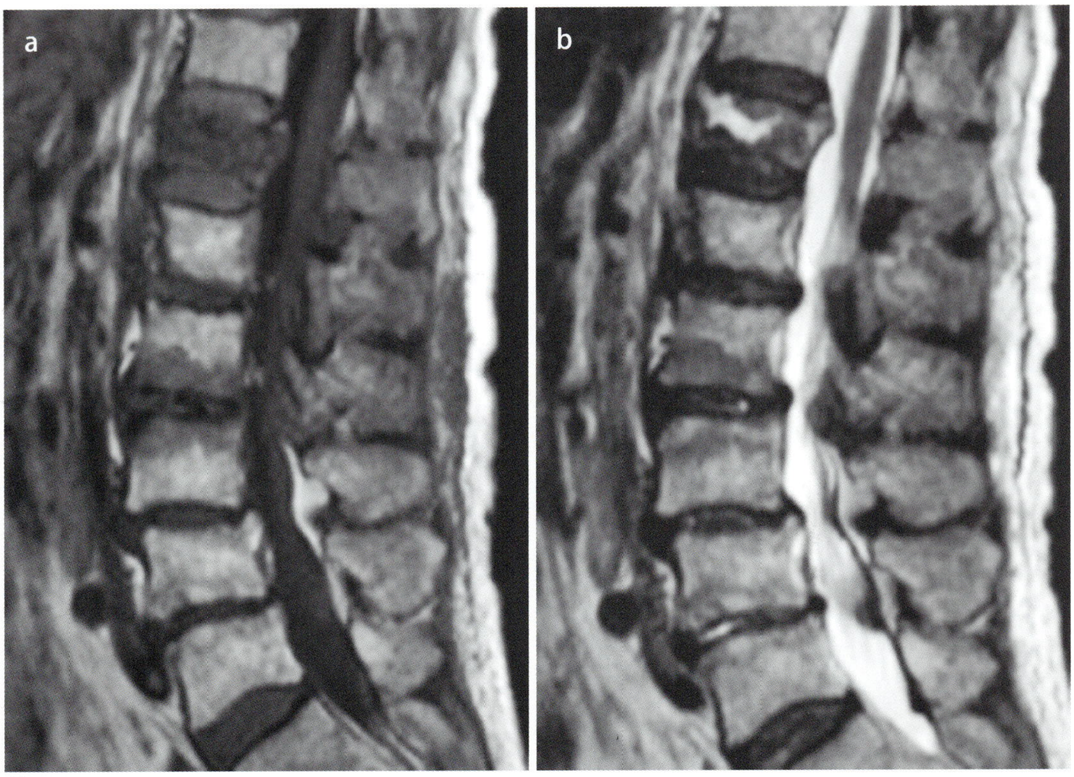

图 36.2 腰椎 MRI 矢状位扫描。左图：T1 加权像显示病变椎体为 T12，显示为低信号。右图：T2 加权像显示 T12 椎体里可见异常高信号

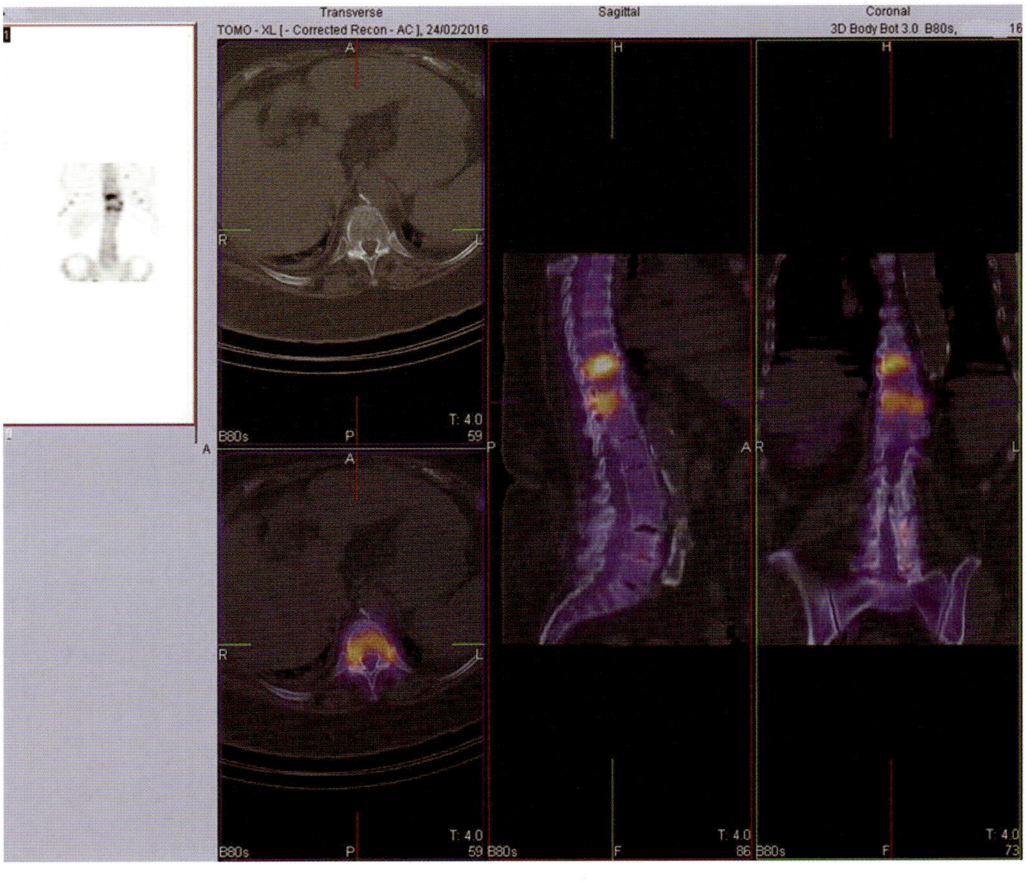

图 36.3 SPECT/CT 提示新发骨折影像（T9 和 T11），表现为核素的高摄取，为“热点”信号

外伤性骨折

BKP 适用于治疗的椎体骨折，包括在松质骨内有局部碎裂区、脊柱后凸畸形骨折或终板压陷骨折。入选骨折的诊断标准为 A1.1 型骨折（终板压陷骨折）、A1.2（楔形骨折）和 A3.1（不完全爆裂骨折）[13]。根据目前的知识，分裂性骨折（A2）、爆裂性骨折（A3.2）和完全爆裂性骨折（A3.3）不适用 BKP 技术，因为这些骨折的分裂部分不能通过球囊扩张来稳定。然而，完全爆裂性骨折类型 A3.3 必须与 A1.3 型椎体压缩骨折区分开来，因为后者适用于 BKP，在这种类型的骨折中，椎体终板很少发生破碎或根本没有破碎，与完全爆裂性骨折不同。

椎体血管瘤

BKP 和 VP 是治疗疼痛性椎体血管瘤的有效治疗方法之一。根据我们的认识，针对放射学检查偶然诊断的椎体血管瘤，目前并没有系统治疗的需要。这种治疗应该只适用侵袭性和症状性椎体血管瘤，保守治疗失败且有影像学证据证明其进展。对于合并神经功能受损的椎体血管瘤，BKP 和 VP 也不适用 [14]。

36.1.3.2 禁忌证

最常见的禁忌证与骨折的时间、骨折类型和技术问题有关。3 个月以上的椎体骨折，如果没有任何进行性坍塌的迹象，一般不会获益于 BKP 和 VP。在椎体后壁受损的病理性骨折，VP 操作过程中，可能会发生向椎管内的骨水泥渗漏，而 BKP 操作时可能会通过球囊的膨胀将骨碎片推向椎管内，这都可能导致神经结构的受压 [15,16]。骨水泥聚合过程中产生的高温似乎没有达到可能诱发组织坏死的水平。最后，完全塌陷的椎体和不理想的术中成像也是经皮椎体成形术的禁忌证，要么是因为不能将成形工具放置在塌陷的椎体内，要么是因为没有良好的术中影像标记参照物，致使手术工具不能安全准确到位（表 36.1）。

36.1.4 手术技巧

患者俯卧在透 X 线的手术床上，身体下垫软枕。虽然一些外科医生更喜欢使用双 C 型臂透视进行术中成像，但通常使用一个 C 型臂透视。术中可以轻松切换前后位（AP）和侧位透视（图 36.4）。最近，新的术中成像设备 O-arm® 应用在临床，以减少手术过程中医务人员的 X 线辐射剂量，并提高了手术速度、精确度和安全性 [18]。

手术的关键是经皮穿刺向发生骨折的椎体内植入穿刺套管针。穿刺针准确到位的关键是结合解剖学标志和经过放射学影像透视引导。椎弓根环（pedicle ring）可以协助确认穿刺针进入骨性结构的进针点，棘突可以协助明确中线及椎体旋转程度，终板可以协助引导从前到后的穿刺轨迹，椎体的后壁即椎管的前缘。

可以使用两种不同穿刺的方法。如果椎弓根的直径很大，经椎弓根入路通常是首选。它常应用在 T10 ～ L5。椎弓根外入路适用于 T10 及 T10 以上的椎体，或椎弓根较薄且直的病例。两种方法都旨在将套管针（VP）或球囊（BKP）的尖端放置在椎体内侧和前方。

首先使用 C 型臂透视下确认椎弓根在皮肤上的投影位置，在椎弓根皮肤投影点的外侧 1 ～ 1.5 cm 处做一个小切口。利用左右对称的椎弓根投影和前后重合的上终板投影来获得真正的前后位（AP）影像之后，使用穿刺套管针进行椎弓根穿刺。可以将 AP 视图中的椎弓根投影视为手表表盘，椎弓根穿刺过程将依次通过此表盘轮廓，穿刺点进入椎弓根的位置为左侧 10 点和右侧 2 点位置。在插入深度为 2 cm 时，在 AP 视图上，套管针的尖端应该位于椎弓根的内侧 1/3 和椎弓根中点之间。只要侧位上观察到穿刺针没有进入椎体（见章节 34.1.3.2），在 AP 视图中穿刺针套管就不应该突入到椎弓根内缘的内侧。在椎弓根穿刺过程中，需要连续拍摄 AP 位和侧位的 X 线片。为了获得穿刺通道的正确位置，在侧方透视时，应将穿刺针头端的位置定位于一个安全范围内，即椎体后壁前方 3 ～ 4 mm，与椎体前壁的 20% 的安全距离为界。

在椎体成形术中（VP），注入 1.5 ～ 3 cc 水泥，就可以使椎体立即稳定。在椎体后凸球囊辅助成形术（BKP）中，球囊膨胀的压力通常不要高于 200PSI，尽管一些气囊设计可承受高达

表36.1　椎体成形术或后凸成形术的禁忌证

凝血障碍或未纠正的凝血障碍
全身麻醉或局部麻醉禁忌证
手术过程中患者无法俯卧手术台上
怀孕（相对禁忌证）
手术部位感染或骨髓炎
肺动脉高压（脂肪栓塞或骨水泥栓塞）
肿瘤累及椎体后壁向椎管延伸导致神经功能障碍
椎体后壁骨质不连续
术前或术中无法清晰辨认解剖标志
不稳定型骨折（松散的骨折碎片、椎弓根骨折、爆裂性骨折）
碘过敏，这种情况下，球囊中的碘可以用钆代替
对骨水泥成分过敏
穿刺技术禁忌（扁平椎）

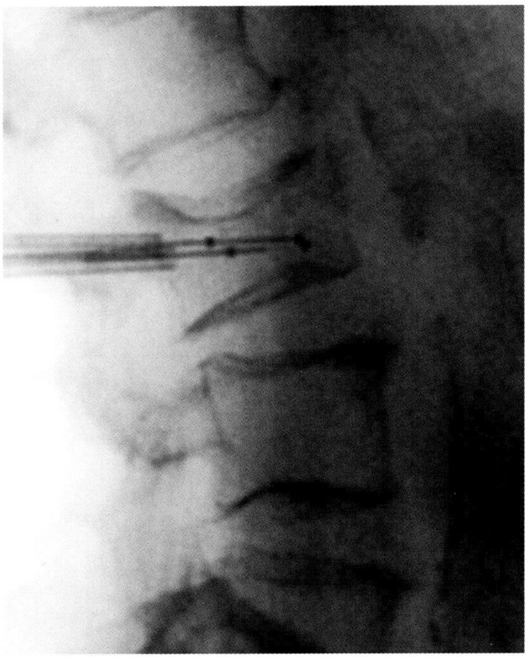

图 36.4　腰椎 X 线显示，利用球囊椎体成形技术治疗骨质疏松压缩性骨折

600PSI 的压力。当椎体畸形得到纠正、达到气囊的最大压力或最大体积时，或当球囊接触到皮质壁时，就应当停止充气。

有几种类型的水泥可用于椎体增强的手术。对于骨质疏松性骨折，最常用的是聚甲基丙烯酸甲酯（PMMA）骨水泥，但是也有混合 PMMA 与羟基磷灰石和磷酸钙的骨水泥，这种骨水泥被认为有利于年轻患者的骨融合。从技术上讲，水泥填充最好从椎体的前部开始，然后注入后部，注入的骨水泥保持在椎骨后壁 5 mm 以外，或直到椎体骨质被充分填充（图 36.5 ~图 36.8）。

O-arm® 引导的椎体后凸成形手术过程与 C 型臂引导的手术完全相同，无需对穿刺设备进行任何修改。依据我们的经验，我们观察到在一个平均手术时间为 38 min 的操作过程中，平均透视时间为 3.1 min。每个节段的平均透视时间为 2.5 min[18]。这些数据似乎低于报道的传统透视引导下的手术 [19]。这种 O-arm® 引导下的椎体后凸成形手术可以大大减少外科医生在手术过程中的射线暴露辐射剂量 [18,20]。

为尽可能减少外科医生及其他工作人员的 X 线辐射剂量，有研究比较了不同的水泥注射模式与射线辐射剂量的关系，并发现自动骨水泥注射系统允许外科医生和 X 线源之间的距离更远，这对减少术中射线暴露剂量是非常有用的 [20]。

36.1.5　循证医学

如前所述，最近的两项随机试验受到了广泛的批评，因为他们得出的结论：对于骨质疏松引起的疼痛性椎体压缩骨折，椎体成形术并没有带来获益 [9,10]。

在 Lancet [21] 发表的 FREE 研究针对骨质疏松性椎体压缩性骨折，以疼痛、恢复身体日常功能、提高患者的生活质量、减少镇痛药的消耗等指标作为评价手段，通过两年随访，得出结论：BKP 治疗效果优于非手术治疗（non-surgical management，NSM）。

另有一项研究比较了针对椎体骨折人群采取不同的治疗方案时的死亡率 [3]。他们得出结论认为，椎体压缩骨折（VCF）是重大的健康负担，VCF 的非手术治疗具有显著的风险，与该病的不良转归和不必要的高死亡率相关。接受手术治疗的患者（BKP 或 VP）发生死亡的风险低于未手术治疗的患者。进行 BKP 手术的相对风险要低于接受 VP 手术的患者。

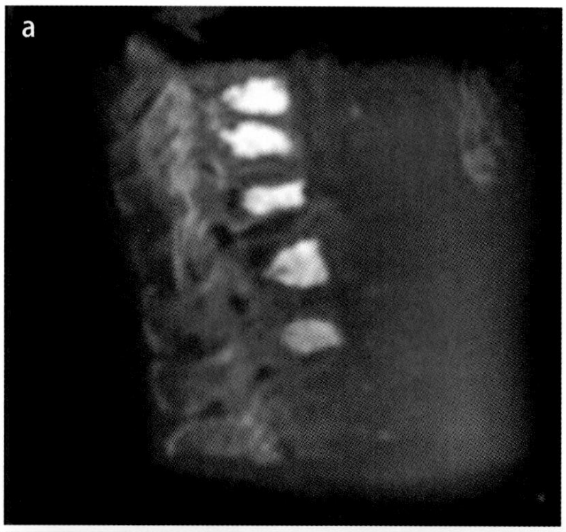

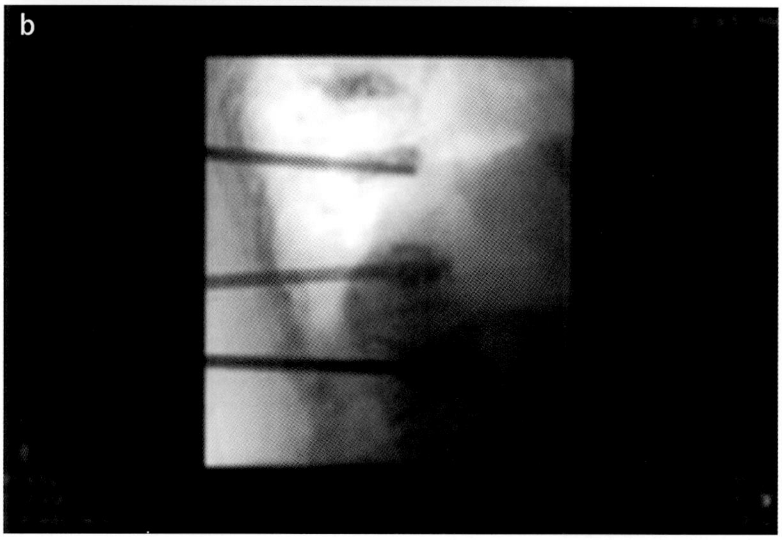

图 36.5 多发性骨髓瘤的患者，利用球囊后凸成形术处理多节段病变。(a) 术中 O-arm 3D 重建影像，(b) 术中 O-arm 的侧位影像

一旦决定对 VCF 进行经皮微创治疗，如何在 VP 和 BKP 这两种不同方式之间做出最佳选择，目前还没有定论。最近有研究期望能够精确地在两种技术之间做出最佳选择。使用 RAND / UCLA 方法，多学科专家小组制定了治疗骨质疏松 VCFs 的流程标准。这些标准可以帮助医生在非手术治疗、VP 和 BKP 之间进行选择 [22]。

骨折后的时间、MRI 检查结果、症状的影响和演变、脊柱畸形的存在、骨折的进展过程及肺功能障碍的存在等，都是选择最适当治疗的影响因素。

非手术治疗通常适用于 MRI 阴性（STIR 序列没有高信号）或 MRI 阳性但没有其他相关严重影响因素的患者。对于 MRI 阳性的患者，6 周以上的骨折并且没有脊柱畸形的患者，VP 通常适用。最后，BKP 被推荐用于所有存在骨折进展的患者，也适用于大多数 MRI 阳性、合并 1 种或多种严重影响因素的患者。我们期待着关于这个问题的明确答案，这些指南将有助于患者和临床医生都获得最大收益。

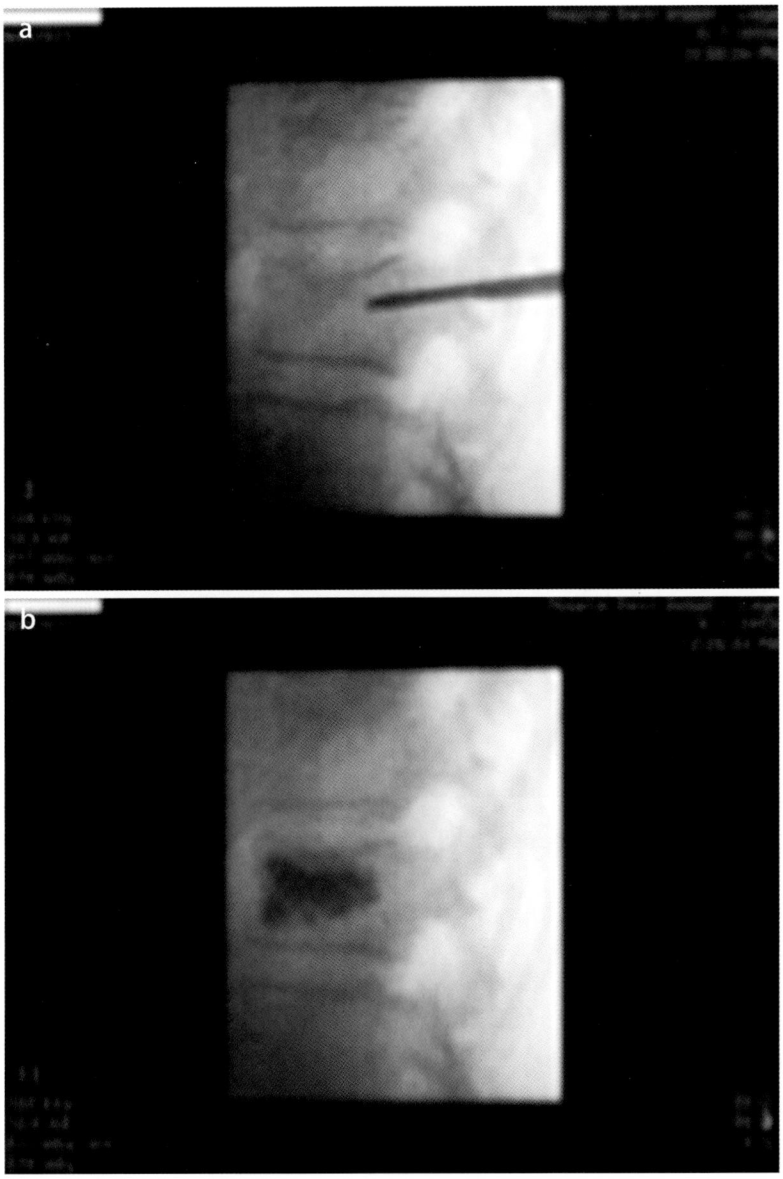

图 36.6 年轻男性急性压缩性骨折患者，通过椎体成形术，恢复上终板的高度。(a) 穿刺针到位，(b) 椎体内注射骨水泥，恢复椎间高度

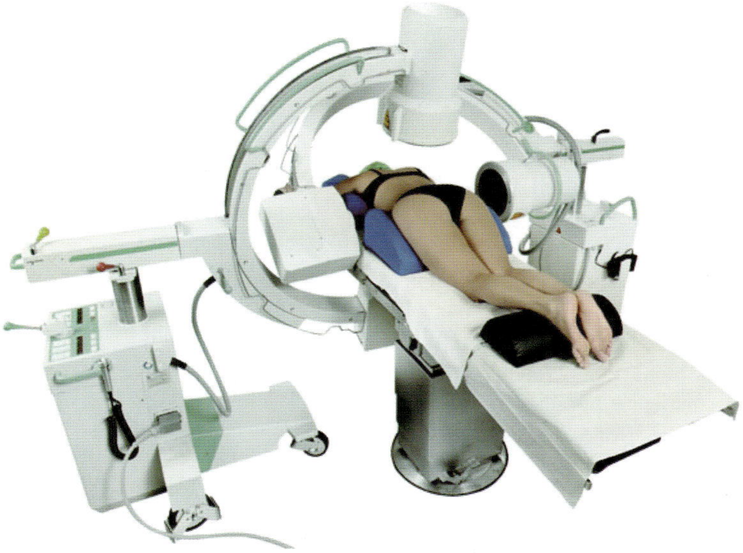

图 36.7 利用双臂球管进行椎体成型或后凸成形时的体位和器械摆放(转载并获得 Medtronic,ple © Medtronic,plc 允许)

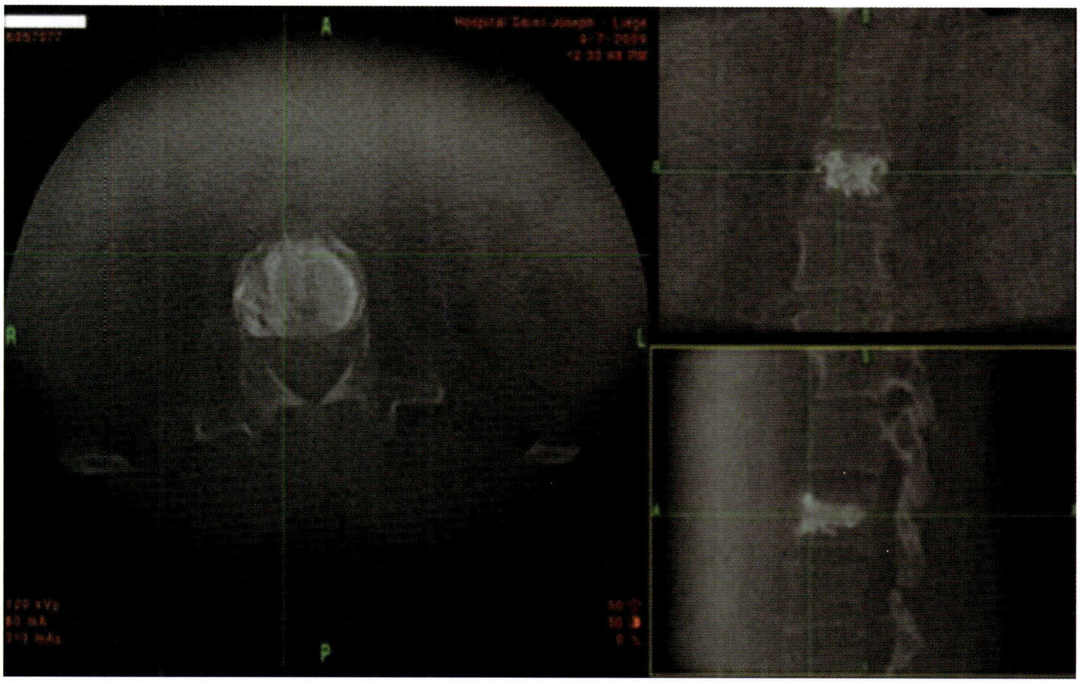

图 36.8 O-arm 引导下进行后凸成型。骨水泥的分布可以得到良好的监控，避免术中骨水泥的渗漏

(王兴文 管凤增 译)

参考文献

1. European Prospective Osteoporosis Study (EPOS) Group, Felsenberg D, Silman AJ, Lunt M et al (2002) Incidence of vertebral fracture in Europe: results from the European prospective osteoporosis study (EPOS). J Bone Miner Res: Off J Am Soc Bone Miner Res 17:716–724
2. Salaffi F, Cimmino MA, Malavolta N, Carotti M, Di Matteo L, Scendoni P, Grassi W, Italian Multicentre Osteoporotic Fracture Study G (2007) The burden of prevalent fractures on health-related quality of life in postmenopausal women with osteoporosis: the IMOF study. J Rheumatol 34:1551–1560
3. Edidin AA, Ong KL, Lau E, Kurtz SM (2011) Mortality risk for operated and nonoperated vertebral fracture patients in the medicare population. J Bone Miner Res: Off J Am Soc Bone Miner Res 26: 1617–1626
4. Papanastassiou ID, Phillips FM, Van Meirhaeghe J, Berenson JR, Andersson GB, Chung G, Small BJ, Aghayev K, Vrionis FD (2012) Comparing effects of kyphoplasty, vertebroplasty, and non-surgical management in a systematic review of randomized and non-randomized controlled studies. Eur Spine J 21: 1826–1843
5. Fransen P, Collignon F (2007) Balloon kyphoplasty for treatment of vertebral osteoporotic compression fractures. Rev Med Brux 28:159–163
6. Chou R, Deyo RA, Jarvik JG (2012) Appropriate use of lumbar imaging for evaluation of low back pain. Radiol Clin North Am 50:569–585
7. Consensus development conference: prophylaxis and treatment of osteoporosis (1991) Am J Med 90:107–110
8. WHO (1994) Assessment of fracture risk and its application to screening for postmenopausal osteoporosis. Report of a WHO Study Group. World Health Organ Tech Rep Ser 843:1–129
9. Buchbinder R, Osborne RH, Ebeling PR, Wark JD, Mitchell P, Wriedt C, Graves S, Staples MP, Murphy B (2009) A randomized trial of vertebroplasty for painful osteoporotic vertebral fractures. N Engl J Med 361:557–568
10. Kallmes DF, Comstock BA, Heagerty PJ, Turner JA, Wilson DJ, Diamond TH, Edwards R, Gray LA, Stout L, Owen S, Hollingworth W, Ghdoke B, Annesley-Williams DJ, Ralston SH, Jarvik JG (2009) A randomized trial of vertebroplasty for osteoporotic spinal fractures. N Engl J Med 361:569–579
11. Berenson J, Pflugmacher R, Jarzem P, Zonder J, Schechtman K, Tillman JB, Bastian L, Ashraf T, Vrionis F, Cancer Patient Fracture Evaluation I (2011) Balloon kyphoplasty versus non-surgical fracture management for treatment of painful vertebral body compression fractures in patients with cancer: a multicentre, randomised controlled trial. Lancet Oncol 12:225–235
12. Fransen P, Collignon FP (2007) Direct anterolateral balloon kyphoplasty for a painful C-2 osteolytic malignant lesion. Case illustration. J Neurosurg Spine 6:374
13. Magerl F, Aebi M, Gertzbein SD, Harms J, Nazarian S (1994) A comprehensive classification of thoracic and lumbar injuries. Eur Spine J 3:184–201
14. Acosta FL Jr, Dowd CF, Chin C, Tihan T, Ames CP, Weinstein PR (2006) Current treatment strategies and outcomes in the management of symptomatic vertebral hemangiomas. Neurosurgery 58:287–295; discussion 287–295
15. Verlaan JJ, Oner FC, Verbout AJ, Dhert WJ (2003) Temperature elevation after vertebroplasty with polymethyl-methacrylate in the goat spine. J Biomed Mater Res B Appl Biomater 67:581–585
16. Wegener B, Zolyniak N, Gulecyuz MF, Buttner A, von Schulze Pellengahr C, Schaffer V, Jansson V, Birkenmaier C (2012) Heat distribution of polymerisation temperature of bone cement on the spinal canal during vertebroplasty. Int Orthop 36: 1025–1030
17. Bliemel C, Buecking B, Struewer J, Piechowiak EI, Ruchholtz S, Krueger A (2013) Detection of pulmonary cement embolism after balloon kyphoplasty: should conventional radiographs become routine? Acta Orthop Belg 79:444–450
18. Schils F (2011) O-arm-guided balloon kyphoplasty: prospective single-center case series of 54 consecutive patients. Neurosurgery 68:ons250–ons256; discussion 256
19. Fransen P (2011) Fluoroscopic exposure in modern spinal surgery. Acta Orthop Belg 77:386–389
20. Schils F, Schoojans W, Struelens L (2013) The surgeon's real dose exposure during balloon kyphoplasty procedure and evaluation of the cement delivery system: a prospective study. Eur Spine J 22:1758–1764
21. Wardlaw D, Cummings SR, Van Meirhaeghe J, Bastian L, Tillman JB, Ranstam J, Eastell R, Shabe P, Talmadge K, Boonen S (2009) Efficacy and safety of balloon kyphoplasty compared with non-surgical care for vertebral compression fracture (FREE): a randomised controlled trial. Lancet 373:1016–1024
22. Anselmetti GC, Bernard J, Blattert T, Court C, Fagan D, Fransen H, Fransen P, Sabharwal T, Schils F, Schupfner R, Siddiqi MA, Stoevelaar H, Kasperk C (2013) Criteria for the appropriate treatment of osteoporotic vertebral compression fractures. Pain Physician 16:E519–E530

神经刺激治疗腰部手术失败综合征 37

Jean Pierre Van Buyten

37.1 引言

腰部手术失败综合征（failed back surgery syndrome，FBSS）常用于描述腰椎手术后有慢性疼痛的患者。患者表现为持续的脊柱疼痛（腰部或颈部）伴或不伴放射痛。这一命名不是很恰当，会给人留下脊柱手术实施不好的印象。在脊柱手术后，约 30% 的患者有持续或复发的背痛，伴或不伴腿部疼痛 [1,2]。这可能由多种因素所致，但主要是因为手术不当或 FBSS。FBSS 的恰当描述由 Kumar 等在 1998 年提出：脊柱手术后持续或复发的背部和腿部的疼痛，但没有病理学证据提示需要再手术。因此，FBSS 并不是指手术失败。手术失败的原因主要是缺乏正确的诊断，采用不恰当的手术技术，以及患者术后抑郁（见第 23 章）。FBSS 只能发生在诊断恰当、手术实施正确且无精神症状的患者身上。尽管在 FBSS 的病例中，疼痛的原因往往未知，其本质通常是神经性疼痛，伴周围性和（或）中枢性敏感化（见第 22 章）。疼痛可以在下腰部（或颈部），但主要在肢体。FBSS 被认为是已经充分减压的神经根的内在放射性疼痛（周围神经敏感化）。神经性下腰痛可能是新的病理性神经支配的椎间盘的主要结果，并伴发于退变或椎间盘切除后的再血管化。

FBSS 蕴含了显著的临床和经济问题，治疗这些患者对医师也是挑战。FBSS 患者再手术通常不会成功，其原因如前所述 [3-5]。治疗这类患者包含多学科、多形式的方法，其中包括疼痛介入治疗。脊髓刺激是治疗这类脊柱术后慢性、持续性或进展性疼痛的有效方法（证据等级 2A+）。

37.2 诊断和机制

FBSS 被定义为正确的腰椎术后持续性或复发性背部和腿部疼痛，无明确的病理学证据提示需要再手术 [6]。这是一个复杂的疼痛感受（如机械性、炎性）和神经病理（主要）混合的疼痛问题，常常包含交感神经系统 [7]。

FBSS 可能由术前或术中神经根损伤所致，不可逆的神经损伤是持续性疼痛的原因 [8]。由于融合不良导致脊柱节段间微运动，也可能导致持续性腰背痛，尽管通常认为这是手术失败。如果融合不良仅是疼痛的使动因素，那么坚固融合可解决这一问题。神经病理性盘源性疼痛同样会出现在椎间盘切除后，可能是因为自由的神经根末端再次长入破坏后的纤维环。对于硬膜周围纤维化可能引起术后疼痛的观点还存在争议。Bosscher 和 Heavner [9] 发现通过硬膜外镜观察到硬膜纤维化与同时存在的疼痛有显著关系。同样，被广泛接受的是社会心理因素和不实际的术前期望也可能是重要因素之一 [9,10]：

- 诊断由详细的采集病史开始，接着是查体并评估神经病理性和疼痛感受性疼痛。需要注意排除相关的“红色”危险因素（详见第 23 章）

- 一些诊断工具适用于这些患者（表 37.1 [11-13]）。这些检查与影像学互相补充，必须排除任何可以手术治疗的病理问题。
- 在笔者中心，通常行如下检查：
  - 术后行增强磁共振。
  - 采用动力位 X 线除外不稳定。
  - 此外，SPECT/CT 可以更好地了解疼痛机制。尽管这一功能影像学工具并没有完全获得使用的临床许可。了解骨代谢改变的区域可以帮助了解疼痛的机制。
  - 全脊柱 X 线可以了解是否存在矢状位失衡的问题。
- 笔者认为，肌电图对于诊断 FBSS 没有用，但对诊断放射性疼痛有帮助。

此外，患者的心理评估是有价值的，尤其能够帮助未来有创治疗做决定，因为多种心理因素和边界人格障碍与预后不良相关 [14,15]。神经病变可能导致神经感受器神经元的分子改变。神经干损伤引起的炎症反应可以导致异位激活，所导致的高反应性可以导致中枢处理神经元的次级改变 [16,17]。疼痛机制的中枢化可能是导致多种外周治疗失败的原因之一（详见第 22 章）。因此，在任何疼痛介入治疗实施前，应该鉴别有慢性疼痛综合征的患者（详见第 23 章）和有显著中枢敏感化的患者。

37.2.1 主要与腿痛相关的 FBSS

向腿部放射的疼痛可能由神经根受压或损伤导致，也可能是下腰痛的结果之一。神经根病变可能由脊髓背角神经元易化所致。在一些病例中，影像学技术可以鉴别结构性因素导致的脊柱手术失败（如复发的椎间盘突出、进行性节段不稳、椎管狭窄、内植入物位置不当）等，这些情况需要考虑翻修手术。当没有阳性发现时，尽管患者有严重的持续疼痛，但是这种疼痛可能本身是神经病理性的，由原有症状延续或手术额外的副作用引起 [13,18]。神经病理性疼痛通常与感觉异常伴发，或者至少发作于感觉异常的区域，但最终可能因疼痛感知的动态改变而分散，这被称为外周和中枢性疼痛过敏 [19]。清楚地辨别术前和术后腿痛的症状十分重要。术前持续的腿部放射性疼痛可能是由严重或长期的压迫使神经根或其他的神经根病变所致，在炎症或先前失败的手术介导下出现中枢性疼痛过敏。相反，术后疼痛可能

表37.1 导致下腰痛和（或）腿痛的常见诊断

疼痛来源	主要特点	临床检查	特殊检查
盘源性	疼痛主要在下腰部，可能放射至臀部； 可能以不符合皮肤感觉区域的形式放射至下肢； 进行使椎间盘压力增大的活动后加重，如坐、弯腰、搬重物； 休息或散步时减轻	多数病例弯腰受限且疼痛，通常下腰部对压痛敏感，没有神经功能异常和神经根压迫症状	X 线显示椎间隙狭窄、骨质增生； MRI 显示椎间盘脱水
椎间盘突出	疼痛按照皮肤感觉区域分布，由脊神经支配； 皮肤感觉区域可出现感觉改变； 受影响的神经根支配肌肉可有肌力减弱	有神经功能异常，如病理性感觉、反射减退、力弱；直腿抬高试验、股间肌实验阳性	CT、椎管造影或 MRI 可见突出的椎间盘，肌电图和神经系统查体可确定受压神经根
关节突关节疼痛	疼痛通常在中线旁，常伴有盘源性疼痛	体征没有特异性，患者通常在伸展时感到疼痛，椎旁关节突附近有压痛	透视下局麻 +/– 糖皮质激素诊断性阻滞 DRG 内侧支可帮助诊断
椎管狭窄	疼痛通常由下腰放射至臀部和下肢（假性跛行）； 疼痛通常在长时间行走和站立后加重，在弯腰后改善；长时间骑车（身体前倾）不受限制，可与下肢缺血鉴别	体征不典型； 病史有助于诊断	影像提示前方或侧方退变性滑脱应怀疑，诊断可由 CT、MRI 或脊髓造影确定

由于神经减压不充分、永久性神经根损伤和手术或炎症造成的额外的神经根损伤所致。长期以来术后纤维化伴压迫和神经根撕裂被认为是FBSS出现的重要原因。尽管所有的术后患者均有术后纤维化，但仅部分患者出现FBSS。笔者宁愿相信蛛网膜炎可能是术后持续腿痛的原因，但尚无证据证实这一假设。术后的不适主诉也与术前症状加重有关。对于大多数病例，腿痛在手术后数周或数月复发。

37.2.2 与背痛相关的FBSS

在主要表现为下腰痛的患者中，疼痛可能来自一个或多个原因，但大多数时候不能明确[8]。经典的疼痛产生的原因为复发的椎间盘突出、关节突关节退变、症状性不融合、蛛网膜炎、手术前没有注意到产生症状的神经病变（手术节段错误或没有去除所有病变）、瘢痕、神经根受损、骶髂关节疾病、椎管狭窄、脊柱炎等[13,20]。尽管这些疼痛的始动因素存在，但通常并不能通过影像学明确。相比之下，充分采集病史和查体可以提供更多的疼痛来源的信息。确定背痛的本质（机械性或神经病理性）很重要，对疼痛介入治疗的决策有帮助（图37.1）。

37.3 脊髓刺激及其工作原理

神经调控技术治疗慢性疼痛依据直接关闭阀门的控制理论[21]（图37.2），粗传入纤维Aβ上的活动通过激活脊髓背角抑制性神经元减弱脊髓上行疼痛传导。脊髓刺激（Spinal Cord Stimulation，SCS）活动的机制近10年间得到了广泛研究。尽管仅有少量传导系统可以描绘出来，但有证据表明，SCS可以诱导神经系统递质的级联释放[22]。SCS在背角诱导释放的GABA和同时减少的间质谷氨酸浓度可能导致超兴奋的WDR神经元活动减弱[22]。Stiller等[23]观察到，作为对SCS的反应，GABA浓度仅在动物中增加。硬膜囊内注射少量低于治疗剂量的GABA-B受体激动剂巴氯芬可将非响应者转变为响应者[24]。

神经损伤改变了多种5-羟色胺（5-HT 1～7）受体亚型的表达和功能，产生了多种对脊髓疼痛的效应。SCS诱导5-HT 2A、5-HT3、5-HT4受体在背角的激活可能有助于减低神经元兴奋性和脊髓疼痛的传导[25]。

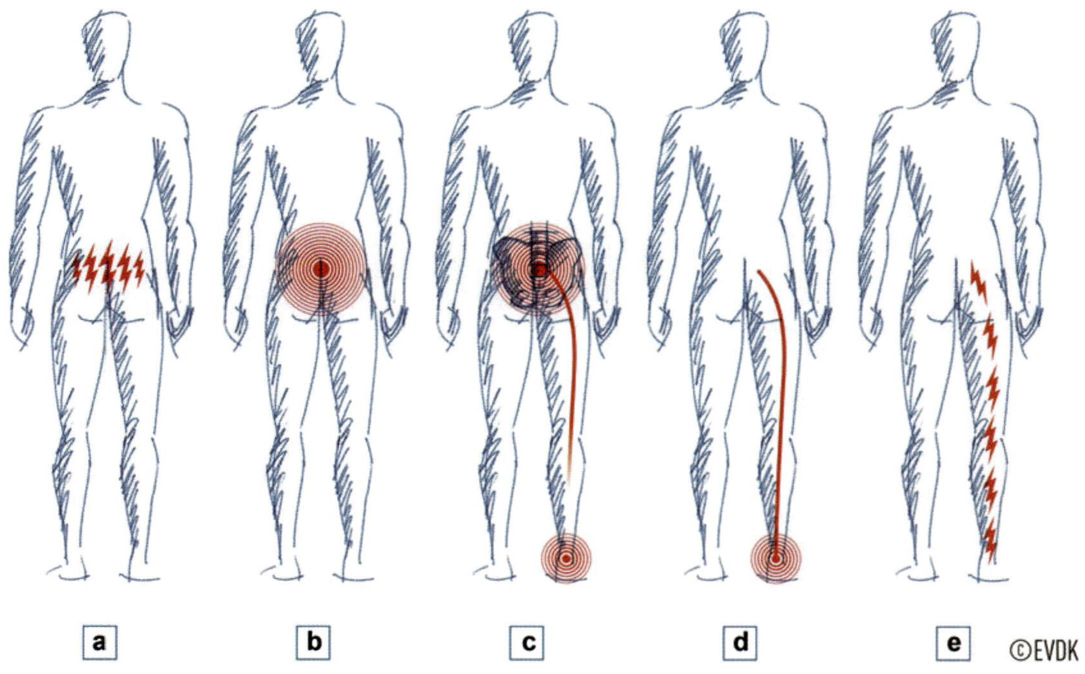

图37.1 不同慢性下腰痛（LBP）和腿痛的特点。（a）轴性LBP，（b）轴性神经病理性LBP，（c）神经病理性LBP和腿痛，（d）神经病理性腿痛，（e）放射性疼痛。通常各种疼痛混合在一起

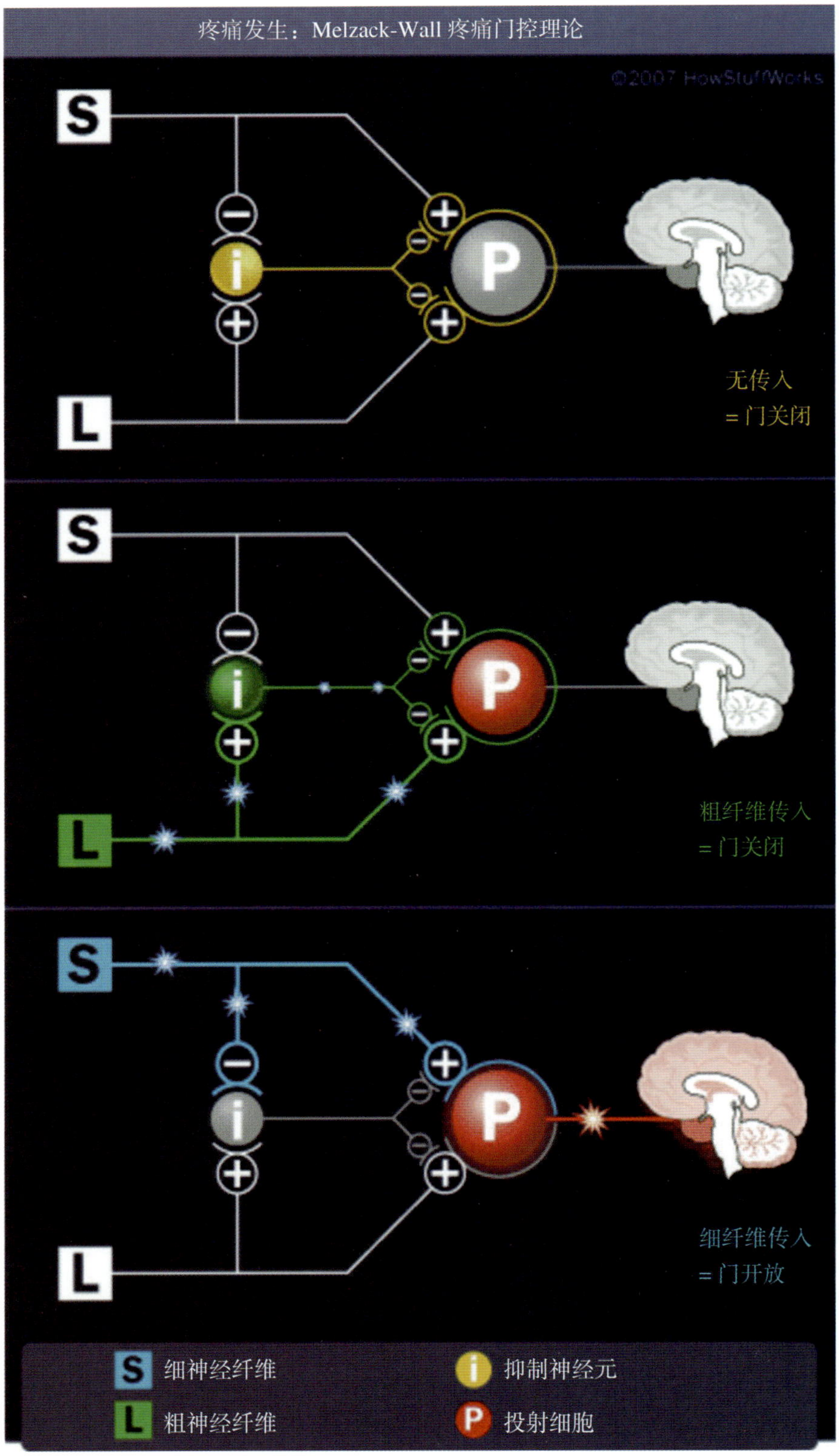

图 37.2 根据门控理论的疼痛控制（见文中所述）

SCS延长或延迟的阵痛效应可能是因为5-羟色胺诱导的强啡肽、脑啡肽和GABA在脊髓的表达和合成增加（表37.2）。

在上段脊髓，胆碱能和肾上腺能神经递质是另外两个重要的SCS止痛机制。其可能的机制有两点：①调节交感神经系统；②逆向激活感觉神经纤维释放扩血管物质，例如降钙素基因调节肽（calcitonin gene-related peptide，CGRP）。

1967年开始应用临床的脊髓刺激，利用微弱的电流刺激脊髓打断疼痛信号并通过异常感觉代替。这一类型的刺激被称为紧张性刺激。

SCS目前用于伴显著腿痛且保守治疗无效、无明确翻修手术指征的FBSS患者（FBSS的鉴别诊断）。治疗目标是获得最少50%的疼痛缓解和显著的生活质量改善。紧张性刺激的目标是以一个异常感觉替代至少80%（理想情况下100%）的疼痛区域。

近期，一种可以产生新波形的装置用于临床。高达10KHz（HF10）的高频电流刺激不会产生感觉异常。目前有3级证据的研究表明HF10刺激优于紧张性刺激（受FDA审查的研究，已投稿）。

另外一种新方法采用爆发性刺激。爆发性刺激用间歇性成组的紧密高频刺激脊髓，不会产生感觉异常[26]。

来自实验室的证据和临床观察显示，SCS应用于神经轴的不同位置会对多种靶器官或部分躯体产生完全不同的效果。SCS在脊髓背角和其他位置，如脑干[23]，通过目前未知的多发机制的激活[17,27-29]，诱导或调节系列神经活性物质。综上所述，通过SCS，可以引起神经病理疼痛的脊髓后角高反应性细胞的一致性动作电位，激活节段性（GABA和胆碱能）和节段上（5-羟色胺和去甲肾上腺素能）的多种抑制系统。

脊髓节段采用紧张性电刺激可以在相应区域产生感觉异常。得益于多极多频率多程控技术，现在刺激可以优化适用于每个患者的个体化需要。

表37.2 治疗腰骶部放射痛的证据推荐

技术	评价
椎板间糖皮质激素注射	2 B ±
经椎间孔注射糖皮质激素（未突出的椎间盘）	2 B +
经椎间孔注射糖皮质激素（突出的椎间盘）	2 B –
脊神经节水平射频治疗（DRG）	2 A –
脊神经节水平脉冲射频治疗	2 C +
脊髓刺激（仅FBSS）	2 A +
硬膜外腔镜松解粘连	2 B ±

37.3.1 方法论的考虑（紧张性刺激）

37.3.1.1 SCS产生的感觉异常的分布

感觉异常的区域与电极放置的节段相关，但也与脑脊液的厚度有关，脑脊液厚度通常在1～5 mm。用FBSS治疗腿痛，电极通常放在T6～T12。

37.3.1.2 双电极刺激

单电极SCS可能不足以产生足够的感觉异常区域并缓解下腰痛及腿部疼痛。因此，双电极刺激、多程控系统（多达32个触点），可能会使感觉异常恢复更好并增进长期治疗效果。双电极和（或）多种不同程控共同工作，用于控制感觉异常，纠正解剖和生理中线的差异，获得更好的感觉异常的覆盖。

37.3.1.3 新波形的应用

最近，新的脊髓刺激波形开始应用：高达10KHz的高频（HF10）和爆发刺激波形已在前面叙述。HF10治疗背痛24个月的结果（患者以FBSS为主）已发表[30]。在一项FDA审核的研究中（以背痛为主，与紧张性刺激治疗的FBSS比较的随机对照研究），HF10在各个方面优于紧张性刺激[31]。HF10的工作机制也已经阐明。

爆发性刺激治疗下腰痛的效果同样优于紧张性刺激[32,33]。一项随机安慰剂对照双盲研究中，同样显示了爆发性刺激治疗FBSS患者下腰痛的良好效果[34]。爆发性刺激可能通过调节脊髓外侧和内侧通路发挥作用。外侧识别途径帮助确定疼痛的位置、类型和强度。内侧情感 / 注意力途径帮助驱使注意力和疼痛。

HF10 和爆发性刺激都可以在不产生感觉异常区域的情况下缓解疼痛，因为不会影响患者的姿势，患者也可以在不受感觉异常的影响下睡觉和开车，所以患者更舒适。

37.4 植入技术

多数植入电极为经皮、电缆样多极电极。植入时，患者采用俯卧位在前后位透视引导下，辅助以侧位确认电极后方与硬膜的位置关系。因此，需要使用可以透过射线的手术床。手术在局麻下进行，因为损伤椎管内神经结构的风险太高，通常不用全麻。

37.4.1 手术技术（紧张性刺激）

- 硬膜外穿刺节段由电极放置位置和导联长度决定，但通常位于 T12 ~ L2 椎板间隙（图 37.3）。采用斜外侧穿刺技术，尤其在胸椎，必须采用这样的技术。穿刺过程中，使用借助空气或盐水的“失去阻力”技术（图 37.4 和图 37.5）。
- 透视引导下控制导联位置，术中试验性刺激使之最终放置于目标位置，以便感觉异常区域覆盖全部疼痛区域（至少 80%）。在一些病例中，会采用坐位，因其可以使电极位置更固定，也让不能长时间平卧的患者感到更舒适。爆发性刺激也采用同样的手术过程，刺激应刚好设定于感觉平面以上。一旦感觉异常覆盖了整个疼痛区域，刺激就降低至没有感觉异常的程度。

37.4.2 高频 SCS

- HF10 的电极植入技术略有不同。由于 HF10 治疗不需要确认感觉异常区域，导联依据解剖结构放置，一个导联位于 T8 头端水平，第二个导联的尖端交叉放置在 T9 水平，导联在 T9 ~ T10 椎间盘水平接触最多（图 37.5）。

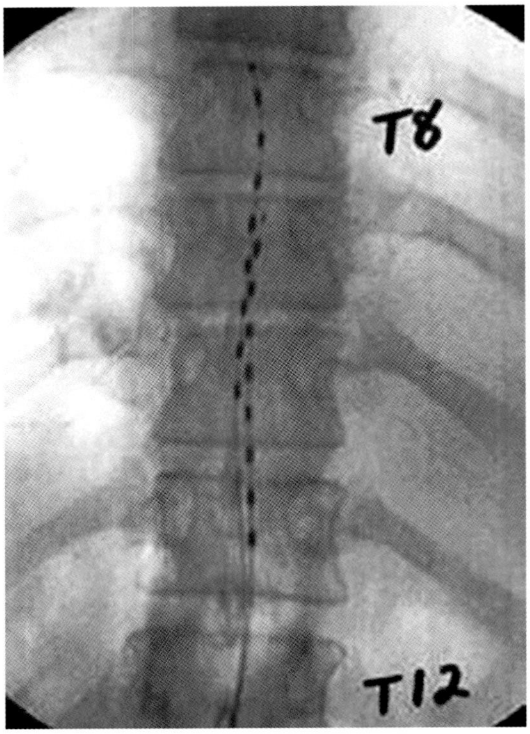

图 37.3 术中正位透视可见 T8 和 T11 硬膜外间隙放置的两个电极

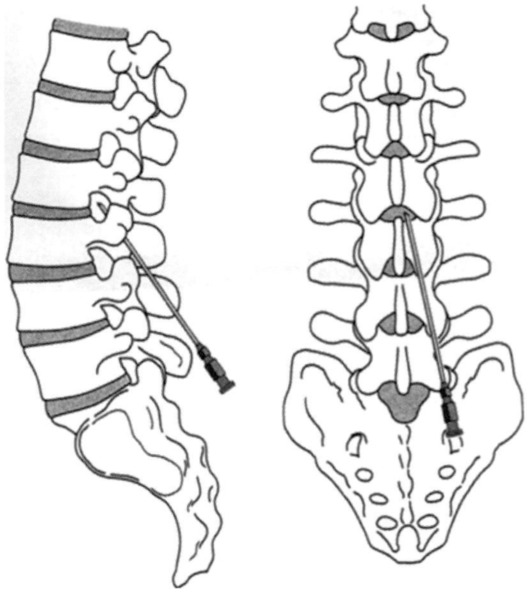

图 37.4 脊柱穿刺方法，斜外侧入路进入腰椎管的推荐角度，Tuohy 针与椎板（硬膜外间隙）的最大角度为 45°

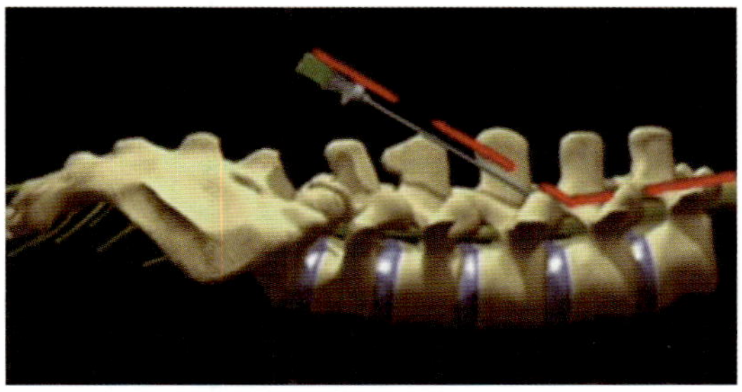

图 37.5 导联植入。穿刺过程中通过落空感确认尖端到达硬膜外间隙，然后通过 Tuohy 针植入一个八极导联和 Seldinger 导联。透视确认导联在硬膜外间隙的位置。导联需要放置在中线位置，可偏向疼痛侧。对于单侧神经病理性疼痛，也可以将单根八极导联植入中线的一侧，在某一水平，如 T11，越过中线，这样使刺激电极放置在生理中线的两侧，并在术中测试确认。如果要放置双电极，放入的节段可以是同一节段（推荐），也可根据需要相隔一个节段（参考图 37.6）

穿刺过程中通过落空感确认尖端到达硬膜外间隙，然后通过 Tuohy 针植入一个八极导联和 Seldinger 导联。通过透视确认导联位置。导联需要放置在中线位置，可偏向疼痛侧。对于单侧神经病理性疼痛，也可以将单根八极导联植入中线的一侧，在某一水平，如 T11，越过中线，这样使刺激电极放置在生理中线的两侧，并在术中测试确认。如果要放置双电极，放入的节段可以是同一节段（推荐），也可根据需要相隔一个节段（图 37.6）。

- 平板电极（手术导联）不易移位，是许多手术医师的首选。然而，多数情况下是在线状电极多次移位，或以前手术瘢痕防止线状电极放置到目标位置时才选用。平板电极可在全麻或局麻下放置，但也可在椎管内麻醉下进行，术中也可利用稍大电流行测试[35,36]。利用最新的外科导联，双柱或三柱电极可以增强控制感觉异常区域（图 37.7）。

图 37.7 为一些有用的、刺激背或腿痛的线状导联排列。目前有许多不同的电极设计和组合。最新的脉冲发生器为多程且可充电的。多程可用于多频或多模式刺激以覆盖更大或更难覆盖的疼痛区域。此外，对个别电流需求较多的患者，充电技术也很受欢迎。充电电池可使用 9 年。有发展趋势倾向于使用越来越复杂的由多频脉冲发生器支持的电极组合，但对于有经验的医生，没有太多证据证实，技术更先进的 SCS 系统较简单的经皮植入的四极导联更有效[37,38]。有经验的医师可以将一个简单的八极导联放在中线旁，并在 T10 ~ T11（图 37.7）水平越过中线，起到刺激一条或两条腿痛及下腰和臀部疼痛的作用[39]（图 37.8）。

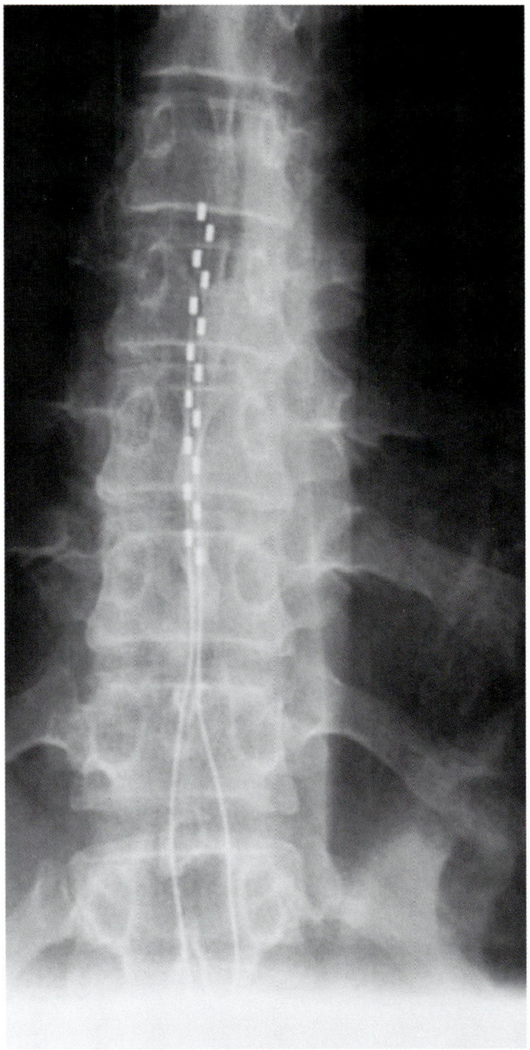

图 37.6 双导联交错放置。术中 X 线显示硬膜外八极导联放置在交叉的位置，这样可以对生理中线两侧行电极间刺激（根据术中测试确定）（见图 37.7）

对于高频 SCS，由于能量消耗大，通常采用充电电池。患者几乎每天都需要充电 30 min。电池的寿命约为 10 年。

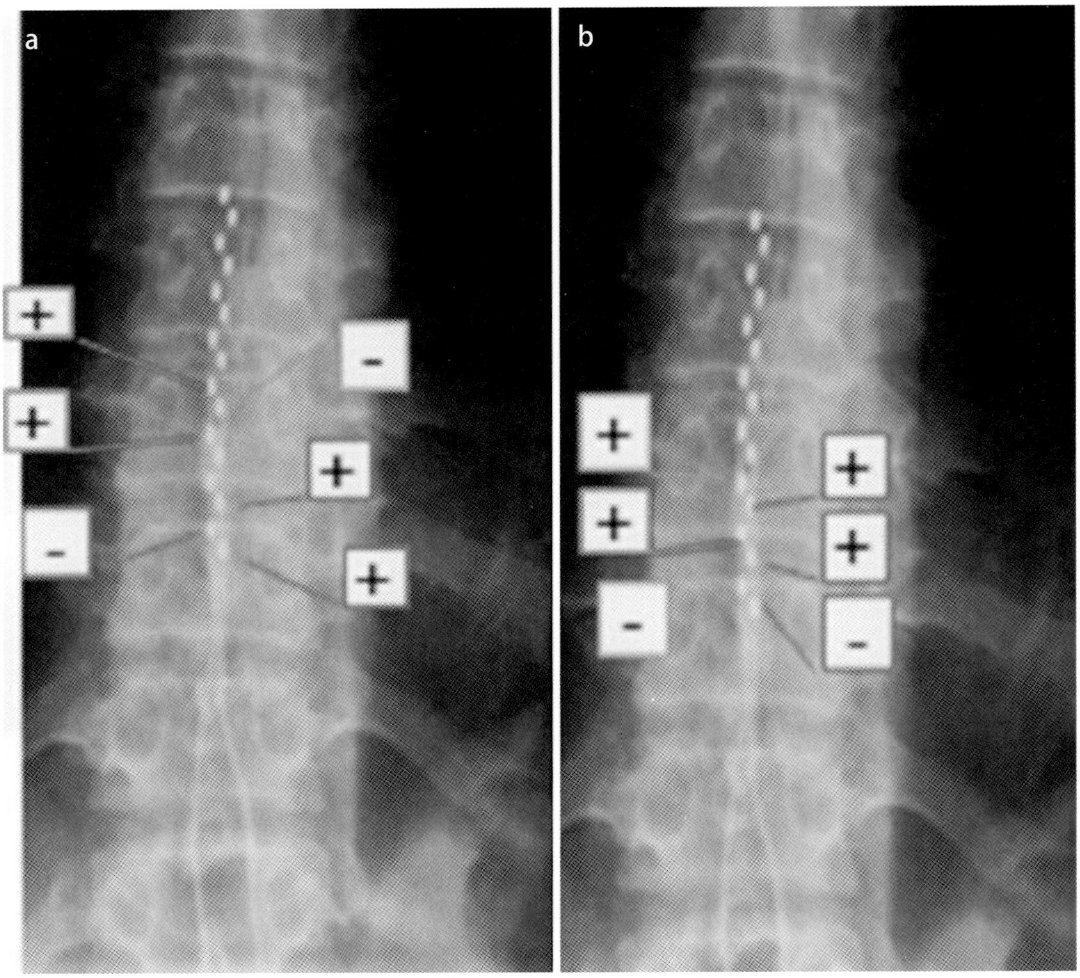

图 37.7 使用线状导联，根据刺激需要（a）背部或（b）腿部时确认电极排列

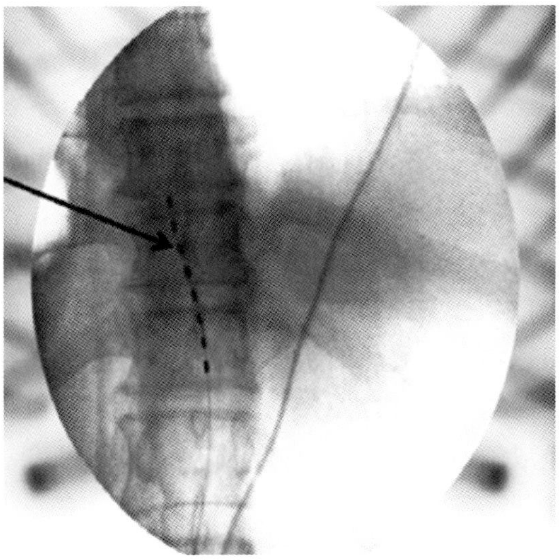

图 37.8 跨中线的单导联。术中 X 线显示一个八极导联在 T10 ～ T11 处跨中线，这样可以覆盖双腿的感觉异常

37.5 SCS 治疗 FBSS 的文献和循证医学

37.5.1 紧张性刺激

37.5.1.1 腿痛为主

总的来说，SCS 的临床获益主要针对外周或神经根起源的神经病理性疼痛[40-42]，FBSS 是使用 SCS 治疗的最常见指征[43,44]。最初的关于 SCS 单导联的研究显示 50% ～ 60% 的疼痛感受有改善[1,5,38,40,45]。Taylor 等[46]对 1995—2002 年关于 SCS 应用于慢性背痛和腿痛的文献进行了系统性回顾。这些研究包括了 3427 例植入电极患者，62% 的患者有 50% 的疼痛缓解。值得注意的是 70% 的患者表示对治疗满意，同时 HRQOL 也

有所提高。最长随访时间为10年，回顾同样包含了腰骶部手术后放射性疼痛行SCS或再次脊柱手术对比的RCT研究[5,40]。North等显示51例随机接受SCS或再次手术的患者，经过6个月的随访，67%再次手术的患者接受了SCS，只有17%的SCS患者进行了再次手术，$P = 0.018$[40]。这其实是一个非常奇怪的研究，对于诊断为FBSS的患者，不应考虑再次手术；对于真正的FBSS，不应行翻修手术。

在一项前瞻性随机对照研究中（PROCESS研究），继发于FBSS的神经病理性疼痛患者分配至传统治疗组（conventional medical management，CMM）或SCS组[47]。所有患者随访2年，但是只有6个月后才允许行交叉治疗。SCS组48%的患者疼痛减低，而CMM组只有9%的患者疼痛减低（$P < 0.001$）。目前有2A+的证据证实SCS对真正FBSS患者的腿痛有帮助。这意味着这项治疗在科学意义上值得推广。需要记住的是，在脊柱手术中，没有这样的建议。

腰痛为主

利用SCS治疗下腰轴性（神经病理性）疼痛为唯一或为主要（50%以上的疼痛）表现的疼痛仍在探索中，初步有一些很有希望的结果。在两项术后慢性疼痛患者的研究中，一些患者使用双导联治疗，69%的患者1年后取得了良好或满意的疼痛缓解效果[48]，60%的患者认为自己的症状获得了改善[8]。目前这些技术仍在发展中，以充分地治疗这类人群，提高治疗成功率。

目前，没有证据表明SCS治疗FBSS患者下腰痛显著优于其他的治疗方式。R.North等[5]的结果显示，SCS比再手术对治疗FBSS有更好的效果。该研究为病例交叉RCT研究。尽管再手术很少有手术指征，但这反映了实际的治疗现状，在该项研究中FBSS与不成功的手术混杂在一起。

37.5.1.2 高频刺激

近来，有一些多中心前瞻性研究显示HF10 SCS治疗FBSS患者下腰痛长期随访的有效性[26,30]。

最近，一项多中心经FDA审核的RCT研究显示HF10 SCS在各个方面优于紧张性SCS[49]。

37.5.1.3 爆发性刺激

Schu等[34]发表了一项前瞻性随机双盲安慰剂对照研究，检验爆发性SCS治疗FBSS的有效性。20例FBSS患者，均已植入SCS系统，每人随机行3种治疗1周：500Hz紧张性刺激、爆发性刺激、安慰剂刺激。最低平均得分（NRS）和SFMPQ（short-form McGill Pain Questionnaire）为爆发性刺激治疗。平均NRS和SFMPQ较其他组显著下降。总的来说，爆发性刺激与500Hz紧张性刺激和安慰剂相比显著缓解疼痛并改善生活质量，受到大多数患者欢迎。

费用 - 效果研究

SCS治疗FBSS的性价比已经得到广泛检验。在一项研究中，FBSS患者费用 - 效果分析模型提示减少了患者的医疗需求，降低了治疗费用[50]。然而，由于缺乏RCT研究，缺乏显著的证据。对SCS治疗反应良好的患者，平均2.1年治疗费用 - 效果达到稳定。在一项前瞻性研究中，SCS与再手术对比显示，SCS随访3年后费用 - 效果比最高[51]。另一项针对费用 - 效果研究中，比较了SCS与传统保守治疗FBSS，发现对预期寿命长的患者SCS费用 - 效果比更高。短期费用 - 效果比没有包含在该研究[46]或PROCESS研究[52]中。实际上，SCS与传统内科治疗（conventional medical management，CMM）比较，在最初的阶段，SCS费用较高，主要取决于治疗时间和选择设备的价值。一些研究利用四极导联显示SCS与CMM的费用转折点在2～3年[46,47,53]。引入新的更贵的SCS系统仅会较少量增加费用，但CMM治疗采用更贵的药物也会增加费用。英国国家卫生与临床优化研究所分析了SCS与CMM和再手术治疗FBSS的费用 - 效果比。正如之前所述，这有很多缺陷，因为FBSS患者不宜再次手术。在选定的FBSS患者中，SCS的费用 - 效果比CMM和再手术更优。尽管初始费用高，但应考虑到可植入充电脉冲发射器与普通脉冲发生器的寿命[54,55]。

高频电刺激治疗FBSS

在一项前瞻性、多中心、多品牌研究中，

CMM 治疗失败的慢性下腰痛患者和采用市面上可购买的 SCS 治疗的患者采用高频 SCS 治疗。其中 80% 的患者有 FBSS。在试验阶段，88% 的患者疼痛显著改善并接受了永久性植入。6 个月随访时，74% 接受植入的患者中超过 50% 有疼痛缓解且功能改善的疗效[26]。在最初纳入的 72 例患者中，65 例随访了 24 个月，平均疼痛从基线的 8.4 ± 0.1 降至 3.3 ± 0.3（$P < 0.001$），平均腿痛从 5.4 ± 0.4 降至 2.3 ± 0.3（$P < 0.001$）。阿片类药物的使用显著降低，且功能显著改善。副作用与传统 SCS 相当[30]。最近，一项美国为主的由 FDA 审核的前瞻性 RCT 研究比较了高频 SCS 和紧张性刺激。171 例 FBSS 患者植入电极后随访 1 年，该研究显示高频 SCS 在各方面均有优势。然而，目前并没有与普通 SCS 比较的研究。

爆发性刺激

一项研究评估了 12 例主要症状为脊柱术后根性疼痛的患者利用爆发性刺激治疗的临床效果[33]。在研究过程中，患者分别在不同的时间内接受紧张性刺激或爆发性刺激，最后，所有患者均倾向于爆发性刺激。在爆发性刺激阶段，疼痛和 ODI（Oswestry disability index）均显著改善；根据 McGill 简表，与临床相关的疼痛感觉和情感维度在爆发性刺激也获得改善。此外，紧张性刺激中，12 名患者中 11 名通过感觉异常来达到疼痛抑制，而爆发性刺激中仅 2 名患者通过感觉异常来抑制[34]。

如前所述和表 37.2 提示，SCS 的证据等级为 2A+。这意味着，对于 FBSS 病例，有 RCT 证据证实该治疗方式是对个体有益的。

在笔者看来，依据 FBSS 定义，良好的患者纳入标准可能提高证据等级。通常 RCT 研究将 SCS 与手术比较，但 FBSS 并非再次手术的适宜指征。手术仅仅是在融合不良或第一次手术有问题（如植钉不良）、神经根受压或者不稳定引起的术后效果不佳时的选择。对于明确的 FBSS（见前文定义），应该比较 SCS 与其他以治疗疼痛为目标的非手术治疗方式，SCS 可能会获得更好的结果。

作者关于循证证据的总结

疼痛科同事做的工作较我们这些脊柱外科医生做得好。尽管他们处理和我们一样的问题，但他们做了很好的研究并提供了不同等级的证据。尽管不同的疼痛治疗方式不在本章中叙述，但我们在本章中纳入了其有效性证据（表 37.2）。我认为这些良好的结果会促使我们脊柱外科医生在治疗慢性腰腿痛（chronic low back and leg pain，CLBP）时参与多学科合作工作。在本书前面部分，我们指出对于多数 CLBP 患者并未明确疼痛的使动因素，因此，手术的效果有限。如果能让这些患者就诊于恰当的部门、依据科学的数据获得最佳的症状性疼痛缓解，会对医生、患者和社会更好。

（王　凯　王作伟　译）

参考文献

1. North RB, Ewend MG, Lawton MT, Kidd DH, Piantadosi S (1991) Failed back surgery syndrome: 5-year follow-up after spinal cord stimulator implantation. Neurosurgery 28:692–699
2. Segal R, Stacey BR, Rudy TE, Baser S, Markham J (1998) Spinal cord stimulation revisited. Neurol Res 20:391–396
3. Waddell G, Kummel EG, Lotto WN, Graham JD, Hall H, McCulloch JA (1979) Failed lumbar disc surgery and repeat surgery following industrial injuries. J Bone Joint Surg Am 61:201–207
4. North RB, Campbell JN, James CS, Conover-Walker MK, Wang H, Piantadosi S, Rybock JD, Long DM (1991) Failed back surgery syndrome: 5-year follow-up in 102 patients undergoing repeated operation. Neurosurgery 28:685–690; discussion 690–681
5. North RB, Kidd DH, Farrokhi F, Piantadosi SA (2005) Spinal cord stimulation versus repeated lumbosacral spine surgery for chronic pain: a randomized, controlled trial. Neurosurgery 56:98–106; discussion 106–107
6. Kumar K, Toth C (1998) The role of spinal cord stimulation in the treatment of chronic pain postlaminectomy. Curr Rev Pain 2:85–85
7. Wiesenfeld-Hallin Z, Aldskogius H, Grant G, Hao JX, Hokfelt T, Xu XJ (1997) Central inhibitory dysfunctions: mechanisms and clinical implications. Behav Brain Sci 20:420–425; discussion 435–513
8. Ohnmeiss DD, Rashbaum RF (2001) Patient satisfaction with spinal cord stimulation for predominant complaints of chronic, intractable low back pain.

Spine J 1:358–363
9. Bosscher HA, Heavner JE (2010) Incidence and severity of epidural fibrosis after back surgery: an endoscopic study. Pain Pract 10:18–24
10. Anderson SR (2000) A rationale for the treatment algorithm of failed back surgery syndrome. Curr Rev Pain 4:395–406
11. Borenstein D (1998) Epidemiology, etiology, diagnostic evaluation, and treatment of low back pain. Curr Opin Rheumatol 10:104–109
12. Bigos S, Müller G (2000) Primary care approach to acute and chronic back problems: definitions and care. In: Loeser JD (ed) Bonica's management of pain, 3rd edn. Lippincott, Williams and Wilkins, London, pp 1549–1528
13. Onesti ST (2004) Failed back syndrome. Neurologist 10:259–264
14. Block A (2000) Psychological screening of spine surgery candidates: risk factors for poor outcome. In: Loeser JD (ed) Bonica's management of pain, 3rd edn. Lippincott, Williams and Wilkins, London, pp 1509–1557
15. Voorhies RM, Jiang X, Thomas N (2007) Predicting outcome in the surgical treatment of lumbar radiculopathy using the pain drawing score, McGill short form pain questionnaire, and risk factors including psychosocial issues and axial joint pain. Spine J 7:516–524
16. Baron R (2006) Mechanisms of disease: neuropathic pain – a clinical perspective. Nat Clin Pract Neurol 2:95–106
17. Linderoth B, Foreman R (2006) Mechanisms of spinal cord stimulation in painful syndromes. Role of animal models. Pain Med 7:14–26
18. Vaccaro AR, Silber JS (2001) Post-traumatic spinal deformity. Spine (Phila Pa 1976) 26:S111–S118
19. Linderoth B (2000) Mechanisms of action of spinal cord stimulation in complex regional pain syndromes: present state of research and the future. In: Krames ES, Reig E (eds) Worldwide pain conference management of acute and chronic pain. Monduzzi Editore, Bologna, pp 621–628
20. North RB, Lanning A, Hessels R, Cutchis PN (1997) Spinal cord stimulation with percutaneous and plate electrodes: side effects and quantitative comparisons. Neurosurg Focus 2:e3
21. Melzack R, Wall PD (1965) Pain mechanisms: a new theory. Science 150:971–979
22. Foreman R, Linderoth B (2012) Neural mechanisms of spinal cord stimulation. Int Rev Neurobiol 107: 87–113
23. Stiller CO, Cui JG, O'Connor WT, Brodin E, Meyerson BA, Linderoth B (1996) Release of gamma-aminobutyric acid in the dorsal horn and suppression of tactile allodynia by spinal cord stimulation in mononeuropathic rats. Neurosurgery 39:367–374; discussion 374–375
24. Cui JG, Meyerson BA, Sollevi A, Linderoth B (1998) Effect of spinal cord stimulation on tactile hypersensitivity in mononeuropathic rats is potentiated by simultaneous GABA(B) and adenosine receptor activation. Neurosci Lett 247:183–186
25. Guan Y (2012) Spinal cord stimulation: neurophysiological and neurochemical mechanisms of action. Curr Pain Headache Rep 16:217–225
26. Van Buyten JP, Al-Kaisy A, Smet I, Palmisani S, Smith T (2013) High-frequency spinal cord stimulation for the treatment of chronic back pain patients: results of a prospective multicenter European clinical study. Neuromodulation J Int Neuromodulation Soc 16:59–65; discussion 65–56
27. Linderoth B, Meyerson B (2002) Spinal cord stimulation: mechanisms of action. In: Burchiel K (ed) Surgical management of pain. Thieme, New York, pp 505–526
28. Meyerson B, Linderoth B (2003) Spinal cord stimulation: mechanisms of action in neuropathic and ischemic pain. In: Simpson BA (ed) Electrical stimulation and the relief of pain. Elsevier Publishers, New York, pp 161–182 (chapter 111)
29. Linderoth B (2009) Spinal cord stimulation: a brief update on mechanisms of action. Eur J Pain 13:89–93
30. Al-Kaisy A, Van Buyten JP, Smet I, Palmisani S, Pang D, Smith T (2014) Sustained effectiveness of 10 kHz high-frequency spinal cord stimulation for patients with chronic, low back pain: 24-month results of a prospective multicenter study. Pain Med 15:347–354
31. Kapural L, Yu C, Doust MW, et al (2015) Novel 10-kHz High-frequency Therapy (HF10 Therapy) Is Superior to Traditional Low-frequency Spinal Cord Stimulation for the Treatment of Chronic Back and Leg Pain: The SENZA-RCT Randomized Controlled Trial. Anesthesiology 123:851–860
32. De Ridder D, Vanneste S, Plazier M, van der Loo E, Menovsky T (2010) Burst spinal cord stimulation: toward paresthesia-free pain suppression. Neurosurgery 66:986–990
33. de Vos CC, Bom MJ, Vanneste S, Lenders MW, de Ridder D (2014) Burst spinal cord stimulation evaluated in patients with failed back surgery syndrome and painful diabetic neuropathy. Neuromodulation J Int Neuromodulation Soc 17:152–159
34. Schu S, Slotty PJ, Bara G, von Knop M, Edgar D, Vesper J (2014) A prospective, randomised, double-blind, placebo-controlled study to examine the effectiveness of burst spinal cord stimulation patterns for the treatment of failed back surgery syndrome. Neuromodulation J Int Neuromodulation Soc 17:443–450
35. Lind G, Meyerson BA, Winter J, Linderoth B (2003) Implantation of laminotomy electrodes for spinal cord stimulation in spinal anesthesia with intraoperative dorsal column activation. Neurosurgery 53:1150–1153; discussion 1153–1154
36. Kumar K, Lind G, Winter J, Gupta S, Bishop S, Linderoth B (2009) Spinal cord stimulation: placement of surgical leads via laminotomy – techniques and benefits. In: Krames E, Peckham PH, Rezai A (eds) Neuromodulation: journal of the international neuromodulation society. Academic/Elsevier, London
37. Papageorgiou AC, Croft PR, Ferry S, Jayson MI, Silman AJ (1995) Estimating the prevalence of low

back pain in the general population. Evidence from the south manchester back pain survey. Spine (Phila Pa 1976) 20:1889–1894
38. Turner JA, Loeser JD, Bell KG (1995) Spinal cord stimulation for chronic low back pain: a systematic literature synthesis. Neurosurgery 37:1088–1095; discussion 1095–1086
39. Mironer Y, Satterthwaite J, Lewis E, Haasis J, la Tourette P, Skoloff E, Diaz R (2008) Efficacy of a single, percutaneous, across midline, octrode lead using a "midline anchoring" technique in the treatment of chronic Low back and/or lower extremity pain: a retrospective study. Neuromodulation J Int Neuromodulation Soc 11:286–294
40. North RB, Kidd DH, Lee MS, Piantodosi S (1994) A prospective, randomized study of spinal cord stimulation versus reoperation for failed back surgery syndrome: initial results. Stereotact Funct Neurosurg 62:267–272
41. Gybels J, Erdine S, Maeyaert J, Meyerson B, Winkelmuller W, Augustinsson L, Bonezzi C, Brasseur L, DeJongste M, Kupers R, Marchettini P, Muller-Schwefe G, Nitescu P, Plaghki L, Reig E, Spincemaille G, Thomson S, Tronnier V, Van Buyten JP (1998) Neuromodulation of pain. A consensus statement prepared in Brussels 16–18 January 1998 by the following task force of the European Federation of IASP Chapters (EFIC). Eur J Pain 2:203–209
42. Meyerson BA, Linderoth B (2000) Mechanisms of spinal cord stimulation in neuropathic pain. Neurol Res 22:285–292
43. North RB (1991) Spinal cord stimulation for chronic, intractable pain: superiority of "multichannel" devices. Pain 44:119–130
44. Van Buyten JP, Van Zundert J, Vueghs P, Vanduffel L (2001) Efficacy of spinal cord stimulation: 10 years of experience in a pain centre in Belgium. Eur J Pain 5:299–307
45. Van de Kelft E, De La Porte C (1994) Spinal cord stimulation in failed back surgery syndrome. Qual Life Res 3:21–27
46. Taylor RS, Van Buyten JP, Buchser E (2005) Spinal cord stimulation for chronic back and leg pain and failed back surgery syndrome: a systematic review and analysis of prognostic factors. Spine 30: 152–160
47. Kumar K, Taylor RS, Jacques L, Eldabe S, Meglio M, Molet J, Thomson S, O'Callaghan J, Eisenberg E, Milbouw G, Buchser E, Fortini G, Richardson J, North RB (2007) Spinal cord stimulation versus conventional medical management for neuropathic pain: a multicentre randomised controlled trial in patients with failed back surgery syndrome. Pain 132: 179–188
48. Barolat G, Oakly J, Law J (2001) Spinal cord stimulation with a multiple electrode paddle lead is effective in treating intractable low back pain. Neuromodulation J Int Neuromodulation Soc 4:59–66
49. Kapural L, Yu C, Doust MW, Gliner BE, Vallejo R, Sitzman BT, Amirdelfan K, Morgan DM, Brown LL, Yearwood TL, Bundschu R, Burton A, Yang T, Benyamin R, Burgher AH (2015) 188 randomized controlled clinical trial evaluating the safety and effectiveness of 10 kHz high-frequency and traditional low-frequency stimulation for the treatment of chronic back and leg pain: 18-month results. Neurosurgery 62(Suppl 1):228–229 (Clinical Neurosurgery)
50. Bell GK, Kidd D, North RB (1997) Cost-effectiveness analysis of spinal cord stimulation in treatment of failed back surgery syndrome. J Pain Symptom Manag 13:286–295
51. North RB, Kidd D, Shipley J, Taylor RS (2007) Spinal cord stimulation versus reoperation for failed back surgery syndrome: a cost effectiveness and cost utility analysis based on a randomized, controlled trial. Neurosurgery 61:361–368; discussion 368–369
52. Manca A, Kumar K, Taylor RS, Jacques L, Eldabe S, Meglio M, Molet J, Thomson S, O'Callaghan J, Eisenberg E, Milbouw G, Buchser E, Fortini G, Richardson J, Taylor RJ, Goeree R, Sculpher MJ (2008) Quality of life, resource consumption and costs of spinal cord stimulation versus conventional medical management in neuropathic pain patients with failed back surgery syndrome (PROCESS trial). Eur J Pain 12:1047–1058
53. Kemler MA, Furnee CA (2002) Economic evaluation of spinal cord stimulation for chronic reflex sympathetic dystrophy. Neurology 59:1203–1209
54. Taylor RS, Ryan J, O'Donnell R, Eldabe S, Kumar K, North RB (2010) The cost-effectiveness of spinal cord stimulation in the treatment of failed back surgery syndrome. Clin J Pain 26:463–469
55. Annemans L, Van Buyten J-P, Smith T, Al Kaisy A (2014) Cost Effectiveness of a novel 10 KHz High-Frequency Spinal Cord Stmulation System in Patients with Failed Back Surgery Syndrome (FBSS). J Long Term Eff Med Implants 24(2–3):173–183

第五部分
脊柱矢状位平衡

内固定重建脊柱矢状位平衡的重要性

38

Cédric Barrey, Pierre Roussouly, Gilles Perrin, and Jean-Charles Le Huec

38.1 引言

近十年来涌现出了大量关于脊柱矢状位平衡的文献，这也反映了临床医生和研究脊柱的学者对这一主题的普遍关注[1]。以往只是在严重脊柱畸形矫正时才会关注到矢状位平衡问题，但是目前矢状位平衡的重建已经成为胸椎和（或）腰椎固定手术时必须考虑的关键因素[2]。另外，对于那些长期存在机械性腰背部疼痛的患者，脊柱的矢状位平衡可以帮助我们全面地理解疼痛的发生机制。

目前有许多关于短节段腰椎内固定术后合并腰椎前凸丢失的报道[3]。在一些回顾性研究中，腰椎前凸的丢失与慢性腰背疼痛、矢状位失平衡及邻椎病的发生明显相关[4]。

因此，除了建立骨性融合及充分的神经减压之外，脊柱融合手术的目标还应包括维持和（或）重建局部脊柱的前凸形态。要达到这一目标，需要对各种脊柱、骨盆参数及脊柱的分型进行充分的理解（详见 39 章）。在手术中进行正确的前凸形态重建是具有挑战性的，而大多数脊柱外科医师对此仍有争议。近年来的多项研究可以让脊柱外科医师更好地理解矢状位平衡对于手术的影响，同样也可以帮助我们更好地运用各项骨盆和脊柱参数来制定具体的手术策略[5-8]。

因此，本章内容旨在阐述关于脊柱内固定术中重建矢状位平衡的重要性，以及临床工作中脊柱矢状位平衡的参数评估。这一章包括以下 5 个部分：

1. 重建脊柱矢状位平衡的理论基础。
2. 脊柱矢状位平衡的关键性参数。
3. 手术策略以及最佳的脊柱骨盆形态的计算。
4. 手术技术、相关工具以及长、短节段脊柱手术的重建策略。
5. 循证医学证据。

38.2 重建脊柱矢状位平衡的理论基础

平背综合征（flatback syndrome）最早用于描述因长节段胸腰椎融合术导致术后丢失腰椎前凸的患者（图 38.1）[9,10]，这一综合征常发生于钛棒内固定手术[11-14]，但是退变性腰椎滑脱、腰椎管狭窄合并失稳等疾病也可以导致平背综合征。在无症状的人群中，平背综合征主要见于 Roussouly 2 型脊柱（偏小的骨盆入射角及骶骨倾斜角＜ 35°）。由于多节段椎间盘退变的进展，这类患者会逐渐出现矢状位失平衡（详见 39 章）。

融合术中腰椎前凸曲度的丢失将会加速相邻节段的退变[15-17]，因机械性腰背痛、矢状位失平衡而造成躯干前倾、中心前移，还可能由于代偿而出现的颈胸曲度增加、膝关节屈曲及髋关节后伸等[18-22]（表 38.1）。这些代偿机制可能造成机械性腰背部疼痛、髋部或骨盆痛、功能障碍和（或）肌肉疲劳等[22]。

Umehara 于 2000 年报道了腰椎融合术后腰椎前凸丢失与相邻椎体之间的生物力学效应[15]，术

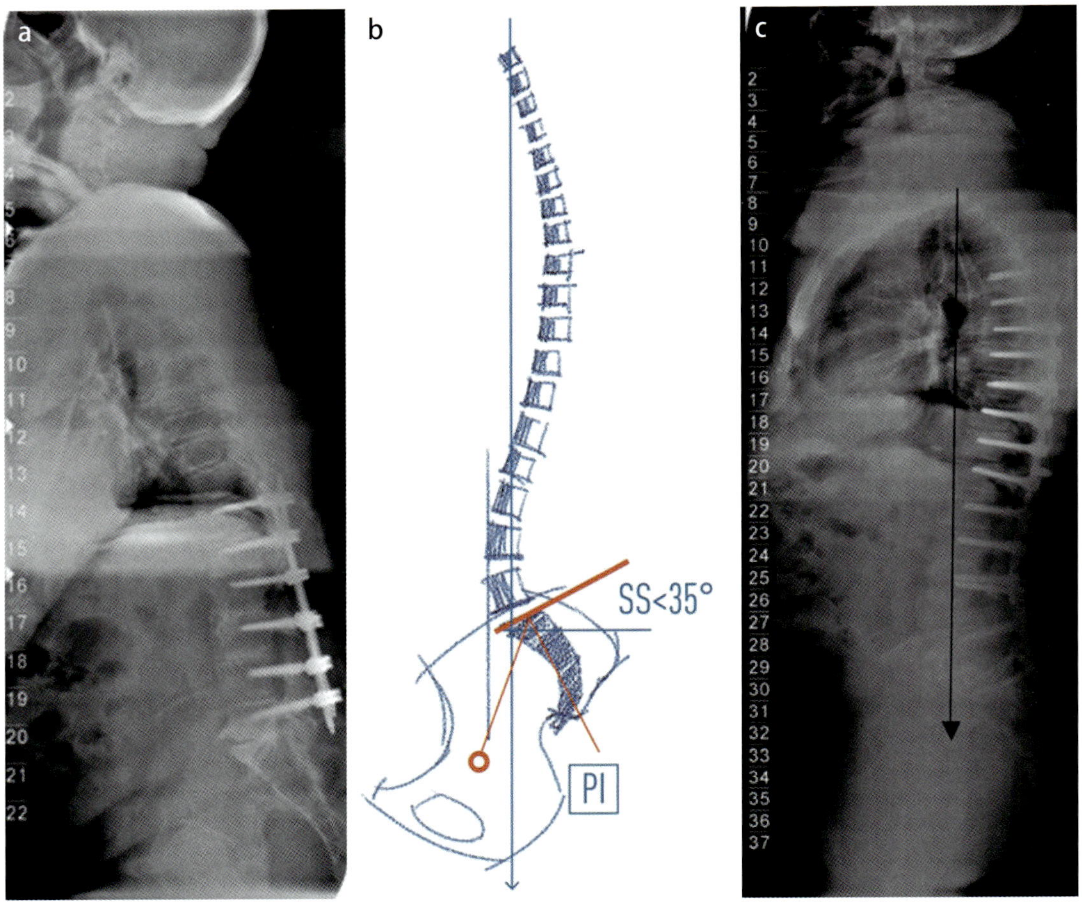

图 38.1　(a) 侧位 X 线片显示 T12 ～ L5 的椎弓根螺钉固定，完全没有考虑腰椎前凸。(b) 根据该患者的相关脊柱骨盆参数（Roussouly 2 型；PI = 45°，SS = 19°，PT = 26°），示意图提示该患者应有的脊柱形态。(c) 经过翻修手术后的侧位 X 线片（L4 经椎弓根椎体截骨，T11 ～ L1 行 Smith-Petersen 截骨，椎弓根螺钉固定 T5 ～ S1 节段并行后外侧植骨），脊柱形态恢复到了（b）图所描述的 Roussouly 2 型脊柱的形态（由 Erik Van de Kelft 授权并提供）

表 38.1　与腰椎融合术后腰椎前凸丢失相关的不良后果

融合术后未能成功重建良好的腰椎前凸将会存在以下风险	
短 - 中期	功能障碍
	腰背部或骨盆机械性疼痛
	前方失衡代偿（Barrey 比值）
长期	邻椎病

后内固定节段前凸丢失会导致临近节段非生理性负荷增加，从而加速相邻节段退变[15]。为了保持前凸不良状态下的平衡，颅颈交界区所受的剪切力将增加。这种情况除了影响固定节段的相邻椎体外，还会增加脊柱后方结构的承载负荷。固定节段的前凸丢失将导致腰椎伸展力矩增加及后路植入物承载负荷的增加，因此增加内固定物松动的风险[15]。融合节段后柱负荷增加会加速相邻节段退变（引发退变性间盘疾病、关节突关节炎、退变性滑脱等），这也是腰椎融合不良的远期后果（图 38.2）。

此外，还有一些因素与相邻节段退变有关，如固定是否牢固、固定节段的数量、相邻节段的退变情况等，因此，邻椎病（adjacent level disease，ALD）被认为是由多因素相互作用所导致的。Guigui 的研究[23]表明，与脊柱滑脱相比，邻椎病更容易出现在椎间盘退变的患者中，这也提示椎间盘的退变可能会增加其罹患邻椎病的机会。

2001 年，Izumi 等对内固定手术前后患者的腰椎矢状位序列进行了分析，发现在 ALD 患者中，其术前已经处于病理异常状态下的前凸角度

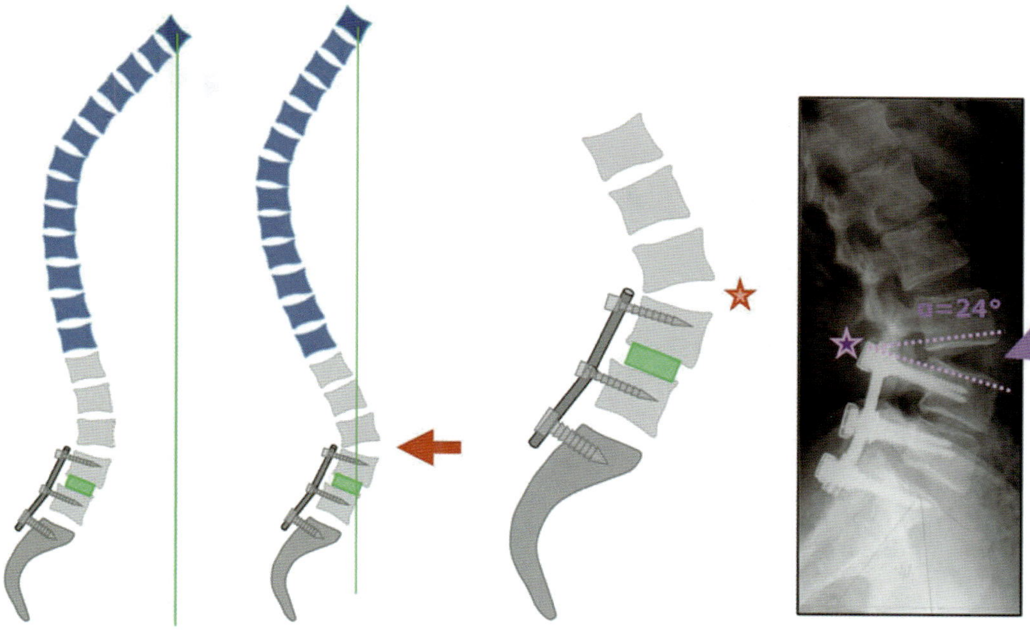

固定后前凸不足：邻近节段受力增加

图 38.2 腰骶椎融合后腰椎前凸不足会导致固定上方的邻近节段过伸。如果不能重建良好脊柱矢状位平衡，将会导致功能障碍、慢性腰背痛以及相邻节段出现过早的退变（摘自 Barrey 等 World Journal of Orthopedics 2015[2]）

在术后仍会再平均减少 10°[16]。Lazennec 等[4]认为很难在腰椎融合术中重建完美的腰骶椎序列，根据对融合术后站立侧位像的观察，腰椎前凸曲度丢失与骨盆前倾减少、慢性腰背疼痛显著相关。2001 年，Kumar 等[17]报道了一组 83 例的腰椎融合手术的患者，其中 31 例患者在融合节段上方相邻节段发生了 ALD；对于那些保持了正常矢状位平衡及骶椎前倾的患者，ALD 的发生率是最低的。在矢状位失衡和（或）骶骨倾斜角度异常的患者中，ALD 发生率明显增高。

医生的临床经验、放射影像以其他科学证据都强调了腰骶椎融合术中需要重建脊柱矢状位平衡的必要性。然而，手术确定最佳的胸腰曲度并不容易，因为我们无法知道每一名患者在出现腰背疼痛之前他的腰椎前凸角度是多少。因此，充分理解各种脊柱骨盆参数及早期由 Pierre Roussouly 等提出的 4 种不同脊柱的分型，对此会有极大的帮助。只有充分理解脊柱与骨盆的各项参数之间的相互关系，才能依据重建的节段及长度来确定理论上最佳的个体化前凸角度，从而获得完美的融合及脊柱形态。

38.3 矢状位平衡的评估

为了确定需要重建的前凸角度，我们基于脊柱和骨盆参数之间的一致性，引入理论上最佳前凸这一理念[24]。

38.3.1 骨盆参数

Duval-Beaupére 等在 1992 年首次描述了骨盆的形状、位置与腰椎前凸形态之间的关系，一些学者对该问题做了进一步的研究[25-27]。

很多学者建议把骨盆入射角（pelvic incidence，PI）这一骨盆解剖参数作为评价矢状位平衡的关键性参数，PI 的定义为：通过骶骨终板中点的垂线与该点和双侧股骨头中点连线之间的夹角（图 38.3）。对于成年人而言这一参数是恒定的，它与骨盆的形状相关，理解这一点尤为关键。此外，PI 还决定了两个可变参数，骶骨倾斜角（sacral slope，SS）及骨盆旋转角（pelvic tilt，PT）。

骨盆旋转角（PT）是一个位置参数，为经过骶骨终板中点和髋关节中点轴线间的连线，与铅垂线相交形成的夹角（图 38.3）。

骶骨倾斜角（SS）是另外一个描述骨盆位置的参数，为骶骨终板与水平参考线之间的夹角。这些骨盘参数的临床意义列于表 38.2 中。

通过构建一些简单的几何计算，可以发现，其实解剖参数 PI 就是 SS 与 PT 的代数总和（图 38.3）。

骨盆参数与脊柱参数之间存在的显著关联，说明在两者之间存在客观的生物力学规律。

- 首先，Staghara 等曾经详细描述 [24]，腰椎前凸曲度和骶骨倾斜角之间呈线性正相关，这一相关性是所有脊柱骨盆参数间最为明显的，Vaz 和 Roussouly（r=0.85）[28] 及 Vialle（r=0.86）[29] 都证明过这一点。
  - Duval-Beaupérere 认为 PI 是唯一一个独立、恒定决定骨盆形态的解剖参数，同时与骨盆的方向、腰椎前凸的结构紧密相关 [25]。PI 值小意味着骨盆参数偏低及偏平直的腰椎前凸；相反，PI 值大则表示较大的骶骨倾斜角及更为显著的腰椎前凸（图 38.4）。Pierre Roussouly 对这一现象进行了详细的总结（详见 39 章）。
- Legaye 等 [27] 发现腰椎前凸与骶骨倾斜角密切相关（r=0.86），而后者又受 PI 的巨大影响（r=0.84），他建立了一个预测腰椎前凸角（LL）的公式。Schwab 等 [30] 基于健康无症状人群，将 LL 与 PI 的关系转化为公式：LL=PI+9°(±9)。最新的研究提出了一个更加精确的公式：LL（L1-S1）=1/2 PI+28°。对于具有较低 PI 值的人，Schwab 模型较为准确，但对于 PI 值偏高的人而言，这一模型往往会过高地估计 LL 值 [61]。
- 2007 年，Barrey 和 Roussouly[5] 在一项研究中总结了 154 例健康人的骨盆参数，其平均骨盆入射角为 52°，骶骨倾斜角 40°，骨盆旋转角 12°，腰椎前凸角为 61°。基于这些源于正常人群的数值，两位学者依照 PI 数值的大小将其分为 6 级：由Ⅰ级至Ⅵ级，每级递增 10°。每一级 PI 分别对应一定位置参数（SS、LL、PT 等）的理论期望值，详见表 38.3。

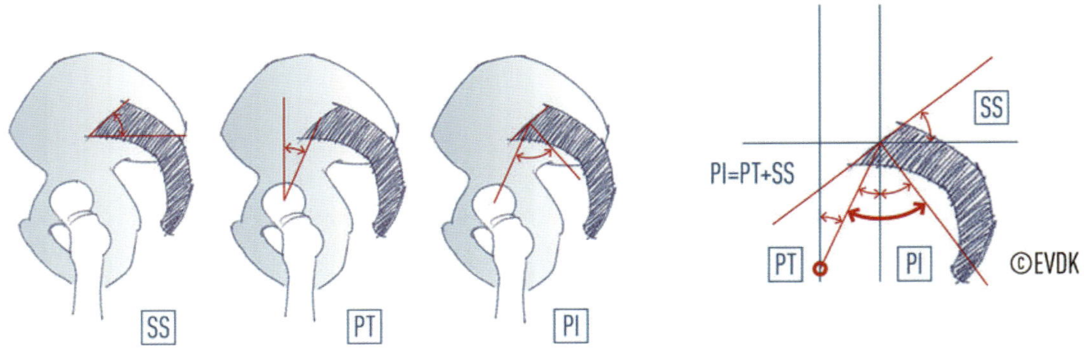

图 38.3 Duval-Beaupère 所描述的骨盆参数，包括骶骨倾斜角（SS）、骨盆旋转角（PT）、骨盆入射角（PI），以及三者之间的数学关系 PI = SS + PT

表38.2 与矢状位平衡相关的脊柱骨盆参数（摘自 Barrey[2]）

参数性质	节段	参数	意义
解剖学	骨盆	骨盆入射角（PI）	骨盆的形状（反映的是骶骨与股骨头的位置关系）
位置	骨盆	骶骨倾斜角（SS）	骨盆基底部的前倾度
		骨盆旋转角（PT）	骨盆相对于股骨头所处的位置
	脊柱	腰椎前凸角（LL）	骨盆以上脊柱前曲的弧度，与维持矢状位平衡相关
		胸椎后凸角（TK）	为脊柱提供阻抗及硬度

例如，若PI为40°，PT的期望值应为8°，LL为53°；若PI为52°，PT期望值应为12°，LL为61°；若PI为64°，PT期望值应为16°，LL为70°。

38.3.2 脊柱参数（图38.5）

38.3.2.1 主要参数

用于描述脊柱矢状位形态一些主要参数包括腰椎前凸角（lumbar lordosis，LL）、胸椎后凸角（thoracic kyphosis，TK）、C7铅垂线、脊柱骶骨角（spinosacral Angle，SSA）和脊柱旋转角（spinal tilt，ST）。

表38.3 与PI相关的脊柱骨盆位置参数的理论预期值[5]

PI分级	PI（°）	PT理论值（°）	LL理论值（°）
Ⅰ	＜38	4	PI＋18
Ⅱ	38～47	8	PI＋13
Ⅲ	48～57	12	PI＋9
Ⅳ	58～67	16	PI＋6
Ⅴ	68～77	20	PI＋2
Ⅵ	＞78	24	PI - 5

38.3.3 腰椎前凸角与胸椎后凸角

正如Roussouly所述[31,32]，脊柱的矢状轮廓以T1～T12的后凸和L1～L5间的前凸为特征，但并不是必须这样。以后凸移行为前凸的转折点为界，其上直至T1为“胸”段，组成胸椎的后凸，以下直至S1终板则属“腰”段，构成腰弯的前凸。因此，脊柱后凸与前凸的定义不同于T12～L1的解剖分界，如临床所见，前后凸的分界可以位于L4～L10。

为了描述正常人群的腰椎前凸，我们引入一些不同的几何参数：弯曲顶椎、(胸弯与腰弯的)拐点、各弯曲所包括的椎体数量、前凸与后凸的总角度、前凸旋转角及骶骨倾斜角。

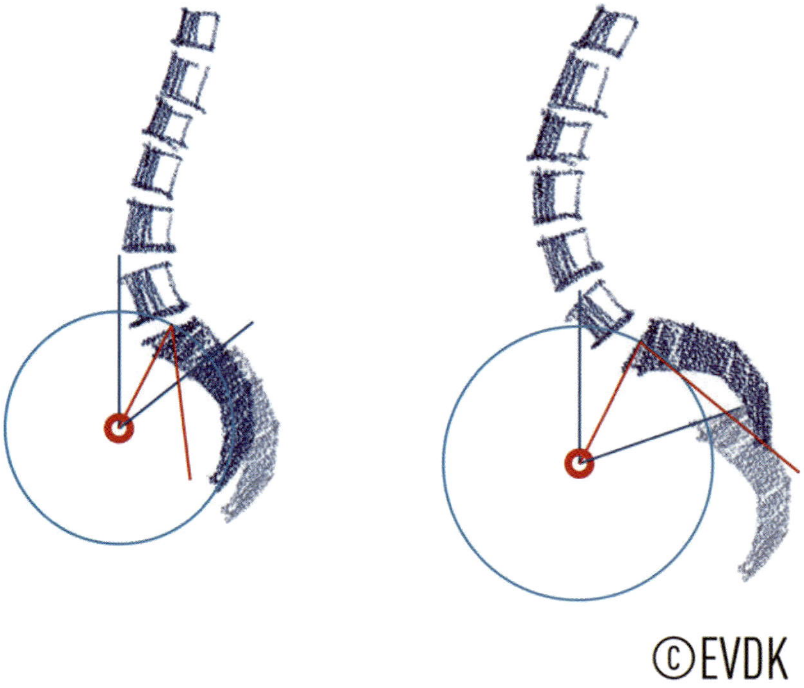

小PI　　　　大PI

图38.4 较小的PI值通常会合并更少的骶骨倾斜及较平的腰椎前凸，而较大的PI值与更大的骶骨倾斜及更弯曲的腰椎前凸相关（摘自Barrey等[5]）

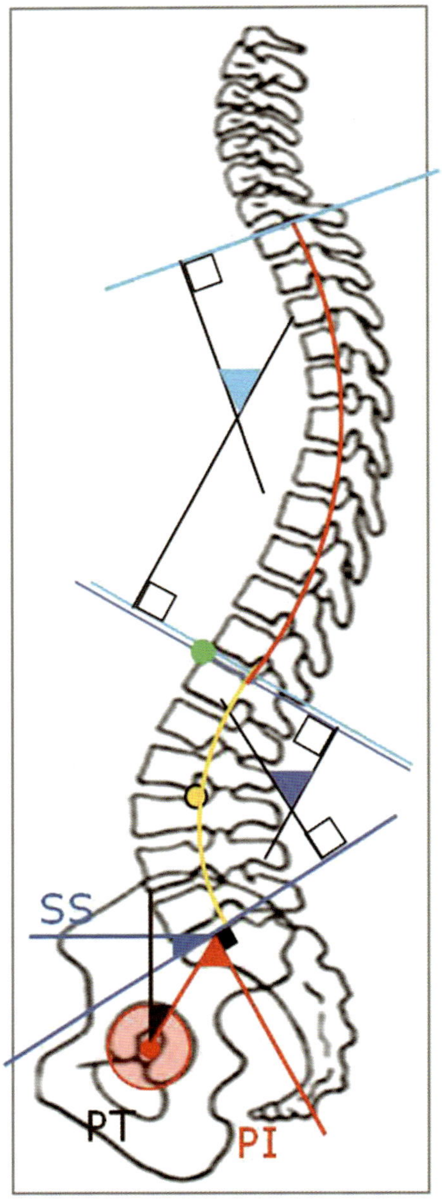

图 38.5 腰椎前凸（lumbar lordosis，LL）及其顶椎，胸椎后凸（thoracic kyphosis，TK）及拐点（inflection point）。腰椎前凸在下位腰椎（L4-L5-S1）中非常关键。在腰椎融合术中，植入钛棒在下位腰椎的前凸曲度相对于上位腰椎更为重要

基于以上的情况，Roussouly 建立了一整套理论体系，它根据患者骶骨倾斜角的大小，将脊柱分为 4 种类型[31]。虽然这一理论与正常人相关性很好，但考虑到脊柱疾病可以改变骶骨倾斜角（详见 39 章），用于患者群时应小心使用及解释。不论如何，PI 有助于确定患者原始的脊柱曲度。

38.3.4 C7 铅垂线、C7/SFD 比值、脊柱骶骨角（SSA）、脊柱旋转角（ST）和矢状面脊柱平衡参数（SVA）及 FBI

- 正如 Roussouly 等人所述[32]，C7 铅垂线（C7PL）是自 C7 椎体中心向下做的一条垂线。
- 脊柱骶骨角（spinosacral angle，SSA）是指 C7 椎体中点到骶骨终板中点的连线与骶骨终板平面的夹角。理想状态下，这一夹角应在 135° 左右。

- 脊柱旋转角（spinal tilt，ST）是 C7 与 S1 中点的连线与水平轴线间的夹角。ST、SSA 和 SS 之间存在几何相关性，即 ST=SSA-SS。源于 153 例无症状人群的统计，SSA 的均值为 134.7°，ST 的均值为 95.1°。
- C7 铅垂线骶骨距离 / 股骨头骶骨距离比值（C7/SFD 比值）的测量方法如图 38.6 所示。髋关节轴 - 骶骨后角间距（sacro-femoral Distance，SFD）是指经过双侧髋关节内股骨头中点之长轴与骶骨后上角之间的垂直距离（图 38.6b）。当 C7 铅垂线经过骶骨后上角，则 C7/SFD 为 0，而当 C7 铅垂线正好经过股骨头中点时，该值为 1。当 C7 铅垂线落在骶椎后方时为负值，当 C7 铅垂线自股骨头中点前方经过，值应大于 1。对于健康人而言，C7/SDF 比值的正常范围为 0.9 ± 1[33]。因此，在制定重建策略时，要清楚地认识到 C7PL 应该落在位于股骨头后方与骶椎后上角前方的正常区间之内，这一点至关重要。
- 矢状面脊柱平衡参数（sagittal vertical axis，SVA）指经过 C7 椎体中点和骶椎后上角的两条铅垂线之间的水平距离。对于良好的矢状位平衡状态而言，SVA 应 < 40 mm。不过，对于高 PI 值的人，其 SVA 值也将增大。例如，对于高 PI 值的人，即使 SVA 值 > 40 mm，他的脊柱也可以是平衡的；但是对于 PI 值偏低的人，> 40 mm 的 SVA 一般就意味着脊柱矢状位失平衡，或者其脊柱处于极度的代偿状态（图 38.6）。
- 为了能在术前明确脊柱矫形的程度，Jean Charles Le Huec 在 2011 年提出了所谓的“全平衡整合”（full-balance-integrated，FBI）技术[6]（图 38.7）。这里需要用到的相关角度参数定义如下：
  - C7 转换角（C7 translation angle，C7TA）：由两条线相交而成。“a”线为 C7 椎体中点至腰椎前凸顶点（一般为 L4）的连线；“b”线发自腰椎前凸顶点，并向上延长，

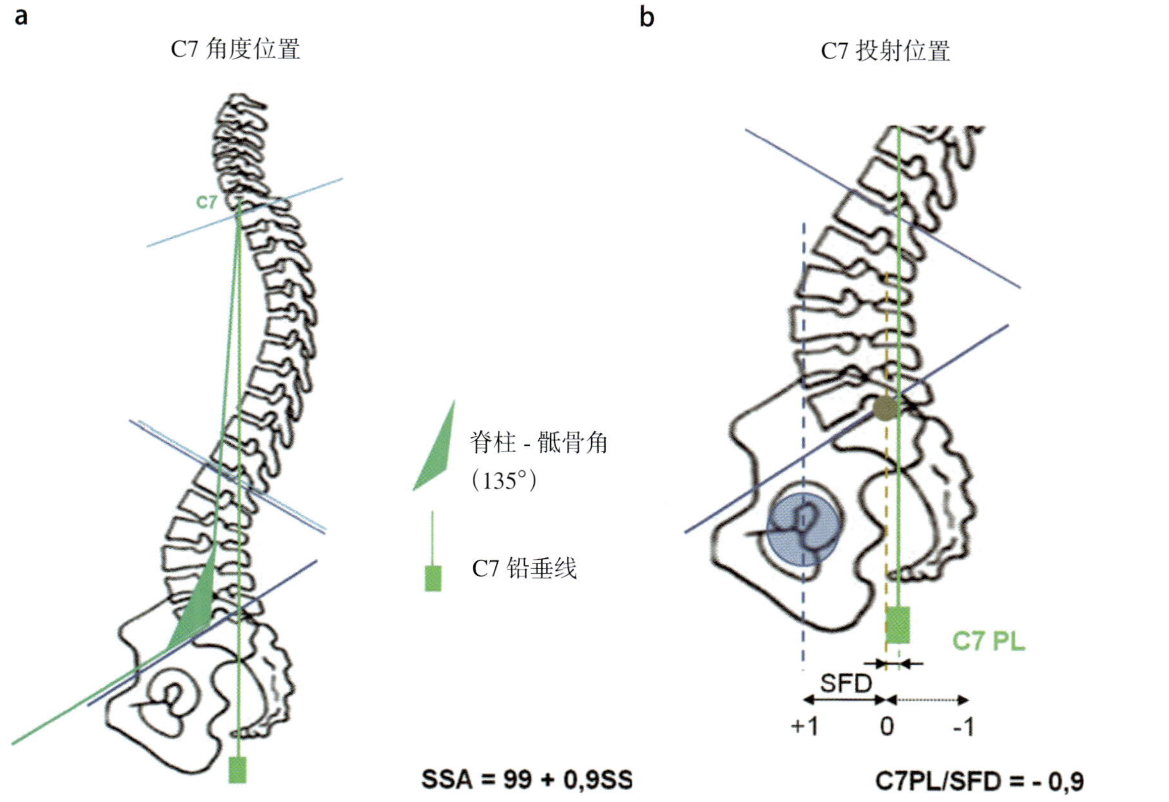

图 38.6 以 C7 为特征的测量可以通过角度位置 SSA（a）或者投射位置（b）SVA/SFD 比值（Barrey 比值）来描述。SVA 可以是负数、0 和正数，如果 > 4 cm，那就意味着脊柱失衡

直至与理想的 C7 铅垂线（经过骶骨终板后缘的垂线）相交。

- 股骨倾斜角（femoral obliquity angle，FOA）：股骨干长轴与垂线之间的夹角。
- 骨盆旋转补角（pelvic tilt compensation angle，PTCA）：PT ＜ 15°：0°，15° ＜ PT ＜ 25°：+5°，PT ＞ 25°：+10°。

FBI=C7TA+FOA+PTCA（图 38.8）。

以上所有这些参数（表 38.7）用于评估脊柱整体平衡性，并以此将患者的脊柱平衡状态归为以下 4 个阶段：

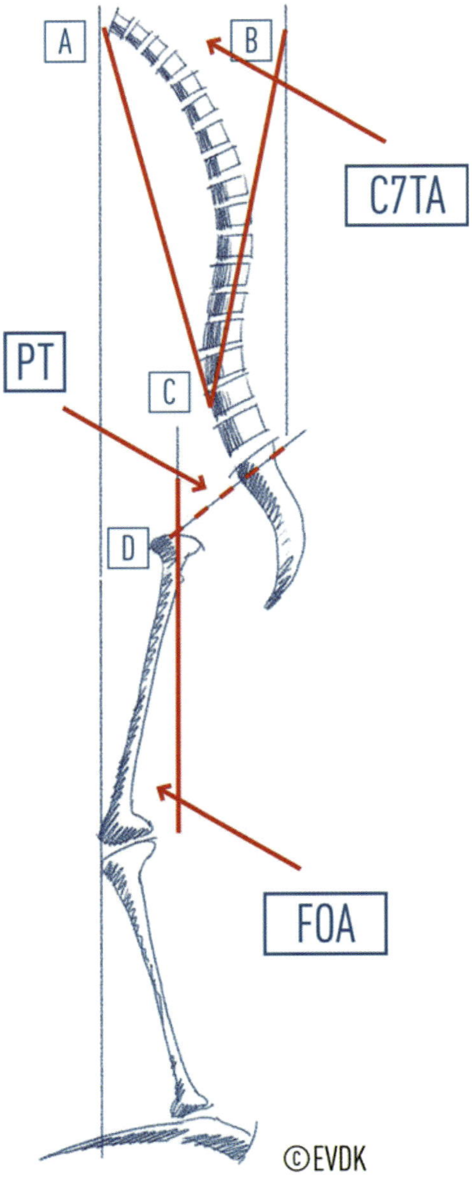

图 38.7 FBI = C7TA + FOA + PTCA

- 平衡。
- 处于代偿状态下的平衡。
- 部分代偿，轻度失衡。
- 失衡。

这四种状态的描述见图 38.9。

38.3.5 前凸曲度在腰椎序列中的分布

Janik 等人[34] 于 1998 年提出假说：T12 ～ S1 的前凸曲度类似几何分布的椭圆，该椭圆模型象限大致为 85°，并提出腰椎前凸中 70% 的曲度分布在 L4 ～ S1 阶段，而 L5 ～ S1 间的角度更是占腰椎前凸角的 40%（图 38.10）。

了解腰椎前凸的曲度决定于 PI，同时理解该曲度在腰椎序列上的分布，我们就可以基于具体的手术节段及 PI 值来计算出完成重建所需要达到的腰椎前凸（表 38.4）。

38.4 手术策略

Simth 等人[35] 发现，腰椎融合术后脊柱骨盆正常序列的破坏，与不良的功能预后及显著恶化的生活质量相关。他们发现如果不遵循以下 3 点 ——SVA ＜ 40 mm，PT ＞ 20°，LL-PI ＞ 10°——那么手术将会出现不良预后。

在 2011 年，为了实现在手术中达到全矢状位平衡的目的，我们推出了分为 3 步的诊治流程：

1. 第一步测出 PI 的具体数值。通过 PI 可以确定相关脊柱骨盆参数在理论上的期望值（表 38.3）。最为重要的是：LL（L1-S1）=1/2PI+28°，以及 L4-S1=2/3LL（L1-S1）。
2. 第二步是通过评估 C7 的位置，测量 SSA 和（或）C7 矢状位比值（C7/SFD ratio），以及 FBI 来确定与骨盆之间的关系，从而评价整体平衡性（图 38.6 和图 38.7）。
3. 第三步是明确是否存在代偿机制（如骨盆后倾、膝关节屈曲等）。

- 脊柱状态的评价同时还要包括测量脊柱的曲度（颈、胸、腰三个弯曲），明确是否合并代偿性的间盘病变、椎体向后滑移、胸弯角度减小、颈曲增大等代偿征象。

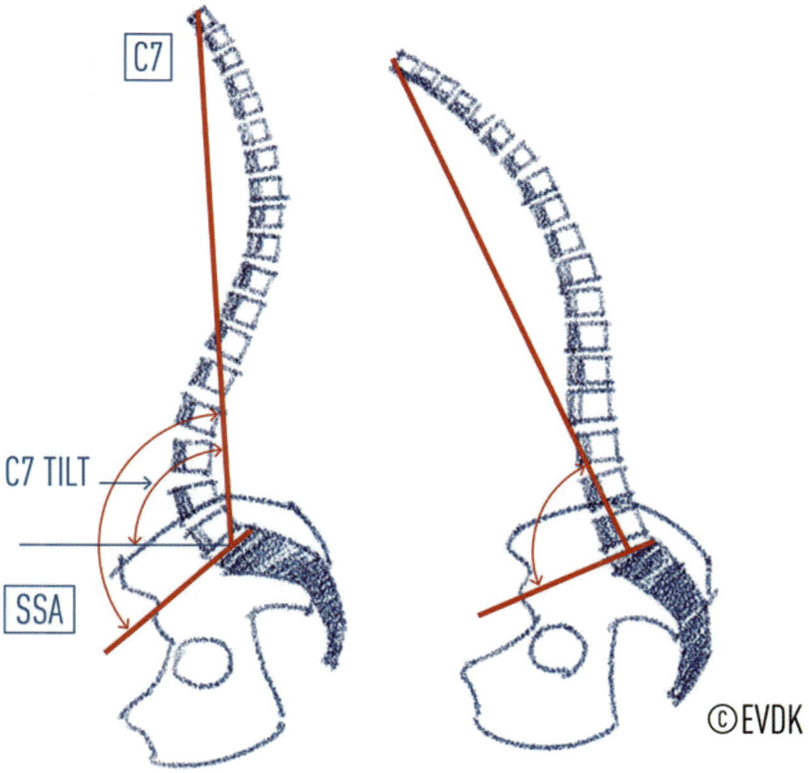

图 38.8 C7 旋转和脊柱骶骨角（SSA）[33]。当身体屈曲时，两者会随之改变。SSA 的正常值约为 135°，在大多数情况下，这样的脊柱是平衡的。以上左图为正常的 SSA（135°）；而右图所示的 SSA 过小（90°），脊柱处于失衡状态

表38.4 与PI及固定长度相关的前凸角[2]

PI	预期 LL	融合节段的长度				
		L5 ~ S1	L4 ~ S1	L3 ~ S1	L2 ~ S1	L1 ~ S1
		LL 的 40 %	LL 的 67 %	LL 的 85 %	LL 的 97 %	LL 的 100 %
40°	55°	22°	37°	47°	53°	55°
50°	60°	24°	40°	51°	58°	60°
60°	65°	26°	44°	55°	63°	65°
70°	70°	28°	47°	59°	68°	70°

PI：骨盆入射角；LL：腰椎前凸角

- 对于骨盆区域而言，需要明确 PT 与 PI 值之间关系是否合适。水平位的骶椎终板往往提示存在腰椎前凸丢失所导致的代偿性骨盆后倾。
- 对于下肢区域，观察是否存在膝关节屈曲及髋关节的过伸。在脊柱全长片中，要尽可能保持最小的膝关节屈曲，这一点对于评价脊柱整体稳定性非常重要。在考虑重建策略时，应当测量膝关节屈曲及髋关节伸展程度，这是获得理想脊柱形态的重要部分。

现在，我们可以通过一些专门的软件来获得相应的手术计划（图 38.11）。另外，使用术前预定形状的连接棒可以明显提高手术效率（详见 40 章）。这些新兴技术虽然尚在研究阶段，但却极具潜力。

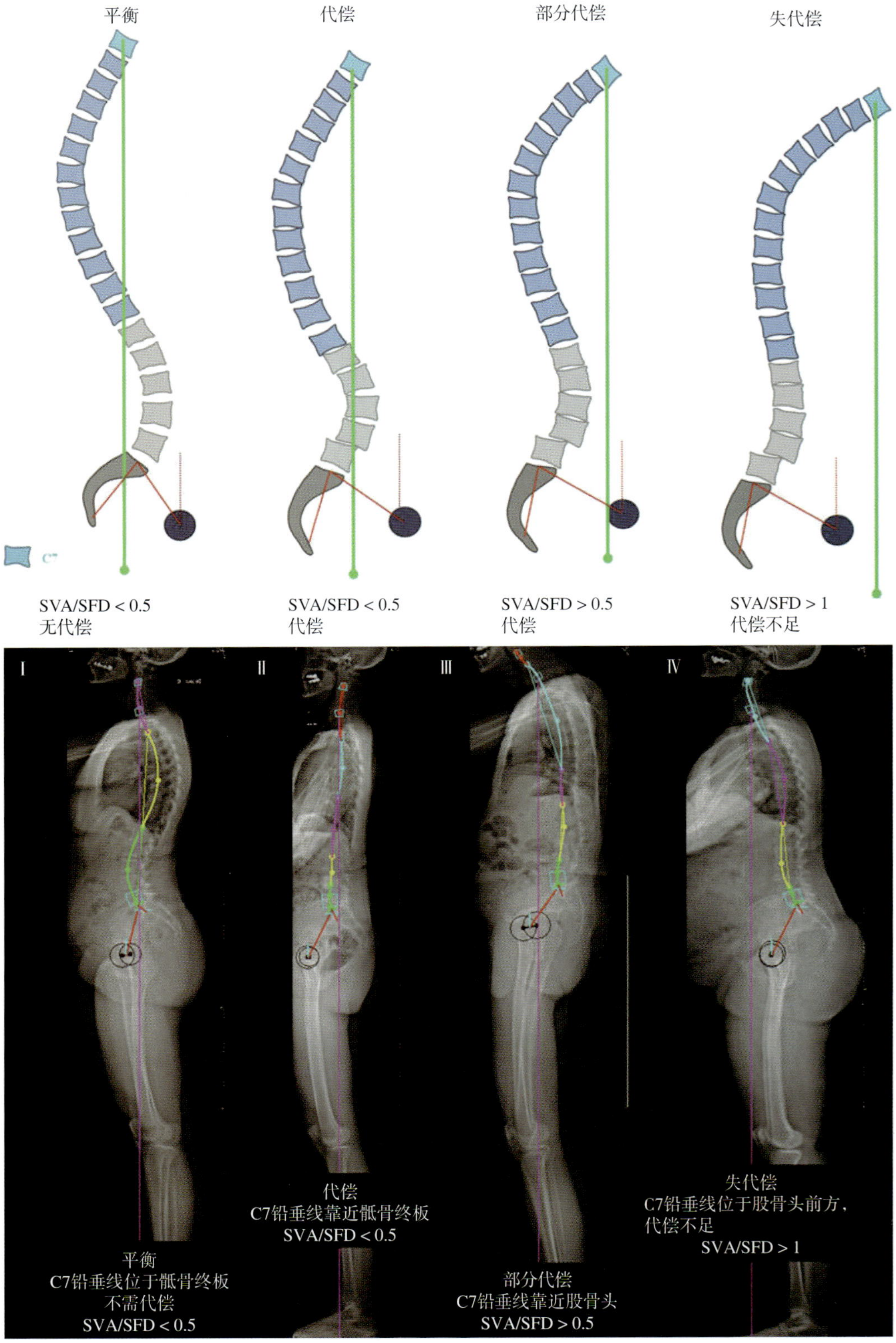

图 38.9 全脊柱平衡分为Ⅰ～Ⅳ级：平衡、代偿、部分代偿及失衡。矢状面脊柱平衡参数（SVA）：经过 C7 椎体中点和骶椎后上角的两条铅垂线之间的水平距离；SVA/SFD 比值：C7 铅垂线骶骨距离与股骨头骶骨距离的比值

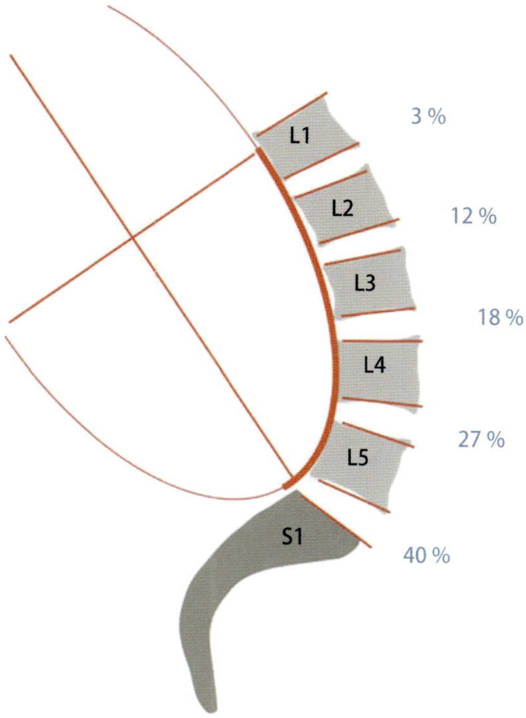

图 38.10 腰椎矢状曲度与椭圆的局部弧度相仿[34]。腰椎前凸中约 2/3 的角度位于 L4 ~ S1，而 85% 的位于 L3 ~ S1

38.5 手术技术

重建腰椎前凸的关键技术见表 38.5。

38.5.1 手术技术

38.5.1.1 患者体位

根据患者的疾病种类及具体手术方式，腰椎手术可以采取各种不同的体位。如椎管减压手术最佳体位需要减小腰椎前凸角度，比如胸膝卧位，这样会使得进入椎管变得容易，而且还可以减少出血[37]。

相反，腰椎或腰骶椎融合内固定手术的体位需求是要便于术中重建正常的腰椎前凸。在 1996 年，Stephens 等人[38]为了找出最适合术中重塑正常腰弯的手术体位，对常用的手术体位进行了对比。结果提示站立位下，L1 ~ S1 的前凸角为 51.7°，位于 Jackson 床上的俯卧位角度为 52°，而

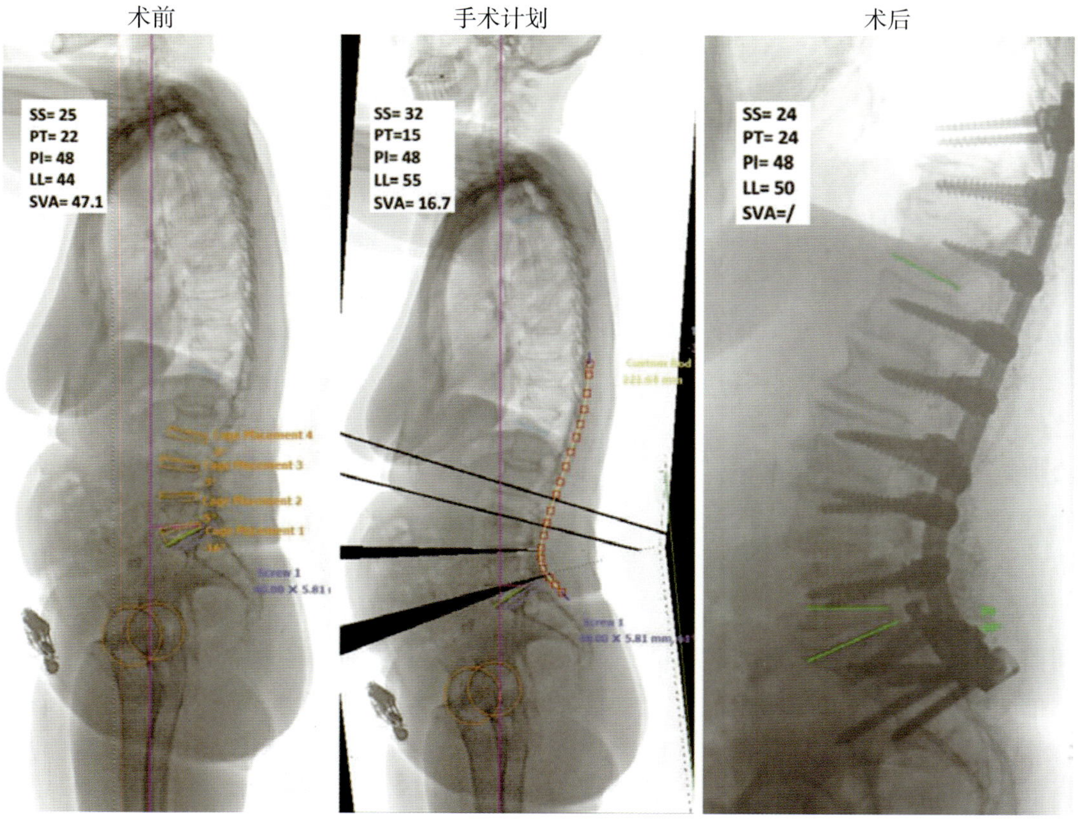

图 38.11 根据术前计算的理想前凸角及脊柱序列而定制的预弯棒（Medicrea, Neyron, Rhône-Alpes, France）。连接棒预塑形是一项很有发展潜力的新技术

表38.5 重建腰椎前凸的关键技术

手术体位	避免膝胸卧位
松解术	活动脊柱节段
内固定	塑形连接棒（定制）
	钉棒连接（倾向于使用单轴向螺钉）
	椎间融合，第一次手术中，特别是 L5 ～ S1 节段，使用 ALIA。（如果需要，第二次手术使用 ALIA 或 OLIA 技术）
脊椎截骨术	脊柱异常僵硬的后凸畸形是其适应证，包括 SPO、PSO、VCR
手术顺序	前路手术之后再行后路操作，有利于重建良好的腰椎曲度（尤其是在 L5 ～ S1 节段）[2,37]

SPO．Smith-Petersen 截骨，PSO．经椎弓根椎体截骨，VCR．椎体截骨。

在单纯的膝胸位该角仅为 17°，在合并屈髋 60° 的状态下为 27.3°。相对于站位及 Jackson 床上的俯卧位，膝胸位和中立位状态下腰椎前凸角的缩小具有显著性差异（图 38.12）。

因此，我们推荐使用俯卧位以便于手术中保持或增大腰椎前凸角。

38.5.2 脊柱结构的松解

当脊柱合并退行性变（如椎间盘高度丢失、骨关节炎、骨赘及骨桥形成、韧带肥厚等）及老年性脊柱关节强直的时候，活动腰椎并重建出最佳的腰椎曲度会很困难。

因此，只有在相关结构松解后，方可较为容易地活动椎体并将其固定于塑形良好的钛棒之上。松解可以经过前路、后路和（或）前后路联合来完成，具体采取哪一种入路取决于需要松解的结构及导致强直脊柱的病因。

后路松解包括：

- 切除棘突。
- 切断后路软性张力带。
- 关节突关节切除术，包括下关节突及部分上关节突。
- 椎间孔切开术，包括部分及全部切开。
- 应用椎间撑开器经后路椎体间撑开，这样可以解除椎间骨桥（包括前方的）所造成的关节强直。

前路松解包括：

- 切断前纵韧带。
- 切除骨赘及骨桥。
- 彻底的椎间盘切除，必要时还可以切除后纤维环以及切断后纵韧带。

38.5.3 截骨术

当脊柱处于僵硬的中立或后凸状态时，可能会需要进行更具侵袭性的截骨术。本章节主要介绍和阐述各种相关手术技术在治疗重度脊柱畸形（详见 16 章）的有效性，而不涉及每一技术的具体操作细节。

传统的矢状位矫形手术技术包括前柱延长术、后柱缩短术。后方脊柱缩短技术包括 Smith-Petersen 截骨术（Smith-Petersen osteotomy，SPO）和经椎弓根椎体截骨术（pedicle subtraction osteotomy，PSO），而全脊椎切除术（vertebral column resection，VCR）则属于前后柱同时切除[39]。这些技术效果明确，但需要较大范围的暴露，因此常常会增加失血、致残及融合失败的风险，其中融合失败多见于 PSO[40]。另外一种手术方式是通过前路对前柱进行延长，松解前方的前纵韧带及植入椎间融合器，以关节突作为支点完成腰椎前凸的重建。前路松解技术最早用于青少年特发性脊柱侧弯的矫形中[41-43]，目前也应用于腰椎及腰骶椎的融合术。如果打算进行 L5 ～ S1 的曲度重建，那么经前路手术是适宜的，其撑开的效果要优于后路。若打算完全经后路来矫正腰椎，需要明确的是单纯经后路的椎间融合术（posterior interbody arthrodesis，PLIA），即使是

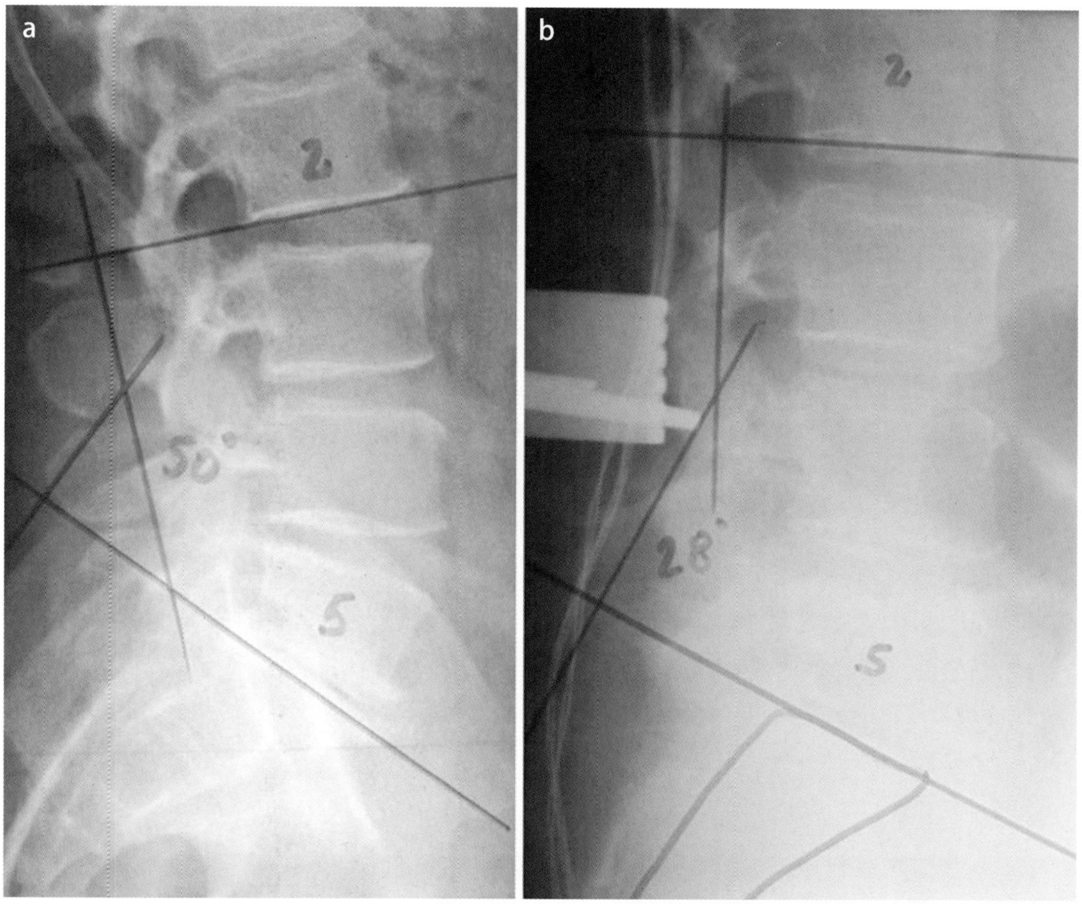

图 38.12 在膝胸卧位术中，腰椎前凸角由站立位时的 50°（a）缩小为 28°（b）

在使用了前凸的椎间融合器的情况下，其对 LL 的矫正也是极其有限的（很少能超过 5°）。

Uribe 等人[44]的尸体研究表明，前纵韧带的松解，可以使得每一节段的前凸角增加 4.1°±2.7°，椎间高度则相应增加 22.3%±15.4%。

最近，Schwab 等人[45]提出了依据截骨范围将截骨术划为 6 个分级。1 ～ 2 级指将部分或全部关节突切除；3 ～ 4 级为经椎弓根椎体截骨术，合并相邻间盘切除；5 ～ 6 级则为单个或多个的全椎体切除（图 38.13）。

38.5.4 内固定技术

与器械相关的技术包括植入棒的塑形、螺钉的连接及椎间植入物的使用。后路固定技术主要通过椎弓根螺钉及连接棒的使用来获得坚强的融合。初始的植入棒一般都是直的，术中需要根据重建的曲度进行塑形。而具体的塑形程度则取决于患者的腰椎前凸类型（表 38.4）。具有较高 PI 值的患者，由于较大的 LL，棒的塑形格外重要；而对于 PI 值较低者，则可能只需要曲度较小的棒。前者的情况可见于 Roussouly 2 型的脊柱患者（图 38.14）（详见第 39 章）。因此，为了重建出理想的脊柱形态，不仅需要关注 LL 值（最佳预期值 LL=1/2 PI +28°），同时也要考虑到具体的 Roussouly 分型（取决于 SS）。

French 塑棒器是最为常用的塑形工具，可以使植入棒获得永久性的曲面塑形。但是，它的使用会影响植入棒的抗疲劳性，而这一影响可能会累及整个植入系统，最终导致系统的整体力学特性的改变[47]。预弯植入棒的塑形机制是不同的，它可以更好地保持其力学稳定性，为手术提供更为精确的矫形效果（图 38.15）（详见第 45 章）。

连接棒的直径及材质会影响植入系统在维持脊柱形态上的持久性。例如，与直径 5.5 mm 的

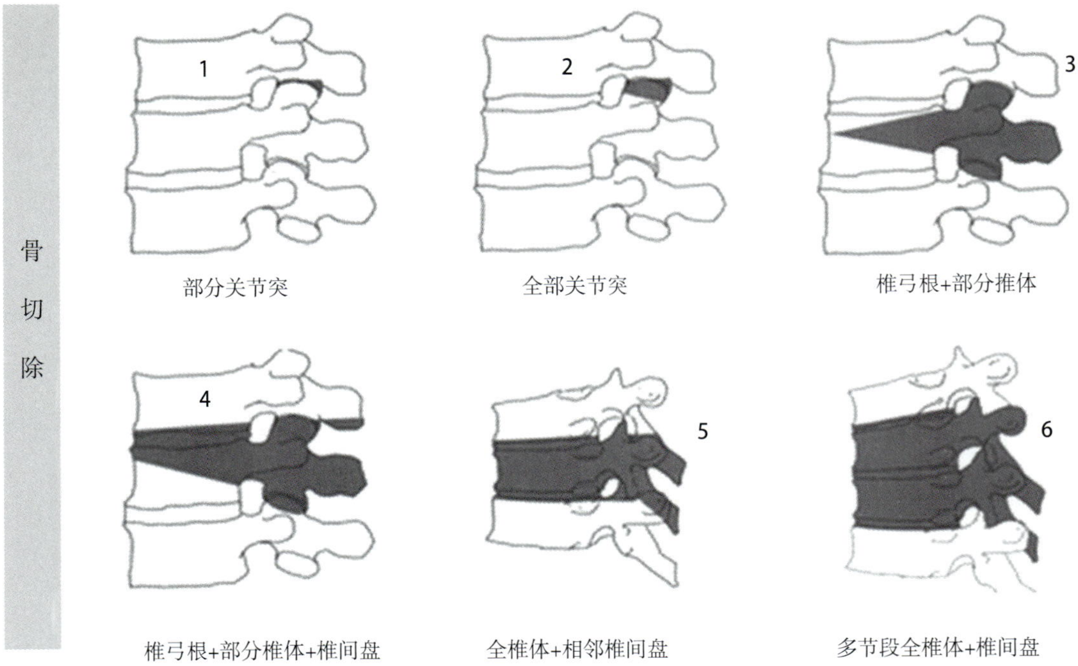

图 38.13 Schwab 脊椎截骨分级 [45]

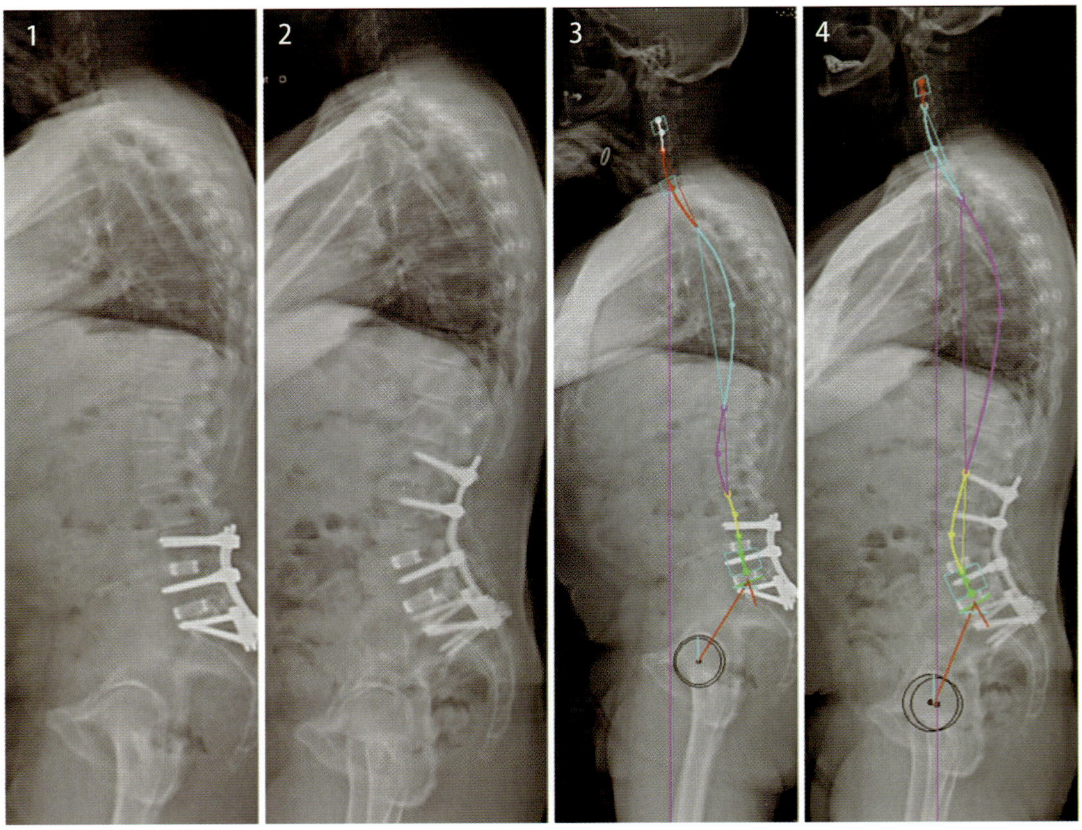

图 38.14 通过 L4 节段经椎弓根椎体截骨术，纠正前凸角度不良的 L4 ～ S1 椎间融合（摘自 Barrey 等 [46]）。1．L4 ～ S1 PLIA 后的脊柱全长片，腰椎前凸纠正不足，导致邻近的 L3 ～ L4 后凸畸形。2．翻修术后的脊柱全长片，重建了良好的脊柱外形及腰椎前凸曲度。3．分析脊柱骨盆参数，提示明显的矢状位失平衡。4．同一患者返修手术后分析，矢状位平衡得到了良好重建（注意 C7 铅垂线）

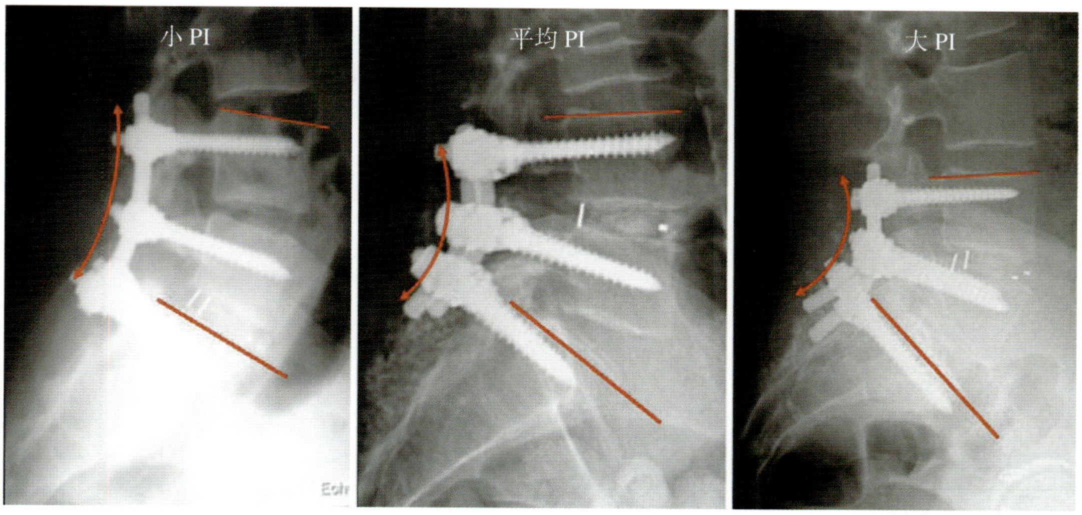

图 38.15　连接棒的弯曲程度取决于与患者 PI 值相匹配的脊柱骨盆参数

钛棒相比，直径 6.35 mm 的钛棒具有超出两倍的强度，以及大约超过 50% 的抗弯特性。

在过去的几年中，为减少断裂及（或）脱出的风险，人们一直在改进椎弓根螺钉系统。多轴向椎弓根螺钉的设计可以调节螺钉方向，便于与棒连接。Stanford 等人 [47] 对六种多轴向椎弓根螺钉进行了静止相和动力相的力学性能测试，测试了三个胸腰椎节段进行固定时的抗压负荷，结果多轴向螺钉所抗压负荷几乎都未超过弯曲状态下所受到的预期压力负荷 [48]。相对于单轴向螺钉，多轴向的设计会导致钉棒连接部所承载的静态抗压负荷减小。Chen 等人 [49] 将多轴向螺钉及单轴向螺钉与不同前凸曲度（0°、7°、14°、21°）的棒连接后，对两者的性能进行了比对：在单节段上，前凸角的增大会使单轴向螺钉的强度降低，而在前凸 21° 的条件下，多轴向螺钉联合椎间融合器的方式可以提供更好的抗压及抗弯强度。不过，在目前的报道中，还没有关于单轴向螺钉与多轴向螺钉在理想腰曲角度下所表现的力学性能的对比。在理论上，单轴向螺钉与连接棒之间的角度是固定的（90°），螺钉的长轴与棒的长轴相互垂直。而多轴向螺钉与棒之间的角度则不是固定的。鉴于这一情况，相对于多轴向螺钉而言，使用单轴向螺钉来进行腰椎融合术，更容易获得较大的前凸角（图 38.16）。

不断改进的椎间融合技术可以提供坚强的脊柱固定，恢复椎体间高度及重建理想的脊柱形态 [50-52]，包括前路腰椎椎间固定术（anterior lumbar interbody arthrodesis，ALIA）、经椎间孔腰椎椎间固定术（transforaminal lumbar interbody arthrodesis，TLIA）、后路腰椎椎间固定术（posterior lumbar interbody arthrodesis，PLIA）、极外侧入路（extreme lateral approach，XLIA），以及联合入路（详见第 34 章）。

在进行腰椎融合时，重建脊柱节段的前凸状态永远都是最为重要的。最早的椎间融合术，会把带螺纹的椎间融合装置植入被平行撑开的椎间隙之中（这样的操作很难重建出前凸角），再植入一个上下两面平行的网状融合器，随后进行后路器械加压固定。报道中，这样的方法可以获得每节段均值为 5° 的前凸 [52]。现在，ALIA 可以彻底清除间盘组织、软骨终板 [53]，同时可以植入大号的移植骨，再加上后路椎弓螺钉固定，可以保持良好的三维脊柱固定。

根据不同的研究报道，ALIA 可以获得每节段 2° ～ 11° 的前凸角度 [54,55]，PLIA 为 6° ～ 8°[56]，TLIA 为 7°[57]，而前后联合的手术方式则可以提供 10° ～ 12° 的前凸角 [53]。通过使用大号带有前凸的融合器（最大者为 12°），ALIA 在 L5/S1、L4 ～ L5 节段上可以获得比 PLIA、TLIA 更好的矫形效果。5° ～ 6° 的前凸角对于 L4/L5 及其以上节段是足够的，但是对于 L5/S1 而言，则相对不足。

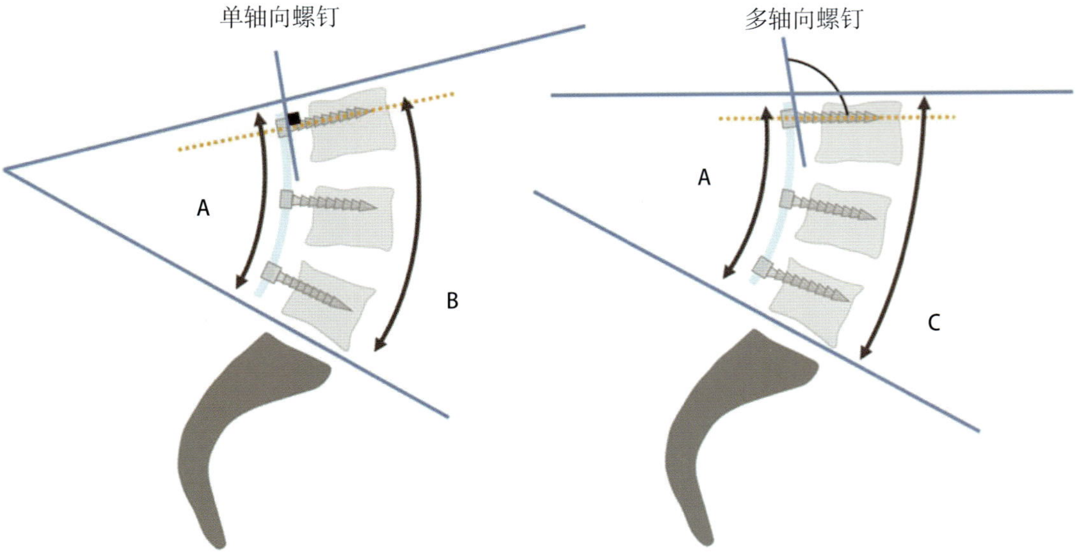

图 38.16 钉棒连接系统对重建前曲角度的影响：单轴向螺钉与多轴向螺钉。对于单轴向螺钉，钉棒长轴间是恒定的垂直关系，这促使脊柱的重建形态会很接近棒的形态（前凸角 A ≈ B）。相反，若是使用多轴向螺钉，钉棒之间的连接关系使得重建的脊柱形态与棒的形态存在一定的差别（前凸角 A > C）。在上图中，虽然两根棒的塑形曲度相似（A），但是用多轴向螺钉完成固定所得到的腰椎前凸角明显更小（前凸角 C < B）（摘自 Barrey 等 [2]）

38.5.5 手术入路及顺序

关于腰骶椎融合的手术策略，Soegaard 等人 [58] 认为先通过前路植入楔形的融合器，再联合后路椎弓根螺钉固定可以获得很好的手术效果。与单纯的后路固定手术相比，这一联合手术方式可以重建适宜的前凸形态、获得更好的融合率和功能预后。尽管目前有很多关于前后联合入路进行腰骶融合的报道，但是大多数的作者关注的是融合率，而没有涉及手术策略及具体的手术细节 [59,60]。在 Barrey 等人 [46] 最近的一项研究中，证实了前后联合入路腰骶椎融合术可以取得更高的融合率，由于恢复了适宜的椎间高度及前凸曲度，患者术后获得了很好的预后。他们先经前路植入添加了骨形态发生蛋白（BMP）的 PEEK 融合器，再行后路椎弓根螺钉固定（开放手术），最终完成腰骶椎间融合。这一手术技术包括了前路松解及植入大号融合器，后路再以钉棒加压固定（图 38.17）。在术后，L5/S1、L4/L5、L4/S1 的前凸角都较术前有了显著的增加。在 L5 ～ S1 节段，前凸角平均修正了 11°，在 L4 ～ 5 修正了 6°。在一年后的随访中，所有植入融合器的椎间隙均完成了骨融合。

在联合入路手术中，不同入路的操作顺序对脊柱矢状位平衡的重建具有重要的影响。首先进行前路手术，术中略呈伸展状态的仰卧体位和可以植入大号融合器的优势使术中重建脊柱形态变得相对容易（图 38.18）。因此，联合入路所要构建的节段数量会相对较少，尤其是在 L5 ～ S1。

38.6 小结

在腰椎及腰骶椎融合术中需要重建脊柱前凸，这一理念被很多文献支持，也得到了脊柱外科医师的广泛接受。把脊柱固定在前凸的位置形态，这才是符合人体工程学的、无痛的和更为平衡的脊柱重建。

最佳的脊柱前凸角是个体化的，它取决于相关的脊柱骨盆参数。其中测量骨盆入射角（PI）是确定最佳脊柱前凸理论值的关键步骤。根据需要重建的节段及长度，我们可以测算出重建理想脊柱形态所需的脊柱前凸角度。

重建脊柱前凸的方法不仅仅包括器械操作，

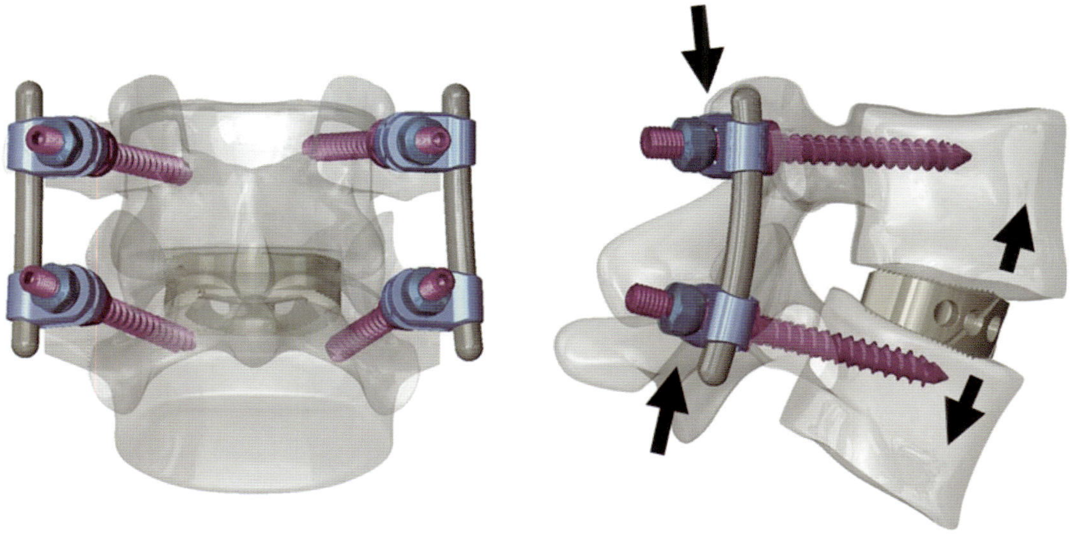

图 38.17 前后路联合的腰骶椎融合术，后面观及侧面观。前路植入椎间融合器，后路完成椎弓根螺钉固定

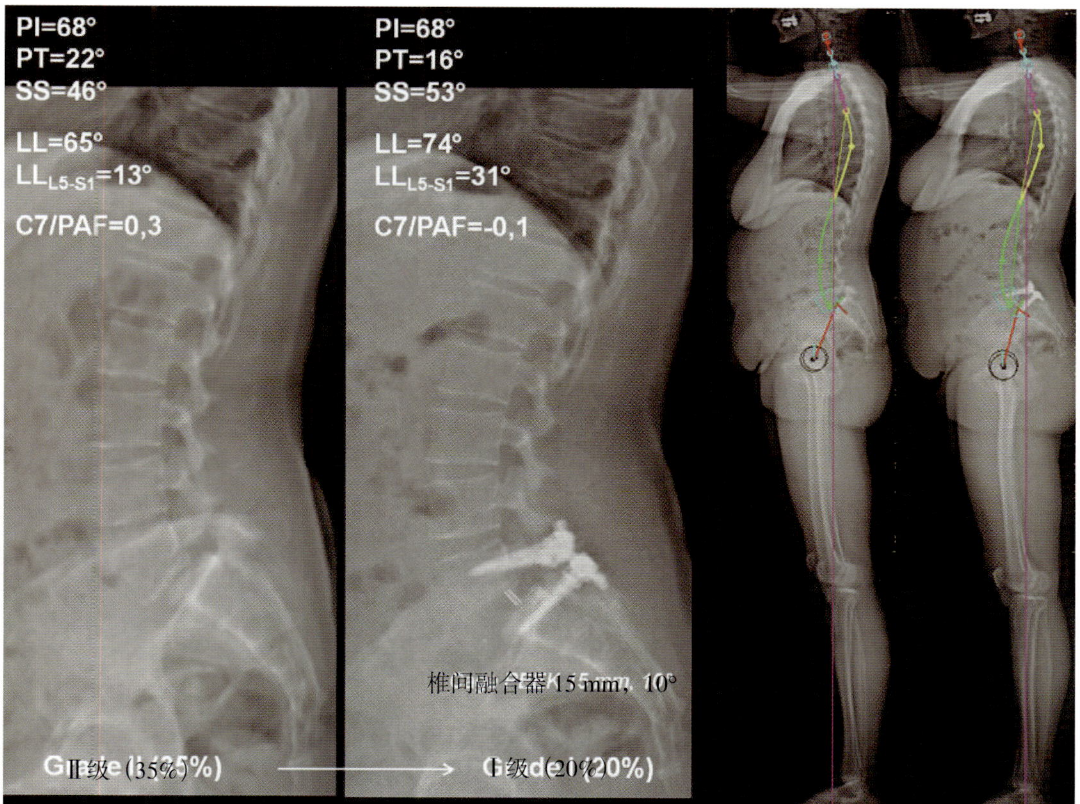

图 38.18 因峡部裂所致的 L5/S1 滑脱，采用前后联合手术治疗（前路植入椎间融合器，后路椎弓根螺钉固定）。手术后局部获得了理想的前凸

同时还需要选用恰当的手术体位、松解手术及手术策略。同样也有多种手术策略来实现腰椎融合的主要目的：重建出术前所估测出的最佳脊柱前凸角。

38.7 循证医学

最近，Le Huec 等人进行了一项关于脊柱退行性疾病中矢状位平衡与临床预后相关性的系统回顾[1]，作者认为测量脊柱骨盆相关影像学参数对于脊柱的重建手术十分重要。腰椎融合术常会合并腰弯前凸的丢失，这样会出现 TK 减小、PT 增加及 SS 减小等代偿机制。而过大的 PT 值会引发长期的术后腰背疼痛。手术后合并长期矢状位失平衡（异常的 SVA）的患者更容易发生邻椎病。文章也报道了具有高 PI 值的患者可能出现术后脊柱序列不良。最后，作者总结道，目前还需进行新的前瞻性对照研究，除了对比术前和术后影像学参数之外，还需包括疼痛、功能评分、合并症及生活质量在内的分析比较。但是，没有一个伦理委员会会同意一项包括将患者脊柱由前凸治疗成后凸的 RCT 研究。不过，本章所阐述的知识可能会帮助脊柱外科医师去更好地完成脊柱手术，同时让患者获得更好的预后。

截至目前，没有证据能够说明结合脊柱骨盆参数而制定的脊柱重建手术在临床预后上优于不结合骨盆参数的手术。而且鉴于前述之原因，这样的证据可能永远也无法获得。

依据以上章节所阐述的理论，我们认为在进行胸腰椎手术时重建脊柱的矢状位平衡，是完成这类手术的最佳方式。

（罗鹏宇 王作伟 管凤增 译）

参考文献

1. Le Huec JC, Faundez A, Dominguez D, Hoffmeyer P, Aunoble S (2015) Evidence showing the relationship between sagittal balance and clinical outcomes in surgical treatment of degenerative spinal diseases: a literature review. Int Orthop 39:87–95
2. Barrey C, Darnis A (2015) Current strategies for the restoration of adequate lordosis during lumbar fusion. World J Orthop 6:117–126
3. Lu DC, Chou D (2007) Flatback syndrome. Neurosurg Clin N Am 18:289–294
4. Lazennec JY, Ramare S, Arafati N, Laudet CG, Gorin M, Roger B, Hansen S, Saillant G, Maurs L, Trabelsi R (2000) Sagittal alignment in lumbosacral fusion: relations between radiological parameters and pain. Eur Spine J 9:47–55
5. Barrey C, Jund J, Noseda O, Roussouly P (2007) Sagittal balance of the pelvis-spine complex and lumbar degenerative diseases. A comparative study about 85 cases. Eur Spine J 16:1459–1467
6. Le Huec JC, Charosky S, Barrey C, Rigal J, Aunoble S (2011) Sagittal imbalance cascade for simple degenerative spine and consequences: algorithm of decision for appropriate treatment. Eur Spine J 20(Suppl 5):699–703
7. Roussouly P, Pinheiro-Franco J (2011) Biomechanical analysis of the spino-pelvic organization and adaptation in pathology. Eur Spine J 20(Suppl 5):609–618
8. Diebo B, Liu S, Lafage V, Schwab F (2014) Osteotomies in the treatment of spinal deformities: indications, classification, and surgical planning. Eur J Orthop Surg Traumatol: Orthop Traumatol 24(Suppl 1):S11–S20
9. Doherty J (1973) Complications of fusion in lumbar scoliosis. Proc Scoliosis Res Soc 55:438–445
10. Moe J, Denis F (1977) The iatrogenic loss of lumbar lordosis. Orthop Trans 1:131
11. Swank SM, Mauri TM, Brown JC (1990) The lumbar lordosis below Harrington instrumentation for scoliosis. Spine (Phila Pa 1976) 15:181–186
12. Lagrone M (1988) Loss of lumbar lordosis. A complication of spinal fusion for scoliosis. Orthop Clin N Am 19:383–393
13. Lagrone MO, Bradford DS, Moe JH, Lonstein JE, Winter RB, Ogilvie JW (1988) Treatment of symptomatic flatback after spinal fusion. J Bone Joint Surg Am 70:569–580
14. Casey MP, Asher MA, Jacobs RR, Orrick JM (1987) The effect of Harrington rod contouring on lumbar lordosis. Spine (Phila Pa 1976) 12:750–753
15. Umehara S, Zindrick MR, Patwardhan AG, Havey RM, Vrbos LA, Knight GW, Miyano S, Kirincic M, Kaneda K, Lorenz MA (2000) The biomechanical effect of postoperative hypolordosis in instrumented lumbar fusion on instrumented and adjacent spinal segments. Spine (Phila Pa 1976) 25:1617–1624
16. Izumi Y, Kumano K (2001) Analysis of sagittal lumbar alignment before and after posterior instrumentation: risk factor for adjacent unfused segment. Eur J Orthop Surg Traumatol 11:9–13
17. Kumar MN, Baklanov A, Chopin D (2001) Correlation between sagittal plane changes and adjacent segment degeneration following lumbar spine fusion. Eur Spine J 10:314–319
18. Potter BK, Lenke LG, Kuklo TR (2004) Prevention and management of iatrogenic flatback deformity. J Bone Joint Surg Am 86-A:1793–1808

19. Sarwahi V, Boachie-Adjei O, Backus SI, Taira G (2002) Characterization of gait function in patients with postsurgical sagittal (flatback) deformity: a prospective study of 21 patients. Spine (Phila Pa 1976) 27:2328–2337
20. Jang JS, Lee SH, Min JH, Maeng DH (2007) Changes in sagittal alignment after restoration of lower lumbar lordosis in patients with degenerative flat back syndrome. J Neurosurg Spine 7:387–392
21. Gottfried ON, Daubs MD, Patel AA, Dailey AT, Brodke DS (2009) Spinopelvic parameters in postfusion flatback deformity patients. Spine J 9:639–647
22. Barrey C, Roussouly P, Le Huec JC, D'Acunzi G, Perrin G (2013) Compensatory mechanisms contributing to keep the sagittal balance of the spine. Eur Spine J 22(Suppl 6):S834–S841
23. Guigui P, Lambert P, Lassale B, Deburge A (1997) Long-term outcome at adjacent levels of lumbar arthrodesis. Rev Chir Orthop Reparatrice Appar Mot 83:685–696
24. Stagnara P, De Mauroy JC, Dran G, Gonon GP, Costanzo G, Dimnet J, Pasquet A (1982) Reciprocal angulation of vertebral bodies in a sagittal plane: approach to references for the evaluation of kyphosis and lordosis. Spine (Phila Pa 1976) 7:335–342
25. Duval-Beaupere G, Marty C, Barthel F, Boiseaubert B, Boulay C, Commard MC, Coudert V, Cosson P, Descamps H, Hecquet J, Khoury N, Legaye J, Marpeau M, Montigny JP, Mouilleseaux B, Robin G, Schmitt C, Tardieu C, Tassin JL, Touzeau C (2002) Sagittal profile of the spine prominent part of the pelvis. Stud Health Technol Inform 88:47–64
26. Duval-Beaupere G, Schmidt C, Cosson P (1992) A Barycentremetric study of the sagittal shape of spine and pelvis: the conditions required for an economic standing position. Ann Biomed Eng 20:451–462
27. Legaye J, Duval-Beaupere G, Hecquet J, Marty C (1998) Pelvic incidence: a fundamental pelvic parameter for three-dimensional regulation of spinal sagittal curves. Eur Spine J 7:99–103
28. Vaz G, Roussouly P, Berthonnaud E, Dimnet J (2002) Sagittal morphology and equilibrium of pelvis and spine. Eur Spine J 11:80–87
29. Vialle R, Levassor N, Rillardon L, Templier A, Skalli W, Guigui P (2005) Radiographic analysis of the sagittal alignment and balance of the spine in asymptomatic subjects. J Bone Joint Surg Am 87:260–267
30. Schwab F, Lafage V, Patel A, Farcy JP (2009) Sagittal plane considerations and the pelvis in the adult patient. Spine (Phila Pa 1976) 34:1828–1833
31. Roussouly P, Gollogly S, Berthonnaud E, Dimnet J (2005) Classification of the normal variation in the sagittal alignment of the human lumbar spine and pelvis in the standing position. Spine (Phila Pa 1976) 30:346–353
32. Roussouly P, Gollogly S, Noseda O, Berthonnaud E, Dimnet J (2006) The vertical projection of the sum of the ground reactive forces of a standing patient is not the same as the C7 plumb line: a radiographic study of the sagittal alignment of 153 asymptomatic volunteers. Spine (Phila Pa 1976) 31:E320–E325
33. Barrey C (2004) Equilibre sagittal pelvi-rachidien et pathologies lombaires dégénératives. Etude comparative à propos de 100 cas (in French). Thèse de Médecine Université Claude Bernard, Lyon
34. Janik TJ, Harrison DD, Cailliet R, Troyanovich SJ, Harrison DE (1998) Can the sagittal lumbar curvature be closely approximated by an ellipse? J Orthop Res: Publ Orthop Res Soc 16:766–770
35. Smith JS, Klineberg E, Schwab F, Shaffrey CI, Moal B, Ames CP, Hostin R, Fu KM, Burton D, Akbarnia B, Gupta M, Hart R, Bess S, Lafage V, International Spine Study G (2013) Change in classification grade by the SRS-Schwab adult spinal deformity classification predicts impact on health-related quality of life measures: prospective analysis of operative and non-operative treatment. Spine (Phila Pa 1976) 38:1663–1671
36. Barrey C, Roussouly P, Perrin G, Le Huec JC (2011) Sagittal balance disorders in severe degenerative spine. Can we identify the compensatory mechanisms? Eur Spine J 20(Suppl 5):626–633
37. Tarlov IM (1967) The knee-chest position for lower spinal operations. J Bone Joint Surg Am 49: 1193–1194
38. Stephens GC, Yoo JU, Wilbur G (1996) Comparison of lumbar sagittal alignment produced by different operative positions. Spine (Phila Pa 1976) 21:1802–1806; discussion 1807
39. Bridwell KH (2006) Decision making regarding Smith-Petersen vs. pedicle subtraction osteotomy vs. vertebral column resection for spinal deformity. Spine (Phila Pa 1976) 31:S171–S178
40. Bridwell KH, Lewis SJ, Edwards C, Lenke LG, Iffrig TM, Berra A, Baldus C, Blanke K (2003) Complications and outcomes of pedicle subtraction osteotomies for fixed sagittal imbalance. Spine (Phila Pa 1976) 28:2093–2101
41. Dobbs MB, Lenke LG, Kim YJ, Luhmann SJ, Bridwell KH (2006) Anterior/posterior spinal instrumentation versus posterior instrumentation alone for the treatment of adolescent idiopathic scoliotic curves more than 90 degrees. Spine (Phila Pa 1976) 31:2386–2391
42. Lenke LG (2003) Anterior endoscopic discectomy and fusion for adolescent idiopathic scoliosis. Spine (Phila Pa 1976) 28:S36–S43
43. Luhmann SJ, Lenke LG, Kim YJ, Bridwell KH, Schootman M (2005) Thoracic adolescent idiopathic scoliosis curves between 70 degrees and 100 degrees: is anterior release necessary? Spine (Phila Pa 1976) 30:2061–2067
44. Uribe JS, Smith DA, Dakwar E, Baaj AA, Mundis GM, Turner AW, Cornwall GB, Akbarnia BA (2012) Lordosis restoration after anterior longitudinal ligament release and placement of lateral hyperlordotic interbody cages during the minimally invasive lateral transpsoas approach: a radiographic study in cadav-

ers. J Neurosurg Spine 17:476–485
45. Schwab F, Blondel B, Chay E, Demakakos J, Lenke L, Tropiano P, Ames C, Smith JS, Shaffrey CI, Glassman S, Farcy JP, Lafage V (2014) The comprehensive anatomical spinal osteotomy classification. Neurosurgery 74:112–120; discussion 120
46. Barrey C, Perrin G, Michel F, Vital JM, Obeid I (2014) Pedicle subtraction osteotomy in the lumbar spine: indications, technical aspects, results and complications. Eur J Orthop Surg Traumatol: Orthop Traumatol 24(Suppl 1):S21–S30
47. Lindsey C, Deviren V, Xu Z, Yeh RF, Puttlitz CM (2006) The effects of rod contouring on spinal construct fatigue strength. Spine (Phila Pa 1976) 31:1680–1687
48. Stanford RE, Loefler AH, Stanford PM, Walsh WR (2004) Multiaxial pedicle screw designs: static and dynamic mechanical testing. Spine (Phila Pa 1976) 29:367–375
49. Chen SH, Mo Lin R, Chen HH, Tsai KJ (2007) Biomechanical effects of polyaxial pedicle screw fixation on the lumbosacral segments with an anterior interbody cage support. BMC Musculoskelet Disord 8:28
50. Stonecipher T, Wright S (1989) Posterior lumbar interbody fusion with facet-screw fixation. Spine (Phila Pa 1976) 14:468–471
51. Lee CS, Hwang CJ, Lee DH, Kim YT, Lee HS (2011) Fusion rates of instrumented lumbar spinal arthrodesis according to surgical approach: a systematic review of randomized trials. Clin Orthop Surg 3:39–47
52. Klemme WR, Owens BD, Dhawan A, Zeidman S, Polly DW Jr (2001) Lumbar sagittal contour after posterior interbody fusion: threaded devices alone versus vertical cages plus posterior instrumentation. Spine (Phila Pa 1976) 26:534–537
53. Barrey CY, Boissiere L, D'Acunzi G, Perrin G (2013) One-stage combined lumbo-sacral fusion, by anterior then posterior approach: clinical and radiological results. Eur Spine J 22(Suppl 6):S957–S964
54. Schiffman M, Brau SA, Henderson R, Gimmestad G (2003) Bilateral implantation of low-profile interbody fusion cages: subsidence, lordosis, and fusion analysis. Spine J 3:377–387
55. Pavlov PW, Meijers H, van Limbeek J, Jacobs WC, Lemmens JA, Obradov-Rajic M, de Kleuver M (2004) Good outcome and restoration of lordosis after anterior lumbar interbody fusion with additional posterior fixation. Spine (Phila Pa 1976) 29:1893–1899; discussion 1900
56. Sears W (2005) Posterior lumbar interbody fusion for degenerative spondylolisthesis: restoration of sagittal balance using insert-and-rotate interbody spacers. Spine J 5:170–179
57. Anand N, Hamilton JF, Perri B, Miraliakbar H, Goldstein T (2006) Cantilever TLIF with structural allograft and RhBMP2 for correction and maintenance of segmental sagittal lordosis: long-term clinical, radiographic, and functional outcome. Spine (Phila Pa 1976) 31:E748–E753
58. Soegaard R, Bunger CE, Christiansen T, Hoy K, Eiskjaer SP, Christensen FB (2007) Circumferential fusion is dominant over posterolateral fusion in a long-term perspective: cost-utility evaluation of a randomized controlled trial in severe, chronic low back pain. Spine (Phila Pa 1976) 32:2405–2414
59. El Masry MA, Badawy WS, Rajendran P, Chan D (2004) Combined anterior interbody fusion and posterior pedicle screw fixation in patients with degenerative lumbar disc disease. Int Orthop 28:294–297
60. Moore KR, Pinto MR, Butler LM (2002) Degenerative disc disease treated with combined anterior and posterior arthrodesis and posterior instrumentation. Spine (Phila Pa 1976) 27:1680–1686
61. Le Huec JC, Hasegawa K (2016) Normative values for the spine shape parameters using 3D standing analysis from a database of 268 asymptomatic Caucasian and Japanese subjects. Eur Spine J. Epub ahead of print

通过脊柱骨盆参数定义脊柱的运动和平衡

39

Pierre Roussouly

39.1 引言

站立和直立行走是人类独有的体位，这也是迄今为止人类存在的有别于其他动物的解剖学特征（详见第 2 章）。在绝大多数陆生的脊椎动物中，特别是哺乳动物，四足行走是常规方式。这些动物用四肢维持躯体平衡和行走，因为很难长时间维持双肢站立位，其双肢站立仅仅是短时间的。想要依靠双足站立并维持姿势，动物必须以符合人体习惯的方式才能做到。如果没有一个符合人体工程学的运动圆锥，维持持续的直立是不可能的（图 39.1）。

从恐龙开始，在脊椎动物中有很多双肢动物模型。而在今天的鸟类身上也能发现双肢动物模型的影子：两个下肢（或者称之为后肢）由短小的股骨连接在水平方向的骨盆上，二者形成关节，而骨盆分布就类似于钟摆，在下肢前后不断地摆动。这一钟摆式效应在某类恐龙中能够通过巨大的尾部来增效。这一双肢模型能保证有效和快速地行走。在这些双肢恐龙中，前肢的解放使得它们能在支撑作用之外有目的地使用前肢。

在鸟类，翅膀的发育使得它们能够飞翔。在某些特殊的四足哺乳动物中也可以见到一个独特的双足位置，它们较类似于靠尾部支撑的三足动物，它们典型的代表是有袋类的哺乳动物。而类人猿和人类相近，很容易就改为双足，这样就可以解放它们的前肢以进行一些复杂的任务，但是对类人猿来说，双足行走仍然只能维持很短的距离，并且效率较低，需要前肢的支持才能弥补向前方的失衡。从解剖学上来说，它们和人类主要的区别在于其高位骨盆和缺少腰椎前突的生理弯曲（图 39.2）。

人类是唯一能够持续保持直立位的脊椎动物，因此也形成了最符合人体工程学的有效的站立姿势（图 39.1 和图 39.2）。这一姿势在行走过程中，双下肢不需要上肢的支撑。和其他的双足动物不同，负荷的分布是不依赖于前方的头和后方的尾部之间的平衡模式的。如 Dubousset 所描述的，人类的身体在站立姿势时，以一种符合人体工程学效率的圆锥摆动来运动，其摆动的峰位于两足之间的地面上，其顶端的活动直径依赖于脊柱的某些结构和功能因素，如下所述[1]（图 39.1）。

这一系统需要一个与解剖因素相关的链条：

- 地面对双足的巨大支持。
- 下肢膝关节垂直可伸展。
- 后倾的骨盆。
- 脊柱生理弯曲的腰椎部分处于前凸状态。
- 头部的铅垂线要和骨盆位于同一个垂直轴上。

在本章节内，我们将分析骨盆的作用及其与脊柱的相互关系，尤其是骨盆对腰椎的作用。通过各种几何参数可以区分不同形式的骨盆[2-4]。通过骨盆和脊柱形态，以及二者的关系，可以分成不同的骨盆 - 脊柱形态。事实上我们可能无法真正测量在直立体位下的重力线，我们也无法测定

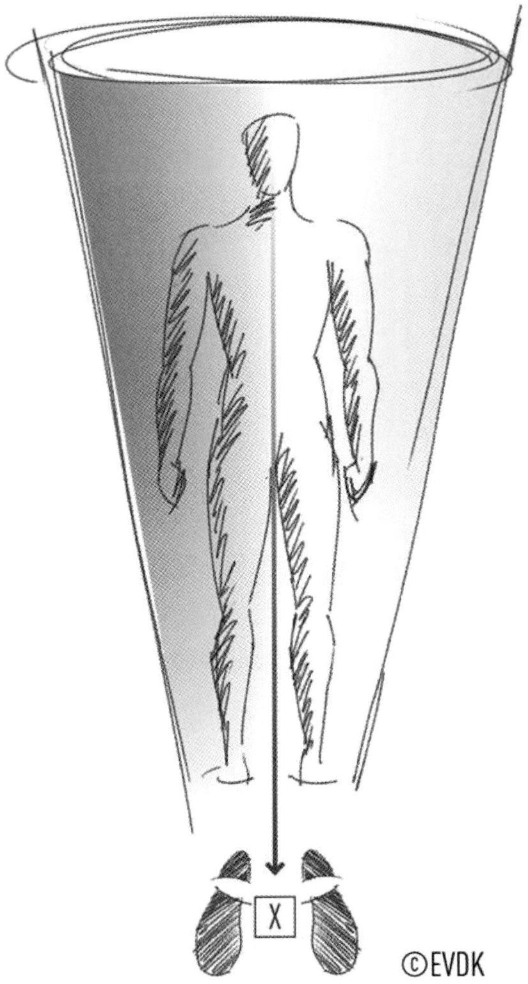

图 39.1 符合人体工程学的运动圆锥，其基底位于双足，上方环形的直径大小和脊柱类型及肌肉力量相关（后有详述）。在正常的条件下，重力线（红色）应该位于双足之间的地面上（X）

人体和地面的接触力，这一接触力或许是重力和椎旁肌肉力量的总和，以维持机体位于直立姿势。而临床常用的重力线，最佳的就是C7的铅垂线（图39.3）。

39.1.1 骨盆的形态和位置：骨盆参数

正如Dubousset所描述的，骨盆可以被看为一个椎体，其形态是一个刚性的骨环，骨盆在顶端通过腰骶关节和脊柱相连；而在底部通过髋关节和下肢相连。如果这些关节面投射到矢状位平面上，就可以对不同的参数进行测量。Duval-Beaupère依此模型定义了一个形态角度（骨盆入射角），和两个位置角度（骨盆旋转角和骶骨倾斜角）[2,3]。

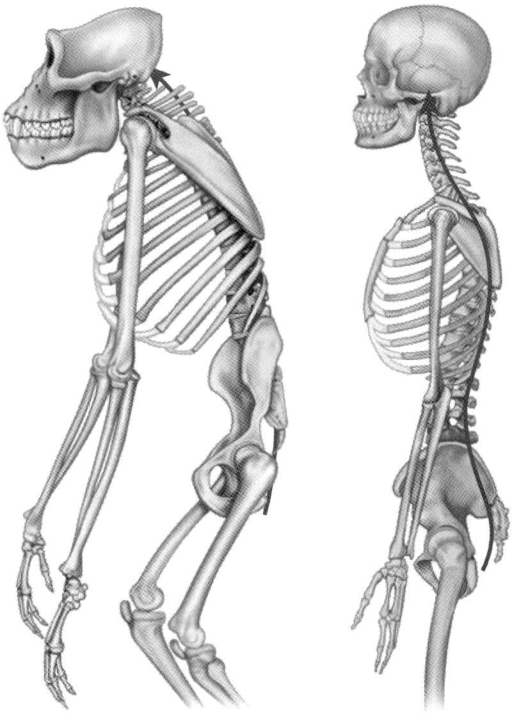

图 39.2 与类人猿的全后凸的脊柱对比，人类清晰可见脊柱前凸。脊柱前凸对于维持直立体位是至关重要的

骨盆入射角（pelvic incidence，PI）：由股骨头中心到骶骨终板连线和骶骨终板的垂直线的夹角。如果骨盆是个刚性结构，那么这一角度就是固定的，并且每个个体在生长发育后都是唯一的。PI是一形态参数，在生长发育后的人生中是不会改变的，并且确定了整个脊柱的结构（参考后面的内容）（图39.4）。

骨盆旋转角（pelvic tilt，PT）：由股骨头中点到骶骨终板中点的连线和垂直线之间的夹角。PT反映了骨盆在股骨头旋转过程中的位置。PT是一个骨盆位置的参数，在人的一生中会发生改变，可以反映退变脊柱的代偿（参见后面的内容）（图39.5）。

骶骨倾斜角（sacral slop，SS）：指骶骨终板与水平线的夹角。SS是第二个骨盆的位置参数，类似于PT，其随着年龄变化也会发生改变（图39.6）。

PI、PT和SS存在着几何学的内在联系（图

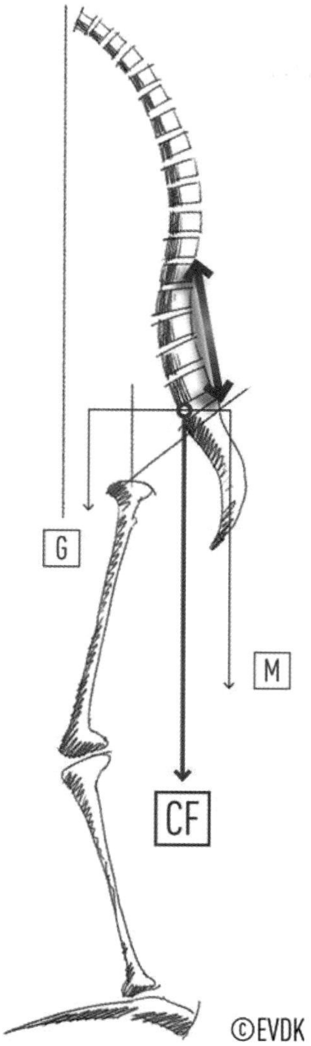

图 39.3 真实的重力线是无法测量的（G），但是脊柱和地面的接触力（CF）是重力线（G）和肌肉力量（M，蓝色箭头）的总和，保持了脊柱的平衡

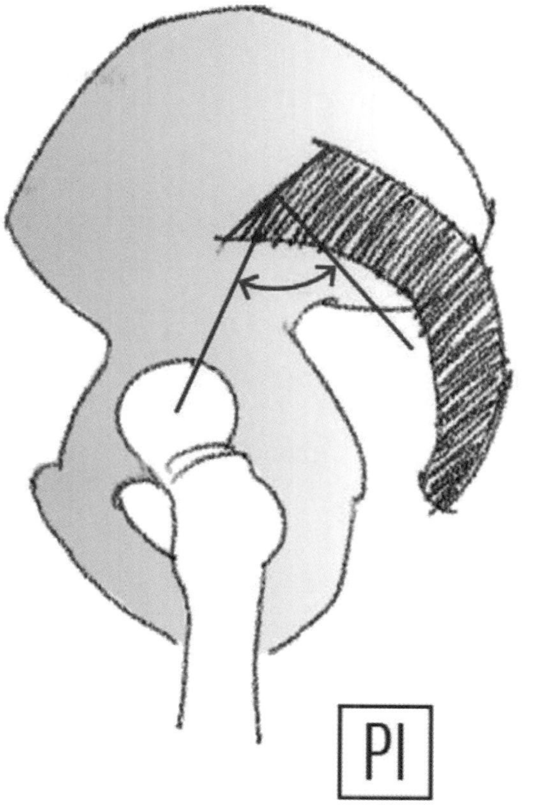

图 39.4 显示骨盆入射角（PI）。PI 是由图中红色线条之间的角度所界定的，一旦成人后，其终身不变

39.7）：PI=PT+SS。这意味着固定的形态学参数（PI）等于两个位置参数的总和，这一几何学关系有两层含义[5]：

对于单一个体来说，PI 是恒定的，当 PT 角度增大时 SS 会降低，反之亦然。换而言之，当骨盆围绕着股骨头的位置向后方旋转（后倾），骶骨的终板平面在矢状位平面上会更加趋于水平位。另一方面，当骨盆向前方旋转（前倾）时，骶骨终板会更加垂直。我们将在本章节中进一步描述这点，这也是调节脊柱及整个人体的矢状位平衡的通常方法。

对于两个不同的个体，一个有较大的 PI 角度，另一个 PI 角度较小，骨盆位置是不同的。以 0° 设为最小的 SS 值，骨盆后旋的可能性要大于较大 PI 骨盆（因为 PI=PT+SS）。我们也看到，实际的后旋最大值还受到髋部过伸的限制（图 39.8）。

39.1.2 正常人群的骨盆参数值

- PI

对于正常的无症状的个体来说，文献报道的广泛认可的白种人 PI 值平均是 52°。最大的数据（709 例健康个体）[6] 显示无症状人群的 PI 值是 35° ~ 85°；因此这一骨盆形态参数的正常值范围较广。性别对 PI 值没有影响。低于或者高于这一范围的参数常常见于有症状的个体中，均被认为是病理性的。

- PT 和 SS

PT 和 SS 的平均值大约是 12° 和 40°。因为 PT 和 SS 是和 PI 相关联的，它们的个体差异并不

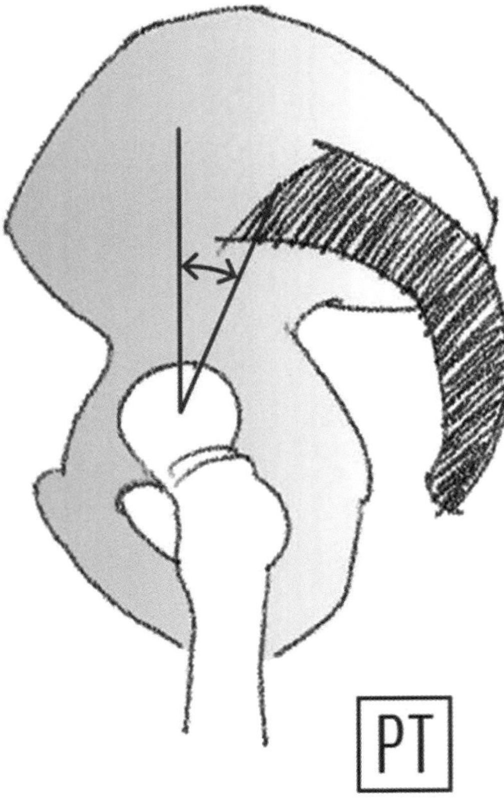

图 39.5 骨盆旋转角（PT）为图中红线之间的角

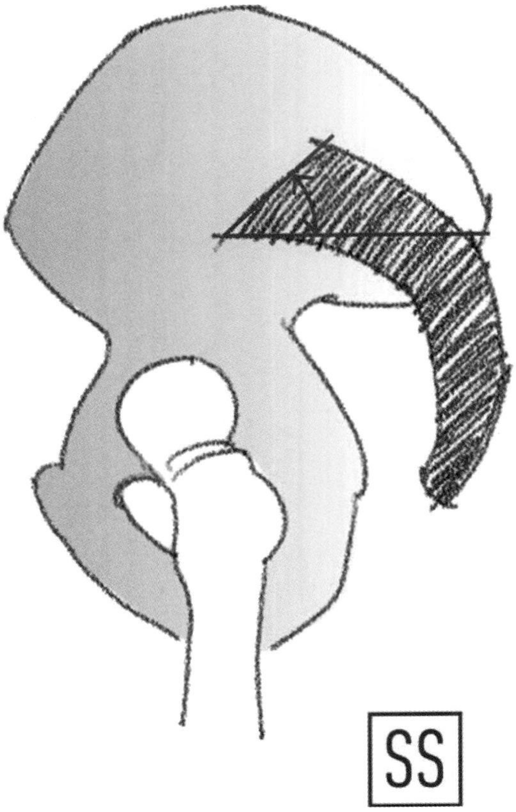

图 39.6 骶骨倾斜角（SS）为红线之间的角

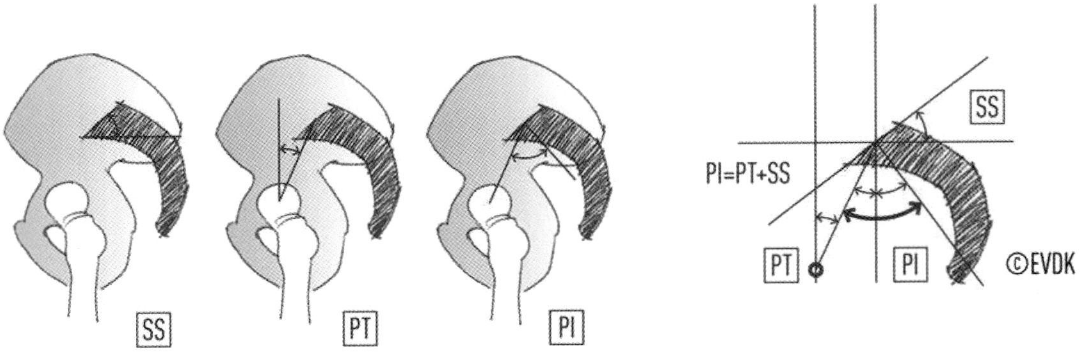

图 39.7 PI 是 PT 和 SS 的总和

明显。Mc-Thiong 建议将 PI/2 的值作为 PT 和 SS 二者的界线，也就是说 PT 的最大值不应该超过 PI/2。以此为依据，提出了 PI 的一个功能，即评估 PT。PT 应该是在 0°+20% PI/2 与 PI/2-20% PI/2 之间。如果 PT 低于该值，骨盆就被认为是前旋的，而超过这一数值，就被认为是后旋的[7]。PT 和 PI，以及 SS 和 PI 之间的相关关系是 p=0.65 和 p=0.80。这一结果表明 PI 和 SS 之间存在强烈的相关性，但 PT 和 PI 的相关性要小一些。由于 PT 和 SS 是与位置相关的参数，他们都不与 PI（结构性参数）之间有直接的线性关系。

总而言之，PI 是结构性参数，界定了脊柱的最终形态；对每个人体来说都是独特的，并且一旦发育成熟后一生不会变化。PT 和 SS 都是位置

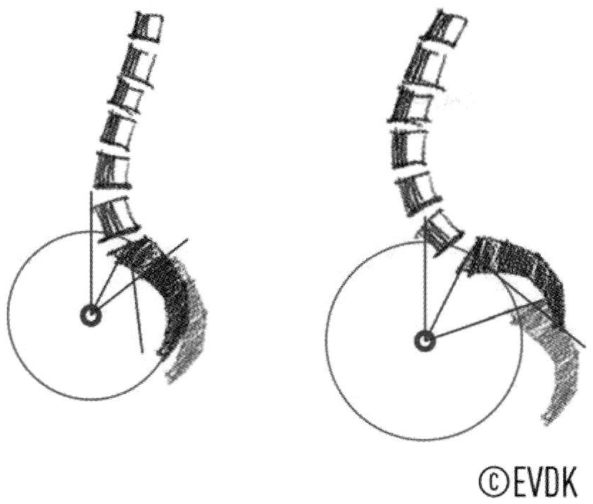

图 39.8 相比较小的 PI 角度（左图），大 PI 角（右图）提供了更多骨盆后旋的可能（图中浅色的骶骨），骨盆位置的可能性也会更多变

参数，且都和 PI 相关，但是随着年龄变化可以发生改变。他们都反映了 PI 的形态及对脊柱退变的适应性（通过骨盆的后旋，增大 PT 并减少 SS）。

39.1.3 骨盆参数对骨盆形态的影响

PI 是一个形态参数，它反映了骨盆的形态。由于骨盆包含了两块髂骨和一块骶骨，所以骨盆被 PI 的变化所影响。PI 越小、骶骨越长，骶骨终板投影就越呈水平状，也越靠近两个髂棘的连线。相反，PI 角越大，骶骨越短，骶骨终板平面的投影就越呈垂直状，同时终板平面也就低于髂棘。结果在低 PI 时，L5 椎体位于髂棘的上方，而高 PI 时 L5 椎体位于髂棘的下方。这也就是所谓的 L5 椎体被埋在骨盆中。总的来说，具有小 PI 的骨盆显得更为垂直，骨盆翼向上方张开；而有较大的 PI 骨盆显得更为水平，而骨盆翼的投射也更向前侧方。具有小 PI 的骨盆类似于大猩猩的垂直和狭长的骨盆 [8]。这样基于 PI 形态的变化对于产科有很大影响，相对于垂直方向的骨盆，更为水平的骨盆翼显然要更适合于传送胎儿较大的头部。正如我们在后面描述的，具有垂直形态的骨盆（低 PI）腰椎前突的角度较小，除了骨盆以外，他们的脊柱就更类似于大猩猩的完全后凸的脊柱。这些不同的分型可能不仅仅对临床有指导作用，从进化角度来说，当男性选择最合适的女性时，它们似乎是评判吸引力的标准。具有正常 PI 的脊柱会对男性更有吸引力，其主要可能由于两个原因：这样的脊柱发生病理性退变概率更低（我们将在后面讨论），同时这样的脊柱能提供最好的顺利怀孕和顺产的机会 [9]（图 39.9）。

PI 变化的另一结果是髋臼位置和方向的不同。具有小 PI 骨盆，股骨头会位于骶骨平面的正下方，这样骨盆后旋的可能性就非常小。这样的脊柱中，髋臼在矢状位旋转的改变就会很少。相反，具有较大 PI 的骨盆性，髋臼的位置通常更为靠前，位于骶骨的前方，因此骨盆有更大的后旋可能，改变髋臼在矢状位上的位置。因此，这样的骨盆形式更能适应后旋，从而弥补脊柱退变所带来的前凸的丢失（下面还将描述）。

39.2 腰椎前凸

自从希波克拉底开始，就根据椎体的形态和脊柱生理曲度将脊柱分为不同区域。这一经典的分段包含有颈椎前凸、胸椎后凸、腰椎前凸和骶椎后凸。以前认为，腰椎前凸只与腰椎相关，应该从 T12/L1 到 L5/S1 来评估。然而在最近，对腰椎前凸的分析显示：脊柱伸展（在颈椎前凸和腰椎前凸）并不一定与解剖学节段相对应 [10-12]。我们可见到在 T12 之前就结束的短“前凸”，也可见超过 T12 的长“前凸”。此外，Stagnara 认为骶骨终板的方位对脊柱形态的影响可以定义为：①有明显生理曲度的脊柱，伴有强烈的骶骨倾斜，即“动态模式”；②较直的脊柱，伴倾斜角较小的骶骨，即“静态模式” [10]。

因此，有学者提出了腰椎前凸（lumbar lordosis，LL）的功能学和生物力学定义 [11,12]：腰椎前凸是在骶骨终板和折弯点（脊柱前凸变为后凸）之间的脊柱区域。根据通过顶椎（弯曲最前方和垂直线的接触点）的水平线，前凸的几何学模型可以被分为两个圆弧，上方圆弧是位于上端椎和顶椎之间，无症状成年人群上圆弧的角度值是相对恒定的，约 17°。而下圆弧位于骶骨终板和顶椎之间，其角度值等于 SS 的值（图 39.10a，b）。

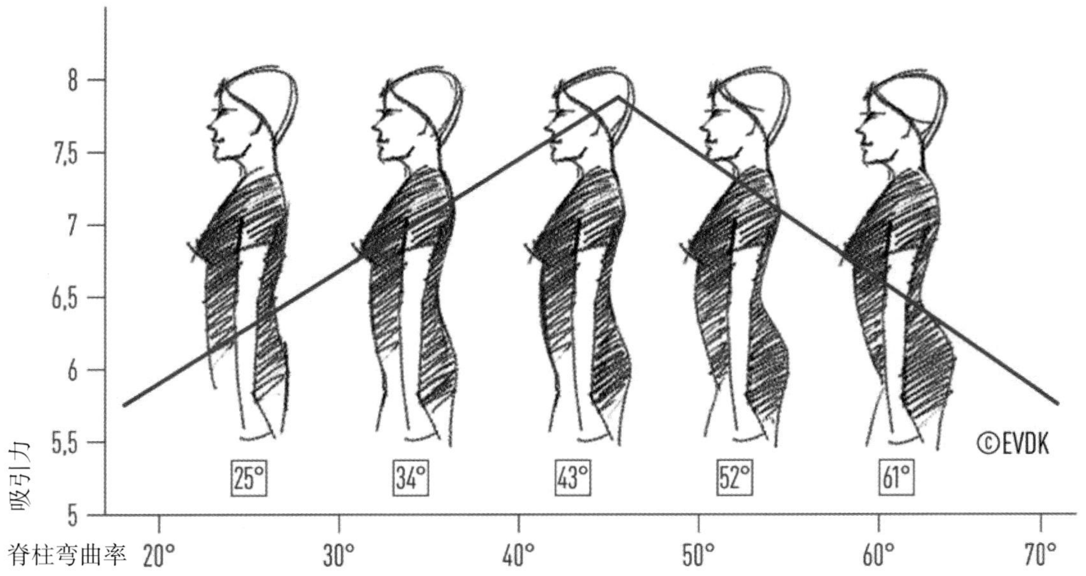

图 39.9 具有正常 PI 角度脊柱的女性（30° < PI < 60°）对男性更有吸引力

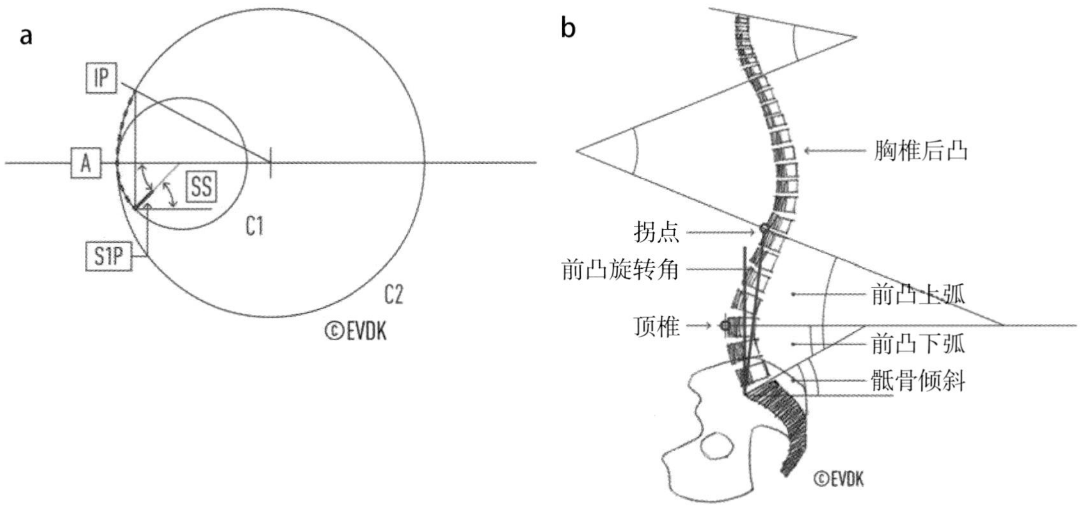

图 39.10 (a)腰椎前凸(LL)的几何学构造由两个弧形所构成。LL 在头端是由转折点或拐点(inflection point,IF)所限制，而尾端位于骶骨终板（sacral endplate，SIP）。C1 和 C2 两个弧形位于 LL 最突起的顶椎（A）。LL 被分为两个弧形：上方的弧形从 IP 到 A 位于 C2，下方的弧形位于 A 和 SIP 之间，位于 C1。下弧形的角度等于 SS

正如 Stagnara 发现的，骶骨终板的位置是腰椎前凸形态的重要因素。考虑到所提出的几何模型，SS 的变化角度直接影响了下圆弧的角度和形状。考虑到上圆弧是相对恒定的，上下圆弧的之和大约是 SS+17°。这一方程证实了 SS 和腰椎前凸的整体角度之间存在很强的相关性（*R*=0.85）。在实践中，必须考虑到其 60% ~ 80% 的腰椎前凸是由下圆弧所决定的（主要是 L4 ~ S1）。因此当重建脊柱时，最大的前凸也应该位于顶椎和骶骨终板之间，并且最大的弯应该在 L5 ~ S1 水平（通过前路植入一个大的椎间融合器能最大限度地恢复前凸）。

综上所述，我们将 SS 的角度值分为三个区间（SS < 35°，35° < SS < 45°，SS > 45°），这样就可以将腰椎前凸形态分为 4 种主要类型：

- SS < 35°

1 型：下圆弧角度较小，下圆弧非常短或者甚至不存在，仅仅可见上圆弧。顶椎位于 L5 中点水平。由于前凸非常小，正常的胸腰椎后凸就下降到了腰椎区；后凸越多，下腰椎的过度伸展就会越大。

2 型：由于形态上接近于直线，下圆弧的小角度增加了整个弧形曲度的半径；由于位于顶椎和骶骨终板之间的角度小，下弧形要比 1 型更长，但是也更平，从而接近于垂直线。顶椎位于 L4 下缘水平。前凸比 1 型更长但非常平。通常胸椎和腰椎的形态总体上是协调的，角度较小，也称为“Flat bag”。前凸的平均角度值＜ 50°。

- 35° ＜ SS ＜ 45°

3 型：这是总体上较为和谐的类型。前凸在两个弧形上有很好的平衡。顶椎位于 L4 的中份；前凸的平均值是 50° ～ 60°。

- SS ＞ 45°

4 型：这是过度弯曲但和谐的类型。下弧形的角度及其所包含的椎体数量显著增加，前凸的角度伴随着骶骨倾斜角都有明显增加。由于下圆弧长度的增加，前凸的椎体数量也增加了。在大多数的明显前凸的个体中，前凸都是通过增加椎体数量来实现的。平均的前凸角度超过 60°（图 39.11 和图 39.12）。

39.2.1　提示 [8]

- 在大多数严重前凸 3 型和 4 型中，前凸最重要的部分位于最后的 L4/L5 和 L5/S1 水平，它们在手术中必须保留或者重建。
- 扁平的腰椎前凸 2 型，对后方椎骨结构提供了更大的空间，其结果是关节突和棘突的体积更大，这限制了后方过伸和椎间的活动。在 2 型间盘退变患者中，骨盆的后旋受限（PI 和 SS 角度小，因此小角度的 PT 可能是个代偿机制），且由于大体积的骨性结构，腰椎过伸也受限。因此，在这种类型中，脊柱对于伴随着年龄增长过程中的适应能力是有限的，这点使得个体比其他类型要更早患病。
- 相反的，4 型腰椎曲度的个体，其弧形半径更小，后方结构发育的空间也更小。其结果是关节突和脊柱骨性结构体积减小。该解剖特点使得脊柱过伸更好，且脊柱灵活性也更佳。另一方面，关节突更小，重力位于 L4/L5 也造成了椎间不稳的风险，例如退变性滑脱。

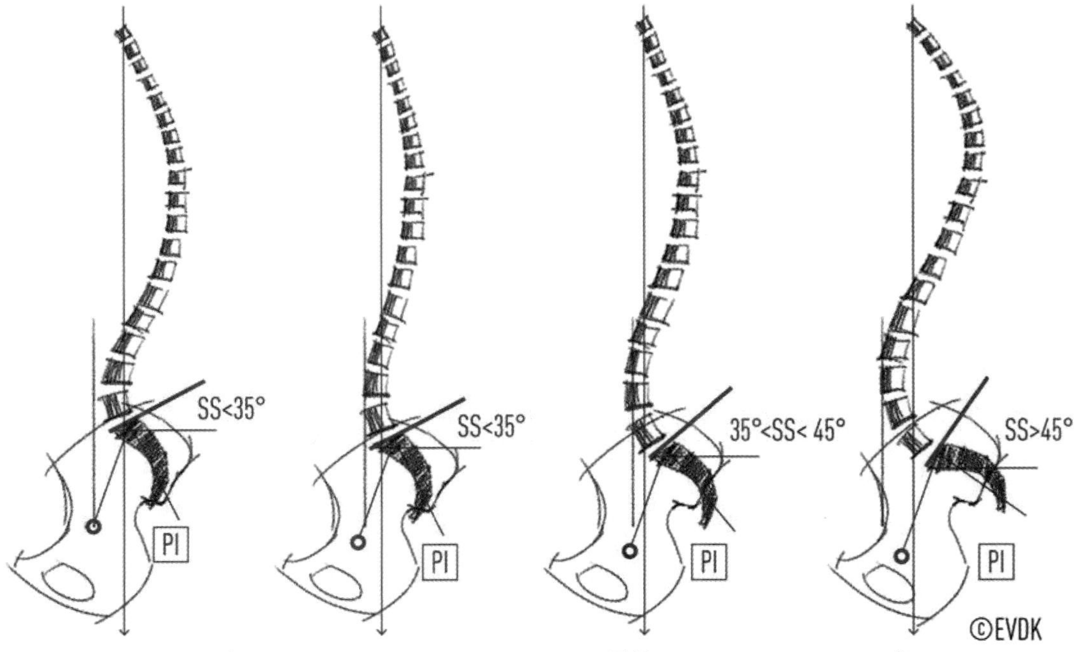

小 PI　　平均 PI　　高 PI

图 39.11　腰椎前凸的四种主要形态类型

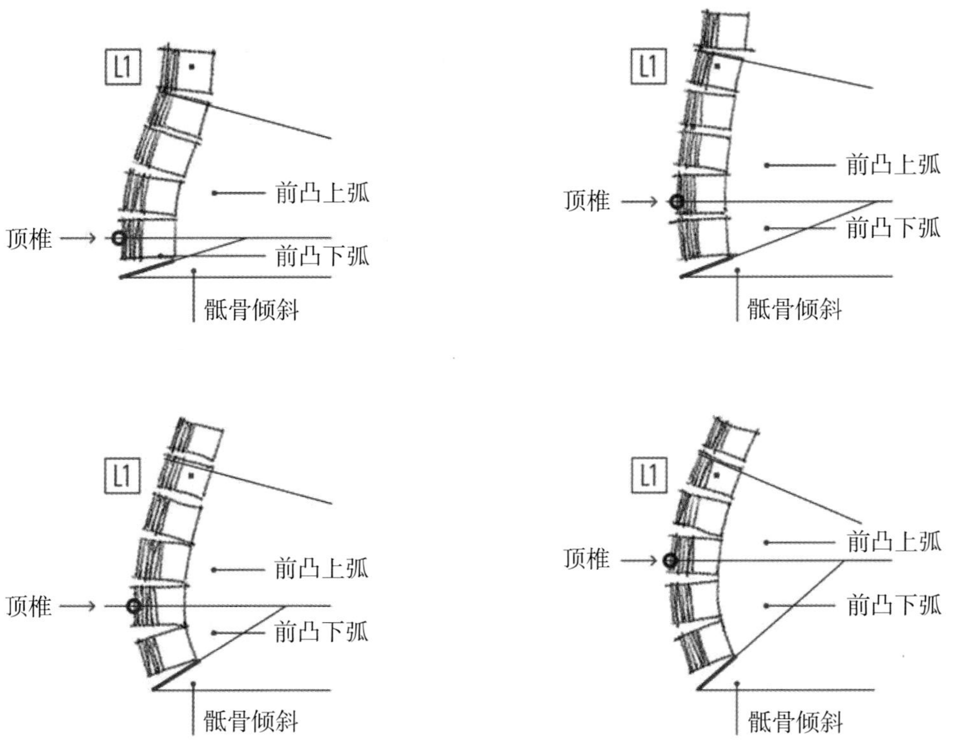

图 39.12　由 4 种不同的 LL 下弧形角度所界定的 4 种不同形态类型，从小（1 型，左上图）到大（4 型，右下图）排列

39.2.2　骨盆入射角（PI）和腰椎前凸（SS）的关系

文献中的所有研究都肯定 PI 和 SS 之间有强烈的关系（R=0.80），而 PI 和 LL 之间的相关度就要小很多（R=0.65）。明显的 PI-SS 相关性使得 PI 和前凸形态之间也存在着近似联系，这点也表现在 SS 上。可以想到的是，最小的 PI 角是典型的 1 型和 2 型脊柱，最大的 PI 是 3 型和 4 型脊柱。然而 3 型和 4 型脊柱也有可能和小 PI 相关，此时就会表现为明显的前倾位骨盆（PT 值非常小）。

39.3　胸腰椎脊柱的总体平衡：C7 铅垂线的位置

直立位下对人体和脊柱总体平衡的评估，需要分析颈 - 头在整个身体的位置。迄今为止，标准的 30 cm × 90 cm 的放射线片仅仅能满足头盖骨的拍摄。自从使用了水平方向对源文件和信号的检测系统（例如 EOS 系统，EOS，2D/3D 影像系统，巴黎，法国），可以记录整个躯体的全长片。然而人体在直立状态下，想要确立对整体平衡有重要影响的头部解剖标志，目前还没有一致意见。

迄今为止，将 C7 椎体中点作为评估整体平衡的可靠解剖标志，已经达成统一意见。标准的侧位 X 线上，C7 作为第一个可辨椎体，常常位于肩膀透射位置的上方，而 T1 椎体就变得很模糊。更重要的是，C7 位置在胸椎的上端，对胸腰椎 / 骨盆的行为也有指示作用。

为了分析脊柱是否处于最佳的平衡状态，需要考虑人体的重力线。既然此线每个人都不同，所以其不能被界定。在一个平衡的脊柱，这一重力线从脊柱前方起，终止于两足之间，且应该通过双侧股骨头（在无症状 2 型脊柱，此线落在股骨头的前方）。由于此线不能在患者中得到界定，所以通常认为可以使用铅垂线，其起始于 C7 椎体的中点，故也称为“C7 铅垂线”。在此铅垂线的水平透射和骨盆的解剖标志（骶骨和股骨头）之间进行距离测量，被用来评估脊柱的平衡，并因此用来评估整体符合人体力学运动锥的可能性。最常用的参数是，水平位上从 C7 铅垂线到骶骨终板后缘之间的距离，也被称之为矢状垂直轴（sagittal vertical axis，SVA）（图 39.13 和 图 39.15）[13]。

因为必须经过 X 线的校准，以保证测量的有效性，这一影像学距离测定也存在争议。对不同来源的影像学资料，进行距离测量的结果比较也要更为小心。为了能对这些测量“去维化”，Barrey 提出使用 C7 铅垂线到骶骨终板后缘的距离，以及 C7 铅垂线到股骨头中点的垂直距离的比值来评判。C7 铅垂线到骶骨终板后缘的距离，和其到股骨头的距离是相关的。C7 铅垂线如果落在了骶骨终板后缘的后方，Barrey 比值 > 1，在骶骨和股骨头之间，则 Barrey 比值在 0 ~ 1，如果铅垂线落在股骨头的前方，则 Barrey 比值为负

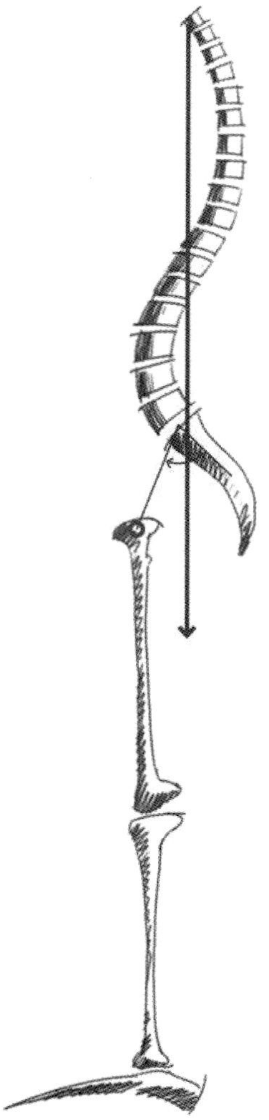

图 39.13 最常用的参数是，水平方向上从 C7 铅垂线到骶骨终板后缘的距离（sagittal vertical axis，SVA）

数（参见第 38 章的图 38.6）[14]。

角度测量是评价脊柱稳定性的另外一种方法。和距离测量不同的是，角度测量在影像学是有层次的，不存在校准问题。目前有两个角度可用 [15]：

- C7 旋转角是通过 C7 椎体中点到骶骨终板的中心连线和水平线的夹角。C7 旋转角是一个位置性角度（图 39.14）。
- 骶脊角（sacrospinal angle，SSA）是由 C7 中点和骶骨终板中点的连线，以及骶骨终板（SS）平行线构成的夹角（图 39.14）。SSA 记录了胸腰椎的整体后凸情况，理论上其角度应该是 135°，但是当 SSA 角度减小时，C7 旋转和 SS（骶骨倾斜角）降低，同时脊柱变得更平直。如果骨盆后旋在最大位置，脊柱会失去平衡。

39.3.1 整体平衡值

- 目前认为，C7 铅垂线应该经过骶骨终板，在 2 型脊柱，应该落在股骨头与骶骨岬之间（在 2 型脊柱，恢复矢状位平衡时，C7 铅垂线不应落在骶骨的后方）。更准确地说，理想的平衡应该是 C7 铅垂线刚好经过骶骨的后缘。在没有症状的成年人中，C7 铅垂线的位置相当恒定。C7 旋转的平均值为 95° ± 3°，SSA 和 SS 几乎呈直线相关性（R=0.9），这提示骶骨以上至 C7 相对稳定。多数情况下，根据理想的人体工程学原理假设头部在骨盆以上相对“固定”。
- 至于 C7 铅垂线与骶骨终板后上缘之间的水平距离（sagittal vertical axis，SVA），Virginie Lafage 提出最大不超过 4 cm，超过即认为脊柱失平衡（图 39.13 和图 39.15）。
- 利用 Barrey 比值，C7 铅垂线位于骶骨终板后方认为是平衡的，在股骨头和骶骨终板后缘之间（在 2 型脊柱认为是正常的）认为是失衡的，在股骨头前方认为是失衡的。

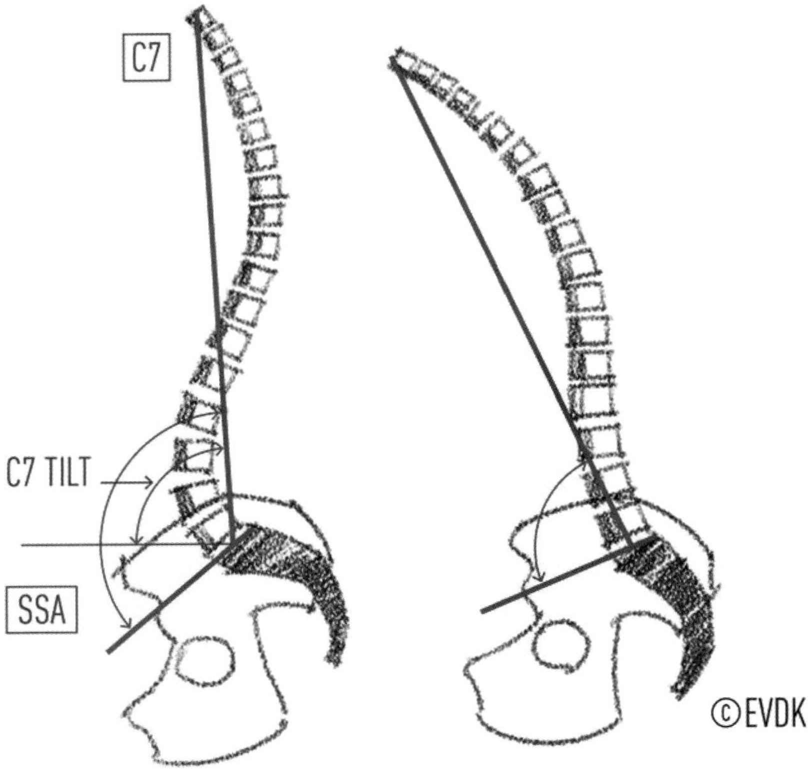

图 39.14 骶脊角（SSA）的测量。左图，正常位置，SSA 大约为 135°；右图，矢状位失平衡情况下，SSA 明显小于 135°

39.4 脊柱 - 骨盆平衡的代偿机制

我们已经明确，骨盆沿股骨头的旋转出现骶骨终板方向的变化：当骨盆向前方旋转（PT 减小），骶骨平面的倾斜度就会增加（SS 增加），反过来亦是如此。考虑到脊柱和下肢的联系，脊柱的失衡既可能由于下方骨盆的原因，也可能由于脊柱因素所致[16]。骨盆的位置是由下肢或脊柱位置变化二者偶联而决定的，尤其是在髋关节囊 / 骨赘形成的情况下。

我们简单列出骨盆以下因素，同时本章中也关注脊柱本身相关因素。

39.4.1 源于骨盆以下的失衡

最常见的情况是髋关节后伸受限。由于人类典型的股骨垂直化，以及臀部（髋关节）的体位和僵硬，引起骨盆的强制前倾，其结果是 SS 的增加，和腰椎前凸的增加。当由于脊柱柔韧性下降或者脊椎后方结构容量较大，不能进一步增加腰椎前凸的可能性时，系统就处在了失衡状态。脊柱的强制过伸是令人痛苦的；这也解释了一些下腰痛同时伴有臀部不适的原因。通过关节成形术而解放髋关节，是这些患者的治疗方式，由于解放了臀部，骨盆的自由度得到了重建，同时骨盆的位置也会重新恢复。

39.4.2 脊柱源性失衡

在脊柱病理情况下，单个节段或者甚至整个脊柱的前屈，常常破坏脊柱的平衡。面对这样的情况，脊柱 - 骨盆系统就会做出代偿，以最符合人体工程学的方式重新建立平衡，以尽可能地维持直立状态，同时尽可能少地利用自身的脊柱和骨盆肌肉。超过一定限度之后，保持直立就变得很难，从直立困难，到最终不能直立[17]（图 39.2）。

39.5 原发的代偿机制

针对脊柱的局部后凸（骶脊角 SSA 的减小），

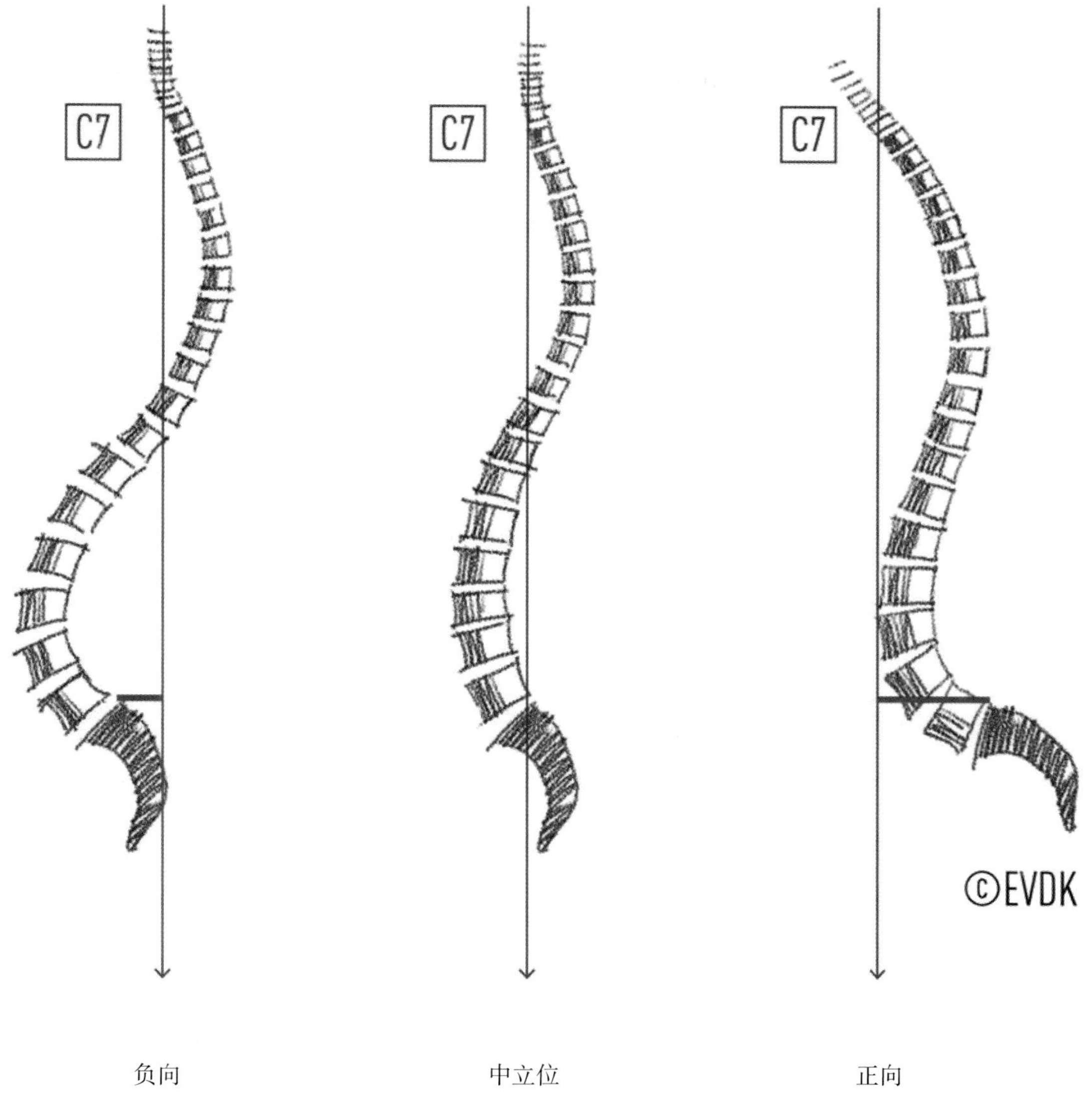

图 39.15 SVA 图示。理论上在 C7 铅垂线和骶骨终板后缘之间的测量（红线），应该是在 0 ~ 4 cm

此时可能存在两个代偿机制：

- 在后凸节段上下相邻椎体的椎间活动度保留的情况下，问题区域的脊柱自身处在过伸状态。总体上看，临近区域过伸将弥补后凸的角度丢失，以寻求挽回 SSA 的丢失。这一强制过伸通常是很令人痛苦的，同时也解释了下腰痛的常见原因。这样的患者在向后方过伸时会加重疼痛。当脊柱活动度正常时，其能通过下面两个途径弥补：在后凸节段的上位椎体向后滑脱（此种情况经常在腰椎融合术后呈“中立位“，没有对下弧形进行重建的患者中见到），或者是 L4、L5 的滑移。注意这些代偿机制仅仅能在站立位的脊柱全长 X 线片中可见，而在高端医学影像上不可见。
- 当脊柱僵硬时 SSA 减小，骨盆后旋（PT 增大）扮演了另一个代偿机制。SS 降低能弥补 SSA 减小，以维持 C7 铅垂线的位置（SSA=SS+C7 旋转）。然而更为常见的是，如果没有脊柱和骨盆肌肉的过度保护，脊柱将不再处于平衡状态，这样的患者典型表现为，行走距离受限，但是并没有椎管狭窄的证据。这些患者的症状看起来非常类似于神经性间歇性跛行的表现，但是高端影像学检查并没有显示椎管狭窄。临床征象（一旦站立，特别是站立一会儿后，会出现矢状位的明显失衡）、直立全长脊柱 X 线片，以及脊柱 - 骨盆参数的测量会对正确诊断提供帮助。

上述两种机制本身也是相关联的，强制过伸也会造成脊柱的僵硬。

39.5.1 骨盆形态对骨盆旋转的影响

骨盆入射角 PI 界定了骨盆的形态，由两个位置参数相互决定：PI=PT+SS。绝对情况下，骨盆的后旋会使得骶骨终板完全水平（SS=0），此时 PI=PT+0。在此最大情况下，PT 可能等于 PI。骨盆后旋的代偿可能性就是依赖于 PI。对于有较大 PI 值的个体，其后旋的可能性比 PI 小的个体要大得多（例如对于后凸脊柱的代偿可能性）。在现实中，后旋机制会受到髋关节伸展的限制。如果股骨仍然是垂直的，PT 增加的同时，也增加了髋关节的伸展；而当这些代偿都达到极限时，患者就必须要通过弯曲其膝部代偿，从而使得股骨倾斜。这种由于脊柱问题而导致的膝关节弯曲，在失衡患者中会经常见到（图 39.16）。

虽然较大 PI 对脊柱弯曲能有更好的代偿，但较大的后旋机制并不是非常经济的；它需要众多肌肉的协同努力，因此也很难长期维持（降低了行走的距离），同时在站立或者行走几分钟后，

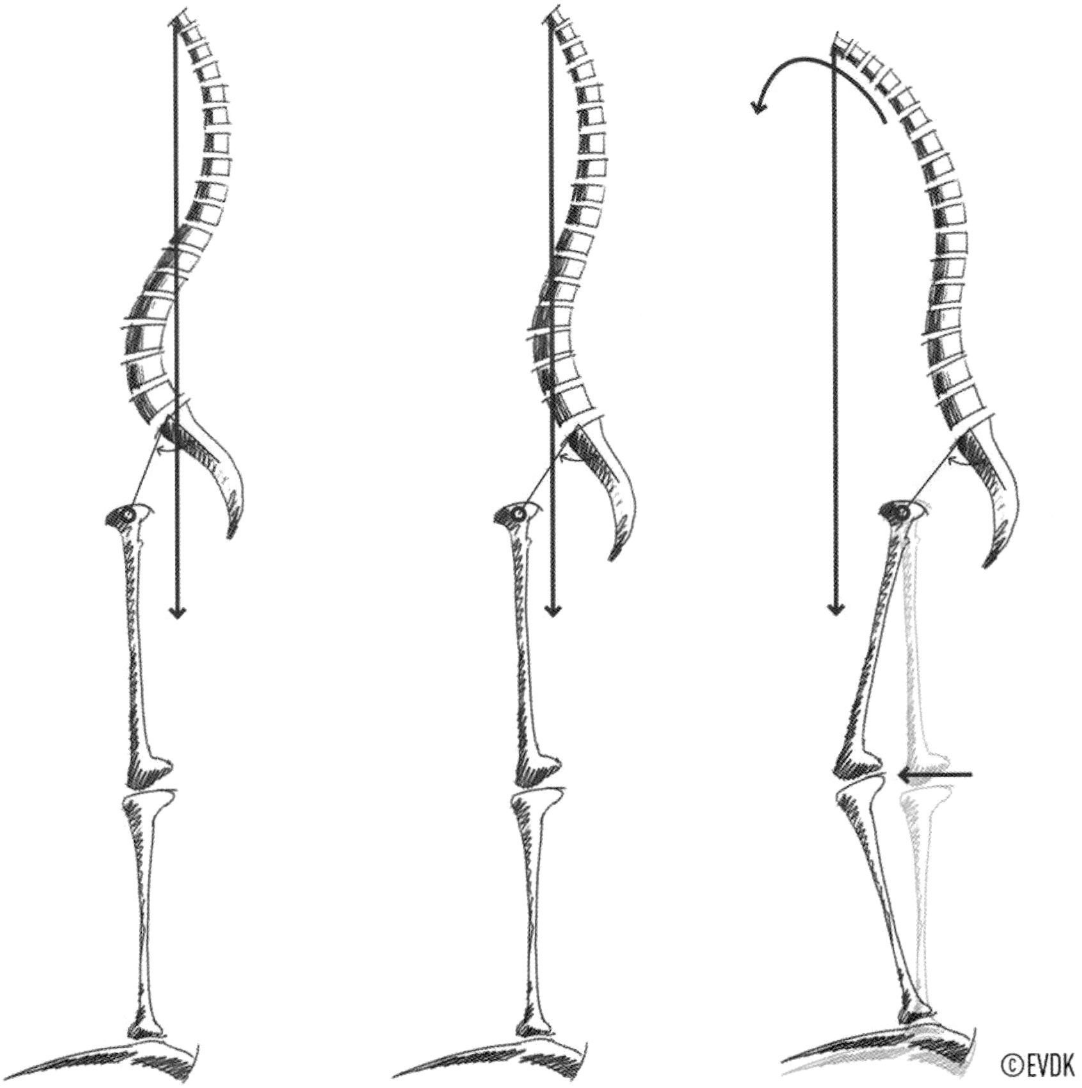

图 39.16 当年龄增加时，腰椎前凸可能会减小（中图），为了保持脊柱的平衡，相应的代偿机制就是必需的了，例如骨盆的后旋和最大程度的膝盖弯曲（右图）。而 PI 值在所有条件下都是相同的

常常会出现疼痛。这也是为何具有较大骨盆后旋的患者，行走时需要通过前方支撑，如四轮推车（超市综合征）。

39.6 脊柱 - 骨盆平衡法则 [8]

由于骨盆和脊柱参数都是基于骨盆形态参数 PI，也都和不同 PI 度数相关，那么通过联合评估，对于失稳的程度（从最轻到最重）是可以界定出的。我们提出了以下的联合评定法则：

根据 PI 分为两级，大 PI（> 55°）或者小 PI（< 55°）。

根据 PT，骨盆位置分为三种（前旋、正常和后旋）。

最后再根据 C7 的位置分为三种（正常、轻度失稳和失稳）。

39.6.1 脊柱和间盘分析：对脊柱 - 骨盆平衡的影响

接触力 [8]：作用于每节间盘 - 椎体单元的力量被称之为接触力（contact force，CF）。CF 是重力的组成部分，重力通常作用于脊柱前部，相反肌肉力量作用于后部，至少在腰椎区域如此（图 39.3）。这一对力量类似于起重机的模式，这两个重力和反重力相叠加在一起。在前方失衡的情况下，重力作用位置向前方移位，那么肌肉力量必须相应的增加。这一平衡可能很快超出其承受范围，这一方面是因为肌肉力量不足，另一方面是由于作用于间盘 - 椎体复合体的接触力 CF 急剧增加，超出间盘减震的可能性。

椎体的方位，以及力量的分布：垂直方向的 CF 可被分为两个效能，其一是平行于椎体平面的滑行力和另一个垂直力（压力）。在 40° 的方位上（骶骨倾斜角的平均值），CF 的这两个组成部分基本是相等的，并且维持很好的平衡。如果方位更趋向于水平，压力就会增加；相反，如果角度更趋向于垂直，那么滑行力就会占主要部分。更有甚者，如果接触力（CF）施加在非常前凸的情况下，特别是在 L4/5 水平，这一力量就会通过后方的椎板和关节突来进行传递。另一方面，如果 CF 施加在轻度或者过度前屈时，力量就会施加在脊柱的前方（椎体和间盘）。椎体的方位，以及间盘和 CF 作用区域的联合作用，提示在脊柱处于轻度或过度前屈时，间盘和椎体承受了最大的压力。这时，我们会发现间盘的病理性退变，早期间盘脱出或者椎体的骨折（2 型脊柱）。相反，在大多数过度前凸情况下，间盘不会受到影响，接触力 CF 会作用到关节突关节上（4 型脊柱），此时大多数的滑移部分在 L4/L5。这样就可能导致腰椎滑脱（前或者后），并伴有关节突关节炎（参见第 31 章）。

返回到前凸形态的分型，我们能基于每种形态下的椎体方位，来推测接触力的影响。

1 型：PI 较小，SS 小，腰椎前凸较短，伴随有胸腰椎的后凸。此时在胸腰结合的后凸区域，接触力作用在椎间盘的前方，在下腰区域作用在关节突关节的后方。在退变的脊柱，这意味着可能在高位的腰椎水平（L2/L3）出现椎间盘退变，同时可能伴有后滑脱。另外，在下腰水平（L4/L5/S1）可能出现关节突退变，并最终导致 L5 椎板峡部骨折（“胡桃夹”滑脱）（图 39.17）。

2 型：小 PI 小 SS，曲度较小、前凸变平。此时椎间盘处于高压状态，这类患者背部不能支撑携带重物，或者举重之类。随着年龄增加，他们会出现多节的间盘退变疾病，同时有间盘突出。由于间盘塌陷是全脊柱后凸的常见原因，因这情况会很早影响全脊柱的平衡。由于他们没有很多代偿的机制（PI 小，PT 也变得不那么重要），因此会在早期就出现典型的矢状位失平衡的症状。再者，由于间盘塌陷，为了保持良好的平衡，脊柱会处在过伸状态，此时椎间孔会变窄，并出现神经根性疼痛。

3 型：中度至偏大的 PI，有正常弯曲的前凸。其没有不良的生物力学机制。

4 型：大 PI 大 SS，具有非常弯曲的前凸。此时压力主要位于后部，同时造成 L4/L5 的滑移的力量 [18]。这样就会更容易发生滑脱和后方关节的骨关节炎。当患者年龄增加，前凸的丢失可能发生间盘的退变。而前凸的丢失会有骨盆的后旋来代偿。PI 越大，后旋的可能性就越高。此外，由

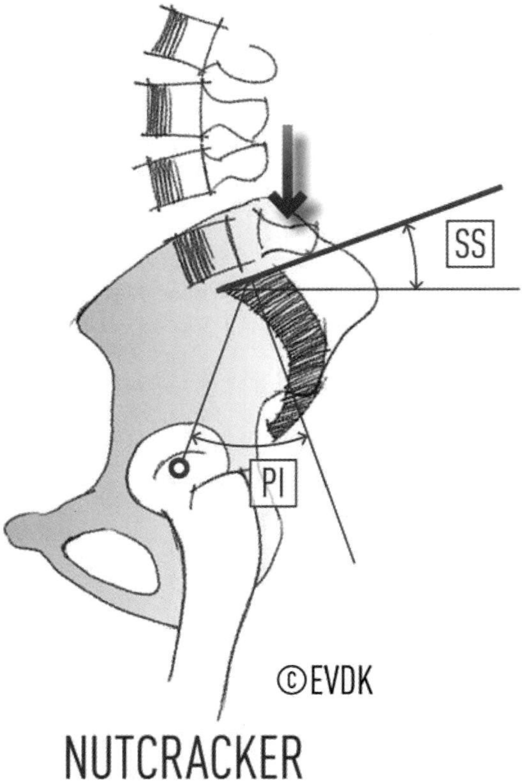

图 39.17 由于"胡桃夹(nutcracker)"机制,在 1 型脊柱中,L5 椎板峡部骨折常有发生

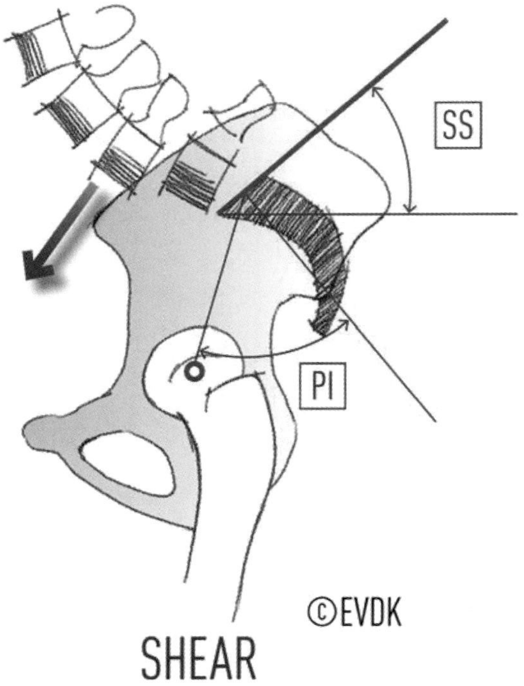

图 39.18 由于过大的剪切力（shear forces）（主要在 L4/L5 水平），关节突的退变能导致椎体前滑脱，尤其在明显前凸、高 PI 和 SS 的脊柱中容易出现

于明显的前凸，这样的患者会因为关节突的肥厚增生，或者伴不稳，而出现典型的退变性腰椎管狭窄，最常见位于 L4/L5（退变性脊柱滑脱前移）（图 39.18）。

39.7 小结

脊柱和骨盆在矢状位的组织结构需要服从于物理学的规律，以维持稳定和合理的直立双足位置的工程学原则。骨盆是基础的铰链结构，以维持脊柱和下肢之间的和谐。由骨盆入射角决定的骨盆形态，是人类从动物进化中继承下来的，极端的形态用来维持人体平衡。骨盆形态对脊柱形态和位置的影响，也使得我们能更好地理解各种现象和结果，也能理解其对脊柱病理和手术纠正效果的影响。

（陆云涛 菅凤增 译）

参考文献

1. Dubousset J, Charpak G, Dorion I, Skalli W, Lavaste F, Deguise J, Kalifa G, Ferey S (2005) A new 2D and 3D imaging approach to musculoskeletal physiology and pathology with low-dose radiation and the standing position: the EOS system. Bull Acad Natl Med 189:287–297; discussion 297–300
2. Duval-Beaupere G, Schmidt C, Cosson P (1992) A Barycentremetric study of the sagittal shape of spine and pelvis: the conditions required for an economic standing position. Ann Biomed Eng 20:451–462
3. Legaye J, Duval-Beaupere G, Hecquet J, Marty C (1998) Pelvic incidence: a fundamental pelvic parameter for three-dimensional regulation of spinal sagittal curves. Eur Spine J 7:99–103
4. Jackson RP, Kanemura T, Kawakami N, Hales C (2000) Lumbopelvic lordosis and pelvic balance on repeated standing lateral radiographs of adult volunteers and untreated patients with constant low back pain. Spine (Phila Pa 1976) 25:575–586
5. Vaz G, Roussouly P, Berthonnaud E, Dimnet J (2002) Sagittal morphology and equilibrium of pelvis and spine. Eur Spine J 11:80–87
6. Mac-Thiong JM, Roussouly P, Berthonnaud E, Guigui P (2010) Sagittal parameters of global spinal balance: normative values from a prospective cohort of seven

hundred nine Caucasian asymptomatic adults. Spine (Phila Pa 1976) 35:E1193–E1198
7. Roussouly P, Labelle H, Rouissi J, Bodin A (2015) Pre- and post-operative Sagittal balance in idiopathic scoliosis: a comparison over the ages of two cohorts of 132 adolescents and 52 adults. Eur Spine J 22(24): S203–S215
8. Roussouly P, Pinheiro-Franco J (2011) Biomechanical analysis of the spino-pelvic organization and adaptation in pathology. Eur Spine J 20(Suppl 5):609–618
9. Lewis D, Russel E, Al-Shawaf L, Buss D (2015) Lumbar curvature: a previously undiscovered standard of attractiveness. Evol Hum Behav. 36(5):345–350.
10. Stagnara P, De Mauroy JC, Dran G, Gonon GP, Costanzo G, Dimnet J, Pasquet A (1982) Reciprocal angulation of vertebral bodies in a sagittal plane: approach to references for the evaluation of kyphosis and lordosis. Spine (Phila Pa 1976) 7:335–342
11. Roussouly P, Gollogly S, Berthonnaud E, Dimnet J (2005) Classification of the normal variation in the sagittal alignment of the human lumbar spine and pelvis in the standing position. Spine (Phila Pa 1976) 30:346–353
12. Roussouly P, Berthonnaud E, Dimnet J (2004) Analyse géométrique et mécanique de la lordose lombaire dans une population de 160 adultes asymptomatiques – Essai de classification. Rev Chir Orthop Reparatrice Appar Mot 89:632–639
13. Lafage V, Schwab F, Skalli W, Hawkinson N, Gagey PM, Ondra S, Farcy JP (2008) Standing balance and sagittal plane spinal deformity: analysis of spinopelvic and gravity line parameters. Spine (Phila Pa 1976) 33:1572–1578
14. Barrey C, Roussouly P, Perrin G, Le Huec JC (2011) Sagittal balance disorders in severe degenerative spine. Can we identify the compensatory mechanisms? Eur Spine J 20(Suppl 5):626–633
15. Roussouly P, Gollogly S, Noseda O, Berthonnaud E, Dimnet J (2006) The vertical projection of the sum of the ground reactive forces of a standing patient is not the same as the C7 plumb line: a radiographic study of the sagittal alignment of 153 asymptomatic volunteers. Spine (Phila Pa 1976) 31:E320–E325
16. Berthonnaud E, Dimnet J, Roussouly P, Labelle H (2005) Analysis of the sagittal balance of the spine and pelvis using shape and orientation parameters. J Spinal Disord Tech 18:40–47
17. Takeda N, Kobayashi T, Atsuta Y, Matsuno T, Shirado O, Minami A (2009) Changes in the sagittal spinal alignment of the elderly without vertebral fractures: a minimum 10-year longitudinal study. J Orthop Sci: Off J Jpn Orthop Assoc 14:748–753
18. Wu M, Wang S, Driscoll SJ, Cha TD, Wood KB, Li G (2014) Dynamic motion characteristics of the lower lumbar spine: implication to lumbar pathology and surgical treatment. Eur Spine J 23:2350–2358

40 术前计划和患者个体化棒治疗胸腰椎矢状位失平衡

Vincent Fiere，Xavier Armoiry，Jean Marc Vital，
Virginie Lafage，Julien Berthiller，
and Céderic Barrey

40.1 引言

腰椎退行性疾病是一种与功能相关影响到全世界数百万人的日益增多的疾病，通常表现为显著的功能丧失、久站后疼痛、矢状位序列紊乱，如失平衡[1,2]。矢状位序列紊乱可以通过站立位脊柱全长侧位 X 线片了解。失去正常的矢状位序列可以导致失去完美的矢状位人体工程学结构。

随着世界范围的老龄化进程，老年人口在人群中比例会越来越高。尤其在发达国家，更加关注老年人口的生活质量，成人脊柱畸形（adult spinal deformity，ASD）已经成为十分重要的健康关注点。对这些患者的治疗不仅是医疗和手术的挑战，也需要注意日渐增长的医疗费用。ASD 的确切发病率不易估计，但是通常报道的老年人发病率在 60% 左右[3]。

ASD 包含了从各种影像学表现到临床表现的一组疾病，主要的致病原因是随着腰椎退变引起的（退行性椎间盘疾病、关节突骨关节炎、肌肉萎缩等）（详见第 39 章）腰前凸丢失。近期研究发现，分析矢状位序列是使 ASD 手术治疗最优化的关键因素，尤其在使用脊柱内固定的情况下。

40.2 矢状位失平衡的诊断

矢状位序列紊乱的临床表现包括：

- 进展性直立困难和疼痛。
- 行走距离显著下降。
- 前屈，通常需要辅助支撑（图 40.1）。
- 弯曲膝盖、伸髋及骨盆后旋代偿。
- 疼痛通常是机械性的：只有直立和行走时出现，前倾后消失。疼痛主要位于腰部，但也可出现在代偿区域如臀部（骨盆后旋）。疼痛也是致残性的，阻碍锻炼、重体力劳动甚至日常活动。

ASD 的临床影响主要通过健康相关生活质量（health-related quality of life，HRQOL）评估，例如 Oswestry 功能障碍指数（Oswestry disability index，ODI）[4] 和 SRS-22（脊柱侧凸研究协会 -22，Scoliosis Research Society-22）[5]。疼痛可用视觉模拟评分法（Visual analogue scale，VAS）评分评估[6]。

临床上，患者的姿势都是典型的前倾，C7 铅垂线在髋前方，膝盖弯曲，骨盆后旋，并且他们难以保持该姿势，如果要求他们直立，数分钟后他们会越来越前倾（图 40.1）。一开始他们会因为这个姿势而尴尬，尽量保持直立，但同时会最大限度地弯曲膝盖和伸髋。数秒后，他们逐渐失代偿并开始前倾和寻找支撑。

诊断工具是可以测量脊柱所有指标的站立位脊柱全长片。此外，可以行 CT 和 MRI 检查，但仅仅作为补充并非决定性诊断。此外，CT 和 MRI 常常没有中央型椎管狭窄。测量骨密度对手术方式的选择也很重要。

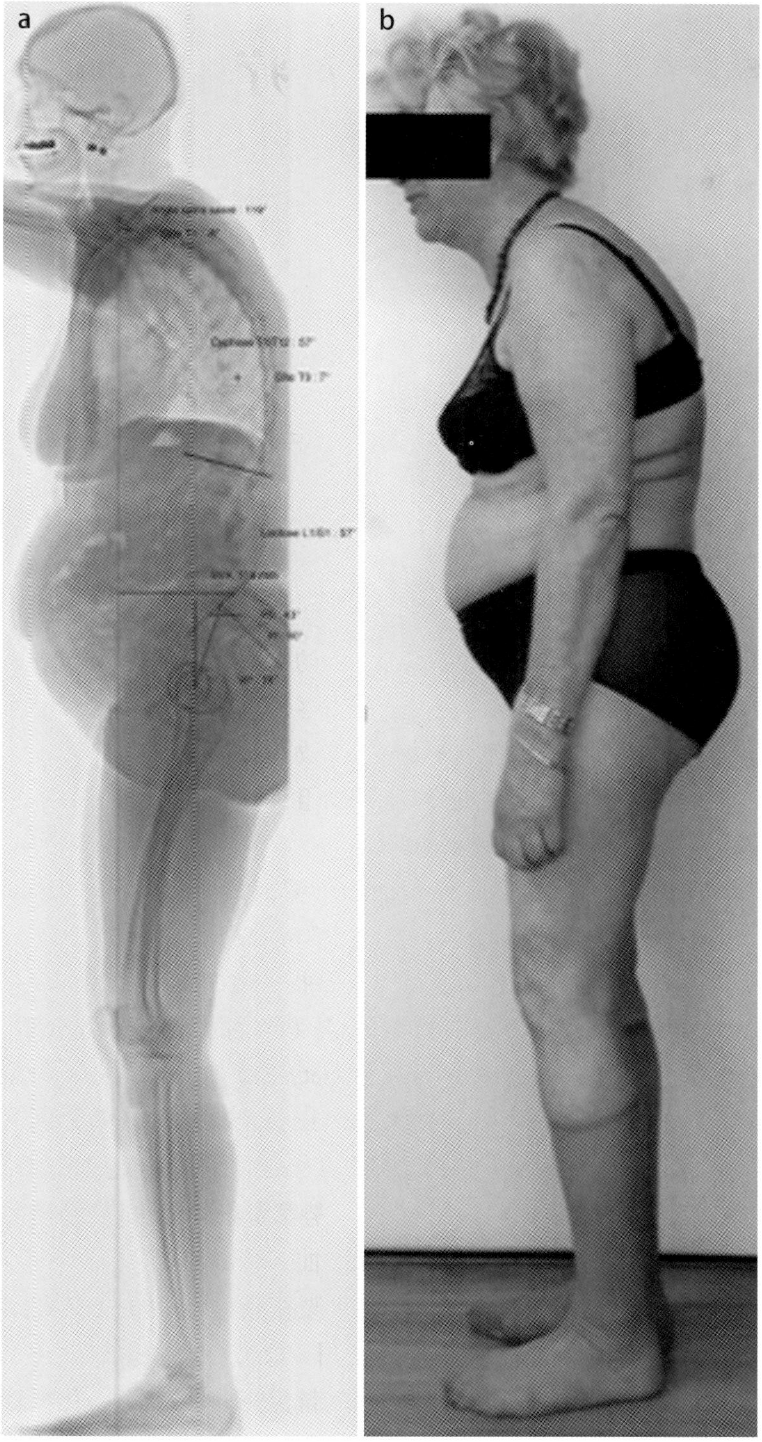

图 40.1 一个典型的矢状位失平衡患者；注意患者膝盖弯曲、骨盆向后旋转、C7 铅垂线远离髋部。所有这些矢状位失平衡的特征均可在临床及全脊柱 X 线片测量观察到

40.3 治疗选择

腰椎退行性变引起的 ASD 的一线治疗方式为对症治疗：药物、理疗、支具和锻炼。然而，没有一项治疗证明有效。因此，出现以下情况时，应考虑手术矫形，恢复脊柱平衡、重建脊柱序列：

- 进展性畸形。
- 进展性疼痛，对症治疗不缓解。
- 行走距离减少。
- 症状性神经压迫，压迫常常只出现在直立和后伸时。
- 患者一般情况良好：无慢性疼痛综合征，无重大合并疾病，对手术治疗目的和手术结果了解，愿意接受 6 个月的恢复期。

对于手术治疗方案，椎板切除减压的结果会是灾难性的。切除脊柱后路结构、腰椎后凸会更加严重，术后症状也会加重。翻修手术会十分困难，很难避免截骨时神经损伤。

因此，手术治疗这些患者，主要的目的不是减压或者简单的稳定，而是重建脊柱序列，恢复矢状位平衡。当这一目的达到后，所有代偿（屈膝、伸髋、骨盆反向旋转和大量的脊柱与骨盆肌肉代偿）都可以消失。在考虑这类手术前，需要全面了解病理生理和手术工具及选择。宣教和训练对帮助这类患者也很必要。所有这些概念对脊柱外科医师都很新，尤其是神经外科医师，然而这确实是最重要的一环。全面的病理生理知识不仅使医师能够开展这项手术，也帮医师针对每个患者选择理想的角度性腰椎前凸和脊柱平衡的重建。本书中，有 3 个章节叙述不断进展的成人脊柱畸形矫形手术。

文献强调骨盆作为脊柱与下肢的连接和调节的根本性作用，也由此出现了骨盆参数以评价这一作用：骨盆旋转（pelvic tilt，PT）、骶骨倾斜（sacral slope，SS）和骨盆入射角（pelvic incidence，PI）（图 40.2）。PT 和 SS 是与姿势相关的指标，评估骨盆的旋转，反映了骨盆对脊柱矢状位序列紊乱的代偿。PI 是形态学指标，决定了 PT 和 SS，即 PI=PT+SS[7-9]，在人一生中为一个常数。

Schwab 等 [2,10] 分析了人的脊柱矢状面，提出 3 个临床相关指标以简化分析和设定脊柱矫形目标。Schwab-Lafage 推荐的理想序列阈值为：

1．矢状垂线（sagittal vertical axis，SVA）＜40 mm。
2．PT ＜ 20°。
3．PI 与 LL（lumbar lordosis）匹配，（PI-LL）＜ 10°。

矢状位序列偏离理想值越多（SVA ＞ 40 mm，PT ＞ 20°，LL ＜ PI），患者的疼痛和功能障碍就越严重。许多研究表明患者任何指标的改善都会改善症状 [9,11,12]。这三个影像学指标是脊柱侧凸研究协会（Scoliosis Research Society，SRS）-Schwab 分型的基础 [13]（图 40.2 和图 40.3），通过从 0（正常）到 ++（最严重）来评估每个患者。SRS-

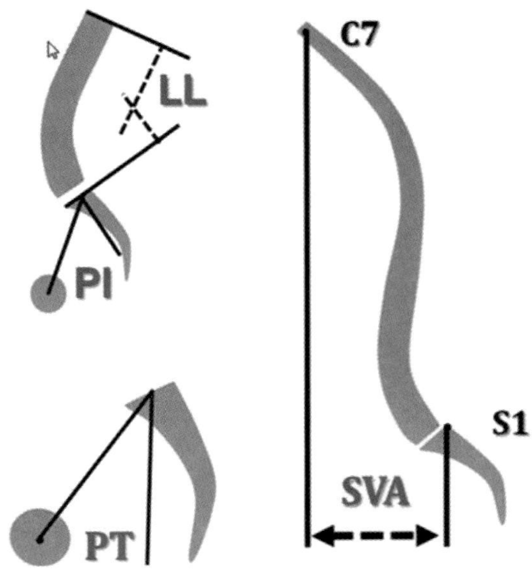

图 40.2 成人脊柱畸形矢状位影像测量，SRS-Schwab 分型系统。SVA：矢状位垂直轴线，PT：骨盆旋转，PI：骨盆入射角，LL：腰椎前凸

Schwab 改进分型标准如下：

- PI-LL ＜ 10°= 0，10° ~ 20° =+，＞ 20°= ++。
- SVA：＜ 4 cm = 0，4 ~ 9.5 cm = +，＞ 9.5 cm = ++。
- PT：＜ 20° = 0，20° ~ 30° 0 +，＞ 30° = ++。

这三项指标可以从站立位脊柱全长片获得，考虑到 Roussouly 脊柱分型，也可以做出调整（第 39 章）。确保影像中包含了髋和膝盖，因为屈膝和伸髋是代偿的直接证据。在计算理想的矫形角度时（图 40.3），一般认为屈膝和伸髋需要额外矫正 10°。

SRS-Schwab 分型的临床重要性在于其与术后 HRQOL 高度相关，不管用 ODI、SRS-22 还是 SF-36 进行评估 [14,15]。SRS-Schwab 分型变化出现相应 HRQOL 改善的例子可见图 40.4 和图 40.5。Schwab 分型极大地推动了对异常脊柱骨盆序列的理解。今天，这个概念可以分析从简单脊柱退变到小儿脊柱畸形的任何矢状位序列。

尽管制定手术计划时确定了矫形阈值和手术技术，大量患者术后并未完全矫形并恢复理想的脊柱序列 [2,16,17]。矢状位重建手术后腰前凸恢复不足容易导致内固定失败，如拔钉、断棒和邻近节段后凸（proximal junction kyphosis，PJK）[18]。

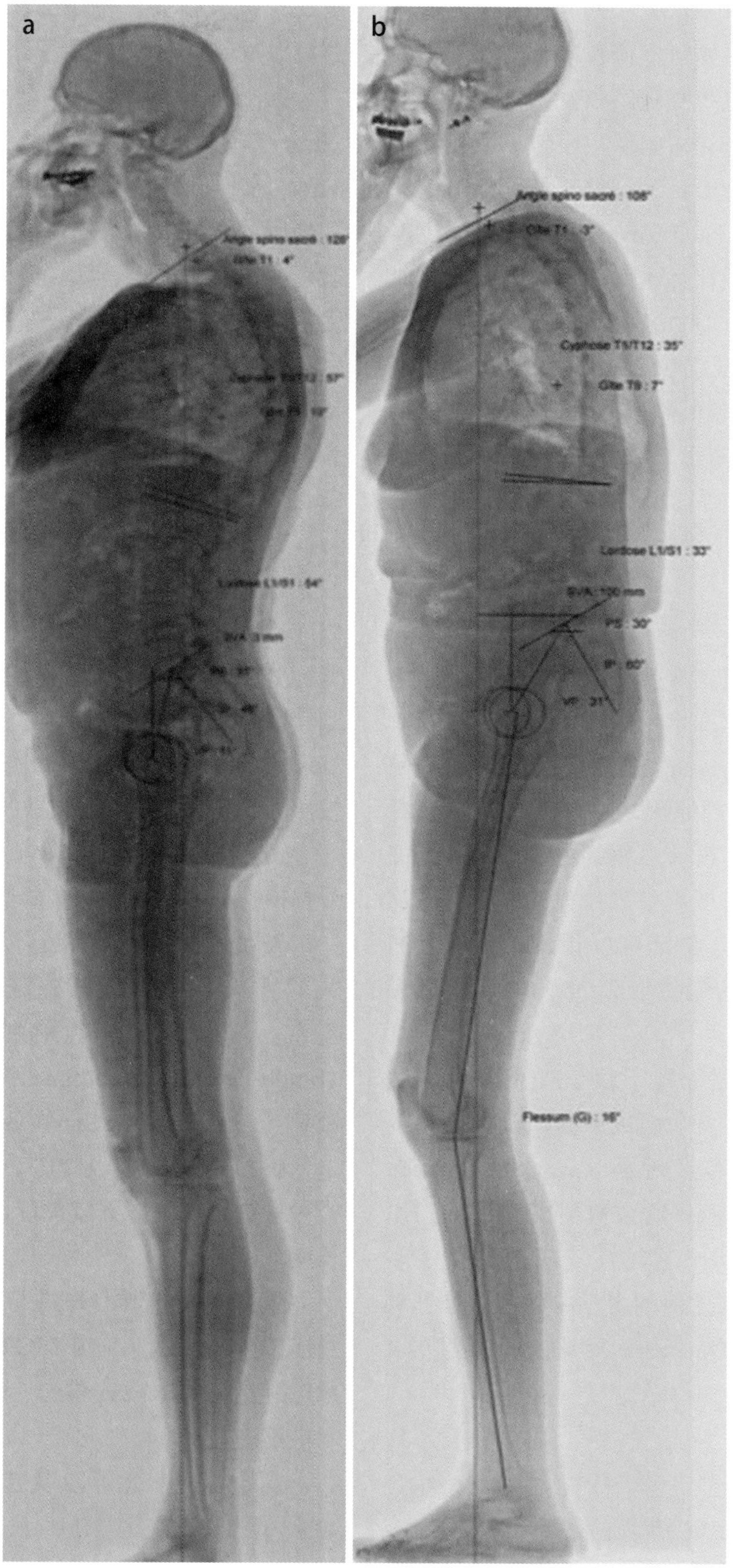

图 40.3 成人脊柱畸形矢状位影像测量，SRS-Schwab 分型系统。正常（a）和异常（b）伴代偿（膝盖弯曲、伸髋和骨盆向后旋转）；PT=31°。PS = SS（sacral slope，骶骨斜率），VP = PT（pelvic tilt，骨盆旋转），IP = PI（pelvic incidence，骨盆入射角）

对于重建这些患者的脊柱序列，有两个主要的问题。一是什么样的脊柱序列对这些患者是理想的；其次，手术中如何弯棒和应该使用哪一种截骨方式来重建理想的脊柱序列并使脊柱恢复平衡？最有挑战性的是如何确保术中弯棒，以精确达到术前想要达到的形状。一些工具可以测量术中棒的前凸角度（sagittal Meter App），但这也仅仅是告诉术者需要做什么，而不是精确的脊柱曲度。此外，这些测量均是卧位而不是站立位。因此，最近的研究发现仅仅 32% 的患者术后达到中立序列，而 42% 的患者仍然为阳性矢状位失平衡，26% 的患者过度矫正 [19]。这也产生了新问题：超过 50% 的病例未达到矫形目标或不能维持脊柱序列，是否应该积极行翻修手术。

40.3.1　重建序列失败

从实际的角度看，有两个原因导致重建序列失败：缺乏术前规划和术中操作不到位。尽管有一些好的工具（Surgimap- 在互联网上可免费使用，KEOPS），失败的原因之一是系统分析患者时有一定的挑战性，没有分析到位。分析不到位是因为之前与矢状位序列参数相关的训练有限及以往过于强调冠状位 Cobb 角。因此，认识上的改变是需要的，因为冠状位 Cobb 角与成人患者术后结果相关性不大 [10,19]。

矢状位序列重建失败不仅仅关系到术后功能差，也是术后主要并发症的原因，例如假关节形成、断棒、邻近节段后凸（proximal junction kyphosis，PJK）。不融合通常需要再次手术，如图 40.6（1，2，3，4）。通过恢复理想的脊柱形态和平衡，可以降低主要的力学并发症，如 PJK 等。脊柱形态可以参考 Pierre Roussouly 描述的 4 种基本类型（参见第 39 章）。

40.3.2　患者个体化棒：描述和理念

器械制造商（MEDICREA，Lyon，France）提出了一个新的患者个体化棒的理念（patient-specific rod，PSR），以最大化矫正和稳定脊柱。依据术前手术计划，PSR 根据 SRS-Schwab 参数和 4 种基本脊柱形态设计，符合每个患者独特矢状位参数。实际上 PSR 的产生是为了保证术前计算的理想脊柱矢状位轮廓在术后能够很好体现，这可以避免矫形不足或矫形过度。

Surgimap 是由手术医师开发的免费电脑软件（http：//www.surgimap.com，NemarisInc，New York，NY），以实用的图形形式，为重建脊柱序列提供手术计划，包括模拟术中多种截骨后脊柱矫形的能力。此外，软件还提供了即刻的、方便使用的矢状位脊柱骨盆分析。

术前的手术计划是基于全脊柱的矢状位 X 线片，下方至少包括股骨头，最好能包括股骨。最理想的影像是由 EOS（EOS imaging Inc.，Cambridge，MA，USA）[20] 获得。测量骨盆参数、LL、后凸和前凸顶椎等评价患者脊柱矢状位形态。之后使用 Surgimap 模拟手术，以达到以下目标：PI-LL ＜ 10°、根据 Roussouly's“后背”分型确定腰前凸顶椎、以顶椎为中心划分前凸 [21]（图 40.7 ~图 40.9）。将术前数字影像输入 Surgimap 用户特定数据库中，序列重建计划可以按照简单且标准化的方式执行。

按照 PI-LL＜10°、PT＜20° 和 SVA ＜ 40 mm 的目标模拟脊柱序列和骨盆参数。

矢状位序列虚拟矫正可以同时利用截骨（从关节突关节切除到三柱截骨）和椎间融合来实现。一般来说，会用到 Smith-Petersen 截骨（Smith-Petersen osteotomies，SPO）和经椎弓根截骨（pedicle subtraction osteotomies，PSO）。

虚拟矫正胸腰段脊柱，同时根据 X 线每个椎弓根进钉点及内固定节段，确定 PSR 的曲度和长度。

生产 2 根 PSR，并进行精确的个体化弯棒（UNiD technology，MEDICREA，France）。激光标志（上端椎体、S1 螺钉、棒的轴线）用来保证术中正确上棒。

1 周内 PSR 就可以从工厂送至手术室（图 40.9 ~图 40.12）。

尽管只是研究早期，临床已经报道了 20 例病例 [23]，以评估 PSR 弯棒的基本原则、制造和最终的运输。作者报道了良好的临床结果和脊柱序列矫形效果。PSR 不需要额外的弯棒，20 例中

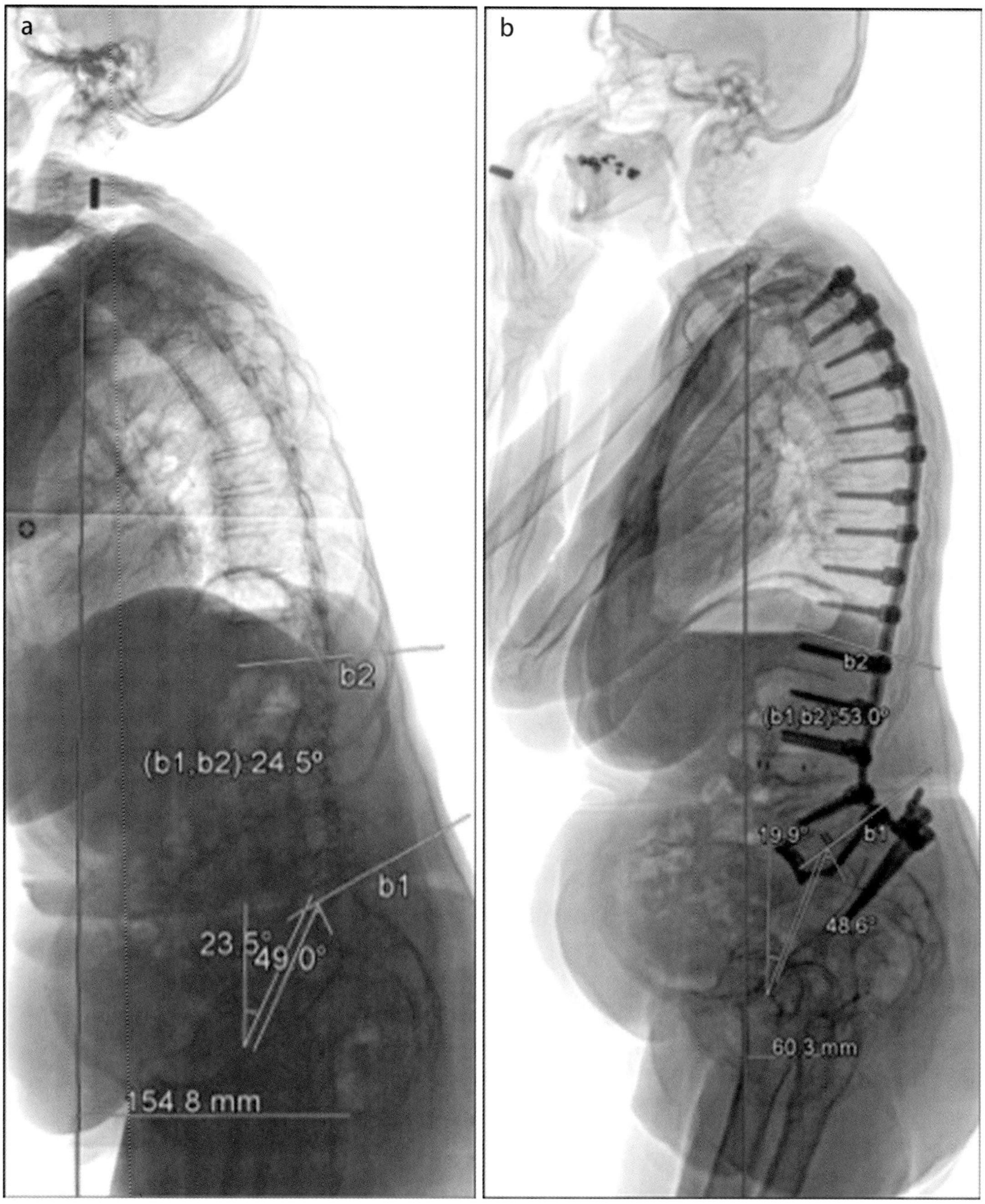

图 40.4 SRS-Schwab 参数的变化对应 HRQOL 的变化。参数改善（PI-LL：+ + ～ 0；SVA：++ ～ +；PT：+ + ～ 0）和 HRQOL 的改善（Δ ODI，–40）相关

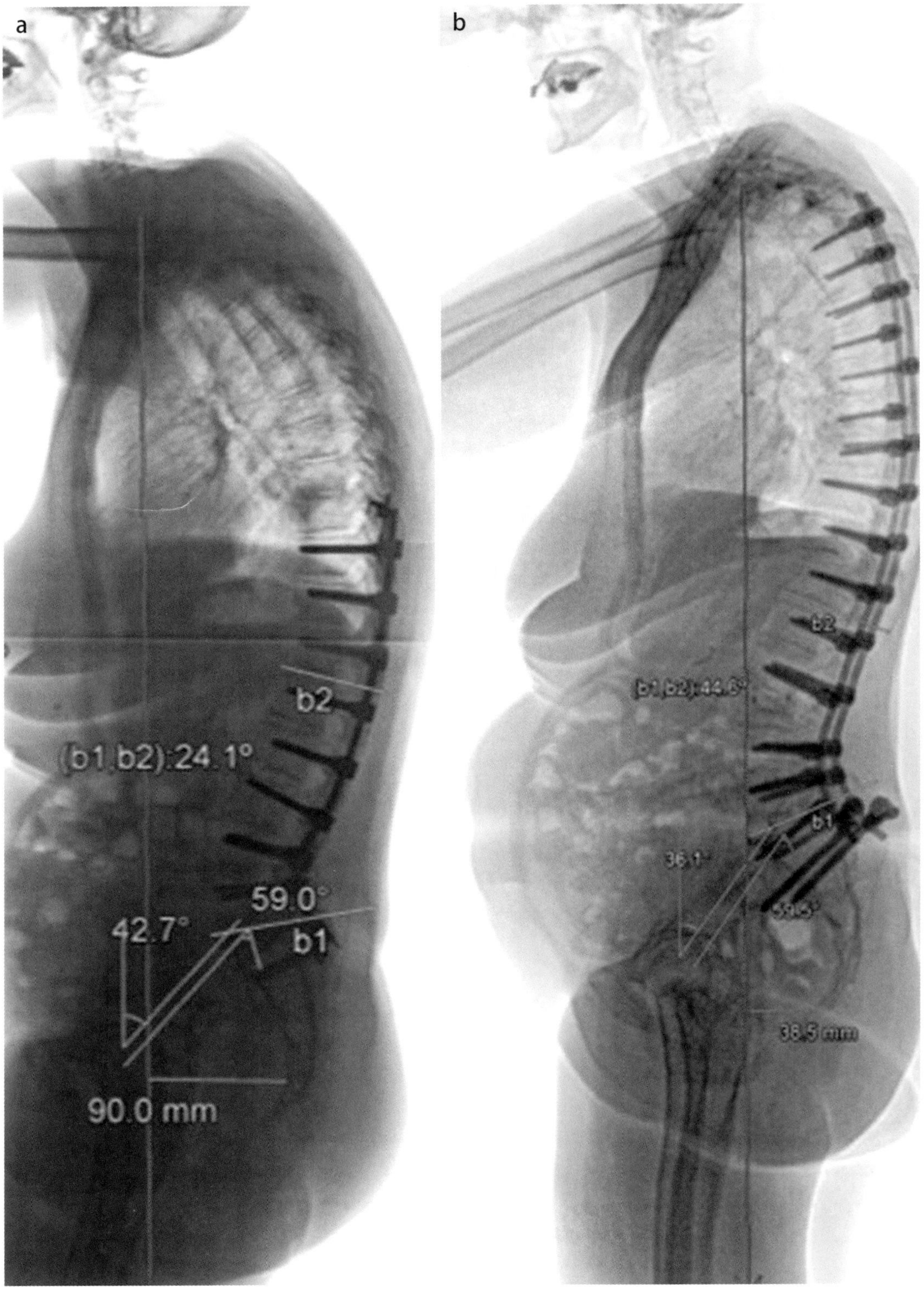

图 40.5 SRS-Schwab 参数的改善（PI-LL，++ ~ 0；SVA，++ ~ 0；PT，++ ~ +）和 HRQOL 的改善（Δ ODI，-35）相关，注意股骨术前术后的变化

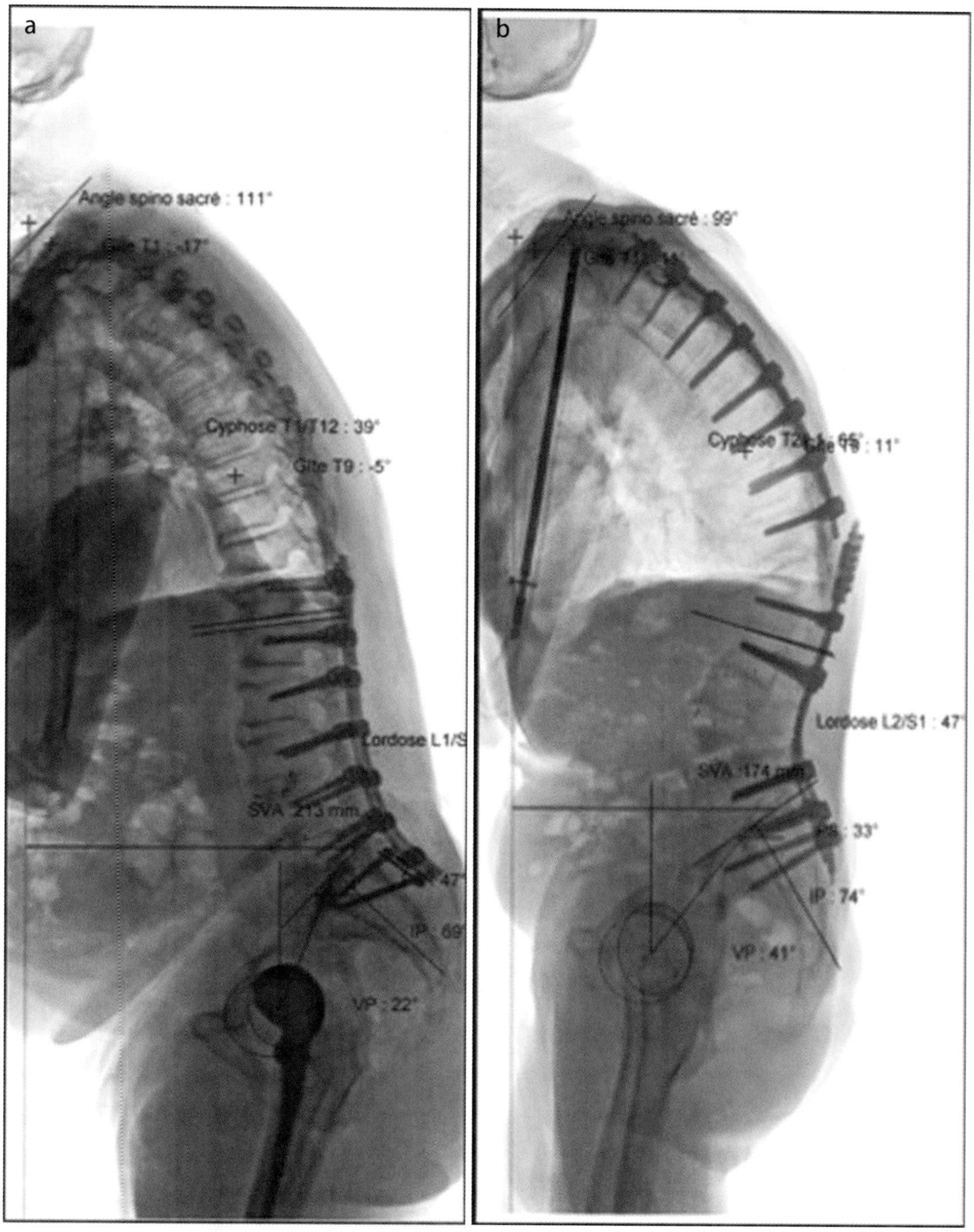

图 40.6　两个不同的不融合病例。(a) 融合节段太短且前凸不够，PI/LL：++，SVA：++，PT：+。(b) 融合节段过长，但矢状位序列不当导致断棒。不融合、断棒、严重的近端连接处后凸，PI/LL：++，SVA：++，PT：++。(c) L4 ~ L5 融合不足以恢复腰椎前凸（需要＞ 70°，但只有 34°），最终导致矢状位序列失衡。注意 PI 很大，LL 需要与 PI 接近，但术后仅 34°，PI/LL：++，SVA：+，PT：++。(d) 椎体成形术后后凸畸形，显著矢状位失平衡，临床效果不佳，PI/LL：++，SVA：++，PT：++

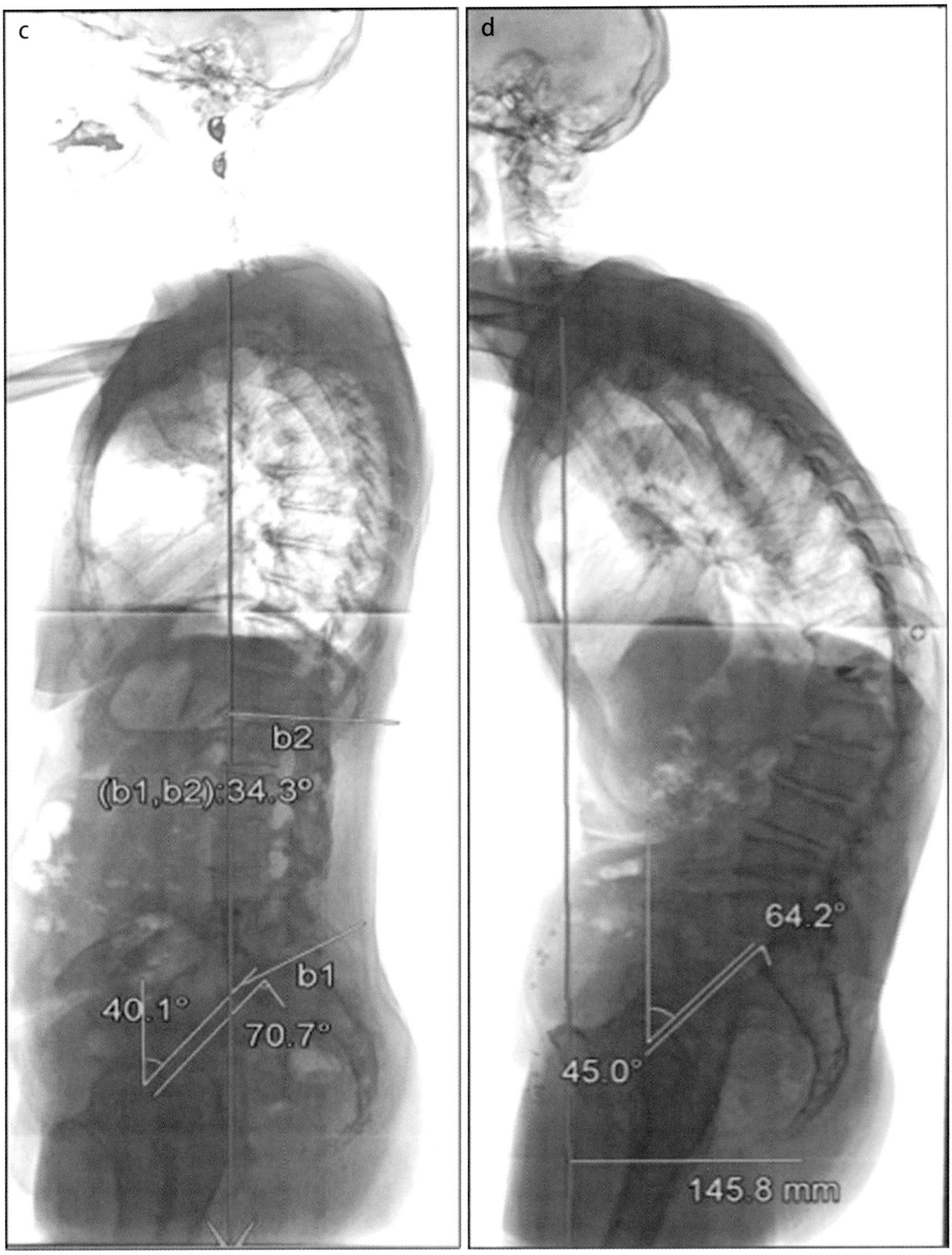

图 40.6（续）

仅 4 例需要截棒（图 40.9 ～图 40.12）。

40.4 手术治疗

一些患者仍然需要前路和后路分期手术治疗，尤其是 L5 ～ S1，利用较高且有前凸的椎间融合器，前路椎间融合可以获得额外的前凸。分期手术的好处在于减少假关节形成及断棒的风险，同时获得更好的矢状位序列。根据后方关节的僵硬程度，确定后路或前路手术的顺序。当后方结构仍有活动性时，应该先行前路手术。

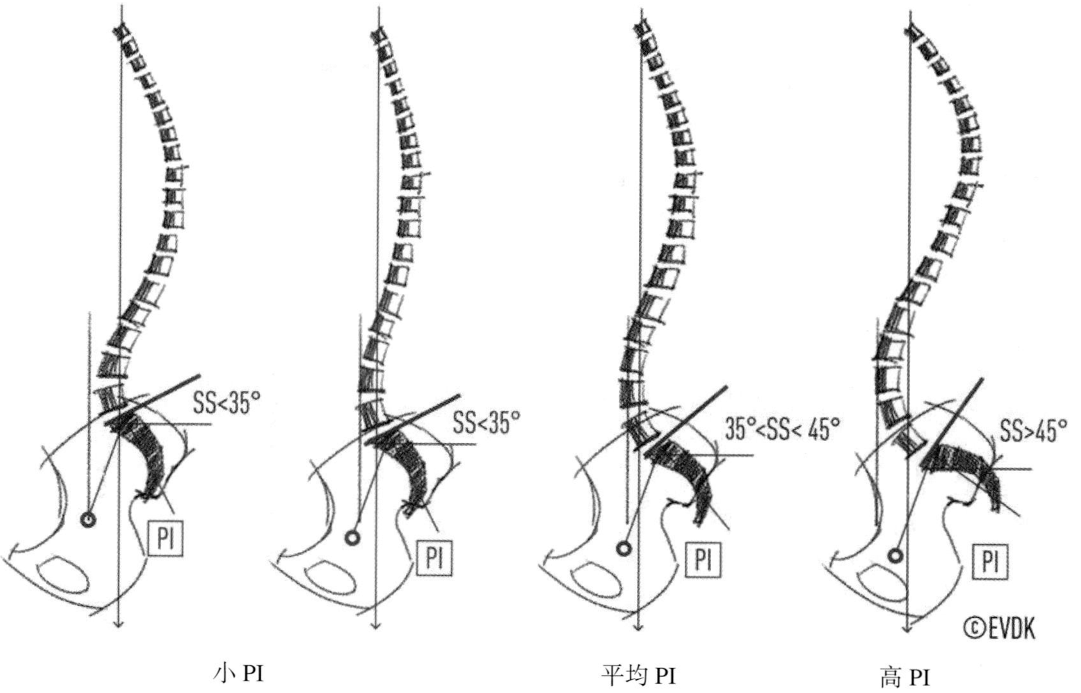

图 40.7 腰弯前凸由 PI 和 SS 决定。总的来说 1、2 型 PI 低，3、4 型 PI 高。通常 1、2 型 SS ＜ 35°，3 型 35° ＜ SS ＜ 45°，4 型 SS ＞ 45°（Roussouly[22]）

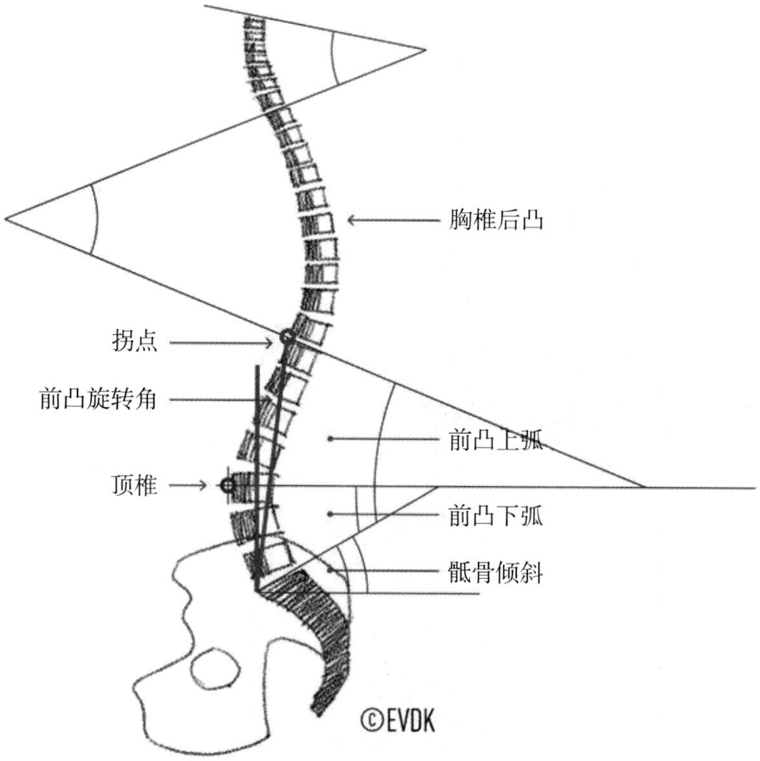

图 40.8 脊柱矢状位弯曲进一步划分。解剖上，颈椎从 C1 到 C7，胸腰椎从 C7/T1 到骶骨平面，但实际上，拐点是在前凸变为后凸处。这就出现前凸与后凸的多样性，主要由脊柱类型（Roussouly）决定，而不是由脊柱的解剖学区域决定（Roussouly 和 Berthonaud）

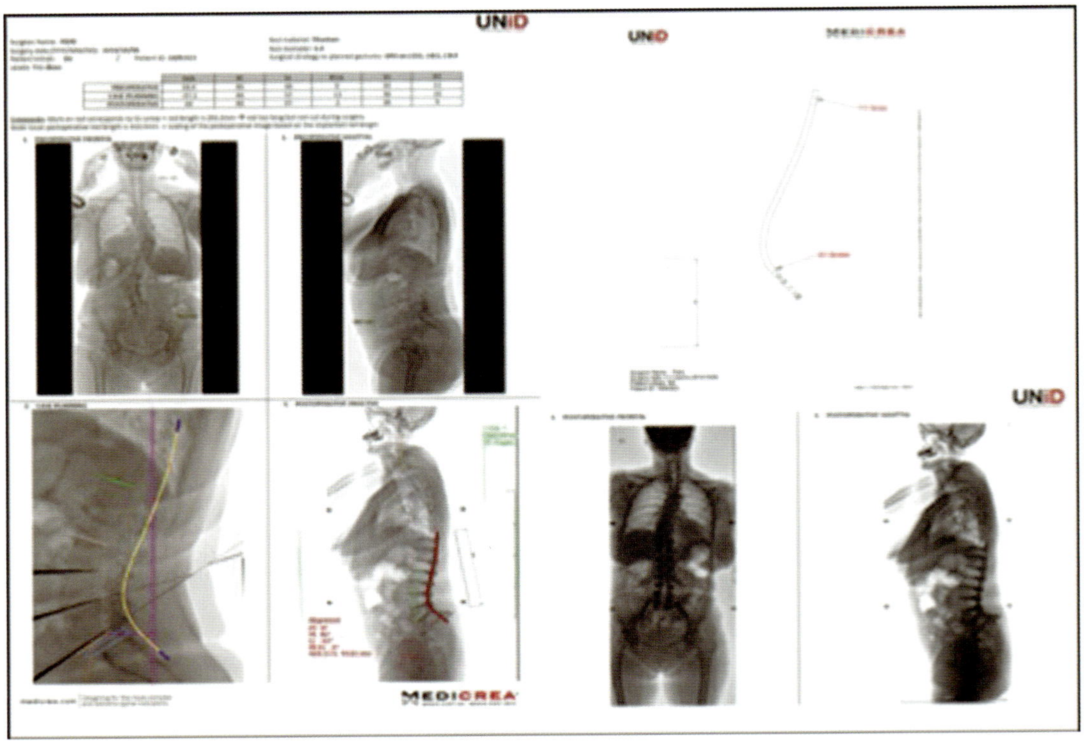

图 40.9 典型的包含脊柱骨盆参数的术前计划如上，术前 X 线，理想的患者个体化棒（PSR），3 个节段 SPO 的术前计划（左下）和术后结果（右下）

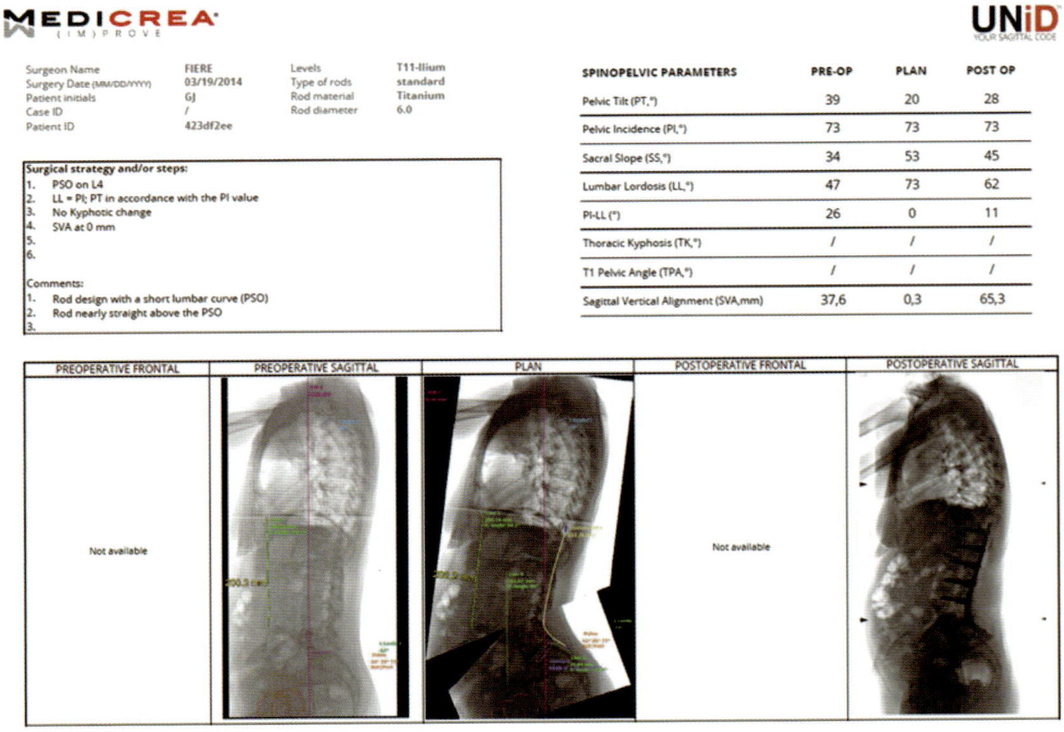

图 40.10 典型 Roussouly 2 型脊柱术前计划。为了获得最佳矢状位平衡，需在 L4 做 PSO，右侧为术后 X 线，术后所有脊柱骨盆指标均获得改善（见图片最上）

Surgeon Name	FIERE	Levels	T3-Ilium
Surgery Date (MM/DD/YYYY)	04/02/2014	Type of rods	standard
Patient initials	VJ	Rod material	Titanium
Case ID	/	Rod diameter	6.0
Patient ID	e0a7724c		

Surgical strategy and/or steps:
1. PSO on L4
2. LL = PI+6°; PT in accordance with the PI value
3. No Kyphotic change
4. SVA < 40mm
5.
6.

Comments:
1. Rod design with a short lumbar curve (PSO)
2. Frontal deformity to correct
3.

SPINOPELVIC PARAMETERS	PRE-OP	PLAN	POST OP
Pelvic Tilt (PT,°)	21	16	17
Pelvic Incidence (PI,°)	62	62	62
Sacral Slope (SS,°)	41	46	45
Lumbar Lordosis (LL,°)	42	67	63
PI-LL (°)	20	-5	-1
Thoracic Kyphosis (TK,°)	/	/	/
T1 Pelvic Angle (TPA,°)	/	/	/
Sagittal Vertical Alignment (SVA,mm)	136,2	22,2	30,6

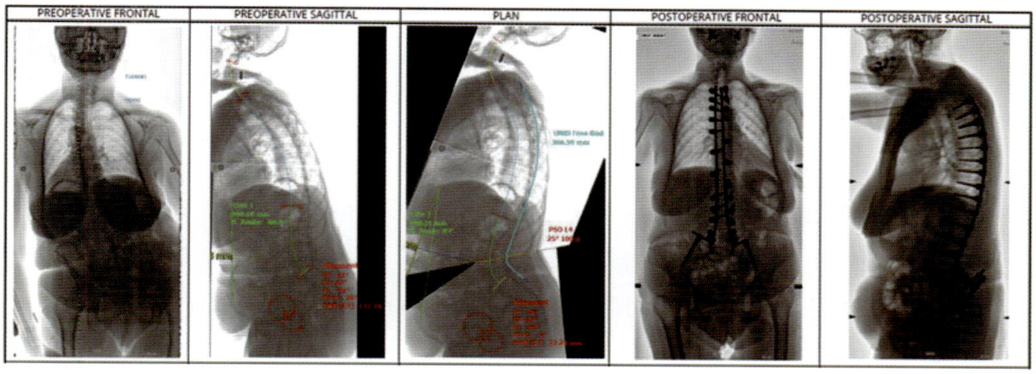

图 40.11 矢状位失平衡病例。尽管骨盆向后旋转、膝盖弯曲并伸髋，对于该患者 SVA > 136 mm（理想值< 40 mm），腰前凸丢失（需要> 62°，而实际为 42°），是矢状位失平衡的主要原因。左下：分析失平衡，中下：手术计划，通过在 L4 行 PSO 可以实现完美的矢状位平衡，获得 20° 腰前凸，使得 LL 与 PI 一致。

Surgeon Name	FIERE	Levels	T12-Ilium
Surgery Date (MM/DD/YYYY)	04/02/2014	Type of rods	standard
Patient initials	DM	Rod material	Titanium
Case ID	/	Rod diameter	6.0
Patient ID	222c1b18		

Surgical strategy and/or steps:
1. PSO on L4
2. LL = PI+10°; PT in accordance with the PI value
3. No Kyphotic change
4. SVA < 40mm
5.
6.

Comments:
1. Rod design with a short lumbar curve (PSO)
2.
3.

SPINOPELVIC PARAMETERS	PRE-OP	PLAN	POST OP
Pelvic Tilt (PT,°)	25	6	12
Pelvic Incidence (PI,°)	35	35	35
Sacral Slope (SS,°)	10	29	23
Lumbar Lordosis (LL,°)	21	45	43
PI-LL (°)	14	-10	-8
Thoracic Kyphosis (TK,°)	42	42	42
T1 Pelvic Angle (TPA,°)	/	/	/
Sagittal Vertical Alignment (SVA,mm)	41,2	24,9	-15,3

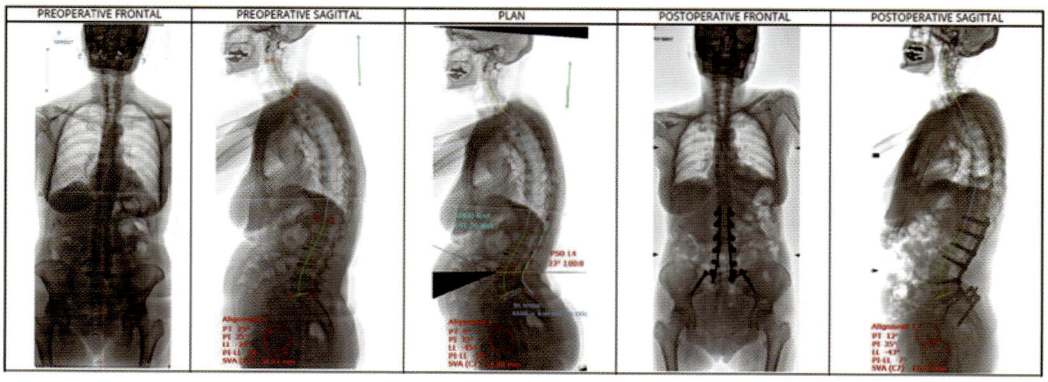

图 40.12 左下：术前情况，尽管 SVA 尚好，LL 并非典型的 Roussouly3 型或 4 型（高 PI），为了恢复脊柱曲度，需要更大的腰前凸。对于这位患者可以通过在 L3 行 PSO。对于高 PI 的脊柱，腰前凸顶点位于 L3［如图 40.6（3）中患者］。右下：术后情况，没有恢复足够的腰前凸及 PT，但 SVA 获得改善，患者疼痛显著改善，行走距离不再受限制

40.5 手术技术

40.5.1 后路手术

手术包括后路减压（很少需要）、多节段 Smith-Petersen 截骨（SPO）（正常椎间高度时，每个节段可获得 6% ~ 7% 的前凸）和（或）PSO。多节段椎弓根螺钉固定，根据棒上的标志植入 PSR 棒（上端椎、S1 螺钉和矢状线）。必须要强调的是，在这类手术中，脊柱需要按照预弯的钛棒矫形。因此，与以往术中弯棒需要适应脊柱形态不同的是，术中需要更多的截骨使脊柱适应棒的形态。更重要的是，只有用单向螺钉才能获得更好的矫形效果。万向钉不能根据预弯钛棒完美地重建脊柱序列。此外，截骨类型、位置和节段都要与术前计划、局部骨质量和棒的形状相适应。重建脊柱序列一定要包括骶骨，但不一定需要髂骨螺钉。近端融合至至少高于胸后凸顶点以避免 PJK。笔者认为不过度矫形可防止 PJK。因此，矫形应该集中在腰段，最多停留在胸腰段。胸椎 PSO 不仅技术难度大、危险，也会导致 PJK。这类手术使用横联没有意义。

行撑开加压等操作，可以进一步在冠状面和矢状面完善脊柱矫形。去皮质骨和行关节突关节（胸椎）部分切除，然后植骨并最后关闭切口。

40.5.2 前路手术

采用何种手术技术取决于手术节段。

在 L5 ~ S1，采用仰卧位，暴露 L5 ~ S1 椎间盘前缘，切除椎间盘，植入带前凸的含 BMP2 的 PEEK 椎间融合器，恢复椎间高度和前凸。

从 L2 ~ L5 采用左侧微创切口，患者取侧卧位。牵开腰大肌，暴露椎间盘前外侧。切除椎间盘，植入带前凸的含 BMP2 的 PEEK 椎间融合器，恢复椎间高度和前凸。根据笔者资料，这种技术创伤小、技术要求较低、较传统后路手术（PLIF）并发症少。但是需要两种不同的手术操作。

目前实验性材料的情况：

PSR（UNID technology，MEDICREA，France）是患者个体化内植入物，符合 93/42/EC 指导意见 VII 和 FDA 21 CFR 820 部分。最初的 2 根棒在 2013 年 9 月 23 日植入。预期获益包括最优化实现手术计划，使得矢状位和临床结果（如疼痛、功能障碍评分等）与术中弯棒标准技术相比获得改善。其次，改善钛棒的机械性能，如避免术中多次的弯折钛棒，缩短手术时间。

准确的带有标尺的 X 线片，对全面了解每个椎弓根螺钉理论的 3D 方向及正确实施必要的截骨是 PSR 技术的关键。

40.6 提示和技巧

1. 成年的脊柱侧凸既可能是特发性侧凸，出现在青春期，也可能是由于成年人椎间盘不对称退变所致的退行性侧凸。
2. 成人脊柱侧凸的手术指征包括畸形进行性发展、疼痛、行走距离缩短和神经压迫等。
3. 手术治疗的目的包括获得最优的冠状面和矢状面平衡、成功的融合及对有症状的神经结构减压。
4. 患者个性化钛棒对达到最佳的矢状位和冠状位平衡有帮助。

40.7 循证证据

尽管 PSR 获得了上市授权，早期的证据水平仍不足。尽管最初的结果较乐观，但随访时间短，仅仅是有小组人群的 1 年随访，仍需要进一步的分析和研究以发表。可能有人认为不锈钢棒较镉钴棒或钛棒可能获得更好的术后结果，但没有证据支持这一说法。

对 PSR 的额外获益及流程优化，目前还在临床评估中。一项由 Hospices Civils de Lyon（France）资助的大型、多中心、双盲、随机对照研究 PROFILE（surgical treatmentof spinal deformity with sagittal，矢状位脊柱畸形的外科治疗）最近获得法国卫生部许可（PHRC national call 2014，ref：14-0455）[24]，从 2015 年年中起，计划纳入 334 名患者，24 个月随访。这项研究主要关注 PSR 植入后的影像学和临床结果。

40.8 小结

尽管可以制定成熟的手术计划，健康相关生活质量评分（HRQLD）与脊柱矢状位序列的相关性也已经证实，但仍有许多患者术后矫形不足或序列不良。序列矫正不良与术后功能差及主要并发症相关，如不融合、断棒和 PJK 等。

手术计划不良和实施不到位是序列重建失败的两个主要原因。术中弯棒不一定能达到预计的矢状位序列。患者个性化棒（PSR），根据患者情况量身定制，可以帮助实现最优矫形并稳定脊柱。PSR 设计符合每个患者独特的矢状位序列并满足手术医师的术前计划。

使用 PSR 可以增加最优化矫形患者的比例，提高患者生活质量。另外，PSR 还可以帮助改进手术计划，减少不精确的手术实施，改进目前的手术计划评估。

（王　凯　菅凤增　译）

参考文献

1. Barrey C, Roussouly P, Le Huec JC, D'Acunzi G, Perrin G (2013) Compensatory mechanisms contributing to keep the sagittal balance of the spine. Eur Spine J 22(Suppl 6):S834–S841
2. Schwab F, Patel A, Ungar B, Farcy JP, Lafage V (2010) Adult spinal deformity-postoperative standing imbalance: how much can you tolerate? An overview of key parameters in assessing alignment and planning corrective surgery. Spine (Phila Pa 1976) 35:2224–2231
3. Schwab F, Dubey A, Gamez L, El Fegoun AB, Hwang K, Pagala M, Farcy JP (2005) Adult scoliosis: prevalence, SF-36, and nutritional parameters in an elderly volunteer population. Spine (Phila Pa 1976) 30:1082–1085
4. Fairbank JC, Pynsent PB (2000) The Oswestry Disability Index. Spine (Phila Pa 1976) 25:2940–2952; discussion 2952
5. Asher MA, Min Lai S, Burton DC (2000) Further development and validation of the Scoliosis Research Society (SRS) outcomes instrument. Spine (Phila Pa 1976) 25:2381–2386
6. Price DD, McGrath PA, Rafii A, Buckingham B (1983) The validation of visual analogue scales as ratio scale measures for chronic and experimental pain. Pain 17:45–56
7. Legaye J, Duval-Beaupere G, Hecquet J, Marty C (1998) Pelvic incidence: a fundamental pelvic parameter for three-dimensional regulation of spinal sagittal curves. Eur Spine J 7:99–103
8. Lafage V, Schwab F, Skalli W, Hawkinson N, Gagey PM, Ondra S, Farcy JP (2008) Standing balance and sagittal plane spinal deformity: analysis of spinopelvic and gravity line parameters. Spine (Phila Pa 1976) 33:1572–1578
9. Lafage V, Schwab F, Patel A, Hawkinson N, Farcy JP (2009) Pelvic tilt and truncal inclination: two key radiographic parameters in the setting of adults with spinal deformity. Spine (Phila Pa 1976) 34:E599–E606
10. Schwab F, Farcy JP, Bridwell K, Berven S, Glassman S, Harrast J, Horton W (2006) A clinical impact classification of scoliosis in the adult. Spine (Phila Pa 1976) 31:2109–2114
11. Glassman SD, Berven S, Bridwell K, Horton W, Dimar JR (2005) Correlation of radiographic parameters and clinical symptoms in adult scoliosis. Spine (Phila Pa 1976) 30:682–688
12. Legaye J, Duval-Beaupere G (2005) Sagittal plane alignment of the spine and gravity: a radiological and clinical evaluation. Acta Orthop Belg 71:213–220
13. Schwab F, Ungar B, Blondel B, Buchowski J, Coe J, Deinlein D, DeWald C, Mehdian H, Shaffrey C, Tribus C, Lafage V (2012) Scoliosis Research Society-Schwab adult spinal deformity classification: a validation study. Spine (Phila Pa 1976) 37:1077–1082
14. McHorney CA, Ware JE Jr, Raczek AE (1993) The MOS 36-Item Short-Form Health Survey (SF-36): II. Psychometric and clinical tests of validity in measuring physical and mental health constructs. Med Care 31:247–263
15. Ware J Jr, Kosinski M, Keller SD (1996) A 12-Item Short-Form Health Survey: construction of scales and preliminary tests of reliability and validity. Med Care 34:220–233
16. Lafage V, Schwab F, Vira S, Patel A, Ungar B, Farcy JP (2011) Spino-pelvic parameters after surgery can be predicted: a preliminary formula and validation of standing alignment. Spine (Phila Pa 1976) 36:1037–1045
17. Smith JS, Shaffrey CI, Ames CP, Demakakos J, Fu KM, Keshavarzi S, Li CM, Deviren V, Schwab FJ, Lafage V, Bess S, International Spine Study G (2012) Assessment of symptomatic rod fracture after posterior instrumented fusion for adult spinal deformity. Neurosurgery 71:862–867
18. Le Huec JC, Cogniet A, Demezon H, Rigal J, Saddiki R, Aunoble S (2015) Insufficient restoration of lumbar lordosis and FBI index following pedicle subtraction osteotomy is an indicator of likely mechanical complication. Eur Spine J 24(Suppl 1):S112–S120
19. Blondel B, Schwab F, Bess S, Ames C, Mummaneni PV, Hart R, Smith JS, Shaffrey CI, Burton D, Boachie-Adjei O, Lafage V (2013) Posterior global malalignment after osteotomy for sagittal plane deformity: it happens and here is why. Spine (Phila Pa 1976) 38:E394–E401
20. Dubousset J, Charpak G, Dorion I, Skalli W, Lavaste F, Deguise J, Kalifa G, Ferey S (2005) A new 2D and 3D imaging approach to musculoskeletal physiology and pathology with low-dose radiation and the

standing position: the EOS system. Bull Acad Natl Med 189:287–297; discussion 297–300
21. Fiere V, Faline A, Szadkowski (2014) Preoperative planning and patient specific rods for surgical treatment of thoracolumbar spine imbalance. Eur Spine J 23:S469–S496
22. Roussouly P, Pinheiro-Franco JL (2011) Sagittal parameters of the spine: biomechanical approach. Eur Spine J 20(Suppl 5):578–585
23. Akbar M, Terran J, Ames CP, Lafage V, Schwab F (2013) Use of Surgimap Spine in sagittal plane analysis, osteotomy planning, and correction calculation. Neurosurg Clin N Am 24:163–172
24. Barrey C, Fiere V, Lafage V, Vital J, Armoiry X, Berthillier J (2014) PROFILE. Surgical treatment of spinal deformity with sagittal imbalance using patient-specific rods: a multicenter, controlled, double blind randomized trial. National PHRC Hospices civils de Lyon, France

第六部分
脊柱肿瘤

脊柱转移性肿瘤的手术治疗

41

Khalid M. I. Salem and Charles G. Fisher

41.1 引言

在过去的30年里，脊柱转移性肿瘤的治疗方法发生了巨大的变化。在诊断、治疗方式、患者期望、对疾病更深入了解等方面的进步，以及同行评议文献的成果引起的多种治疗方式的效果促进了这一改变。尽管我们尽了最大的努力，但是脊柱转移性肿瘤的干预措施大多数时候只能治标，甚至对大多数组织学类型进行医疗干预都是存在争议的。

据估计，多达70%的癌症患者在尸检时会出现脊柱转移。在这些患者中，有20%为症状性转移，但只有10%发展为脊髓压迫，其中5%～10%需要手术治疗[1]。考虑到这一点，在2014年，美国癌症协会（ACS）报道了1370万例癌症患者和166万例新发癌症病例。据报道，脊柱转移性肿瘤的5年预期寿命从20世纪70年代中期的49%上升到2003—2009年的68%[2]。这也导致了脊柱外科医生在肿瘤方面工作量的增加，反过来又需要以最新的循证方法来管理这些患者，以取得最佳的结局[3]。

治疗的核心方法仍然是不变的：

- 保持稳定性。
- 改善疼痛。
- 恢复或保护神经功能。

在本章中，我们旨在概述脊柱转移性肿瘤患者循证研究和治疗的主要观点。

41.2 组织学因素

脊柱转移性肿瘤最重要的预后因素是肿瘤组织学[4,5]。脊柱转移性肿瘤好继发于乳腺癌、肺癌、前列腺癌、肾癌、黑色素瘤、甲状腺癌、结直肠癌，以及血液系统恶性肿瘤（骨髓瘤最好发）[6,7]。肿瘤可以通过血液传播、直接播散或者脑脊液传播。转移最常见的部位为胸椎（70%），腰椎次之（20%），然后是颈椎和骶骨。最常累及的部位是椎体（80%），其次为椎体后方结构（20%）。肉瘤和放射治疗后复发的肿瘤可累及硬脊膜。虽然骨质破坏多为混合型，但95%是溶骨性的。多数成骨性病变主要来自前列腺和极少的乳腺转移。多发转移常见（超过80%），但是淋巴瘤和肾细胞癌多为单发[8]。当要进行外科干预时，要充分考虑到肿瘤的血液供应因素，肾、甲状腺、肝、黑色素瘤和骨巨细胞瘤等的转移性病变应充分考虑术前栓塞问题。

就目前数据而言，认识到发达国家癌症总死亡率在逐步降低是很重要的。这一现象对于某些侵袭性比较强的肿瘤，如肺癌和胃癌等也同样如此。需要明确的是，目前的预后评分（例如Tokuhashi或者Tomita评分）不一定能反映当前组织学的预后[4,5]。

41.3 诊断

在告知治疗方式和预后时，仔细分析症状学

至关重要（如脊髓压迫患者在生命的最后一年住院日会加倍[9]）。脊柱转移患者可以表现为以下一种或多种症状：

- 疼痛。
- 神经功能损害。
- 不稳。

41.3.1 疼痛

有癌症史的患者出现背痛应当引起警惕，并做进一步检查（危险信号；见第23章）。脊柱转移性肿瘤疼痛是很普遍的，大约90%的患者都有该症状，并且可能预示着继发性骨折或椎体移位[10]。其发病机制可能是以下3个原因中的1个或者更多：

- 恶性的骨质膨胀导致骨膜牵拉和骨内膜压力升高（与活动无关的深部疼痛，抗炎药物往往有效）。
- 骨质破坏继发不稳从而导致机械性疼痛（严重间歇性疼痛，与活动或位置相关的背部局限性疼痛）。
- 脊髓或神经根压迫所致疼痛。神经根性疼痛通常较尖锐，呈放射性，并且沿相关神经根分布。脊髓压迫引起的疼痛呈非神经根分布，症状可以与体位相关，多数对激素治疗有效。

41.3.2 神经功能损害

神经系统症状可以为神经根性、脊髓性、自主神经或合并存在。感觉症状表现为压迫节段或临近节段的神经根分布区的麻木，脊髓压迫的典型感觉表现为逐渐上升的远端肢体麻木和渐进的本体感觉丧失，导致感觉性共济失调，从而影响行走。同样，肢体无力可能是由于神经根性和（或）脊髓受压所致。继发于脊髓压迫的运动障碍，在发展为瘫痪前往往会出现锥体束麻痹（屈肌群的影响大于伸肌）。

自主神经功能障碍影响57%的患者，表现为膀胱直肠功能障碍，包括小便费力、尿急、尿潴留、溢出性尿失禁、便秘、病变以下节段出汗减少和性交困难等。

41.4 肿瘤的脊柱稳定性

迄今为止，脊柱肿瘤研究小组（spine oncology study group，SOSG）提出了脊柱转移肿瘤患者脊柱不稳定的最好的循证医学定义。该小组提出的不稳定性确定方法如下：

- “肿瘤进展导致的脊柱完整性破坏，并伴有与活动相关的疼痛、症状性或进展性畸形，和（或）生理负荷下的神经元的损害。在这种情况下，如果不加以治疗，不稳定可能会发展，并且导致畸形和可能的神经功能损害。”

确定脊柱不稳需要根据既往史、体格检查和影像学研究等诸多方面。从临床病史上看，活动时引发而休息或卧床时减轻的局部背痛，与姿势或活动相关的神经症状，以及畸形进行性发展等，是潜在不稳定的因素。

计算机断层扫描（CT）可以对骨解剖学进行详细研究，可以清楚地确定病理损害的特征、位置和骨质破坏程度。直接比较CT扫描和站立位脊柱X线的脊柱序列，如果可能的话，出现局部后凸增大也可以是一个有用的辅助手段。尽管我们在肿瘤检查中不经常使用站立位X线或者动力位检查。

最近脊柱肿瘤研究小组提出了脊柱肿瘤不稳定性评分（spine instability neoplastic score，SINS）（表41.1）[11]。该评分系统结合脊柱不稳相关的系统性回顾和专家一致性意见，其目的是建立一个评分系统，对肿瘤引起的脊柱不稳进行量化，包括6个不稳定因素：

1．位置。
2．疼痛。
3．病变类型（溶骨 / 成骨）。
4．脊柱影像排列。
5．椎体塌陷。
6．脊柱后外侧相关因素。

这6项中任意一项都对脊柱不稳有影响。计算所得分数，并根据分数确定脊柱稳定（0 ~ 6分）、不稳定（13 ~ 18分），还是潜在不稳定（7 ~ 12分）。SINS从肿瘤学和放射科学角度为

表41.1 肿瘤脊柱不稳定性评分（SINS）

	评分
位置	
交界性（枕～C2，C7～T2，T11～L1，L5～S1）	3
活动性脊柱节段（C3～C6，L2～L4）	2
半刚性（T3～T10）	1
刚性（S2～S5）	0
疼痛[a]	
有	3
偶尔有但并非机械性的	1
无痛病变	0
骨病变	
溶骨性	2
混合性	1
成骨性	0
放射学脊柱序列	
半脱位 / 椎体移位	4
新发畸形（前凸 / 后凸）	2
正常序列	0
椎体压缩	
＞50% 压缩	3
＜50% 压缩	2
没有压缩，但＞50% 的椎体受累	1
非上所述	0
脊柱后外侧受累程度[b]	
双侧	3
单侧	1
非上所述	0

[a] 躺下后疼痛好转，活动和（或）脊柱活动 / 负重时出现。
[b] 关节突、椎弓根，或肋椎关节骨折或移位。

专科医师提供参考，主要是提醒医生有椎体塌陷或畸形进展的可能，但没有提供特定的治疗方法（图 41.1）。不管怎么说，它对确定治疗方法和对统一定义脊柱稳定性还是很有帮助的。SINS 已经经过有效性和可靠性研究，在非脊柱外科中，在观察者间和观察者内均有极好的可靠性[12-15]。

41.5 其他因素

最初的血液检查应包括全血细胞计数、血尿素和肌酐水平、肝功能检测（包括总蛋白和白蛋白），以及电解质（包括钙）等。肿瘤标志物筛查包括 PSA（前列腺），CA15-3 和 CA27-29（乳腺）、CA19-9 和癌胚抗原（胃肠肿瘤），甲胎蛋白（肝细胞癌）、降钙素（甲状腺）和血清蛋白电泳（多发骨髓瘤 / 浆细胞瘤）等。

通过众所周知的评分系统，如 Tomita 和改良 Tokuhashi 评分[4,5]确定肿瘤负荷对于治疗计划至关重要，该评分可以很好地预测实际生存预后。许多检查可以用来评估肿瘤负荷，在我们的日常工作中，我们采取胸 / 腹 / 盆 CT、全脊柱增强 MRI 评估躯体情况，同位素扫描评估附属骨骼的病变。

最近，使用正电子成像（PET）联合 CT（FDG-PET/CT）检测糖代谢的功能性成像（放射性氟来追踪葡萄糖－氟脱氧葡萄糖，FDG），在二维或三维 CT 图像上可以发现代谢或生化活动，这一方法显著改进了肿瘤负荷的评价。我们采用这项技术深入研究计划行“en bloc”手术的患者，发现由于检查而提示肿瘤的分期升级，从而使 10%～15% 的病例需要改变治疗方案[16]（图 41.2）。

最近，Balain 等人采用整体绩效衡量方法研究了改良 Tokuhashi，Tomita 和 Bauer 评分[17]［测定系数（Nagelkerke’s R2）一致性为“c”］。他们发现以下 5 个因素与生存率相关：

1．Tomita 肿瘤评分。
2．Karnofsky 行为状态评分。
3．改良非肺癌的 Bauer 评分。
4．改良 Tokuhashi 脊柱外骨转移评分。
5．任何主要内脏器官转移评分。

作者提出了新的生存评分系统“Oswestry 脊柱转移风险指数”（the Oswestry spinal metastasis risk index，OSRI），该评分为 Karnosky 整体状态评分（general condition，GC）和原发肿瘤病理（primary tumor pathology，PTP）之和[18]。虽然在初始的 199 例研究中有效，但进一步的 OSRI

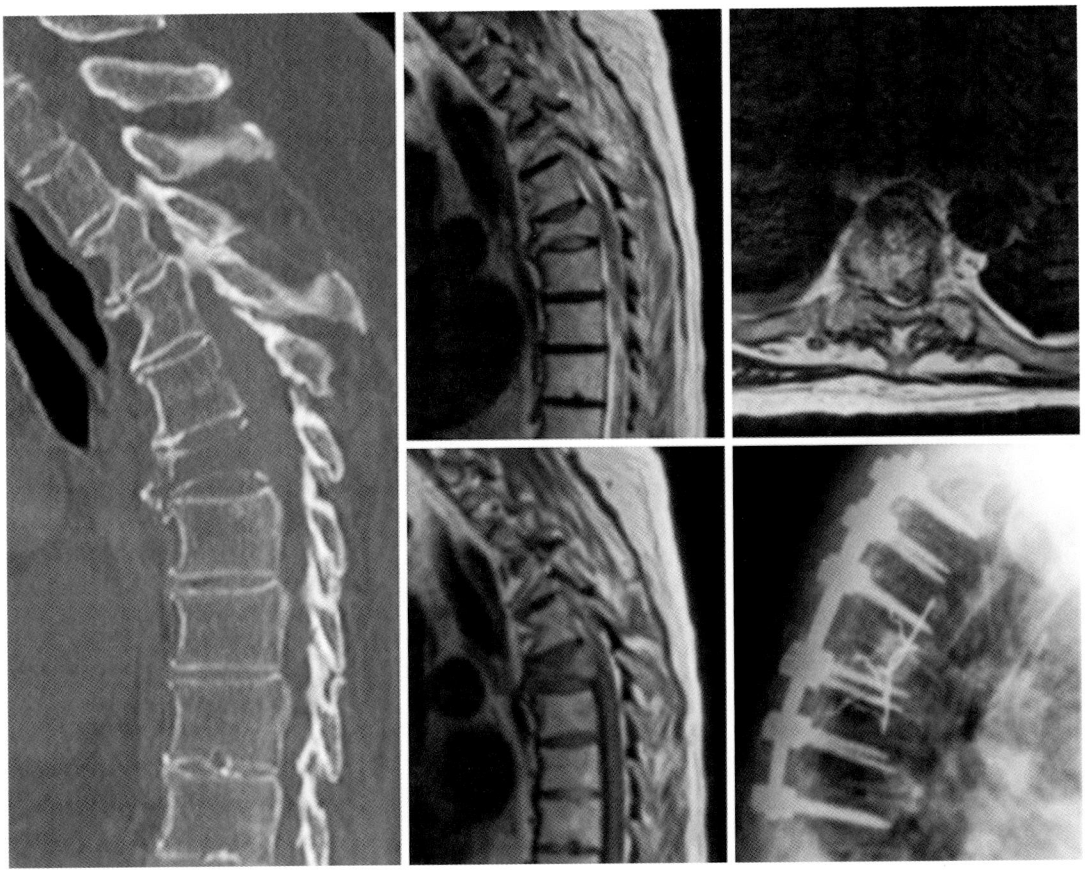

图 41.1 69 岁男性，肾癌史（在脊柱症状出现前 8 年行肾切除），表现为背痛及进行性脊髓功能障碍 6 周。影像显示 T6 的单发转移，伴有明显的脊髓压迫，但没有脊髓损害。SINS 评分 = 位置（半刚性，1）+ 疼痛（有，3）+ 骨质病变（溶骨性，2）+ 影像学序列（新发后凸畸形，2）+ 椎体压缩（> 50%，3）+ 后外侧受累（无，0）= 11（潜在不稳定）。基于 SINS 评分和神经功能状态，决定予以减压并固定（右下图）

独立验证仍有待进行。

在过去几年中，抗血管内皮生长因子和分子靶向治疗的成功显著改善了实体瘤如肺癌和肾癌的生存率，如包括 EGFR 突变和 ALK 阳性的非小细胞肺癌（non-small cell lung cancer，NSCLC）。抗络氨酸激酶抑制剂或选择性 ALK 抑制剂（crizotinib），两者都可分别作为靶标，这种治疗方式已被证实能有效改善生存率。当进行治疗决策时，需要考虑到化疗及其改善的肿瘤生存的疗效。分子和靶向治疗的快速发展使许多传统的预后评分系统失效 [19]。

其他因素还包括先前肿瘤治疗方面的信息，如放疗的时间和部位、化疗的类型和时间、肿瘤治疗后的应答情况等。这类信息有助于手术方法及手术时机的选择。最近的一篇文献回顾建议术前术后放疗与手术干预间隔至少 1 周作为最小安全间隔 [20]。

类固醇被认为能减少肿块大小和脊髓水肿。类固醇能改善非机械性背痛并且帮助恢复神经功能，特别是淋巴瘤和血液恶性肿瘤。推荐初始剂量是 10 mg 静脉推注，然后每 6 h 静脉推注 4 mg 直至手术。已经证实，过高剂量会增加感染、轻度躁狂、精神错乱及胃溃疡穿孔等并发症的风险 [21]。

41.6 治疗方式

由于经验、资源及疾病的多变性等限制，很难提出一种适合所有医院、所有患者的治疗方式。尽管如此，仍然有两种治疗模式：第一

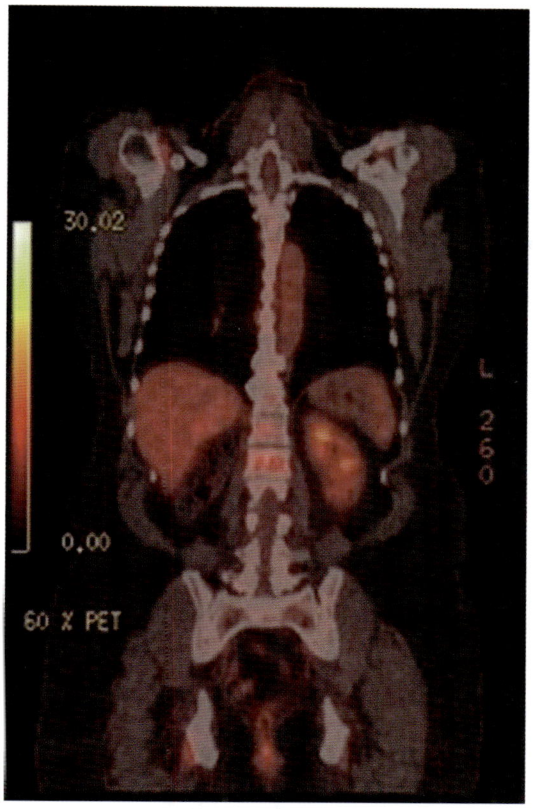

图 41.2 FDG － PET/CT 显示 L1 孤立肾转移，受累椎体高吸收

个是 Boriani 等人[22]提出的，第二个是 NOMS [神经（neurologic），肿瘤（oncologic），机制（mechanical），系统（systemic）] 模式[23]。在这两种模式中，首先评估患者是否适合手术。那些不适合做手术的患者，肿瘤组织学证实其对放化疗敏感，没有不稳定证据的肿瘤，应该行放疗、化疗，或者联合放化疗。

存在机械性不稳和（或）神经损害（脊髓或神经根受压）等适合手术的患者，应行手术减压和加强脊柱稳定性。对于存在机械性不稳的患者，手术固定是必要的，因为单纯肿瘤学（放化疗）治疗不能解决稳定性问题。

41.6.1 脊柱转移瘤患者手术治疗的作用

对于适宜于手术的患者，大多数是姑息性治疗。控制疼痛、解除症状性神经压迫、处理不稳定或即将发生的不稳定问题，仍然是目前手术的首要目标。如果手术治疗，单纯椎板切除很少有效，这种方式无法处理前方压迫并可能加重不稳定。这在 20 世纪 80 年代的椎板切除和放射治疗的随机前瞻性比较中已经得到证实[24]。

从那时起，基于对疾病进程、脊柱生物力学的更好理解，以及内固定和外科技术的发展，手术的目的发生转变。在一项具有里程碑意义的随机对照研究中，Patchell 等人比较了手术后行放疗和仅行放疗的两组患者，发现前者行走功能更好（84% *vs.* 57%），行走持续时间更长（122 天 *vs.* 13 天），恢复行走概率更高（62% *vs.* 19%），更长的尿便控制（126 天 *vs.* 100 天）以及更长的生存时间（126 天 *vs.* 100 天）[25]。手术联合放疗较单纯放疗的效价比也更好[26]。

治疗方式的选择很大程度上取决于两个因素：脊柱肿瘤部位和椎骨累及部位（前、后、前 + 后）。

- 在上颈部和颅颈交界区，很少行前路手术，因为后路减压和短节段的枕颈固定能达成大多数目标，并可以避免佩戴笨重的外支具（见第 8 章）。
- 在下颈椎，前路可以行椎体切除和融合器置入，除非病变累及多节段、伴有四周脊髓压迫，和（或）骨质差，才会需要同时行后路固定[27]（见第 9 和 14 章）。
- 颈胸交界区（C7/T1）肿瘤可行前路或后路手术，取决于胸骨柄的位置以及前路内固定是否可行，通过局部胸骨柄上端切除可以改善视角。
- 由于大血管和纵隔内结构的限制，前路治疗上胸椎（T2 ～ T5）技术上具有挑战性。而后外侧肋骨横突切除术或者胸膜外入路能更好地达到减压和脊柱重建的效果（见 45 和 46 章）
- 其他下胸椎和腰椎的入路可以根据临床需要和手术医生偏好选择前路、后路、后外侧，或联合入路[28,29]。
- 骶骨肿瘤的主要治疗方法仍然是放疗，虽然微创骨水泥加固（骶骨成形术）能够控制疼痛和改善行走[30]。

41.6.2 治疗脊柱转移瘤是否还有全脊椎切除术一席之地?

全脊椎切除手术目的是为了实现肿瘤的完全切除，在保护脊髓的同时，肿瘤切除边缘应该到达正常邻近组织（包括椎体间隔内的主要和微小卫星病变）。这一手术方式可以治愈脊柱良性和早期恶性肿瘤；在脊柱转移瘤的情况下，这项技术除了恢复稳定、神经减压和疼痛控制等目的外，还应将局部复发的风险最小化。

在几项不同病理类型的小样本研究中，进行了最少8月的随访，行en bloc肿瘤切除的局部复发率为0～17%（平均3.7%）[31,32]。En bloc技术在一些特定病理类型，如肾、甲状腺和肺腺癌等对控制局部复发的有效性也有报道[33,34]。但是，en bloc全脊椎切除术出现并发症的风险非常高。最近，对于以前认为可以行“en bloc”手术切除的患者，治疗模式正在改变，体部立体定向放射治疗（stereotactic body radiation therapy，SBRT）逐渐成为第一选择[35]。操作细节和方法将会在本书的其他章节讨论。

41.6.3 微创技术

微创技术（minimally Invasive techniques，MIS）旨在不影响手术目的的前提下降低并发症。MIS在过去20年中得到了充分发展。手术方法多样，包括微创手术（如电视辅助胸腔镜手术和后路管道牵开器等）、骨水泥注射、血管内栓塞、局限性“隔离”手术等。这些技术对体弱的肿瘤患者非常适合，患者并能从中获益，在某些特定情况下，如因骨质问题而限制后路固定时，注射骨水泥可以用来治疗疼痛/不稳。

41.6.3.1 椎体骨水泥注射

在治疗肿瘤引起的背痛方面，目前的证据强烈支持骨水泥注射（椎体成形术和椎体后凸成形术）（详细手术技术见36章）。在2009年一篇包含34项研究的文献回顾中，发现两种手术（877例行椎体成形术，333行椎体后凸成形术）术后神经功能和疼痛都有了全面改善，神经功能并发症在椎体成形术为0～8.1%，椎体后凸成形术为0%。其他报道的并发症包括骨水泥溢出（椎体成形术58.4%，椎体后凸成形术12.1%）和临近椎体骨折（椎体成形术0%，椎体后凸成形术2.9%）[36]。最近，一项136例患者的多中心随机临床实验证实了这些发现，该实验表明相较于有症状的病理性压迫骨折而未行手术治疗的患者，手术治疗后的疼痛和神经功能均显著改善[37]。

在我们的日常工作中，骨水泥注射用于保守治疗无效、非压迫性脊柱性肿转移瘤导致的背部疼痛，SINS评分为“潜在不稳”。这一技术除了能快速重建脊柱支撑外，还能在靠近肿瘤或肿瘤内注射带有毒性和产热的聚甲基丙烯酸甲酯（PMMA）。

在脊柱转移瘤中，椎体成形术及后凸成形术在治疗术后疼痛的效果是类似的，但椎体成形术花费更少。

41.6.3.2 椎体转移性肿瘤的栓塞治疗

血供丰富的肿瘤建议术前行栓塞治疗。根据我们的经验，脊柱病变血供方面的信息很难从MRI信号上看出来，做栓塞治疗主要依据组织病理学（如肾细胞癌、甲状腺癌和黑色素瘤等都是高血运转移瘤）。在计划en bloc手术切除肿瘤前，建议针对相应椎体（以及上下各一个节段）行常规节段性血管栓塞。结果显示这一操作非常安全（永久神经损伤为1.4%，一过性损伤为2.5%），并且能够减少术中出血，并因此手术视野更加清晰，减少手术时间，提高了彻底切除肿瘤的可能[36]。

放射治疗

放射治疗是脊柱转移瘤治疗的重要基础，已经超过半个世纪。它能改善疼痛，减少肿瘤负荷以及改善神经功能。体部立体定向放疗（stereotactic body radiotherapy，SBRT）的出现及应用，促使脊柱转移瘤的治疗方式发生了转变。

41.6.3.3 传统的体外放射治疗（external beam radiotherapy，CER）

临近肿瘤的健康组织（如脊髓）对辐射的可耐受性剂量的设定，一般认为脊髓的辐射耐受量是 50 Gy。在传统体外放射治疗中，一般用 25 ～ 40 Gy 的单后野照射，并在宽阔的边缘视野中分成 8 ～ 20 次（一般包括相应椎体上下两个节段）。这一技术对脊髓的辐射比前方椎体更多，因此需要将剂量分成几次，以便正常组织功能能够恢复并改善对辐射的耐受力（表 41.2）[23,28]。除去放射毒性外，CER 可以改善疼痛并减小肿瘤体积，但起效缓慢，在有神经功能损害的情况下，这一方法不是很好 [39]。据报道，对放射敏感的肿瘤，CER 局部复发控制率为 77%（比如在放射区域没有肿瘤复发及压迫）[40]。

41.6.3.4 体部立体定向放疗（stereotactic body radiotherapy，SBRT）

SBRT 是最近出现的放射治疗中一个巨大飞跃（图 41.3）。该技术通过一个精确到毫米以下、能产生高精确度的适形射线来传递非常高的放射剂量，对小的脊柱靶点起到消除作用 [41]。治疗分为较少的几个疗程（1 ～ 5 个），总剂量在 8 ～ 30 Gy[39]。

相较于 CER，SBRT 的潜在优势包括疼痛缓解快（24 h 内）。对于原来认为放射不敏感的肿瘤，如黑色素瘤和肾细胞癌的脊柱转移，疼痛控制也非常好 [39,42]。此外，临床和影像学证据显示，SBRT 也有利于局部肿瘤复发的控制，12 个月平均为 80%，18 个月为 88%[43,44]。这一结果与 Gerszten 等报道一致，在一项前瞻性 SBRT 治疗的 500 例患者中（病理学包括肾癌 93 例，肺癌 80 例，肉瘤 26 例，甲状腺癌 11 例，黑色素瘤 38 例），随访中位数 21 个月（3 ～ 53 个月），发现疼痛控制率为 86%，放射学复发控制率为 88%[42]。SBRT 后局部肿瘤控制可能与总的放射剂量累积有关，而不是计划的次数；总剂量低于 16 Gy 似乎与高复发率有关 [45]。SBRT 可以提供高累积剂量的治疗，而不伤及正常组织（特别是脊髓）。

SBRT 并发症，如剂量相关的放射性脊髓病变和放射性神经丛 / 神经根病变也有报道，椎体压缩骨折风险增加（20% ～ 40%，取决于治疗方案）。对于 KPS 评分更好的患者，在颈或腰椎位置，68% 的患者可能出现疼痛复发 [46]。

表41.2 传统放疗-肿瘤敏感性

高度敏感	敏感	不敏感
淋巴瘤	乳腺	肾
多发骨髓瘤	前列腺	甲状腺
精原细胞瘤	卵巢	肝细胞
小细胞肺癌	神经内分泌肿瘤	非小细胞肺癌（包括鳞状细胞癌，大细胞癌和腺癌）
		恶性黑色素瘤
		肉瘤

41.6.3.5 骨转移瘤的药物治疗

抑制骨吸收的药物

用于治疗转移性骨肿瘤的药物包括二磷酸盐，如氨羟二磷酸二钠（pamidronate）、伊班膦酸盐（ibandronate），和唑来膦酸（zoledronic acid）等。这些药物能显著减少“骨骼相关事件（skeletal related events，SREs）”，包括病理性骨折、高钙血症，以及放疗和手术相关的骨性疼痛等 [47,48]。二磷酸盐非常有效，在多项精心设计的临床实验研究中，唑来膦酸（zoledronic acid）已经用于乳腺、前列腺和肺癌转移的患者，并且已经成了标准的治疗方式，研究显示，SRE 风险显著减少（大约 50%），并且 SRE 首次出现时间显著推后 [48,49]。并发症包括初始类似流感症状、肾毒性等，也有极少的下颌骨坏死。

狄诺塞麦（denosumab）

这种药物是一种人类单克隆抗体，对 RANK-L 具有特异性。RANK-L 是破骨细胞形成的一个重要中介体，抑制 RANK-L 能减少骨的再吸收。在骨髓瘤、肺癌和除乳腺癌和前列腺癌以外的实体瘤患者，众多Ⅲ期随机双盲研究已经证实，狄诺塞麦和唑来膦酸一样有效。狄诺塞麦还有其他好处，因为它是皮下注射，而唑来膦酸是静脉注射，并且不需要肾检测或剂量调整 [50]。

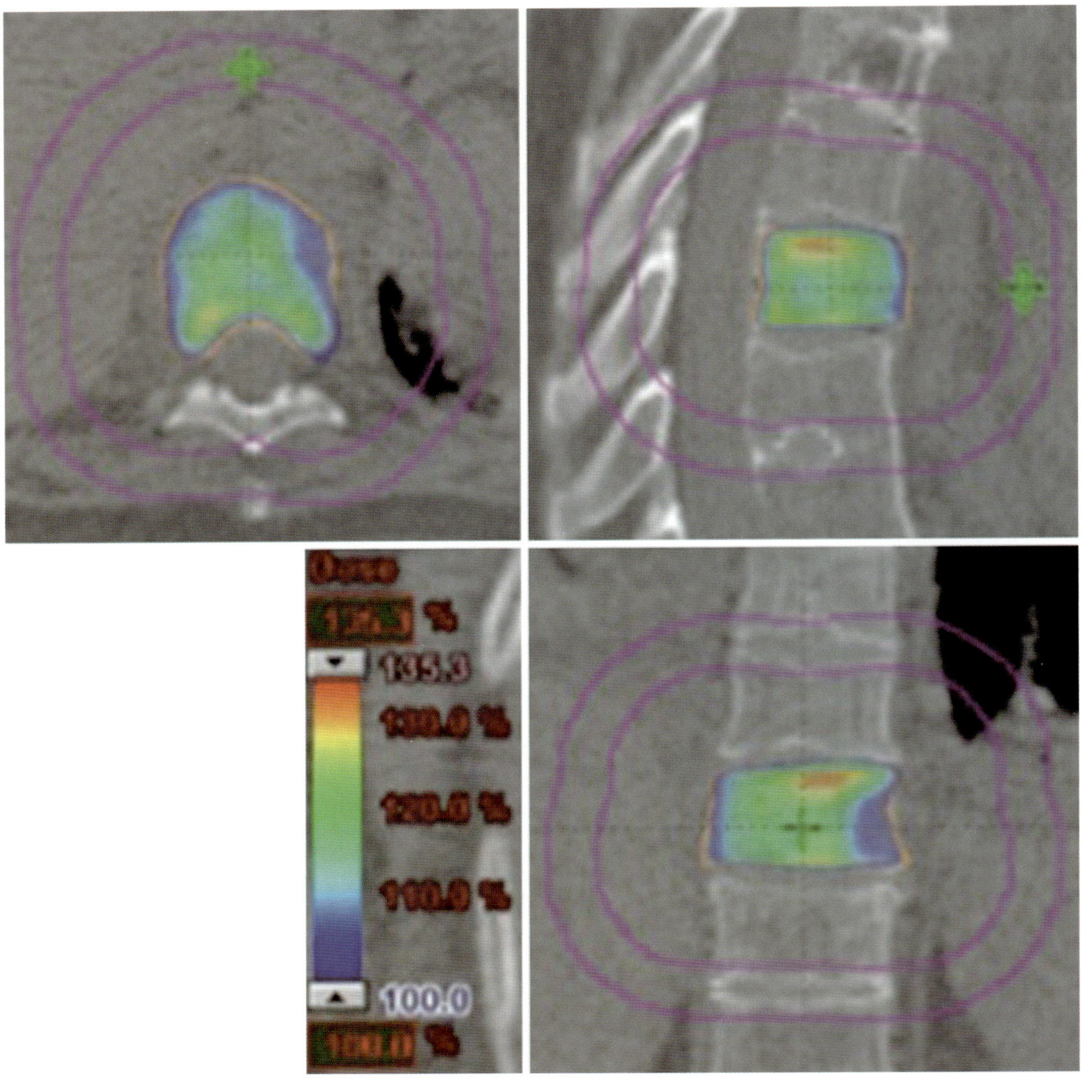

图 41.3 SBRT 治疗计划，显示可以给予椎体高剂量照射，同时保护椎管及其内容物不受累

41.7 小结

现在，在脊柱肿瘤治疗领域，我们正在见证一个激动人心的时代。诊断、药物、放射治疗及手术技术的进步，让我们作为脊柱外科医生，能够为患者提供更好的、以前不能想象的生活质量。但是，当致力于这类不断增长的患者的治疗时，我们需要明确的事实是，大多数的治疗还只是姑息性的，其治疗目的是在患者有生之年为其提供一个更高质量的生活。

41.8 提示和技巧

- 脊柱肿瘤治疗是多学科的。
- 肿瘤组织学仍是最重要的预后因素，进行较大的干预时应先获得组织学诊断。
- 有清晰的治疗目的和制定合理的手术计划，并且让患者明白大多数时候治疗是姑息性的。
- 治疗方式很难标准化，需要适合个体患者的需要。
- 认识机械性背痛并且记住 SINS 很有用。
- 在良好选择的患者，“En bloc” 切除能提供极好的局部疾病控制。
- 骨水泥注射提供了一个微创治疗的选择，以解决潜在不稳（SINS 评分 7 ～ 12）的非压迫性脊柱转移性肿瘤。

- SBRT 提供了一种可能性，在不影响手术目的的前提下减小手术创伤，但获得满意的肿瘤局部控制。

（夏之远　陈　赞　王作伟　译）

参考文献

1. Jacobs WB, Perrin RG (2001) Evaluation and treatment of spinal metastases: an overview. Neurosurg Focus 11, e10
2. American Cancer Society (2014) Cancer facts & figures 2014. American Cancer Society, Atlanta
3. Harel R, Angelov L (2010) Spine metastases: current treatments and future directions. Eur J Cancer 46: 2696–2707
4. Tokuhashi Y, Matsuzaki H, Oda H, Oshima M, Ryu J (2005) A revised scoring system for preoperative evaluation of metastatic spine tumor prognosis. Spine (Phila Pa 1976) 30:2186–2191
5. Tomita K, Kawahara N, Kobayashi T, Yoshida A, Murakami H, Akamaru T (2001) Surgical strategy for spinal metastases. Spine (Phila Pa 1976) 26:298–306
6. Choi D, Crockard A, Bunger C, Harms J, Kawahara N, Mazel C, Melcher R, Tomita K, Global Spine Tumor Study G (2010) Review of metastatic spine tumour classification and indications for surgery: the consensus statement of the Global Spine Tumour Study Group. Eur Spine J 19:215–222
7. Constans JP, de Divitiis E, Donzelli R, Spaziante R, Meder JF, Haye C (1983) Spinal metastases with neurological manifestations. Review of 600 cases. J Neurosurg 59:111–118
8. Zaikova O, Giercksky KE, Fossa SD, Kvaloy S, Johannesen TB, Skjeldal S (2009) A population-based study of spinal metastatic disease in South-East Norway. Clin Oncol (R Coll Radiol) 21:753–759
9. Loblaw DA, Laperriere NJ, Mackillop WJ (2003) A population-based study of malignant spinal cord compression in Ontario. Clin Oncol (R Coll Radiol) 15:211–217
10. Sciubba DM, Petteys RJ, Dekutoski MB, Fisher CG, Fehlings MG, Ondra SL, Rhines LD, Gokaslan ZL (2010) Diagnosis and management of metastatic spine disease. A review. J Neurosurg Spine 13:94–108
11. Fisher CG, DiPaola CP, Ryken TC, Bilsky MH, Shaffrey CI, Berven SH, Harrop JS, Fehlings MG, Boriani S, Chou D, Schmidt MH, Polly DW, Biagini R, Burch S, Dekutoski MB, Ganju A, Gerszten PC, Gokaslan ZL, Groff MW, Liebsch NJ, Mendel E, Okuno SH, Patel S, Rhines LD, Rose PS, Sciubba DM, Sundaresan N, Tomita K, Varga PP, Vialle LR, Vrionis FD, Yamada Y, Fourney DR (2010) A novel classification system for spinal instability in neoplastic disease: an evidence-based approach and expert consensus from the Spine Oncology Study Group. Spine (Phila Pa 1976) 35:E1221–E1229
12. Fisher CG, Schouten R, Versteeg AL, Boriani S, Varga PP, Rhines LD, Kawahara N, Fourney D, Weir L, Reynolds JJ, Sahgal A, Fehlings MG, Gokaslan ZL (2014) Reliability of the Spinal Instability Neoplastic Score (SINS) among radiation oncologists: an assessment of instability secondary to spinal metastases. Radiat Oncol 9:69
13. Fisher CG, Versteeg AL, Schouten R, Boriani S, Varga PP, Rhines LD, Heran MK, Kawahara N, Fourney D, Reynolds JJ, Fehlings MG, Gokaslan ZL (2014) Reliability of the spinal instability neoplastic scale among radiologists: an assessment of instability secondary to spinal metastases. AJR Am J Roentgenol 203:869–874
14. Fourney DR, Frangou EM, Ryken TC, Dipaola CP, Shaffrey CI, Berven SH, Bilsky MH, Harrop JS, Fehlings MG, Boriani S, Chou D, Schmidt MH, Polly DW, Biagini R, Burch S, Dekutoski MB, Ganju A, Gerszten PC, Gokaslan ZL, Groff MW, Liebsch NJ, Mendel E, Okuno SH, Patel S, Rhines LD, Rose PS, Sciubba DM, Sundaresan N, Tomita K, Varga PP, Vialle LR, Vrionis FD, Yamada Y, Fisher CG (2011) Spinal instability neoplastic score: an analysis of reliability and validity from the spine oncology study group. J Clin Oncol: Off J Am Soc Clin Oncol 29: 3072–3077
15. Campos M, Urrutia J, Zamora T, Roman J, Canessa V, Borghero Y, Palma A, Molina M (2014) The spine instability neoplastic score: an independent reliability and reproducibility analysis. Spine J 14:1466–1469
16. Gallamini A, Zwarthoed C, Borra A (2014) Positron Emission Tomography (PET) in oncology. Cancers (Basel) 6:1821–1889
17. Bauer HC, Wedin R (1995) Survival after surgery for spinal and extremity metastases. Prognostication in 241 patients. Acta Orthop Scand 66:143–146
18. Balain B, Jaiswal A, Trivedi JM, Eisenstein SM, Kuiper JH, Jaffray DC (2013) The Oswestry Risk Index: an aid in the treatment of metastatic disease of the spine. Bone Joint J 95-B:210–216
19. Morgen SS, Lund-Andersen C, Larsen CF, Engelholm SA, Dahl B (2013) Prognosis in patients with symptomatic metastatic spinal cord compression: survival in different cancer diagnosis in a cohort of 2321 patients. Spine 38:1362–1367
20. Itshayek E, Yamada J, Bilsky M, Schmidt M, Shaffrey C, Gerszten P, Polly D, Gokaslan Z, Varga PP, Fisher CG (2010) Timing of surgery and radiotherapy in the management of metastatic spine disease: a systematic review. Int J Oncol 36:533–544
21. Graham PH, Capp A, Delaney G, Goozee G, Hickey B, Turner S, Browne L, Milross C, Wirth A (2006) A pilot randomised comparison of dexamethasone 96 mg vs 16 mg per day for malignant spinal-cord compression treated by radiotherapy: TROG 01.05 Superdex study. Clin Oncol (R Coll Radiol) 18: 70–76

22. Cappuccio M, Gasbarrini A, Van Urk P, Bandiera S, Boriani S (2008) Spinal metastasis: a retrospective study validating the treatment algorithm. Eur Rev Med Pharmacol Sci 12:155–160
23. Laufer I, Rubin DG, Lis E, Cox BW, Stubblefield MD, Yamada Y, Bilsky MH (2013) The NOMS framework: approach to the treatment of spinal metastatic tumors. Oncologist 18:744–751
24. Young RF, Post EM, King GA (1980) Treatment of spinal epidural metastases. Randomized prospective comparison of laminectomy and radiotherapy. J Neurosurg 53:741–748
25. Patchell RA, Tibbs PA, Regine WF, Payne R, Saris S, Kryscio RJ, Mohiuddin M, Young B (2005) Direct decompressive surgical resection in the treatment of spinal cord compression caused by metastatic cancer: a randomised trial. Lancet 366:643–648
26. Thomas KC, Nosyk B, Fisher CG, Dvorak M, Patchell RA, Regine WF, Loblaw A, Bansback N, Guh D, Sun H, Anis A (2006) Cost-effectiveness of surgery plus radiotherapy versus radiotherapy alone for metastatic epidural spinal cord compression. Int J Radiat Oncol Biol Phys 66:1212–1218
27. Fehlings MG, David KS, Vialle L, Vialle E, Setzer M, Vrionis FD (2009) Decision making in the surgical treatment of cervical spine metastases. Spine (Phila Pa 1976) 34:S108–S117
28. Polly DW Jr, Chou D, Sembrano JN, Ledonio CG, Tomita K (2009) An analysis of decision making and treatment in thoracolumbar metastases. Spine (Phila Pa 1976) 34:S118–S127
29. Street J, Fisher C, Sparkes J, Boyd M, Kwon B, Paquette S, Dvorak M (2007) Single-stage posterolateral vertebrectomy for the management of metastatic disease of the thoracic and lumbar spine: a prospective study of an evolving surgical technique. J Spinal Disord Tech 20:509–520
30. Quraishi NA, Giannoulis KE, Edwards KL, Boszczyk BM (2012) Management of metastatic sacral tumours. Eur Spine J 21:1984–1993
31. Li H, Gasbarrini A, Cappuccio M, Terzi S, Paderni S, Mirabile L, Boriani S (2009) Outcome of excisional surgeries for the patients with spinal metastases. Eur Spine J 18:1423–1430
32. Laufer I, Wolinsky J, Bilsky M (2015) En bloc resection in the treatment of spinal metastases: technique and indications. In: Vialle L, Gokaslan Z, Fisher C, Boriani S (eds) Metastatic spinal tumors, 1st edn. Thieme Medical Publishers, New York, p 110
33. Murakami H, Kawahara N, Demura S, Kato S, Yoshioka K, Tomita K (2010) Total en bloc spondylectomy for lung cancer metastasis to the spine. J Neurosurg Spine 13:414–417
34. Demura S, Kawahara N, Murakami H, Abdel-Wanis ME, Kato S, Yoshioka K, Tomita K, Tsuchiya H (2011) Total en bloc spondylectomy for spinal metastases in thyroid carcinoma. J Neurosurg Spine 14: 172–176
35. Bilsky MH, Laufer I, Burch S (2009) Shifting paradigms in the treatment of metastatic spine disease. Spine (Phila Pa 1976) 34:S101–S107
36. Mendel E, Bourekas E, Gerszten P, Golan JD (2009) Percutaneous techniques in the treatment of spine tumors: what are the diagnostic and therapeutic indications and outcomes? Spine (Phila Pa 1976) 34: S93–S100
37. Berenson J, Pflugmacher R, Jarzem P, Zonder J, Schechtman K, Tillman JB, Bastian L, Ashraf T, Vrionis F (2011) Balloon kyphoplasty versus non-surgical fracture management for treatment of painful vertebral body compression fractures in patients with cancer: a multicentre, randomised controlled trial. Lancet Oncol 12:225–235
38. Finn MA, Vrionis FD, Schmidt MH (2007) Spinal radiosurgery for metastatic disease of the spine. Cancer Control 14:405–411
39. Joaquim AF, Ghizoni E, Tedeschi H, Pereira EB, Giacomini LA (2013) Stereotactic radiosurgery for spinal metastases: a literature review. Einstein (Sao Paulo) 11:247–255
40. Gerszten PC, Mendel E, Yamada Y (2009) Radiotherapy and radiosurgery for metastatic spine disease: what are the options, indications, and outcomes? Spine (Phila Pa 1976) 34:S78–S92
41. Sahgal A, Larson DA, Chang EL (2008) Stereotactic body radiosurgery for spinal metastases: a critical review. Int J Radiat Oncol Biol Phys 71:652–665
42. Gerszten PC, Burton SA, Ozhasoglu C, Welch WC (2007) Radiosurgery for spinal metastases: clinical experience in 500 cases from a single institution. Spine (Phila Pa 1976) 32:193–199
43. Garg AK, Shiu AS, Yang J, Wang XS, Allen P, Brown BW, Grossman P, Frija EK, McAleer MF, Azeem S, Brown PD, Rhines LD, Chang EL (2012) Phase 1/2 trial of single-session stereotactic body radiotherapy for previously unirradiated spinal metastases. Cancer 118:5069–5077
44. Wang XS, Rhines LD, Shiu AS, Yang JN, Selek U, Gning I, Liu P, Allen PK, Azeem SS, Brown PD, Sharp HJ, Weksberg DC, Cleeland CS, Chang EL (2012) Stereotactic body radiation therapy for management of spinal metastases in patients without spinal cord compression: a phase 1–2 trial. Lancet Oncol 13:395–402
45. Koyfman SA, Djemil T, Burdick MJ, Woody N, Balagamwala EH, Reddy CA, Angelov L, Suh JH, Chao ST (2012) Marginal recurrence requiring salvage radiotherapy after stereotactic body radiotherapy for spinal metastases. Int J Radiat Oncol Biol Phys 83:297–302
46. Chiang A, Zeng L, Zhang L, Lochray F, Korol R, Loblaw A, Chow E, Sahgal A (2013) Pain flare is a common adverse event in steroid-naive patients after spine stereotactic body radiation therapy: a prospective clinical trial. Int J Radiat Oncol Biol Phys 86:638–642
47. Wood SL, Brown JE (2012) Skeletal metastasis in renal cell carcinoma: current and future management options. Cancer Treat Rev 38:284–291
48. Kohno N, Aogi K, Minami H, Nakamura S, Asaga T,

Iino Y, Watanabe T, Goessl C, Ohashi Y, Takashima S (2005) Zoledronic acid significantly reduces skeletal complications compared with placebo in Japanese women with bone metastases from breast cancer: a randomized, placebo-controlled trial. J Clin Oncol: Off J Am Soc Clin Oncol 23:3314–3321

49. Rosen LS, Gordon D, Tchekmedyian NS, Yanagihara R, Hirsh V, Krzakowski M, Pawlicki M, De Souza P, Zheng M, Urbanowitz G, Reitsma D, Seaman J (2004) Long-term efficacy and safety of zoledronic acid in the treatment of skeletal metastases in patients with nonsmall cell lung carcinoma and other solid tumors: a randomized, Phase III, double-blind, placebo-controlled trial. Cancer 100:2613–2621

50. Henry DH, Costa L, Goldwasser F, Hirsh V, Hungria V, Prausova J, Scagliotti GV, Sleeboom H, Spencer A, Vadhan-Raj S, von Moos R, Willenbacher W, Woll PJ, Wang J, Jiang Q, Jun S, Dansey R, Yeh H (2011) Randomized, double-blind study of denosumab versus zoledronic acid in the treatment of bone metastases in patients with advanced cancer (excluding breast and prostate cancer) or multiple myeloma. J Clin Oncol: Off J Am Soc Clin Oncol 29:1125–1132

42 颈椎神经鞘瘤

Bernard George and Michaël Bruneau

42.1 引言

脊髓神经鞘瘤有许多不同表现，如单发、多发（合并或不合并神经纤维瘤病）、囊变、出血、黑色素沉着和恶性等 [1-3]。肿瘤多位于硬膜内和髓外，但也可位于髓内、硬膜外、硬膜内外沟通，甚至骨内 [1,4,5]。

就颈椎神经鞘瘤而言，多完全位于硬膜内，但也可能部分或全部位于硬膜外（哑铃型肿瘤），甚至椎间孔区域或椎管外（图 42.1）[8,9]。哑铃型肿瘤占全部脊柱神经鞘瘤的 18%，但在颈段，这一比例高达 50%。

神经鞘瘤是第二常见的髓外肿瘤，仅次于脊膜瘤，但它是最常见的神经鞘源性肿瘤（Seppala 等人的研究中发现，神经鞘瘤 *vs.* 神经纤维瘤：66% *vs.* 11%）[10]。在全脊柱神经鞘瘤中，发生在颈段的占 15% ~ 30%[4,11,12]。完全位于硬膜内的神经鞘瘤的比例从上颈段的 8% 至胸腰段的 80%[13]。

在颈段，18% ~ 36% 的神经鞘瘤涉及一对颈神经根 [10,11,14]。值得一提的是，C1 和 C2 神经鞘瘤往往存在硬膜外部分（85%），仅 15% 可发现椎管内部分 [15]。

42.2 诊断

疼痛是最常见的临床表现，其中 50% 为局部疼痛，30% 为神经根性疼痛。极少数患者会出现颅内压升高相关的视盘水肿 [16] 或脑积水 [17,18]。

在诊断时，运动障碍少见且多为中等程度，其中神经根性占 30%，脊髓损害占 15%。括约肌功能障碍在非常特别的情况下可见 [10,11]。

MRI 是最佳的影像学诊断工具，因为它可以为诊断、定位和手术策略提供一切相关信息。神经鞘瘤在 T1 序列为低信号，在 T2 序列为高信号。脑膜瘤在 T1 序列为等信号或稍低信号，这一点可用于区分二者。另外在注射对比剂后，神经鞘瘤会出现明显的、不同程度的增强，有时呈环状增强。而脊膜瘤则表现为中等强度的、均质的增强。卵圆形的神经鞘瘤会沿神经根方向斜向延伸，这一点很有提示性。哑铃型的肿瘤形态也很有代表性 [19,20]。

MRI 可以明确各种类型的肿瘤位置（硬膜内、硬膜外、椎间孔区、椎管外）。它对于囊性和出血性这两种类型显示良好 [21]。相反的，MRI 很难区别神经鞘瘤和单发的神经纤维瘤。MRI 可以充分评估神经鞘瘤与椎动脉（VA）的关系。在肿瘤向椎间孔扩展的情况下，椎动脉易向前方和内侧移位，所以评估双侧椎动脉形态是非常重要的。

对椎间孔和椎管外肿瘤行 CT 扫描在评估骨质侵蚀方面仍是有价值的。骨质侵蚀可从局限于椎间孔的区域扩大到一个或多个椎体和（或）椎间关节的严重缺损。

42.3 手术治疗

任何椎管内的神经鞘瘤均应手术切除，因其

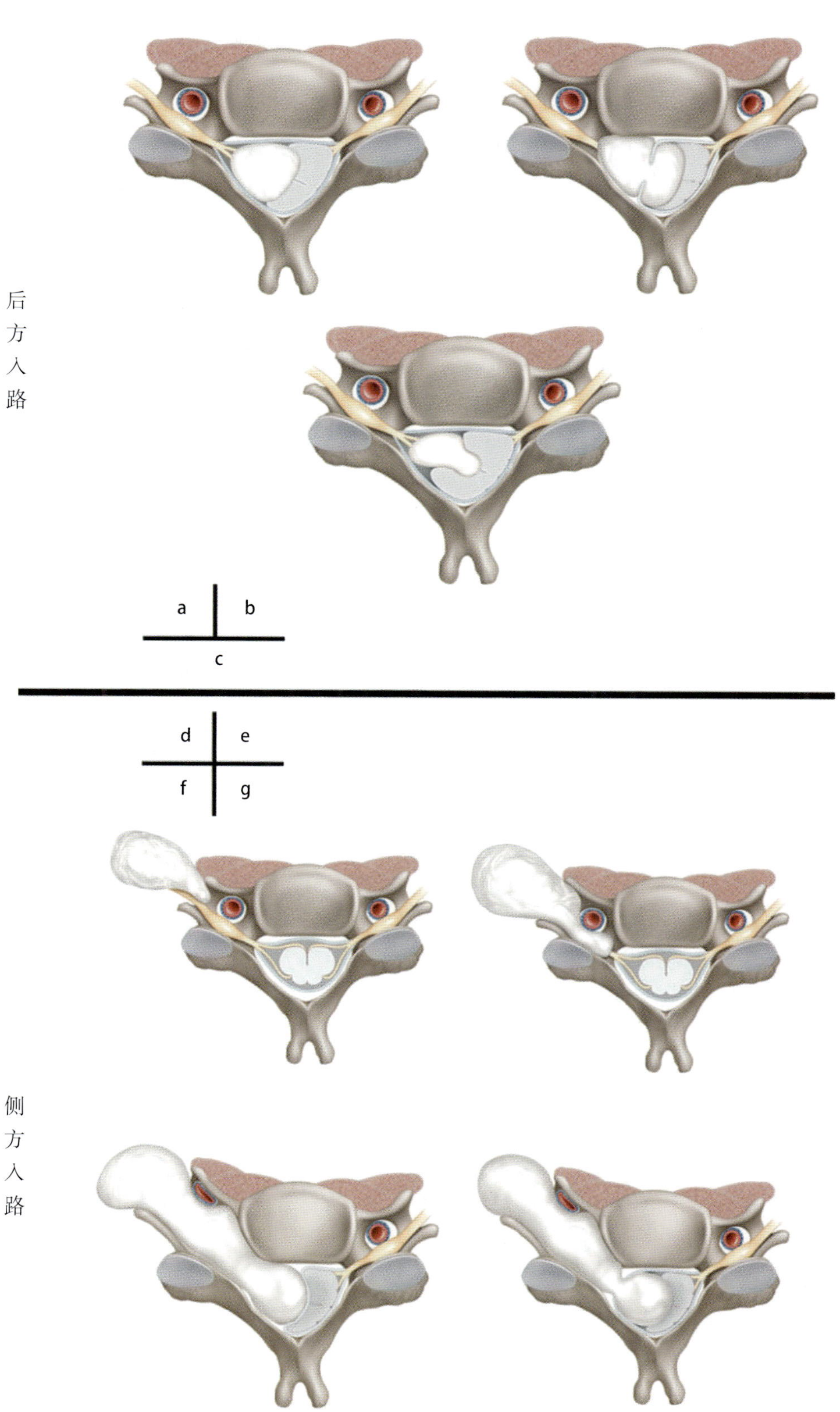

图 42.1 颈段神经鞘瘤的分类及手术入路选择。后路适合于：a. 硬膜内型；b. 硬膜内外沟通型；c. 硬膜内髓内型。侧方入路适合于：d. 椎管外型；e. 椎管外 - 椎间孔型；f. 椎管内外型；g. 椎管内外沟通 - 硬膜内型（Bruneau 和 George 的分类 [31]）

会导致或多或少的脊髓或马尾神经压迫。只有在患者的预期寿命有限或全身状况极差的情况下可建议放疗[5,22]。

对于椎间孔区或椎管外肿瘤，可选择观察，但通常因为疼痛和神经功能障碍（运动障碍），患者来寻求治疗。

42.3.1 手术技术

手术技术根据肿瘤的位置和节段而不同。

1．单纯性椎管内神经鞘瘤

- 对于绝大多数位于硬膜内的肿瘤，通过后正中入路采用椎板切除术、半椎板切除术、椎板成形术已成为共识（图 42.1a ~ c，图 42.2）[23]。
- 在通常情况下，切开两个椎体节段就已足够达到合适的暴露和切除。
- 垂直旁正中切开硬膜，两端向侧方折弯。然后位于脊髓后方的神经鞘瘤（起源于后根），可完整切除；在前外侧和巨大的肿瘤，可以首先进行瘤内减压，之后肿瘤可被推动并寻找近端和远端神经根。
- 一般神经鞘瘤来源于有限数目的神经根（一根或两根），很容易识别并与其他神经根分离；在残余的肿瘤组织切除前，可以电凝并切断这些神经根。

与某些脊膜瘤相比，除了罕见的向髓内生长的情况，其他情况下将肿瘤与脊髓分离并无困难。

2．硬膜内外沟通型

对于硬膜内外沟通型（哑铃型），手术策略需要做一些调整（图 42.1b，图 42.3）。

- 椎板切除向关节突方向偏向一侧[24]。
- 垂直于旁正中硬膜切口，朝椎间孔的方向进一步切开硬膜。硬膜通常与肿瘤包膜粘连，并且在硬膜内外沟通处需围绕肿瘤切除硬膜。这种切除方式会造成硬膜缺损，在肿瘤切除后需用补片（自体筋膜或人工硬膜）修补。
- 硬膜外部分应切除至远端神经根。如果有必要，可以向椎间孔方向切除更多骨质，或在椎间关节的内侧面咬除部分骨质。少数情况下，电刺激病变远端，这些神经根仍可表现出功能，此时可采用瘤内切除技术，保护外周的正常神经根的完整，但这会增加肿瘤复发的风险。患者需要知晓术后神经功能障碍的可能性，但在实际情况中很少发生，这归功于随时间而出现的代偿。

3．硬膜外和椎间孔和（或）椎管外部分

这种情况下有两种选择。有些学者建议采用后方入路 + 关节突切除[25]。这就需要额外的固定手术，并且肿瘤的椎管外部分较大时需要再行前路手术。另外，在颈段，这一技术不能提供椎动脉的恰当控制，存在一定风险。在肿瘤巨大的情况下，后入路需要联合前入路来一起完成手术[6,7]。

另一种选择是采用前外侧入路，这在我们的经验中更值得提倡，因为椎管外和硬膜下的部分都可以在完美的椎动脉控制下完全切除并且不需要额外的固定手术（图 42.1d ~ g，图 42.4，图 42.5）。

- 颈段前外侧入路需患者呈仰卧位。
- 在相应节段沿胸锁乳突肌内侧缘纵向切开皮肤 6 ~ 7 cm。
- 打开术野首先暴露的是胸锁乳突肌内侧缘，向侧方牵开直至显露颈内静脉（IJV）。
- 沿胸锁乳突肌分离至颈内静脉的外侧，并向内牵开，拉钩逐渐向术野下方移动。与传统的颈前入路相比，所有血管 - 神经部分保持在鞘内，并和食管、气管一并向内侧牵拉。
- 椎体前外侧逐渐显露，在术野深部，可见脂肪和淋巴鞘，将其向侧方牵开，显露椎前肌肉（头长肌和颈长肌）。
- 将走行在这些肌肉表面的交感干向侧方牵开。交感干与筋膜关系密切，因此，将筋膜从肌肉上解剖分离是安全的，将筋膜多点固定于外侧。
- 在横突上横向切断颈长肌，而后沿椎体纵向切开颈长肌即可暴露横突和其间的肿瘤。
- 切除横突后，在肿瘤的上方和下方，椎动脉可很好控制。

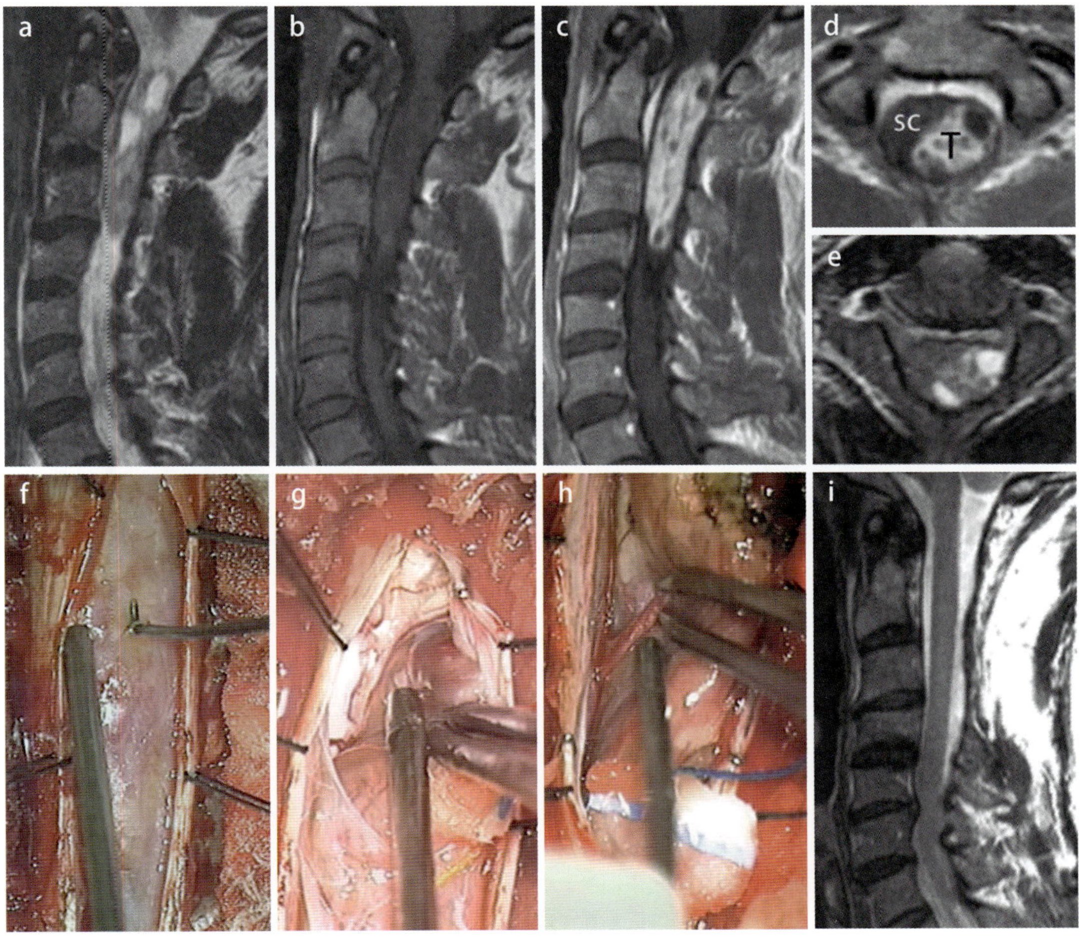

图 42.2 后方入路切除硬膜内巨大神经鞘瘤。(a ~ e) 术前 MRI：a. 矢状位 T2WI；b. 矢状位 T1；c. 矢状位强化 T1WI；d. 冠状位强化 T1WI；e. 轴位 T2WI 显示 C2 ~ C4 硬膜内左侧肿瘤 (T)；d. 脊髓 (SC) 严重受压。(f ~ h) 术中影像：f. 打开硬膜后的肿瘤图像；g. 部分肿瘤切除后可见肿瘤下极和脊髓；h. 确认载瘤神经并切断；i. 术后影像确认完全切除肿瘤及脊髓充分减压 (由 Erasme 医院 Bruneau 先生提供)

- 头长肌切断后，侧方可暴露远端神经根。通常此处神经根无功能，可用电刺激后无应答来证实。这种情况下，可在电凝后切断神经根，从外侧向内侧逐渐切除肿瘤至椎动脉下方。
- 然后将椎动脉向外侧牵拉，内侧残余的肿瘤可以切除。
- 如果肿瘤引起的骨质破坏不够大，有时需要磨除椎体后外侧的少量骨质以扩大椎间孔。
- 肿瘤椎管外部分切除后，在肿瘤进入硬膜处沿肿瘤切开硬膜。硬膜内部分可以被拉出或者逐渐切除至见到近端神经根。
- 近端神经根切断后，切除硬膜内残余部分的肿瘤。
- 应用自体筋膜修补硬膜缺损处，并用脂肪鞘中的脂肪进行填塞，然后纤维蛋白胶黏合。

如果神经根刺激有应答，切开肿瘤包膜，瘤内切除，保护神经根的完整。然后遵循同样从外向内的顺序：从椎间孔内椎动脉的外侧，到椎动脉下方，最后是椎动脉内侧。

- 分三层关闭切口：颈阔肌、皮下组织、皮肤，不放置引流装置。

42.3.2 C1、C2 神经鞘瘤

在 C0 ~ C1、C1 ~ C2 节段，C1 和 C2 神经根分别走行于椎间关节后方，与较低节段的颈椎相比位置更靠前。因此，后方入路向侧方扩大 (后外侧入路) 显露椎动脉是可行的，同时不需

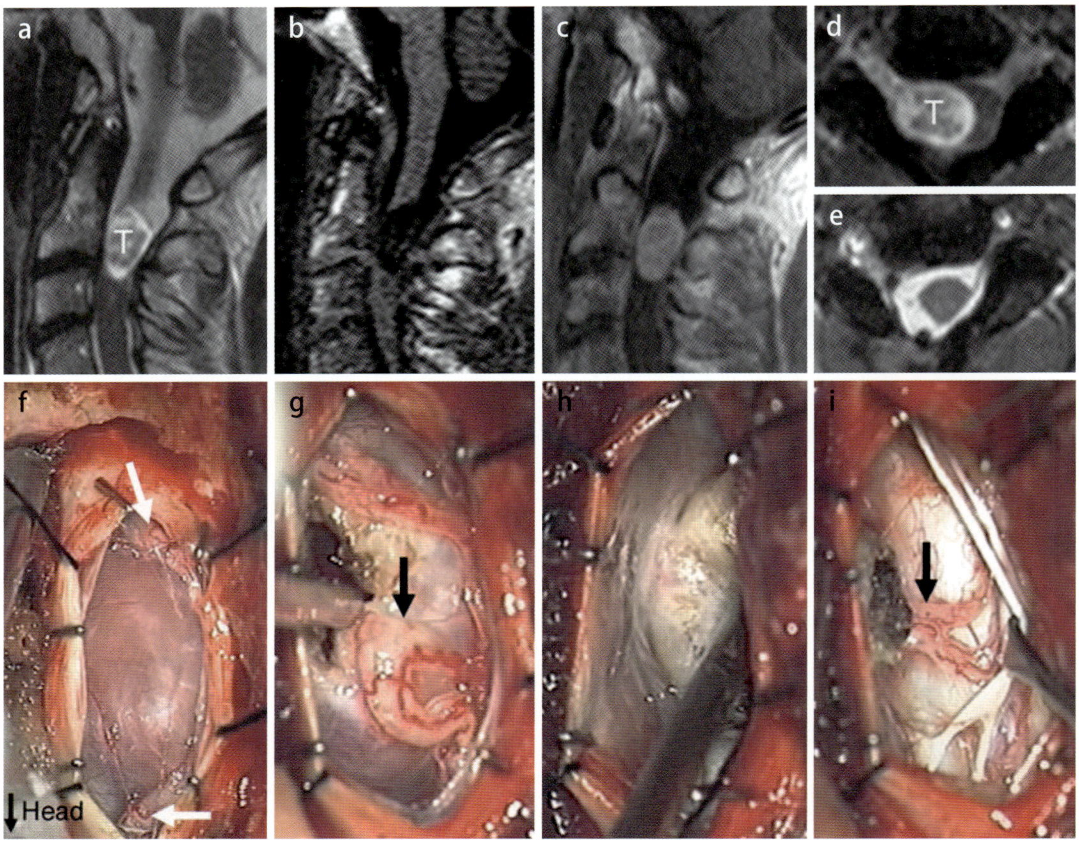

图 42.3 后方入路切除 C2 ~ C3 硬膜内外沟通神经鞘瘤。(a ~ d) 术前检查，肿瘤 (T) 严重压迫脊髓；e. 完全切除后的术后对照；(f ~ i) 术中图像：f. 打开硬膜后肿瘤立即可见，脊髓 (白色箭头) 明显移位；g. 明确载瘤神经 (黑色箭头)；h. 肿瘤沿神经根袖向椎管外延伸；i. 正常的前根 (黑色箭头) 保留完好 (由 Erasme 医院 Bruneau 先生提供)

磨除关节突。术中需要暴露 C2 椎板、寰椎后弓的远外侧，在椎动脉沟处显露椎动脉。在肿瘤生长至椎动脉外侧的特殊情况下，为了安全控制椎动脉，需要采取前外侧入路。该手术技术在本书中有描述 (43 章)。

42.4 并发症

绝大多数神经鞘瘤位于硬膜下，致死率和致残率应当很低。肿瘤和脊髓的交界面较易分离，并且应尽可能少地对脊髓进行操作。超过 90% 的肿瘤可达到完全切除，然而也有小部分肿瘤与脊髓粘连，需要保留在原处，因此有小概率的复发风险。

从硬膜外延伸至椎间孔的肿瘤或多或少地需要切除关节突，这会影响到脊柱的稳定性，并且需要额外的内固定。

延伸至椎管外的肿瘤压迫椎动脉移位，在前外侧入路合适的椎动脉暴露下，可以得到更好的切除。在肿瘤的上下方控制椎动脉，这样任何 (意外的) 损伤都可以被轻松修复。这种情况下，术前 MRI 评估椎动脉形态是非常重要的。这里存在一个潜在的风险 (在我们的经验中并未发生)，与出现在肿瘤节段的根髓动脉损伤有关，在缺乏侧支循环的情况下，会引起脊髓缺血。

与神经根损伤相关的神经根症状少见，即使是神经根仍然有功能。无论如何，如果远端神经根对刺激存在应答，那么就应该尽可能保护未受损伤的神经根。

交感干损伤可以出现霍纳综合征 (Horner Syndrome) (前外侧入路)，如果术中过度操作，术后可一过性出现，但可恢复，除非术中交感干被切断。

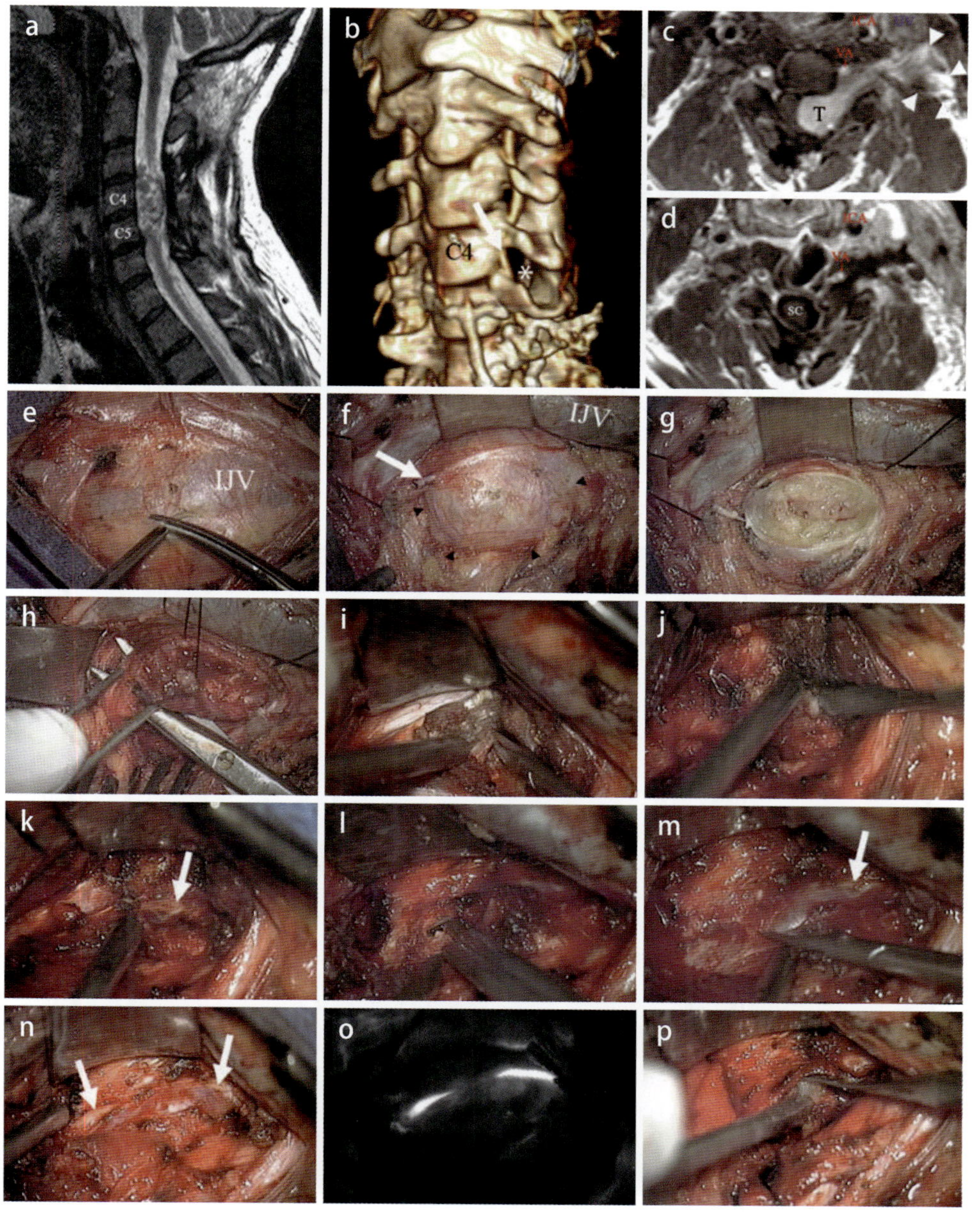

图 42.4 旁正中入路切除 C5 椎管外 - 椎间孔 - 硬膜外的神经鞘瘤。(a ~ c) 术前检查：a. 矢状位 T2 加权像，显示肿瘤向硬膜内延伸；b. CTA 显示病变侧椎动脉较右侧纤细，左侧椎动脉（箭头处）被肿瘤推向前内至横突，椎间孔扩大（*）；c. 轴位 MRI 增强 T1 加权像可以看到椎动脉（VA）与肿瘤的解剖关系，宽大的颈内静脉（IJV）和颈内动脉（ICA），箭头所示肿瘤（T）向椎管外延伸，椎管内部分严重压迫脊髓；d. 完全切除后术后对照，脊髓充分减压；(e ~ v) 术中图像：e. 使用自动牵开器向外侧牵拉胸锁乳突肌，将颈内静脉外侧缘与外侧脂肪解剖分离，注意不寻常的颈内静脉扩张；f. 向内侧牵拉颈内静脉后可见肿瘤在颈部的延伸部分位于颈内静脉下方，箭头指示肿瘤的边界，交感神经干（箭头）在其前方走行；g. 打开肿瘤包膜；h. 部分肿瘤切除后显露肿瘤远端；i. 在横突前方分离颈长肌，这一操作必须在肿瘤上下方的横突水平；j. 在骨膜下分离至 C4 横突上缘；k. 切除 C4 横突前结节后，可见椎动脉（箭头）；l. 使用 Kerrison 咬骨钳咬除 C5 横突前结节；在肿瘤上方和下方的横突孔水平显露椎动脉，这对后面的操作非常重要；m. 包绕椎动脉（箭头）的骨膜鞘清晰可见，可逐渐沿头尾方向剥离；n. 确认 C4 与 C5 之间的椎动脉（箭头）走形，吲哚青绿血管造影证实；p. 椎动脉后方分离肿瘤，在肿瘤体积减小后更容易操作；q. 在椎动脉下方应用超声吸引器吸除肿瘤；r. 原先牵张的椎动脉现已放松，C4 ~ C5 椎间盘在钩突（箭头）水平切开，然后行斜向的部分椎体切除；s. 注意吸引器在磨钻与椎动脉之间的位置，为椎动脉提供保护；t. 切开后纵韧带以切开硬膜和蛛网膜；u. 确定硬膜内无残留；v. 闭合硬膜，并用小片状肌肉、脂肪以及生物黏合剂填塞，以防止脑脊液漏。可见走行在术区的椎动脉（转载自 Bruneau 和 George[31]）

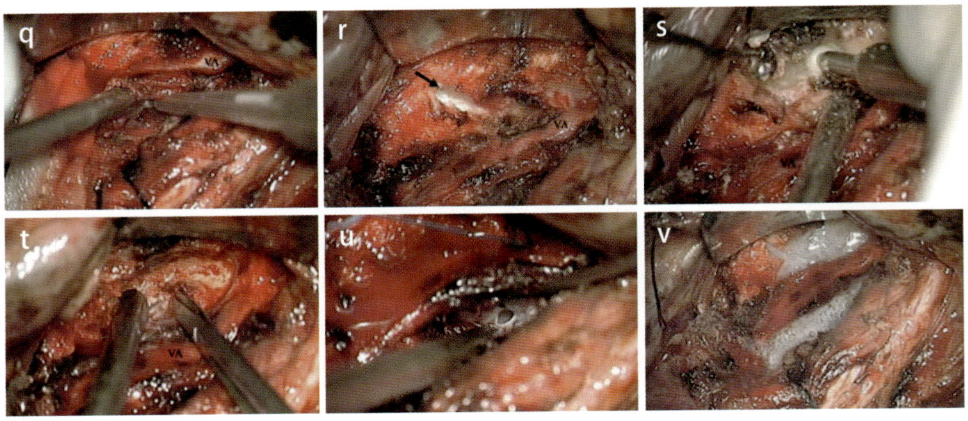

图 42.4（续）

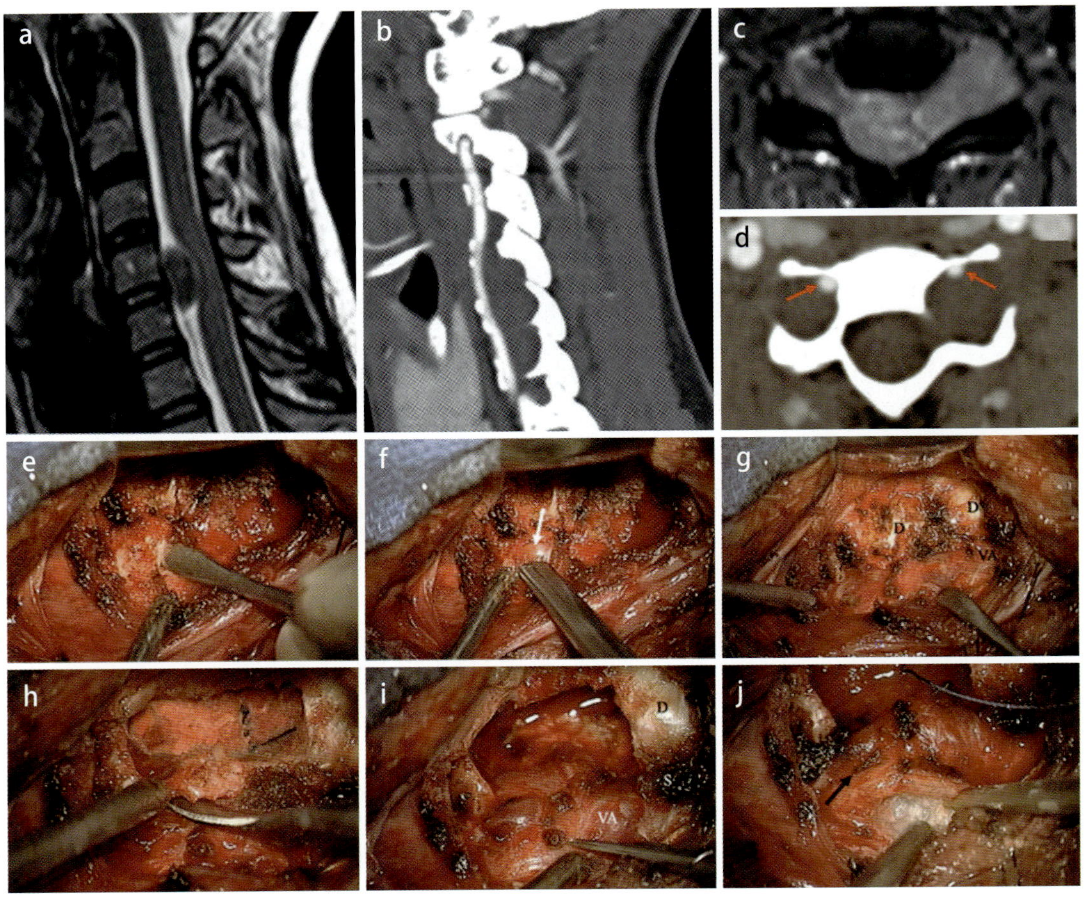

图 42.5 C4 ~ C5 椎管外 - 椎间孔 - 硬膜内外沟通的神经纤维瘤压迫脊髓。(a ~ d) 术前影像：a. 矢状位 T2WI，脊髓严重受压；b. CTA 矢状位重建显示肿瘤导致椎动脉移位，肿瘤可见于 3 个节段；c. 轴位 T2WI 显示肿瘤硬膜内延伸，同时可见右侧一个无症状的病变；d. 轴位 CTA 显示椎动脉（箭头）向前内侧移位紧靠横突前结节，椎间孔明显扩大 (e ~ r) 术中图像：e. 骨膜下解剖分离 C5 横突上缘；f. 横突前结节（箭头）切除后可见椎动脉；g. 暴露肿瘤两端的椎动脉（VA），可见椎间盘（d）；h. 斜向的部分椎体切除取决于肿瘤的延伸范围，切除 C4、C5 椎体的上部，但保留 C3 ~ C4 椎间盘的完整，从钩突上用剥离子分离椎动脉；i. 使用高速磨钻磨除钩突和椎体的外侧缘；j. 椎管外部分肿瘤可使用超声吸引器切除，黑色箭头指示神经根袖与椎动脉的交界面；k. 应用剥离子将肿瘤从椎动脉上剥离；l. 分别在椎动脉外侧及内侧进行操作，来处理肿瘤的椎管外和椎间孔区 - 椎管内部分；m. 打开硬膜（DM），可显露硬膜内部分；n. 切开蛛网膜，暴露硬膜内部分的肿瘤，黑色箭头指示载瘤神经；o. 应用超声吸引器减小肿瘤体积；p. 当肿瘤体积缩小后，病变可以移动，能安全与脊髓分离；q. 手术结束时，脊髓完全解除压迫，离断载瘤神经；r. 应用硬膜补片闭合硬膜，可观察到椎动脉；s. 术后矢状位 T2WI 显示脊髓充分减压（转载自 Bruneau 和 George[31]）

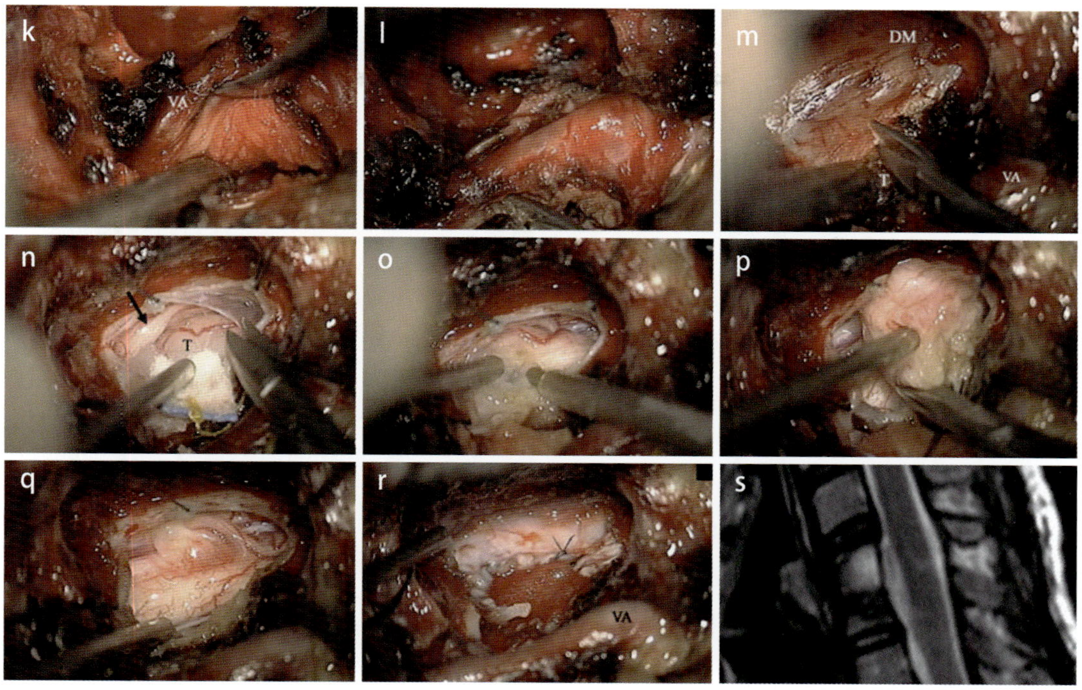

图 42.5（续）

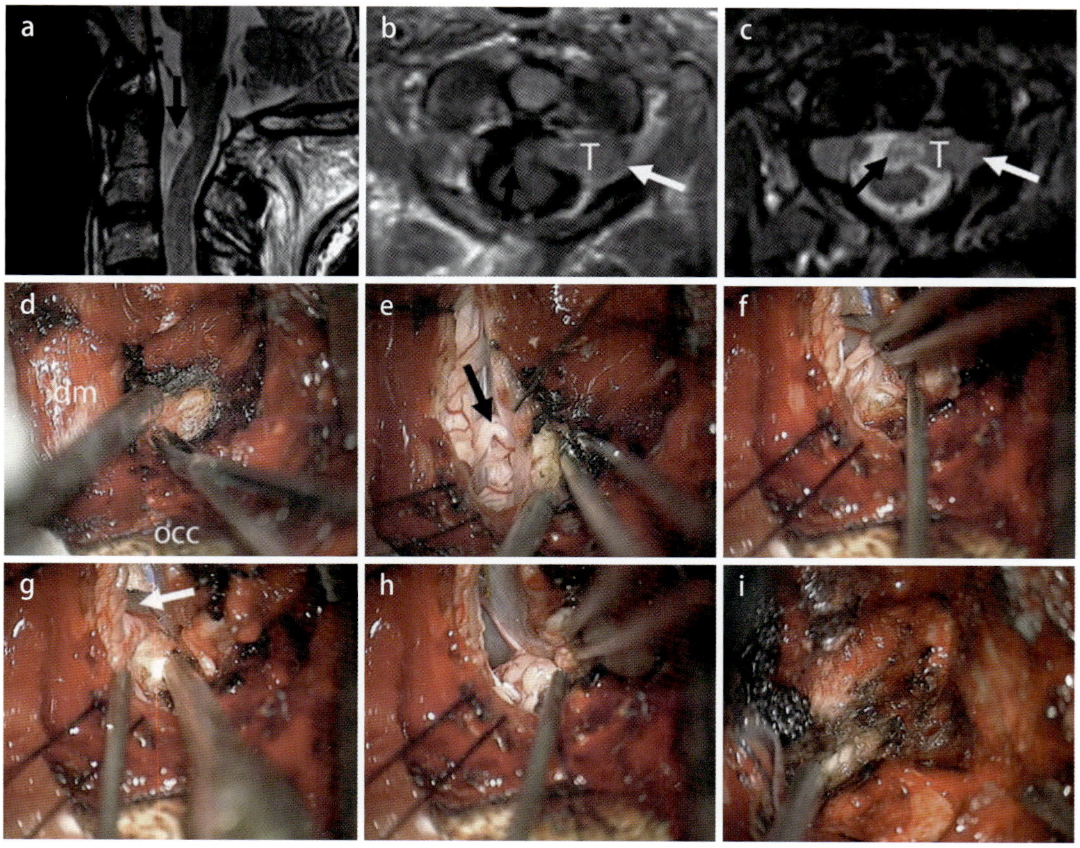

图 42.6 C1 ~ C2 硬膜内外沟通的神经纤维瘤，该患者已知为神经纤维瘤病 I 型。由于 C1、C2 神经纤维瘤导致患者出现进行性的脊髓病变，后外侧入路完全切除肿瘤后症状缓解。（a ~ c）术前检查：a. 矢状位 T2WI，肿瘤（箭头）压迫脊髓向背侧移位；b. 轴位 T1WI MRI，肿瘤（T）由硬膜外（白色箭头处）向硬膜内（黑色箭头处）延伸至脊髓前方；c. 轴位 T2WI MRI。（d ~ i）术中图像：d.C2 硬膜外分离神经根袖（dm 硬脊膜，occ 枕骨）；e. 硬膜纵向切开，并横向切开至走行的神经根，轻轻牵拉残余的硬膜外肿瘤，箭头指示 C2 后根；f. 电凝载瘤神经并切断；g. 应用超声吸引器逐渐切除肿瘤，箭头指示脊髓前方的肿瘤延伸部分；h. 病变可逐渐向外侧牵拉；I. 肿瘤切除完成，最后观察 C1 ~ C2 间隙（转载自 Bruneau 和 George[27]）

42.5 提示和技巧

- 在硬膜内神经鞘瘤中，如果整块切除并无明显益处，而且肿瘤分块切除对脊髓来说更加安全，那么通过分块切除逐渐减小肿瘤体积就不是什么坏事。
- 对延伸至硬膜外的肿瘤，相较后方入路合并椎间关节突切除和内固定或前后联合入路，能显露并控制椎动脉的前外侧入路是更好的选择。
- 在选择最佳的手术入路时，通过 MRI 分析肿瘤的不同部分是必需的。
- 某些硬膜外神经鞘瘤，嵌入硬膜中，往往看起来像是硬膜内外沟通。
- 在 MRI 或 CTA 上评估椎动脉的形态和走行，对于预测可能出现的问题有很大的帮助。

（晏 怡 菅凤增 译）

参考文献

1. Altas M, Cerci A, Silav G, Sari R, Coskun K, Balak N, Isik N, Elmaci I (2013) Microsurgical management of non-neurofibromatosis spinal schwannoma. Neurocirugia 24:244–249
2. Celli P, Cervoni L, Tarantino R, Fortuna A (1995) Primary spinal malignant schwannomas: clinical and prognostic remarks. Acta Neurochir 135:52–55
3. Er U, Kazanci A, Eyriparmak T, Yigitkanli K, Senveli E (2007) Melanotic schwannoma. J Clin Neurosci: Off J Neurosurg Soc Australas 14:676–678
4. Conti P, Pansini G, Mouchaty H, Capuano C, Conti R (2004) Spinal neurinomas: retrospective analysis and long-term outcome of 179 consecutively operated cases and review of the literature. Surg Neurol 61:34–43; discussion 44
5. Sachdev S, Dodd RL, Chang SD, Soltys SG, Adler JR, Luxton G, Choi CY, Tupper L, Gibbs IC (2011) Stereotactic radiosurgery yields long-term control for benign intradural, extramedullary spinal tumors. Neurosurgery 69:533–539; discussion 539
6. Asazuma T, Toyama Y, Maruiwa H, Fujimura Y, Hirabayashi K (2004) Surgical strategy for cervical dumbbell tumors based on a three-dimensional classification. Spine (Phila Pa 1976) 29:E10–E14
7. Tomii M, Itoh Y, Numazawa S, Watanabe K (2013) Surgical consideration of cervical dumbbell tumors. Acta Neurochir 155:1907–1910
8. el-Mahdy W, Kane PJ, Powell MP, Crockard HA (1999) Spinal intradural tumours: part I – extramedullary. Br J Neurosurg 13:550–557
9. Ozawa H, Kokubun S, Aizawa T, Hoshikawa T, Kawahara C (2007) Spinal dumbbell tumors: an analysis of a series of 118 cases. J Neurosurg Spine 7:587–593
10. Seppala MT, Haltia MJ, Sankila RJ, Jaaskelainen JE, Heiskanen O (1995) Long-term outcome after removal of spinal schwannoma: a clinicopathological study of 187 cases. J Neurosurg 83:621–626
11. Safavi-Abbasi S, Senoglu M, Theodore N, Workman RK, Gharabaghi A, Feiz-Erfan I, Spetzler RF, Sonntag VK (2008) Microsurgical management of spinal schwannomas: evaluation of 128 cases. J Neurosurg Spine 9:40–47
12. Gelabert-Gonzalez M, Castro-Bouzas D, Serramito-Garcia R, Santin-Amo JM, Aran-Echabe E, Prieto-Gonzalez A, Allut AG (2011) Tumours of the nerve root sheath in the spine. Rev Neurol 53:390–396
13. Jinnai T, Koyama T (2005) Clinical characteristics of spinal nerve sheath tumors: analysis of 149 cases. Neurosurgery 56:510–515; discussion 510–515
14. Hakuba A, Komiyama M, Tsujimoto T, Ahn MS, Nishimura S, Ohta T, Kitano H (1984) Transuncodiscal approach to dumbbell tumors of the cervical spinal canal. J Neurosurg 61:1100–1106
15. George B, Laurian C, Keravel Y, Cophignon J (1985) Extradural and hourglass cervical neurinomas: the vertebral artery problem. Neurosurgery 16:591–594
16. Costello F, Kardon RH, Wall M, Kirby P, Ryken T, Lee AG (2002) Papilledema as the presenting manifestation of spinal schwannoma. J Neuroophthalmol: Off J N Am Neuroophthalmol Soc 22:199–203
17. Kudo H, Tamaki N, Kim S, Shirataki K, Matsumoto S (1987) Intraspinal tumors associated with hydrocephalus. Neurosurgery 21:726–731
18. Sun H, Tian H (2011) Intraspinal tumors accompanied by hydrocephalus: case report, systematic review, and discussion of treatment strategy. Neurologist 17:342–345
19. Matsumoto S, Hasuo K, Uchino A, Mizushima A, Furukawa T, Matsuura Y, Fukui M, Masuda K (1993) MRI of intradural-extramedullary spinal neurinomas and meningiomas. Clin Imaging 17:46–52
20. De Verdelhan O, Haegelen C, Carsin-Nicol B, Riffaud L, Amlashi SF, Brassier G, Carsin M, Morandi X (2005) MR imaging features of spinal schwannomas and meningiomas. J Neuroradiol 32:42–49
21. Parmar HA, Ibrahim M, Castillo M, Mukherji SK (2007) Pictorial essay: diverse imaging features of spinal schwannomas. J Comput Assist Tomogr 31: 329–334
22. Kufeld M, Wowra B, Muacevic A, Zausinger S, Tonn JC (2012) Radiosurgery of spinal meningiomas and schwannomas. Technol Cancer Res Treat 11:27–34
23. Raysi Dehcordi S, Marzi S, Ricci A, Di Cola F, Galzio RJ (2012) Less invasive approaches for the treatment of cervical schwannomas: our experience. Eur Spine J 21:887–896
24. Uede T, Kurokawa Y, Wanibuchi M, Ze PH, Ohtaki M, Hashi K (1996) Surgical approach for cervical

dumbbell type neurinoma: posterior approach by partial hemilaminectomy with preservation of a facet joint. No Shinkei Geka Neurol Surg 24:675–679
25. McCormick PC (1996) Surgical management of dumbbell tumors of the cervical spine. Neurosurgery 38:294–300
26. Lot G, George B (1997) Cervical neuromas with extradural components: surgical management in a series of 57 patients. Neurosurgery 41:813–820; discussion 820–812
27. Bruneau M, George B (2011) Surgical technique for the resection of tumors in relation with the V3 and V4 segments of the vertebral artery. In: George B, Bruneau M, Spetzler R (eds) Pathology and surgery around the vertebral artery. Springer, Paris, pp 361–404
28. George B, Lot G (1995) Neurinomas of the first two cervical nerve roots: a series of 42 cases. J Neurosurg 82:917–923
29. Nakamura M, Iwanami A, Tsuji O, Hosogane N, Watanabe K, Tsuji T, Ishii K, Toyama Y, Chiba K, Matsumoto M (2013) Long-term surgical outcomes of cervical dumbbell neurinomas. J Orthop Sci: Off J Jpn Orthop Assoc 18:8–13
30. Celli P (2002) Treatment of relevant nerve roots involved in nerve sheath tumors: removal or preservation? Neurosurgery 51:684–692; discussion 692
31. Bruneau M, George B (2011) Surgical technique for the resection of tumors in relation with the V1 and V2 segments of the vertebral artery. In: George B, Bruneau M, Spetzler RF (eds) Pathology and surgery around the vertebral artery. Springer, Paris, pp. 165–200

43 颅颈交界区脊膜瘤

Michaë l Bruneau and Bernard George

43.1 引言

枕骨大孔区是脊膜瘤的少见发生部位，通常位于脊髓前方和椎动脉下方。脊髓和椎动脉的位置关系通过MRI容易辨认。在排除基础条件差或者预期生存期有限的情况下，需要进行手术切除肿瘤。当考虑手术治疗时，普遍认为，后外侧，也叫远外侧入路，是唯一的最佳选择。手术过程必须注意保护寰椎后弓椎动脉沟上方走行的椎动脉。骨膜下分离是显露和保护椎动脉鞘和静脉丛的关键。显露过程不需要磨除枕髁或寰椎侧块，因此肿瘤切除后的内固定也没必要。

一般情况下，手术目标是在98%的病例完全切除肿瘤，而且没有或者仅有非常有限的并发症[1-10]。

颅颈交界区脊（脑）膜瘤（craniocervical junction，CCJ）通常也称为枕大孔区（foramen magnum，FM）脊（脑）膜瘤，占所有颅内脑膜瘤的不到2%。因为其特殊的位置，这些脊膜瘤对脊柱外科医生来说是一个挑战，将在本章中详细讨论切除技术，这些技术和方法也可以用于椎管内其他区域的脊膜瘤。

43.2 诊断

多数情况下，发现CCJ脊膜瘤时的症状都比较轻微，如上颈椎疼痛、颈部僵硬，或单个肢体感觉异常等。由于先进影像学检查手段的发展，比如MRI，患者通常不会等到出现运动障碍或者后组颅神经麻痹症状时才做检查。

影像以MRI检查为基础，表现为具有一般脑膜瘤特征的局限性髓外病变。许多情况下，病变也会非常巨大，压迫脊髓明显移位。根据以下3个方面准确确认病变非常重要：①轴位影像，②椎动脉（VA），和③硬脊膜[4]（图43.1）。

在轴位上脊膜瘤分为：

- 前方：病变起源于中线两侧，向后方直接推挤脊髓移位（图43.2）。
- 侧位：病变起源于中线和齿状韧带之间，向侧方推挤脊髓移位（图43.3）。
- 后位：病变起源于齿状韧带后方。

脊膜瘤与椎动脉（VA）位置关系：85%位于VA下方，10%位于VA上方，或VA上下（5%）。

与硬膜的关系：绝大多数肿瘤位于硬膜内（95%），但也可能部分位于硬膜外，甚至有完全硬膜外的肿瘤，尽管很少。

计算机断层扫描（CT）有助于判断脊膜瘤基底部的钙化或者骨化。VA的位置和大小在MRI上易于辨认，因此可以不行血管造影，或者行MRA和增强CTA替代。血管介入栓塞在术前、或者作为治疗均不必要。

43.3 手术适应证

任何枕大孔区的脊（脑）膜瘤都应考虑手术切除。唯一的禁忌证为预期寿命有限或身体基础

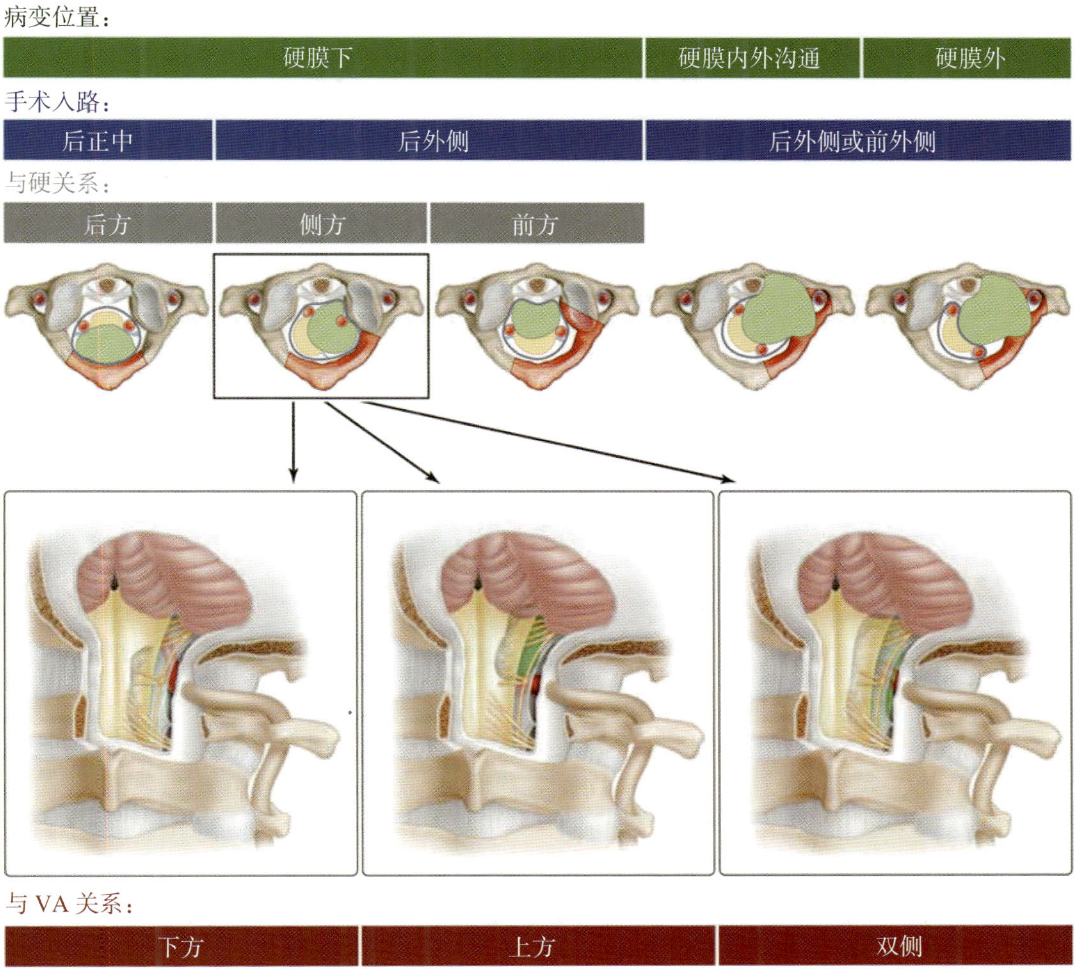

图 43.1 枕大孔区脊（脑）膜瘤分类（转载自 Bruneau 和 George[6]）

条件非常差。一些小的脊（脑）膜瘤可以观察一段时间，但对于年轻患者，总有一天还得面对手术。

相对于手术来说，任何其他非手术治疗，都是肿瘤不全切除后复发的姑息或补充性（放疗）治疗。

对于第一次手术的病例，手术的目的是切除肿瘤，98% 的患者可以做到。在复发的情况下，全切肿瘤是困难和危险的，因为肿瘤和脊髓粘连严重，试图过度分离脊髓与肿瘤经常导致灾难性后果，如四肢瘫痪或死亡。

43.4 手术技术

位于脊髓后方的脊膜瘤可以通过标准的后正中入路切除，位于硬膜外的肿瘤可以通过前外侧入路[4-7,11-16]。不过，这些情况非常少见。对于通常的 CCJ 区脊膜瘤，唯一的有效合理的方法是后外侧入路，又称为远外侧入路[1-12,15]。

- 患者可以选择俯卧位、坐位或侧卧位，笔者倾向于俯卧位，该体位手术医师操作较方便且可避免气栓。头部以 Mayfield 头架固定，颈部处于中立位并轻度前屈。头部水平高于心脏以减小静脉压。
- 笔者采用的手术切口为起自 C4、C5 至枕外粗隆的直切口，然后转向外，沿上项线至乳突，一般长 5 ~ 8 cm。一些作者喜欢旁正中或斜切口。
- 将枕颈后方肌肉组织自枕骨、寰椎后弓、C2 椎板剥离，包含皮肤全层向两侧牵开。当然，病变侧骨性结构的暴露更靠外。

a

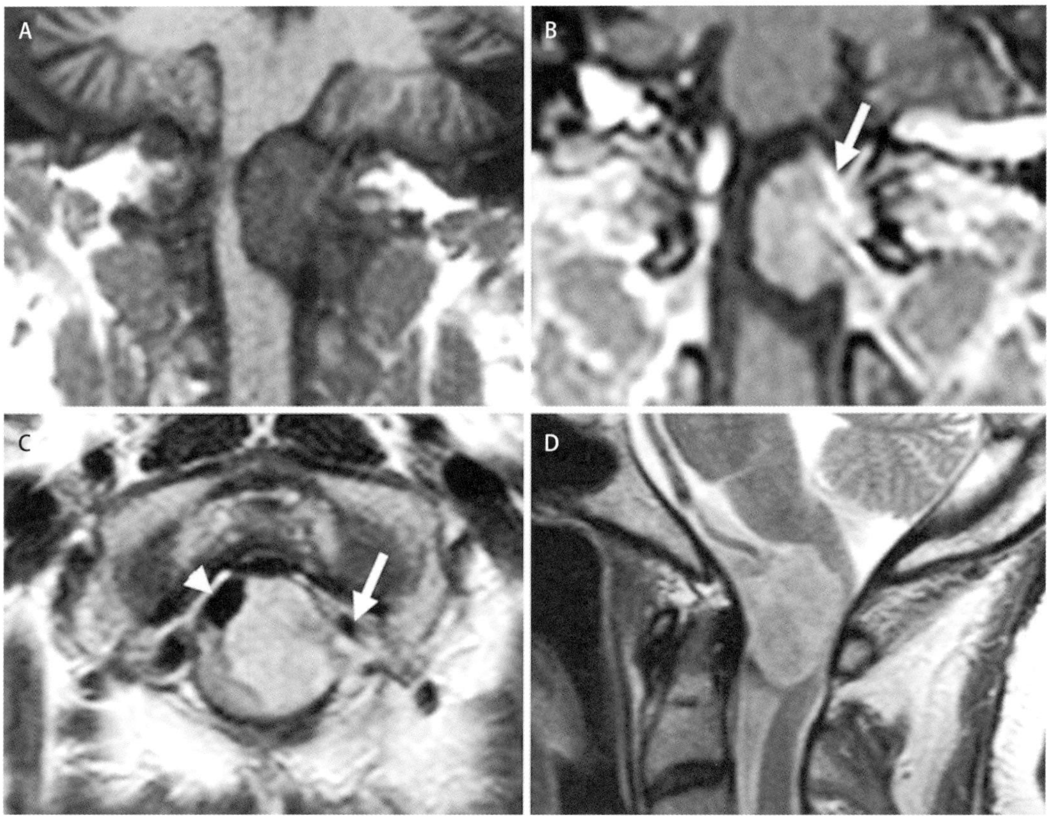

图 43.2 枕骨大孔区前方脊膜瘤（a）术前：（A）冠状位平扫提示低信号占位压迫脊髓；（B）注射造影剂后肿瘤明显强化。椎动脉（箭头）位于肿瘤上方；（C）在轴位，肿瘤基底向中线两侧延伸，脊髓严重受压并向后外侧移位，左侧椎动脉直径小于对侧；（D）矢状位图像提示肿瘤压迫脊髓

- 肿瘤侧寰椎后弓至少在骨膜下分离到中线外侧 20 mm 处，暴露方法为沿寰椎后弓下缘由内向外暴露，再向上暴露寰椎后弓上缘至椎动脉沟 [13,16]。保存骨膜至关重要，可以保持 VA 及其静脉丛位于骨膜鞘内。这是一层非常坚韧的组织，与硬膜的外层相延续。
- 骨膜外操作可以避免静脉出血，静脉出血往往是由于位于寰椎后弓和 C2 椎板之间的 C2 神经根周围静脉丛所致。这种出血可以通过双极电凝骨膜鞘或应用纤维蛋白胶止血。
- 手术需要借助电钻、骨刀、枪状咬骨钳切除枕骨下部、寰椎后弓，有时还需要咬除 C2 的椎板（当肿瘤向尾侧延伸时）。骨切除应包含两侧，这样可以避免肿瘤切除时非病变侧的骨质对脊髓造成压迫。当然，肿瘤一侧的骨质切除需要更多。对于寰椎，肿瘤侧骨质的切除应至少 20 mm，必须包括位于椎动脉沟水平的寰椎后弓，而切除寰椎的侧块是没有必要的。同样，椎动脉上方枕骨的切除也是由内向外侧，但不包括枕髁。
- 在中线旁垂直切开硬膜（肿瘤侧），以保证在切除肿瘤的过程中，硬膜覆盖并保护脊髓。这样做可以不用棉片阻挡，以避免脊髓暴露于瘤腔。硬膜切口在上下两端，即小脑上方和 C2 椎板水平弯向肿瘤侧，硬膜翻向外侧悬吊在肌肉上。
- 这类肿瘤，即使位于脊髓前方，由于脊髓被推向后方和对侧，也可以被显露（图 43.2 术图 b）。切开硬膜后首要是辨认副神经，有时需要切断其与 C1 神经根的交通支，以便获得一定的活动度（图 43.2 术中图 F）。暴露肿瘤后的第二个操作是切断前两条齿状韧带：第一条位于椎动脉和 C1 神经根附近，第二条位于 C2 神经根附近（图 43.2 术中图 B）。

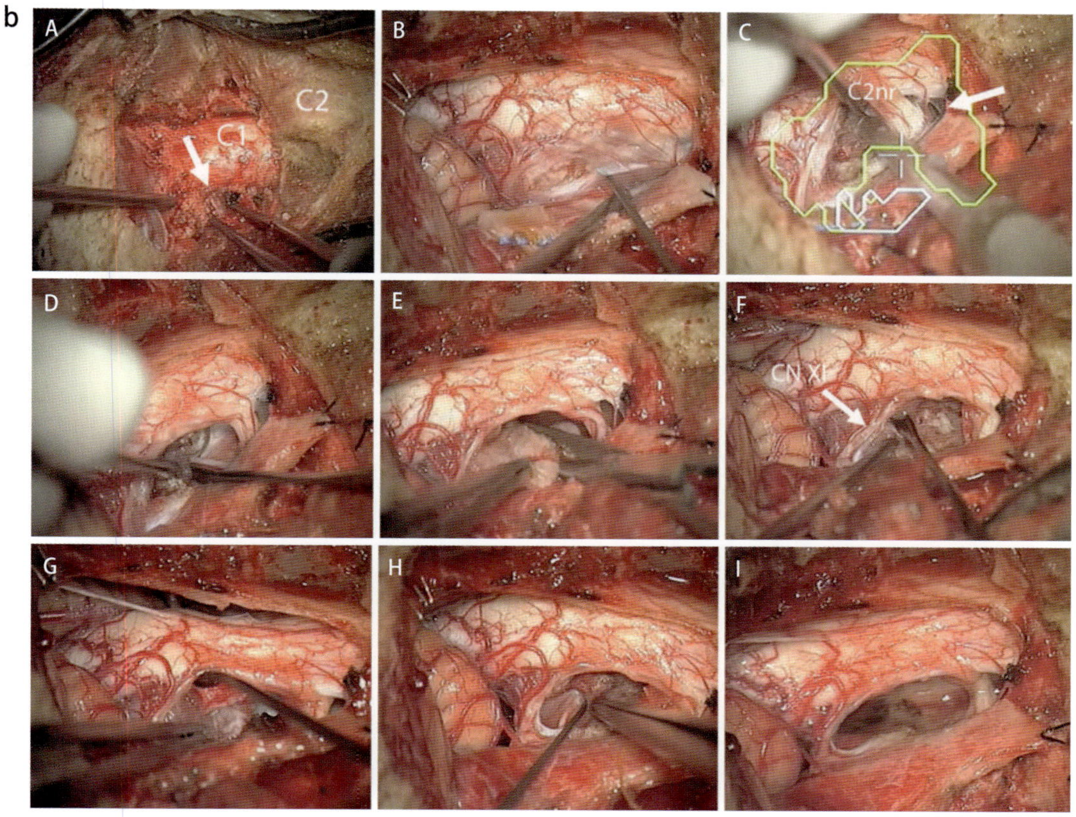

图 43.2b 术中。患者俯卧位。（A）枕骨和寰椎（C1）的后弓部分切除，暴露 C2 棘突，C2 棘突代表正中线和术野的尾部；箭头指的是横行的椎动脉的 V3 段，位于电凝的两电极间，正常情况下走行于寰椎后弓的上方，切除寰椎后弓，以便硬膜切开后可以向侧方牵拉硬膜并扩大手术视野；（B）打开硬膜后，提起齿状韧带，予以切断；（C）超声吸引器逐步切除肿瘤，肿瘤的切除从下极开始；位于 C2 神经根前方的肿瘤切除后，肿瘤下极（箭头）逐渐可以游离；（D）C2 神经根的前支从病变分离；（E）剪刀分离肿瘤；（F）副神经脊束支（箭头，颅神经第 11 支）从肿瘤分离；（G）大部分肿瘤切除后，剩余的肿瘤变松动，肿瘤与脊髓的界面也可轻轻分离；（H）剥离子牵开 C1 神经根；（I）脊膜瘤全切后术野（由医院 Bruneau 先生提供）

齿状韧带的切断和 C1 神经根的离断可以减轻肿瘤引起的脊髓牵拉。

- 肿瘤的血供主要来自于 C2 ~ C3 水平向上走行的脊膜前动脉，因此肿瘤切除最好从下极开始。
- 需要根据肿瘤的韧度选择剪刀、吸引器、超声吸引器等逐步分块切除肿瘤。
- 从肿瘤内开始，分块切除肿瘤并快速到达肿瘤起源区域。开始沿肿瘤下极向上切除时，先保留脊髓与肿瘤交界处。逐步切除以后，位于硬膜内的肿瘤上极会很快显露。
- 大多数情况下，椎动脉都在肿瘤上方走行，可以很容易地分离；在这种情况下，后组颅神经位于肿瘤上方，在肿瘤切除后能够辨认，所以不必考虑损伤。唯一需要保护的神经是副神经，多数情况下，副神经保留在脊髓侧。
- 瘤内大部分切除后，肿瘤的后部向前方牵拉，从脊髓分离切除。
- 肿瘤的硬膜附着区域至少予以烧灼，最好是切除。
- 硬脊膜常规缝合。肌肉分两层缝合，皮肤分两层缝合。不需要放置引流装置。

43.5 提示与技巧

- 后外侧入路向外侧延伸是唯一最好的选择。术中不需要切除枕骨髁和寰椎侧块。这种入

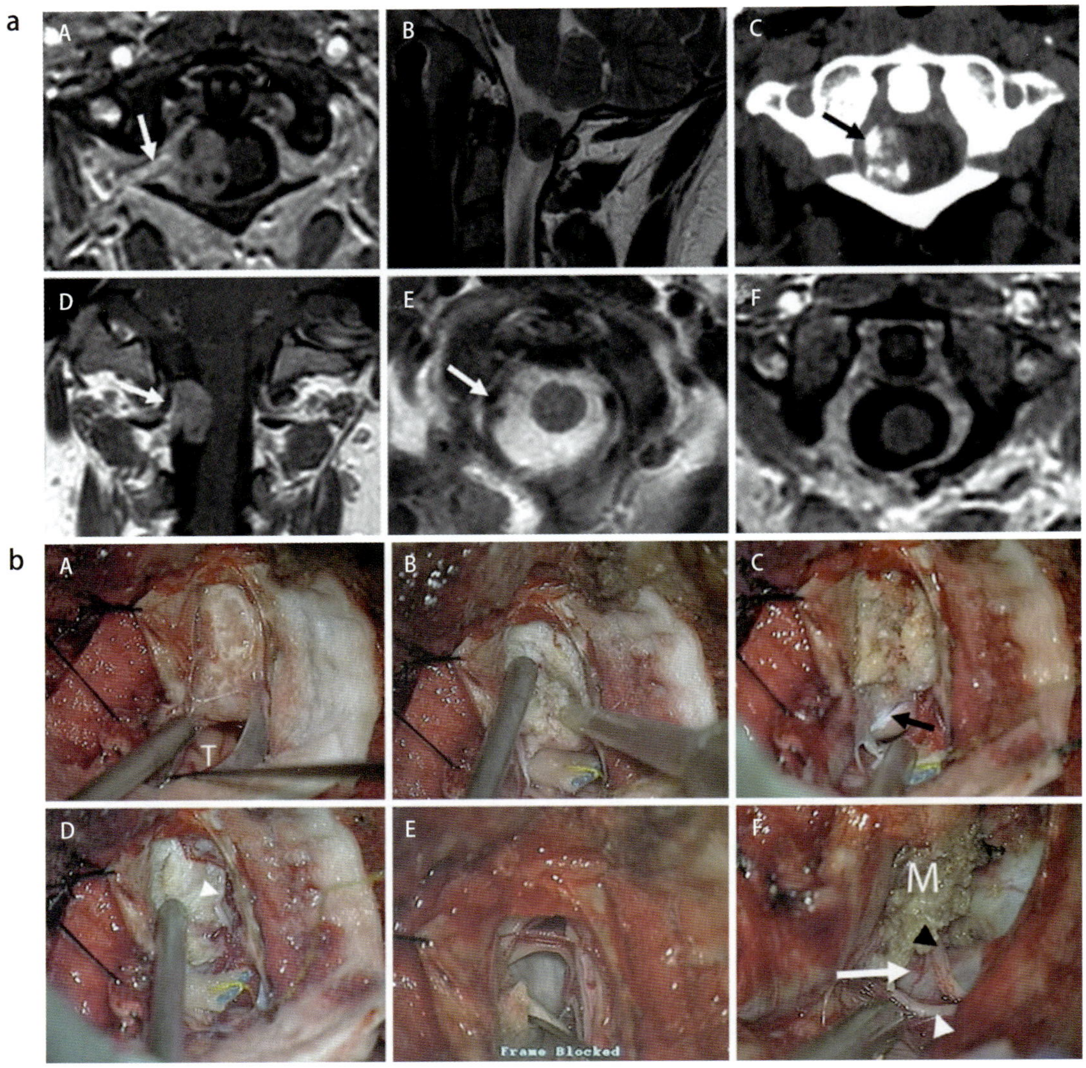

图 43.3 枕骨大孔区侧方脊（脑）膜瘤。(a)（A ~ D）术前影像学检查：MRI 和轴位 CT 扫描图像。(A) 椎动脉（白色箭头）走行在肿瘤上方，肿瘤内可见钙化，MRI（A）表现为低信号，CT（C）表现为高密度。脊髓受压向侧方移位。(E，F) 脊（脑）膜瘤术后 MRI，C1 后弓的切除范围可以在 MRI 上显示（F），意味着术中需要显露椎动脉 V3 水平段。(b) 术中图像，患者取俯卧位。(A) 硬膜以倒“L”形切开，肿瘤显露良好，同时可以显露右侧的小脑扁桃体（T）。该图片的方位：向上是尾部，左侧是右侧。(B) 超声吸引器逐步切除肿瘤，以便于肿瘤边界的分离切除。(C) 齿状韧带（黑色箭）需要切断。(D) 副神经脊束支（白箭头）在肿瘤的内侧可见，予以轻柔分离。(E) C2 神经根从肿瘤下极分离。(F) 可见位于脊（脑）膜瘤的上方椎动脉（白色箭头）。副神经脊束支（白箭头）已经全程从肿瘤分离下来（由 Erasme 医院 Bruneau 先生提供）

路不需要经髁，因此，也不需要内固定。

- 骨质需要双侧切除，但肿瘤侧需扩大切除。
- 弧形或者旁正中切开硬脊膜，保证硬膜覆盖保护脊髓。
- 推荐首先切除 C1 神经根和肿瘤侧的两条齿状韧带以减轻脊髓张力。
- 由于肿瘤的血供主要来源于下方，所以肿瘤切除从下极开始。
- 对于肿瘤低于 VA 的病例，不需要在椎动脉下方探查低位颅神经，因为低位颅神通常位于椎动脉上方并远离肿瘤组织。
- 根据轴位上肿瘤的位置（前方、侧方，或者后方），与椎动脉（下方、上方，或者双侧）和硬膜（内、外，或者内外均有）的关系制定详细的手术策略。

（卢 峰 王 凯 王作伟 译）

参考文献

1. Arnautovic KI, Al-Mefty O, Husain M (2000) Ventral foramen magnum meningiomas. J Neurosurg 92: 71–80
2. Bassiouni H, Ntoukas V, Asgari S, Sandalcioglu EI, Stolke D, Seifert V (2006) Foramen magnum meningiomas: clinical outcome after microsurgical resection via a posterolateral suboccipital retrocondylar approach. Neurosurgery 59:1177–1185; discussion 1185–1177
3. Bertalanffy H, Gilsbach JM, Mayfrank L, Klein HM, Kawase T, Seeger W (1996) Microsurgical management of ventral and ventrolateral foramen magnum meningiomas. Acta Neurochir Suppl 65:82–85
4. Bruneau M, George B (2008) Foramen magnum meningiomas: detailed surgical approaches and technical aspects at Lariboisiere Hospital and review of the literature. Neurosurg Rev 31:19–32; discussion 32–13
5. Bruneau M, George B (2011) The lateral approach to the V3 segment of the vertebral artery. In: George B, Bruneau M, Spetzler R (eds) Pathology and surgery around the vertebral artery. Springer, Paris, pp 329–360
6. Bruneau M, George B (2011) Surgical technique for the resection of tumors in relation with the V3 and V4 segments of the vertebral artery. In: George B, Bruneau M, Spetzler R (eds) Pathology and surgery around the vertebral artery. Springer, Paris, pp 361–404
7. George B, Dematons C, Cophignon J (1988) Lateral approach to the anterior portion of the foramen magnum. Application to surgical removal of 14 benign tumors: technical note. Surg Neurol 29:484–490
8. Samii M, Klekamp J, Carvalho G (1996) Surgical results for meningiomas of the craniocervical junction. Neurosurgery 39:1086–1094; discussion 1094–1085
9. Seifert V, Güresir E, Bassiouni H (2011) Foramen magnum meningiomas: posterolateral retrocondylar approach. In: George B, Bruneau M, Spetzler RF (eds) Pathology and surgery around the vertebral artery. Springer, Paris, pp 417–425
10. Sharma BS, Gupta SK, Khosla VK, Mathuriya SN, Khandelwal N, Pathak A, Tewari MK, Kak VK (1999) Midline and far lateral approaches to foramen magnum lesions. Neurol India 47:268–271
11. George B, Laurian C (1980) Surgical approach to the whole length of the vertebral artery with special reference to the third portion. Acta Neurochir 51:259–272
12. George B, Lot G (1995) Anterolateral and posterolateral approaches to the foramen magnum: technical description and experience from 97 cases. Skull Base Surg 5:9–19
13. Gupta T (2008) Quantitative anatomy of vertebral artery groove on the posterior arch of atlas in relation to spinal surgical procedures. Surg Radiol Anat: SRA 30:239–242
14. Lot G, George B (1999) The extent of drilling in lateral approaches to the cranio-cervical junction area from a series of 125 cases. Acta Neurochir 141:111–118
15. Nanda A, Vincent DA, Vannemreddy PS, Baskaya MK, Chanda A (2002) Far-lateral approach to intradural lesions of the foramen magnum without resection of the occipital condyle. J Neurosurg 96:302–309
16. Rhoton AL Jr (2000) The far-lateral approach and its transcondylar, supracondylar, and paracondylar extensions. Neurosurgery 47:S195–S209

44 原发性脊髓髓内肿瘤

Michaël Bruneau, Mattéo Riva, and Jacques Brotchi

44.1 引言

原发性脊髓髓内肿瘤（primary intramedullary spinal cord tumors，IMSCTs）是一类少见的肿瘤，占所有中枢神经系统肿瘤的 2% ～ 4%[1]。

此类肿瘤的发病率因性别、组织学类型、种族和年龄的差异而各有不同：特别需要指出的是，IMSCT 在成人和儿童脊柱肿瘤的所占比例分别为 20% 和 35%[2]。

最常见的 IMSCTs 为胶质细胞源性肿瘤（80% ～ 90%），其中 60% ～ 70% 为室管膜瘤，30% ～ 40% 为星形胶质细胞瘤[3]，这两类肿瘤的患病率与年龄密切相关，三种室管膜瘤亚型（室管膜瘤、室管膜下瘤和黏液乳头状室管膜瘤）好发于成人，而星形细胞瘤则好发于儿童[4,5]。黏液乳头状室管膜瘤生长自脊髓终丝，因此并不能算是真正的髓内肿瘤，但它们有时可能累及脊髓圆锥。

一般而言，根据世界卫生组织分类（WHO），大多数 IMSCTs 是低度恶性（Ⅰ级和Ⅱ级）病变，但与颅内病变不同的是，确诊的髓内肿瘤恶性程度并不与年龄呈正相关[1]。神经节胶质细胞瘤是神经元 - 胶质细胞混合瘤，较为罕见[6]。血管母细胞瘤通常与脑视网膜血管瘤病（von Hippel-Lindau Syndrome）相关，占 IMSCTs 的 3% ～ 8%[7]，该肿瘤与海绵状血管瘤并称最常见的非胶质细胞源性肿瘤。其他非胶质细胞源性肿瘤亦较为少见，如表皮样囊肿或皮样囊肿、脂肪瘤、髓内神经鞘瘤（施万细胞瘤）、原始神经外胚层肿瘤（PNET）、畸胎瘤、全身性肿瘤髓内转移或淋巴瘤等。

44.2 诊断

患者的临床表现和整个椎管完整的磁共振成像（MRI）是诊断的基本条件，以排除其他可能与 IMSCTs 类似的病变。

44.2.1 临床表现

各个类型 IMSCTs 的临床表现并非固定不变的，因为髓内肿瘤的临床表现主要与其所在节段相关，而非肿瘤的组织学性状。疼痛是几乎所有患者的主要症状，它可表现为多种形式［神经根性痛、中枢性疼痛和（或）腰背部疼痛］。其他可能的体征是感觉 - 运动障碍、感觉异常和排尿 / 排便失禁，以及这几者的复合形式。脊柱侧凸也可能是儿童患者的首发症状。某些情况下，伴或不伴软脊膜播散的 IMSCTs 甚至可能导致患儿不明原因的脑积水。

患者症状轻于影像学检查预期的情况并不罕见，如颈髓病变可能没有上肢功能缺陷，50% 涉及圆锥的肿瘤也可能没有括约肌功能障碍[8]。

肿瘤病程较为隐匿。因为此类肿瘤多为良性，所以其进展通常非常缓慢。在某些情况下，若出现急性发作或快速进展的症状，通常系出血或病情进一步恶化所致。

44.2.2 影像学检查

目前，MRI 是诊断 IMSCT 及确定其解剖学特征的金标准。该成像必须包括至少在两个平面（矢状位和轴位）获得的 T1、T2 加权像（weighted images，WI）及钆增强的 T1WI。MRI 是鉴别肿瘤和非肿瘤病变、描述肿瘤宏观特征，以及初步判断肿瘤最可能的组织学亚型的基本手段 [9,10]。在分析疑似患有髓内肿瘤患者的 MRI 时，应考虑以下 3 个主要原则以利于诊断和手术规划 [11,12]。

- 肿瘤通常会导致脊髓肿胀，而在非肿瘤性病变中通常不存在该征象，如脊髓脱髓鞘病变或脊髓缺血性损伤。
- 钆增强剂注射后肿瘤通常会有一定程度的强化，无论病变是否为良性。
- 由中央管扩大引起的反应性囊肿（空洞）通常位于肿瘤的上界 / 下界，且不被强化，而肿瘤性囊肿通常位于肿瘤内部，其外周强化。

除少见病例如血管母细胞瘤、脂肪瘤或皮样囊肿外，IMSCTs 并没有特异性 MRI 特征。不同亚型髓内肿瘤的特异性影像学表现将在本章后面讨论。

IMSCTs 的鉴别诊断应考虑以下几种病理状况。虽然具体症状或临床表现出现的时间有时可提供关键信息，但只有将临床资料与肿瘤的影像学表现相结合，才能做出正确的诊断，并避免不必要的手术 [13]。

- 迅速恶化提示脊髓缺血或髓内脓肿（细菌或真菌感染）。然而，在没有全身感染或整体免疫系统缺陷的情况下，这些情况是非常罕见的。有时退行性脊髓型颈椎病引起的 MRI 的 T2WI 髓内高信号，可能会给鉴别诊断带来困惑。
- 鉴别诊断中应考虑的另一个重要疾病是多发性硬化（multiple sclerosis，MS）。如在大脑或脊髓中，新生或反应性病变可与内在肿瘤相混淆，因为这三者的 MRI 均显示强化。在这些情况下，有必要对中枢神经系统（central nerve system，CNS）进行完整扫描以寻找其他脱髓鞘病变。若不能得出结论，则需对脑脊液（cerebrospinal fluid，CSF）进行分析。若仍不能明确鉴别，建议短暂观察（2 ～ 3 周）后复查 MRI：若短期内 MRI 产生改变，则更加符合炎症或脱髓鞘病变，而不是 IMSCTs。
- 亚急性坏死性脊髓病变，有时继发于在创伤性损伤后，可表现为 IMSCTs 所具有的延迟性脊髓水肿和边缘样强化。在这种情况下，早期 MRI 显示无脊髓肿胀或仅有很小程度的脊髓肿胀，而且随时间发展通常会出现脊髓萎缩 [14]。
- 结节病是另一个脊髓原发性病变，占脊髓病变的不到 1%[15]。

44.3 胶质细胞源性肿瘤

IMSCTs 主要分为 3 类：胶质细胞源性肿瘤、非胶质细胞源性肿瘤和假性肿瘤 [14]。由于这些肿瘤具有不同的临床行为、MRI 特征及对治疗和预后的不同反应，有必要对每个亚型进行具体分析。

该类别中最重要的亚型是室管膜瘤和星形胶质细胞瘤，而其他肿瘤如少突胶质细胞瘤则极为少见 [14]。

44.3.1 室管膜瘤

室管膜瘤（图 44.1）是成人最常见的原始 IMSCTs，组织学上可分为细胞亚型（WHO 2 级和 3 级）和黏液乳头状亚型（WHO 1 级）。细胞亚型通常来自胸髓和颈髓中央管的室管膜表面，而黏液乳头状亚型通常位于脊髓之外：它们源于脊髓终丝，因此它们不应被划分为髓内肿瘤。

这些肿瘤通常起源于中央管的室管膜细胞，MRI 显示为位于脊髓中央的的梭形肿块，一般占据 3 ～ 4 个脊髓节段。病变通常在 T1WI 上为低或等信号，T2WI 可为多种信号，并伴有明显且不均一的强化。瘤内可出现出血区域，多达 50% 的患者存在囊肿。钙化则更为少见，有时可观察到假包膜将肿瘤和正常脊髓相分隔 [12]。

手术是治疗室管膜瘤的最佳策略：肿瘤完全

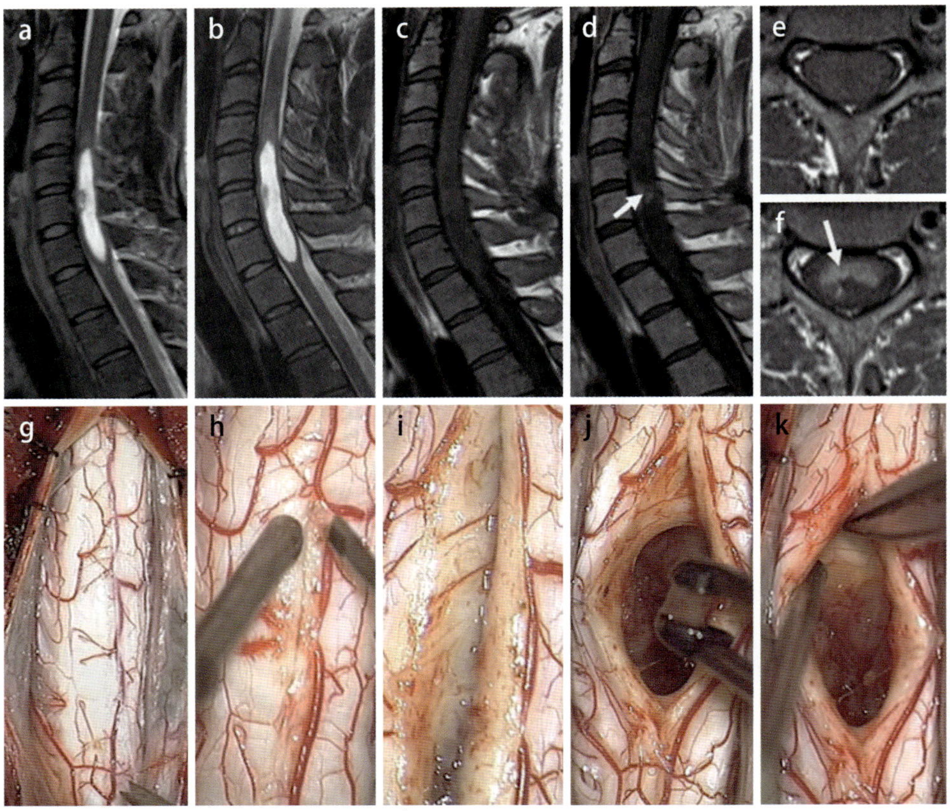

图 44.1 C5 ~ C7 室管膜瘤。该年轻患者屈颈时表现为右手感觉障碍和肌肉痉挛。（a ~ f）术前 MRI：早期影像学资料（a）与 1 年后（b）相比，肿瘤体积小幅增长，注射造影剂后肿瘤强化显影（d 和 f 中箭头示强化，c 和 e 无强化）。（g ~ p）术中图像：（g）切开硬脊膜；（h）辨认中线并切开软脊膜；（i）切开脊髓并辨认肿瘤；（j）肿瘤切除开始时，取标本活检并送病理；（k）到达下极（图像顶部），因囊壁没有强化，故无需去除囊壁，或将脊髓切开向上和向下延伸到囊肿边界；（L）利用超声吸引器对肿瘤进行切除；（m）分离肿瘤上界，切除小囊肿；（n）由于粘连紧密，须将肿瘤从脊髓内侧壁谨慎地分离；在此之前，瘤内减压能使本操作更为顺畅地进行；（o）必须非常精细地对肿瘤前端进行分离，在某些情况下须格外注意脊髓前动脉；（p）肿瘤切除完毕后，对所有肿瘤全切的患者，需将脊髓重新对合并缝合软脊膜。（q ~ u）术后图像：（q）术后第 1 天，脊髓膨胀消失；术后 2 个月，确认肿瘤完全切除，矢状位 T2WI（r），T1WI（s）和强化 T1WI（t），轴位强化 T1WI（u）。术后 2 个月，患者开始重新工作，伴有轻微的感觉障碍（McCormick 1 级）（由 Erasme 医院 Bruneau 先生提供）

切除后，在 90% ~ 100% 的患者可以达到局部控制肿瘤的效果[16]。大多数室管膜瘤生长较为缓慢，而恶性亚型（WHO 3 级）较为少见。侵袭性差及对手术分离平面的充分保护，为神经外科医生完全切除肿瘤提供了条件。因此，这些肿瘤患者可以有较长的无进展期和总生存期，分别为 82 和 180 个月[17]。在无（或轻度）症状时治疗这些患者是十分重要的，以保持最佳功能状态：术后 48% ~ 75% 的患者可保持病情稳定，10% ~ 40% 的患者病情改善，9% ~ 15% 的患者会出现加重[14]。手术技术将在后面讨论。

44.3.1.1 作者经验

根据我们对 194 例脊髓室管膜瘤患者的治疗经验，170 例获得肿瘤完全切除。128 例患者的随访时间超过 5 年，尽管术后钆强化 MRI 显示完整肿瘤切除，但在术后 18 和 19 年仍有 2 例复发。我们为 9 例接受次全切除的患者，行二次手术获得了肿瘤完全切除。11 例患者行多次肿瘤减压及部分切除术。4 例患者失访。

我们认为，没有必要对 2 级室管膜瘤进行放疗，即使对部分切除的肿瘤也是如此。我们对这

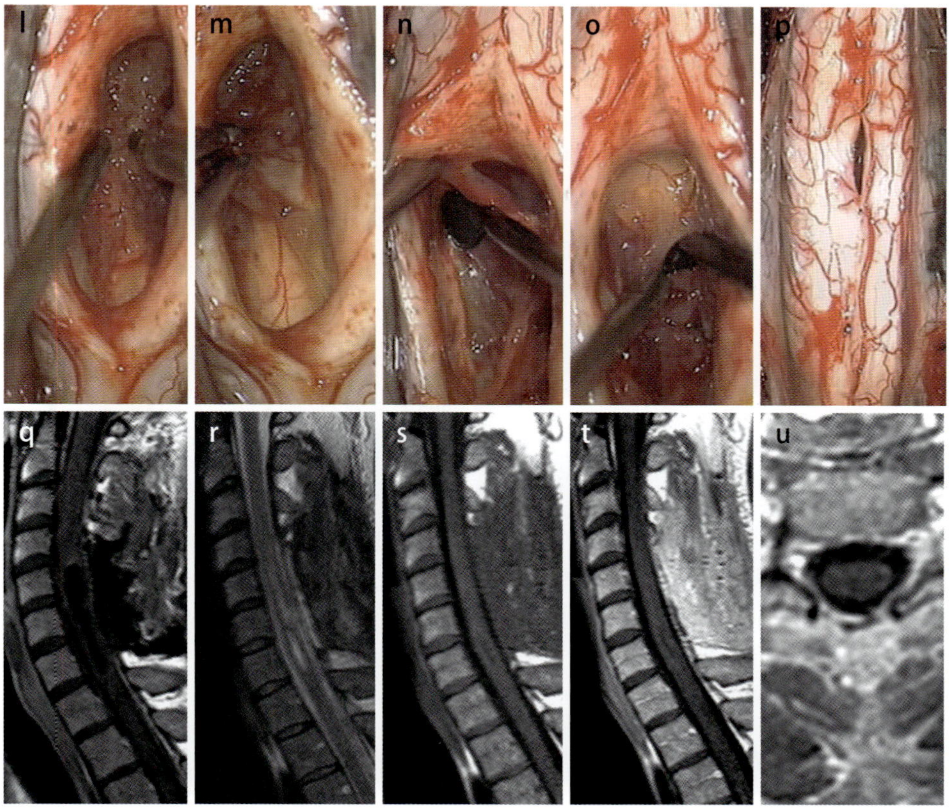

图 44.1（续）

种情况下考虑放射治疗的报道提出强烈反对。若患者采取的是部分肿瘤切除术，当肿瘤进展时，我们主张二次手术。若患者以前未接受过放疗，再次手术同样能在相对安全的情况下进行。以我们的经验来看，在接受过放疗的脊髓中，找到合适的解剖平面是几乎不可能的。目前，尚无结论性数据支持化疗作为室管膜瘤的治疗方案。依托泊苷目前被认为是治疗颅内室管膜瘤的最佳药物，因此该产品也被推荐为脊髓室管膜瘤的最佳化疗选择。然而，仅有一个小规模临床试验显示该药对部分患者有效[1]。最近有报道称，对于手术切除后复发，并接受放疗和依托泊苷化疗的复发性脊髓室管膜瘤患者，替莫唑胺几乎没有治疗功效。近期其他研究表明单克隆抗体对这些肿瘤有一定疗效，如贝伐单抗和拉帕替尼[18,19]。总而言之，化疗作为术后复发性脊髓室管膜瘤的一项治疗手段，目前尚存争议。

44.3.2 星形胶质细胞瘤

星形胶质细胞瘤（图 44.2）占儿童 IMSCTs 的 80%，占所有 IMSCTs 的 40%[20]。这些肿瘤大多为低级别纤维性星形胶质细胞瘤（WHO 2 级），其 5 年生存率超过 70%[21]。间变性神经胶质瘤（WHO 3 级）或胶质母细胞瘤（WHO 4 级）则较为少见（成人为 25% ～ 30%，儿童为 10% ～ 17%），预后很差。脊髓毛细胞星形胶质细胞瘤（1 级）非常少见，但总切除率较高[13]。由于几乎所有的髓内星形胶质细胞瘤具有侵袭性，且不能彻底切除，因此影响肿瘤生长的组织学分型是最重要的预后指标[22]。

星形胶质细胞瘤的 MRI 特征为脊髓的梭形扩张，并与正常脊髓无明显界限。与室管膜瘤相反，他们大多呈偏心性生长。40% 的病例中存在囊变或瘤周水肿。肿瘤在 T1WI 呈低信号，而肿瘤及其水肿在 T2WI 呈高信号。在注射钆增强剂后，肿瘤明显强化，但强化不均一，因此与室管膜瘤较为相似。瘤内和瘤周囊肿均较为常见，后者通常为良性且包含血性液体和蛋白质。一般而言，在 MRI 上鉴别室管膜瘤和星形胶质细胞瘤并不容易 [12]，而且对其中 30% 的室管膜瘤患者仅以术前 MRI 来鉴别诊断是非常困难的 [23]。

治疗此类肿瘤首选手术切除。除毛细胞亚型外，大多数星形胶质细胞瘤具有浸润性行为，因此全切肿瘤显然是不可能的（2 级患者中不足 12% 可全切，3 级和 4 级患者则不能全切）。与室管膜瘤相反，外科治疗通常为部分切除或单纯活检，最后通过硬膜扩大成型对脊髓进行减压。肿瘤组织学特性、切除程度和功能状态是预后最重要的影响因素。然而，切除量与无进展生存期或整体生存期之间的关系仍有待进一步确定 [14]。

44.3.2.1 作者经验

在 2015 年，尚无证据表明放射治疗对脊髓低级别星形细胞瘤有效。在我们对 115 例髓内星形胶质细胞瘤的研究中，89 例患者的随访时间超过 5 年。进行全切肿瘤的共有 25 例，其中 3 例分别于术后第 5 年、第 6 年和第 9 年复发。另一方面，在 52 例行脊髓减压或活检的患者中，18 例病情保持稳定，其中一些患者在 20 年的随访期内未接受过任何辅助治疗。因此，通常推荐放疗用于较高等级的肿瘤（3 级和 4 级）或具有明确临床或影像学进展，且经活检确认为不可切除的 2 级肿瘤。对于脊柱下位节段脊髓肿瘤复发、恶性程度高及成年患者，若首次诊断后并未进行放疗，可以考虑放疗 [24]。

鲜有数据表明化疗可作为脊髓星形胶质细胞瘤的治疗方案。化疗通常是针对肿瘤进展和手术、放疗不能奏效患者的备选方案。这种治疗通常用于手术和放疗后肿瘤进展及失败患者的备选方案。在这种情况下，多种可应用的药物见诸报道（替莫唑胺、丙卡巴肼、洛莫司汀、长春新碱）或单克隆抗体（贝伐单抗）。尽管如此，所有这些方案的效果均是有限的，而且可重复性较差 [1]。

44.3.3 神经节胶质细胞瘤

神经节胶质细胞瘤是颅内非常罕见的胶质 - 神经元混合肿瘤，但偶尔也会发病于儿童或年轻成年人的脊髓中。即使它们通常是生长缓慢的 1 级病变，但这些肿瘤的生物学行为仍具有一定的侵袭性 [6]。

MRI 表现为不均匀改变，T1WI 为等信号或低信号，T2WI 为高信号，不均匀强化。可见肿瘤囊变和骨质侵蚀 [25]。

此类肿瘤的最佳治疗策略是手术，因为完全切除或次全切除肿瘤与长期存活和减少复发相关。肿瘤复发的治疗方法包括二次手术或放疗，即使一些学者认为，在幕上神经节胶质细胞瘤，放疗可促进肿瘤进展为到更高级别肿瘤 [26]。目前尚无数据支持化疗可用于此类肿瘤的治疗。

44.4 非胶质细胞源性肿瘤

源自血管上皮的良性肿瘤是非胶质细胞源性肿瘤中最为常见的，如血管母细胞瘤和海绵状血管瘤。其他组织学亚型如表皮样囊肿或皮样囊肿（图 44.3）、脂肪瘤、髓内神经鞘瘤、PNET 和畸胎瘤均相当少见。淋巴瘤和神经胶质囊肿偶尔会出现在脊髓中。

44.4.1 血管母细胞瘤

血管母细胞瘤（图 44.4）是良性病变（1 级），占所有 IMSCTs 的 2% ～ 15%，是第三大常见的 IMSCT [21]。3 号染色体短臂（3p）缺失不仅是脑视网膜血管瘤病的主要病因，10% ～ 30% 的血管母细胞瘤也与 3p 缺失有关。而其他 IMSCT 通常系散发病例且无遗传特征 [7]。肿瘤起始部位最常见于胸髓的背侧，因此临床症状通常为感觉障碍，特别是缓慢进展性的本体感觉障碍。某些情况下，肿瘤可导致血肿，引发症状的迅速发作。

组织学上包含两种不同类型的细胞，包括大的空泡基质细胞（即原始的肿瘤细胞）和白根动脉或脊髓前动脉分支供血的大型毛细血管网。瘤周水肿、囊肿和空洞可见于 80% ～ 90% 的病

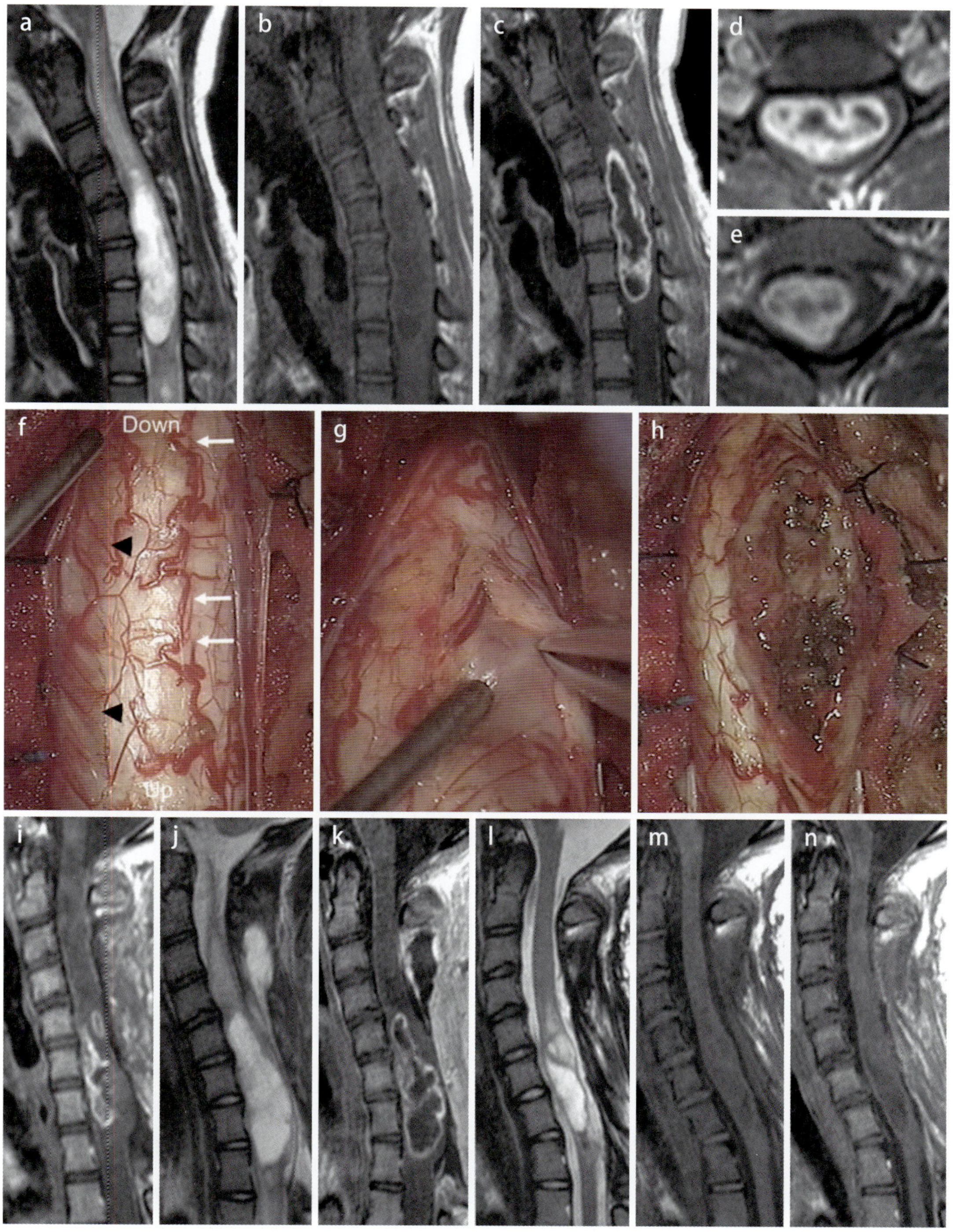

图 44.2 C4 ~ T1 低级别星形胶质细胞瘤。该青少年患者表现为严重的右侧偏瘫（McCormick 等级 4）。(a ~ e) 术前 MRI：矢状位 T2WI（a）、T1WI（b）和强化 T1WI（c）。C6（d）和 C7（e）水平轴位强化 T1WI。肿瘤上方可见水肿并达到延髓。(f ~ h) 术中图像：(f) 中线移位（箭）。脊髓因肿瘤而略微旋转，后根被推向后内侧（箭头）；(g) 切开中线并分离脊髓，即可见到肿瘤；(h) 部分切除肿瘤后，硬脊膜扩大成形，未行软脊膜缝合，手术完毕。(i ~ n) 术后 MRI 检查：术后第 1 天，矢状位强化 T1WI 证实肿瘤部分切除（i）；2 个月后，因椎板切除和硬膜扩大成形，可见肿瘤膨胀生长，如矢状位 T2WI（j）和强化 T1WI（k）所示。18 个月后脊髓缩小（l ~ n），脑脊液重新出现，脊髓周围水肿明显吸收。比较 T1WI 增强前(m)后(n)发现肿瘤强化减弱。术后患者逐步改善，末次随访时伴有轻微偏瘫(McCormick 1 级)。现在每年定期进行临床检查和影像学复查（由 Erasme 医院 Bruneau 先生提供）

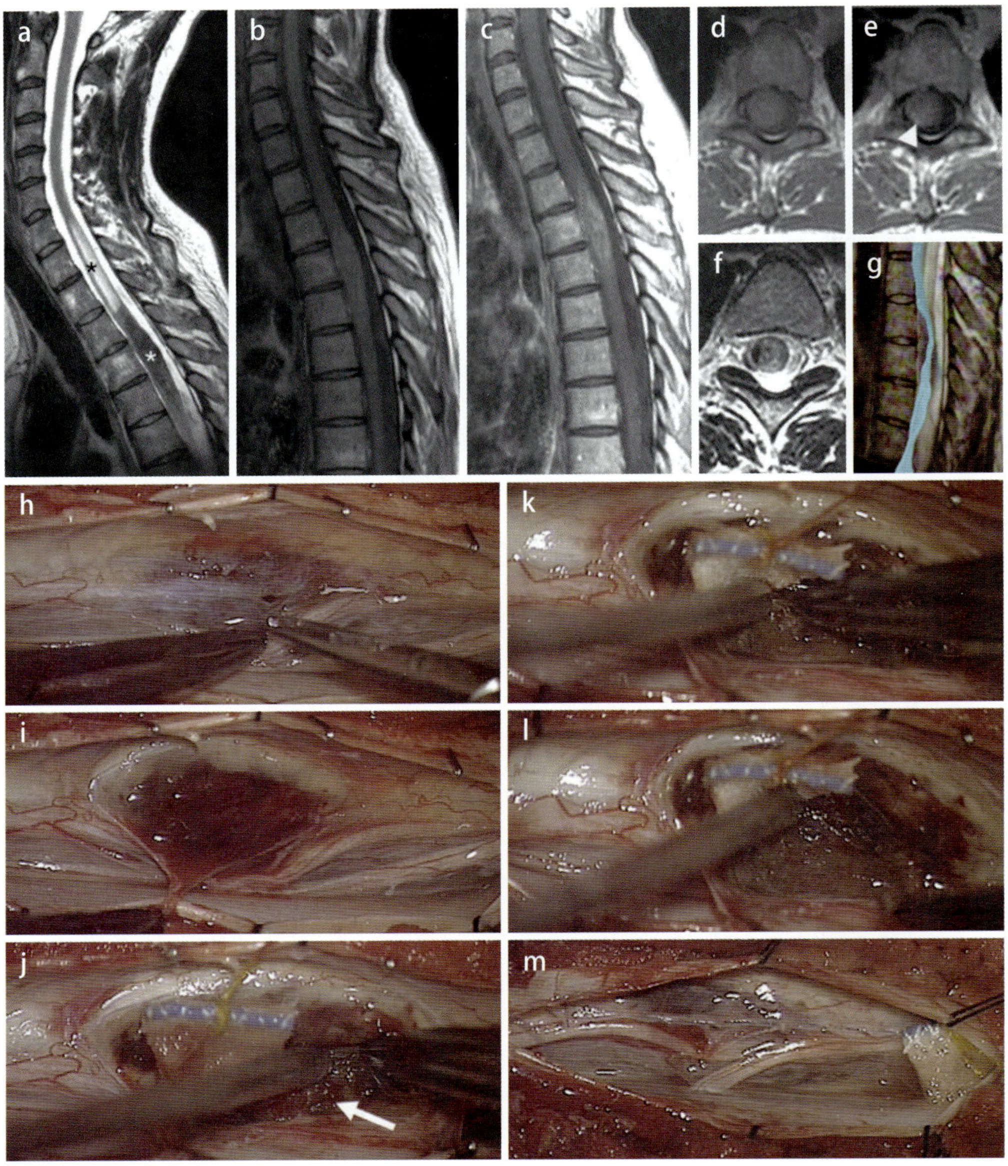

图 44.3 T3 皮样囊肿。该青年患者表现为渐进性的轻偏瘫。(a ~ e) 术前影像：皮样囊肿（星）在矢状位 T2WI（a）和 T1WI（b）上具有相同的信号，无增强（c）；(d) 如位于肿瘤水平的轴位图像所示（图 a 白线），与肿瘤下一节段脊髓相比（该节段脊髓正常，图 a 中绿线和图 e），皮样囊肿可在脊髓中引起显著的占位效应。(f ~ m) 术中图像：(f) 切开硬脊膜；(g) 于肿瘤水平切开中线；(H) 肿瘤具有典型的珍珠样外观；从一端（j）向另一端（k）沿侧方分离肿瘤外膜（i），在粘连紧密的区域分离外膜必须谨慎操作，直至完全切除肿瘤（1）；(m) 缝合软脊膜。(n ~ r) 术后图像：(n) 术后脊髓再次逐渐膨胀扩大（图 q 为图 o 白线水平的轴位图像）。几年后，患者出现轻微复发迹象（r），因无症状，保持随访（由 Erasme 医院 Bruneau 先生提供）

例中[27]。

在 MRI 上，血管母细胞瘤表现为脊髓弥散性扩张。T1WI 信号多变（多数为等信号），而 T2WI 信号呈典型高信号伴血管流空影。丰富的血供是鉴别血管母细胞瘤和室管膜瘤的重要标志。同肿瘤原发灶体积本身相比，瘤周水肿和囊肿可比预期大得多，增强后病灶显示为显著均一的强化。脊髓血管造影能够显示供血动脉、引流静脉和致密的肿瘤结节[28]。

整块切除肿瘤是治疗的最佳选择，因为此类肿瘤大多边界清晰，能够实现完整切除并保持长期无病生存状态。另一方面，对于体积小、无症

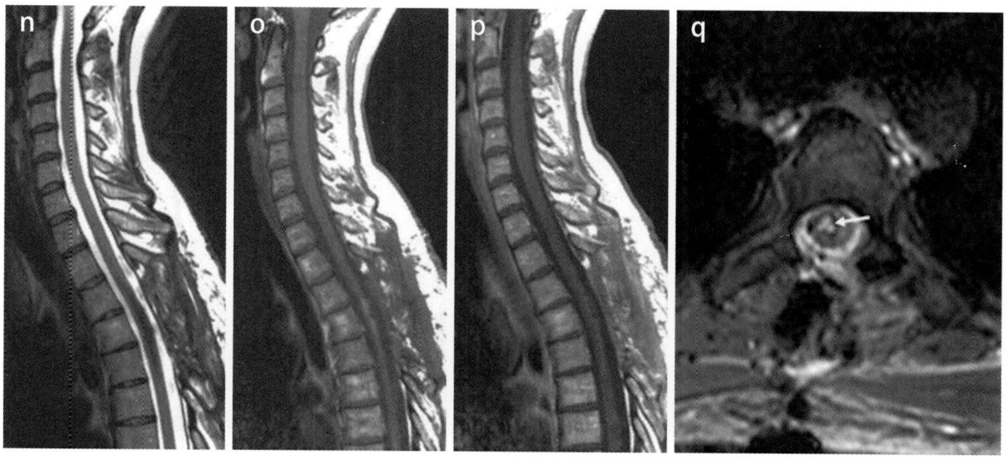

图 44.3（续）

状和稳定的病变，可以考虑定期临床及影像学随访。术中因出血多而导致手术野不清晰时，可能会由肿瘤进入到周边正常的脊髓组织。由于可能的并发症，通常不推荐术前行供血动脉栓塞[14]。

放射外科治疗可用于难以切除或复发的肿瘤[29]，在某些情况下，单克隆抗体（semaxanib 和贝伐单抗）具有一定的效果[30]。由于复发常见于脑视网膜血管瘤病这一全身性疾病，因此应对该类患者的整个中枢神经系统进行 MRI 随访扫描[1]。

44.4.2 海绵状血管瘤

海绵状血管瘤或海绵状血管畸形（图 44.5）为 1 级、流速慢且无分流的血管病变（即无供血动脉又无引流静脉），占 IMSCTs 的 3% ～ 16%[21]。通常为单发，但也可能发生在多个部位，有研究报告，高达 40% 的脊髓海绵状血管瘤患者，同时伴有相似的颅内病变，因此一些作者[31]建议应该对整个中枢神经系统进行 MRI 检查。海绵状血管瘤的主要病理学特点：该肿瘤是由大小多变的毛细血管腔隙、血窦及大的海绵状腔隙共同组成，陈旧性出血可残留含铁血黄素沉积于其内部。此类良性肿瘤不含有神经或胶质组织[32]。

MRI 能够提供特异性高且合理的诊断。海绵状血管瘤的特征是 TIWI 和 T2WI 均为混杂信号，这是因为血管瘤内包含了血液演变的各个不同阶段（“爆米花样”外观）。水肿通常并不多见（除非近期有出血），但仍有可能发现瘤周含铁血黄素沉积环，其特征为 T1WI 和 T2WI 均为低信号。增强显像不甚明显[12]。

脊髓海绵状血管瘤的手术治疗推荐用于以下两种情况：占位产生临床症状和疾病出现进展。偶发的海绵状血管瘤并不是手术的指征。在做出任何外科决定之前，明确肿瘤是否曾有出血是非常重要的。文献报道静默病变的年出血率为 1.4% ～ 4.5%，若已证实肿瘤曾有出血，其年出血率则升至 66%[14]。

海绵状血管瘤通常可于术中轻松地与正常脊髓组织分离，完全切除肿瘤的术后效果均较为理想。然而，有时外周胶质细胞增生组织可能使切除肿瘤变得困难。就神经功能改善状况而言，手术对症状持续少于 3 年的患者效果最佳[33]。

44.5 手术技术

44.5.1 手术指征

如果治疗，手术是选择之一，这一原则适用于所有 IMSCTs。对无症状病变，可定期进行临床神经生理学和影像学检查，以及密切观察随访。患者出现明显症状或肿瘤明显进展时，应当考虑手术治疗。

总的来说，考虑到患者年龄及其合并症，我们

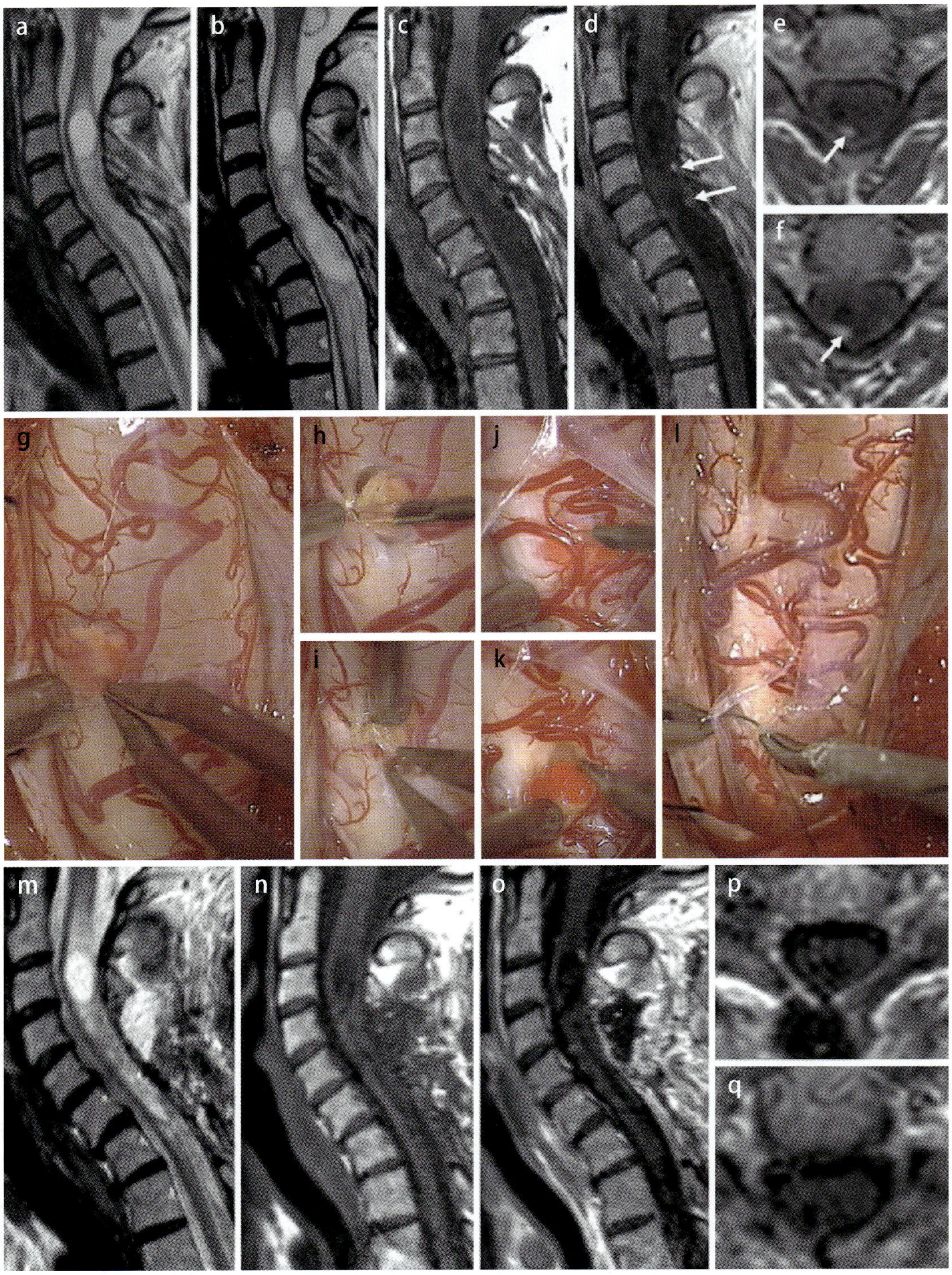

图 44.4 C4 和 C5 血管母细胞瘤。该年轻女性患者患有脑视网膜血管瘤病，接受过多次脊髓和颅脑血管母细胞瘤的手术治疗。(a ~ f) 术前图像：髓内囊性改变位于 C4 ~ C7，其体积随时间而增大（图 a 先于图 b 1 年前拍摄）。两个血管母细胞瘤位于 C4 ~ C5 水平（图 d ~ f 箭头），并沿椎管排列 [比较矢状位 T1W 平扫 (c) 和钆强化的矢状位 T1WI (d)，可发现肿瘤强化]。注意：C3 囊变体积并未增加，因此暂不治疗。(g ~ l) 术中图像：(g ~ i) 切除 C5 血管母细胞瘤后囊变部分塌陷。切除 C4 病变时 (j ~ k) 需要分离两条脊髓后的血液供应 (j)。(l) 缝合蛛网膜。(m ~ q) 两个肿瘤切除术后的图像。C3 ~ C7 囊变体积明显下降，造影剂给药后未见增强 (o ~ q 与 d ~ f 节段水平相同)。患者术后恢复顺利。因患者曾因脑出血而致偏瘫，其 McCormick 分级仅为 2 级，但其术前感觉运动障碍已得到明显改善（由 Erasme 医院 Bruneau 先生提供）

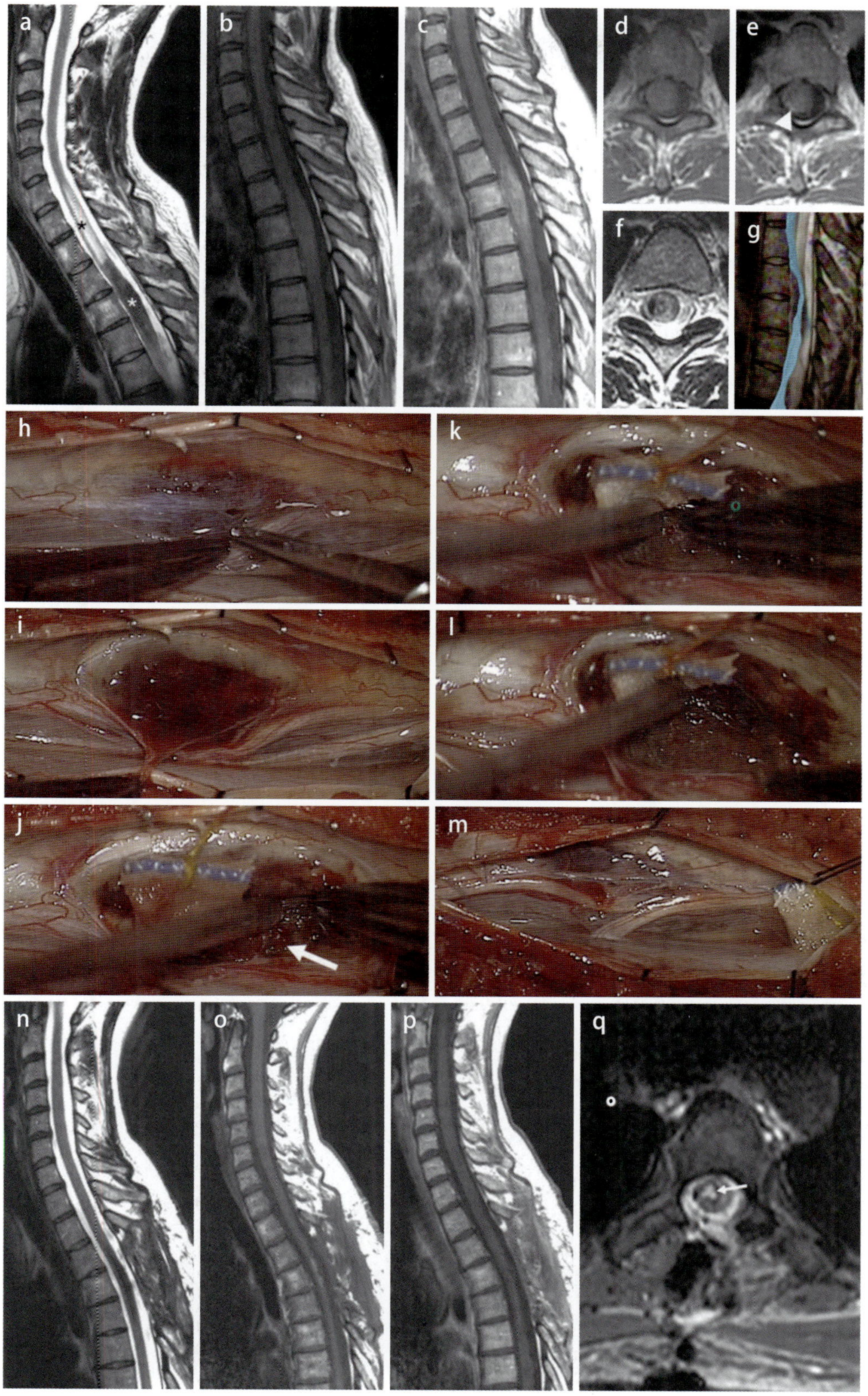

图 44.5 T4 海绵状血管瘤。该年轻女性患者表现为急性神经功能障碍，并伴有右侧下肢瘫痪。(a ~ g) 术前图像：矢状位 T2WI (a)、矢状位 T1WI (b)、强化 T1WI (c)；轴位 T1WI (d)、轴位强化 T1WI (e) 和 T2WI (f)) 示出血性海绵状血管瘤 (白星) (图 e 箭头)。纤维束成像 (g) 显示脊髓纤维向后内侧移位。(h ~ m) 术中所见：(h) 蛛网膜打开之前即可见到出血。(i) 观察出血穿破软脊膜的位置。(j ~ l) 逐步分离海绵状血管瘤。(m) 切除海绵状血管瘤后缝合蛛网膜。(n ~ q) 术后：术前水肿消失 (图 a 黑星) (n ~ p 可以与 a ~ c 进行对照)。图 q 可以观察到含铁血黄素环原位沉积 (由 Erasme 医院 Bruneau 先生提供)

主张早期手术。我们发现治疗之前的 McCormick 等级越低（即患者功能状态更好，见表 44.1）[16]，术后神经功能状态的长期随访结果越好。我们还发现随着 McCormick 等级的增加，神经功能状态保持不变患者的比例逐渐降低。因此，为了提高保持良好生活质量的概率，建议在 IMSCTs 患者功能状态处于最佳的情况下，对其进行治疗[8]。

对非侵袭性肿瘤，手术的目标应该是完全切除肿瘤，如大多室管膜瘤和血管病变都是如此[34]。当病变具有侵袭性且其解剖分离平面不易确定、手术存在风险时，不应尝试完全切除肿瘤。不论何时，治疗的目标都是最大限度地切除肿瘤，同时保留脊髓的所有功能。因此在某些情况下，单纯活检也是合理的。

海绵状血管瘤和血管母细胞瘤的手术适应证取决于病变的位置，这与手术风险直接相关，完全位于髓内病变的风险明显高于外生性病变。

44.5.2 神经电生理监测

目前术中神经电生理监测（intraoperative neurophysiological monitoring，IONM）已广泛应用于脊髓疾病的治疗中，包括切除 IMSCTs[35]。

多模态监测是通行做法，只要可能，就应当采取复合手段进行监测。感觉诱发电位（intraoperative neurophysiological monitoring，SEP）是最早应用于临床实践的监测，但是该系统存在各种不同的缺陷。首先，SEP 需要 40 s 的叠加和平均计算，才能得出可靠结果，这就会对手术警示作用产生不可忽视的延迟，难以及时预防术中损伤重要结构。此外，单独 SEP 不能提示运动神经功能的损伤，因此，运动诱发电位（motor evoked potentials，MEPs）被引入应用，目前认为是脊髓手术中必不可少的一部分。MEPs 无需信号平均技术，可直接监测运动通路，对术后功能结果最为重要。

为最大限度地减少术后出现明显功能障碍的风险，当 SEP 和（或）MEP 监测提示明显变化时，外科医生必须停止当前正在进行的手术，等待信号的正常化，并从肿瘤的另一区域进行操作。MEP 中 D 波振幅持续下降超过 50%，被认为是持续性术后神经功能障碍的危险因素。

术中使用 IONM 能够使 IMSCTs 的手术效果达到最佳，这有赖于训练有素的神经系统监测团队，包括经验丰富的神经病学家和技术人员。此外，麻醉医生也必须参与到这一过程中来，因为麻醉方案需要做相应的调整，麻醉药物能够降低诱发电位的波幅。避免使用卤化物，实施以丙泊酚为基础的麻醉，而且神经肌松药的用量降至最低，才有利于 IONM 的实施。此外，研究表明平均动脉压高于 85 mmHg 能够对此类手术产生更好的术后效果[36]。

表 44.1 McCormick分级

1 级：神经功能正常；轻度局灶性功能缺损，但影响受累肢体的功能不明显；轻度强直或反射异常；步态正常
2 级：出现感觉和运动功能缺陷，并影响受累肢体的功能；轻到中度行走困难；重度疼痛或感觉迟钝，患者的生活质量降低，但仍能生活自理和独立行走
3 级：更严重的神经功能缺损；行走需要拐杖或支具或明显的双侧上肢功能受损；生活自理或完全不能自理
4 级：严重神经功能障碍；需要轮椅、拐杖或支具，伴双上肢功能障碍；生活完全不能自理

44.5.3 手术技术

参考脊髓损伤的治疗方案，我们在麻醉诱导阶段对每个患者预防性使用高剂量皮质激素[37]。目前尚无医学证据支持此观点，但我们假设如果皮质激素确能起效，在可能的脊髓损伤发生之前应用皮质激素将更有意义。

- 手术采用俯卧位。在颈部或上胸部手术时，建议将头固定于 Mayfield 头架中以避免脊柱的突然活动。头部置于中立位，避免过屈以防止脊髓受压。我们更倾向于头低足高位（Trendelenburg Position），以减少手术区域的静脉压增高。为了避免压疮的产生，尤其是当手术难度大且耗时较长时，应在各个关键部位（胸骨、骨盆、膝盖）使用足量的压疮垫和防压疮装置。必须采用 X 线确定病变的节段，但颈椎除外，因为通过触诊棘突可以轻易地计数颈椎骨（除 C7 外的颈椎棘突均有分叉）。

- 多数情况下，采用中线切口，从病变上一节段延伸至病变下 1 节段水平。骨切除可以采用椎板切除术或椎板成形术。为减少术后疼痛并预防脊柱失稳或脊柱后凸，需要保留关节突内侧；若病变超过 6 个节段，则每 6 个节段需要保留一个节段的后弓，这是非常重要的。脊髓中线病变（如室管膜瘤或星形胶质细胞瘤），通常需要双侧肌肉分离并将双侧椎板切开。对生长于一侧的海绵状血管瘤或血管母细胞瘤而言，椎板切除可以偏向病变所在的一侧。由于肿瘤引起脊髓膨胀，因此病变脊髓周围的硬膜外脂肪和 CSF 消失。因此必须以非常轻柔、谨慎的方式切除椎板，以防止肿瘤切除术前就将脊髓损伤或造成其他任何损伤。对成年患者，不建议采用标准的椎板成形术或“开门式”椎板切开技术，因为该术式可使脊髓和神经根受到损伤的风险增加，临床结果也无任何显著优势可言。但对于儿童患者，情况并非如此，应常规行椎板成形术以预防出现脊柱畸形，或者计划行二次手术。
- 细致地止血是必要步骤，而且在必须沿骨质切除的边缘放置湿润的手术棉片，因为在切开硬膜之前必须确保手术区域的洁净：在显微镜下，即使是小的出血也可能令术者困扰，并可能导致无意中误伤正常组织。
- 在显微镜视野下，沿中线切开硬脊膜，并使用 3/0 线将其悬吊并锚定于椎旁肌。有必要将硬膜切口向肿瘤上下各延伸一个节段，以便肿瘤头端和尾端的分离切除。若病变在脊髓表面不可见，则术中超声很有帮助。
- 于中线处切开蛛网膜，并用小号夹分别固定于两侧硬脊膜。然后将 IONM 电极固定在脊髓背侧，且术中保持原位。

44.5.3.1 内生性肿瘤

多种不同的策略可用来精确地识别肿瘤的位置和范围。

在许多情况下，通过仔细观察脊髓表面的颜色和血管变化即可发现脊髓的膨胀部位。在某些情况下，术中超声有助于判断其位置。

- 除了少数已经生长至脊髓表面及外生性肿瘤外，脊髓切开总是位于两侧后根之间的中央沟。然而，许多情况下，中线可以移位到一侧，甚至扭转变形难以识别。在高倍显微镜下中央沟呈一条狭窄的缝隙，位于脊髓表面双侧微血管的汇合处，靠近迂曲走形的后正中静脉附近（图 44.1 和图 44.2）。
- 一些动脉可覆盖于中央沟的顶部，可以轻轻地将动脉及与其伴行的静脉一同与中央沟分离，并移向一侧。分离连接两侧的小血管时应当格外小心，只有在别无选择时才考虑电凝血管。
- 使用显微剪刀和显微剥离子，沿肿瘤全长将脊髓两侧轻轻分开，并小心牵拉。脊髓切开的范围应超过肿瘤囊变的头尾两端，以充分暴露病变的范围。然而，对于不强化的囊肿部分，暴露范围不必超过其边界。
- 为避免由于重复的分离动作而导致脊髓损伤，必须将脊髓两侧保持开放，并使用 6/0 线将软脊膜悬吊于硬脊膜上[8]（图 44.1 和图 44.3）。

在切除肿瘤之前，应取一小块组织送快速病理。神经外科医生可通过病理报告了解肿瘤的基本信息，尤其当解剖平面不清晰时，如没有估计到的更高级别的肿瘤或浸润性肿瘤（如星形胶质细胞瘤），将有助于术者决定是否进行扩大活检，而非尝试全切除肿瘤。

- 首先采用超声吸引器切除部分肿瘤进行瘤内减压。这样，肿瘤引起的脊髓张力会很快下降，有助于辨认肿瘤与脊髓的解剖平面（当存在时）。
- 仔细控制出血后，采用显微剪、显微剥离子和显微镊将肿瘤边缘与正常脊髓相分离，沿软脊膜缝合相反的方向轻轻地牵拉肿瘤，最好从分离平面相对容易的一侧开始分离。这是整个手术过程中最为精细的一步，且必须对 SEP 和 MEPs 任何可能的变化都给予高度重视。若出现任何变化，最好立即停止分离操作，并从另一个区域重新开始分离。分离平面的存在是尝试完全切除肿瘤的基本条件：若正常组织的边界不清，如浸润性肿瘤，则建议将切除范围限定在明显的病理边界内，以获得最佳的术后生活质量。

- 一些 IMSCTs 的腹侧有来自脊髓前动脉的血供，必须电凝切除以利于完全切除肿瘤。某些情况下，肿瘤可将脊髓完全分成两部分，以致形成真正的脊髓纵裂。当与脊髓前动脉直接接触时，分离血管供血必须格外小心，因为损伤脊髓前动脉可导致大面积的脊髓严重缺血。
- 肿瘤切除完毕后，剪断双侧软脊膜悬吊线，用 6/0 缝合线将后方软脊膜重新对合。在肿瘤完全切除的情况下可以重建蛛网膜。相反，若肿瘤未完全切除，脊髓和蛛网膜必须保持开放，这样可以使残余低级别胶质瘤的日后生长方向远离脊髓。
- 最后，须严密缝合硬脊膜以防脑脊液漏，并用纤维蛋白胶封闭。
- 有时因存在水肿或不可切除的残留肿瘤，脊髓仍处于膨胀状态，可以采用肌肉筋膜或人工硬膜进行硬脊膜扩大成形。

44.5.3.2 血管性病变

处理脊髓血管母细胞瘤和海绵状血管瘤时，还应考虑一些具体问题。

与内在性肿瘤相反，血管性肿瘤来自于脊髓表面，可以位于髓外或者重要的部分延伸向髓外，因此可以直接显露。

- 当病变位于外侧或前外侧时，应在肿瘤的一侧切开硬脊膜，而非于中线处切开。
- 当病变位于前外侧时，可以切断某些齿状韧带，轻轻地牵拉齿状韧带可以使脊髓产生一定程度的旋转，这一操作通常较为稳妥和安全。
- 当存在瘤周囊肿时，用 22 G 针穿刺抽液有一定的好处，减少囊内液体有助于降低内部压力并找到正确的分离平面。
- 由于此类肿瘤的血供非常丰富，因此出血可能较多，建议避免采用瘤内减压的方式切除肿瘤，而是将病变从正常组织中分离。原理同上，此类肿瘤并不存在活检的指征。
- 分离血管母细胞瘤时，在切除肿瘤的初始阶段必须谨慎操作以防电凝引流静脉，误操作可导致难以控制的出血和注定失败的结局。电凝肿瘤表面并使其收缩能够稍稍减小肿瘤的体积，且有助于分离肿瘤。
- 遵循上述步骤，可逐步将任何病变的血管连接与其周围脊髓实质相分离，直至到达引流静脉，并在肿瘤分离的最后将其电凝[8,34]。

44.5.4 手术并发症预防

手术并发症包括脊膜膨出和脑脊液漏，严密缝合硬膜并逐层缝合各层软组织可预防脑脊液漏的发生，特别需要注意连续缝合筋膜时需要保持一定的张力。髓内血肿及硬膜外血肿均少见，手术临近完成时严密止血可预防上述两者的发生。在手术区域保持洁净且缝合蛛网膜的情况下，蛛网膜炎不常见。必须采取以下两项措施来减少椎板切除术后的脊柱畸形，包括局限性的关节突关节切除，以及对儿童进行椎板成形术而非椎板切除术。术中使用机械弹力袜可降低深静脉血栓和肺栓塞的风险，术后早期应尽早预防性应用抗血栓药物[38-40]。

44.5.5 术后随访

根据患者的神经功能状况，卧床休息，随后即刻开始理疗和早期活动，可有利于改善患者预后。当治疗 C4 水平以上的肿瘤时，应提前预料到并发呼吸功能障碍和吞咽障碍的可能。在这些情况下，有时呼吸通气支持需要维持较长的一段时间。警惕褥疮、营养摄入不良、肺炎、尿路感染及衰竭期患者的败血症。死亡较为少见（我们对 491 例患者分析后得出的死亡率为 1.4%）、通常由非外科事件导致。

从功能的角度来看，术前 McCormick 状态和外科医师的经验是影响预后的最重要的决定因素。几乎所有患者在治疗后发生短暂的神经功能障碍加重，如背部和四肢弥漫性疼痛，有时甚至出现运动和感觉功能的障碍，或原来功能的加重。这些症状与手术的范围有关，可持续数日，有的甚至不能恢复。

44.6 结果与结论

我们的经验基于 491 例髓内肿瘤，术后生活质量与术前神经功能状态密切相关[8]。超过 50% 的患者术后没有任何额外的神经功能缺损。我们建议患者在还能行走而不是等到患者严重残疾时才进行手术。McCormick Ⅰ和Ⅱ级患者术后恶化的风险为 5% ～ 7%，而Ⅲ级患者的术后风险则升高至 22%。除一名髓内神经鞘瘤的儿童外，没有截瘫后手术能够恢复的患者。我们的结论是，一旦出现神经系统症状，就应当尽早手术。但鉴于手术存在一定难度和风险，对于偶发肿瘤可以先采取观察的方法。

（姚庆宇　王作伟　菅凤增 译）

参考文献

1. Chamberlain MC (2002) Etoposide for recurrent spinal cord ependymoma. Neurology 58:1310–1311
2. Bansal S, Ailawadhi P, Suri A, Kale SS, Sarat Chandra P, Singh M, Kumar R, Sharma BS, Mahapatra AK, Sharma MC, Sarkar C, Bithal P, Dash HH, Gaikwad S, Mishra NK (2013) Ten years' experience in the management of spinal intramedullary tumors in a single institution. J Clin Neurosci: Off J Neurosurg Soc Australas 20:292–298
3. Parsa AT, Chi JH, Acosta FL Jr, Ames CP, McCormick PC (2005) Intramedullary spinal cord tumors: molecular insights and surgical innovation. Clin Neurosurg 52:76–84
4. Constantini S, Epstein F (1994) Primary spinal cord tumors. In: Levin AV (ed) Cancer in central nervous system. Churchill Livingstone, New York, pp 127–138
5. Constantini S, Epstein F (1996) Intraspinal tumors in children and infants. In: Youmans J, Becker D, Dunsker S et al (eds) Neurological surgery, 4th edn. WB Saunders Co, Philadelphia, pp 3123–3133
6. Jallo GI, Freed D, Epstein FJ (2004) Spinal cord gangliogliomas: a review of 56 patients. J Neuro-Oncol 68:71–77
7. Lonser RR, Weil RJ, Wanebo JE, DeVroom HL, Oldfield EH (2003) Surgical management of spinal cord hemangioblastomas in patients with von Hippel-Lindau disease. J Neurosurg 98:106–116
8. Brotchi J, Bruneau M, Lefranc F, Baleriaux D (2006) Surgery of intraspinal cord tumors. Clin Neurosurg 53:209–216
9. Kim DH, Kim JH, Choi SH, Sohn CH, Yun TJ, Kim CH, Chang KH (2014) Differentiation between intramedullary spinal ependymoma and astrocytoma: comparative MRI analysis. Clin Radiol 69:29–35
10. Baleriaux DL (1999) Spinal cord tumors. Eur Radiol 9:1252–1258
11. Koeller KK, Rosenblum RS, Morrison AL (2000) Neoplasms of the spinal cord and filum terminale: radiologic-pathologic correlation. Radiograph: Rev Publ Radiol Soc N Am Inc 20:1721–1749
12. Do-Dai DD, Brooks MK, Goldkamp A, Erbay S, Bhadelia RA (2010) Magnetic resonance imaging of intramedullary spinal cord lesions: a pictorial review. Curr Probl Diagn Radiol 39:160–185
13. Fischer G, Brotchi J (1996) Intramedullary spinal cord tumors. Thieme, New York
14. Bruneau M, Lefranc F, Baleriaux D et al (2012) Intradural extra and intramedullary spinal cord tumors. In: Ellenbogen R, Abdulrauf S, Sekhar L (eds) Principles of neurosurgery. Elsevier, Philadelphia
15. Levivier M, Brotchi J, Baleriaux D, Pirotte B, Flament-Durand J (1991) Sarcoidosis presenting as an isolated intramedullary tumor. Neurosurgery 29:271–276
16. McCormick PC, Torres R, Post KD, Stein BM (1990) Intramedullary ependymoma of the spinal cord. J Neurosurg 72:523–532
17. Gomez DR, Missett BT, Wara WM, Lamborn KR, Prados MD, Chang S, Berger MS, Haas-Kogan DA (2005) High failure rate in spinal ependymomas with long-term follow-up. Neuro-Oncology 7:254–259
18. Green RM, Cloughesy TF, Stupp R, DeAngelis LM, Woyshner EA, Ney DE, Lassman AB (2009) Bevacizumab for recurrent ependymoma. Neurology 73:1677–1680
19. Fouladi M, Stewart CF, Olson J, Wagner LM, Onar-Thomas A, Kocak M, Packer RJ, Goldman S, Gururangan S, Gajjar A, Demuth T, Kun LE, Boyett JM, Gilbertson RJ (2011) Phase I trial of MK-0752 in children with refractory CNS malignancies: a pediatric brain tumor consortium study. J Clin Oncol: Off J Am Soc Clin Oncol 29:3529–3534
20. Klekamp J, Samii M (2007) Intramedullary tumors. In: Klekamp J, Samii M (eds) Surgery of spinal tumors. Springer Verlag, Berlin, pp 20–131
21. Raco A, Esposito V, Lenzi J, Piccirilli M, Delfini R, Cantore G (2005) Long-term follow-up of intramedullary spinal cord tumors: a series of 202 cases. Neurosurgery 56:972–981; discussion 972–981
22. Minehan KJ, Brown PD, Scheithauer BW, Krauss WE, Wright MP (2009) Prognosis and treatment of spinal cord astrocytoma. Int J Radiat Oncol Biol Phys 73:727–733
23. Brotchi J, Dewitte O, Levivier M, Baleriaux D, Vandesteene A, Raftopoulos C, Flament-Durand J, Noterman J (1991) A survey of 65 tumors within the spinal cord: surgical results and the importance of preoperative magnetic resonance imaging. Neurosurgery 29:651–656; discussion 656–657
24. Isaacson SR (2000) Radiation therapy and the management of intramedullary spinal cord tumors. J Neuro-Oncol 47:231–238

25. Patel U, Pinto RS, Miller DC, Handler MS, Rorke LB, Epstein FJ, Kricheff II (1998) MR of spinal cord ganglioglioma. AJNR Am J Neuroradiol 19:879–887
26. Rumana CS, Valadka AB (1998) Radiation therapy and malignant degeneration of benign supratentorial gangliogliomas. Neurosurgery 42:1038–1043
27. Mandigo CE, Ogden AT, Angevine PD, McCormick PC (2009) Operative management of spinal hemangioblastoma. Neurosurgery 65:1166–1177
28. Abul-Kasim K, Thurnher MM, McKeever P, Sundgren PC (2008) Intradural spinal tumors: current classification and MRI features. Neuroradiology 50:301–314
29. Chang UK, Lee DH (2013) Stereotactic radiosurgery for spinal neoplasms: current status and future perspective. J Neurosurg Sci 57:87–101
30. Capitanio JF, Mazza E, Motta M, Mortini P, Reni M (2013) Mechanisms, indications and results of salvage systemic therapy for sporadic and von Hippel-Lindau related hemangioblastomas of the central nervous system. Crit Rev Oncol Hematol 86:69–84
31. Jallo GI, Freed D, Zareck M, Epstein F, Kothbauer KF (2006) Clinical presentation and optimal management for intramedullary cavernous malformations. Neurosurg Focus 21:e10
32. Deutsch H, Jallo GI, Faktorovich A, Epstein F (2000) Spinal intramedullary cavernoma: clinical presentation and surgical outcome. J Neurosurg 93:65–70
33. Ojemann RG, Crowell RM, Ogilvy CS (1993) Management of cranial and spinal cavernous angiomas (honored guest lecture). Clin Neurosurg 40: 98–123
34. Brotchi J (2002) Intrinsic spinal cord tumor resection. Neurosurgery 50:1059–1063
35. Hsu W, Bettegowda C, Jallo GI (2010) Intramedullary spinal cord tumor surgery: can we do it without intraoperative neurophysiological monitoring? Child Nerv Syst ChNS Off J Int Soc Pediatr Neurosurg 26: 241–245
36. Lefranc F, Baleriaux D, Brotchi J (2007) Intramedullary cavernomas: personal series of 24 cases. Neuro-Chirurgie 53:203–207
37. Bracken MB, Holford TR (1993) Effects of timing of methylprednisolone or naloxone administration on recovery of segmental and long-tract neurological function in NASCIS 2. J Neurosurg 79:500–507
38. Taniguchi S, Fukuda I, Daitoku K, Minakawa M, Odagiri S, Suzuki Y, Fukui K, Asano K, Ohkuma H (2009) Prevalence of venous thromboembolism in neurosurgical patients. Heart Vessels 24:425–428
39. Epstein NE (2006) Efficacy of pneumatic compression stocking prophylaxis in the prevention of deep venous thrombosis and pulmonary embolism following 139 lumbar laminectomies with instrumented fusions. J Spinal Disord Tech 19:28–31
40. Epstein NE (2005) Intermittent pneumatic compression stocking prophylaxis against deep venous thrombosis in anterior cervical spinal surgery: a prospective efficacy study in 200 patients and literature review. Spine (Phila Pa 1976) 30:2538–2543

胸腰椎的原发和转移性肿瘤：全脊椎 en bloc 切除术

45

Tobias A. Mattei，Allison R. Teles，and Ehud Mendel

45.1 引言

脊柱肿瘤的治疗在过去几年中逐步发展。现在先进的影像学检查方法可以进行脊柱肿瘤的早期诊断，并且可以更好地了解肿瘤与神经组织、椎旁结构之间的关系。此外，随着手术技术、放疗和化疗的逐步发展，出现了多途径治疗脊柱肿瘤的可能性，从而改善患者的治疗效果。

切除长骨肿瘤的原则最先是由 Enneking 等人于 20 世纪 80 年代提出的 [1]。最初，因为椎旁血管和内脏复杂的解剖关系，以及缺乏复杂的脊柱重建所需的器械，这些概念无法在脊柱肿瘤中实际应用。在过去几年中，因为手术技术和器械的进步，长骨肿瘤切除的原则逐渐应用于脊柱肿瘤手术领域。很多团队对原发性和继发性脊柱肿瘤进行全脊椎 en bloc 切除术，明显改善了临床和肿瘤学上的结果 [2-22]。脊柱恶性肿瘤 en bloc 切除术可以减少局部的肿瘤污染，从而降低肿瘤复发的概率，最终提高总体生存率。不过，这种手术在技术上要求高，需要一个训练有素的手术团队来完成。手术团队需要由脊柱外科医生、普外科医生和麻醉科医生等组成。对于一部分经过严格筛选的脊柱肿瘤患者，肿瘤 en bloc 切除术是最好的选择。但是，对于大部分脊柱肿瘤的患者来说，手术只是一种姑息性治疗，手术只是为了达到一些特定的目的而不是全部切除肿瘤，例如通过手术解除肿瘤对神经组织的压迫或者是恢复脊柱的稳定性。

45.2 脊柱肿瘤概况

脊柱肿瘤可能来源于脊柱本身或者相邻结构，或者远处恶性肿瘤转移到脊柱或椎旁组织，这类肿瘤主要通过血液播散。原发脊柱肿瘤在所有脊柱肿瘤中所占比例小于 5%[4]。

- 大部分恶性脊柱肿瘤，包括原发性脊柱肿瘤和转移性脊柱肿瘤，来源于脊柱前方，最终累及椎体，偶尔累及单侧或双侧的椎弓根。完全位于脊柱后方的病灶，即使累及的脊柱节段超过 1 个，一般为典型的良性病灶。
- 一般来说，与转移性脊柱肿瘤患者相比，原发性脊柱肿瘤发病年龄小，出现症状持续时间长。
- 原发性和转移性脊柱肿瘤患者最常见的症状是因为骨质受侵蚀或者神经受肿瘤压迫而产生的疼痛。典型的表现为持续性疼痛，夜间或者仰卧位时加重。有些病例会因脊柱不稳而产生机械性疼痛（例如活动后疼痛加剧）。最初表现为脊髓压迫症状在转移性脊柱肿瘤患者中更常见。

脊柱肿瘤的诊断评估包括计算机断层扫描（CT）、磁共振成像（MRI）、正电子发射断层扫描（PET），以及胸部、腹部和骨盆 CT，以确定可能导致转移性脊柱肿瘤的原发病灶。脊柱 CT 有助于确定骨侵蚀和脊柱破坏的程度和范围。MRI 对脊椎肿瘤的评估是至关重要的，因为它能更好地显示肿瘤的解剖结构，以及肿瘤延伸到周围组织和硬膜外腔的情况。在考虑手术治疗方案之前，确定椎体肿瘤是原发性肿瘤还是转移性肿瘤至关重要。如果胸部、腹部和骨盆 CT、MRI 或者全身 PET 都没有发现其他部位存在病变，并且患者没有出现急性的神经功能恶化，那么应该进行活检以获得明确的病理诊断。

大多数转移性脊柱肿瘤来源于乳腺癌、肺癌和前列腺癌。原发性脊柱肿瘤按细胞来源分类，可分为骨肿瘤、软骨肿瘤、血管性肿瘤、浆细胞病，以及起源于胚胎残余组织的肿瘤。根据临床进展、组织病理的侵袭性和对治疗的反应等，进一步将这些肿瘤分为良性肿瘤和恶性肿瘤。潜在的良性肿瘤包括骨软骨瘤和大部分的血管瘤（图 45.1a）。侵袭性良性肿瘤包括骨母细胞瘤、动脉瘤样骨囊肿和骨巨细胞瘤。恶性椎体肿瘤多数是骨肉瘤、尤文肉瘤、脊索瘤和软骨肉瘤 [23]。

45.3 全脊椎 en bloc 切除术的适应证和手术计划

45.3.1 适应证

目前有两种分期方法用于脊柱肿瘤的分类，并可依据这些分类制定更好的治疗计划。最先于 1980 年提出的 Enneking 分类法可用于四肢肌肉骨骼肿瘤的治疗 [1]。Enneking 分类法定义了一些相关名词术语，并基于肿瘤的级别和范围对肿瘤进行分类，以指导肿瘤切除边缘。这个分类法的主要前提是切除肿瘤过程中不要进入肿瘤，从这个意义上讲，可以获得肿瘤的广泛性切除（指被切除的肿瘤周围为正常组织）或者边缘性切除（只遗留肿瘤的假包膜）。脊柱肿瘤手术中，边缘性切除通常是可以接受的，不是为了广泛性切除而牺牲硬膜。肿瘤切除过程中进入了肿瘤内部，我们把这种叫做病灶内切除（例如刮除术）。Enneking 分级范围从 Ⅰ 期到 ⅢB 期（图 45.1b）。良性肿瘤分为以下 3 类。

- 1 期肿瘤是潜在无症状的肿瘤，有明显的包膜，比较常见，例如血管瘤和骨软骨瘤。
- 2 期肿瘤活跃但生长缓慢，可表现轻微的症状，通常有薄的包膜或因周围组织反应形成的假包膜。2 期肿瘤包括骨样骨瘤和小的骨母细胞瘤，如果无法进行肿瘤 en bloc 边缘性切除术，可进行病灶内刮除术。
- 3 期肿瘤有侵袭性且生长迅速，常有富血管性假包膜。侵袭性骨母细胞瘤是这类肿瘤的典型代表，理想的治疗方式是肿瘤 en bloc 边缘性切除术。边缘性切除指肿瘤的假包膜没有被破坏，而且切除的肿瘤标本上没有多余的正常组织。所有的恶性肿瘤需要行 en bloc 广泛切除术。对于恶性肿瘤来说，假包膜不能被视为一个安全的边缘。恶性肿瘤一般建议进行辅助治疗，特别是对于高级别的恶性肿瘤。转移性肿瘤患者无法通过肿瘤 en bloc 切除术获益，而应该进行姑息性治疗（根据脊柱稳定性和神经组织是否需要减压来决定是行手术，还是行非手术治疗）和辅助治疗 [5]。

考虑到脊柱解剖结构的复杂性，如是否涉及硬脊膜外间隙和脊柱腹侧血管等情况，Weinstein-Boriani-Biagini（WBB）提出了脊柱肿瘤的分期方法（图 45.1c）。WBB 分类方法为脊柱肿瘤的治疗提供了指导性原则，包括手术可行性和肿瘤切除方式等。该分类分期系统的基本概念是确保脊髓的解剖保留而不影响手术的边缘 [5,6]。

Enneking 分类法和 WBB 分类法在肿瘤分期和指导手术治疗方面的可靠性及实用性已经得到证明 [25]。通过 Enneking 分类法可以预测原发性脊柱肿瘤的预后，包括肿瘤复发和总体生存率这两方面 [24]。

在本书的另一章，Fisher 等提出了 NIS 量表作为治疗脊柱肿瘤的新工具，参见 Fisher 一章。

细致的术前计划是决定肿瘤 en bloc 切除术是否明确可行的关键。影像学研究包括全脊柱 CT 扫描和 MRI 检查。如果肿瘤侵袭到周围的主要结构（例如主动脉或下腔静脉），或者影响到硬膜下，en bloc 切除肿瘤而不影响脊髓是不可能的。这些情况就倾向于使用相对保守的治疗方法。我们强烈推荐根据胸部、腹部和骨盆 CT、全身骨扫描或 PET 进行系统分期。

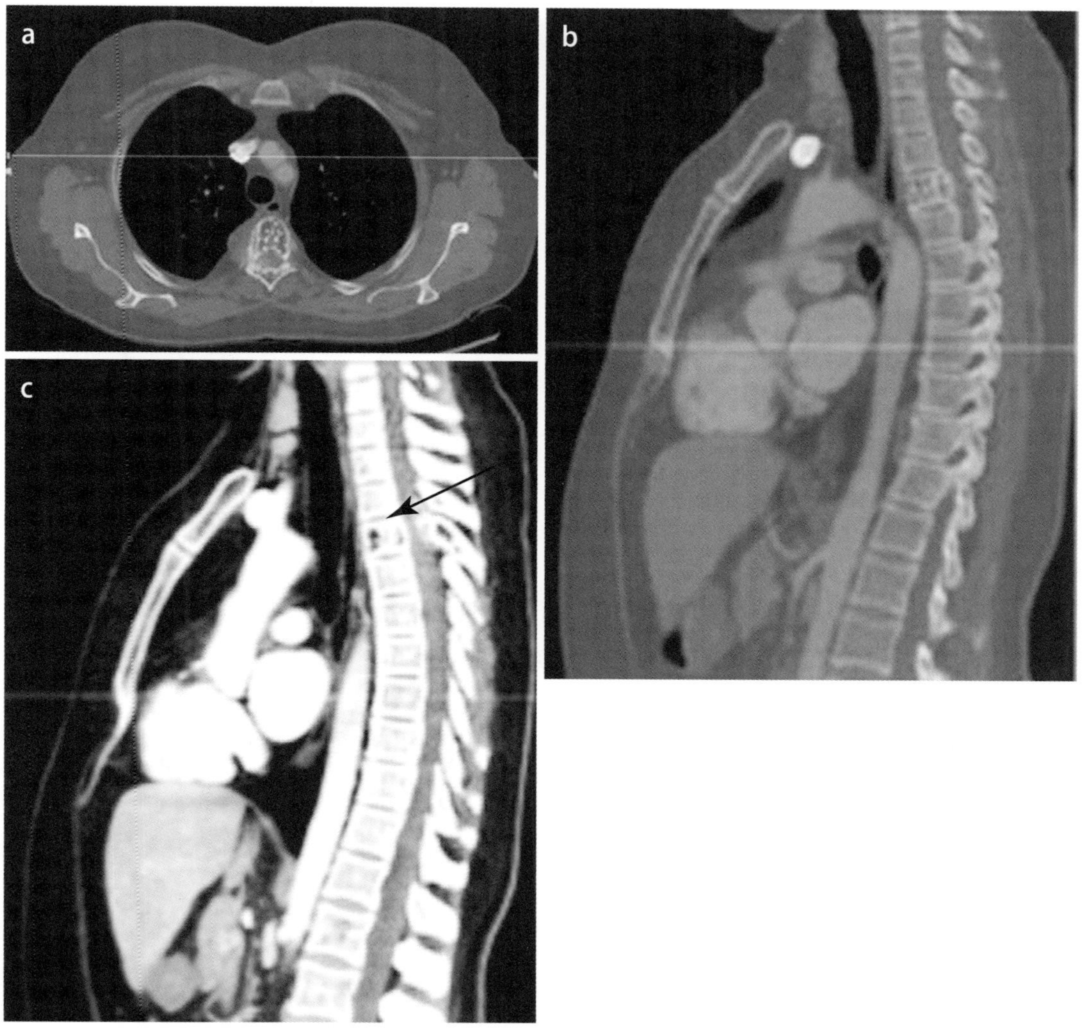

图 45.1 女性，53 岁，表现为下肢的锥体束征，包括肌力下降和反射亢进。胸部 CT（a 轴位，b 矢状位骨窗，c 矢状位软组织窗）显示椎管内软组织压迫脊髓（黑箭头），并可见 T4 椎体血管瘤影响到椎管内。这个病灶为侵袭性、但良性的椎体血管瘤。这个患者计划进行 T4 全脊椎 en bloc 切除术，并用膨胀式椎体融合器和后路钉棒固定进行脊柱重建（由 Erik Van de Kelft，Sint-Niklaas，Belgium 提供）

治疗原发性脊柱肿瘤的重要一步是首先获得肿瘤的组织病理学诊断。应该避免进行切开活检。当怀疑患者有原发性脊柱肿瘤时，应首先在 CT 引导下穿刺活检，以减少肿瘤对正常组织的污染。脊柱外科医生应协助活检，确定穿刺位置和方向，以便最后手术时能将受污染的穿刺通道一起切除。

脊柱转移性肿瘤通常采用姑息性治疗。在全身性疾病得到控制的情况下，对于孤立的转移性脊柱肿瘤是否能够进行全脊柱 en bloc 切除术还是有争议的[17,18,26-29]。有人主张全脊椎切除术可以用于部分很好选择、进展缓慢的转移性脊柱肿瘤患者，如肾细胞癌、甲状腺癌与乳腺癌等。这类肿瘤患者进行全脊椎切除术前需要全面评估患者的总体预后及详细完整的肿瘤分期。生物学行为良好的（例如肿瘤细胞高分化）肿瘤患者，原发病变根治性治疗之后，且长时间内无肿瘤转移，如果脊柱上出现孤立的转移病灶，可以考虑肿瘤 en bloc 切除术以减少局部肿瘤复发的概率。

总之，在计划行 en bloc 肿瘤切除术时，必须制定详细的术前计划，以确定是否有手术指征，以及是否可以建立一个手术入路，在不影响周围重要结构的情况下切除肿瘤。为了能够以 en bloc 方式切除脊柱肿瘤，需要有足够宽的空间，以便切开骨性椎管（椎体、椎弓根和椎板）并与脊髓分开。应该认真选择骨切开的位置，以确保切除的骨边缘内无肿瘤。骨切缘可以选择两侧的椎弓根，以完全游离脊柱后柱的组织结构；也可以是一侧切缘位于椎弓根，对侧切缘位于椎板。有时，在以 en bloc 方式切除肿瘤的过程中需要牺牲 1 根或者 1 根以上的神经根，可能会造成神经功能障碍。因此，决定手术的过程不仅要根据肿瘤学的标准，还需要与患者和家属一起讨论手术的益处与风险，并且要考虑到为了达到适当的肿瘤切缘而所要牺牲的组织结构。

全脊椎 en bloc 切除术的禁忌证包括存在远处转移病灶、全身性疾病无法控制，以及肿瘤包绕邻近的内脏或血管无法切除等。

45.4 手术计划

45.4.1 术前栓塞

术前栓塞可以显著减少术中出血，也可以减少手术时间，让病灶更容易切除及改善术野[10,26,30-33]。术前栓塞的适应证通常由肿瘤的病理组织类型决定，包括良性血供丰富的肿瘤（血管瘤、动脉瘤样骨囊肿、巨细胞瘤）、恶性肿瘤（骨肉瘤、软骨肉瘤、脊索瘤、尤文肉瘤、浆细胞瘤、血管外皮细胞瘤）和转移性脊柱肿瘤（肾细胞癌、甲状腺癌、肝癌、乳腺癌、血管肉瘤、黑色素瘤、神经内分泌肿瘤）。MRI 特征可以提示肿瘤的血供情况，包括肿瘤内的流空影、出血和肿瘤明显强化等，这些 MRI 的特征也可以作为术前血管造影的指征。如果根据血管造影结果认为有必要并且可以，那么就应该进行术前栓塞。

通常在血管造影中可以清楚地看到肿瘤的供血动脉，并且可以栓塞其中主要的根动脉，这些根动脉是由主动脉发出的。即使栓塞部分肿瘤的供血动脉也能有效地减少术中出血。胸腰椎交界处病变的血管造影也可以显示发出脊髓动脉的主要的根动脉的位置，但是这些信息通常不影响手术入路的选择，或妨碍手术。

45.4.2 手术技术

Stener 等最先报道 en bloc 切除脊柱肿瘤的手术技术[35]，后来 Roy-Camille[36,37] 及 Tomita 等[38]也报道了相关技术。En bloc 全脊椎切除术包含两个步骤。

首先，将肿瘤从周围的结构中解剖分离出来，为完整切除肿瘤提供空间。在这个过程中，部分的脊柱结构和肿瘤作为一个整体尽可能多地从周围的结构中解剖分离出来，以便能去除整个肿瘤标本。有时，切除骨质时需要经过病灶（大多数情况是切除一侧的椎弓根），这么做是为了在不损伤脊髓的前提下切除肿瘤，因此是可以接受的。

在第一步准备完成之后，以 en bloc 方式切除肿瘤，同时保护好脊髓和关键的神经血管，有时需要权衡牺牲部分小的功能。通常情况下，第一步准备工作是在肿瘤对侧的脊髓及硬膜一侧进行。

脊柱肿瘤 en bloc 切除术可以通过单纯后路或联合入路进行。手术入路的选择根据肿瘤是否侵犯脊柱前柱结构及肿瘤侵犯的节段决定的。在手术过程的最后一步，以 en bloc 方式切除 1 个或多个节段的脊椎结构[13,14,39]。

45.4.3 手术入路

一般来说，单纯后路可以用于 Th2 ～ L2 水平，且病变位于椎体内，其前缘没有超出椎体范围的肿瘤。如果肿瘤的前缘超出了椎体，那么就需要联合入路，通过后路可以分离侵犯脊柱后柱结构的肿瘤并进行内固定以维持脊柱的稳定性，通过前路可以将肿瘤从神经血管的组织结构上分离并以 en bloc 方式切除肿瘤，切缘应该无肿瘤。后路主要的优点是手术过程中可以仔细观察脊髓的情况，尤其是在进行脊柱前柱结构截骨、椎体次全切和脊柱内固定重建脊柱稳定性过程中尤为重要。通过后路进行全脊椎切除术时常常需要牺牲一部分神经根。切断胸椎（Th2 ～ T12）的肋间神经会出现呈带状分布的麻木感，但不会出现重要的运动功能障碍。尽管切断双侧的 Th2 神经根不会出现明显的运动功能障碍，但是在进行 Th2 全脊椎切除术时要注意尽可能地减少对 T1 神经根影响，因为 T1 神经根受损后会出现手内在肌的运动功能障碍[40]。切断了 L1 或者 L2 神经根会出现髂腰肌的肌力下降，但是绝大多数患者经过一段时间后很容易代偿并耐受这类运动功能障碍。

如果肿瘤累及了 L3 或者 L3 以下的神经根，那么通过前后联合入路可以减少损伤腰骶丛神经、髂血管和输尿管的概率[10,11,15]。在这些节段如果切除的肿瘤标本过大，在切除肿瘤过程中会损伤 L3、L4 或者 L5 神经根，造成明显的神经功能障碍[41]。在前后联合入路手术中，在后路完成了准备阶段之后，可以通过前路切除肿瘤。对于 L3 和大部分 L4 的脊柱肿瘤，一般经过前外侧入路（腹膜外）切除肿瘤，而 L5 的脊柱肿瘤往往需要通过前正中经腹或者腹膜后入路切除。前外侧入路通常是在肿瘤这一侧进行。对于 L3 或 L4 椎体的肿瘤，如果肿瘤位于椎体的腹侧或者椎体的两侧，为了能分离游离主动脉和下腔静脉，应该考虑采用前正中入路。有人建议在前路椎体切除和脊柱重建完成后，再经过后路进行椎弓根螺钉加压以轻度增加椎体间植入物的压力[10,11]，但是随着膨胀式融合器的出现，已经不再需要这种操作了。

术中的体感诱发电位（somatosensory-evoked potential，SSEPs）和运动诱发电位（motor-evoked potential，MEPs）监测可以实时反映脊髓背侧和腹侧的功能，也经常被用于全脊柱 en bloc 切除术。肌电图监测应用于椎弓根螺钉植入过程，可以评估椎弓根螺钉与神经组织之间的距离。

45.4.4 脊柱重建

全脊椎切除术后需要进行脊柱四周的重建，必须预先计划好并需符合生物力学要求。生存期长的脊柱肿瘤患者需要考虑植入材料与骨融合的问题，特别是需要辅助放疗和化疗的患者。内固定失败通常与以下几个方面有关，包括后路固定的节段太短、融合器沉降、没有恢复脊柱正常的曲度，以及术前放疗等[42]。

- 进行一个节段的全脊椎切除术后，建议在被切除节段上下至少两个节段进行椎弓根螺钉内固定[43]。如果切除的节段为两个或两个以上，则需要进行上下各 3 个节段的椎弓根螺钉内固定，以保证充分的稳定。
- 脊柱腹侧有几种可选择的材料用于椎体间的重建，包括充满甲基丙烯酸甲酯的钛笼、异体骨、圆柱形钛笼、聚醚醚酮（PEEK）融合器、碳纤维融合器，以及膨胀式钛或聚醚醚酮圆柱形融合器。膨胀式融合器是脊柱腹侧重建材料中比较好的一个选择，因为它在没有撑开的情况下可以经相对较小的空间安全植入椎体间隙，而不会对脊髓造成影响。

45.5 临床结果和并发症

随着脊柱外科手术技术的进步，对胸腰椎原发肿瘤和经过选择的转移肿瘤患者，行全脊椎 en bloc 肿瘤切除术后，不管从临床，还是从肿瘤学角度，都得到明显的改善。尽管这种技术的并发症的发生率很高，但存活者的满意度也很高[9,44]。与病灶内切除技术相比，肿瘤 en bloc 切除术减少了肿瘤的复发率，增加了长期生存率。关于神经功能，根据 Murakami 等的报道，胸椎肿瘤进行全脊椎切除术的患者中，没有因为术前栓塞、结扎节段动脉和胸部神经根，以及分离硬膜周围的组织结构而造成恶化的情况[16]。

不过，即使是有经验的医生进行全脊椎 en bloc 切除术，并发症的发生率也有可能较高。并发症的发生受以下几方面的影响，包括：①因为肿瘤生长造成的解剖结构的变化；②肿瘤或硬膜外静脉的出血；③牵拉或切断神经血管结构；④因为先前手术引起的局部组织的纤维化；⑤术前放射治疗或伤口缝合不当造成伤口裂开或感染。对脊柱原发肿瘤，en bloc 切除术后死亡率为 0～7.7%[21]。

一般来说，严重失血和伤口愈合是最常见的并发症发生的原因[21]。迟发性假关节形成可能导致融合器移位或内固定失败。手术的时间、组织切除的程度及术后恢复期的延长都是发生术后深静脉血栓或肺栓塞的危险因素。Yokogawa 等报道，术前没有进行放疗的患者术后并发症的发生率为 40%，而术前接受过放疗的患者术后并发症的发生率为 70%[45]。

45.6 提示和技巧

- 胸腰椎的原发性和继发性脊柱肿瘤的治疗是

很复杂的，需要多学科合作，同时也需要对肿瘤类型、位置、范围，以及全身一般情况和神经系统情况有很深的了解。在进行全脊柱 en bloc 切除术之前要获得肿瘤的病理诊断。

- 恶性原发性脊柱肿瘤和侵袭性转移性脊柱肿瘤最好的治疗方案是以 en bloc 方式切除肿瘤。一些生长缓慢和放疗不敏感的转移性脊柱肿瘤患者，如果全身性疾病得到控制并且预后生存期长，那么也可以进行全脊椎 en bloc 切除术，以完整切除肿瘤。
- 脊柱外科医生应该协助进行经皮活检术，因为肿瘤切除应包含活检路径。
- 术前栓塞可以减少术中出血。
- 手术入路一般是根据肿瘤侵犯脊柱前柱结构的程度和受累脊柱的节段来决定的。
- 一般情况下，T2 ~ L2 的脊柱肿瘤可以通过单纯后路行脊椎切除术，除非肿瘤侵犯椎旁组织的体积过大。至于 L3 或更低节段的脊柱肿瘤，先通过后路切除脊柱后弓结构并在相邻节段进行椎弓根螺钉内固定，然后再通过前路以 en bloc 方式切除受累的椎体并进行脊柱前柱的重建。

（周旭东　王作伟　译）

参考文献

1. Enneking WF, Spanier SS, Goodman MA (1980) A system for the surgical staging of musculoskeletal sarcoma. Clin Orthop Relat Res 153:106–120
2. Amendola L, Cappuccio M, De Iure F, Bandiera S, Gasbarrini A, Boriani S (2014) En bloc resections for primary spinal tumors in 20 years of experience: effectiveness and safety. Spine J 14:2608–2617
3. Bohinski RJ, Rhines LD (2003) Principles and techniques of en bloc vertebrectomy for bone tumors of the thoracolumbar spine: an overview. Neurosurg Focus 15:E7
4. Boriani S, Biagini R, De Iure F, Andreoli I, Campanacci L, De Fiore M, Zanoni A (1995) Primary bone tumors of the spine: a survey of the evaluation and treatment at the Istituto Ortopedico Rizzoli. Orthopedics 18:993–1000
5. Boriani S, Biagini R, De Iure F, Bertoni F, Malaguti MC, Di Fiore M, Zanoni A (1996) En bloc resections of bone tumors of the thoracolumbar spine. A preliminary report on 29 patients. Spine (Phila Pa 1976) 21:1927–1931
6. Boriani S, Weinstein JN, Biagini R (1997) Primary bone tumors of the spine. Terminology and surgical staging. Spine (Phila Pa 1976) 22:1036–1044
7. Clarke MJ, Mendel E, Vrionis FD (2014) Primary spine tumors: diagnosis and treatment. Cancer Control 21:114–123
8. Hasegawa K, Homma T, Hirano T, Ogose A, Hotta T, Yajiri Y, Nagano J, Inoue Y (2007) Margin-free spondylectomy for extended malignant spine tumors: surgical technique and outcome of 13 cases. Spine (Phila Pa 1976) 32:142–148
9. Kato S, Murakami H, Demura S, Yoshioka K, Kawahara N, Tomita K, Tsuchiya H (2014) More than 10-year follow-up after total en bloc spondylectomy for spinal tumors. Ann Surg Oncol 21:1330–1336
10. Kawahara N, Tomita K, Murakami H, Demura S (2009) Total en bloc spondylectomy for spinal tumors: surgical techniques and related basic background. Orthop Clin N Am 40:47–63, vi
11. Kawahara N, Tomita K, Murakami H, Demura S, Yoshioka K, Kato S (2011) Total en bloc spondylectomy of the lower lumbar spine: a surgical techniques of combined posterior-anterior approach. Spine (Phila Pa 1976) 36:74–82
12. Liljenqvist U, Lerner T, Halm H, Buerger H, Gosheger G, Winkelmann W (2008) En bloc spondylectomy in malignant tumors of the spine. Eur Spine J 17:600–609
13. Luzzati AD, Shah S, Gagliano F, Perrucchini G, Scotto G, Alloisio M (2015) Multilevel en bloc spondylectomy for tumors of the thoracic and lumbar spine is challenging but rewarding. Clin Orthop Relat Res 473:858–867
14. Luzzati AD, Shah SP, Gagliano FS, Perrucchini GG, Fontanella W, Alloisio M (2014) Four- and five- level en bloc spondylectomy for malignant spinal tumors. Spine (Phila Pa 1976) 39:E129–E139
15. Marmor E, Rhines LD, Weinberg JS, Gokaslan ZL (2001) Total en bloc lumbar spondylectomy. Case report. J Neurosurg 95:264–269
16. Murakami H, Kawahara N, Demura S, Kato S, Yoshioka K, Tomita K (2010) Neurological function after total en bloc spondylectomy for thoracic spinal tumors. J Neurosurg Spine 12:253–256
17. Sakaura H, Hosono N, Mukai Y, Ishii T, Yonenobu K, Yoshikawa H (2004) Outcome of total en bloc spondylectomy for solitary metastasis of the thoracolumbar spine. J Spinal Disord Tech 17:297–300
18. Sundaresan N, Rothman A, Manhart K, Kelliher K (2002) Surgery for solitary metastases of the spine: rationale and results of treatment. Spine (Phila Pa 1976) 27:1802–1806
19. Talac R, Yaszemski MJ, Currier BL, Fuchs B, Dekutoski MB, Kim CW, Sim FH (2002) Relationship between surgical margins and local recurrence in sarcomas of the spine. Clin Orthop Relat Res 397:127–132
20. Williams R, Foote M, Deverall H (2012) Strategy in

the surgical treatment of primary spinal tumors. Glob Spine J 2:249–266
21. Yamazaki T, McLoughlin GS, Patel S, Rhines LD, Fourney DR (2009) Feasibility and safety of en bloc resection for primary spine tumors: a systematic review by the Spine Oncology Study Group. Spine (Phila Pa 1976) 34:S31–S38
22. Mattei TA, Teles AR, Mendel E (2015) Modern surgical techniques for management of soft tissue sarcomas involving the spine: outcomes and complications. J Surg Oncol 111:580–586
23. Nathoo N, Mendel E (2011) The National Cancer Institute's SEER registry and primary malignant osseous spine tumors. World Neurosurg 76:531–532
24. Fisher CG, Saravanja DD, Dvorak MF, Rampersaud YR, Clarkson PW, Hurlbert J, Fox R, Zhang H, Lewis S, Riaz S, Ferguson PC, Boyd MC (2011) Surgical management of primary bone tumors of the spine: validation of an approach to enhance cure and reduce local recurrence. Spine (Phila Pa 1976) 36:830–836
25. Chan P, Boriani S, Fourney DR, Biagini R, Dekutoski MB, Fehlings MG, Ryken TC, Gokaslan ZL, Vrionis FD, Harrop JS, Schmidt MH, Vialle LR, Gerszten PC, Rhines LD, Ondra SL, Pratt SR, Fisher CG (2009) An assessment of the reliability of the Enneking and Weinstein-Boriani-Biagini classifications for staging of primary spinal tumors by the Spine Oncology Study Group. Spine (Phila Pa 1976) 34:384–391
26. Sundaresan N, Choi IS, Hughes JE, Sachdev VP, Berenstein A (1990) Treatment of spinal metastases from kidney cancer by presurgical embolization and resection. J Neurosurg 73:548–554
27. Demura S, Kawahara N, Murakami H, Abdel-Wanis ME, Kato S, Yoshioka K, Tomita K, Tsuchiya H (2011) Total en bloc spondylectomy for spinal metastases in thyroid carcinoma. J Neurosurg Spine 14: 172–176
28. Fang T, Dong J, Zhou X, McGuire RA Jr, Li X (2012) Comparison of mini-open anterior corpectomy and posterior total en bloc spondylectomy for solitary metastases of the thoracolumbar spine. J Neurosurg Spine 17:271–279
29. Melcher I, Disch AC, Khodadadyan-Klostermann C, Tohtz S, Smolny M, Stockle U, Haas NP, Schaser KD (2007) Primary malignant bone tumors and solitary metastases of the thoracolumbar spine: results by management with total en bloc spondylectomy. Eur Spine J 16:1193–1202
30. Nair S, Gobin YP, Leng LZ, Marcus JD, Bilsky M, Laufer I, Patsalides A (2013) Preoperative embolization of hypervascular thoracic, lumbar, and sacral spinal column tumors: technique and outcomes from a single center. Interv Neuroradiol 19:377–385
31. Berkefeld J, Scale D, Kirchner J, Heinrich T, Kollath J (1999) Hypervascular spinal tumors: influence of the embolization technique on perioperative hemorrhage. AJNR Am J Neuroradiol 20:757–763
32. Manke C, Bretschneider T, Lenhart M, Strotzer M, Neumann C, Gmeinwieser J, Feuerbach S (2001) Spinal metastases from renal cell carcinoma: effect of preoperative particle embolization on intraoperative blood loss. AJNR Am J Neuroradiol 22:997–1003
33. Rehak S, Krajina A, Ungermann L, Ryska P, Cerny V, Talab R, Kanta M, Bartos M (2008) The role of embolization in radical surgery of renal cell carcinoma spinal metastases. Acta Neurochir 150:1177–1181; discussion 1181
34. Prabhu VC, Bilsky MH, Jambhekar K, Panageas KS, Boland PJ, Lis E, Heier L, Nelson PK (2003) Results of preoperative embolization for metastatic spinal neoplasms. J Neurosurg 98:156–164
35. Stener B (1971) Total spondylectomy in chondrosarcoma arising from the seventh thoracic vertebra. J Bone Joint Surg (Br) 53:288–295
36. Roy-Camille R, Saillant G, Bisserie M, Judet T, Hautefort E, Mamoudy P (1981) Total excision of thoracic vertebrae (author's transl). Rev Chir Orthop Reparatrice Appar Mot 67:421–430
37. Roy-Camille R, Saillant G, Mazel CH, Monpierre H (1990) Total vertebrectomy as treatment of malignant tumors of the spine. Chir Organi Mov 75:94–96
38. Tomita K, Kawahara N, Baba H, Tsuchiya H, Fujita T, Toribatake Y (1997) Total en bloc spondylectomy. A new surgical technique for primary malignant vertebral tumors. Spine 22:324–333
39. Yoshioka K, Murakami H, Demura S, Kato S, Kawahara N, Tomita K, Tsuchiya H (2013) Clinical outcome of spinal reconstruction after total en bloc spondylectomy at 3 or more levels. Spine (Phila Pa 1976) 38: E1511–E1516
40. Yokogawa N, Murakami H, Demura S, Kato S, Yoshioka K, Hayashi H, Ishii T, Fujii M, Igarashi T, Tsuchiya H (2014) Motor function of the upper-extremity after transection of the second thoracic nerve root during total en bloc spondylectomy. PLoS ONE 9:e109838
41. Abe E, Sato K, Tazawa H, Murai H, Okada K, Shimada Y, Morita H (2000) Total spondylectomy for primary tumor of the thoracolumbar spine. Spinal Cord 38:146–152
42. Matsumoto M, Watanabe K, Tsuji T, Ishii K, Nakamura M, Chiba K, Toyama Y (2011) Late instrumentation failure after total en bloc spondylectomy. J Neurosurg Spine 15:320–327
43. Disch AC, Luzzati A, Melcher I, Schaser KD, Feraboli F, Schmoelz W (2007) Three-dimensional stiffness in a thoracolumbar en-bloc spondylectomy model: a biomechanical in vitro study. Clin Biomech (Bristol Avon) 22:957–964
44. Kato S, Murakami H, Demura S, Yoshioka K, Ota T, Shinmura K, Yokogawa N, Kawahara N, Tomita K, Tsuchiya H (2013) Patient and family satisfaction with en bloc total resection as a treatment for solitary spinal metastasis. Orthopedics 36:e1424–e1430
45. Yokogawa N, Murakami H, Demura S, Kato S, Yoshioka K, Hayashi H, Ishii T, Igarashi T, Fang X, Tsuchiya H (2014) Perioperative complications of total en bloc spondylectomy: adverse effects of preoperative irradiation. PLoS ONE 9:e98797

46 胸椎原发和转移性肿瘤：en bloc 脊椎切除术

Thomas Kosztowski，Mohamad Bydon，Jean– Paul Wolinsky，
and Ziya L. Gokaslan

46.1 引言

以往由于技术的限制，椎体肿瘤手术采用的方法是分块切除或者是刮除术[1]。这种方法明显的缺点是周围正常组织被肿瘤污染的概率高，而且有时无法分辨正常组织和肿瘤的界限，只能做到次全切除。多项研究报道表明，通过全脊椎切除术可以 en bloc 切除肿瘤，从而得到更好的临床和肿瘤学上的效果[1-5]。全脊椎切除术对脊柱肿瘤医生来说，是一个很重要的技术。脊椎切除（spondylectomy）这个词来源于希腊语"spondylos"[6]。全脊椎切除指的是切除整个节段的脊柱，包括椎体、椎弓根、椎弓根峡部、横突、椎板、棘突和上下关节突。因为由骨性组织组成的椎管包绕着脊髓，所以通过一种方式完整切除一个节段的胸椎是不可能的。所以为了完整地切除肿瘤，全脊椎切除术需要分为两部分：①切除脊柱后部结构，椎管开放，以便脊髓游离；②切除脊柱剩余的部分[7]。

全脊椎切除的目标是 en bloc 切除脊柱肿瘤且切缘是正常组织，以此提高患者的预后。但实际上，即使做到全脊椎切除，对于大多数转移性脊柱肿瘤患者来说，肿瘤切除也只是一种姑息性手术，手术后肿瘤学上的治愈还是非常少的。所以手术前需要所有参与的医生一起进行讨论是否有手术指征，同时也需要和患者及家属说明情况。因此，全脊椎切除术最适合于原发的脊柱肿瘤，并且肿瘤没有转移或者侵犯硬膜。

46.2 诊断

46.2.1 疾病特征和类型

为切除脊椎肿瘤而进行的全脊椎切除术过程复杂，手术风险相当高，因此，这一技术适合于肿瘤切除之后，能从肿瘤学的角度获益最大的患者。最理想的病例是孤立且无转移的脊柱肿瘤。通常情况下，经过全脊椎切除术完整切除后的原发恶性脊柱肿瘤，可以治愈或者长期无瘤生存。这类恶性原发脊柱肿瘤包括软骨肉瘤、脊索瘤和骨肉瘤。侵袭性小一些的原发骨肿瘤也可以通过全脊椎切除术获得好的疗效，这类肿瘤包括动脉瘤样骨囊肿、骨样骨瘤、成骨细胞瘤和骨巨细胞瘤等。

有些情况下，对于单发的脊柱转移瘤，如果全脊椎切除术可以有效控制局部肿瘤复发，也是可以考虑的，如乳腺癌或肾细胞癌转移至脊柱相邻节段的单发病灶。但当考虑所有脊柱转移性肿瘤手术时，这种手术方式还存在很大争议。尤其是随着辅助治疗技术的进展，如脊柱的立体定向放射外科，使分离手术成为治疗脊柱转移性肿瘤更安全、创伤更小的选择[8]。

46.2.2 相关病理及解剖

在进行全脊椎切除术之前，必须认真考虑脊柱周围及本身的滋养血管。对胸腰结合区域的脊柱肿瘤进行全脊椎切除术时存在损伤脊髓血管的潜在风险[9-11]。已有文献报道，在脊柱手术后

出现脊髓前动脉综合征，这种情况在有些病例中可能是无法避免的[12]。不过，许多在这一领域的专家认为：切断多个胸椎的节段血管并不会出现很严重的后果[1]。Kato 等在狗的动物模型上进行实验，研究在脊髓发生缺血以前可以结扎多少节段血管[13]。他们研究发现，连续结扎超过4对或者更多节段的双侧动脉，包括脊髓大动脉（adamkiewicz artery），有发生脊髓缺血和脊髓功能障碍的风险。这里需要指出的是，虽然狗的动脉模型与人的脊柱血管网解剖结构有很多相似的地方，但是目前还没有关于人的这方面研究。不过，我们进行了一个5个节段的全脊椎切除术，结扎了双侧6对节段血管而没有发生脊髓缺血[14]。术前需要根据血管造影的结果明确肿瘤和计划切除的脊椎节段附近的供应血管的情况。一些富含血管的肿瘤（例如甲状腺癌、肾细胞癌等），在进行全脊椎切除术前进行肿瘤血管栓塞术，可以有效减少术中出血。

46.2.3 影像学解释

考虑到全脊椎切除手术的复杂性，术前认真分析研究中所有的影像学资料是绝对有必要的。术前影像学检查应明确，肿瘤的生长范围是否超过了椎体的腹侧面，肿瘤是否对下腔静脉或者主动脉形成包裹、侵袭或者推移（图 46.1）。脊柱肿瘤行全脊椎切除后，且切缘无肿瘤组织，就有可能达到肿瘤学上的治愈。为了达到这个目标，手术团队必须做好以 en bloc 方式切除标本的准备，包括肿瘤本身及相邻侵犯的组织结构，有时需要血管外科、胸外科或者普外科医生帮助进行血管或内脏组织的切除。同时也必须认真研究术前影像学检查，判断肿瘤是否累及硬膜，应尽可能地将受肿瘤侵犯的硬膜与肿瘤一块切除。在切除受肿瘤侵犯的硬膜时需要非常小心，不要造成肿瘤细胞的种植播散。肿瘤切除之后需要严密缝合或重建硬膜，以免术后出现脑脊液漏。肿瘤比较局限且仅侵袭椎体和脊柱后柱结构是比较适合进行全脊椎切除术的。

术前的 CT 及 MRI 检查是很重要的，通过 CT 和 MRI 检查可以了解脊椎受肿瘤侵袭的范围，有助于判断是否适合进行全脊椎切除术。CT 检查可以评估脊柱骨质结构受肿瘤侵袭的情况，而 MRI 检查可以评估脊柱骨质以外的组织结构的受累情况。通常情况下，脊柱肿瘤沿后纵韧带侧方向上下生长[1]，通过 MRI 检查可以明确，并确定脊椎切缘的上下范围。以 en bloc 方式进行全脊椎切除术的理想目标是肿瘤标本切缘无肿瘤。这就需要将骨性椎管切开，只有这样才能安全地以 en bloc 方式切除肿瘤，而不影响脊髓。椎管切开的位置最好是没有被肿瘤累及的部位，但有时难以避免，做到肿瘤切缘阴性的 en bloc 切除术是不可能的。但即便如此，全脊椎切除术仍然有可能实现。

通过研究全身的影像学检查，可以判断哪些患者适合进行全脊椎切除术，哪些患者适合进行姑息手术或非手术治疗。这些影像学检查包括从 C1 至骶骨的全脊柱 MRI，头部、胸部、腹部和骨盆的 CT、PET 及骨扫描等。Tomita 等设计了一个评分系统，借助这个评分系统可以决定采用哪种治疗方式。这个评分系统是基于3个方面来制定的，分别是肿瘤的恶性程度、内脏转移及骨转移的情况（图 46.1）[16]。

评分系统也有助于决定治疗方式，2 ～ 3 分建议行广泛性切除或边缘性切除以达到肿瘤长期控制的目的，4 ～ 5 分建议行边缘性切除或分块切除达到肿瘤中期控制，7 分建议行姑息性手术以便肿瘤短期控制，8 ～ 10 分则建议非手术治疗。另一个很重要的评价体系是脊柱肿瘤稳定性评分表（SINS），这个表有助于评估脊柱肿瘤患者的脊柱稳定性（表 46.2）[17]。其中 0 ～ 6 分认为脊柱稳定，7 ～ 12 分为不确定脊椎的稳定性（潜在不稳定），13 ～ 18 分考虑脊柱不稳定。这个评分系统及其临床意义在书中其他地方讨论过。（见 41 章）

46.3 手术治疗选择和影响治疗方式选择的因素

肿瘤 en bloc 切除且切缘无肿瘤的全脊椎切除术通常适用于原发脊柱肿瘤和孤立的转移性脊柱肿瘤患者。手术禁忌证包括全身多处转移和预计

a

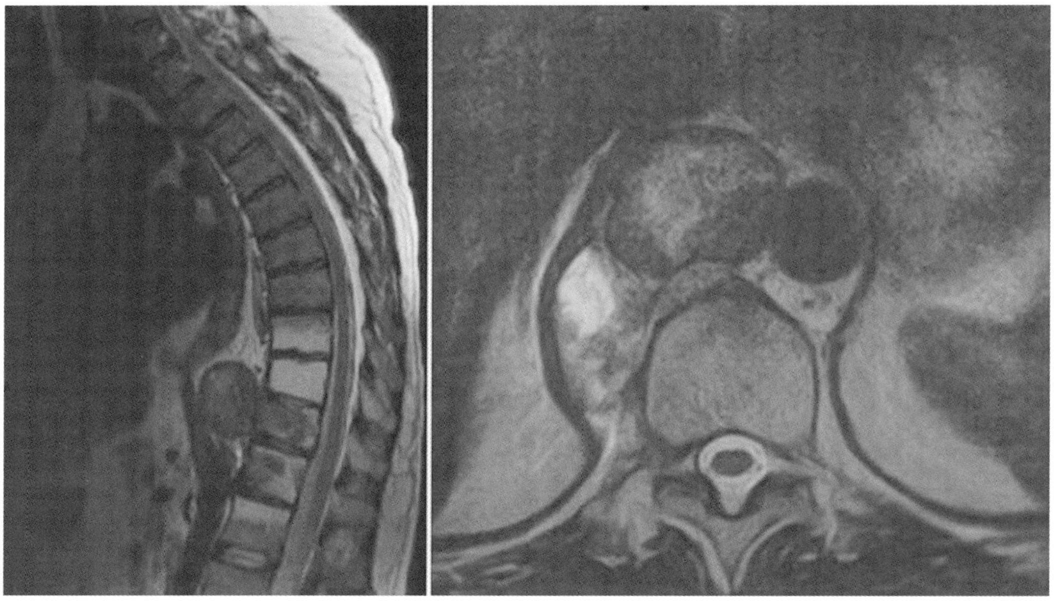

图 46.1 （a）男性，43 岁，肿瘤累及 T10 ～ T12 椎体及椎体前方的软组织，椎体前的肿瘤压迫主动脉并使其向腹侧移位。肿瘤多期手术，首先经右侧胸腹入路将肿瘤从第 9 ～ 11 肋骨上游离。数日后行 T9 ～ T12 椎板切除及 T7 ～ L3 的椎弓根螺钉内固定。再经过几天的恢复后，进行第三期手术，经左侧胸腹入路将肿瘤从主动脉上游离，结扎并切断节段血管的肿瘤供血，以 en bloc 方式切除肿瘤。术前准备时，考虑到可能需要切除远端的主动脉及搭桥，请血管外科医生参与了手术。术中发现主动脉与肿瘤之间界限清楚，没有侵袭主动脉，所以没有做相关的手术。术后病理为转移性结直肠癌。（b）术后 CT 重建显示植入物和椎弓根钉棒固定的位置（左图和右图）。Gore-Tex 补片放置于脊柱腹侧植入物（可膨胀椎间融合器和连接板）与主动脉之间（下页图）

生存期较短。肿瘤转移至肝将影响机体产生凝血因子的能力，导致凝血功能障碍，手术中将会出现严重的失血。肿瘤转移至肺部，可能造成插管困难和通气不足，尤其是在进行胸椎全脊椎切除术时。

此外，脊柱肿瘤还需要认真考虑脊柱稳定的问题。因为全脊椎切除术会引起脊柱失稳，因此必须准备脊椎重建。临近手术区域的组织必须没有肿瘤，并且能够维持内固定物的稳定，以便纠正因手术造成的生物力学失稳。

进行全脊椎切除术的最佳手术时间是有争议的，特别是对于恶性肿瘤的患者。因为全脊椎切除术的手术时间长且对患者的生理负荷大，所以在进行手术前最好是通过药物优化患者的生理状态。如果患者因脊髓受压出现急性失代偿，那么就需要术前快速准备。在这种情况下，次优的选择是立即进行脊髓减压手术，但是这样可能会破坏肿瘤的边界，明显地改变患者在肿瘤学上的预后。单纯进行脊髓减压手术，肿瘤将会复发，治愈的可能就不再考虑，患者的生存期将变短。最佳的治疗方案是以 en bloc 方式切除肿瘤，解除对脊髓的压迫。Sundaresan 等做了一项前瞻性研究，观察肿瘤压迫脊髓进行减压手术的疗效，发现进行手术治疗的患者比单纯进行放疗和类固醇激素治疗的患者效果好 [18]。对于一些脊髓因肿瘤压迫致急性失代偿的患者来说，肿瘤的病理结果对于治疗的选择也很重要。如果手术不是这类患者的最佳选择（例如尤文氏肉瘤），那么其首要的治疗方式（例如化疗）将要推迟，直至患者从减压手术的创伤中恢复后再进行。

为了完成全脊椎切除术，某些血管和神经结构可能需要结扎和横断，最终才能将肿瘤标本以 en bloc 方式切除。所以手术前必须向患者充分说明术后可能出现的并发症，以及牺牲这些血管神经组织可能出现的相应的残疾。因此，就需要认真地衡量手术可能得到的肿瘤学上的获益和可能

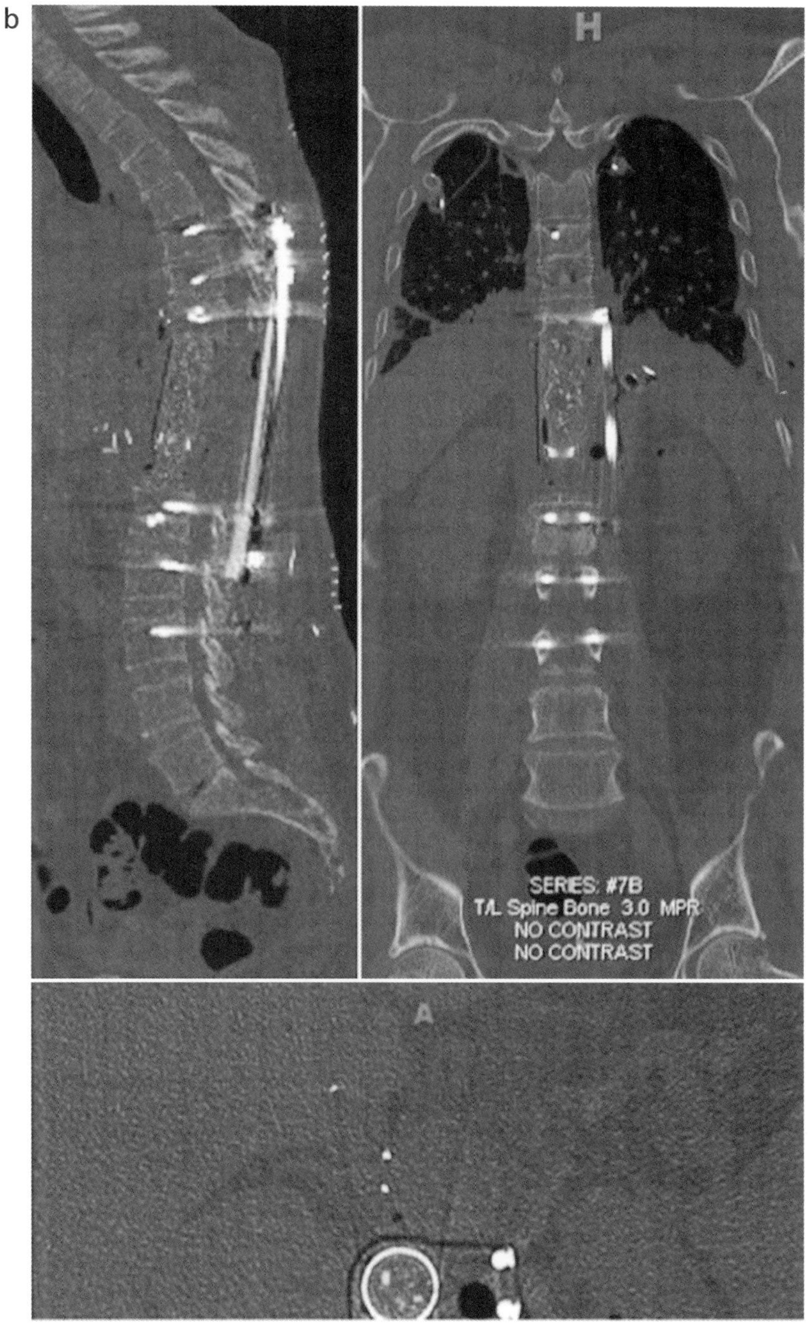

图 46.1（续）

带来的并发症。患者必须充分了解手术可能导致的长期功能障碍。

在胸椎进行肿瘤 en bloc 切除术时可能需要结扎多根节段血管，这将增加脊髓缺血的风险 [9-11]。虽然动物实验研究 [13] 和手术经验 [1] 表明切断多根胸椎的节段血管不会出现明显的脊髓缺血，但是这么做还是有风险的。因此，术前的血管造影很重要，可以通过血管造影了解肿瘤周围的血管，不要过度切断非必需的节段血管。此外，牵拉下腔静脉将会增加血栓形成和发生肺栓塞的风险。

手术计划由两个主要阶段组成，第一阶段是准备，第二阶段是切除。根据肿瘤累及周围组织的复杂程度不同，有时这两个阶段可以通过一次手术完成，有时需要多次手术才能完成。准备阶段主要是将肿瘤从周围无瘤组织上分离出来，并且能够在保护脊髓、重要的神经和血管的前提下

表46.1　脊柱转移肿瘤手术策略（Tomita等[16]）

肿瘤恶性程度	内脏转移	骨转移
缓慢生长 1分	无 0	单发 1分
一般速度生长 2分	可治疗 2分	多发 2分
快速生长 4分	无法治疗 4分	

表46.2　脊柱肿瘤稳定性评分（Spine instability neoplastic score，SINS）

	分数
位置	
交界区 （枕骨~ C2，C7 ~ T2，T11 ~ L1，L5 ~ S1）	3
活动区域（C3 ~ C6，L2 ~ L4）	2
中等活动区域（T3 ~ T10）	1
不活动区域（S2 ~ S5）	0
疼痛[a]	
是	3
偶尔发生，但非机械性疼痛	1
无	0
骨质内病灶	
溶骨性	2
混合性（溶骨 / 成骨）	1
成骨性	0
影像学脊柱序列	
半脱位 / 水平移位	4
新发畸形（后凸 / 侧凸）	2
序列正常	0
椎体塌陷	
塌陷＞ 50%	3
塌陷＜ 50%	2
无塌陷，但椎体受累＞ 50%	1
无上述情况	0
脊柱后外侧受累情况[b]	
双侧	3
单侧	1
无上述情况	0

[a] 平卧后缓解和（或）活动 / 脊柱受力后出现疼痛

[b] 关节突、椎弓根或者肋椎关节被肿瘤侵犯或者骨折

完整切除肿瘤，这个阶段有时可能需要多次手术才能完成。准备阶段通常是在受肿瘤侵犯的脊柱的对侧进行。椎管内的神经组织被周围的骨性结构包绕，为了能够以 en bloc 方式切除肿瘤而对脊髓不造成影响，需要将椎管周围的骨性结构切开，切开的范围应至少与椎管直径大小一样。

46.4　手术技术

全脊椎切除术手术过程复杂，经常需要腹侧和背侧联合的手术入路或者扩大背侧入路。采用何种手术入路是根据脊柱肿瘤的位置和肿瘤侵袭的范围来决定的[19]。一般来说，包括以下几点：

- 任何区域的肿瘤，如果肿瘤仅局限在椎体，适合采用腹侧入路。
- 肿瘤主要累及的是脊柱的后柱结构（例如，椎板、棘突、关节突），最适合采用背侧入路。
- 肿瘤累及了脊柱的三柱结构，适合采用双侧肋骨横突切除或者腹侧和背侧联合入路。

与颈椎和腰椎不同，胸椎的神经根切断后很少出现神经功能障碍。T1 神经根切断会出现上肢远端肌力下降，包括手内在肌肌力下降。切断 T2 ~ T12 神经根不会出现明显的运动功能障碍，但是会出现带状分布的麻木感。

因为切断胸椎神经根和血管对术后影响较小，可以不用过多考虑。所以许多胸椎的肿瘤可以仅采用背侧入路就能完成全脊椎切除术。这与颈椎的和腰椎的肿瘤不同，因为这些部位的神经根（形成臂丛和腰骶丛）和血管（椎动脉）切断后会出现严重的后果，无法仅通过背侧入路完成手术，这就需要联合腹侧入路才能完成。以 En bloc 的方式切除胸椎肿瘤的全脊椎切除术是否需要采用腹背联合入路，取决于肿瘤是否累及了内脏或者胸膜。如果胸椎肿瘤累及了胸膜，需要先采用腹侧入路开胸，或者在胸腔镜下将肿瘤侵袭的胸膜与正常胸膜分离，以保证后期以 en bloc 方式切除肿瘤时切缘无肿瘤组织。腹侧入路切除受肿瘤侵犯的胸膜与背侧入路切除受累的硬膜类似，肿瘤侵犯的胸膜要完整地保留在切除下的整块肿瘤标本上。当采用腹背联合入路时，不需要

像单纯背侧入路那样切除足够宽的肋骨，更准确地说，切除肋骨的范围只需要超过受肿瘤侵犯的区域即可。切除受肿瘤侵犯的胸膜、截骨及以 en bloc 方式切除的肿瘤标本都是通过腹侧的切口完成的。

为了简明扼要，以下主要介绍胸椎肿瘤通过背侧入路全脊椎切除术行肿瘤 en bloc 切除术，也不涉及 T1 神经根。这种情况下，可以单纯通过背侧入路经双侧肋骨横突切除、以 en bloc 方式切除肿瘤，将准备和切除肿瘤两个阶段的手术通过一次手术完成。患者采用俯卧位，具体手术技术如下：

- 标准的背侧正中入路，骨膜下分离肌肉，暴露范围为拟切除的脊柱椎体水平上下各 2 ~ 3 个节段。
- 切口向两侧暴露至肋骨上 6 ~ 12cm。要准确了解肿瘤侵袭背侧结构的范围，这样才能保证手术过程中肿瘤边缘不被破坏，这一点是很重要的 [15]。
- 首先切除后柱中没有受肿瘤侵犯的相应节段及上下节段结构。一般来说，被肿瘤浸润的区域骨质切除不建议使用气钻，因为使用气钻可能产生肿瘤碎片造成术区肿瘤种植 [6]，骨质切除时，最好使用骨刀和咬骨钳。其他能进行骨切除而不损伤临近组织的手术器械还有 Tomita 锯、线锯，以及超声骨刀。如果脊柱腹侧和背侧的组织结构都有弥漫性肿瘤浸润，可以用 Tomita 锯行椎弓根切断，完成椎板 en bloc 切除术，这样，肿瘤发生种植的概率最小 [1]。
- 手术相应节段的肋骨需要从肋骨横突关节开始向侧方切除 6 ~ 12 cm。
- 尽量保持胸膜的完整很重要，分离胸膜时动作要轻柔，可以用海绵球将胸膜从肋骨和脊柱上剥离出来。上下相邻的肋骨也可以同样的方式切除，其中没有被肿瘤浸润的肋骨可作为植骨的材料。切除肋骨时要先仔细地将神经、血管解剖分离出来，切除过程中注意不要损伤胸膜。
- 将节段血管从肋骨到椎间孔段解剖出来，这些节段的血管由主动脉发出并引流到下腔静脉。骨膜外有一层脂肪层，节段血管位于其中，可以用海绵球或者花生米样剥离子将节段血管从椎体上分离出来。
- 将主要的血管（主动脉、下腔静脉和节段血管）从椎体腹侧清晰地游离出来很重要。从椎体的侧方到椎体的腹侧，用手指将大的血管从椎体上游离出来实际上更安全，这些大的血管包括主动脉、下腔静脉和奇静脉。
- 当主动脉、下腔静脉、胸膜及气管组织结构与椎体的腹侧面清晰地解剖分离出来之后，可以用硅胶片或者 Gore-Tex 将这些组织结构保护起来（图 46.1 和图 46.2）。
- 节段动脉发出的根动脉供应脊髓和神经根，手术只结扎并横断影响肿瘤 en bloc 切除术的那些根动脉。
- 在 T5 椎体水平以上的右侧进行手术操作时，需要确认奇静脉的位置，并用花生米样剥离子或者手指轻柔地将奇静脉游离出来。除了先天性下腔静脉缺如的患者，大部分患者对结扎奇静脉是可以耐受的 [20]。
- 被肿瘤浸润的椎体腹侧面和侧方解剖游离之后，手术的关注点将集中在椎管的处理上。
- 前文已经提到过，切断 T2 ~ T12 神经根不会产生严重的功能障碍。结扎并切断相应节段的神经根时，要将神经根的近端至背根神经节这段神经切除，这一点是很重要的，因为这么做可以避免患者术后出现神经病理性疼痛。
- 椎板切除应该尽量避免在可能被肿瘤浸润的椎板上进行。椎板切除就是将椎管打开一个骨窗，这样在以 en bloc 方式切除脊柱肿瘤标本时脊髓不受影响。
- 进入椎管后，如果肿瘤侵犯了椎管，需要将硬膜与周围组织解剖分离出来，并要确保肿瘤包膜完整。手术进行到这一步时，椎体已经完全游离出来，可以将 Tomita 锯环绕脊柱，一个置于肿瘤的头侧，另一个置于肿瘤的尾侧。
- 用 Tomita 锯进行截骨及以 en bloc 方式切除肿瘤标本后会出现脊柱明显失稳，所以必须在进行这些操作之前放置脊柱内固定。椎弓根螺钉要放置在切除的脊柱节段上下的正常椎弓根内，上下两端至少各需要 2 个节段。如果进行一个节段的全脊椎切除术，放置在这个节段上下各 2 个节段的椎弓根螺钉要确实充分。如果患者的骨质情况不好，就需要放置更多节段的椎弓根螺钉。有时，在进行截骨以前，先将需要切除节段以下的椎弓根的钉道打好，直到完成所有的截骨后再放置椎弓根螺钉，这样操作起来更容易一些 [21]。先将准备切除肿瘤一侧的对侧连接棒锁紧，然后再切除肿瘤，这样能在肿瘤切除和脊柱重建过程中保证脊柱的稳定性。

- 截骨的过程需要非常小心。有的人用线锯进行截骨（Gigli saw）[6]，但是我们在这里介绍的是用 Tomita 锯的手术操作 [1]。只要没有肿瘤侵犯，用传统的方法将相应椎体上下两端的椎间盘切除。然后在计划切除椎体的上下两端放置 Tomita 锯，这样可以将前柱的腹侧包绕起来。用硅胶片保护脊柱腹侧重要的组织结构，用 Tomita 锯从上下两个方面分别将脊柱腹侧，包括前纵韧带和后纵韧带切断，这样可以游离肿瘤标本。如果椎间盘受肿瘤侵犯，就用 Tomita 锯在不影响椎弓根和螺钉的前提下切除部分椎体。
- 完整游离的肿瘤标本可以从连接棒的对侧取出，部分肋骨切除后有足够的空间，这样能安全地以 en bloc 方式切除肿瘤标本，对脊髓不会造成影响。然后安放第 2 根连接棒并锁紧，进行脊柱重建。

脊柱重建非常重要，因为全脊椎切除后切除了相应节段脊柱前中后三柱的结构，造成脊柱极度不稳。选择长度适合的脊柱重建装置也非常重要 [22,23]。此外，术后的融合过程可能会比较慢且充满挑战，因为手术对脊柱造成了很大的缺损，而且许多肿瘤患者机体自我修复能力受到了损伤。因此，重建的脊柱要保证患者在剩余的生命里能够承受脊柱的应力或者直到实现真正的脊椎融合。许多肿瘤患者要接受术后放疗，所以植入物的放置和选择要考虑尽可能地减少对放疗的干扰。虽然以 en bloc 方式切除肿瘤有肿瘤治愈的可能，但是仍需要监测手术区域是否出现肿瘤局部复发。因此，重建的脊柱结构要能够进行影像学检查，产生的干扰要最小，这一点也很重要。

- 在脊柱腹侧的重建过程中，需要切除相应椎体节段上下两端的椎间盘，暴露出终板，使植入的骨质能与终板直接接触，以利于融合。
- 进行脊柱重建，可选择以下几种方式，包括自体骨移植（肋骨、髂嵴）、异体骨移植（肱骨、胫骨、股骨）、钛或碳纤维融合器、膨胀式椎体假体等。因为可以提供即时的支撑，异体骨或者自体骨移植是首选，并且让骨质直接接触有利于融合。因为 FDA 没有批准，这类手术中我们没有应用骨形态形成蛋白（BMP）。

在放置脊柱腹侧的植入物时，要将先前锁紧的单侧的连接棒暂时松开，但需避免过度拉伸脊柱造成脊髓牵拉和损伤。在全脊椎切除术的整个过程中要使用体感诱发电位（SSEPs）和运动诱发电位（MEPs）进行监测。有报道甚至认为在放置植入物后稍微缩短脊柱的长度可能有好处，因为这样可以增加脊柱的稳定性，促进骨融合早期形成，同时增加脊髓的血供 [1]。脊柱缩短应该尽可能小，只是在脊柱腹侧植入物上施加少量的压力，而不能增加腹侧植入物沉降和（或）者脊髓扭曲的风险。

将脊柱腹侧的支撑和背侧的固定完成后，要确保不要造成局部脊柱后突，否则会引起患者长期的机械性疼痛。术中行 X 线的正侧位检查，以确保脊柱序列良好，特别是在胸腰椎结合部（图 46.2）。

46.4.1 并发症的避免

全脊椎切除术的过程非常复杂，即使是很有经验的外科医生，出现并发症的风险也是很高的，而且并发症的发生对患者的影响可能会很严重。如果手术中没有按正确的方式进行，将会导致灾难性的并发症。

- 增加术后感染的危险因素包括手术时间长和失血多。如果在切口暴露的过程中，切断过多的周围组织血管，那么伤口愈合也是需要

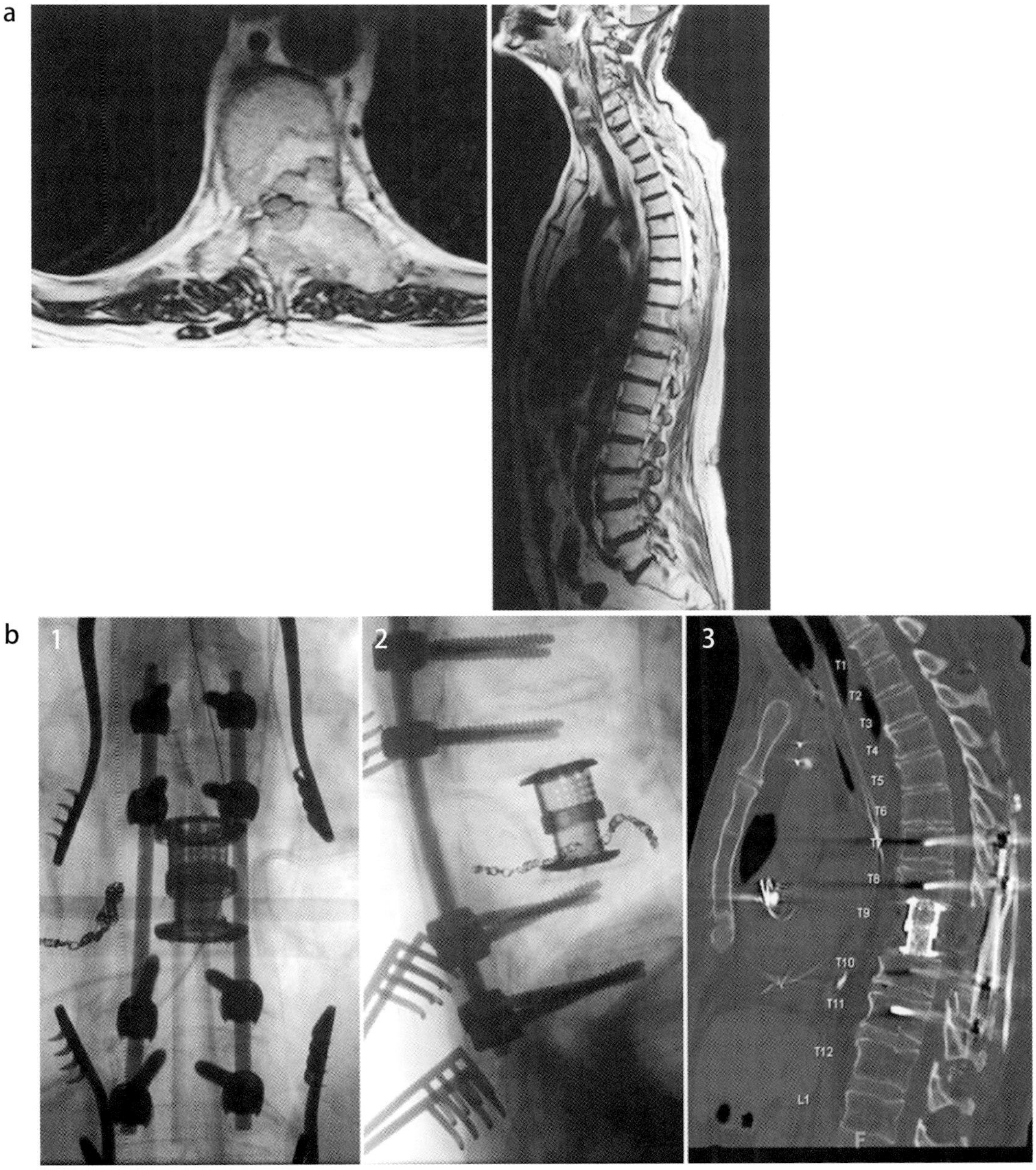

图 46.2 （a）男性，75 岁，有肾细胞癌病史。最初患者因为血尿和背部疼痛就诊于泌尿外科，经过检查发现 T9 椎体水平转移性病灶及左肾病灶。患者进行了肾切除，术后恢复良好，但是存在持续性背部疼痛。进行神经系统检查，发现除双侧髂腰肌肌力为 4 级外，其余肢体肌力均为 5 级。胸椎 MRI 检查发现 T9 椎体水平的病灶，病灶累及 T9 椎体、椎弓根和椎板，并沿着肋骨头侵入硬膜外腔，压迫脊髓。与患者一起讨论了多种治疗方式，非常遗憾，肾细胞癌对放疗不敏感，常规的放疗基本无效。高剂量的放疗可以控制局部病灶，但是硬膜外腔的肿瘤无法进行高剂量的放疗。另一个选择是外科手术干预。最终患者同意进行外科手术。术前先对肿瘤进行了栓塞，以减少术中的出血。一天后，进行 T9 椎体 en bloc 切除，T8 ～ 10 椎板切除，T7 ～ T11 椎弓根螺钉内固定，以及椎间融合器植入。椎间融合器中最常用的填充物是脱钙骨基质，如果空腔小偶尔也用异体骨。术后患者恢复良好，术后数月行影像学检查，手术区域未发现肿瘤。（b）①术中 X 线正位透视显示完美的冠状位脊柱重建；②术中 X 线侧位透视显示恢复了脊柱的曲度，没有局部脊柱后突；③术后 CT 矢状位重建，显示融合器位置良好，与终板完全接触，没有发生沉降，胸椎的曲度得到很好的保留

考虑的问题。考虑到很多患者术后需要进行化疗和（或）放疗，这将进一步影响伤口的愈合。因此，对于那些术后伤口不愈合、风险高的患者，应该考虑整形手术，利用皮瓣和其他手术技术促进伤口愈合。

- 内固定失败也是一个需要特别注意的问题，因为手术本身就对脊柱稳定性造成明显的影响。迟发性的内固定失败或者椎间融合器移位有可能引起严重的神经血管损伤，因此，要将椎间融合器妥善放置在肿瘤切除后的椎体间隙。在进行脊柱重建时，除了应用椎间融合器外，偶尔还会使用钛板提供额外的生物力学强度。如前所述，放置完椎间融合器后，在脊柱后柱的固定物上轻微加压，有助于防止融合器移位，并促进融合。内固定失败而进行的翻修手术具有相当的挑战，对患者来说致残的风险也增加。
- 在全脊椎切除术中，要注意避免血管损伤。当进行单纯背侧入路胸椎全脊椎切除术时，脊柱和血管（主动脉、下腔静脉、节段血管）之间必须小心地解剖分离清楚。术者必须注意椎体大的引流静脉。背侧入路手术时出现椎体腹侧的血管损伤，控制出血将是非常困难的，有以下几个选择：如果肿瘤已经完全游离且出血并不严重，可以先暂时压迫止血，待整块肿瘤标本切除后，可以有很好的视野，这样可以直视椎体腹侧进行止血。但是，如果肿瘤还没有完全游离，且出血很严重时，应先在出血部位进行压迫止血，同时立即转变切口进行背侧开胸，或者是关闭背侧切口，重新摆体位进行侧开胸止血。
- 在分离硬膜和切断神经根过程中要小心避免出现脑脊液漏。即使术中没有看见，术后也可能出现脑脊液漏并导致伤口裂开。如果术后伤口引流量大，就需要怀疑脑脊液漏的可能，通过检测引流液中的β-转铁蛋白，可以确认引流液是否为脑脊液。如果明确存在脑脊液漏，就应进行脑脊液引流（例如腰大池引流）。如果影像学检查发现脑脊液进入胸腔，那么腰大池引流联合胸腔闭式引流，以及进行正压通气将有助于减少和控制脑脊液进入胸腔的引流量。如果上述治疗措施都失败了，就需要进行二次手术探查修补脑脊液漏。
- 胸椎全脊椎切除术另一个可能发生的并发症是胸导管损伤引起的乳糜漏，尤其是在上胸椎。因为胸导管内的液体量少且无色，因此手术过程中损伤胸导管发生的乳糜漏可能不明显。如果手术中怀疑损伤了胸导管，可以通过胃管鼻饲奶油刺激胸导管分泌，如果看到有乳白色的乳糜从破口流出则证明出现了乳糜漏。
- 气胸也是常见的并发症，因为在进行开胸和背侧入路全脊椎切除术时，需要分离胸膜。为了避免气胸的发生，最好的应对措施是预防性地放置胸腔闭式引流，特别是在术前怀疑肿瘤侵犯了胸膜的情况下。即使是胸膜没有被肿瘤侵犯的情况下，也可以预防性地放置胸腔闭式引流，只要术后多次复查胸片表明无气胸即可拔除。

46.5 提示和技巧

- 仔细的术前检查是关键。在计划进行全脊椎切除术之前，术者必须了解肿瘤侵袭的范围、肿瘤的病理，以及血管内脏受累的情况。
- 如果有必要，做好请其他相关外科参与手术的准备（例如，血管外科和胸外科）。
- 解剖分离过程要非常认真细致，不要破坏肿瘤的边界。
- 在脊柱稳定性破坏之前，必须有一个好的脊柱重建计划，以保证脊柱的稳定性，尤其是在解剖分离和切除肿瘤标本的过程中。

46.6 小结

胸椎肿瘤 En bloc 切除术是一项技术上具有很大挑战性的手术，选择合适的患者有可能达到肿瘤学上的缓解或者治愈，这类患者主要是原发胸椎肿瘤的患者。为了达到最佳的结果，术前细致的计划及术后辅助治疗是必不可少的。手术切除病变后，要进行脊柱重建，脊柱重建的内固定器械要足够坚固，能够承受相应的生物力学应力。一个成功的全脊椎切除术，应该是肿瘤以 en bloc 方式切除且切缘无肿瘤组织，这样可以很好地改善脊椎肿瘤的预后，这是脊柱外科医生的一项重要技术。

（黄　勇　王作伟　菅凤增 译）

参考文献

1. Murakami H, Tomita K, Kawahara N, Demura S (2014) En bloc spondylectomy: single-stage thoracic spine. CRC Press, Boca Raton
2. Tomita K, Kawahara N, Baba H, Tsuchiya H, Nagata S, Toribatake Y (1994) Total en bloc spondylectomy for solitary spinal metastases. Int Orthop 18:291–298
3. Tomita K, Kawahara N, Baba H, Tsuchiya H, Fujita T, Toribatake Y (1997) Total en bloc spondylectomy. A new surgical technique for primary malignant vertebral tumors. Spine (Phila Pa 1976) 22:324–333
4. Kawahara N, Tomita K, Murakami H, Demura S (2009) Total en bloc spondylectomy for spinal tumors: surgical techniques and related basic background. Orthop Clin N Am 40:47–63, vi
5. Kawahara N, Tomita K, Fujita T, Maruo S, Otsuka S, Kinoshita G (1997) Osteosarcoma of the thoracolumbar spine: total en bloc spondylectomy. A case report. J Bone Jt Surg Am 79:453–458
6. Theodore N, Dickman CA (2006) Complete spondylectomy for excision of spinal neoplasms. In: Dickman CA, Fehling MG, Gokaslan Z (eds) Spinal cord and spinal column tumors. Thieme, New York, pp 523–535
7. Wolinsky J, Sciubba D, Lastra-Power J, Gokaslan Z (2012) Spondylectomy for spinal tumors. In: Benzel E (ed) Spine surgery, 3rd edn. Elsevier Saunders, Philadelphia, pp 1041–1048
8. Moussazadeh N, Laufer I, Yamada Y, Bilsky MH (2014) Separation surgery for spinal metastases: effect of spinal radiosurgery on surgical treatment goals. Cancer Control 21:168–174
9. Doita M, Marui T, Nishida K, Kurosaka M, Yoshiya S, Sha N (2002) Anterior spinal artery syndrome after total spondylectomy of T10, T11, and T12. Clin Orthop Relat Res 405:175–181
10. Kawahara N, Tomita K, Baba H, Toribatake Y, Fujita T, Mizuno K, Tanaka S (1996) Cadaveric vascular anatomy for total en bloc spondylectomy in malignant vertebral tumors. Spine (Phila Pa 1976) 21:1401–1407
11. Prabhu VC, Bilsky MH, Jambhekar K, Panageas KS, Boland PJ, Lis E, Heier L, Nelson PK (2003) Results of preoperative embolization for metastatic spinal neoplasms. J Neurosurg 98:156–164
12. Bredow J, Oppermann J, Keller K, Beyer F, Boese CK, Zarghooni K, Sobottke R, Eysel P, Siewe J (2014) Anterior spinal artery syndrome: reversible paraplegia after minimally invasive spine surgery. Case Rep Orthop 2014:205732
13. Kato S, Kawahara N, Tomita K, Murakami H, Demura S, Fujimaki Y (2008) Effects on spinal cord blood flow and neurologic function secondary to interruption of bilateral segmental arteries which supply the artery of Adamkiewicz: an experimental study using a dog model. Spine (Phila Pa 1976) 33:1533–1541
14. Sciubba DM, Gokaslan ZL, Black JH 3rd, Simmons O, Suk I, Witham TF, Bydon A, Wolinsky JP (2011) 5-Level spondylectomy for en bloc resection of thoracic chordoma: case report. Neurosurgery 69:onsE248–onsE255; discussion onsE255–onsE256
15. Hsieh PC, Li KW, Sciubba DM, Suk I, Wolinsky JP, Gokaslan ZL (2009) Posterior-only approach for total en bloc spondylectomy for malignant primary spinal neoplasms: anatomic considerations and operative nuances. Neurosurgery 65:173–181; discussion 181
16. Tomita K, Kawahara N, Kobayashi T, Yoshida A, Murakami H, Akamaru T (2001) Surgical strategy for spinal metastases. Spine (Phila Pa 1976) 26:298–306
17. Fourney DR, Frangou EM, Ryken TC, Dipaola CP, Shaffrey CI, Berven SH, Bilsky MH, Harrop JS, Fehlings MG, Boriani S, Chou D, Schmidt MH, Polly DW, Biagini R, Burch S, Dekutoski MB, Ganju A, Gerszten PC, Gokaslan ZL, Groff MW, Liebsch NJ, Mendel E, Okuno SH, Patel S, Rhines LD, Rose PS, Sciubba DM, Sundaresan N, Tomita K, Varga PP, Vialle LR, Vrionis FD, Yamada Y, Fisher CG (2011) Spinal instability neoplastic score: an analysis of reliability and validity from the spine oncology study group. J Clin Oncol Off J Am Soc Clin Oncol 29:3072–3077
18. Sundaresan N, Digiacinto GV, Hughes JE, Cafferty M, Vallejo A (1991) Treatment of neoplastic spinal cord compression: results of a prospective study. Neurosurgery 29:645–650
19. Boriani S, Weinstein JN, Biagini R (1997) Primary bone tumors of the spine. Terminology and surgical staging. Spine (Phila Pa 1976) 22:1036–1044
20. Wall MJ Jr, Mattox KL, Debakey ME (2006) Injuries to the azygos venous system. J Trauma 60:357–362
21. Chou D, Danish W (2014) En bloc spondylectomy: two-stage thoracic/lumbar spine. In: Ames C, Boriani S, Jandial R (eds) Spine and spinal cord tumors: advanced management and operative techniques. QMP/CRC Press, Boca Raton, pp 735–743
22. Kanayama M, Ng JT, Cunningham BW, Abumi K, Kaneda K, McAfee PC (1999) Biomechanical analysis of anterior versus circumferential spinal reconstruction for various anatomic stages of tumor lesions. Spine (Phila Pa 1976) 24:445–450
23. Oda I, Cunningham BW, Abumi K, Kaneda K, McAfee PC (1999) The stability of reconstruction methods after thoracolumbar total spondylectomy. An in vitro investigation. Spine (Phila Pa 1976) 24:1634–1638

47 脊膜瘤

Michaël Bruneau, Mattéo Riva,
and Jacques Brotchi

47.1 引言

47.1.1 流行病学

脊膜瘤可发病于任何年龄段，以 50 ~ 70 岁尤为常见 [1]。在所有脑脊膜瘤中，脊膜瘤仅仅占 7.5% ~ 12%[2]，其中女性和男性的发病率分别为 $5/10^6$ 和 $3/10^6$[3]，因此脊膜瘤十分少见。然而，脊膜瘤占所有脊髓肿瘤的 25% ~ 46%[4]，因此认识脊膜瘤也非常重要。虽然脊膜瘤好发于女性，但在颈髓部位的脊膜瘤常常见于男性 [2]。在女性患者中，胸髓脊膜瘤（后方、侧方或者前外侧）是最常见的（占 80%），其次为颈髓脊膜瘤（占 15%）。不同于女性患者的分布特点，男性患者胸髓脊膜瘤和颈髓脊膜瘤所占的比例相似，分别为 50% 和 40%。脊膜瘤中由腰髓发展而来的更为少见 [1]。颈髓脊膜瘤常常位于硬脊膜的前方和前外侧，大多位于头侧，邻近枕骨大孔，可包绕但不侵及椎动脉。

据报道，脊膜瘤的年龄分布与组织学分级有关：Ⅰ级的病变常常见于中年人和老年人，而年轻人中，更高级别的病变（Ⅱ级和Ⅲ级）较为常见 [2]。

47.1.2 组织学

在 WHO 分级中，大多数的脊膜瘤为良性病变，且生长缓慢（Ⅰ级），组织学分型为砂粒体型、脑膜上皮型及移行型（发病率逐渐下降）。脉络膜型（Ⅱ级）和间变型（Ⅲ级）少见，但常发生于年轻人 [2]。对比颅内脑膜瘤，脊膜瘤很少有侵袭性，并且通过比较两者的基因表达发现，脊膜瘤和颅内脑膜瘤有着不同的分子代谢途径。其中，脊膜瘤呈现出一种较低的基因变异，并常常是单克隆增殖，而颅内脑膜瘤常有异构染色体畸变。这些数据表明脊膜瘤和颅内脑膜瘤的发生、发展是不同的，这也导致它们有不同侵袭性及复发倾向 [5]。

47.2 诊断

47.2.1 临床表现

脊膜瘤是一类生长较为缓慢的病变，因此其病史较长，而且临床表现变化多端并有进行性加重的特点。只有少数患者发生肿瘤内出血时，症状会因为脊髓受压而突然加重，并出现急性神经功能损害的症状。在确诊之前，症状平均持续时间有 12 ~ 24 个月，但也有报道称，患者从发病到确诊经过了 15 ~ 20 年 [6]。

根据肿瘤的位置、大小及脊髓和神经根的受压程度不同，其临床表现也不尽相同 [7]。其中在一半的病例中，最早出现的症状是疼痛，这种疼痛表现为某一点疼痛或者放射至一个皮节。其疼痛的性质常常为酸痛或者灼烧感，其典型特点是仰卧时加重，站立时减轻。神经根受压常出现运动功能的损害（乏力、生理反射减弱、肌肉萎缩及不自主的肌肉收缩）和感觉功能损害（感觉迟钝、感觉异常）。脊髓损害的临床表现包括关节强直、反射亢进、共济失调步态及其他锥体系受损的阳性体征［霍夫曼征（Hoffmann Sign）、巴宾斯基征（Babinski 征）及 Wartemberg 征］。其中，70% 的患者诉有感觉 - 运动功能异常和疼痛，而 40% 的患者存在着括约肌功能紊乱 [8]。

47.2.2 影像学检查

目前，诊断脊膜瘤最重要的手段就是 MRI。MRI 对软组织有较高的识别度，并且在不用造影剂的情况下就可以提供较高的分辨率。

MRI 使检查整个脊髓成为可能，通过 MRI 检查，可以确定肿瘤的位置、边界，以及与周边正常神经组织和血管的关系。

因此，在脊膜瘤的术前检查中，MRI 检查便显得尤为重要。除此之外，MRI 检查也可以评估术中切除是否完全，并在术后随访过程中检查肿瘤是否复发。

在矢状位和轴位中的 T1WI、T2WI、增强 T1WI 可以较好地观察脊膜瘤。脊膜瘤 MRI 检查常常呈现出均匀的信号，T1WI 中为高或等信号，在 T2WI 中为稍高信号。增强扫描中可见均匀明显的强化，即使脊膜瘤与颅内脑膜瘤相同点不多，脊膜瘤也可以有微小的钙化为特征，在 MRI 中表现为低信号，因此也导致这类脊膜瘤在增强扫描中增强程度有所降低，尤其是瘤内伴有囊变的病例则更为明显 [9]。颅内脑膜瘤常常可见脑膜尾征，相比之下，脊膜瘤中脊膜尾征没有那么常见 [10]。虽然恶性肿瘤在 MRI 检查中是不均质的，但是这并不能作为确诊肿瘤为恶性还是良性的依据。

计算机断层扫描（CT）较 MRI 检查来说，显得不那么重要。虽然 CT 可以显示更好的骨质的侵犯和钙化，但是这些在脊膜瘤中并不常见。对于存在 MRI 检查禁忌的患者，CT 增强扫描可以提供一些病变的信息（不如 MRI 检查准确）。有些脊膜瘤可以向椎管外生长，在颈髓水平常常与椎动脉关系密切，这种情况下，CTA 和 MRA 可以评估肿瘤与椎动脉之间的关系 [11]。

肿瘤靠近根动脉或者脊髓前动脉可导致不良预后，因为损伤这些血管可引起严重的脊髓缺血梗死 [12]。因此，一些作者建议行数字减影血管造影（DSA）检查以确定这些血管的位置。在胸髓节段，DSA 对于确认脊髓大动脉的位置也是有帮助的。

47.2.3 鉴别诊断

脊膜瘤和神经鞘瘤是最常见的原发硬膜下、髓外肿瘤，二者约占 70%[8]。

仅通过临床表现往往难以鉴别脊膜瘤和神经鞘瘤：神经鞘瘤常常位于侧方，并且神经根症状多于脊髓损害的症状，而脊膜瘤往往引起脊髓压迫症状。在 MRI 表现中的某些特点可以帮助鉴别这两种病变，对于存在脊膜尾征并且硬膜基底有宽大的增强信号时往往提示为脊膜瘤，而位于侧方并且与神经根关系紧密的则更倾向于神经鞘瘤 [2]。然而这些并不能完全鉴别，最终的病理诊断才可确诊。

其他少见的硬膜下、髓外肿瘤有蛛网膜囊肿、错构瘤和脊髓室管膜瘤，它们各自的发病率为 6% ～ 7%[8]。许多其他的肿瘤偶尔也可见到，诸如血管母细胞瘤、海绵状血管瘤、脊索瘤、皮样囊肿和表皮样囊肿、外生型星形细胞瘤、生殖细胞瘤、血管外皮细胞瘤、脂肪瘤、淋巴瘤、恶性畸胎瘤、髓母细胞瘤、黑色素细胞瘤、黑色素瘤、转移瘤、黏液瘤、神经母细胞瘤及肉瘤等 [13]。

47.3 治疗

47.3.1 手术指征

目前，97% 的脊膜瘤可以达到全部切除 [14]，肿瘤切除并脊髓减压是脊膜瘤的常规术式。在过去的 20 年，随着更高端的影像学检查、显微手术及术中监测的不断发展，使得手术的安全性更高，且肿瘤可以更完全切除，同时也避免了术后神经功能的恶化 [9]。特别是位于脊髓后方的肿瘤，由于其更容易显露，常常可以得到根治。对于位于前方斑片状的，且伴有钙化并与脊髓紧密粘连的肿瘤，手术往往更加困难。

对于具有症状的患者通常需要手术治疗，由于获得诊断前往往经历了很长一段时间的阴性症状期，几乎所有来就诊的患者都具有相关症状并具备手术指征。对于偶然发现脊膜瘤的患者（如无症状的外伤患者行脊柱 CT 检查），尽可能地去随访，并在肿瘤增大之前尽早切除病变，以防日后出现相应症状。

47.3.2 手术方式

术中肿瘤全切是脊膜瘤手术的最主要目标，全切与否与术后复发风险的大小密切相关。术中切开硬脊膜的位置是根据肿瘤的位置和肿瘤基底附着的位置来确定的 [13]。其次，通过选择对椎体及脊柱关节创伤小的手术入路，术中需要最大限度地保护脊柱的稳定性。

一般来说，切口应当远离脊髓，选择肿瘤生长区的一侧。

- 后方和后外侧的肿瘤可以更好地暴露，因为脊髓被推挤到前方，所以最先显露的结构是肿瘤的硬膜基底和血管。这种情况下，可以以肿瘤为中心行标准的椎板切除，并向关节突内侧扩大椎板切除的范围。
- 对于侧方的脊膜瘤，关节突往往需要部分切除。这种情况下，应至少保留关节突的外侧半，以避免影响术后脊柱的稳定性 [1]。
- 对于前方和前外侧的脊膜瘤，脊髓会受压向后位移，因此侧方入路术野会窄小。然而，大多数这样的病例，通过扩大的侧方入路，并切除齿状韧带，肿瘤往往也可很好地暴露，通过这些操作，可以扩大手术显露。
- 对于完全位于颈髓前方的脊膜瘤，也可以选择颈前入路的方式 [15]。有经验的医师认为这种手术入路有以下几点优势：更大的骨窗显露、切除肿瘤之前阻断其血供、在脊髓前方切除肿瘤从而避免刺激脊髓本身。但是，这种手术方式的术野深而且狭小，并且需要椎体的固定，在缝合硬膜时有更大的风险。

如前所述，后方入路手术可以很好地显示大部分病例的肿瘤，因此，对于绝大多数患者来说，这是最主要的手术方式。

- 患者取俯卧位，并确保患者不被压伤。弹力袜可以减少深静脉血栓。术中神经功能监测可以很好地指导神经外科医师的手术，并减少术后出现神经功能损伤，对于颈髓部位的病变术中监测尤其重要。在患者摆放体位前记录体感及运动诱发电位基线，并确保其在患者俯卧位时没有出现改变。除了位于高位颈髓部位的肿瘤，C2 棘突可作为体表标志定位外，需要 X 线检查用于准确定位肿瘤的节段。
- 手术通常只需显露不超过两个椎体节段。沿中线切开并分离两侧肌肉后，切除椎板便可显露脊膜瘤基底硬膜。如果肿瘤位于脊髓的侧方，则肿瘤侧的关节突必须部分切除。
- 在切开硬膜前，要确保肌肉和硬膜外止血彻底，这样可以有效防止术中硬膜内污染。
- 显微镜下纵行切开硬膜，并用 4-0 缝线将其悬吊至周边肌肉上。
- 对于侧方和前外侧的病变，齿状韧带需要切断，并将其缝合至肿瘤对侧的硬膜上，以便轻轻地翻转脊髓，并进一步扩大术野和更好地暴露肿瘤。需要注意的是在这个过程中不能压迫和牵拉脊髓。
- 对于侧方的脊膜瘤，在切开肿瘤之前，必须沿着基底用超声吸引器或显微剪刀进行切除，随着肿瘤体积减小，肿瘤与脊髓交接处的张力随之减小，因此，随后的操作便更加安全。
- 肿瘤组织送病理检查。
- 在肿瘤部分分块切除过程中，可以连续快速地沿着肿瘤基底部电凝以切断肿瘤供血。并不建议在肿瘤与脊髓分离之前彻底切断肿瘤基底部与硬膜，因为这样肿瘤会完全游离，留少量基底可以减少由于肿瘤过度活动而损伤脊髓的风险。
- 脊髓与脊膜瘤的界面必须小心谨慎分离。大多数肿瘤位于蛛网膜外，在这种状况下，蛛网膜可以起到屏障作用，蛛网膜外切除肿瘤是一种完美无损的切除技术。
- 分离蛛网膜应该沿肿瘤两端表面连续分离，当遇到难以分离的区域时，可以换一个位置，并且进一步减少肿瘤体积后再行分离。
- 肿瘤切除后，则需要集中关注肿瘤基底，有两种方法可以选择：完全切除肿瘤基底部以获得 Simpson Ⅰ级切除，或者广泛电灼肿瘤基底部。选择的方法是由硬膜重建的难易程度所决定的，与肿瘤基底的位置直接相关。但必须指出的是硬膜尾征的残留未必与肿瘤细胞侵袭性相关，也不是一个可靠的预后指标。术前 MRI 观察到的硬膜尾征可以是静脉淤积或者肿瘤浸润。有趣的是，硬膜尾征在透明细胞型脊膜瘤中观察不到，这一亚型被认为是最具侵袭性的亚型之一。尽管两种处理肿瘤基底的方法在肿瘤复发方面没有统计学差异，但最近一项回顾性研究表明，Simpson Ⅰ级切除与Ⅱ级切除在无进展生存期方面是具有统计学差异的。作者解释这种差异是由于肿瘤细胞在硬膜内层与外层之间的浸润所引起，35% 的患者可以出现这种情况。因此，考虑到没有明确的优势而且存在脑脊液漏的高风险，我们对大多数患者硬膜采取电灼而不是切除的方式。但只要有可能，我们还是尽量重建硬膜，以 6/0 丝线自体筋膜修补。

- 在肿瘤切除后，手术区域都要用温生理盐水充分冲洗，为了防止脑脊液漏，硬膜都要用 4-0 防水丝线连续紧密缝合，并用生物胶加固缝合。
- 严格止血后放置深部非负压引流管，肌肉层进行间断缝合。特别注意的是，肌肉筋膜需要连续紧密缝合，随后仔细缝合皮下及皮肤层。

47.3.3 手术并发症及手术结果

过去 20 年内，影像学技术的发展，以及麻醉与手术技术的提高明显降低了术后并发症的发生。最常见的并发症是切口感染、脑脊液漏及术后疼痛，仅有不到 6% 的患者发生。神经系统并发症不常见，较术前相比，术后神经系统症状改善的患者占 80%，稳定的占 14%。虽然有的患者可以在术后数周内快速恢复，但是神经系统的表现一般在 1 年内逐渐改善 [14]。患者的年龄、术前神经系统症状及肿瘤的位置影响患者术后的结果。对于肿瘤位置靠前、尤其是 C4 水平以上的肿瘤常预后较差。组织学亚型也是一个危险因素，尤其是沙砾体型肿瘤，非常容易黏附血管及神经根 [21]。

目前已发表的文献表明，脊膜瘤死亡率通常在 1% ～ 3%，主要原因在于并发症而不是疾病本身 [20]。

47.4 复发及其他治疗

脊膜瘤很少复发，对于 96% ～ 97% 能够完全切除的肿瘤，术后 15 年的复发率为 6%。对于部分或次全切的患者，术后 15 年复发率达到 17%[22]。一些学者 [22] 认为低复发率源于缺乏特异性的基因变异，颅内脑膜瘤复发的特点多为基因变异，这可能说明脊膜瘤是一种惰性肿瘤。尽管脊膜瘤主要表现为年长的人易发及缓慢生长的特性，但 Cohen-Gadol Et 等人 [23] 发现脊膜瘤在小于 50 岁的患者中更具侵袭性及高复发率。

哑铃型的脊膜瘤具有高增殖指数（MIB-1 > 10%），侵袭椎体并且反复复发，预后较差 [19]。

虽然手术完全切除仍然是最佳选择，但部分学者主张放疗作为部分切除或者肿瘤复发患者的补充疗法。放疗及立体定向放疗对于颅内脑膜瘤的效果是明确的，但对脊膜瘤的数据还比较有限（仅仅来源于病例报道）[20]。最近有文章报道了 [24] 11 例脊膜瘤在经历立体定向放射治疗后未发现影像学进展，但对于这种生长缓慢的肿瘤，平均 43 个月的随访时间显然太短了。反对放疗的观点主要基于肿瘤生长缓慢并且对放疗反应较差，出于此原因，我们推荐复发的病例可以选择重复手术而不是放疗。

不管是影像学还是术中，有时区别术后复发与术后瘢痕组织较为困难。最近有报道指出，PET 及 Ga-DOTA[25] 肽能够有效地区分这两种情况，因为只有肿瘤能够强化，在术中应用 5-ALA 也能够区分出来 [26]。

对于恶性脊膜瘤，化疗的效果仍然是不乐观的，尽管一些报道指出羟基脲具有一定的效果 [27]，然而其使用目前仍然存在争议性。

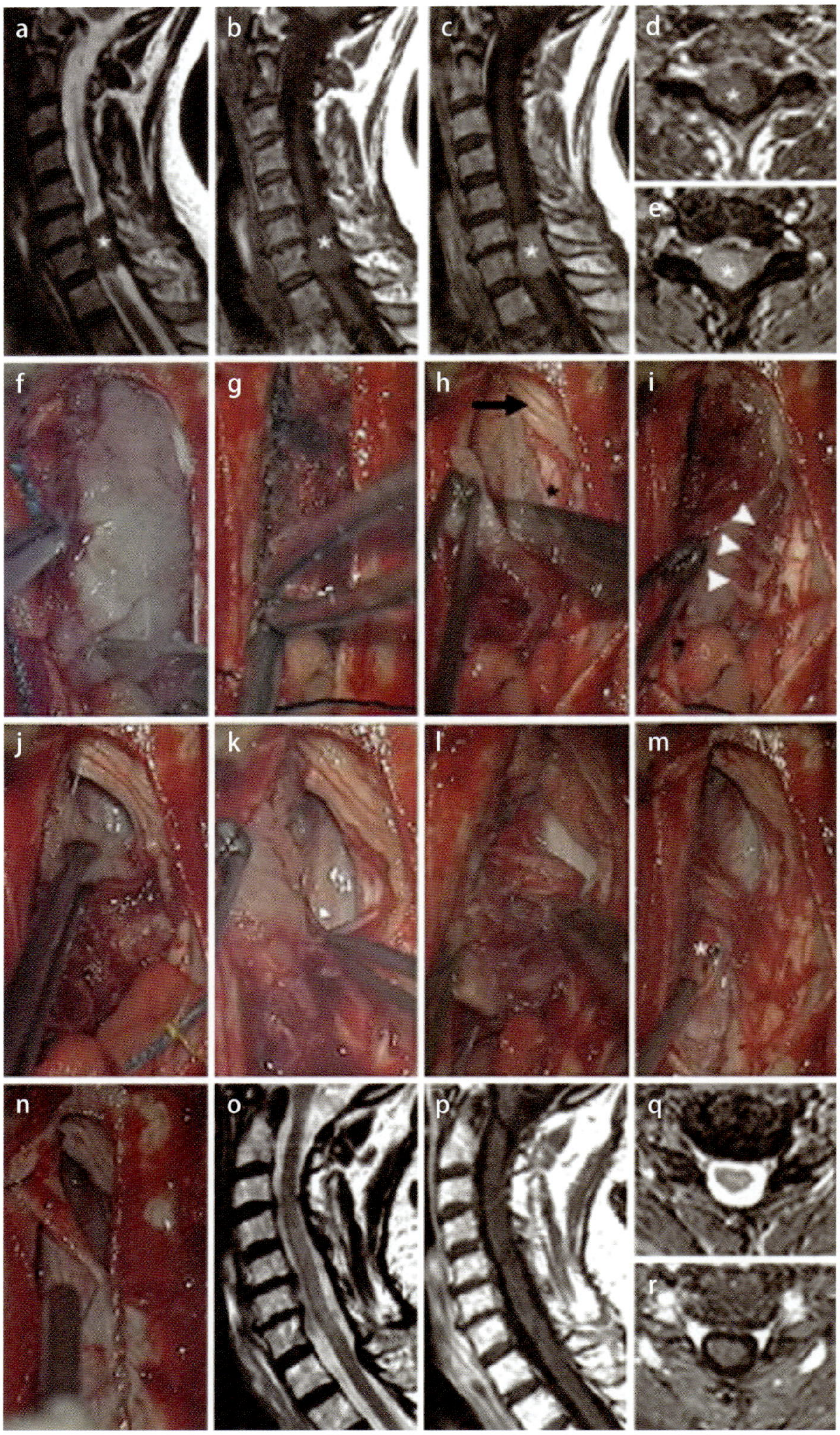

图 47.1　C6 ~ C7 脊膜瘤，术前影像：肿瘤（白星）压迫脊髓。(a ~ c) 矢状位 T2WI (a)，T1WI (b)，增强 T1WI (c)，轴位 T2WI（d），增强 T1WI（e），显示肿瘤均匀一致的增强。术中影像：(f) 经典后正中入路，硬膜 C 型切开显露肿瘤边界，肿瘤呈灰色，分块切除肿瘤以减小肿瘤体积；(g) 肿瘤切除开始之前电凝肿瘤基底；(h) 分块切除减小肿瘤体积，以便于将肿瘤牵向侧方，可见 C7 神经根（黑色箭）及脊髓（黑星）；(i) 轻轻牵拉肿瘤可见 C6 神经根（白色箭头）；(j) 肿瘤从 C7 及 C6 神经根上分离下来（k ~ l）；(m) 肿瘤全切，脊髓减压，神经根保留，肿瘤基底部可以很好显露（白星）；(n) 关闭硬膜。术后影像：(o ~ r) 同 (a)，(c ~ e) 肿瘤全切之后

（周旭东　菅凤增 译）

参考文献

1. Saraceni C, Harrop JS (2009) Spinal meningioma: chronicles of contemporary neurosurgical diagnosis and management. Clin Neurol Neurosurg 111:221–226
2. Setzer M, Vatter H, Marquardt G, Seifert V, Vrionis FD (2007) Management of spinal meningiomas: surgical results and a review of the literature. Neurosurg Focus 23:E14
3. Helseth A, Mork SJ (1989) Primary intraspinal neoplasms in Norway, 1955 to 1986. A population-based survey of 467 patients. J Neurosurg 71:842–845
4. Albanese V, Platania N (2002) Spinal intradural extramedullary tumors. Personal experience. J Neurosurg Sci 46:18–24
5. Sayagues JM, Tabernero MD, Maillo A, Trelles O, Espinosa AB, Sarasquete ME, Merino M, Rasillo A, Vera JF, Santos-Briz A, de Alava E, Garcia-Macias MC, Orfao A (2006) Microarray-based analysis of spinal versus intracranial meningiomas: different clinical, biological, and genetic characteristics associated with distinct patterns of gene expression. J Neuropathol Exp Neurol 65:445–454
6. Levy WJ Jr, Bay J, Dohn D (1982) Spinal cord meningioma. J Neurosurg 57:804–812
7. McCormick PC, Post KD, Stein BM (1990) Intradural extramedullary tumors in adults. Neurosurg Clin N Am 1:591–608
8. Klekamp J, Samii M (2007) Intramedullary tumors. In: Klekamp J, Samii M (eds) Surgery of spinal tumors. Springer, Berlin, pp 20–131
9. Parsa AT, Lee J, Parney IF, Weinstein P, McCormick PC, Ames C (2004) Spinal cord and intradural-extraparenchymal spinal tumors: current best care practices and strategies. J Neuro-Oncol 69:291–318
10. Quekel LG, Versteege CW (1995) The "dural tail sign" in MRI of spinal meningiomas. J Comput Assist Tomogr 19:890–892
11. Bruneau M, George B (2010) Surgical technique for the resection of tumors in relation with the V1 and V2 segments of the vertebral artery. In: George B, Bruneau M, Spetzler R (eds) Pathology and surgery around the vertebral artery. Springer, Paris
12. Roux FX, Nataf F, Pinaudeau M, Borne G, Devaux B, Meder JF (1996) Intraspinal meningiomas: review of 54 cases with discussion of poor prognosis factors and modern therapeutic management. Surg Neurol 46: 458–463; discussion 463–464
13. Bruneau M, Lefranc F, Baleriaux D, Brotchi J (2012) Intradural extra and intramedullary spinal cord tumors. In: Ellenbogen R, Abdulrauf S, Sekhar L (eds) Principles of neurosurgery. Elsevier, Philadelphia, pp 421–436
14. Solero CL, Fornari M, Giombini S, Lasio G, Oliveri G, Cimino C, Pluchino F (1989) Spinal meningiomas: review of 174 operated cases. Neurosurgery 25: 153–160
15. Payer M (2005) The anterior approach to anterior cervical meningiomas: review illustrated by a case. Acta Neurochir 147:555–560; discussion 560
16. Kawahara Y, Niiro M, Yokoyama S, Kuratsu J (2001) Dural congestion accompanying meningioma invasion into vessels: the dural tail sign. Neuroradiology 43:462–465
17. Liu PI, Liu GC, Tsai KB, Lin CL, Hsu JS (2005) Intraspinal clear-cell meningioma: case report and review of literature. Surg Neurol 63:285–288; discussion 288–289
18. King AT, Sharr MM, Gullan RW, Bartlett JR (1998) Spinal meningiomas: a 20-year review. Br J Neurosurg 12:521–526
19. Nakamura M, Tsuji O, Fujiyoshi K, Hosogane N, Watanabe K, Tsuji T, Ishii K, Toyama Y, Chiba K, Matsumoto M (2012) Long-term surgical outcomes of spinal meningiomas. Spine (Phila Pa 1976) 37: E617–E623
20. Gottfried ON, Gluf W, Quinones-Hinojosa A, Kan P, Schmidt MH (2003) Spinal meningiomas: surgical management and outcome. Neurosurg Focus 14:e2
21. Schaller B (2005) Spinal meningioma: relationship between histological subtypes and surgical outcome? J Neuro-Oncol 75:157–161
22. Ketter R, Henn W, Niedermayer I, Steilen-Gimbel H, Konig J, Zang KD, Steudel WI (2001) Predictive value of progression-associated chromosomal aberrations for the prognosis of meningiomas: a retrospective study of 198 cases. J Neurosurg 95:601–607
23. Cohen-Gadol AA, Zikel OM, Koch CA, Scheithauer BW, Krauss WE (2003) Spinal meningiomas in patients younger than 50 years of age: a 21-year experience. J Neurosurg 98:258–263
24. Marchetti M, De Martin E, Milanesi I, Fariselli L (2013) Intradural extramedullary benign spinal lesions radiosurgery. Medium- to long-term results from a single institution experience. Acta Neurochir 155:1215–1222
25. Slotty PJ, Behrendt FF, Langen KJ, Cornelius JF (2014) (68)Ga-DOTATATE-positron emission tomography imaging in spinal meningioma. J Craniovertebr Junction Spine 5:44–46
26. Eicker SO, Floeth FW, Kamp M, Steiger HJ, Hanggi D (2013) The impact of fluorescence guidance on spinal intradural tumour surgery. Eur Spine J 22:1394–1401
27. Weston GJ, Martin AJ, Mufti GJ, Strong AJ, Gleeson MJ (2006) Hydroxyurea treatment of meningiomas: a pilot study. Skull Base 16:157–160